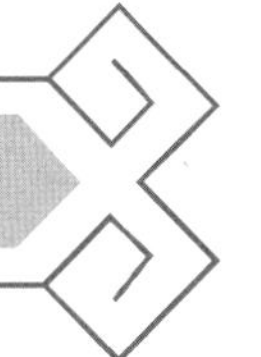

攻毒论

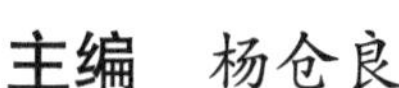
主编　杨仓良

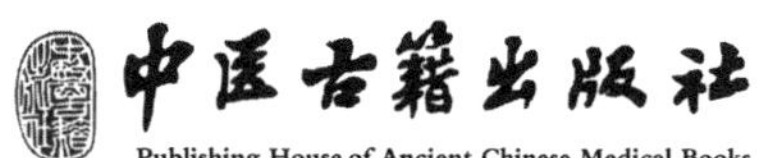
中医古籍出版社
Publishing House of Ancient Chinese Medical Books

图书在版编目（CIP）数据

攻毒论 / 杨仓良主编 .-- 北京：中医古籍出版社，2024.8（2025.6 重印）

ISBN 978-7-5152-2835-8

Ⅰ．①攻… Ⅱ．①杨… Ⅲ．①以毒攻毒 Ⅳ．① R256

中国国家版本馆 CIP 数据核字 (2024) 第 088512 号

攻毒论

主编　杨仓良

责任编辑　张　磊
文字编辑　庄文元
封面设计　艺点锦秀
出版发行　中医古籍出版社
社　　址　北京市东城区东直门内南小街 16 号（100700）
电　　话　010-64089446（总编室）010-64002949（发行部）
网　　址　www. zhongyiguji. com. cn
印　　刷　北京中献拓方科技发展有限公司
开　　本　787mm × 1092mm　1/16
印　　张　37.5
字　　数　740 千字
版　　次　2024 年 8 月第 1 版　2025 年 6 月第 2 次印刷
书　　号　ISBN 978-7-5152-2835-8
定　　价　178.00 元

《攻毒论》编委会

主　编　杨仓良

副主编（以姓氏笔画为序）

王　英　王海彬　杨佳睿

杨涛硕　高应兵　魏　齐

编　委（以姓氏笔画为序）

于　娟　马曦若　石　磊

李　程　郑鹤阳　施颖豪

贾青龙　曹艳玲　曹艳萍

蔡晶晶

凭毒攻大症
依猛起沉疴

张大勤书

杨仓良简介

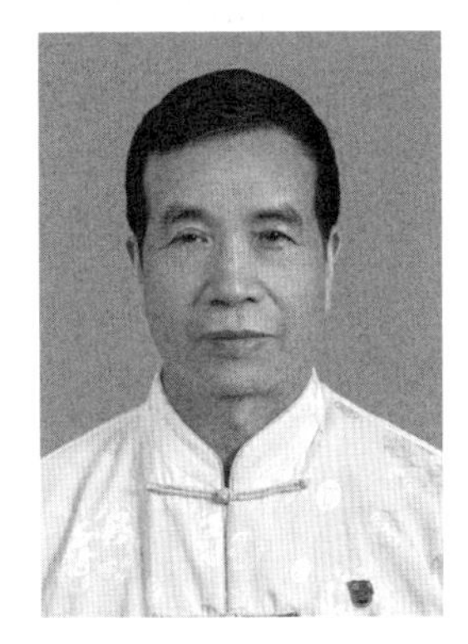

著名中医风湿病专家、疑难病专家，中医毒疗学科创始人；入围第二届全国名中医推荐名单，第六批、第七批全国老中医药专家学术经验继承工作指导老师，中国基层优秀名中医，宁夏第二届自治区名中医，宁夏第二届青年科技奖、宁夏优秀民营科技实业家、第二届跨世纪人才及十大新闻人物、全国优秀复原退伍军人等荣誉称号获得者。现为宁夏秦杨中医医院主任医师、院长、党支部书记，宁夏疑难病研究院董事长；先后任世界中医药学会联合会风湿病专业委员会副会长，中国中西医结合学会风湿病专业委员会秘书长，中国中西医结合风湿病防治联盟副主席兼秘书长，中国民族医药学会科普分会副会长、风湿病分会名誉副会长，中华中医药学会风湿病分会常务委员，中国中西医结合学会西北风湿病协作委员会主任委员，宁夏中医风湿病专科联盟理事长，宁夏中医学会风湿病专业委员会主任委员，宁夏中西医结合学会风湿病专业委员会名誉主任委员，马来西亚吉隆坡中医学院客座教授等职；银川市政协委员。

从医 50 多年来，坚持在临床及科研工作一线，刻苦钻研，勇于探索，善于创新，敢于和擅长用毒药治疗风湿病及疑难病，并在业界率先提出“用毒药如用将论”“用毒药得失论”“以毒攻毒论”“毒邪致病论”等学术观点，在风湿病领域内，首次提出“产后风湿病”的命名、诊断和防治方案，近年来在防治传染病方面又首次提出“伤寒温病一毒论”“从毒论治外感热病”等新思路，受到广泛关注。

主编中医学术著作 7 部。20 世纪 90 年代初《毒剧中药古今用》及《毒药本草》令他蜚声海内外；21 世纪初的《动物本草》又多次获奖，并得到数名国医大师及权威专家的好评。共发表学术论文 100 余篇。先后获国家级学会、军队、省级、市级科技成果奖、进步奖十余项，国家发明专利 1 项，第六批银川市非物质文化遗产项目 1 项，为继承和发扬中国中医药文化事业做出了杰出贡献。

攻毒疗法，又称以毒攻毒疗法，是我国民间及传统医学中的重要疗法之一。其起源于民间，雏形于《周礼·天官》，散见于古中药及名家医案书籍之中，由于风险与疗效并存、危害与收获同在，故一直未形成系统的以毒邪学说为基础的理法方药学术体系。杨仓良主任医师自孩童时期即接触医学，尝试用毒药治病，后经赤脚医生、部队行医、自主创业三阶段的临床实践，从搜集资料、临床实践、理论总结三方面入手，逐渐以风湿病及疑难病为重点，以创建的二级甲等中医院为平台，经不断探索和升华，吸收和融入《易经》学说理论内容，融合现代药理、毒理科研成果，终成以《攻毒论》为核心的毒疗学新体系。

内容提要

该书是整理与总结杨仓良（字秦杨）主任医师五十多年理论研究与风湿病临床经验的中医学术专著。本书的主要内容：①介绍了他对中医毒邪学说的理论总结和创新，即将毒邪分为风毒、寒毒、湿毒、热毒、燥毒、痰毒、瘀毒、虚毒等八种类型，将毒邪所致毒证用八毒辨证法分为八毒二十二证；②开创性总结出攻毒疗法，又称以毒攻毒疗法，分为攻毒二十二法；③将《周易》学说引入中医理法方药中，即将太极八卦九宫与中药归经理论进行有机结合，将象数理论与中药剂量进行有机结合，将方阵变化引入方剂衍变之中；④自拟出用于治疗风湿病方剂 145 首；⑤介绍了常用有毒抗风湿中药十五种和解毒中药七种的临床使用体会；⑥将上述毒疗理论具体应用于 30 种常见疑难风湿病的诊疗中，并介绍了 30 个风湿病临床典型案例。因而形成了一整套独特的杨氏毒疗学理论思想体系，这将会对中医理论和临床产生积极而深远的影响。

是书理论独特、内容丰富、体例新颖、观点明确、方便实用，既是中医风湿病临床、科研、教学工作者的参考书，也是风湿病初学工作者的必备读物，更是中医爱好者及风湿病患者防病治病的良师益友。

本书的续集亦在编撰之中，并将陆续出版，从而完成杨仓良学术理论思想与临床经验系列专著，与《毒剧中药古今用》《毒药本草》《动物本草》一起，形成中医毒疗学完整理论体系。

路 序

中医药学源远流长，造福华夏，彪炳千秋。因其文化底蕴深厚，临床疗效独特，历经考验，经久不衰。中医理论源于《黄帝内经》，中药经验源自“神农尝百草”，经数千年探索和总结，成为我国文化的宝藏，也成为医者治病的有力武器。然各药功效迥异，特别是某些有毒中药，功效奇特，每能起沉疴痼疾于须臾，故被称为“特效药”；又因毒性致害，祸不旋踵而不宜贸然使用，又被称为“虎狼药”。故善用毒药者方为上医。

近贤杨仓良（字秦杨）为宁夏名医，早年即用有毒药酒治疗类风湿关节炎获得成功，并创办了风湿病专科医院，患者遍及国内外。“秦杨”医师在艰苦条件下勤奋好学，克服困难写成《毒剧中药古今用》及《毒药本草》等著作，受到国医大师和名家如朱良春、谢海洲、李今庸、陈可冀、周超凡、谢宗万等好评。近年来，“毒疗学”受到了国家和宁夏回族自治区的高度重视，国家及宁夏回族自治区批准建立了“全国基层名中医杨仓良工作室”。其所在医院被宁夏回族自治区批准建立了“风湿病重点专科”及“中医风湿病防治联盟牵头单位”，为“毒疗学”搭建了良好的平台。

《攻毒论》，集“毒邪学说”及“攻毒疗法”研究之大成，既重视理论创新和研究，亦重视临床实践和总结，一册在手，可窥“毒疗研究”之全貌。该书的出版将对我国毒疗研究产生积极而深远的影响，可使我国既独特又神奇的毒疗研究再上新台阶，乐之为序。

一百零三岁首届国医大师 路志正

壬寅年荷月于北京

杨 序

以毒攻毒疗法的高手

谁都知道“是药三分毒”，但是，有毒无毒关键在于用得对否！用对了，有毒之药可以变为无毒；用不对，无毒之药也会变为有毒。

攻毒疗法自古就是中医药的重要内容，“神农尝百草，一日而遇七十二毒，得茶而解之”，说明有毒之草必有解毒之药。人体也一样，有毒之病，必有解毒之药。这就是“攻毒疗法”的意义所在。

久病必毒，所以中医学历来都十分重视解毒和攻毒。本书原名为《以毒攻毒疗法》，说明作者对毒药的应用水平非比一般。

本书对“毒邪”做了分类，并提出了相应的“攻毒疗法”，尤其还引用《周易》的理论，将“数术”理念引入攻毒疗法之中，与中医归经学说进行有机融合，所制定的相应配伍原则和用药法则，无疑对中医药的辨证配伍使用产生了“质”的改进，这一重大变革和创新会对中药的传承及发展产生积极而深远的影响，我深表赞赏！此外，该书所展示的“八毒辨证法”及“攻毒疗法”等精湛理论，都属于中医药领域内的首创，对临床应用具有重要意义。

总之，该书集杨仓良院长几十年临床经验结晶，所创造的杨氏独特毒疗学，对中医理论，尤其是毒疗理论做了精辟而丰富的补充，是对中医学的重要贡献，并将在古今棘手的攻毒疗法方面大放光彩。

所以，这是一部非常值得向广大医师和读者推荐的好书，故乐之为序。

杨力
2023 年 11 月 21 日
于中国中医科学院研究生院（北京）

杨力，著名国学大师，著名中医学家，著名易经专家，著名中医养生专家，著名历史文化学者，中国医易学创始人，易经养生法开创者，中国象数科学提出者，中医疾病预测学创始人，北京周易研究会会长，中国中医科学院研究生院教授。出版著作近百部。

王 序

有毒中药的应用源远流长，早在《周礼·天官·冢宰》就有“医师掌医之政令，聚毒药以供医事”的记载;《黄帝内经》也有“当今之世，必齐毒药”之说；汉代张仲景善用毒药,《伤寒论》有 113 方，用药 89 味，其中 1/3 是有毒中药。华佗、李时珍、张从正、张锡纯、朱良春等名家皆以善用毒药而著称。“以毒攻毒”已成为流行的成语。有毒中药的药性峻猛强烈，功专效捷，被称为虎狼之品、霸道之药。用之得当，可力挽沉疴，每获奇效。良医用之，可斩关夺隘，化险为夷，攻克顽疾，效如桴鼓；庸医用之，则攻邪伤正，须臾起祸。从某种意义上讲，越是有毒的药越是好药，中医的关键和核心是辨证论治，只要辨证得当，有毒中药也会变得无毒或毒小；辨证不得当，无毒的中药也会变得有毒。

风湿病是世界公认的疑难病之一，是一类多病因、多病机、多病位、多脏器、多系统、多表现的疾病，因是非常之病，而要用非常之品；因是顽难之疾，必须用特殊之药。

我与杨仓良主任医师相识多年，同为西北老乡，交情深厚。他聪慧而贤良，卓拔而不群，坚毅而勇敢，沉稳而善思。他童年时与毒药结缘，从军为部队防病治病，曾多次获表彰，因专业发展受阻，毅然辞职，自主创办研究基地及医院，我深为赞赏和支持他创办民营医疗机构。他从事用毒药治疗风湿病的研究和临床实践五十余载，编著了《毒药本草》《动物本草》等专著，虽坎坷却不懈怠，终自成完整“毒疗”理论体系。本人为其卓越成绩而高兴，更为中医界人才辈出而欣慰!

是书初稿吾先睹为快。感知该书以古代“毒邪学说”理论为基础，以自身“临床实践”经验为根基，独创性地提出“毒邪致病论”“八毒辨证法”及“八毒二十二证”，创建“攻毒疗法”“攻毒二十二法”等，更为难能可贵的是将《周易》太极八卦理论用于中医处方用药中，用实践解决了中医长期存在的“剂量”难题，并创拟出用于风湿病的一百多首攻毒方剂，在常见风湿病中广泛应用，证明疗效确切，安全可靠。吾从事风湿病研究四十余载，对其所提出的诸多观点，深以为然。其立论有据，观点明确，层次清晰，体系完整，经验独到，具有先进性和可实践性。

《攻毒论》的付梓将给广大风湿病患者带来福音，具有现实意义和深远的历史意义。故乐之爰序。

王承德

世界中医药学会联合会风湿病专业委员会会长、首都国医名师

壬寅年丁未月于北京

秦杨传

秦杨者，姓杨氏，讳仓良，生于甲午马年，因出生于三秦大地的陕西，自小崇尚“白杨树”正直品格及积极向上的精神，又姓杨，故取名“秦杨”。其以善用毒药见长，被业界称为“毒王”；又擅治风湿病，常居宁夏，又被患者尊为“西北风湿王”。

先生祖籍秦岭太白山下眉县，世事农桑，出身贫寒，幼温饱难继，曾寄居于外婆家，恰少年读书，适遇“文革”，中止“农中”。回乡务农半载，逢选村医被选中，始进医门。壬子鼠年末逢征兵，入伍至贺兰山，被选为卫生兵，半载集训，知识大增，派遣连队为医，防病治疾，崭露头角，立功受奖，同行效仿，媒体有名，同年入党，始有“入党为公、行医为民”志向。丙辰龙年被选至兰州军医学校学习，始成正式军医，服务军民，医技渐长，名声渐广。首长惜人才，又举至广州第一军医大学中医系深造，课外著书立说，撰《毒药本草》等，游弋于有毒中药海洋，领导欲留校任教，自谦不足，返回原单位事痹证治疗，名扬西北，然耿直不入俗，妒声渐起，特申请退伍获准。

壬申年底，告别荣誉满身、衣食无忧之军旅，撑起自负盈亏社会办医之大旗，创办“秦杨医院”，遵从父训“解病痛、积阴德”教诲，立“不为良相便为良医”之誓，行“修身、齐家、治国平天下”之道，铭“为人民服务”之旨，不盲从“一切朝钱看”之世俗，对现医“重说教、轻实践”“三素一汤”理念深恶痛绝。建院始立“不用激素治疗风湿病”等八项承诺，发挥有毒中药治病之长，从“尪痹”“大偻”攻起，使“不死癌症”及“月子病”无法治愈成为历史；又使“骨痹、肩痹、腰痹、项痹 、痛风”等二十余种风湿顽固堡垒陆续被攻破。随之积累经验，对中医“毒邪学说”深研，对“以毒攻毒”进行梳理，其理论及经验渐为丰富。

一次，回乡探亲，闻邻居患“食道癌”废饮食近月，家人安排后事，特自告奋勇，以毒药治病经验，开具泽漆、壁虎、全蝎、蜈蚣等毒药方剂，药店拒付，派出所开具免责证明，方才如愿。后服月余下地行走，一季竟愈如常人，活至九十余岁。

一马姓回族男孩，患慢性骨髓炎，外科手术后仍疼痛不能行走，慕名请先生治疗，半年疼痛消失，伤口逐渐愈合，三年随访，X线示片胫骨手术致缺损全部愈合，行如常人。

一王姓银屑病患者，全身满布皮癣，遍访名医三年不治，遂慕名求先生，三月而愈。

一龚姓患者高龄脑梗并尿失禁，从两所大医院转来求治，五天有便意，半月而愈如常人。

一杜姓患者超敏血管炎并下肢严重溃疡，辗转全国各地二十余载，家人推轮椅而来，治疗近三月而愈，走出医院。

一朱姓患者肝硬化并黄疸发热、腹胀多年不愈，求先生半月而愈。

一王姓患者脑梗并胸腔积液、腰椎间盘突出及昏迷、瘫痪、失语，年过九十，求先生治疗二十余天，主症大减，竟走出医院。

先生集五十余载临床经验，逐渐形成独特学术思想和临床经验。

——凡顽、奇、沉疴之疾，多为毒邪所致，而毒邪分为“风毒”“寒毒”“湿毒”“热毒”“燥毒”“痰毒”“瘀毒”和“虚毒”等，简称“八毒辨证法”，统称“八毒二十二证”，使病因明，病机清，治则准。

——凡毒病，皆用攻毒疗法，即以毒药为将进行治疗。根据药毒不同分为“祛毒”“泄毒”“解毒”“制毒”“化毒”“攻毒”等六项治疗方法，统称“攻毒二十二法”，使毒去证安，毒清证愈。

——凡伤寒、温病，其名虽异，其证同而小异，其因则一，即为“毒邪”所致，其治亦一，即祛毒、解毒、攻毒为要，使毒邪去，诸证安。

先生还认为：

——凡非毒邪所致疾病，多为五脏六腑阴阳气血失和、失衡所致，并有五行生克制化不同之别，简称“五脏六腑八卦失衡”，统称“脏腑平衡学说”，使之条理明、病位清、治法正。

——凡脏腑失衡所致疾病，要用五行八卦九宫平衡疗法进行治疗，并可根据五行相生相克、相辅相成不同而进行九宫方位和术数的调理，使之阴阳平、气血和，精神治。

——凡疑难病，应以攻毒为主，火针、放血、敷贴等外治法为辅，进行综合治疗，才可使集奇、难、怪、顽、沉、危、重之一身的疾病，应手而愈，转危为安。

——凡行医治病，应弃门户之见，集各家各法之长，补己之所短。取西医诊之优势，扬中医治之特长，收疗效提高之根本，从而解除黎民百姓之疾苦。

——凡养生保健，延年益寿，应以西医学说明其理，辨其毒，防患于未然；以中医治未病思想延其寿，并以“补肾”为根本，提出了“肾强——体旺之根本，肾虚——多病之主因，肾衰——夭亡之真谛，补肾——益寿之关键”的学术观点，受到医界关注。

先生立足基层，勤于实践，专于防病治病，成果累累。壮岁时筹措资金，自建秦杨大厦，创办西北一流中医专科医院，成为宁夏党建示范基地及全国民营唯一“二甲医院”。晚岁时致力于养老，自筹资金，建八百张床位养老机构，并倾向于“三高”及肿瘤防治，研制出“九果”“九籽”“九仁”“九参”“九花”“九豆”等“养生宝”系列，防治老年病及延年益寿，效果显著，受到好评。

先生对国家至忠，对父母至孝，对兄妹至仁，对妻儿至爱，对朋友至诚，对患者至亲。

先生以善为本，以诚立身，以技为民，以法行医，热衷公益，善扶弱济贫；在家乡建水塔、修公路、资贫弱、救疾苦，对宁夏公益亦贡献良多。

先生一生勤奋，治学严谨，善于从古典医籍中吸取精华，从现代医学中吸取经验，并孜孜不倦地进行总结，在理论上进行探索和创新。用毒药时，先自用以观毒力，以致“瞑眩”时见；用疗法时，先自试以观效力，以致遍体鳞伤。功夫不负有心人，终摸索出独特而实用、简便而易行、理法方药齐备的“秦杨毒疗”医学新体系，造福苍生。

先生对中医事业的钻研可谓深矣！对社会贡献可谓大矣！其从赤脚医生到军中名医，从宁夏名医再到中国名医，其传奇历程曾被传为佳话！

有诗赞曰：

出身寒门志气高，名杨杏林逞英豪；
淡居陋室济天下，扶正祛邪任逍遥。
悬壶籍依攻毒剑，疑难沉疴全遁消；
妙手回春众生喜，人间正逢中医潮！

严光星　国家一级作家

2023 年 6 月于银川

前　言

中医在创立和发展的几千年历史长河中，出现了不少“学说”和“疗法”，而“毒邪学说”和“攻毒疗法”无疑是众多学说及疗法中十分独特的类别。

攻毒疗法起源于民间俗称，经众多医家不断研究和补充，逐渐形成了“以毒攻毒”的学术俗语，由于具有“风险”与“奇特”并存、“冒险”与“收获”共有、“损伤”与“疗效”同在的双刃剑特点，因而在中医领域内一直未形成一整套完整的学术理论体系，这实在是医学界一件憾事！

笔者孩童时即初试毒药，经乡村行医、部队军医、自谋职业等漫长摸索和研究，历五十余年的“艰、难、苦、险”磨炼和探索，独辟蹊径，在“毒邪学说”与“攻毒疗法”的大法中不断研究和创新，终于形成自成一体的“秦杨毒疗体系”。今全盘托出关于风湿病的理论和诊疗经验，以期对后学产生有益的启迪作用。本书的核心为攻毒疗法治疗风湿病，故命名为《攻毒论》。全书分上卷、中卷、下卷三部分。上卷理论基础篇：主要从毒邪学说、毒邪致病论、从毒辨证论等方面记载了理论创新和学术成果。其中对毒邪进行八毒辨证，将毒邪所致毒证分为风毒、寒毒、风寒毒、寒湿毒、湿毒、风湿毒、湿热毒、热毒、风热毒、寒热错杂、燥毒、痰毒、瘀毒、痰瘀毒、虚毒、气虚毒、血虚毒、阴虚毒、阳虚毒等八毒二十二证。中卷从毒论治篇：主要从以毒攻毒论、从毒辨治论 、用毒药如用将论、用毒药得失论、中毒防治论等方面阐述了从毒治疗的理论和学术观点，总结出攻毒二十二法；并从中医的源头《周易》入手，将其融入中医理法方药中，将太极八卦九宫学说与中药归经理论进行有机结合，将《周易》象数理论与中药的剂量进行有机结合，将传统文化的方阵变化引入中药方剂衍变之中；并拟出用于治疗风湿病的 145 首专用方剂；同时记载了笔者对 15 种以毒攻毒治风湿的将药使用体会和认识，还记载了 7 种解毒中药的特点及临床使用体会，以便读者临床使用该疗法且安全有效。下卷从毒治痹篇：主要将上中卷的毒疗理论，从从毒立论、从毒审因、从毒辨证、从毒论治、杂合以治、毒疗验案等6个角度，运用于30种常见疑难风湿病的诊疗之中，并介绍了30个风湿病临床典型案例，从而形成了一整套独特的毒疗学说理论思想体系，这将会对中医理论和临床产生积极而深远的影响。

本书仅为一家之言，许多提法、做法均有一定的前瞻性、独创性，仅可作为临床参考，在具体应用时还需要进一步再实践、再验证、再改进，尤其是毒药的应用是一个复杂而漫长的摸索过程，需要大家认真体会，细心研究，才能取得毒药研究的真谛，读者切不可按图索骥，机械照搬，以免误事。以“以毒攻毒论”为核心的毒疗学还属于新事物、新创意，需要大家共同研究、共同实践，以便使之更加完善。

本书在编写过程中，得到著名中医药学家、首届国医大师路志正教授，著名国学大师、著名中医药学家、著名易经专家杨力教授，著名风湿病专家、首都国医名师、世界中医药学会联合会风湿病专业委员会主任委员、原中华中医药学会风湿病分会会长王承德教授的支持和指导，宁夏秦杨中医医院及宁夏秦杨疑难病研究院学生在搜集资料及整理验案等方面亦做了大量有益工作，在此一并致谢！

我们殷切希望读者对本书提出宝贵意见，以便再版时进行补充和修正。因为我们知道，创新需要智慧和勇气，更需要众多学者及同仁的指导和帮助，使之趋于完善，能更好地有益于人类健康事业，为中医药事业的发展做出更大贡献。

杨仓良

壬寅年桂月于银川

编写说明

1. 本书是杨仓良（字秦杨）主任医师中医理论研究与风湿病经验总结的专著。

2. 本书以攻毒疗法为核心的理法方药学术体系为杨仓良主任医师在前人论述及经验基础上经五十多年临床实践逐步总结出来的独家学说。

3 本书设上、中、下三卷，上卷为理论基础篇，中卷为从毒论治篇，下卷为从毒治痹篇。

4. 上卷理论基础篇设三章，主要从毒邪学说、毒邪致病、从毒辨证等八毒辨证法、“八毒二十二证”等方面阐述了杨仓良“毒疗学”的理论基础及独特学术观点，这些观点对全面了解其学术思想提供了帮助。

5. 中卷从毒论治篇设五章，主要从以毒攻毒、从毒辨治、用毒药如用将、用毒药得失、中毒防治等方面阐述了杨仓良“攻毒二十二法”的学术特点和临床经验，这些理论和经验对风湿病及其他疑难病的治疗，以及如何合理使用毒药及中毒防治均有重要意义。

6. 下卷从毒治痹篇设三十节，自拟治疗风湿病的经验方 145 首，并用于 30 种常见风湿病的临床治疗，同时对每个病种设有“从毒立论”“从毒审因”“从毒辨证”“从毒论治”“杂合以治”“毒疗验案”等 6 个栏目，分别介绍了从毒论治的诊疗方案，以便对“攻毒疗法”进行举一反三的介绍。

7. 将《周易》及《奇门遁甲》理论引入临床处方用药是本书的一大特色，其自拟的经验方，皆以《周易》及《奇门遁甲》太极八卦九宫为理论基础，结合中医中药归经学说及四气五味理论，从而制定出以八卦九宫为结构的治疗风湿病方剂 145 首。

8. 每个病种的“从毒立论”是从“毒邪”“毒证”的角度介绍从毒立论的基本依据。

9. 每个病种的“从毒审因”，从古今两个方面阐释该病古代名医的认识以及现代病因病机的研究进展。

10. 每个病种的"从毒辨证"，主要对风湿痹证用"八毒辨证法"进行辨证论治。

11. 每个病种的"从毒论治"，采用攻毒疗法为主结合中医针灸、外治法等对疾病进行有的放矢的治疗。

12. 本书所使用的有毒中药的毒性分级以《毒药本草》（1992 年版，中国中医药出版社）为准。

13. 本书所使用的中药剂量小数点后的 0 既代表克，又有《易经》太极图无限大、无限小之意。

14. 本书仅为一家之言，许多提法、做法均有一定的前瞻性、独创性，还需要进一步再实践、再验证、再改进，仅可作为临床参考，尤其是毒药的应用是一个复杂而漫长的体会过程，需要认真体会，细心研究，切不可按图索骥，机械照搬。

15. 以《攻毒论》为核心的毒疗学还属于新事物、新创意，需要大家共同研究、共同实践，以便使之更加完善。

16. 本书在编写过程中，得到宁夏秦杨中医院、宁夏秦杨疑难病研究院在经费和人力上的支持，也得到首届国医大师路志正教授、著名国学大师杨力教授、首都国医名师王承德教授的关心和支持，还有给予作者事业较早支持的老首长原宁夏军区卫生处副处长兼门诊部主任张克勤为此书题词，在此一并致谢。由于笔者水平有限，书中难免有一些缺点和谬误，万望读者给予指正，以便今后更进一步补充和修正，使之臻于完善。

杨仓良

2023 年 6 月

导 言

“毒邪”“毒证”“以毒攻毒”等名词一直是中国民间的流行术语，并受到广泛重视；

中医文化几千年发展史，无不以“瘟疫”“伤寒”“温病”等关键词为主线，而这些关键词的核心，其实只有一个字，即“毒”字。

中医以“效果”而立足，以“疗效”而发展，使民众逐渐达成“中医能治病，尤其能治疑难病”的基本共识，因而才能永久占居民众心中，并能独树一帜，永远立足于世界医学之林，其中，中医前贤逐渐摸索出用攻毒疗法防治瘟疫，治疗外感热病，是一重要治疗手段，已被证明前途无量！

中医格言有云：“不知易不足以言太医”“易具易之理，易得医为用。”中医理论博大精深，历久弥新，经深入研究才发现其理论基本源于《周易》，如阴阳五行学说、藏象学说、气化学说、运气学说、病机学说等无不胎始于《周易》，故明代大医学家张景岳说“阴阳虽备于《内经》，变化莫大于《周易》”，可见《周易》是中医的鼻祖。

本书对“毒邪”进行区别，对“毒证”进行归类，对“攻毒”进行细化，重点用“毒药”治疗风湿病等疑难病，又恰如其分地融入了《周易》《奇门遁甲》等传统文化元素，使“攻毒疗法”更显神秘而神奇。本书的问世必将在传承创新方面为中医发展增加一道亮丽的风景线！

目 录

上卷 理论基础篇

中卷 从毒论治篇

下卷　从毒治痹篇

上卷

理论基础篇

人之病证无非两类，曰外感、内伤而已。凡外感病，皆为毒邪所致，多为正虚邪实，应有风毒、寒毒、湿毒、热毒、燥毒、痰毒、瘀毒、虚毒等之分，可用八毒二十二证概括之！

——杨仓良

第一章　毒邪学说

毒邪学说亦称毒邪致病论，是近年来在古前贤理论及经验基础上，结合现代研究逐渐建立和发展起来的一种解释病因病机的新学说，是祖国医学理论的重要组成部分。重视毒邪在发病中的作用，探讨和研究其病理机制，从而研究出针对毒邪的治疗方法，是完善和丰富祖国医学理论体系，继承和发展我国中医药事业的重要举措。

第一节　毒邪学说的溯源

毒邪学说，是中医学中阐述病因病机的一种重要理论学术观点，是研究毒邪在毒证中发病因素、病理机制、证候特点及诊疗规律的一门中医学说。其理论的形成和发展与中医学一样亦经历了漫长的过程。

中医古籍将毒邪描述为病因病机者首推《黄帝内经》，其将毒邪称为一类剧烈的致病因素，如《素问·生气通天论》说："虽有大风苛毒，弗之能害。"《素问·刺法论》又说："余闻五疫之至，皆相染易，无问大小，病状相似，不施救疗，如何可得不相移易者？岐伯曰：不相染者，正气存内，邪不可干，避其毒气。"这里的"毒气"是指具有强烈传染性的致病性物质。《灵枢·寒热》又说："寒热瘰疬在于颈腋者，皆何气使生？岐伯曰：此皆鼠瘘寒热之毒气。"这里又将能引起鼠瘘寒热等危重疾病的病因归为毒气。以上诸种毒气是有别于六淫之邪的致病因素。此外，《黄帝内经》还认为六淫之邪可引起百病，六淫还可化为六毒，"夫百病之生也，皆生于风寒暑湿燥火"。同时指出"少阳在泉，寒毒不生……阳明在泉，湿毒不生……太阳在泉，热毒不生……厥阴在泉，清毒不生……少阴在泉，寒毒不生……太阴在泉，燥毒不生"，明确指出了风寒暑湿燥火之邪过度偏亢亦能引起寒毒、湿毒、热毒、清毒、燥毒等诸毒证的产生。这些理论观点的提出，对毒邪学说产生了深远的影响。

成书于东汉末年的《金匮要略》则将毒邪所致疾病分为阳毒和阴毒两种，并指出该证的证候及治疗方法为："阳毒之为病，面赤斑斑如锦纹，咽喉痛，吐脓血，五日可治，七日不可治，升麻鳖甲汤主之。阴毒之为病，面目青，身痛如被杖，咽喉痛，五日可治，七日不可治，升麻鳖甲汤去雄黄、蜀椒主之。"此外，张氏十分重视饮食卫生对人体的影响，尤其是食用各种因误食毒品或感受疫毒等而死亡的动物，或食用死因不明的动物，或某些动物的内脏会含有毒素，误食会导致人体中毒或死亡，这些主要涉及食物中毒、虫兽伤中毒和秽浊之气中毒的内容，对后世影响颇大。

东汉华佗著《中藏经》，虽有人称该书为伪托之作，然其学术价值是不可低估的，尤其在毒邪学说及使用毒药方面比张仲景更胜一筹。他首先提出了“毒邪”这一名词，认为五疔是由“毒邪”所致。其次，华佗还提出“蓄毒”的观点，“蓄其毒邪，浸溃脏腑，久不摅散，始变为疔”。这种认为毒邪积聚，蓄积不流，可引起诸毒证的观点是对中医病机学说的又一大贡献。此外，华佗还提出了“邪毒”的概念，“人病脚气与气脚有异者，即邪毒从内而注入脚者，名曰脚气。风寒暑湿邪毒之气，从外而入于脚膝者，名气脚也”；认为这种致病邪毒既可从内产生，也可从外来的毒邪中转化而来。除此之外，华佗还认识到性病亦是一种毒证，是由传染而来。他单立结毒科专论梅毒、秽疮风毒等，是我国性传播疾病的最早发现者。该书还列举了风毒、热毒、湿毒、火毒、风湿热毒、湿热之毒、痰毒、阴毒、痈毒、疮毒、毒疮、蛊毒、结毒、蛇毒、药毒、酒毒、箭毒，以及热毒痢、伤寒阳毒、无名肿毒、蓄蛊毒等诸毒证的证候及治疗方法。此外，他还提出临床若治法不当，也能引起毒邪的产生，“当灸而不灸，则使人冷气重凝，阴毒内聚……不当灸而灸，则使人重伤经络，内蓄炎毒，反害中和，致于不可救”，开创了医源性疾病从毒找因的先河。

晋代王叔和则首次提出毒邪从外来后还可内伏，如《伤寒论·序例》说：“冬伤于寒，春必病温……冬令严寒……中而即病者，名曰伤寒，不即病者，寒毒藏于肌肤，至春变为温病，至夏变为暑病。”此外，王叔和还十分赞同张仲景的阴阳毒学说。其在《脉经·卷八》曰：“阳毒为病……有伤寒一二日便成阳毒。或服药，吐、下后成阳毒，升麻汤主之”“阴毒为病……毒气攻心，或伤寒初病一二日，便结成阴毒。或服药六七日以上至十日，变成阴毒，甘草汤主之。”明确提出阴阳毒既可从伤寒转化而来，也可由于用药不当，或汗下过度转化而来。

隋代巢元方《诸病源候论》对毒邪在病因病机中的重要作用亦进行了十分精辟的阐述。他认为伤寒诸病、时气诸病、结胸、热病、温病、疟病、黄病、眼病、蛊风、脚气病、脚气痹弱候等诸候多由毒气，或热毒、湿毒、湿热毒、寒毒等毒邪所引起。此外，对于细菌性肠道传染病，巢氏早已认识到其与热毒、湿毒等毒邪有关，“血痢者，热毒折于血，入大肠故也”“蛊注痢候此由岁时寒暑不调，则有湿毒之气伤人。随经脉血气，渐至于脏腑，大肠虚者，毒气乘之，毒气夹热与血相搏，则成血痢也。毒气侵蚀于脏腑，如病蛊注之家，痢血杂脓，瘀黑有片如杂肝，与血杂下是也”。值得强调的是，该书将蛊毒病、兽毒病、丹毒病、杂毒病、蛇毒病五门做了 72 论专篇进行论述，重点介绍了外科、毒虫野兽，以及药物、食物等特殊毒邪证候。另外，巢氏还认为许多妇科病、儿科病亦与毒邪有关。巢氏对毒邪的病因病机的阐述堪称历史之最。

唐代孙思邈的《千金方》在总结前人理论及经验的基础上，对毒邪学说亦有一定发挥。他首次列出脏腑温病阴阳毒，从治肝腑脏温病阴阳毒、治脾腑脏温病阴阳毒、治心腑脏温病阴阳毒、治肺腑脏温病阴阳毒、治肾腑脏温病、热毒内伤方等方面介绍了五脏感受毒邪引起毒证的治疗方药，很有临床使用价值。本书还专列诊溪毒证（亦治射工虫毒），首次介绍了血吸虫病等水中传染病的证候及治疗方药，记载了五石毒、药毒、食毒、蛊毒、鼠毒、蜂毒、蚍蜉毒、蛇毒等毒证的证候及治疗方药，从而丰富了毒邪学说的内涵，至今仍有临床价值。

宋代庞安时《伤寒总病论》亦十分赞成王叔和的"伏毒学说"，并有所发挥，认为"其不即时成病，则寒毒藏于肌肤之间……因春温气而变，名曰温病也。因夏暑气而变，名曰热病也。因八节虚风而变，名曰中风也。因暑湿而变，名曰湿病也。因气运风热相搏而变，名曰风温也"。他还认为"假令素有寒者，多变阳虚阴盛之疾，或变阴毒也；素有热者，多变阳盛阴虚之疾，或变阳毒也"。其对毒邪致病的病因病机做了明确的分类，强调一切外感温病热病的共同病因是"毒"，很有临床价值。

宋代陈言《三因极一病证方论》对中医病因学做出了较大贡献，他提出"医事之要，无出三因"，创立了著名的"内因、外因、不内外因"的"三因"论，特别重视"毒"在发病中的重要因素，将虎狼毒虫归为不内外因，如提出中暑为"暑毒"所致，酒疸是"酒毒"所致，"斑疮"是"藏内毒攻"所致，瘰疬是"外伤风寒燥湿，饮食百毒"所致，"丹毒之病是由心实热也"，消渴是由"阳毒伤寒，倍重燥热而渴甚者，由中暑伏热，累取不差而渴者，有瘴毒气染，寒热而渴者，得非外因？""坏伤寒"皆由"汗下不止，毒在心包间所致也"，"伤寒发斑者……盖热毒入胃深也……"他还认为许多妇科病也是毒邪所致，"乳妇气脉壅塞，乳汁不行及经络凝滞乳内胀痛，留蓄邪毒，或作痈肿"。其对毒邪学说的创立奠定了良好的基础。

金代张子和著有《儒门事亲》和《心镜别集》。他论病首重邪气，主张治病以祛邪为先，善用汗、吐、下三法治疗急、难、重症，他将发汗剂分成强者用败毒散等，弱者用逼毒散等，对风寒湿痹、小儿惊风等疾病以发汗法祛风排毒，尤其是用砭刺发汗为后世临床之典范。对肠中一切痰核，其主张用吐法以吐为快，迅找病根，反对养痈为患；对暴病卒痛邪实，用峻下法，认为药性有毒之急方可以夺病之大势也；对疑难病症，尤其是湿邪、积聚等，主张用攻下法。他还明确指出"药邪"一词，认为药本身或者运用不当也可致病，提出"凡药皆毒也，非止大毒、小毒谓之毒，虽甘草、苦参，不可不谓之毒，久服必有偏胜，气增而久，夭之由也"；包括药物中毒、误服药物、炮制不当、误用燥热、滥用补法等均可对人体造成危害。说明张氏十分重视药源性疾病对人体的危害。

金代刘完素《素问玄机原病式》亦十分重视"药毒"对人体的危害，指出："岂知巴豆热毒，耗损肾水阳气""伤寒误用巴豆热毒下之，而热势转甚""银粉亦能伤牙齿者，谓毒气感于肠胃，而精神气血水谷不能胜其毒，故毒气循经上行……则为害也”“慎不可用银粉、巴豆性热大毒丸药。”

元代朱丹溪提倡相火论，治病以补虚及解毒为著。如论痈疽：“火之毒，气结之毒，从虚而出也，薄处先穿之义”（《脉因证治·三十七·痈疽》）；论漏疮：“先须服补药生气血，用参、术、芎、归为主，大剂服之”（《丹溪心法·漏疮》）；论疮疡：“肿疡宜解毒，下之是也”（《脉因证治·三十六·疮疡》）；论小儿证：“宜分气血虚则补之。气虚四君，血虚四物。吐泻少食，为里虚；陷白倒靥，面灰白，为表虚。不吐泻能食，为实，宜解毒，芩、连等是也。实则更补，必结痈脓也”（《脉因证治·六十三·小儿证》）。

明代薛己撰有《外科枢要》《内科摘要》《妇科撮要》《口齿类要》《疮疡机要》《正体类要》，对毒邪学说有一定贡献。他在《口齿类要》中将喉痹分为阳毒、阴毒，阳毒属火，阴毒属阴湿。在《外科枢要》中对疮疡 59 证的病因病机多以毒邪立论。在《疠疡机要》中引用了张子和的汗法，认为治疗“毒蕴结于脏，非荡涤其内则不能痊”，“若毒在外者，非砭刺遍身患处及两臂腿腕、两手足指缝各出血，其毒则必不能散”，“若表里俱受毒者，非外砭内泄，其毒决不能退”，共记载了治毒的方剂 112 首。在《正体类要》中主要介绍骨伤科，如扑伤、坠伤、金伤、破伤风、烫火伤，或引起的并发症，并将以上诸证统归为火毒证，介绍方药 60 首和 64 种病证的医案，对后世外科学启发较大。

明代王肯堂对痘疹的诊治独具心得，其在《肯堂医论》中指出“痘疹始于胎毒，继感瘟疫外邪，引动伏毒，势若燎原，危险万分，互相传染，为害闾阎”“发热轻则毒气轻，故报痘亦轻；发热重则毒气重，故报痘亦重。轻者不必言治，重者宜先解表，凉血解毒次之”。对疮疡的诊治他还创立了相火论，提倡阳有余阴不足论，在学术上有一定创见。其提出了预防痘疹的方法：“故凡值天时不正，乡邑痘疮盛发，或遇冬温阳气暴泄，至春夏之时，疮必大行，宜预以凉血降火之药治之，则多者可少，少者可无，亦或有此理”，并介绍了代天宣化丸、制人中黄法、消毒丹等预防的方剂，在临床上有较高的实用价值。

明代陈实功《外科正宗》不但对中医外科学的发展做出了积极贡献，还对毒邪学说在外科应用上做了卓有成效的尝试。首先陈氏对外科 127 种证多以“毒”立论，认为痈、疽、发背、瘰、脏毒、结毒、臀痈、时毒、龙须毒、天蛇毒、合谷毒、眼泡菌毒、小儿遗毒烂斑、阴毒、中砒毒、汗毒等 10 余种毒证皆与毒邪有关。此外，其三因受病学说亦很受后世推崇，他认为外科疾病不外乎内因、外因及不内外因。内因多为七情刺激、膏粱厚味及房劳；外因多为表实里虚，毒多难出，或六淫体虚，寒毒入骨髓，湿痰流毒；不内外因多为饥饱劳役，喜怒忧思。在辨证上陈氏除从六淫辨“风热湿毒、风寒湿毒”外，多以脏腑毒进行辨证，如脾家积毒、心经火毒、心肝肾脾经湿热毒、毒流于脾肺，并从经络角度进行辨证。此外，还特别注重以“毒之阳明”“毒之浅深”来辨别疾病的轻重，判断预后的吉凶。可见陈氏从毒邪角度对外科学的发展奠定了良好的基础。

明代张景岳对毒邪学说有不少发挥和创新。他在《景岳全书》中指出，许多疾病都与毒邪有关，如伤寒、瘟疫、时毒、痎疟、阴毒、痘疔、痘痈、走马牙疳、下疳疮、便毒、痘疮等，治疗若“毒不尽出，则变证莫测”，因此“痘之留伏毒不尽出者，证有不同，当辨治之”。张景岳认为“地亦杀人……或阴毒最以贼人”，指出相火之毒甚烈，“其毒甚于热也”。张氏还记载煤毒对人的危害及预防方法，并认为发斑证、风寒诸病、斑疹、疮毒、大头瘟者等都是毒邪所致。此外，张氏对“暑毒”记载最详，有“广南每以暑毒为患者……凡起居饮食少失节度，则为暑毒所中，道途之间，尤多冒暑”。他还对麻风病进行了论述，如“疠风，即大风也……其上体先见或多者，毒在上也；下体先见或多见者，毒在下也……凡眉毛先落者，毒在肺；面发紫泡者，毒在肝；脚底先痛或穿者，毒在肾；遍身如癣者，毒在脾；目先损者，毒在心”。这些观点和经验都丰富了毒邪学说的内涵。

明代吴又可著《瘟疫论》，不但对中医温病学的发展起了极大的推动作用，还大胆突破外感传统的四时六淫说，提出了“杂气”学说的病因理论，将瘟疫的疫气归于毒气范畴，“可知杂气即四时不正之气，瘟气，即天地之厉气，合言之皆毒气，今感疫气者，乃天地之毒气”。其明确指出杂气、瘟气、疫气皆为毒气，并认为这种疫毒是有流行性和传染性的。“今凡遇疫毒流行，大小可染”，传染的途径是邪自口鼻而入，较之传统认为外感病悉由皮毛而入，在认识上是一个很大的进步。此外，在病因上，吴氏还认为许多外科毒证是由杂气所致，“如疔疮、发背、痈疽、肿毒、气毒流注、流火、丹毒……亦杂气之所为耳”；并将杂气之毒与毒蛇猛兽及草木星辰最毒的种类相提并论，认为这种杂气所致的病理因素是邪毒所致，“是知燥结不致损人，邪毒之为殒命也”“邪毒渐张，内侵于腑，外淫于经，营卫受伤，诸证渐显，然后可得而治之”“邪毒在胃，熏腾于上，而生黑苔”。他认为这种杂气的毒力大小是不相同的，“其年疫气盛行，所患者重，最能传染，即童辈皆知其为疫，至于微疫，似觉无有，盖毒气所钟有厚薄也”。他还认识到，杂气并不是疫病的专指病因，在内外科疾病中如疔疮、发背、痈疽、流注、流火、丹毒、痘疹、吐泻、疟痢等也是杂气引起的；认为杂气是一种肉眼看不到的微小致病源。凡此构成的“杂气说”，在当时的传染病病因学中占有重要的地位，某些观点与描述与现代病原微生物学的研究结果相类似，在对现代医学的病因学做出较大贡献的同时，对后世温病学的研究也有重要意义。

清代余霖《疫疹一得》提出了著名的“暑燥疫”，力主火毒致疫说，认为瘟疫乃感四时不正疠气为病，疠气是无形之毒，“疫既曰毒，其为火也明矣”；“热毒未入于胃而下之，热乘虚入胃，故发斑；热毒已入于胃，不即下之，热不得泄，亦发斑”，“其发愈迟，其毒愈重”；“毒既入胃，势必亦敷布于十二经，残害百骸”。用药上力求选择对戾气、火毒的特效药物，特别强调重用石膏，不但对瘟疫学说的充实和发挥有一定的影响和贡献，对毒邪学说的形成和发展也有积极的影响和促进作用。

清初喻昌《医门法律》告诫后人："诊病不问其始，忧患饮食之失节，起居之过度，或伤于毒，不先言此，卒持寸口，何病能中。"其把毒因作为医师的首要辨证程序之一。他提出"但能破积愈疾。解急脱死。则为良方。非必以先毒为是。后毒乃非。有毒为是，无毒为非。必量病轻重大小而制之者也""下品烈毒之药治病，十去其六即止药；中品药毒次于下品治病，十去其七即止药；上品药毒，毒之小者，病去其八即止药；上下中品，悉有无毒平药，病去其九即当止药，此常制也"。在毒药的使用原则上，对《黄帝内经》的相关论述有了更好的诠释和发挥。

清代杨栗山《伤寒瘟疫条辨》全面继承了吴又可的瘟疫学说并有所发挥，如在论述"杂气"时，更阐明了空气和水的污染是导致瘟疫流行的重要环节；认为瘟疫发则邪气充斥奔迫，上行极而下，下行极而上，即脉闭体厥，从无阴证，皆毒火也。其提出以升降散为代表的清热解毒治疫方 15 首。治疗上，其主张早期以清热解毒为主；毒邪在里，下不嫌早，又苦寒攻下，清热解毒早举，其增损双解散、解毒承气汤等"重者泻之"6 方，无不如此配伍。若疫毒内结，用泻火解毒、凉血散瘀，兼以扶正固脱之大复苏饮。若温病蓄血较甚，见吐血、衄血者，"皆属热毒内郁，经络火盛，用大清凉散或犀角地黄汤合泻心汤"；谵语大便黑者，以解毒承气汤加夜明砂、桃仁、穿山甲、牡丹皮治之；蓄血阳明发狂者，则用黄连解毒汤。

清代高秉钧《疡科心得集》对中医疡科近 100 个病症做了全面阐述，在病名诊断上有近 60 个病症用了"毒"的名称，认为皆与毒或毒气等有关。其指出外证的毒邪形如毒气之状流于全身，不但可入五脏，还可入六腑，有"外证虽有一定之形，而毒气之流行亦无定位，故毒入于心则昏迷，入于肝则痉厥，入于脾则腹痛胀，入于肺则咳嗽，入于肾则目暗手足冷，入于六腑，亦皆各有变象，并证多端，其恶叠也"的论述。

清代王士雄十分认同余霖《疫疹一得》的学术观点，提出"疫证皆属热毒，不过有微甚之分耳"。他在《温热经纬》中收编《疫疹一得》的内容，并改写为《疫病篇》，还撰写了《霍乱论》。其认为霍乱有时疫和非时疫两种，"凡六淫所致，恣食冰瓜水果，肠胃气乱为非时疫性，寒证较多；时疫性则发生夏热亢旱酷暑之年，或人烟密集感受臭毒，常见热象，一时流行，沿村合户，逆相传染"。王氏在此提出了"臭毒"一词，并认为霍乱是由空气传染的，与现代医学研究结果明显不符。

清代张锡纯《医学衷中参西录》从中西医学角度对毒邪学说皆有发挥，首次提出"毒菌"一词，是对毒邪用西医理论的新解释。如论"恶核病"（鼠疫）："又考鼠疫之毒菌为杆形，两端空而中实""言肺鼠疫毒侵脏腑，由口鼻传入，而腺鼠疫止言其有毒，恶核病猝然而起，有毒，若不治，入腹内杀人。皆由冬受温风，至春夏有暴寒相搏，气结成此毒也。"论霍乱："霍乱之证……因空气中有时含有此毒，而地面秽浊之处，又酿有毒气与之混合，随呼吸之气入肺……毒即乘虚内侵，盘踞胃肠……其毒可由肠胃入心。”论痢疾：“痢久郁热生毒，肠中腐烂，时时切痛，后重，所下多似烂炙，且有腐败之臭。”论肺病（肺结核）：“西人谓肺病系杆形之毒菌传染，故治肺病以消除毒菌为要务”“因感染结核菌后，有一种物质，生交换产物与崩坏产物，又因酿脓菌及各种细菌之侵入，起混合续发性传染，气管与空气之分泌物因之分解，发生腐败性及毒素性之物质。”可见张氏已从形态学及毒素代谢产物角度认识传染病及毒证的本质。在治疗上，其明确提出了“以毒攻毒”“化毒”“补正胜毒”的治疗大法，为攻毒疗法提供了理论依据。

综上所述，中医毒邪学说在几千年的发展与形成历程中，经过众多医家不断探索、实践与总结，现今虽然已经基本形成，但仍不全面和成熟。对其更进一步的研究，将会促使中医病因病机学基本理论更加完善和成熟，尤其对攻毒疗法的形成与发展将会产生促进作用，还会对中医伤寒、温病及外科学的发展起到积极的促进作用。另外，还会对脏腑学说及内伤杂病的临床研究产生积极的影响，尤其在指导临床各科及疑难杂病的研究和治疗方面，将会产生不可估量的影响。

（杨仓良　杨佳睿　杨涛硕）

第二节　毒邪学说的内涵

一、毒

毒的本义指毒草，“毒，厚也，害人之草”（《说文解字》）；并有四种含义：“恶也，害也，痛也，苦也；物之能害人者，皆曰毒”（《辞源》），可见古人将有害之物皆称为毒。而“毒”在中医学中的含义更为广泛，归纳起来主要有以下五种。

1. 病因

凡对机体能产生“毒害”作用的致病因素均可称为毒。如“寒热瘰疬在于颈腋者……皆鼠瘘寒热之毒气也”（《灵枢·寒热》）；“毒，邪气蕴结不解之谓”（尤在泾《金匮要略心典》）。

2. 病症

多指比较凶险的疾病，如“温毒、疫毒痢”；亦指暂时难以确切病因的疾病，如“无名肿毒”“胎毒”“疔毒”“痧毒”等。

3. 药物

如“医师掌医之政令，聚毒药以共医事”《周礼·天官·冢宰》；“毒药攻邪，五谷为养，五果为助”（《素问·脏气法时论》）。这里将一切治病的药物统称为毒药。

4. 治法

“凡疗疡，以五毒攻之”（《周礼·天官》）；“用毒以攻疹，用和以安神”（《鉴药》）。并根据病因不同提出不同的治疗方法，如对热毒用清热解毒法，对湿毒用利湿泄毒法，对寒毒用温通散寒祛毒法。这里的攻毒、解毒、泄毒、祛毒均指治疗方法。

5. 药剂

如用于麻疹的“宣毒发表汤”（《痘疹仁端录》），用于外感风寒湿及正气不足之人的人参败毒散《太平惠民和剂局方》，用于疫疹的消瘟败毒饮（《疫疹一得》），用于瘟疫、温毒的普济消毒饮（《医方集解》），用于热毒的黄连解毒汤（《外台秘要》），用于疔毒的五味消毒饮（《医宗金鉴》），用于湿毒的甘露消毒丹《温热经纬》，用于疮疡兼表证的银翘败毒散（《医方集解》）。

二、毒邪

能引起生物体病理损害，可导致疾病发生的致病性物质，称为毒邪。凡邪气中含有毒性物质且具有一定毒力，能造成机体损害，可导致疾病发生的致病性物质称为狭义毒邪；凡超出人体生理生化指标或引起人体结构发生改变，具有异常性和致病性的一切物质，称为广义毒邪。中医对毒邪的认识有一个逐步深化的过程，如《黄帝内经》最早将毒邪称为毒气，认为是一种能危害人体健康引起疾病发生的特殊病因，亦称疫病之气。如：“余闻五疫之至，皆相染易……不相染者，正气存内，邪不可干，避其毒气”（《素问·刺法论》）。可见这里的“毒气”仅指能引起传染病的致病物质。而将“毒”与“邪”并称且泛指一切致病物质者，则为华佗。《华佗神医秘传》云：“五疔者，皆由蓄其毒邪，浸溃脏腑，久不摅散，始便为疔。”指出外科的五疔是由毒邪所致。同时他还认为诸风厉节、偏枯痛肿等均是由“喜怒忧思寒热毒邪之气”所引起，这里强调了七情刺激也能产生毒邪并导致疾病的发生。可见华佗早已认为毒邪是一个十分广泛的致病因素。

三、邪毒

毒邪所含有的毒素或邪气在致病过程中所产生的毒性病理产物，称为邪毒。如风为春季的主气，正常情况下由于不含有邪毒，且对人体是有益的，故称为和风。但如果风中夹杂了病毒或细菌，会产生毒素，对机体造成病理性损害，会引起感冒或呼吸道传染病，这种现象即被认为风中夹杂了邪毒；此外，风中没有邪毒，但是侵犯了气虚或汗后之体，引起体内病毒的繁殖而引起疾病，也可称为邪毒。“邪毒”一词的提出，最早源于汉代华佗《中藏经》，书中载：“人病脚气与气脚有异者，即邪毒从内而注入脚者，名曰脚气。风寒暑湿邪毒之气从外而入于脚膝者，名气脚也。”明代张景岳

《景岳全书》亦指出："瘟疫六七日不解……乃用筋夹磁锋击刺肘中曲池旁之大络，使邪毒随恶血而出，亦最捷之法……用之最效。"明代陈司成《霉疮秘录》亦说："霉疮为患，正气不虚，则邪毒不入。"可见邪毒泛指邪气中的致病物质，这种致病物质有强弱和多寡之分，毒性愈强，致病物质愈多，毒力愈大，引起的疾病愈重；反之毒性愈弱，致病物质愈少，毒力愈小，引起的疾病愈轻。

毒邪与邪毒有着本质上的区别，"毒邪"是指含有毒的邪气，泛指致病物质，而"邪毒"则指邪气中的毒性或毒力，毒邪为病因，邪毒为病理。

四、毒力分级

对生物体产生有害作用的能力称为毒力。毒邪含有邪毒，邪毒以毒性或毒力致病，这种毒力有大小和强弱之分。对其进行毒力分级，对于疾病诊疗方案的确定、治疗方法的选择以及预后分析均有十分重要的意义。对于毒力分级的标准和依据，目前没有相关资料，可从毒邪引起毒证的发病急缓、病情轻重、损伤程度、预后结果、所感病原菌及毒物成人致死量等六方面，将其分为高毒、中等毒、低毒三级。

1. 高毒

起病急，进展快，病情重，损伤重，预后差；病原体多为细菌或病毒；毒物成人致死量小于 0.05g/kg 体重，体重 60kg 成人致死总量小于 3g。本类多为烈性传染病、急性传染病等被国家列为甲类传染病，为中医狭义之毒邪范畴。

2. 中等毒

起病较急，进展较快，病情较重，损伤较重，愈后较差；病原体多为革兰阴性杆菌或病毒等；毒物成人致死量为 0.05 ～ 0.5g/kg 体重，体重 60kg 成人致死总量为 3 ～ 30g。多见于乙类传染病、感染性疾病，为中医大多数狭义之毒范畴。

3. 低毒

起病缓，病情轻，对机体损伤程度轻，预后较好；病原体多为病毒、寄生虫或衣原体、支原体等；毒物成人致死量大于 0.5g/kg 体重，体重 60kg 成人致死总量大于 30g。多见于丙类传染病及生理生化指标超出正常范围或结构异常，为中医广义之毒邪范畴。

（杨涛硕）

第三节　毒邪的分类

根据毒邪的来源可将毒邪分为外受毒邪和内生毒邪两类。

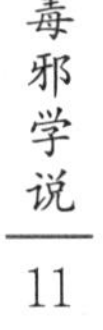

1. 外受毒邪

外受毒邪是指由外而侵入人体的毒邪，包括六淫及六淫之外如七情刺激、外伤瘀血等。另外，现代医学的病原微生物如细菌、病毒、真菌、寄生虫、支原体等以及外来抗原，均应视为外受毒邪。

2. 内生毒邪

内生毒邪是指疾病发展过程中，由于机体阴阳失调，气血运行失序，脏腑功能紊乱，使机体生理生化功能失常，并且不能将病理产物及时排出体外，蓄积于体内而化生的一种致病物质。例如，中医所谓痰饮、瘀血、水液积聚等，现代医学所谓毒性氧自由基、兴奋性神经毒、过敏介质、炎性介质、新陈代谢毒素（如粪毒素、尿毒素等）、钙离子超载、突变细胞、致癌因素、抗原抗体复合物、抗体、人类白细胞抗原等，均应视为内生毒邪。另外，从广义讲，凡超出人体正常生理生化指标的物质均应视为毒邪，例如，血脂高产生脂毒性，血糖高产生糖毒性，血尿酸高产生酸毒性，蛋白尿产生肾毒性，致白细胞、红细胞及血小板增高，或血细胞形态异常、微量元素的异常、激素含量的异常等，均应视为内生毒邪。因为这些生理生化物质高出正常水平或失衡均可对人体造成危害并导致疾病的发生，具有明显的毒性和毒力。可见，凡具备“异常性”和“致病性”两大特性的致病物质均应视为毒邪。

（杨佳睿）

第四节　毒邪的特点

一、暴发性

暴发性是指发病急骤，突然发作者，多为毒邪所致。其表现多为进行性加剧，如先为恶寒，渐即寒颤，继之高热，甚者神昏谵语等。如某些传染病，如脑膜炎、疟疾等；风湿病如斯蒂尔病、红斑狼疮等，即有此特点。

二、剧烈性

剧烈性是指症状剧烈，比一般病症严重者，多为毒邪所致。如霍乱、伤寒、菌痢、猩红热等传染病，即有此特点。

三、危重性

危重性是指病情不断加重，无转机征象，甚至日趋危险者，多由毒邪所致。如急性重型肝炎、急性胆道感染等，即有此特点。

四、传染性

传染性是指具有相互传易的传染性疾病，多为毒邪所致。如流行性感冒（流感）、麻疹、痄腮（流行性腮腺炎）、乙型脑炎、肺结核、病毒性肝炎、水痘、传染性单核细胞增多症等，即有此特点。

五、疑难性

疑难性是指病因不清且难以治愈的疾病，多为毒邪所致。如癌肿、白血病、肝豆状核变性、哮喘、溃疡性结肠炎、急慢性肾小球肾炎、肝硬化、胆囊炎等；风湿病如类风湿关节炎、强直性脊柱炎、白塞综合征、干燥综合征等。

六、顽固性

顽固性是指长期不能治愈或反复发作，不能根治的疾病，多为毒邪所致。如痛风、风湿性关节炎、过敏性紫癜病、皮肌炎、硬皮病等风湿病，以及子宫肌瘤、胃及十二指肠溃疡、支气管炎、心肌炎等其他慢性顽固性疾病，即有此特点。

七、广泛性

广泛性是指疾病区域宽广，机体损害广泛，内外同病者，多为毒邪所致。如系统性红斑狼疮、痛风、强直性脊柱炎、类风湿关节炎、风湿性关节炎、皮肌炎、白塞综合征等风湿病，以及艾滋病、非典型性肺炎等，即有此特点。

八、善变性

善变性是指病变无常，变化多端，无明显的时间性和季节性，临床表现丰富多变者，多为毒邪所致。如痛风、雷诺病等即有此特点。

九、火热性

火热性是指病症为热证或热化特征，如类风湿关节炎、红斑狼疮、风湿热、斯蒂尔病、白塞综合征、痛风等多具有热象，尤以早期高热、烦躁、斑疹、口腔溃烂、咽喉肿痛、皮肤红肿等为多见。

十、兼夹性

兼夹性是指病多夹有瘀证或痰证者，多为毒邪所致。因毒邪善随气血流注全身，亦善入津液聚集之处，使气滞血瘀，津液停聚，而成痰瘀互结之证，如类风湿关节炎

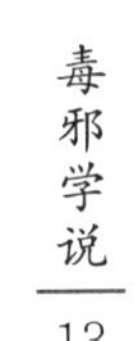

的瘀斑、风湿结节，风湿性关节炎的结节红斑等均属此类。

综上所述，毒邪致病有十大特征，其中前 4 项的暴发性、剧烈性、危重性、传染性多见于传染性感染性疾病；后 5 项的疑难性、顽固性、广泛性、善变性、兼夹性则多见于慢性病；而火热性亦可见于传染病，也可见于慢性病。

（王英）

第二章　毒邪致病论

夫成病之由，无非外感内伤。外感者，风、寒、湿、热、燥毒之邪外侵而已；内伤者，痰、瘀、阴、阳、气、血虚毒内生而已。人之患病，概由毒也。毒者，厚也，害人之草，毒草滋生之意也；邪者，不正当之意也。毒邪，合指异常之病因及病理损害。毒邪致病，以毒为害，以毒为伤。外以侵犯肌表，瘀滞气血，闭固营卫，毁筋蚀骨，损经伤络，侵淫四肢百骸为害；内以耗气伤血，蚀形腐肌，毒伤脏腑为害。毒邪致病，具剧烈、危害、凶险之性；具互相染易、迅速传播之性；具病因不清、病机不明之性；具缠绵不休、难于治愈之性；具损害广泛，遍历各处之性；具善变无常、居无定处之性；具火性炎上、热侵脏腑之性；具诸邪共累，夹杂无常之性。毒邪致病，以邪毒毒力大小而决病之轻重：高毒之邪，致病危重、凶险，易传染，易致死；中毒之邪，致病缠绵顽固，经久不愈，易传里，易伤残；低毒之邪，致病轻浅，诸症不著，易康复，易治愈。毒邪之因，或风寒湿热燥外侵；或饮食、烟酒毒从口入；或汽油、煤气、废气、甲醛、雾瘴等气毒从鼻入；或跌打、瘀血损伤；或劳倦、内伤、七情，皆可成毒。然，无论何因，毒何入，皆可分为“风毒、寒毒、湿毒、热毒、燥毒、瘀毒、痰毒、虚毒”，并可因合邪致病，阴阳气血不同分为“八毒二十二证”。

第一节　风毒论

“风”者，风动虫生，虫动毒出，百病由生，故经曰“风为百病之长也”。

“风气”者，风源气也，静则为气，动则为风，气遇热则升，遇寒则降，气之升降浮沉而成风也。风本寒热而成，故风有阴阳之别；热倚日，气遇日而热，热主阳气，故阳气主热风，白天属阳，易生热风；寒倚月，气遇月生寒，寒生阴气，故阴气主寒风，夜间属阴，易生寒风。风者，天地之使也，天借风而使地动，地动而“惊蛰”起，春雷始鸣，昆虫始萌，毒菌随生。风者，有大、小、强、弱之别，曰软风、轻风、微风、和风、强风、疾风、大风、烈风、狂风、暴风、飓风、台风而已。风者，有阵风、旋风、焚风、台风、龙卷风、山谷风、海陆风、冰川风等八形，有季风、信风、反季风、反信风之异；风者，因天地之始而益万物，又因风动虫生而害万物。有益者，促进生长，节制寒热；有害者，虫菌动，毒邪生，蚀肌体，损关节，伤脏腑，诸病由生。

“风淫”者，风气多也。风气多可病，可不病；风气多不挟毒，不一定致病；风气挟毒，必生风毒之证。

“风毒”者，风气挟毒之邪。故风毒必有风气兼毒邪之性，必有风气及毒伤气、血、津、液及经络不通等症；风为阳邪，伤人易使腠理不固而汗出、恶风等；风常与它邪合而伤人，四季皆有风邪，故寒、湿、燥、热诸邪常依附于风而侵犯人体，易形成外感风寒、风湿、风燥、风热等证；风终岁常在，故袭人致病最多；风毒伤人表里内外皆可发病，故风为百病之始也、百病之长也。

“风毒证”者，以“风、汗、痒、动、浮”为主证。风者，恶风也；汗者，汗出也；痒者，瘙痒也；动者，流动不定也；浮者，脉浮也。风性浮升，虫性上行，故风毒致病易走上位，侵鼻肺，走肌表。风性入窍，虫性钻孔，故风毒致病易累九窍，故曰“九窍不通，百病始生”。

风毒的病因病机：多因先天不足，或素体虚弱，或失治误治，致风邪侵入，而致风毒证，或素体禀赋不足，营卫不和，卫阳不固，腠理空虚，风邪乘虚而入，闭阻经络、血脉而成风毒痹阻证；或病程迁延，正气日耗，肝肾不足，精血亏损，虚实夹杂，后期以虚为主，则成虚实夹杂之证。

风毒的特点：风具轻扬、发散、透泄、向上、向外之特点；风性升发，易袭阳位，常以上肢、肩背部受累多见；风性流动，虫性走窜，善动不居，风善行数变，故起病急，流窜游走，痛无定处，患无定所；风毒伤人若失治、误治易致病邪深入或加重，或痹久不愈，复感外邪，内舍其合，病入于脏，虚实夹杂，致病情缠绵，严重者可并发他病而危及生命。

风毒的分类：因毒侵部位不同，分为外风毒证和内风毒证。外风毒证又因风与他邪兼夹不同，分为风寒毒证、风湿毒证、风热毒证、风痰毒证、风水毒证等；内风毒证，又因病因病机不同，而分为热极生风证、肝阳化风证、阴虚风动证、血虚生风证、血燥生风证等。

风毒可伤及表里内外、脏腑经络，见于如下病症。

风毒伤头，可致头风（紧张性头痛）、刺风（遍身如针刺）等病症。

风毒伤脑，可致中风（脑出血）、羊羔风（癫痫）、摇头风（帕金森病）、急惊风（抽搐）、慢惊风（惊厥）、中风（脑梗死）等病症。

风毒伤目，可致睑弦赤烂（睑缘炎）、白涩症（慢性结膜炎）、风弦赤烂（溃疡性睑缘炎）、胎风赤烂（婴儿胞睑红赤湿烂）、风赤疮痍（眼睑湿疹）、针眼（睑腺炎）、椒疮（沙眼）、暴风客热（病毒性结膜炎）、痒如虫行症（春季卡他性结膜炎）、凝脂翳（细菌性角膜溃疡）、眼皮麻木（三叉神经眼部带状疱疹）、胬肉攀睛（翼状胬肉）、天行赤眼（急性卡他性结膜炎）、赤丝虬脉（慢性结膜炎）、眼胞菌毒（老年性眼睑皮肤赘疣）、黄油症（睑裂斑）、漏睛（慢性泪囊炎）、栗疮（脓包病）、雷头风（急性充血性青光眼）等病症。

风毒伤面，可致吊线风（周围性面神经麻痹）、面痛（三叉神经痛）、面瘫（面神经炎）、痄腮（流行性腮腺炎等病症）。

风毒伤鼻，可致伤风（感冒）、鼻渊（鼻窦炎）等病症。

风毒伤牙，可致牙槽风（颌骨骨髓炎）等病症。

风毒伤喉，可致锁喉风（白喉）、急乳蛾（扁桃体炎）、喉疳（喉癌）等病症。

风毒伤阴，可致产后痉证（产后破伤风）、阴湿疮（外阴湿疹）、外阴神经性皮炎、妊娠合并感冒、经行风疹块（月经期疾病）等病症。

风毒伤皮，可致大疠风（大麻风）、破伤风（伤痉）、白驳风（白癜风）、紫癜风（扁平苔藓）、肾囊风（阴囊湿疹）、蛊风、油风（斑秃）、风疹（风痧）、鹅掌风（手足癣）、风瘖瘟（荨麻疹）、四弯风（异位性皮炎）、土风疮（砂土样皮炎）、风瘙痒（全身性皮肤瘙痒症）、白屑风（皮脂溢出症）、面游风（脂溢性皮炎）、赤白游风（血管神经性水肿）、唇风（剥脱性唇炎）、风热疮（玫瑰糠疹）、紫斑病（过敏性紫癜）、水痘、疣目（疣）、秃疮（头癣）、圆癣（体癣）、白疕（银屑病）、漆疮（接触性皮炎）、药疹（药物性皮炎）、水疥（丘疹性荨麻疹）、雁疮（多形性红斑）、翻花疮（鳞状细胞癌）、癌疮（基底细胞癌）、扁瘊（扁平疣）、黑子（黑痣）、肌痹（皮肌炎）、传染性软疣（汗腺囊肿）、丹毒（淋巴管感染）、毒蛇咬伤、疯狗咬伤（狂犬病）等病症。

风毒伤腠，可致产后风（产后风湿病）、痿证（多发性肌炎）、半肢风（偏瘫）、漏肩风（肩周炎）、颈肩风（颈椎病）等病症。

风毒伤筋，可致鸡爪风（手指退行性关节炎）、腿股风（腰椎肥大性关节炎）、坐臀风、环跳风（髋关节肥大性关节炎）、足跟风（根骨骨刺）等病症。

风毒伤脉，可致腿腿风（半身不遂）、脉痹（多发性大动脉炎）等病症。

风毒伤骨，可致历节风（类风湿关节炎）、龟背风（强直性脊柱炎）、鹤膝风（结核性关节炎）、痢后风（痢疾继发症）、足跟风（骨质疏松症）、坐臀风（致密性骶髂关节炎）、贴骨疽（硬化性骨髓炎）、风湿热、骨槽风（颌骨骨髓炎）等病症。

风毒伤心，可致风眩（高血压病）、心痹（风湿性心瓣膜病）、心瘅（病毒性心肌炎）等病症。

风毒伤肺，可致伤风（急性上呼吸道感染）、久咳（慢性支气管炎）、暴咳（支气管炎）、肺痈（肺脓肿）、顿咳（百日咳）等病症。

风毒伤肾，可致肾水（肾病综合征）、紫斑病（过敏性紫癜性肾炎）、肾阳虚（肾小管性酸中毒）、瘿瘤（亚急性甲状腺炎）、皮水（急性肾小球肾炎）等病症。

风毒伤肠，可致转肠风（新生儿、胃肠痉挛）、肠风（便血）、腹泻（肠炎）、钩肠痔（肛裂）等病症。

第二节　寒毒论

“寒”者，外有冰，内盖草，“寒”字本意也。“寒”气者，阴也，借月亮而生，主夜，主北方，主肾，主水，主下，主沉；凉为寒之始，有微、轻、小、大、严、酷、极寒之分。寒为凉之终，寒借水而成，水遇热而升，为气、为雾、为云；遇冷而降，为霜、为露、为雨、为雪、为冰雹。

“寒气”者，为秋气之渐，冬气之使也。天倚寒而地冻，地冻则成秋冬，故有白露、寒露、霜降之秋，更有小雪、大雪、小寒、大寒之冬。寒主冬藏，万物闭固，冬眠而静，水冰地拆，虫静物歇，万物一动一静，合乎阴阳。

“寒淫”者，寒气太过也，反常也，太多也，可病，可不病。正气虚，可病也；正气存，可不病。若致病，可致寒“气”之变，营卫不和，时轻时重，而无“质”之变，易治之，疗程短；寒“毒”者，既可致“气”之变，又可致“质”之变，可伤筋动骨，毁形败体，可致废，可致死，不易治，疗程长。

“寒毒”者，寒气夹毒之邪。寒性凝滞，必生气血寒结；寒性收引，易致筋脉拘急。寒为阴邪，易伤阳气，所病多阳虚；寒可化热，转生热疾，所病发热、恶寒也。寒伤于表，郁遏卫阳，多为“伤寒”“外寒”；寒邪直中于里，伤及脏腑，多为“中寒”“里寒”。阴寒过盛者为“实寒证”，阳虚兼有寒象者为“虚寒证”。

“寒毒证”者，以“冷、白、痛、润、迟”为主症。冷者，寒冷之感也；白者，舌色皆白也；痛者，易疼痛也；润者，便软、舌质润也；迟者，为脉迟或紧也。

寒毒的病因病机：多因先天禀赋不足、后天营卫不和，或卫闭营郁，或卫强营弱，感受寒毒，人体正气不虚，抗邪有力，致卫阳郁闭，营阴郁滞不通；卫阳被遏，正邪交争，或营阴不足，皮肤不荣；汗出伤阴而营弱，肌腠疏松。或妇人、产妇失血过多致气血不足，感受寒毒之邪；或阴阳失调、阳气虚衰，阴气偏盛，从阴化寒，寒自内生，或肝脾肾亏虚，毒邪乘虚而入，导致寒毒证。

寒毒的特点：寒为阴邪，其性凝滞，主收引；寒既属阴，消伐阳气；遇寒则血益凝涩，故痛更剧，得热则气血流畅，故其痛减；毒盛而速病，毒强而重病，毒弱而小病。寒极易生“假热证”，可见四肢厥冷，小便色清，大便质溏，下利清谷，舌淡苔白，脉来无力等阳脱之证；或自觉发热，面色红，神志不安，口渴，咽痛，脉浮大或数等虚阳浮越于上，格拒于外之“假热证”。

寒毒的分类：因毒侵部位不同，分为表寒毒证和内寒毒证。表寒毒证因毒侵部位不同又可分为外感风寒毒证、寒毒伤头颅证、寒毒伤筋骨证、寒毒伤腠理证；里寒毒证，又因元阳不足，阳虚内寒，或外感毒邪直入脏腑经脉，或过用、误用寒凉药损伤阳气，或贪凉饮冷寒伤脾胃等，分为寒毒伤心证、寒毒伤肝证、寒毒伤脾证、寒毒伤肾证及寒瘀毒证。

寒瘀毒证临证较为多见，多为外受寒毒之邪或寒邪直中入里，致寒凝血瘀毒盛之证。寒毒瘀阻心脉，症见突发心痛如绞，形寒厥逆，冷汗淋漓，遇寒加重，脉沉等；寒毒瘀阻胞宫，症见妇女产后恶露不净，经血伴有瘀块，小腹冷痛，形寒肢冷，脉沉涩；寒毒瘀阻关节，症见肢体关节冷痛，固定不移，遇寒痛甚，得热则缓，皮色苍白或紫暗，脉弦而紧。

寒毒可伤及表里内外、脏腑经络，见于如下病症。

寒毒伤阴，可致阴疱（外阴溃疡）、痛经（外在性子宫内膜异位症）、闭经（多囊卵巢）、宫寒不孕症、阴肿（前庭大腺炎）、阴疮（前庭大腺囊肿）等病症。

寒毒伤皮，可致流行性感冒（风寒感冒）、猫眼疮（寒冷性多形红斑）、冻疮等病症。

寒毒伤腠，可致混合性结缔组织病、新生儿硬肿症等病症。

寒毒伤脉，可致气血凝滞，血行不畅，出现局部冷痛，形寒，肤色紫暗，妇女痛经、月经愆期、宫寒不孕等病症。

寒毒伤骨，可致风湿寒性关节痛、骨性关节炎等病症。

寒毒伤心，可致胸痹（心绞痛）、心厥（心源性休克）等病症。

寒毒伤肝，可致巅顶作痛、寒黄疸、寒结胸、寒战、寒狂、寒抽、寒胁痛、寒头痛。

寒毒伤肺，可致肺胀（慢性阻塞性肺疾病）、久咳（慢性支气管炎）、感冒（急性上呼吸道感染）、肺炎、哮病（支气管哮喘）等病症。

寒毒伤肾，可致小便频、阳痿、女子带下清稀等病症。

寒毒伤胆，可致蛔厥（胆道蛔虫病）等病症。

寒毒伤胃，可致急性单纯性胃炎、呕吐、胃石（胃结块症）、胃脘痛（消化性溃疡）等病症。

寒毒伤肠，可致腹泻（肠炎）、肠痹（肠梗阻）、毒痢（细菌性痢疾）等病症。

第三节　湿毒论

“湿”者，幽湿（溼）也，“潮湿”之意也。湿源于水，覆土而有水，故“溼”也。水源氢、氧而成。

“湿气”者，长夏之气，又旺四季，东方多风湿，南方多湿热，北方多寒湿，西方多阳湿，中原多阴湿。湿气有大小强弱之别，曰湿、气、云、雾、露、霜、雨、饮、雹、冰而已。气为湿之始，冰为湿之终。气借太阳阳气而升，为云，为雾，为蒸气；遇月亮寒气而降，为霜，为露，为雪，为雹，为冰。湿、水异名而同物，水为宇宙万物之宝、人之气血精津液之源，故人赖水而生，无水而死，故水“湿”有益万物之能。

“湿淫”者，湿气太过也。湿，在天为雨、为雪，在地为洪、为涝，可为灾害也。在人可病，可不病，“湿”可外侵，气候潮湿，涉水淋雨，居住阴暗，水中作业，泡脚泡澡，游泳等，均可致外“湿淫”证；湿可内生，多食肥甘，恣食生冷，内伤脾胃，引起水湿内停，或素体肥胖，喜静少动，致气机障碍，津液运行不畅，聚而成“湿淫”证。

“湿毒”者，湿气夹毒也。湿毒遇热而升，主上，主头；湿毒遇寒而降，主下肢。湿毒盛而顽病，湿毒弱而轻病；湿毒黏滞，固定不移，流水连绵；湿毒黏浊，如污沾衣，如油入面，如漆浸木，胶着难解。湿“毒”为患，污浊不清，如油垢在面，眵多糊目，小溲浑浊，滞涩不利，妇女白带过多，男子精液自流；湿毒大肠，大便黏腻不利，溏泄或下痢脓血，湿毒浸淫肌肤，流水黏连不断。

“湿毒证”者，以“肿、困、酸、漏、濡”为主证。肿者，肿胀也；困者，身体困重也；酸者，酸楚疼痛不著也；漏者，局部渗漏也；濡者，脉濡也。

湿毒的病因病机：多因正气不足，腠理不固，久居潮湿环境，或冒雨涉水，或酒后、汗后、浴后受风，或天热贪凉卧于湿地；或营卫失调，或久病失养，或疲劳过度，或大汗淋漓，或发汗太过；或营养不良，或慢性失血，或手术、外伤、产后等失血，或饮食伤脾，或饥饱失度，或过食肥甘，或贪凉饮冷，或酗酒过度，或用药苦寒太过等，均可导致脾胃虚弱，脾失健运，水湿内停，脾湿内盛，同气相求，易致外湿侵袭，内外湿相合而发病。

湿毒的特点：湿为阴邪，易伤阳气，常困脾阳，轻者濡泄，重者水肿，重甚者痰饮水泛；湿性黏滞，常缠绵难愈，反复发作，旷日持久；湿性趋下，易袭阴位，易伤下位。

湿毒的分类：湿毒为患，易合邪致病，可有以下四种类型。寒湿毒证：湿毒易夹寒毒，易杂至，寒为阴邪，气血受寒，则凝而留聚，湿亦为阴邪，两者易相聚为患，而成寒湿毒证；湿热毒证：湿毒易夹热毒，因素体阳盛，内有蕴热，复感湿热之邪，或风寒湿邪，经久不愈，邪留经络，蕴化为热，而成湿热毒证；痰湿毒证：湿毒易夹痰毒，湿毒以气血为载体，可周流全身，无所不及，易阻气机，阻塞脉络，聚湿成痰，故清稀者为湿，稠浊者为痰，久之为害，而成湿痰毒证；痰瘀毒证：湿毒易夹瘀毒，湿毒之邪，易渗入血脉，阻塞脉络，结聚为瘀，久则成害，而成湿瘀毒证。

湿毒可伤及表里内外、脏腑经络，见于如下病症。

湿毒伤脑：可致脑湿（皮角）、温病（病毒性脑炎）等病症。

湿毒伤目：可致睑弦赤烂（睑缘炎）、痒如虫行症（春季卡他性结膜炎）、眼胞菌毒（老年性眼睑皮肤赘疣）等病症。

湿毒伤耳：可致耳疮（外耳道炎）等病症。

湿毒伤鼻：可致鼻渊（鼻窦炎）等病症。

湿毒伤口：可致雪口（鹅口疮）等病症。

湿毒伤胸：可致胸腔积液（肺积水）等病症。

湿毒伤阴：可致阴湿疮（女阴湿疹）、阴浊（女阴溃疡）、绣球风（阴囊湿疹）、袖口疮（龟头炎）、湮尻疮（尿布皮炎）、骚喉疮（尖锐湿疣）、白塞综合征（眼口生殖器三联综合征）、带下（白带增多）、癥瘕（卵巢癌）、外阴毛囊炎及外阴疖肿、阴痒（阴道炎）、恶核（艾滋病）、淋证（淋病）、杨梅疮（梅毒）、带下（宫颈炎）、疳疮（软下疳）、阴痛（外阴白色病变）、不孕症、阴缩（阴道痉挛）、阴挺（子宫脱垂）、腹痛（宫腔粘连综合征）、崩漏（功能性子宫出血）、阴吹（阴道松弛）、水疝（睾丸鞘膜积液）、下疳（阴茎癌）等病症。

湿毒伤肛：可致肛门顽湿（肛门湿疹）、痔疮等病症。

湿毒侵皮：可致湿毒疮（小腿湿疹）、浸淫疮（泛发性湿疹）、瘑疮（手部湿疹）、胎睑疮（婴儿湿疹）、脑湿（皮角）、痱子（白痱）、黄水疮（脓疱疮）、皮痹（硬皮病）、发蛀脱发（脂溢性脱发）、肉龟（毛囊炎）、羊肤疮（须疮）、旋耳疮（耳部湿疹）、缠腰火丹（带状疱疹）、水疥（丘疹性荨麻疹）、汗淅疮（擦烂红斑）、马疥（结节性痒疹）、猫眼疮（多形红斑）、蚂蚁窝（汗疱疹）、脚气疮（足癣）、坐板疮（臀部慢性毛囊炎）、秃疮（头癣）、癌疮（基底细胞癌）、虫疥（疥疮）、白疕（银屑病）、雁疮（多形性红斑）、恶疮（皮肤癌）、水痘、掌跖脓疱病（慢性复发性皮肤病）、角层下脓疱性皮病、传染性湿疹样皮炎、手足口病（病毒性传染病）、红斑性肢痛症（阵发性血管扩张性疾病）、胎黄（新生儿黄疸）、猴狲疳（新生儿尿布皮炎）等病症。

湿毒伤腠：可致肌肤痹证（多发性肌炎和皮肌炎）、紫斑病（过敏性紫癜）、多发性硬化、痿证（进行性肌营养不良症）等病症。

湿毒伤筋：可致急性感染性多发性神经根炎等病症。

湿毒伤脉：可致脱疽（血栓闭塞性脉管炎）、赤脉（血栓性静脉炎）、脉痹（深静脉血栓形成及血栓性深静脉炎）等病症。

湿毒伤血：可致急劳（白血病）、虚劳（溶血性贫血）等病症。

湿毒伤骨：可致湿痹（风湿性关节炎）、骨痈疽（局限性骨髓炎）。

湿毒伤心：可致悬饮（心包积液）、胸痹（急性心力衰竭）等病症。

湿毒伤肝：可致黄疸（病毒性肝炎）、单腹胀（肝硬化）、肝积（原发性肝癌）等病症。

湿毒伤肺：可致肺痨（肺结核、结核性胸膜炎）、久咳（慢性支气管炎）、肺胀

（慢性肺源性心脏病）、阴阳离决（急性呼吸衰竭）等病症。

湿毒伤肾：可致小便不利、皮水（急性肾小球肾炎）、正水（急进性肾小球肾炎）、溺血（隐匿性肾小球肾炎）、肾阳虚（肾小管性酸中毒）、药物性肾损害、尿酸性肾病、肾瘅（急性肾盂肾炎）、肾着（慢性肾盂肾炎）、水肿（肾衰）、肾水（肾病综合征）、泌尿系感染、石淋（尿路结石症）、翻花下疳（肾癌）、膀胱癌、癥积（前列腺癌）等病症。

湿毒伤胆：可致胆瘅（急性胆囊炎）、胆胀（慢性胆囊炎）、胆石（胆石症）等病症。

湿毒伤胰：可致腹痛（急性胰腺炎）、癥瘕（胰腺癌）等病症。

湿毒伤胃：可致胃痛（慢性胃炎）、胃缓（胃下垂）、胃脘痛（胃病综合征消化性溃疡）等病症。

湿毒伤肠：可致泄泻（慢性肠炎）、肠郁（肠易激综合征）、大瘕泄（溃疡性结肠炎）、便血（下消化道出血）、肠痹（肠梗阻）、肠疽（急性坏死性肠炎）、截肠痔（脱肛）、毒痢（细菌性痢疾）、肠蕈（大肠癌）等病症。

湿毒壅阻：可致痿证（原发性醛固酮增多症）、糖尿病酮症酸中毒、肥胖等病症。

第四节　热毒论

“热”者，高原上加温也；火者，物体燃烧所发的光、火焰和热。热与火异名而同类。热又寓温燥，又寓暑，故火、热、暑、温、燥皆为阳。热为火之渐，火为热之极，燥盛则干，干又化热。暑为长夏之气，暑极亦可化热，故统称为“热”。

“热气”者，为夏之气也，主炎热，热可温暖、御寒、光明；热可使植物拔节生长，可熟食，故有益万物之功。“暑气”者，为长夏之气，从“夏至”始，阳气极高，易夹燥夹湿，并有小暑、大暑、立秋、处暑之分。温，为热之始，燥，为热之终，气借太阳，阳气渐生，“夏至”火热达到了极致，转而为小暑、大暑，至立秋始降，处暑为终。

“热淫”者，热气太过也，反常也。热盛可灼伤皮肤，脏腑遇热可生风动血。热气太多即为热淫，可致病，可不致病，致病者，热邪也，有火热、升散之性，以耗精伤气为害，故火邪、暑邪、温邪、燥邪皆为热邪范畴。

“热毒”者，热气夹毒也，必有热毒之害，必有炎热、升腾之性，易升发，易向上，易伤阴，易耗气动血，易上火，易口舌生疮，易扰心神；暑毒之邪除有火热之性外，还易夹湿毒，故有身热不扬，汗出不爽，倦怠无力，胸闷，呕恶，大便溏泄不爽等症；暑易夹燥毒，故有干涩滞、伤津液之性，致口鼻干燥，咽干口渴，皮肤干涩，大便干结等燥热之症。热毒易生风动血，致“热极生风”之高热神昏，四肢抽搐，两目上眩，角弓反张的“热毒证”以及“吐血，衄血，便血，皮肤发斑，妇女月经过多，崩漏等出血之症”。热毒致病，有“温病”“热病”之别，起病缓，病情轻者为“温病”；发病急，病情重者为“热病”。暑毒致病，有“伤暑”“中暑”之异；起病缓，病情轻者为“伤暑”。热毒证，由外感毒邪所致，如外感暑热毒证、外感瘟疫、外感瘟毒、外感燥毒、饮食烟酒等；热毒又可入里，有六淫化热毒、五毒化火、痰瘀化热毒、虚邪留热毒、药毒伤阴等。

“热毒证”者，以“热、红（黄）、干、数”为主证。热者，恶热喜凉也；红黄者，面色、舌质红，小便黄也；干者，大便干结，口干咽干也；数者，为脉数快也。热毒证有真热毒、假热毒、实热毒、虚热毒之分。

热毒的病因病机：热毒证的成因很多，外感火热暑湿毒邪皆可导致外热毒证；外感六淫入里化热毒，五志过极化热，可致里热毒证。多为素体阳盛，内有蕴热，热毒直中肌肤；或体虚之人调理失宜，风湿热毒邪乘虚而入，直中肌肤；或风寒湿邪，郁久化热，再感受风寒湿热，内外合邪，均引起本病。或素体阴虚，或由后天原因所形成，如妇人产后，或久病之后精血暗耗，或虚者久用温燥之药，体内虚热与外感湿热相合，熏蒸津液，或平日恣食膏粱厚味，而致热蕴于内，热为阳邪，热盛化火，火热炽盛，聚而成毒，热毒交炽，而成热毒入营血、热扰心神等热毒炽盛之证。

热毒的特点：起病急骤，病情发展迅速，病性为实证、热证或虚实夹杂。其病机始终以热毒邪的病理变化为核心，临床也可出现寒热错杂、阴阳交混的复杂表现。

热毒的分类：可分为真热毒证、假热毒证、虚热毒证、热瘀毒证。

真热毒证者，“热、红（黄）、数”也。见于伤寒阳明经证、温病气分证、温热病气阴两伤、热入营血、热入血分、大头瘟、疮痒肿毒、疔毒、五脏热证、六腑热证、里热实证等。“真热毒证”者，症见神昏谵语，口臭，息粗，渴者冷饮，小便短赤等。

假热毒证者，热极似寒之证也，症见四肢厥冷，脉沉迟，出现“热深厥亦深”之假热征象。

虚热毒证者，“热、烦、汗、虚”也。症见潮热，微热，五心烦热，畏寒盗汗，添衣近火得温可减，舌质嫩，苔少或无，脉无力，见于阴虚火旺证及热毒各期，可出现肝肾阴虚证、表热虚证、里热虚证、上寒下热证、上热下寒证等类型。

热瘀毒证者，“热、痈、痛、数”也。热易生瘀毒，易合邪致病而成“热瘀毒证”，此证可见肺痈证、肠痈证、乳痈证、瘀热毒累胞宫、瘀热毒伤肝、瘀热毒结下焦等六种类型。外受热毒之邪，或内生热毒，热毒郁肺，毒阻肺经，毒壅血脉，血凝而成肺痈证，症见咳嗽、胸痛、发热、咳吐脓臭浊痰；或肠道积热，血壅毒侵，血瘀而成肠痈证，症见上腹部及脐周疼痛反跳痛，伴恶心、呕吐、发热等；或乳汁失畅，热壅血瘀毒侵乳络，而成乳痈证，症见发热，病位疼痛加剧，脉洪数；瘀热毒累胞宫，症见月经量多，或月经淋漓不绝，或月经提前，经色紫暗，质黏稠，舌红，苔黄，脉数；瘀热毒伤肝，症见胁下痞块，坚硬不移，胁肋胀痛，腹胀，小便泛黄，大便溏，舌暗，苔白腻或黄腻，脉濡数；瘀热毒结下焦，症见发热身黄，少腹满急结，大便色黑，如狂或发狂。

热毒可伤及表里内外、脏腑经络，见于如下病症。

热毒伤脑：可致壮热（高热）、昏厥（晕厥）、急黄（肝性脑病）、温病（病毒性脑炎）、偏头痛（血管神经性头痛）、痴呆症（阿尔茨海默病）、昏迷、流行性脑脊髓膜炎、流行性乙型脑炎、抽搐（急惊风）等病症。

热毒伤目：可致针眼（睑腺炎）、眼丹（眼睑丹毒）、眼痈（眼睑浅部脓疡）、睑发、胞肿如桃（全眼球炎）、内急外弛之病（痉挛性睑内翻）、倒睫拳毛（沙眼并发症之内翻倒睫）、目闭不开眼癣（眼睑皮肤霉菌性感染）、鸡冠蚬肉（睑结膜浆细胞瘤）、烂眼边（眦部睑缘炎）、结膜基底细胞癌、睑板腺癌、鱼子石榴（结膜乳头状瘤等）、眼生长肉（眼睑良性肿瘤）、赤脉传睛（眦部结膜炎）、流金漆木（假性翼状胬肉）、漏睛疮（急性泪囊炎）、天行赤眼暴翳（流行性结角膜炎）、兔眼症（暴露性角膜炎）、目珠管（结膜淋巴管扩张）、时复症（枯草热性结膜炎）、金疳（泡性结膜炎）、火疳（巩膜炎）、白睛青蓝（巩膜炎后遗症）、色似胭脂症（结膜下出血）、椒疮（沙眼）、暴风客热（急性卡他性结膜炎）、凝脂翳（细菌性角膜溃疡）、视瞻昏渺（视神经炎）等病症。

热毒伤面：可致黄水疮（脓疱疮）等病症。

热毒伤耳：可致脓耳（化脓性中耳炎）等病症。

热毒伤鼻：可致鼻渊（鼻窦炎）、鼻衄（鼻出血）、鼻咽癌（肺热型）等病症。

热毒伤喉：可致喉癌、喉痹（咽喉痛）等病症。

热毒伤口：可致口疮（口腔溃疡）、牙痈（牙槽脓肿）、舌疳（舌癌）等病症。

热毒伤胸：可致肺痨（结核性胸膜炎）等病症。

热毒伤乳：可致闭经溢乳综合征、乳石痈（乳腺癌）等病症。

热毒伤阴：可致生殖器热疮（生殖器疱疹）、热入血室（盆腔炎）、水泡状鬼胎（绒毛膜癌）、前庭大腺炎及前庭大腺囊肿、淋证（淋病）、性病性淋巴肉芽肿、外阴神经性皮炎、崩漏（功能失调性子宫出血病）、绝经后出血、多囊卵巢综合征、胎漏（前置胎盘）、妊娠腹痛病（胎盘早期剥离）、堕胎（流产）、小产（早产）、妊娠合并尿路感染等病症。

热毒伤皮：可致痱子（白痱）、烂喉痧（猩红热）、暑温（钩端螺旋体病）、疖（脓肿性毛囊炎）、蝼蛄疖（脓肿性穿掘性头部毛囊周围炎）、痈（皮肤浅表脓肿）、痈疽（急性蜂窝织炎）、丹毒（淋巴管感染）、蛇头疔（脓性指头炎）、热疮（单纯疱疹）、缠腰火丹（带状疱疹）、葡萄疫（单纯性紫癜）、镟肢疳（连续性肢端皮炎）、皲裂疮（手足皲裂症）、白疕（银屑病）、血热发斑症（银屑病初期）、药疹（药物性皮炎）、暑热疮（夏季皮炎）、脓窝疮（脓疱病）、恶核（结节性发热性非化脓性脂膜炎）、火癍疮（火激红斑）、日晒疮（日光性皮炎）、狐尿刺（发红糠疹）、急性发热性嗜中性皮肤病、红皮症（剥脱性皮炎）、放射性皮炎、丹痧（传染性红斑）、离心性环形红斑、多形性日光疹、毛细血管性扩张性环状紫癜、进行性色素性紫癜性皮肤病、秃疮（癣）、发际疮（毛囊炎）、蜘蛛疮（疱疹性皮炎）、桃花癣（单纯糠疹）、肺风粉刺（痤疮）、酒糟鼻（玫瑰痤疮）、登豆疮（疱疹样脓疮病）、粟疮（寻常性痒疹）、蛇肚疔（化脓性腱鞘炎）、手部滑囊间隙感染、火烧疮（烧伤）、毒虫咬蜇、漆疮（接触性皮炎）、恶疮（皮肤癌）、黑疔（黑色素癌）、脐疮（新生儿脐炎）、新生儿尿布皮炎等病症。

热毒伤膝：可致肌衄、痿证（多发性肌炎）、筋瘤（软组织肉瘤）等病症。

热毒伤筋：可致面痛（三叉神经痛）、急性感染性多发性神经炎等病症。

热毒伤血：可致疫斑热（流行性出血热）、虚劳（再生障碍性贫血）、白细胞减少症和粒细胞缺乏症、急劳（白血病）、紫斑（特发性血小板减少性紫癜）、传染性单核细胞增多症、弥漫性血管内凝血、新生儿败血症等病症。

热毒伤脉：可致温毒（川崎病）、脉痹（多发性大动脉炎）、脱疽（血栓闭塞性脉管炎）、雷诺综合征等病症。

热毒伤骨：可致热痹（风湿性关节炎、化脓性关节炎）、环跳疽（化脓性髋关节炎）、骨痹（骨质软化症）、骨蚀（多发性骨髓瘤）等病症。

热毒伤心：可致心悸（期前收缩）、心痹（风湿性心脏病）、心瘅（病毒性心肌炎）、感染性心内膜炎、高血压急症、真心痛（急性心肌梗死）等病症。

热毒伤肝：可致郁证（气郁化火）、肝痈（肝脓肿）等病症。

热毒伤肺：可致肺痈（肺脓肿）、肺痿（肺纤维化）、咯血（肺热）、劳嗽（支气管扩张）、肺痨（肺结核）、咳嗽（急性支气管炎）、风温肺热病（肺炎）、喘证（呼吸衰竭）、感冒（急性上呼吸道感染）等病症。

热毒伤肾：可致淋证（急性肾小球肾炎）、尿血（血尿）、溺血（隐匿性肾小球肾炎）、系统性红斑狼疮性肾炎、淋证（慢性肾盂肾炎）、溺毒（急性肾衰）、遗溺（遗尿症）等病症。

热毒伤胆：可致蛔厥（胆道蛔虫病）等病症。

热毒伤胰：可致急性胰腺炎、慢性胰腺炎等病症。

热毒伤胃：可致胃热（慢性胃炎）、呕血（上消化道出血）、脘痞（功能性消化不良）等病症。

热毒伤肠：可致便秘、腹痛（肠易激综合征）、腹胀、肛漏（肛管直肠瘘）等病症。

热毒壅阻：可致高渗性非酮症糖尿病昏迷、糖尿病酮症酸中毒、高渗性非酮症糖尿病昏迷、瘿气（甲亢）、瘿瘤（亚急性甲状腺炎）等病症。

第五节　燥毒论

“燥”者，干热之意，干，缺少水分，热，高原上加温也，故干而高温者为燥。燥者，又有焦急、非常着急之意。

“燥气”者，秋季主气也，西方之气也，其气清肃收敛，少水，干燥。初秋，夏之余热未退，久晴无雨，秋阳似曝，燥与热合，又称“秋老虎”，称为温燥；深秋，近冬似寒，寒与秋气相合，深秋似冬，称为凉燥。

“燥淫”者，燥气过盛也，或遇时令燥气不及或反常，症见口、鼻、咽、皮肤皆干燥，甚至皲裂，脱屑，或干咳少痰，痰黏难咯，舌尖红，咽喉肿痛。

“燥毒”者，燥气挟毒之邪也。燥性干涩，易伤津液，故燥毒必有燥气兼毒邪之性，必有干燥诸证，及毒伤咽喉、气管、口、鼻、咽、皮肤，致津液损伤及痹阻不通等证。

“燥毒证”者，以干、热、少、红、数为主证。干者，口干、鼻干、咽干、眼干、大便干结也；热者，喜寒而恶热也；少者，津液少、小便少也；红者，舌质发红、面色红也；数者，为脉数快也。

燥毒的病因病机：多因先天禀赋木形或火形之人，阴虚内热，血中伏火，热化、燥化；或阳明燥津司天，或久晴无雨，骄阳以曝，干旱燥盛，人居其间，身受燥毒，津液受燥毒之蒸而外泄，致津亏液涸，发为燥毒病；或外感温热毒邪，毒入营血，热毒炽盛，燔灼气血，伤津耗液，致血脉瘀阻，引起燥毒致瘀证；或过食辛辣香燥，损伤脾胃之津，致津不敷布；或因病误治，或过用刚烈燥热药物，使热毒内生，蕴久令阴津耗伤；或因久服化学药品，或因长期高温作业，或接触有害物质，或受放射性元素损害，或误食有毒之瓜果、蔬菜和粮油食品，或食用劣质棉籽油，积热酿毒，致津液失衡；或久居烈风沙石、燥热缺水之地，水津不足，而成燥毒病。可因燥毒伤五脏不同引起不同的脏燥证。例如燥毒伤肺，燥气伤人，首伤肺卫；或久病致虚，肺阴暗耗；或温热病中后期，热伤肺阴；燥毒伤心，燥伤心阴，虚火内燔；或情志内伤，五志化火，消灼心阴；或劳伤太过，心阴暗耗；或温热病伤阴，心阴受伤；或肺、肝、肾、脾四脏阴虚日久，致心阴不足。燥毒伤胃，燥毒易伤脾胃之阴，或劳倦内伤，思虑过度，或温病及慢性消耗性疾病的后期等，耗伤脾（胃）之阴血津液，致阴虚火旺。燥毒伤肝，肝阴虚而不能涵木，则肝阳上亢，易虚风内动。燥毒伤肾，久病伤阴，或温病后期，阴液亏损，或五脏之火，五志过极化火，邪热稽留，郁久化火，不仅损耗本脏之阴，日久必耗伐肾阴，致肾阴亏虚；亦可因失血津涸，或过服温燥壮阳之品，或房劳过度，而致相火妄动，虚火内炽。燥毒还可因为影响气机运行引起不同的毒证，如燥毒致痰，多因素体阴虚内燥，或患有慢性温热病，灼阴耗津致燥，燥邪炼津成痰，随气血运行流注全身，燥毒痰互结则痹阻经络，则腠理筋膜可见结节而成燥毒致痰证。另外，燥毒还可致瘀证，多为燥热内陷，传入血分，热毒炽盛，伤津耗液，煎熬成瘀，燥毒与瘀相搏而致经脉闭塞，或伏邪蕴于脏腑，阴津暗伤，血液衰少而致血行涩滞，形成燥毒与瘀互结证。

燥毒的特点：燥毒证有温凉之分。温燥毒证，初秋易见，除见干燥少津的燥淫证外，还可见发热，微恶风寒，有汗，口渴，咽痛，舌边尖红，脉浮数等症。凉燥毒证，深秋易见，除见干燥少津的燥淫证外，还可见恶寒发热，无汗，头痛，脉浮紧等。

燥毒的分类：除有温燥毒证、凉燥毒证之外，还因损伤肺、心、胃、肝、肾引起燥毒伤肺证、燥毒伤心证、燥毒伤胃证、燥毒伤肝证、燥毒伤肾证；并可引起燥毒致痰证、燥毒致瘀证。

燥毒伤肺证：症见恶寒，发热，头痛，咽干，鼻干无涕，或鼻窍出血，干咳少痰，痰黏难咯，咯痰带血或咳血，潮热，颧红，盗汗，大便干结，皮毛干燥，肌肤局部麻木不仁或疼痛，脉浮紧。甚者毒伤胸肺，症见喘息胸痛，大便干涩不畅，脉浮数。

燥毒伤心证：症见心烦不宁，甚则心中憺憺大动，惊惕不安，不寐多梦，口干，舌体光剥，胸中灼热疼痛，舌紫暗或有瘀斑，脉细数或细涩。

燥毒伤胃证：症见口渴引饮，饥不欲食，食入不化，胃脘灼痛，心烦嘈杂，低热消瘦，大便艰涩，舌红无苔，脉数。

燥毒伤肝证：症见头晕目眩，四肢麻木，关节不利，则筋挛拘急，甚则抽搐，目不明，两胁拘急，筋挛不得太息，爪甲枯，面青，善悲恐。

燥毒伤肾证：症见骨质疏松，腰膝酸软，骨节痛烦，变形，甚或肢体肌削失用。

燥毒致痰证：症见口干咽燥，颈项梅核或生瘿瘤。

燥毒致瘀证：症见早凉暮热，或外凉内热，或神呆不语，或妄见如狂，肌肤关节刺痛，痛如针刺，痛处不移，夜间痛甚，肤色紫暗，肌肤甲错，毛发不荣，舌质暗，有瘀斑瘀点，脉细、涩等。

燥毒还可伤及表里、内外、脏腑、经络，如：

燥毒伤目：可致眼痈（眼睑浅部脓疡）、金疳（泡性结膜炎）等病症。

燥毒伤阴：可致阴痒（外阴白色病变）、牛皮癣（外阴神经性皮炎）、经行吐衄（代偿性月经）等病症。

燥毒伤肠：可致便秘等病症。

燥毒伤肺：可致消渴（尿崩症）、上消（糖尿病）、中消（糖尿病）、肺积（肺癌）等病症。

燥毒伤皮：可致手足皲裂症、蛇皮癣（鱼鳞病）、疣目（疣）、秃疮（头癣）、白疕

（银屑病）、子母癣（玫瑰糠疹）、浸淫疮（湿疹）等病症。

燥毒伤喉：可致锁喉疮（喉癌）等病症。

燥毒伤津：可致燥证（干燥综合征）等病症。

燥毒伤血：可致血证（抗磷脂综合征）、发斑（过敏性紫癜）等病症。

燥毒伤肌：可致肌痹（混合性结缔组织病）等病症。

燥毒伤骨：可致尪痹（银屑病关节炎）等病症。

第六节　痰毒论

“痰”者，胸中之液也，下呼吸道泌出之液，曰痰。痰者，排泄物也，有清洁气道垃圾之效，可使脏臭毒物吐之为快，故能吐痰者有益也，体健也。人贵乎一口气，气有气道，气道顺则生，气道闭则亡；然气道有上口无下口，故气道之物只能从上口而出。从咽喉咯出的浊而稠的黏液为“痰”；从鼻腔分泌的或清或稠的黏液为“涕”；从口腔吐出带泡沫的黏液为“唾”；从口腔流出的清稀黏液为“涎”；吐之不出，留滞胸膈，最终仍从口腔吐出清稀的黏液为“饮”。

“痰因”者，源于水湿津液，由水谷所化。痰，即水也，其根在肾，其本在脾，其标在肺。在肾者，肾虚水不归源，水泛上溢为痰；在脾者，脾虚水谷不化，土不制水，水湿壅盛为痰；在肺者，肺虚气机不畅，气道不通，水湿停聚为痰。痰者，性滑利，流动全身，上至巅顶百会，下至足底涌泉，外而皮肉经络四肢百骸，内而五脏六腑，无所不至，无所不停。痰者，分无形和有形，经口鼻咯吐而出为有形之痰；渗于血脉，藏于经络骨髓之中为无形之痰。

“痰淫”者，痰多也，盛也。可患病，多咳，多喘，多呕，多泄，多眩，多瘀，多惊，多囊肿，多结节，多壅盛。痰为阴邪，易困遏阳气，痰与湿同类均属阴，易困遏脾阳，痹阻胸阳，困遏心阳，阻遏清阳，痰滞经络，引起不同见证。痰性黏腻，易阻气机。痰邪易致气血阻滞，运行不畅，引起瘫痪等。痰湿同源，易于互联，相互为患，然湿邪为患，病情较轻，痰邪为患，病情较重。痰热相搏，易于胶结。热邪内蕴，日久可炼津为痰，痰黏腻之性与热邪胶结为患，易患痰热证。痰风相应，引动内风可致中风偏瘫，口眼歪斜之风痰证。痰以淋巴为道，痰属液性，流动不定，病种多端。痰邪黏滞不爽，易与热邪、火邪、湿邪、瘀邪相兼为患，故致病多怪且难以治愈。痰证还包括津液亏虚和津液输布与运行障碍所引起的浊证、饮证、水停证等。

“痰毒”者，痰夹毒也，多夹菌毒，其为病甚多，甚重，可致重病、怪疾、顽症，有“怪病多为痰作祟”之说。

“痰毒证”者，以“痰、晕、块、腻、滑”为主证。痰者，痰多也；晕者，眩晕也；块者，囊肿包块也；腻者，舌苔腻也；滑者，脉滑也。痰夹毒，客必攻主，即有损伤性、毁坏性、发热性、顽固性、刺激性、壅塞性、伤脏性。

痰毒的病因病机：在外与风、寒、湿、燥、热等邪气及思虑、恼怒、惊恐等七情因素有关，在内则与五脏（心、肝、脾、肺、肾）功能失调及气化、水液代谢障碍有关。例如，风寒外袭，内舍于肺，影响肺之气化，肺津不布，凝而为痰；或火热外袭，内灼于肺，影响肺之宣肃，肺津停蓄，加之热邪煎熬，凝炼为痰；湿邪外袭，殃及中焦，困遏脾阳，影响水液运化，水湿停蓄，聚而成痰；燥邪外袭，内伤及肺，肺失清肃，耗灼阴津，津凝为痰；或情志不遂，肝失疏泄，气机郁滞，日久化热，热邪内炽，津受煎灼，凝炼为痰；或思虑过度，脾胃呆滞，运化失职，水津停蓄，聚而为痰；所愿不遂或心事过重，暗耗心阴，心火亢盛，炽津成痰；过度悲伤，损及肺气，肺失宣肃，水津不布，停聚为痰。或过量饮酒，或以酒为浆，或嗜饮如命，酒可内生湿热，湿邪内盛，受热邪煎熬成痰；或暴饮暴食，或饮食自倍，或饥饱无时，损伤脾胃，使运化失职，饮食停滞成痰；恣食肥甘厚味，内生湿热，久而凝聚成痰；贪凉饮冷，中阳受损，清气不升，水饮不化，水饮与浊物混聚中焦，酿生痰饮。此外，脾为生痰之源，若脾气亏虚，不能运化水湿，水湿潴留，聚而成痰；或不能布精于肺，下输水道，清者难升，浊者难降，留中滞膈，聚而成痰。肺为贮痰之器，若肺气虚馁，或肺受邪侵，失去宣调水道的功能，就会影响到水液的运行和排泄，从而形成肺痰。肝为风痰之窠，若暴感温热之邪，热势暴涨，阳化风动，或热深入厥阴，引动肝风，可见“风胜则动”征；若素体阴虚，或年迈寿高营阴内耗，肝木失养，虚风内动，同时阴虚必有内热，内热可生痰；若肝阳暴涨，风火相煽，痰火互恋，风鼓痰涌，可蒙心犯脑，蔽遏神明，从而出现风痰之症。肾为生痰之根，若肾气亏虚，气化无力，水液代谢失常，水液潴留，泛溢成痰，故曰肾为生痰之根。心为痰蒙之窍，若肝郁气滞，郁而化火，肝火殃及心；或所愿不遂，心气不宣，郁而化热；或脑力过度，耗费心血，皆可造成心阴虚而心火炽，火炽则炼痰，心痰既成，其阴黏、胶顽之性最易阻遏心气，蒙蔽神明，从而出现心悸、怔忡、不寐、健忘，甚则出现癫狂等。

痰毒的特点：痰毒可随一身之气流窜全身，外而肌肤、筋骨、经络，内而脏腑，全身各处，无处不到，并有致病广泛，变幻多端，易于蒙蔽心神，阻滞气血运行，影响水液代谢等特点。

痰毒的分类：“痰毒证”可分为风痰、寒痰、湿痰、热痰、瘀痰、虚痰等类型。风痰毒证：风毒乘虚而入，与痰互结，多致瘫痪奇证，症见头痛眩晕，闷乱昏癫，抽搐挛急等证。寒痰毒证：寒毒乘虚而入，多致骨痹顽麻疼痛，四肢不举，皮下经络多有结节包块。湿痰毒证：湿毒乘虚而入，日久成毒，多致身重困倦，沉重麻木，僵硬；热痰毒证：热毒乘虚而入，或热毒内生，症见烦热燥结，头面烘热或癫狂嘈杂，懊侬怔忡，溲黄脉数；痰瘀毒证：痰证日久不愈，与瘀互结，症见结节色紫，硬结刺痛，脉涩。虚痰毒证：痰证日久不愈，痰毒耗伤津液，瘀阻气血运行，易致阴虚、阳虚、气虚、血虚之虚痰毒证，症见怪病、疑病，日久不愈，劳累后加重，并呈加重之势。

痰毒可伤及表里、内外、脏腑、经络，见于如下病症。

痰毒伤头，可致头眩兼风（眩晕）、额闷痛、眉棱骨痛等病症。

痰毒伤脑，可致脑损神敝病（慢性脑病）、温病（病毒性脑炎）、中风（脑梗死）、卒中（脑出血）、羊羔风（癫痫）、颤证（帕金森综合征）、偏头痛（血管神经性头痛）、痴呆症（阿尔茨海默病）、抽搐（急惊风）、流行性乙型脑炎、脑胶质瘤、脑垂体瘤、五迟（智力低下）、儿童多动症等病症。

痰毒伤目，可致胞生痰核（睑板腺囊肿）、眼瘤（眼睑部恶性肿瘤）、眼胞菌毒（眼球恶性肿瘤）、胞轮振跳（眼睑痉挛）、眼胞菌毒（眼睑上皮性良性肿瘤）、视直如曲（视网膜脱离）、椒疮（沙眼）、睥翻粘睑（睑外翻）、偏漏（穿孔性巩膜软化症）等病症。

痰毒伤面，可致面瘫（面神经炎）等病症。

痰毒伤颈，可致瘰疬（颈淋巴结核）、痰核（急性淋巴结炎）等病症。

痰毒伤鼻，可致鼻窒（鼻塞）、鼻咽癌（痰凝型）等病症。

痰毒伤喉，可致喉痹（咽喉痛）、喉癌等病症。

痰毒伤口，可致牙痛（龋齿）、口舌糜烂（口腔白色念珠菌病）、舌疳（舌癌）等病症。

痰毒伤胸，可致嗳气吞酸、或痛或喘、纵隔肿瘤、胸胁痛等病症。

痰毒伤脊，可致脊背冰凉、疼痛等病症。

痰毒伤阴，可致癃闭（尿潴留）、秘结（便秘）、经闭（妇人闭经）、恶核（艾滋病）、性病性淋巴肉芽肿、闭经溢乳综合征、不孕症、癥瘕（卵巢癌）、恶阻（妊娠剧吐）、经行头痛、脏躁（抑郁症）、子烦（妊娠抑郁）等病症。

痰毒伤皮，可致鸦啗疮（寻常型狼疮）、恶疮（皮肤癌）、鼠乳（传染性软疣）、瓜藤缠（结节性红斑）、腓腨发（硬红斑）、顽痒（皮肤淀粉样变）、千日疮（寻常疣）、牛程蹇（跖疣）、翻花疮（鳞状细胞癌）等病症。

痰毒伤腠，可致混合性结缔组织病等病症。

痰毒伤脉，可致筋瘤（血栓性静脉炎）等病症。

痰毒伤血，可致虚劳（白血病）、恶性淋巴瘤等病症。

痰毒伤骨，可致附骨痰（髋关节结核）、鹤膝痰（膝关节结核）、筋瘤（软组织肉瘤）等病症。

痰毒伤心，可致怔忡（充血性心力衰竭）、胸痹（心绞痛）、真心痛（急性心肌梗死）、痰火上扰（阵发性心动过速）、心瘅（病毒性心肌炎）、心悸（期前收缩）、动脉粥样硬化、心痛（急性心包炎）、二尖瓣脱垂综合征、脱疽（动脉硬化性闭塞症）、结节性多动脉炎等病症。

痰毒伤肝，可致肝痈（肝脓肿）等病症。

痰毒伤肺，可致哮病（支气管哮喘）、痰饮（气管炎）、肺衰（慢性呼吸衰竭）、外感咳嗽（原发性支气管炎）、肺痨（肺结核）、肺痈（肺脓肿）、顿咳（百日咳）、肺心病（慢性肺源性心脏病）、内伤咳嗽（支气管炎）、喘证（肺栓塞）、风温肺热病（肺炎）、风寒袭肺证（新生儿肺炎）等病症。

痰毒伤肾，可致尿酸性肾病等病症。

痰毒伤肠，可致嘈杂（十二指肠溃疡）等病症。

痰毒伤胃，可致噎膈（食管癌）、胃癌等病症。

痰毒壅阻：可致瘿瘤（单纯性甲状腺肿）、痰浊（高脂血症）、石瘿（甲状腺癌）等病症。

第七节　瘀毒论

“瘀”者，“积血之病也”。血行迟缓，积滞，障碍之状也。“瘀”有血瘀和瘀血之别。血瘀者，瘀滞不通，为生理病理状态；瘀血者，血管中瘀滞不流、积聚不散之恶血也，具有毒性和致病性。

“瘀因”者，不外乎虚、实、痰、外伤等，而以虚居多，且有气血阴阳之别。“气虚”则血行无力，“血虚”则脉道无充，“阳虚”则鼓动无力，“阴虚”则津亏血少，致病“虚瘀”。“实瘀”为邪气所致，七情亦易致气滞、气胀、气凝、气塞，而使气机不畅，久则成瘀。痰饮可使气血停滞，血行不行，停聚而成瘀。外伤（跌打损伤、闪挫扭岔、金刃虫兽、手术创伤等），可损伤血脉，使血溢脉外，或脉络受损，血脉运行失畅而成瘀；污秽之邪易入脉内，与血相结，损伤血脉，附着于脉管，使脉道阻涩，壅塞血脉而成“血瘀”。

“瘀淫”者，瘀过盛也，有风、寒、湿、热之别。“风”为阳邪，其性开泄，易从卫表至营血，郁滞营脉，致病“风瘀”；“寒”为阴邪，易使血脉收缩，血液凝滞，血行迟缓，致病“寒瘀”；“湿”为阴邪，易损阳气，阻滞气机，使血行不畅，致病“湿瘀”；“热”为阳邪，易伤津耗液，使血液黏稠，或热迫血行，血液离经叛道，致病“热瘀”。

“瘀毒”者，瘀夹毒也，血瘀可致病，但为病轻，瘀久成毒，化毒为害。症见刺痛，痛处拒按，固定不移，夜间痛甚；肿块青紫，腹内肿块触之坚硬，推之不动，反复出血不止，血色紫暗，夹有血块，面色黧黑或黑眼圈（熊猫眼），唇甲青紫，肌肤甲错，皮肤丝状红缕，皮下紫斑，腹露青筋，舌质紫暗，有紫斑、紫点，舌下脉络曲张，脉涩或结代。若瘀久血凝不散，败血内停，毒阻经脉，结聚于局部，腐肉而成疮疡肿

毒。若瘀毒阻塞心、肺，则致心悸、心痛，甚则胸阳不振，阴乘阳位，易出现“朝发夕死”“夕发旦死”的危候。瘀毒证还包括气机不畅引起的结石症。

“瘀毒证”者，以“刺、块、血、紫、涩”为主证。刺者，刺痛也；块者，包块较硬也；血者，出血也；紫者，皮下紫斑；涩者，脉涩细或结代也。

瘀毒证病因病机：或外寒毒邪致瘀，或内寒阳虚致瘀，或外热（温邪、热邪、火邪、瘟疫毒邪等）或阴虚内热致阴虚血瘀，或气机阻滞或气机无力运行致瘀，或血虚致瘀，或出血致瘀，或污秽致瘀，或外伤（包括跌仆、水火烫伤、金刃所伤、闪挫扭伤、虫兽咬伤、手术后创伤等）导致瘀血停聚，积久质变，血毒由生而成瘀毒证。

瘀毒证特点：瘀毒形成之后，停积体内，不仅失去血液的正常濡养作用，而且可引起新的病变发生。具有病位固定，表现各异，影响血脉运行，影响新血形成，易于阻滞气机等特点。

瘀毒证分类：寒凝血瘀证、热壅血瘀证、气滞血瘀证、气虚血瘀证、阴虚血瘀证、阳虚血瘀证、血虚血瘀证、痰瘀交阻证、瘀血内阻证。

瘀毒可伤及表里、内外、脏腑、经络，见于如下病症。

瘀毒伤脑，可致中风（脑梗死）、卒中（原发性脑出血）、颤证（帕金森综合征）、偏头痛（血管神经性头痛）、痴呆症（阿尔茨海默病）、缺血性脑血管病、羊羔风（癫痫）、癫狂（精神分裂症）、脑胶质瘤、脑垂体瘤等病症。

瘀毒伤目，可致睥肉粘轮（沙眼并发症）、睥翻粘睑（睑外翻）、鱼子石榴（结膜乳头状瘤）、眼瘤（眼睑肿瘤）、胬肉攀睛（翼状胬肉）、赤丝虬脉（慢性结膜炎）、目珠管（结膜淋巴管扩张）、状如鱼胞（非炎性球结膜水肿）、瘀血灌睛、轮上一颗如赤豆（束状角膜炎）、睛黄视渺（角膜血染）、视物易形（色弱）、青盲（包括小儿青盲）、振胞瘀痛（眼睑挫伤）、目眶骨伤（眼眶骨折）等病症。

瘀毒伤面，可致面瘫（面神经炎）等病症。

瘀毒伤鼻，可致鼻窒（慢性鼻炎）、鼻咽癌（血瘀型）等病症。

瘀毒伤口，可致巨细胞病毒感染、舌疳（舌癌）等病症。

瘀毒伤胸，可致悬饮（胸膜炎）、结核性胸膜炎等病症。

瘀毒伤阴，可致宫颈癌、子宫癌（子宫内膜癌）、癥瘕（卵巢癌）、水泡状鬼胎（绒毛膜癌）、胞脉痈疡（结核性盆腔炎）、恶核（艾滋病）、杨梅疮（梅毒）、外阴白癜风、血枯（闭经）、崩漏（功能失调性子宫出血病）、多囊卵巢综合征、痛经（外在性子宫内膜异位症）、阴缩（阴道痉挛）、癥瘕（子宫肌瘤、卵巢肿瘤）、腹痛（宫腔黏连综合征）、堕胎（流产）、小产（早产）、经行头痛、经行发热、产后血晕（羊水栓塞）、产后腹痛（产后宫缩痛）等病症。

瘀毒伤皮，可致皮下脓肿、代指（甲沟炎）、血痣（血管痣）、蟹足肿（瘢痕疙瘩）、痈疽（急性蜂窝织炎）、肌肤痹症（多发性肌炎和皮肌炎）、黑疔（黑色素癌）等病症。

瘀毒伤腠，可致阴阳毒（系统性红斑狼疮）、筋瘤（软组织肉瘤）、皮痹（硬皮病）、紫斑病（过敏性紫癜）、臀肌挛缩症等病症。

瘀毒伤筋，可致色素沉着绒毛结节性滑膜炎等病症。

瘀毒伤血，可致瘀血证（弥漫性血管内凝血）、自身免疫性溶血性贫血、紫斑（特发性血小板减少性紫癜）等病症。

瘀毒伤脉，可致脉痹（多发性大动脉炎）等病症。

瘀毒伤骨，可致骨痈疽（局限性骨髓炎）、附骨疽（化脓性关节炎）、肘关节结核、骨髓灰质炎、骨蚀（多发性骨髓瘤）、石疽（骨肿瘤）等病症。

瘀毒伤心，可致心肌炎（病毒性心肌炎）、胸痹（冠心病）、高血压病、心衰（心力衰竭）、心悸（心律失常）、血瘀证（高黏滞血症）、脉结代心动悸（病态窦房结综合征）、妊娠合并心脏病、真心痛（急性心肌梗死）、心痹（风湿性心脏病）、心痛（急性心包炎）、胸痹（原发性心肌病）、动脉粥样硬化、眩晕（心脏神经官能症）、厥（心脏骤停和心脏性猝死）等病症。

瘀毒伤肝，可致黄疸（病毒性肝炎）、肝积（原发性肝癌）、鼓胀（肝硬化）、胁痛（原发性肝炎、妊娠合并病毒性肝炎）。

瘀毒伤肺，可致哮证（支气管哮喘）、喘证（支气管炎、肺栓塞）、肺痈（肺脓肿）、肺痨（肺结核）、内伤咳嗽（慢性气管炎）、哮病（支气管哮喘）、肺痿（弥漫性间质性肺纤维化）、支气管扩张、慢性肺源性心脏病、肺痈（肺脓肿）、肺癌等病症。

瘀毒伤肾，可致淋证（急、慢性肾功能衰竭）、尿浊病（肾病综合征）、肾衰病（急、慢性肾功能衰竭）、癃闭（前列腺增生）、翻花下疳（肾癌）、膀胱癌、癥积（前列腺癌）、睾丸肿瘤、石淋（尿路结石）等病症。

瘀毒伤食道，可致噎嗝（食道癌）等病症。

瘀毒伤胃，可致胃痛（慢性胃炎）、胃脘痛（消化性溃疡）、呕血（上消化道出血）、胃癌、胃石（胃结块症）等病症。

瘀毒伤肠，可致肠结核、肠痈（急性阑尾炎）、大瘕泄（溃疡性结肠炎）、肉痔（直肠及结肠息肉）、再发性腹痛、肠蕈（大肠癌）等病症。

瘀毒伤胆，可致胆道闭阻、胆胀（慢性胆囊炎）等病症。

瘀毒伤胰，可致腹痛（慢性胰腺炎）、癥瘕（胰腺癌）等病症。

瘀毒壅阻：可致消渴（糖尿病）、痰浊（高脂血症）、瘿气（甲状腺功能亢进）、石瘿（甲状腺癌）等病症。

第八节　虚毒论

“虚”者，空也，正气不足也，气血津液精不足，或脏腑阴阳衰退也。虚证者，多因先天禀赋不足，肾气虚，或后天失养，或脾气虚弱，或劳倦内伤，病后失调所致。

“虚邪”者，可致病也，故经曰：“虚邪贼风，避之有时。”虚邪，一指，邪气乘虚而入，令人致病；二指，虚是一种致病因素，虚即不足也。虚与实相对而言，一方虚，另一方必实，必亢，必强。例如，阴虚，阳必盛，阴气不足，阳气必旺。邪者，不正也，对人可造成伤害，引起发病，即为虚邪，虚邪可引起虚证，可引起气血阴阳、心肝脾肺肾诸虚的不同。虚邪致病，患病较轻，治疗较易；虚毒致病，患病较重，治疗较难。

“虚毒”者，虚挟毒也，先天禀赋不足可致虚，六气挟毒谓之毒，故虚与毒并存谓之虚毒。凡不足、亏损、松弛、衰退皆谓之虚，有余、亢盛、停聚、损害皆谓之毒。虚实夹杂，虚毒为害皆为虚毒。此外，正虚邪实皆可致病，故无虚不致病，无毒不致害。虚毒为患，可见于疾病各期，然疾病早期多为虚邪轻，毒邪盛；至中期虚毒相兼，半虚半毒；晚期则虚邪重，毒邪轻，而成缠绵难愈、反复发作之势。此外，虚久成毒，毒可致虚上加虚，病情易于加重或恶化。

“虚毒证”者，虚证由毒邪乘之，而成正虚毒盛或正虚毒痹之证，以“亏、衰、伤、毒、细”为主证。亏者，正气亏损也；衰者，机能衰退也；伤者，经络、筋骨、脏器损伤，痹阻不通也；毒者，毒邪致害，机能障碍，组织损坏也；细者，脉细也。

虚毒的病因病机：多与先天禀赋不足、后天失调和疾病耗损有关。先天不足，禀赋薄弱，或因父母年老体衰体弱，精血不足，或孕期失于调摄，胎儿营养不足，生后未及时调补，致精血匮乏，体质虚弱。或后天形劳过度，早婚多育，耗精伤血，损及五脏；或饮食不节，饥饱不调，损伤脾胃，精微生化不足，气血乏源，内不能安养五脏，外不能润养营卫经脉，而成表里俱虚证；或大病之后，失于调理，如暴病吐泻、大汗亡血使正气随津血而脱失，耗血伤阴；或寒病日久，阳气受损，或瘀血内结，新血不生；或分娩、小产后调护不当，过于劳累，或慢病不愈，反复传变，精气难复；或久用激素，脏腑阴阳失调，抵抗力降低，或滥用抗生素，损伤肝肾及造血功能，菌群失调，脏腑功能受损，均可致虚证发生。

虚毒的特点：虚毒证可出现虚实并见，虚毒并存，虚邪留恋，缠绵难愈。

虚毒的分类：主要有阴虚毒证、阳虚毒证、气虚毒证、血虚毒证四种类型。又因五脏虚毒证候不同而有不同类型，但前者为纲，后者为目。

一、阴虚毒证

阴虚者，心、肝、脾、肺、肾皆可阴虚。因阴血不能养心，且生内热，导致心阴虚证，症见心悸失眠，烦躁口干，潮热盗汗，口舌生疮，两颧潮红，舌红少津，脉细数；因肝血不足，阴虚不能制阳，虚阳上扰清窍，肝火妄动，虚火旺，致肝阴虚证，症见头痛，眩晕，耳鸣，目干畏光，视物昏花，视力减退，急躁易怒，肢体麻木，筋惕肉瞤，面潮红，舌干红，脉弦细；或因后天脾胃虚弱，饮食甚少，不能化生精微，阴液来源不足，致脾阴虚内热，出现脾阴虚证，症见口舌唇燥，不思饮食，大便秘结，甚则干呕、呃逆、面潮红，舌红少津，少苔或无苔，脉细数；或因肺阴亏损，肺络损伤，阴虚内热火动而致肺阴虚证，症见口舌干燥、咽燥，甚则失音，潮热盗汗，面色潮红，舌红少津，无苔或少苔，脉细数；或因先天肾虚，或后天伐肾太过，致肾真阴不足，虚火内扰，虚火异动，而致肾真阴枯涸，而致肝肾阴虚证，症见发落齿摇，眩晕耳鸣，甚则耳聋，腰酸足痿，潮热颧红，或遗精，舌红少苔，脉沉细。阴虚者，证较轻，易治；若毒邪乘之，可致阴虚毒证，证较重，难治，进展快。

阴虚毒证者，阴虚夹毒邪也，以“瘦、热、汗、干、细、毒”为主证。瘦者，形体消瘦也；热者，五心烦热也；汗者，盗汗也；干者，大便干也；细者，脉细数也；毒者，邪毒亢盛也。如热毒痨邪，乘肺阴虚之体而成肺阴虚毒证，症见咳嗽，咯痰，痰中带血或血块，色显红或者紫暗，胸部刺痛，午后潮热，颧红，骨蒸盗汗，日久不愈，面色暗红，舌质紫暗少苔，脉虚细或涩；若肝病日久，子病及母，瘀毒乘之，而成肾阴虚毒证，症见发脱齿摇，眩晕耳鸣，甚则耳聋，腰酸足痿，潮热颧红，或遗精，心烦口渴，口干不欲饮，或大便色黑，尿少，唇紫，舌红少津，脉细数；若肝血虚，子病及母，心肝血虚，血行不畅，瘀阻心络，心失所养，而成心阴虚毒证，症见心胸疾痛突发，痛引肩背，或心胸痞闷，重压感，心悸，头痛，头晕，五心烦热，口干面赤，肢麻，舌质红或紫暗，少苔，脉弦数或细数。若肝肾阴虚，肝阳偏亢，肝血瘀滞，毒阻血脉，致肝阴虚毒证，症见头痛，头晕，目涩，胸痛，舌麻，或四肢麻木，手足心热，面色萎赤，舌质暗赤，苔白或薄黄，脉弦；若病久气虚，痰瘀毒交结不化，致胃肠毒证，症见噎嗝，反胃，饮食难下，口干舌燥，便秘，脉细涩，舌质暗，苔干少津。

阴虚毒的病因病机：多因先天禀赋不足，或阴体素衰，肾阴素亏，或久病及肾，肾阴耗伤。或久治不愈，迁延日久，易致阴虚火旺；或年老体弱，素体肝肾阴虚而感受风寒湿邪者，郁而化热；或感受热邪，邪热痹阻关节、经络，热灼伤津，津液暗耗，日久而致阴虚内热；或长期过用辛温燥烈之品，阴津耗损，机体虚衰，皆可导致阴虚证，外毒之邪乘虚入里或虚毒由生而损伤五脏六腑、筋骨血脉，出现虚实夹杂的阴虚毒证。

阴虚毒的特点：阴虚证可与气虚、血虚、阳虚、阳亢、精亏、津液亏虚或燥热等证同时存在，或互为因果，表现为气阴亏虚证、阴血亏虚证、阴阳两虚证、阴虚阳亢证、阴精亏虚证、阴津（液）亏虚证、阴虚燥热证等；阴虚可发展为亡阴，也可导致动风、气滞、血瘀、水停等病理变化。

阴虚毒的分类：有肺阴虚证、心阴虚证、脾阴虚证（胃阴虚）、肝阴虚证、肾阴虚证、胃阴虚证等。

二、阳虚毒证

“阳虚者”，心、肝、脾、肺、肾皆可阳虚。因心阳不足，心气亏虚，不能滋养四肢百骸，不能敛阴收汗，可出现心阳虚证，症见心悸，自汗，神倦嗜寐，形寒肢冷，心胸憋闷，面色苍白，舌淡或紫暗，脉细弱或结代，虚大无力；因脾胃亏虚失治，发为脾阳不振，中气虚寒，不能运化水谷，致脾阳虚证，症见面色萎黄，食少，形寒，神疲乏力，少气懒言，腹中冷痛，肠鸣泄泻，甚则完谷不化，每因受寒或饮食不慎而发，舌淡苔白，脉虚弱；因肾阳疲惫，命门火衰，犹如釜底无薪，火不生土，致肾病及脾，出现阳气亏虚，肾阳虚阴寒内盛证，症见面色苍白，形寒肢冷，下利清谷，五更泄泻，腰背酸痛，遗精阳痿，多尿或不禁，舌淡体胖有齿痕，舌苔白，脉沉迟。

多种因素可致心阳不振，鼓动膀胱气化失司，影响血液运行，久之则血液瘀阻，反之血液瘀阻又可使心阳更加郁遏，这样反复的作用形成恶性循环，使病情日益加重。“血不利则为水”，因而各脏腑发生血液和体液的郁积，产生心力衰竭的临床症状和体征。这些症状按中医可归纳为以下几类。水气凌心：见心悸、怔忡，脉结代或怪脉、真脏脉等。水饮射肺：见咳嗽，咯血，呼吸喘促，不能平卧等。脾肾阳虚，水湿泛滥：见恶心，纳差，便溏，四肢浮肿，甚则胸腔积液、腹腔积液等。

“阳虚毒证”者，阳虚夹毒邪也，以“寒、淡、汗、肿、迟、毒”为主证。寒者，畏寒肢冷也；淡者，口淡不渴也；汗者，自汗也；肿，尿少浮肿也；迟者，脉迟也；毒者，邪毒亢盛也。阳虚毒证，可因毒邪侵犯脏腑不同，而分为不同的毒证。因素有肺阳虚，复感寒邪，内客于肺，或寒邪外袭于肺，或中阳受阻，寒从内生，上干于肺所致肺阳虚毒证，症见咳嗽气喘，痰多色白或喉中哮鸣，胸闷，形寒肢冷，舌淡苔白腻或白滑，脉濡缓或滑；气虚及阳虚，心脾肾阳虚累及肝阳虚，复感寒邪，寒滞肝脉，致肝经循行部位寒凝血滞之肝阳虚毒证，症见巅顶冷痛，遇寒痛甚，得温痛减，恶寒肢冷，或少腹冷痛，阴囊收缩，睾丸抽痛，舌苔白，脉沉涩或弦紧；久病伤阳，心阳不足，寒瘀乘之而成心阳虚毒证，症见心悸气短，动则更甚，胸脘痞满，神疲乏力，形寒肢冷，舌质淡或紫暗，苔薄白，细脉弱而数，或见小便短少，下肢浮肿；或肾阳不足，冲任虚寒，寒凝血瘀毒阻胞宫，而成胞宫虚寒毒证，症见妇女崩漏，出血不止，血色紫红或紫黑，夹有血块，小腹冷痛，拒按，舌质紫暗，脉沉细弦。

阳虚毒的病因病机：多因先天禀赋不足，或阳体素衰，或久病及肾，肝肾同源，肾病及肝，肝肾阳虚，或久治不愈，迁延日久，易致阳虚寒盛；或年老体弱，素体肝肾阳虚而感受风寒湿邪；或长期过用寒凉之品，阳气耗损，皆可导致阳虚证。外毒之邪乘虚入里或虚毒由生而损伤五脏六腑、筋骨血脉，出现虚实夹杂的阳虚毒证。此外，还有其他因素可致心阳不振，鼓动膀胱气化失司，影响血液运行，久之则血液瘀阻，血液瘀阻又可使心阳更加郁遏，形成恶性循环，使病情日益加重，会产生心力衰竭的临床症状和体征，出现水气凌心，症见心悸、怔忡，脉结代或怪脉、真脏脉等；或水饮射肺，症见咳嗽，咯血，呼吸喘促，不能平卧等；或脾肾阳虚，水湿泛滥，症见恶心，纳差，便溏，四肢浮肿，甚则胸腔积液、腹腔积液等。

阳虚毒的特点：多与气虚证共存，故常合称阳气亏虚证；阳虚证者又易感寒邪；阳虚证可发展为亡阳证，或阳损及阴而为阴阳两虚证；阳虚证也可导致气滞、血瘀、水泛、痰饮等病理变化。

阳虚毒的分类：心阳虚证、脾阳虚证、肾阳虚证、胃阳虚证、胞宫（精室）虚寒证等。

三、气虚毒证

“气虚者”，心、肝、脾、肺、肾皆可气虚。因先天不足或后天失养，致肺气不足，护卫不固，腠理不密，易感外邪，引起肺气虚证，症见短气自汗，时寒时热，声音低怯，或见咳嗽，平时易于感冒，面白，舌淡，脉细弱；因素体脾虚，后天失养，或饮食不节，损及脾胃，脾失健运，中气不足，引起脾气虚证，症见饮食减少，食后胃脘不舒，倦怠乏力，大便溏薄，面色萎黄，舌淡苔薄，脉象软弱；因素体脾虚，或劳倦过度，或思虑伤神，耗伤心气，引起心气虚证，且心肺俱在上焦，宗气贯心肺而行呼吸，肺气虚累及心气虚证，症见心悸、怔忡，气急，自汗，脉弱，动则加剧，精神疲倦。因年幼肾气未充，或年高肾气亏虚，或房劳过多，致肾气不足，失于封藏、固摄；或久患咳嗽，肺病及肾，致肾气不足，肺为气之主，肾为气之根，肾不纳气出现肾气虚证，症见喘息，小便不禁，夜尿频多，或遗尿，大便溏泄，四肢逆冷，腰膝酸软，神疲乏力，耳鸣耳聋，男子滑精早泄，女子月经淋漓不断，带下清稀量多，或胎动不安。

“气虚毒证”者，气虚夹毒邪也，以“乏、懒、短、晕、虚、毒”为主证。乏者，神疲乏力也；懒者，少气懒言也；短者，气短也；晕者，头晕目眩也；虚者，脉虚也；毒者，邪毒亢盛也。

气虚毒的病因病机：气虚可因多种原因所致，如先天不足，或后天失养，或久病、重病、劳累过度、年老体弱等导致元气不足，使气的推动、固摄、防御、气化等功能失司，皆可导致气虚证。而气虚又可引发多种病理变化，如营亏、血虚、阳虚、生湿、生痰、水、气滞、血瘀等。外毒之邪乘虚入里或虚毒由生而损伤五脏六腑、筋骨血脉，出现虚实夹杂的气虚毒证。

气虚毒的特点：气虚可与血虚、阴虚、阳虚、津亏等兼并为病，而为气血两虚证、气阴两虚证、阳气亏虚证、津气亏虚证等。由于元气亏虚，常常导致诸多脏腑组织功能减退，故临床上常见心气虚证、肺气虚证、脾气虚证、肾气虚证、胃气虚证等；也可各脏气虚证相兼出现，如心肺气虚证、脾胃气虚证、肺肾气虚证、脾肺气虚证等。

气虚毒证的分类：中气下陷证、气不固证、气脱证三种。中气下陷证：症见头晕眼花，神疲气短，腹部坠胀，或久泄久痢，或见内脏下垂、脱肛、阴挺等，舌质淡嫩，脉虚。气不固证：症见气短，疲乏，面白，舌淡嫩，脉虚，或自汗不止；或流涎不止；或遗尿，余溺不尽，小便失禁；或大便滑脱失禁；或各种出血；或妇女月经过多，崩漏；或滑胎，小产；或男子遗精，滑精，早泄等。气脱证：症见呼吸微弱而不规则，汗出不止，口开目合，手撒身软，神志朦胧，面色苍白，口唇青紫，二便失禁，舌质淡白，舌苔白润，脉微。气脱证还包括亡阳证。亡阳以四肢厥、身凉为特征。

气虚毒证还可分为气虚血瘀毒证、气滞血瘀毒证两种。气虚血瘀毒证：素体气虚，病久耗伤气血，或年高脏器亏虚，气血运行无力，以致血行不畅而瘀生毒质，导致气虚血瘀毒证，症见面色淡白或暗滞，倦怠无力，少气懒言之气虚证，又见腹痛如刺，痛处固定不移，拒按，出血不止，舌淡暗或淡紫或有紫斑，紫点，脉涩。气滞血瘀毒证：因情志不遂或因痰湿内阻，或跌挫损伤，使气机阻滞，气血运行不畅，而成气滞血瘀毒证，症见胸腹胀闷走窜疼痛；或刺痛，疼痛固定，拒按；或肿块坚硬，青紫肿胀；或有情志抑郁，急躁易怒；或面色紫暗，皮肤青筋暴露；妇女经行不畅，经色紫暗或夹血块，经闭或痛经，舌质紫暗或有紫斑、紫点，脉弦或涩。

四、血虚毒证

“血虚者”，心、肝、脾、肺、肾皆可血虚。因先天不足或后天失养，或疾病耗伤，或失血、失汗致气血津液不足，或妇女产后、小产后调养不当导致血虚证。心主神明，心血不足，心血虚少致心血虚证，症见心悸怔忡，健忘，失眠多梦，面色不华，舌淡，脉细或结代。血虚不能养肝，肝阳上扰，肝血亏虚，络脉失养，出现肝血虚证，症见头晕目眩，耳鸣，胁痛，惊惕不安，妇女月经不调，甚则经闭，肌肤甲错，面色白，舌质淡或青紫，脉细弱或细涩。久思伤脾或久病伤气，劳倦过度，损伤脾气，气虚累及血虚出现脾血虚证，症见面色萎黄，气短懒言，神疲乏力，食少便溏，记忆力减退，并见各种出血，妇女月经过多或过少，崩漏，舌淡苔白，脉细弱，久咳伤血，或咳血使血亏津少，或年事已高，肺病日久，可致肺病及肠，肺与大肠相表里，可引起肺血虚证，症见便秘，便涩，大便无力，黏滞不畅，舌淡苔薄，脉虚无力；或年事已高，久患肺病，致肺血虚耗，肺主皮毛，故见肺血虚肤燥之证，症见皮肤干燥，或皲裂，面色萎黄或枯黄，舌淡苔薄，脉虚无力。肾气虚累及肾血虚，或他脏血虚累及肾血虚，或男女年事已高，女子闭经，男子精绝，致肾血虚证，症见腰膝酸软，经闭，性冷淡，男子不射精或阳痿，夜尿频繁，尿少无力或遗尿，漏尿，下肢萎软无力，舌淡，脉虚无力。

“血虚毒证”者，血虚夹毒邪也，以“白、淡、悸、麻、细、毒”为主证。白者，面色淡白或萎黄也；淡者，眼睑、口唇、发甲、月经色淡也；悸，心悸，失眠多梦也；麻者，肢体麻木也；细者，脉细无力也；毒者，邪毒亢盛也。“血虚毒证”，可因病因病机不同，而分为不同的毒证。心血虚毒证：心血不足致心血虚证，引起功能障碍、病理损害，如冠心病、心包积液、心梗、心衰、脉结代、脉虚等危重之候。肝血虚毒证：血虚不能养肝致肝血虚证，并引起肝之病理损害，致眼失明，女子经闭，男子阳痿不起，无精或不射精等病症。脾血虚毒证：脾血虚致脾血虚证，引起脾的病理损害，如贫血、出血、崩漏、子宫脱垂、脱肛等。肺血虚毒证：肺血虚致肺血虚证，引起肺功能障碍病的病理损害，如咳喘、气短、咯痰不出、痰中带血或血块、胸部刺痛、肺心病等病症。肾血虚毒证：肾血虚致肾血虚毒证，引起肾的病理损害，如耳聋，女子不孕，男子阳痿等病症。血虚除可导致五脏虚毒证外，还可引起血虚循行不畅的血虚血瘀毒证。因产后大失血，或外伤失血，或化疗、放疗，血气俱亏，血脉不充，而致血瘀毒阻，症见面色憔悴，身疲乏力，心悸易惊，头晕或经闭不行，纳差，唇舌暗淡，脉沉涩。

血虚毒的病因病机：多为禀赋不足，或血液生成不足，或血液耗损过多，或血液流失过多，如各种急慢性出血。或久病、重病耗伤阴血；或思虑过度，暗耗阴血；或虫积肠道，耗吸营血；或血液生化乏源；或脾胃运化功能减退；或进食不足；或因其他脏腑功能减退不能化生血液；或瘀血阻络，新血不生等，皆可导致血虚证。外毒之邪乘虚入里或虚毒由生而损伤五脏六腑、筋骨血脉，出现虚实夹杂的血虚毒证。

血虚毒的特点：血液亏虚，不能濡养脏腑、经络、组织，以面、睑、唇、舌色淡白，脉细为主要表现的病症。

血虚毒的分类：心血虚证和肝血虚证，或心肝血虚证，并可有血虚肠燥证、血虚肤燥证、血虚生风证等。血虚可与气虚、阴虚、血瘀等相兼，形成气血两虚证、阴血亏虚证、血虚夹瘀证等。

虚毒可伤及表里、内外、脏腑、经络，见于如下病症。

虚毒伤脑，可致脑胶质瘤、头风（脑垂体瘤）、痴呆（智力低下、脑性瘫痪）、儿童多动症、瘛疭（多发性抽搐症）、急黄（肝性脑病）、流行性脑脊髓膜炎等病症。

虚毒伤颈，可致瘰疬（颈淋巴结结核）等病症。

虚毒伤目，可致针眼（睑腺炎）、金疳（泡性结膜炎）、小儿疳眼（角膜软化症）、能近怯远（近视）、眼胞菌毒（眼球恶性肿瘤）、胞虚如球（眼睑血管性水肿）、上胞下垂（上睑下垂）、目劄（眼胞频繁眨动）、肿结骨症（眼睑结膜结石）、眼瘤（眼睑肿瘤）、眼魇（黑眼圈）、流泪症（泪囊炎）、神水将枯（沙眼后遗症）、腐皮遮睛（沙眼后遗症）等病症。

虚毒伤耳，可致脓耳（化脓性耳炎）、耳聋（感音神经性耳聋）等病症。

虚毒伤鼻，可致鼻窒（慢性鼻炎）、鼻咽癌（气血亏型）等病症。

虚毒伤口，可致口疮（口腔溃疡）、牙痈（牙槽脓肿）等病症。

虚毒伤阴，可致子痈（睾丸肿瘤）、下疳（阴茎癌）、白带增多（单纯性外阴炎）、宫颈炎、外阴毛囊炎及外阴疖肿、带下病（阴道炎）、结核性宫颈炎、淋证（淋病）、热疮（生殖器疱疹）、热淋病（非淋菌性尿道炎）、阴癣（外阴白色病变）、阴湿疮（外阴湿疹）、阴痒（外阴瘙痒）、血枯（闭经）、痛经（外在性子宫内膜异位症）、经行发热（经前期紧张综合征）、绝经前后诸证（更年期综合征）、绝经后出血、闭经泌乳综合征、多囊卵巢综合征、子宫腺肌症（内在性子宫内膜异位症）、不孕症、肾气亏虚（性欲高潮功能障碍）、阴缩（阴道痉挛）、性欲亢进、癥瘕（子宫肌瘤、子宫癌、子宫内膜癌卵巢癌）、阴挺（子宫脱垂）、厥脱（妇科休克）、卵巢肿瘤、羊水栓塞、胎漏（前置胎盘）、胎盘早期剥离、恶阻（妊娠剧吐）、流产、小产（早产）、胎萎不长（胎儿宫内发育迟缓）、妊娠合并尿路感染、妊娠合并感冒、妊娠合并结核、崩漏（功能失调性子宫出血病）、脏躁（抑郁症）、阴吹（阴道松弛）、子烦（妊娠抑郁）、子肿（妊娠肿胀）、子悬、子瘖（妊娠失声）、产后自汗盗汗、产后血晕（羊水栓塞）、产后腹痛（产后宫缩痛）、产后身痛、水泡状鬼胎（绒毛膜癌）等病症。

虚毒伤皮，可致蛇头疔（脓性指头炎）、黄水疱（脓疱疮）、疣目（疣）、浸淫疮（湿疹）、鬼剃头（斑秃）、蝴蝶斑（黄褐斑）、雀斑、黧黑斑（黑变病）、鸡眼、胼胝（老茧）、灰指甲（甲癣）、反甲（匙状甲）、薄甲（甲板变薄）、软甲（甲软化症）、手足多汗（局限性多汗症）、席疮（褥疮）、阴癣（股癣）、鸟啄疮（汗孔角化症）、蛇皮癣（鱼鳞病）、皮痹（硬皮病）、狐惑（白塞综合征）、血汗（血汗症）、红皮病（进行性对称性红斑角化症）、川崎病（皮肤黏膜淋巴结综合征）、手足发绀症（肢端青紫症）、血疳（色素性紫癜性苔藓样皮炎）、家族性良性异性天疱疮等病症。

虚毒伤腠，可致紫斑病（过敏性紫癜）、痿证（重症肌无力）、肌肤痹症（多发性肌炎和皮肌炎）、皮痹（硬皮病）、痈（皮肤浅表脓肿）等病症。

虚毒伤筋，可致急性感染多发性神经根炎、红丝疔（急性淋巴管炎）等病症。

虚毒伤血，可致血劳（缺铁性贫血、溶血性贫血）、巨幼细胞性贫血、虚劳（再生障碍性贫血）、髓劳（再生障碍性贫血）、白细胞减少症、粒细胞缺乏症、瘀血证（弥漫性血管内凝血）等病症。

虚毒伤脉，可致脉痹（多发性大动脉炎）、脱疽（动脉硬化性闭塞症）、动脉粥样硬化、脱疽（血栓闭塞性脉管炎）、骨槽风（颌骨骨髓炎）、脉痹（深静脉血栓形成及血栓性深静脉炎）、结节性多动脉炎等病症。

虚毒伤骨，可致骨痿（骨质疏松症）、骨痨（骨与关节结核）、附骨疽（急性血源性骨髓炎）、鸡胸（佝偻病）、瘛疭（维生素 D 缺乏性手足抽搐症）、锌缺乏症、脊柱结核、髋关节结核、骨肿瘤、瘿瘤（骨肉瘤）、多发性骨髓癌等病症。

虚毒伤心，可致心衰（充血性心力衰竭）、心厥（心源性休克）、胸痹（心绞痛）、真心痛（急性心肌梗死）、心悸（心律失常）、心痹（风湿性心脏病）、心痛（急性心包炎）、胸痹（原发性心肌病）、心瘅（病毒性心肌炎）等病症。

虚毒伤肝，可致黄疸（病毒性肝炎）、肝积（肝硬化、原发性肝癌）等病症。

虚毒伤脾，可致蟾皮病（维生素 A 缺乏症）、伤食（功能性消化不良）、嗜异症等病症。

虚毒伤肺，可致哮病（支气管哮喘）、急乳蛾（扁桃体炎）、喘证（肺栓塞）、久咳（慢性支气管炎）、感冒（急性上呼吸道感染）、肺胀（慢性肺源性心脏病）、肺热病（肺炎）、肺痈（肺脓肿）、肺痨（肺结核）、肺气虚（气胸）、肺衰（慢性呼吸衰竭）、原发性支气管肺癌、肺络张（支气管扩张）、顿咳（百日咳）等病症。

虚毒伤肾，可致皮水（急性肾小球肾炎）、淋证（急进性肾小球肾炎）、水肿（慢性肾小球肾炎）、隐匿性肾小球肾炎、系统性红斑狼疮性肾炎、消渴（糖尿病肾病）、过敏性紫癜性肾炎、肾小管性酸中毒、药物性肾损害、反流性肾病、尿酸性肾病、肾著（慢性肾盂肾炎）、肾衰病（急性肾功能衰竭）、肾癌、膀胱癌、癥积（前列腺癌）、遗溺（遗尿症）、尿崩症等病症。

虚毒伤食道，可致食管瘅（反流性食管炎）、食管炎、食道癌等病症。

虚毒伤胃，可致胃痛（慢性胃炎）、胃缓（胃下垂）、呕血（上消化道出血）、厌食、呕吐、胃脘痛（消化性溃疡）等病症。

虚毒伤肠，可致肠郁（肠易激综合征）、肠痨（肠结核）、大瘕泄（溃疡性结肠炎）、肠蕈（大肠癌）、腹泻、急性坏死性肠炎、便秘、脱肛、气疝（腹股沟斜疝）、脐疝、脏毒（肛管直肠周围脓肿）、痔瘘（肛管直肠瘘）、先天性巨结肠、便血（下消化道出血）、结核性腹膜炎等病症。

虚毒伤胆，可致胆胀（慢性胆囊炎）、胆石症（胆结石）等病症。

虚毒伤胰，可致胰胀（慢性胰腺炎）、癥瘕（胰腺癌）等病症。

虚毒壅阻，可致瘿瘤（单纯性甲状腺肿）、瘿劳（甲状腺功能减退）、瘿气（甲状腺功能亢进）、瘿瘤（亚急性甲状腺炎）、消渴（糖尿病）、痿证（营养不良）、昏迷（低血糖症）等病症。

（杨仓良）

第三章　从毒辨证论

“证”者，与内联系之外候，故称“证候”，含病因、病位、病性、病势等；“辨”者，辨别、辨认也，分析、辨认疾病的证候，故称“辨证”。中医之“辨证”多矣！有八纲（表、里、寒、热、虚、实、阴、阳）、病位（脏腑、六经、卫气营血、三焦、经络）、病性（六淫、阴阳虚损、气血、津液）三大类。其“辨证”繁杂，各有优劣。“八纲”重于“共性”，轻于“个性”；“六淫”属于病性辨证，又称“病因辨证”，可为“审证求因”找出依据。然其“六淫”辨证，易将正气与邪气混淆，因气太过或反常不一定致病；而“阴阳虚损”也包括在“八纲辨证”之中，不易分辨；“气血”“津液”辨证仅反映了病理性，不能反映病因性。病位的“脏腑”“六经”“卫气营血”“三焦”“经络”辨证仅反映了病位，未反映病性及病因，故而有偏颇之弊，尤其是“六经”和“卫气营血”辨证，较为抽象难辨，影响了辨证的正确性，于施治不利。从“毒”辨证属病性辨证，即从“毒”的性质、原因、机理等角度推求其本质属性，源于六淫辨证，又有别于六淫辨证，含病机、气血津液等辨证。将毒证分辨出风气挟毒邪的风毒之证、寒气挟毒邪的寒毒之证、湿（暑）气挟毒邪的湿毒之证、热（火、暑）气挟毒邪的热毒之证、燥气挟毒邪的燥毒之证。因热为火之渐，火为热之极，故火热同性；暑气既兼湿性，又兼热性，故暑气可归于热、湿之气，挟毒后使六淫而成“五毒”之邪，正合春风、夏热、长夏湿、秋燥、冬寒五季之候；而痰、瘀属病理性产物，挟毒后而成痰毒、瘀毒之证；虚，初为病理性状态，毒侵即可成虚毒之证，且久病必虚，毒邪留恋，缠绵难愈，故虚毒之邪，当贯穿疾病之始终，且因气、血、阴、阳诸虚轻重不同，及五脏六腑诸虚偏重各异，而产生不同的虚毒之证，故毒证当有风毒、寒毒、湿毒、热毒、燥毒、痰毒、瘀毒、虚毒之别。并因合邪致病又有许多兼证，可达二十二毒证之多，临床又因脏腑虚毒的偏颇而有更多的虚毒之证，故临证当细辨之，治以“审证求因”，“从毒论治”，方收事半功倍之效。

第一节　八毒辨证纲要

一、风毒证

凡风毒证，症见病变游走，乍歇，畏风，苔薄白，脉浮，多为风毒之邪所致。

［**辨证分析**］风，为春季的主气，为正常之气，凡在多风的春季或久居北方多风地区，或汗出当风，或大病大汗，或产后，可乘虚致病，成为风邪。风邪同时夹有毒邪就会产生风毒证，会因风邪所固有的“风为阳邪，其性开泄，易袭上位；风性善行而数变，风性主动，风为百病之长”的特性和毒邪的特征而产生风毒证，症见恶风，发热，汗出，头痛，肌肉关节游走性疼痛，或时轻时重且多在上部，舌淡，苔薄白，脉浮。风为阳邪，易侵肌表，故见畏风；风善游动走窜，故关节肌肉游走性疼痛；风为百病之长，毒为百病之患，且无处不到，故风毒致病为数居多，且多在表、在上、在四肢百骸；而舌淡，苔白，脉浮，皆为风毒犯表之舌脉象。

二、寒毒证

凡寒毒证，症见恶寒，冷痛，苔薄白，脉紧，多为寒毒之邪所致。

［**辨证分析**］寒气为冬季的主气，为正常之气，在气温较低的冬季或久居北方寒冷地区，或由于气温骤降，人体不注意防寒保暖，或淋雨涉水，贪凉饮冷，导致寒气过盛，可乘虚致病，成为寒邪。若感受的寒邪同时夹有毒邪，会因寒邪所固有的“寒为阴邪，易伤阳气；寒性凝滞，寒性收引”的特性和毒邪特征而产生寒毒证，症见身热，恶寒，关节肌肉疼痛较剧，且遇寒加重，遇热则舒，舌质淡白，脉弦紧或沉实等。寒为阴邪，其性凝滞，主收引，气血被遏，经脉不通，故肢体肌肉、关节冷痛；寒易伤阳气，易致阳虚，阳虚生外寒，故畏寒、喜暖、肢冷；寒毒为患，易损伤经络气血，致气血痹阻，故肌肉关节疼痛剧烈，活动受限。

三、湿毒证

凡湿毒证，症见头胀身重，面目浮肿，身热不扬，部位固定，口淡，舌苔白腻，脉濡，多为湿毒之邪所致。

［**辨证分析**］湿气为长夏的主气，为正常之气，当此季节在机体抵抗力低下时会感受湿邪，或长期阴雨连绵而潮湿，或居住于南方地区，或在高山森林中，或在鱼塘及水中作业，或受阴雨淋雨涉水，或汗后湿衣未能及时更换，或产后过早（100天以内）用冷水洗头、洗澡等，可乘虚致病，成为湿邪。若感受的湿邪同时夹有毒邪，会

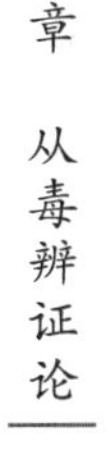

因湿邪所固有的“湿为阴邪，易阻遏气机，损伤阳气；湿性重着，湿性黏滞，湿性趋下，易袭阴位”的特性和毒邪的特征而出现湿毒证，症见恶寒，身热不扬，汗出黏滞不畅，头重如裹，四肢酸困、沉重或麻木不仁，足胫浮肿，按之凹陷如泥，关节晨僵明显，气候变化或遇冷水时加重，舌体胖，苔白腻或黄腻，脉濡等。湿毒之邪郁阻于肌表、关节、肌肉、经络，可致肢体肌肉、关节酸痛、肿胀，痛有定处，晨僵，舌体胖，苔白腻，脉濡或缓等。

四、热毒证

凡热毒证，症见壮热，面赤，烦渴，多汗，口干，溲赤，舌苔黄，脉洪大滑数，多为热毒之邪所致。

［**辨证分析**］暑热为夏季的主气，为正常之气，乃火（包括湿热）之气所化。当夏季在机体抵抗力低下时会感受暑热邪，或居住于南方酷热之地，或长期从事烧锅炉、炭火、砖窑等酷热缺水的工作，可乘虚致病，成为热邪。火热邪气为病亦有内外之分。外来火热之邪，除直接感受温热病邪之外，亦可由风、寒、暑、湿、燥等外邪转化而来，此即所谓“五气化火”。内生之火热邪气，则常由脏腑经络阴阳失调所致。若热邪同时夹有毒邪，会因热邪所固有的“暑热皆为阳邪，性炎热，性升散，易伤津耗气，多夹湿”的特性和毒邪的特征而产生热毒证，症见高热，恶寒，便血，尿血，大便干燥，口渴喜冷饮，舌质红，苔黄，脉数；热毒侵犯关节会引起关节红、肿、热、痛等症。

五、燥毒证

凡燥毒证，症见口鼻干燥，咽干口渴，干咳少痰或难咯，或痰中带血，皮肤干涩，或皲裂，毛发不荣，小便短少，大便干涩，舌红，少苔，脉浮数或数紧，多为燥毒之邪所致。

［**辨证分析**］燥为秋季的主气，为正常之气，乃火（包括湿热）之气所化。当秋季机体在抵抗力低下时会感受燥邪，或居住于西方干燥之地，或长期从事烧锅炉、炭火、砖窑等酷热缺水的工作，燥气太过，伤人致病，则为燥邪。燥邪有温、凉之分。温燥多见于初秋之季，气候尚热，仍有夏末之余热。若久晴无雨，失于水分滋润，则燥邪首犯肺卫，在口鼻干燥、咽干口渴、干咳少痰或难咯等干燥津伤的基础上，又见发热、微恶风寒、有汗、咽喉疼痛、舌边尖红、脉浮数等表热证候。凉燥多见于深秋季节，气候既凉，气寒而燥，人体感受凉燥，除了干燥少津的表现之外，还见恶寒发热、无汗、头痛、脉浮紧等表寒证候；亦可因津液缺少致皮肤干涩或皲裂、毛发不荣等皮肤外燥证。

六、痰毒证

凡痰毒证，症见咳嗽，多痰，胸闷，头眩，心悸，瘰疬，结石，舌苔白润，脉滑，多为痰毒之邪所致。

［**辨证分析**］痰是一种病理产物，是疾病中晚期一种病理现象，可成为致病因素，多为外感六淫，或饮食所伤，或七情内伤所致。若外邪犯肺，肺气郁阻，或化热化燥，则煎灼肺津而成痰；若平素体胖阳虚又久嗜酒肉肥甘等生湿之品，湿聚而不化，亦可成痰；若情志内伤，肝郁气滞，郁而化火，火热煎灼津液，亦可成为生痰之因。视而可见，触之可及，如肌肉关节中的硬结硬块；或闻之有声的痰鸣为有形之痰。而“头目眩晕，恶心呕吐，心悸气短，神昏或癫狂”等症但无实质性痰饮的称为无形之痰，这些痰成为致病因素，称为“痰邪”。痰邪可在全身各个部位停留，内而脏腑，外而筋骨皮肉，无所不至。若痰邪已形成且兼夹有毒邪，就会产生痰所固有的“痰为阴邪，易产痰热，易随气机周流而无处不到，易阻滞经脉气血的运行，易阻遏气机的升降出入影响津液代谢之进行，易于蒙蔽神明”的特性和毒邪的特性而出现痰毒证。痰毒停留皮下关节肌肉可见关节周围结节硬块有触痛；痰阻经络筋骨可见肢体麻木或屈伸不利，半身不遂；痰浊上犯头目则发眩晕昏冒；痰气凝结咽喉，则可见咽中梗阻如有异物，吞之不下，吐之不出。毒邪损伤日久，痹阻经络，使津液不行，水湿内停，则聚而生痰，痰湿内阻，痰毒乃有形之邪，留阻于经络、关节、肌肉，损伤经络，骨质，故关节肌肉顽固性疼痛肿胀，痛处不移；痰毒留阻于肌肤，则见痰核硬结，邪毒深入筋骨，损伤脉络而致关节变形、屈伸不利或僵硬；痰毒阻滞，经脉肌肤失于气血荣养，故肢体肌肤顽麻不仁；痰毒阻滞经络气血，故眼睑浮肿；痰毒阻滞胸腔肺络，故胸闷痰多；舌质胖大、苔白腻、脉象弦滑皆为痰毒痹阻之症。

七、瘀毒证

凡瘀毒证，症见刺痛不移，肌肤甲错，两目黧黑，肢体麻木，癥瘕痞块，舌瘀点、瘀斑，脉涩，多为瘀毒之邪所致。

［**辨证分析**］瘀毒的起因必先有瘀血，体内有血液停滞，机体气血运行失常，引致瘀血，成为致病因素，称为“瘀邪”。由气虚、气滞、情志内伤或饮食生活失宜所致。瘀血致病或瘀血日久，毒邪乘机而入而成瘀毒证，有瘀血所固有的“血为有形之物为阴，易凝滞不通，易蓄结成块，易阻滞气机，易阻碍气血的运行”的特性和毒邪的特性，症见疼痛，肿块，出血，发绀，肌肤甲错，面色黧黑，皮肤紫斑；若瘀阻于关节肌肉会产生关节刺痛且固定不移，皮肤紫暗，或麻木不仁，舌质暗有瘀点、瘀斑，脉涩或结代等。瘀毒痹阻肌肤、关节、经络，气血运行不畅，而致瘀血停滞，毒损筋骨，或疾病日久，正虚血瘀，不通则痛，故肌肤、关节剧烈刺痛而部位固定不移；血瘀毒

邪聚集不散，故局部拒按；经脉阻痹，水停湿蕴，血瘀阻络，津液不能上承，故口干不欲饮；血行不畅，气血不能外达，肌肤失荣，故见肌肤甲错；瘀血阻络日久，溢于脉道之外，故见面色黧黑；血瘀郁热，故见舌苔薄白或薄黄；脉沉涩或细涩皆为瘀毒痹阻舌脉之象。

八、虚毒证

凡虚毒证，症见气短乏力，心悸怔忡，潮热盗汗，形寒肢冷，舌淡，苔少，脉无力，多为虚毒之邪所致。

［**辨证分析**］虚毒既是一种致病因素，又是一种病理状态。人体正气旺盛或病邪毒力较弱，则邪气不易侵犯机体，或虽有侵袭，不易发病，即“正能胜邪”。反之，人体正气虚弱，抗病能力低下，不足以抗御病邪，或病邪之毒力过强，则病邪即可乘虚而入，导致生理功能失衡，阴阳失调，即“正不胜邪”而发病，成为致病因素，称为“虚邪”。“正气虚”是发病的内因，邪气是发病的外因，外因通过内因而发病，内因外因相辅相成，缺一不可。疾病的发生，是“正邪相争”，正不胜邪的结果。疾病开始就有“虚”，随着病邪由浅入深，或表里相传，或上下相传，或脏腑相传，可出现正盛而邪退、邪去而正虚、正虚而邪恋、邪盛而正衰等基本病机和阴阳失调、气血失常、水液代谢失常等生理病理反应，其中的正虚和邪实是整个病程的基本病理机制。所以虚证和毒邪的彼此消长将贯穿整个病程。

虚多由素体虚弱，或慢性病耗损，以及精气消耗，或大汗、吐利、大出血等因素耗伤人体气血津液或阳气阴精等所致，这是疾病早期发病因素，若进一步发展，邪毒消耗人体气血、津液、肾精，造成气血不足，阴阳失调，脏腑功能紊乱，使之虚上加虚，多会出现正虚邪恋的病理状态，使病情更加复杂难治。

虚毒证可见于疾病后期及多种慢性病或顽固性疾病，会因气、血、阴、阳、心、肝、脾、肺、肾的偏虚偏衰而产生不同的虚毒证，主要有气虚毒证、血虚毒证、阴虚毒证、阳虚毒证四种类型。

（一）气虚毒证

凡气虚毒证，症见神疲乏力，少气懒言，气短，头晕目眩，脉虚，多为气虚夹毒邪所致。

［**辨证分析**］素体虚弱，劳伤过度，患病迁延日久，易致气虚毒证；或年老体弱、饮食失调日久，而成气虚毒证。气虚不荣，血亦虚，则肌肤筋骨关节失于濡养，气虚则心悸、气短、汗出；气虚失运，生化乏源，气血更亏，则见形体瘦弱、倦怠乏力、肌肤酸楚或不仁；面皖无华，舌淡胖有齿痕，苔少，脉沉细无力，均为气虚毒痹之症。

（二）血虚毒证

凡血虚毒证，症见面色淡白或萎黄，眼睑、口唇、发甲、月经色淡，心悸，失眠多梦，肢体麻木，脉细无力，多为血虚夹毒邪所致。

［**辨证分析**］素体虚弱，疲劳过度，或患病日久，脏腑功能衰退，外邪乘虚而入，引发血虚夹毒邪。正虚血少，血虚可致头晕目眩、面黄少华；舌淡、苔薄白、脉细弱均为血虚毒痹之舌脉象。

（三）阴虚毒证

凡阴虚毒证，症见形体消瘦，五心烦热，盗汗，大便干，脉细数，多为阴虚夹毒邪所致。

［**辨证分析**］感受热毒，灼伤津液，津液耗伤，日久而致阴虚毒盛之证；或长期过用辛温燥烈之品，阴津耗损，虚热内生；或年老体弱，肝肾阴虚，复感外邪，郁而化热；或由于各种内伤疾病，脏腑积热，耗精伤阴，导致阴虚火旺，筋脉失养；或年老肝肾阴虚，阴不制阳，阳气相对偏盛，而出现长期低热，五心烦热，形体消瘦；阴虚内热，逼津外泄而盗汗；虚火上炎则口眼干燥，咽痛喜冷饮，或目赤齿衄；阴虚不能养心，虚热上扰神明而虚烦不寐；阴虚内热，津亏肠燥，故大便干结；舌质有裂纹，苔光或薄黄，脉细数，均乃阴虚内热之象。

（四）阳虚毒证

凡阳虚毒证，症见畏寒肢冷，口淡不渴，自汗，尿少浮肿，脉迟，多为阳虚夹毒邪所致。

［**辨证分析**］素体阳虚，脏腑功能衰退，寒滞肝脉，阳气不充，故形寒肢冷；肾阳不足，温煦失职，而致畏寒喜暖，手足不温，面色㿠白；痹者闭也，肾藏精，肝藏血，肝肾阳虚，精血失于温养，故男子阳痿，女子月经延期量少；肾阳虚衰，膀胱失约，故见小便频数，阳虚水邪泛滥，则见面浮肢肿；舌淡，苔白滑、脉沉弦，均为阳虚毒痹舌脉之象。

第二节　合毒辨证纲要

毒证除上一节提及的八毒四证外，往往合邪致病，还有以下几种证型。

一、风寒毒证

凡风寒毒证，症见肢体肌肉、关节冷痛，并呈游走性窜痛，畏寒，喜暖，恶风或恶寒发热，无汗不渴，舌质淡白，苔薄白或腻，脉浮紧或弦紧，多为风寒毒合邪所致。

［辨证分析］风气为春季的主气，为正常之气，凡在多风的春季或久居北方多风地区，或汗出当风，或大病大汗，或产后，可乘虚致病，成为风邪。风易夹寒气，春季若气温较低，或久居北方寒冷地区，或由于气温骤降，人体不注意防寒保暖，或淋雨涉水，贪凉饮冷，导致寒气乘虚而入。寒邪与风邪同时夹毒邪，会因风邪、寒邪所固有的“风为阳邪，其性开泄，易袭上位；风性善行而数变，风性主动；寒为阴邪，易伤阳气；寒性凝滞，寒性收引”的风寒毒合邪互致为患而产生风寒毒证，症见恶风，发热，汗出，头痛，肌肉、关节游走性疼痛，或时轻时重且多在上部，舌淡，苔薄白，脉浮等；又见身热，恶寒，关节肌肉疼痛较剧，且遇寒加重，遇热则舒，舌质淡白，脉弦紧或沉实等。

二、风湿毒证

凡风湿毒证，症见关节、肌肉游走性疼痛、酸痛，关节肿胀、沉重、麻木，口淡不渴，或口干不欲饮，舌体胖，苔白腻，脉浮，多为风湿毒合邪所致。

［辨证分析］风气为春季的主气，为正常之气，凡在多风的春季或久居北方多风地区，或汗出当风，或大病大汗，或产后可乘虚致病，成为风邪。风易夹湿邪，春季若阴雨连绵而潮湿，或居住于南方地区，或在高山森林中，或在鱼塘及水中作业，或受阴雨淋雨涉水，或汗后湿衣未能及时更换，或产后过早（100 天以内）用冷水洗头、洗澡等，湿邪与风邪乘虚而入。湿邪与风邪同时夹毒，会因风邪、湿邪所固有的“风为阳邪，其性开泄，易袭阳位；风性善行而数变，风性主动；湿为阴邪，易阻遏气机，损伤阳气；湿性重着，湿性黏滞，湿性趋下，易袭阴位”的风湿毒合邪互致为患而产生风毒证，症见恶风，发热，汗出，头痛，肌肉、关节游走性疼痛，或时轻时重且多在上部，舌淡，苔薄白，脉浮等风毒症状为主的风毒证；又见恶寒，身热不扬，汗出黏滞不畅，头重如裹，四肢酸困、沉重或麻木不仁，足胫浮肿按之凹陷如泥，关节晨僵明显，气候变化或遇冷水时加重，舌体胖，苔白腻或黄腻，脉濡等以湿毒症状为主的湿毒证。两者合邪致病而成风湿毒证。

三、风热毒证

凡风热毒证，症见肢体肌肉、关节热痛，或游走性窜痛，局部红肿、拒按，发热，恶风，喜冷，口渴，便干，舌质红，苔薄白或黄厚腻，脉浮数或滑数，多为风热毒合邪所致。

［辨证分析］风气为春季的主气，若春季气候异常燥热，或居住于南方酷热之地，或从事烧锅炉、炭火、砖窑等酷热缺水的工作，或汗出当风，或大病大汗，或产后保养不当，风邪夹热邪乘虚致病。若感受的风热邪气夹有毒邪，可因风邪、热邪所固有

的“风为阳邪，其性开泄，易袭上位（阳位）；风性善行而数变；暑热亦为阳邪，性炎热，性升散，易伤津耗气，多挟湿”的风热毒合邪互致为患，同气相求而产生风热毒证，症见恶风，发热，汗出，头痛，肌肉关节游走性疼痛，或时轻时重且多在上部，舌淡，苔薄白，脉浮等以风毒症状为主的风毒证；又见高热，恶寒，便血，尿血，大便干燥，口渴喜冷饮，舌质红，肢体肌肉、关节热痛或游走性窜痛，恶风，局部红肿，拒按，舌质红，苔薄白或黄厚，脉浮数或滑数等热毒症状为主的热毒证。两者合邪致病而成风热毒证。

四、寒湿毒证

凡寒湿毒证，症见恶寒发热，头重如裹，肢体疼痛困重，口苦微渴，苔白而滑，脉紧，多为寒湿毒合邪所致。

［**辨证分析**］寒，为冬季的主气，在气温较低的冬季或北方寒冷地区，或由于气温骤降，不注意防寒保暖，或淋雨涉水，贪凉饮冷，或长期阴雨连绵而潮湿，或居住于南方地区，或在高山森林中，或在鱼塘及水中作业，或受阴雨涉水，或汗后湿衣未能及时更换，或产后百日内用冷水洗头、洗澡等，可同时兼有湿邪，导致寒湿气过盛，可乘虚致病，成为寒湿邪。若感受的寒湿邪同时夹有毒邪，且以寒邪为重，会因寒邪所固有的“寒为阴邪，易伤阳气；寒性凝滞，寒性收引”的特征而产生以寒毒症状为主的寒毒证，症见身热，恶寒，关节肌肉疼痛较剧，且遇寒加重，遇热则舒，舌质淡白，脉弦紧或沉实等。若感受的寒湿邪同时夹有毒邪，且以湿邪为重，会因湿邪所固有的“湿为阴邪，易阻遏气机，损伤阳气；湿性重着，湿性黏滞，湿性趋下，易袭阴位”的特征而出现湿毒证，症见恶寒，身热不扬，汗出黏滞不畅，头重如裹，四肢酸困、沉重或麻木不仁，足胫浮肿按之凹陷如泥，关节晨僵明显，气候变化或遇冷水时加重，舌体胖，苔白腻或黄腻，脉濡。湿毒证与寒毒证合邪而成以寒湿毒症状为主的寒湿毒证。

五、湿热毒证

凡湿热毒证，症见肢体肌肉、关节热痛或酸痛、重着、红肿、拒按，发热，昼轻夜重，遇气候变化或用冷水时加重，肌肤麻木不仁，屈伸不利，身热不扬，汗出，口干口苦，大便秘结，小便黄，舌质红，舌体胖，苔黄腻，脉濡数，多为湿热毒合邪所致。

［**辨证分析**］湿气为长夏的主气，此季节极易感受湿邪，或长期阴雨连绵而潮湿，或在高山森林中，或在鱼塘及水中作业，或受阴雨淋雨涉水，或汗后湿衣未能及时更换，或产后百日内用冷水洗头、洗澡等，或居住于南方酷热之地，或长期从事烧锅炉、炭火、砖窑等酷热缺水的工作，可乘虚致病，成为湿热邪，若同时夹有毒邪会产生湿

热毒证。若湿热毒邪以湿为重，会因湿邪所固有的“湿为阴邪，易阻遏气机，损伤阳气；湿性重着，湿性黏滞，湿性趋下，易袭阴位”的特征而出现湿毒症状为主的湿毒证，症见恶寒，身热不扬，汗出黏滞不畅，头重如裹，四肢酸困、沉重或麻木不仁，足胫浮肿按之凹陷如泥，关节晨僵明显，气候变化或遇冷水时加重，舌体胖，苔白腻或黄腻，脉濡等；若湿毒之邪郁阻于肌表、关节、肌肉经络可致肢体肌肉关节酸痛、肿胀，痛有定处，晨僵，舌体胖，苔白腻，脉濡或缓等。若湿热毒邪以热为重，也会因热邪所固有的“暑热为阳邪，性炎热，性升散，易伤津耗气，多挟湿”的特征而产生以热毒症状为主的热毒证，症见高热，恶寒，便血，尿血，大便干燥，口渴喜冷饮，舌质红，苔黄，脉数等；若热毒侵犯关节会引起关节红、肿、热、痛等。两者合邪致病而成湿热毒证。

六、寒热错杂毒证

凡寒热毒证，症见肢体关节、肌肉忽冷忽热，往来不定，或寒热不定或惧冷畏寒，但触之不凉，伴口干，口渴，心烦，舌尖红，苔薄黄，脉弦数，多为寒热毒合邪所致。

[**辨证分析**]寒气为冬季的主气，在气温较低的冬季或北方寒冷地区，或由于气温骤降，人体不注意防寒保暖，或淋雨涉水，贪凉饮冷，或居住于南方酷热之地，或长期从事烧锅炉、炭火、砖窑等酷热缺水的工作，或冲凉，或久居空调、风扇之所，可乘虚成为寒热邪。若感受的寒热邪同时夹杂有毒邪，且以寒邪为重，会因寒邪所固有的“寒为阴邪，易伤阳气；寒性凝滞，寒性收引”的特征而产生以寒毒症状为主的寒毒证，症见身热，恶寒，关节、肌肉疼痛较剧，且遇寒加重，遇热则舒，舌质淡白，脉弦紧或沉实等。若寒热毒证以热毒为重，也会因热邪所固有的“暑热为阳邪，性炎热，性升散，易伤津耗气，多扶湿”的特征而产生以热毒症状为主的热毒证，症见高热，恶寒，便血，尿血，大便干燥，口渴喜冷饮，舌质红，苔黄，脉数等；若热毒侵犯关节会引起关节红、肿、热、痛等症。两者并见会出现寒热错杂、营卫不和、上热下寒、下热上寒、里热外寒、里寒外热、左寒右热、右寒左热等复杂毒证。

七、痰瘀毒证

凡痰瘀毒证，症见肢体关节、肌肉刺痛，痛处不移，关节变形，屈伸不利或僵硬，关节、肌肤色紫暗、肿胀，按之稍硬，有痰核硬结和瘀斑，肢体顽麻，面色黧黑，眼睑浮肿，或胸闷痰多，舌质紫暗或有瘀斑，苔白腻，脉象弦涩，多为痰瘀毒合邪所致。

[**辨证分析**]外感六淫，外邪犯肺，肺气郁阻，或化热化燥，煎灼肺津而成痰；或平素体胖阳虚，又久嗜酒肉肥甘等生湿之品，湿聚而不化，亦可成痰；或情志内伤，肝郁气滞，郁而化火，火热煎灼津液，亦可成痰。痰成为致病因素，称为“痰邪”。痰邪可在全身各个部位停留，内而脏腑，外而筋骨皮肉，无所不至。同时因气虚、气滞、情志

内伤或饮食生活失宜等因素，致血液停滞，气血运行失常引起瘀血，瘀血成为致病因素称为“瘀邪”。瘀血日久，毒邪乘机而入，瘀痰毒相致为患，而成痰瘀毒证，若以痰邪为重会因痰所固有的“痰为阴邪，易产痰热，易随气机周流而无处不到，易阻滞经脉气血的运行，易阻遏气机，易于蒙蔽神明”的特性而出现以痰毒症状为主的痰毒证，症见咳嗽，多痰，胸闷，头眩，心悸，瘰疬，结石，舌苔白润，脉滑等。若以瘀邪为重，会因瘀血所固有的“血为有形之物为阴，易凝滞不通，易蓄结成块，易阻滞气机，易阻碍气血的运行”的特性而产生以瘀毒症状为主的瘀毒证，症见疼痛，肿块，出血，发绀，肌肤甲错，面色黧黑，皮肤紫斑等；若瘀阻于关节、肌肉会产生关节刺痛且固定不易，皮肤紫暗，或麻木不仁，舌质暗有瘀点、瘀斑，脉涩或结代等症。瘀毒痹阻肌肤、关节、经络，气血运行不畅，而致瘀血停滞，毒损筋骨，或疾病日久，正虚血瘀，不通则痛，故肌肤、关节剧烈刺痛而部位固定不移；血瘀毒邪聚集不散，故局部拒按；经脉阻痹，水停湿蕴，血瘀阻络，津液不能上承，故口干不欲饮；血行不畅，气血不能外达，肌肤失荣，故见肌肤甲错；瘀血阻络日久，溢于脉道之外，故见面色黧黑；血瘀郁热，故见舌苔薄黄，舌苔薄白或薄黄，脉沉涩或细涩。两者并见会出现痰瘀毒痹证。

八、燥痰毒证

凡燥痰毒证，症见口干咽燥，近端指间关节和掌指关节红肿，腮腺肿大、疼痛不著，胸闷，纳差，渴不多饮，大便或干或坚或黏腻不爽，颈项患梅核或生瘿瘤，舌质红，舌苔黄腻，脉滑数。多为燥痰毒合邪所致。

［**辨证分析**］素体阴虚内燥，或患有慢性温热之疾，灼阴耗津致燥，燥邪炼津成痰，随气血运行流注于经络，则引起燥痰痹阻经络，可致腠理筋膜大小不等的结节；若流注凝结咽喉颈项，则引起口干咽燥，颈项患梅核或生瘿瘤。本证多见于梅核疮、瘰疬、瘿瘤、粉瘤、腓腨疮等。

九、燥瘀毒证

凡燥瘀毒证，症见早凉暮热，或外凉内热，口咽干燥，但欲漱水不欲咽，肌肤关节刺痛，痛如针刺，痛处不移，夜间痛甚，或麻木不仁，肤色紫暗，肌肤甲错，毛发不荣，皮下结节或红斑，伴触痛，腮腺肿大、发硬，日久不消，肝脾肿大，或神呆不语，或妄见如狂，妇女兼见月经量少或闭经，舌质紫暗，或有瘀点、瘀斑，苔少或无苔，舌下络脉迂曲，脉细涩。多为燥瘀毒合邪所致。

［**辨证分析**］燥热内陷，传入血分；热毒炽盛，伤津耗液，煎熬成瘀；燥瘀相搏而致经脉闭塞，或伏邪蕴于脏腑，阴津暗伤，血液衰少，而致血行涩滞，形成燥瘀毒互结之证。若平时有瘀血在络，或因痛而有蓄血，温热之邪与之纠结，热附血而愈觉缠绵，血得热而愈形胶固，可见或早凉暮热，或外凉内热，或神呆不语，或妄见如狂等

燥瘀热毒证；若素为阴虚之体，可与瘀毒互结出现阴虚瘀毒之虚实夹杂证。

十、营卫不和证

凡营卫不和证，症见肌肉、筋骨、关节疼痛不著，肌肤麻木不仁，关节局部肿胀变形不明显，恶风，恶寒，头痛，项背酸痛不适，汗出或无汗，身热，寒热往来，或有发热，咳嗽痰白，舌质淡红，苔薄白，脉浮缓或浮紧。多为卫闭营郁或卫强营弱所致。

［**辨证分析**］营卫不和可见于多种疾病，风湿病（痹证）之营卫不和证主要包括卫闭营郁、卫强营弱两个类型。卫闭营郁，多为风寒之邪外袭，而寒邪较重，人体正气不虚，抗邪有力，导致卫阳郁闭，营阴郁滞不通，多致关节疼痛不著；卫阳被遏，正邪交争，则恶寒、发热；膀胱经受邪，故而头痛、项背不舒；营卫闭郁，则汗孔闭而不开，故无汗、脉浮紧；卫气通于肺，还可见咳嗽、气喘等症。而卫强营弱，多为素体偏弱之人外感风寒之邪客于肌表，而风邪偏重，卫阳浮越于外，与邪抗争（此即卫强）而有发热；风性疏泄，腠理不固，营阴不得内守而外泄（此即营弱），故而自汗出、恶风；风性上行，则头痛；邪滞肌腠，筋脉失养，故项背不舒、肌肉关节疼痛；营阴不足，皮肤不荣，则麻木不仁；汗出伤阴而营弱，肌腠疏松，故脉浮而缓。

总之，毒邪可因毒所依之邪的特性产生风、寒、湿、热、燥、痰、瘀、虚八种毒证，同时，各邪之间又会因兼夹不同而产生二十二种常见毒证亚型。然细分还会有更多兼证，如风毒有外风、内风之分；内风还有肝风、心风、肺风、脾风、肾风等之别；燥毒有温燥、凉燥之分，阴虚证、阳虚证还可因五脏不同而分为不同的虚证。但八毒是纲，其他是目，抓住毒纲，目证就易辨别。

（杨仓良）

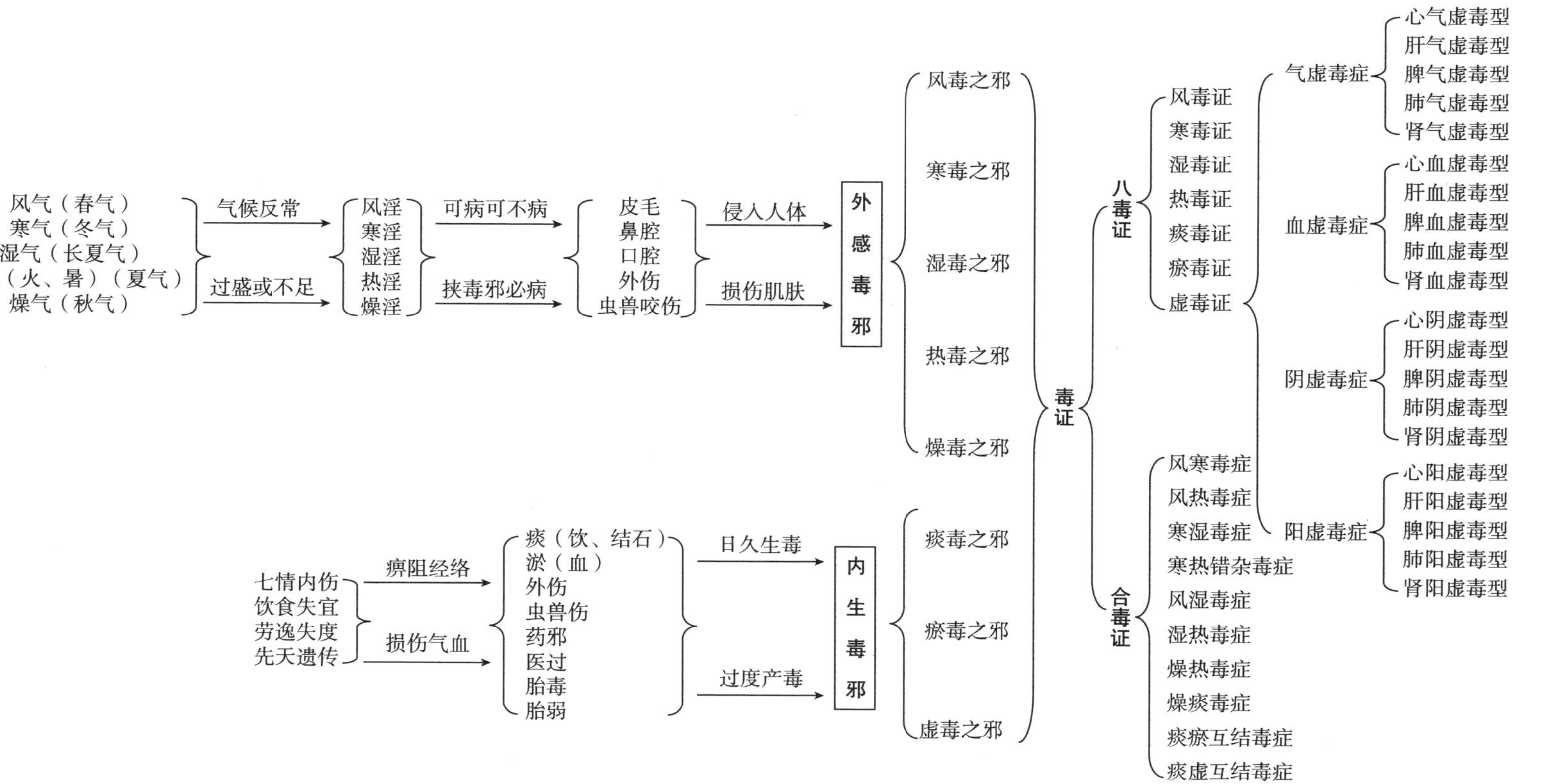

图 1 毒证病因病机示意图

中卷

从毒论治篇

中药，中和无偏，乃菽粟之物，可充饥养人，但不可治病除疾；疗法，柔和无痛，乃媪翁之术，可搔皮止痒，但不可去沉疴痼癖！

毒药，偏颇峻猛，乃攻毒之物，可治病疗疾，有愈病于须臾之效；毒证，危重难愈，有风、寒、湿、热、燥、痰、瘀、虚之分，治疗当有祛风、散寒、利湿、清热、润燥、化痰、逐瘀、补虚之别，可用攻毒二十二法统之。

————杨仓良

第一章　以毒攻毒论

夫成病之由，毒居八九，可外感，可内生。外感者，风毒、寒毒、湿毒、热毒、燥毒之患也；内生者，痰毒、瘀毒及阴阳气血之虚毒也。然无论外感内生，毒邪之毒非一般邪气可比，集剧、危、顽、险、恶于一身，外可损伤皮毛、筋骨、肌肉，中可阻滞经络气血经脉，里可损伤五脏六腑，除可致诸毒证外，甚者致酸毒证、血毒证、尿毒症及败血症，甚至死亡。故凡治疗毒证，一般无毒中药或柔和疗法多无效，非用攻毒法不可。

因毒邪有风、寒、湿、热、燥、痰、瘀、虚之分，故治疗当有祛风、散寒、利湿、清热、润燥、化痰、逐瘀、补虚之别，可用攻毒二十二法统之。

对风毒之邪所致风毒证，需用祛风攻毒法进行治疗，细辛、威灵仙等祛风的有毒中药可为首选；对寒毒之邪所致的寒毒证，需用散寒攻毒法进行治疗，川乌、草乌等大辛大热之散寒有毒中药可为首选；对湿毒之邪所致湿毒证，需用利湿攻毒法进行治疗，制商陆、汉防己等利湿有毒中药可为首选；对热毒之邪所致热毒证，需用清热攻毒法进行治疗，雷公藤或昆明山海棠、重楼等清热有毒中药可为首选；对燥毒之邪所致燥毒证，需用润燥攻毒法进行治疗，天花粉、竹根七等有毒中药可为首选；对内生痰毒之邪所致痰毒证，需用化痰攻毒法进行治疗，胆南星、白附子等化痰有毒中药可为首选；对内生瘀毒之邪所致瘀毒证，需用逐瘀攻毒法进行治疗，水蛭、土鳖虫等逐瘀有毒中药可为首选。对虚毒证，纯用攻毒之法，易投鼠忌器，故需以扶正攻毒为大法，但虚毒之证有阴虚、阳虚、气虚、血虚之别，又可因五脏之偏虚不同，而治则有别。凡阴虚毒证，当以滋阴清热为主，攻毒为辅，以龟板、鳖甲滋阴清热为主，辅以有毒之地龙、竹根七，再根据五脏诸阴虚不同，区别治疗，方收有的放矢之效；凡阳虚毒证，多有阳虚外寒之病机，故治疗当予温阳散寒为主，攻毒为辅，以淫羊藿、蛇床子温阳药为主，辅以仙茅、雪莲等温热之有毒中药，再根据五脏诸阳虚不同而分别论治，才能收事半功倍之效；凡气虚毒证，多有气虚邪实之病机，故治疗当以补气祛邪为主，兼用攻毒和排毒为辅，以党参、黄芪等补气药为主，辅以人参、华山参等补气之有毒中药，还要再根据五脏诸气虚不同分别论治，才可达到最佳治疗目的；凡血虚毒证，多有血虚邪实之病机，故治疗当以补血祛邪为主，攻毒、排毒为辅，当以当归、白芍等活血补血药为主，辅以何首乌、三七等活血之有毒中药，还要再根据五脏诸血虚不同，给予分别论治，才能收到邪去正安之效。

此外，凡毒证也有老幼孕羸之别，若以攻毒法概治，恐犯禁忌，故可予拔毒、排毒、

抑毒、移毒、箍毒等外治法以辅之，使之协同主药发挥内外兼治之效，故“攻毒二十二法”可尽治百病也。

（杨仓良）

第一节　攻毒疗法的概念

攻毒疗法，亦称以毒攻毒疗法或毒攻疗法，是指利用有毒中药的毒性，祛散、解除、遏制或攻击毒邪，从而达到治病目的的一种中医治病方法。因使用不慎可引起毒副作用，甚者可危及生命，故而成为一种很受争议的疗法。事实上，我国使用毒药或攻毒疗法治病的历史悠久，民间早已用本法治疗疾病，并逐渐形成“以毒攻毒”的俗语，古医籍中也有着大量的医案和医话，更有一些医家在使用毒药或攻毒疗法方面积累了丰富的临床经验，因而形成了一些经典良方和经典案例。为总结和完善这一独特疗法，我们对其进行了深入细致的探索和研究，使攻毒疗法得以建立和完善，从而使中医毒邪学说的理法方药理论体系基本完备。

第二节　攻毒疗法的渊源

攻毒疗法，亦称以毒攻毒疗法或毒攻疗法，是中医以“毒邪学说”为理论依据，根据中药毒性愈大疗效愈好的特点，利用有毒中药的毒性祛散、解除、遏制或攻击毒邪从而达到治疗目的的一种治疗方法。由于其疗效显著，方法独特，很受历代医家的青睐和推崇。其形成和发展有一个漫长的历史发展过程，今概述如下。

西汉《淮南子·缪称训》有“天雄、乌喙，药之凶毒也，良医以活人”的论述，天雄、乌喙是乌头属植物。此时人们已经认识到其毒性很大，但高明的医师则用其毒性治病救人。此大概就是中医“以毒攻毒”治病原理的雏形。

马王堆汉墓出土的《五十二病方》，是我国迄今发现最早的医书，其中有“毒乌喙”（即乌头箭伤中毒症）的专病名称，以及用毒堇（即紫堇）、雄黄、礜、雷矢（雷丸）、乌喙（乌头）、芫华（芫花）、半夏、白附（白附子）、藜芦、蜀椒、水银等百余种有毒中药治病的记载。

《周礼·天官》是中国古代最早关于政治经济制度的一部著作，提出“医师掌医之政令，聚毒药以供医事……疡医掌肿疡、溃疡、金疡、折疡之祝，药、劀、杀之齐。凡疗疡，以五毒攻之，以五气养之，以五药疗之，以五味节之”。其“以五毒攻之”，主要强调对外科疮疡疾病要用五类毒药进行攻击性治疗。

《黄帝内经》是我国现存最早的一部中医经典著作，其中《素问·汤液醪醴论》明确提出“当今之世，必齐毒药攻其中，镵石、针艾治其外也”;《素问·脏气法时论》谓“毒药攻邪，五谷为养，五果为助，五畜为益，五菜为充，气味合而服之，以补精益气”。该书还提出了用毒药治病的基本原则，即“能毒者以厚药，不胜毒者以薄药，此之谓也”“大毒治病，十去其六；常毒治病，十去其七；小毒治病，十去其八；无毒治病，十去其九。谷肉果菜，食养尽之。无使过之，伤其正也”(《素问·五常政大论篇》)，认为毒药的毒性是有大小的，使用时要适度，并要中病即止。

《神农本草经》是我国现存最早的一部中药经典著作，其明确指出“疗寒以热药，疗热以寒药，饮食不消以吐下药，鬼疰、蛊毒以毒药，痈肿疮瘤以疮药，风湿以风湿药，各随其所宜”，并提出了“若用毒药疗病，先起如黍粟，病去即止，不去倍之，不去十之，取去为度……若有毒宜制，可用相畏相杀者”的炮制原则，明确指出凡是与毒证及怪病有关的疾病皆要用毒药，并要逐渐增加剂量，有毒中药使用时要进行炮制，以降低其毒性。这些精辟的论述一直被后世所采用，并影响着攻毒疗法的使用和发展。

华佗在《中藏经》一书中明确提出了“毒邪”及“邪毒”的名词，为“毒邪学说”奠定了良好的基础。他根据诸多毒证的病因病机，提出了相应的以毒药为主的口服或外用方剂，使用有毒中药近百种，且善于使用生品如生川乌、生草乌、生附子、半夏等。华佗还是我国最先创造性地使用中药麻醉剂为病人做手术（或开颅，或刮骨，或洗肠）的医家，其秘方麻沸散主要成分羊踯躅、茉莉花根属有毒中药，据现代药理研究证实两药皆有麻醉、止痛及催眠的作用，可见将麻沸散作为麻醉剂是有一定科学道理的。此外，华佗还提出了临床若治法不当，也能引起毒邪的产生，“当灸不灸，则使人冷气重凝，阴毒内聚……不当灸而灸，则使人重伤经络，内蓄炎毒，反害中和，致于不可救”。

张仲景在《伤寒杂病论》中不但创制了不少以有毒中药为君的名方，还将毒邪所致疾病分为阳毒、阴毒两种，提出阳毒用升麻鳖甲汤主之，阴毒用升麻鳖甲汤去雄黄、蜀椒主之。并特别注意到食物中毒、虫兽伤中毒和秽浊之气中毒对人体的损害，专列涌吐法、通下法（用大黄、朴硝、橘皮以攻下解毒）、中和解毒法（如甘草、大豆、地浆水、韭汁、蓝汁、黄柏、马鞭草之类）、利尿解毒法（如冬瓜汁等）、特效药物解毒法（如杏仁解犬肉毒、芦根解河豚毒、紫苏解蟹毒等）对急性中毒的救治，为后世临床提出了有效的治疗途径和方药。此外，他还特别强调服用解毒方时，“不可热饮，诸毒病得热更甚，宜冷饮之”。这些观点和经验在临床很有实用价值。

晋代王叔和十分赞同张仲景的阴阳毒学说并创制了有名的方剂，并提出“阳毒之为病，……有伤寒一二日便成阳毒，或服药、吐下后成阳毒，升麻汤主之”“阴毒之为病……毒气攻心，或伤寒初病一二日便结成阴毒，或服药六七日上至十日变成阴毒，甘草汤主之”(《脉经·卷八》)。其认为阴阳毒既可从伤寒转化而来，也可由于用药不当，或汗下过度转化而来。

孙思邈的《千金方》在总结前人经验的基础上对毒邪学说及攻毒疗法亦有一定发挥。他创制了治疗如天行热毒攻手足方、风毒方、风毒脚弱痹方、毒肿瘰疬方、热毒痢方、热毒血痢方、蛊毒方、丹毒方、丹疹毒肿方，以及“治肾腑脏温病，身面如刺，腰中欲折”的热毒内伤方以及治伤寒的阳毒汤；“治伤寒初病一二日，便结成阴毒，或服药六七日……”的阴毒甘草汤；诸热毒方；治毒热攻手足赤肿热疼痛欲脱方；热毒赤肿及眼赤痛生障翳方；犀角汤、逐风毒石膏汤方、大八风汤、裴公八毒膏、野葛膏、大鳖甲汤、防风汤、竹沥汤、麻黄汤、独活汤方等20多首攻毒方剂，许多方剂至今仍有实际意义。另外，孙思邈还注意到水中的毒虫对人体的危害，专列疹溪毒方，治三种射工虫毒方10首，治江南毒气、恶核、射工、暴肿、生疮的五香散方，及治水毒方、沙风毒方等10余首，对后世启发很大。同时，孙氏还注意到当时流行的服石风对人体的危害，列专章介绍解五石毒的方35首，解食毒方39首，解蛊毒经验方20首，毒方12首，解百药毒方12首，说明当时孙氏亦注意到了食物中毒及药物中毒对人体的危害。

王焘的《外台秘要方》作为一部大型的综合性方书，汇集了秦汉、两晋、南北朝及隋唐时期七十位医家的医方、医术、医事、医籍，是我国医学文献中一颗耀眼的明珠，受到历代医家的重视。书中记载了近50种与邪毒有关的病症，并记载治疗方剂370余首，其中阳毒汤、阴毒汤、连毒汤、八毒大黄丸、七物升麻汤、大风汤、五香汤、五香连翘汤、续命汤、蜥蜴丸、紫雪散、仙人炼绛雪等名方很受后世推崇。

许叔微《普济本事方》记载治肝肾风毒热气上冲眼痛，用菊花散；治疮毒肾经热右耳听事不真，用地黄汤；治缠喉风及急喉痹，或卒然倒仆，失音不语，或牙关紧急，不省人事，用雄黄解毒丸解毒；治肠风泄血痔漏脏毒，用蒜连丸；治肠风脏毒，用槐花散；治一切恶毒，用太一神精丹。此外，书中还记载足三里可治蛊毒癖块。

陈言在《三因极一病证方论》中论述“暑毒”“蕴毒”“壅毒”“蛊毒”等毒证时指出，“夫暑，在人脏为心，故暑喜归心。中之，使人噎闷，昏不知人”，用“茯苓白术汤，治冒暑毒，加以着暑湿”，“续与解暑毒药，如白虎、竹叶石膏汤”，又用“消毒丸治中暑烦渴、眩晕、寒热”，“宜常服大黄龙丸以去其暑毒”。并认为，“积热者，脏腑燥也。多因精血既衰，三焦烦壅，复饵丹石酒炙之属，致肠胃蕴毒，阳既炽盛，阴不能制，大便秘涩，小便赤淋，口苦咽干……”，指出“夫中蛊毒者，令人心腹绞痛，如有物啮，吐下血皆如烂肉，若不即治，食人五脏即死……治之亦有方，丹砂圆”。创制了解毒圆、清暑圆、兼金散、龙石散、丹砂圆、矾灰散、如神散等攻毒、解毒方剂。

张子和著《儒门事亲》论病首重邪气，主张治病以祛邪为先，善用汗、吐、下三法治疗急、难、重症。他将发汗剂分成强者用败毒散等，弱者用逼毒散等，对风寒湿痹、小儿惊风等疾病以发汗法祛风排毒，尤其用砭刺发汗为后世开了先河。对凡肠中一切有痰核，主张用吐法以吐为快，迅找病根，反对养痈为患。对暴病卒痛邪实，用峻下法，认为药性有毒之急方可以夺病之大势也。对疑难病症，尤其是湿邪、积聚等，主张用攻下法。更为重要的是张子和在古今众说纷纭的“药邪致病”方面，明确提出“药毒”一词，认为药本身可致病，或者运用不当也可造成疾病，即这种“药毒”除可直接导致疾病外，还可因误服药物、炮制不当、误用燥热、滥用补法等均对人体造成危害。“凡药皆有毒也，非止大毒，小毒谓之毒，虽甘草、苦参，不可不谓之毒，久服必有偏胜，气增而久，夭之由也。”（《儒门事亲·推原补法利害非轻说十七》）

朱丹溪著书甚多，其在《丹溪心法》中论对疱痈诸疾的治疗，主张内外兼治，而尤以调整脏腑，使毒外发之内托法为之。论痘疹指出痘疹之毒根于里而透于表，痘疹所发，由里出表，因而治宜解毒、和中、安表。指出痘疹症状虽与伤寒相似，而疮疹治法实与伤寒不同。伤寒所传，从表入里，痘疹所发，从里出表，盖毒根于里，若下之则内气一虚，毒不能出，而返入焉，由是土不制水；黑陷者有远毒发于表，若汗之则荣卫一虚，重令开泄，转增疮烂，由是风邪乘间变证者有之。

明代太医院设有“大方脉、妇人、小方脉、口齿、咽喉、眼科、针灸、祝由、接骨、按摩、金镞、伤寒、疮疡”等13科。薛己在六科方面均有建树，撰有《外科枢要》《内科摘要》《妇科撮要》《口齿类要》《疠疡机要》《正体类要》，对毒邪学说和攻毒疗法有一定贡献。他在《口齿类要》中将喉痹分为阳毒、阴毒，阳毒属火，用阳毒诸方汗之，或用仲景桔梗汤治之；阴毒属阴湿，可汗之或以半夏桂枝甘草汤治之；并介绍杨梅疮毒合并喉痛用萆薢汤，四物汤加萆薢、黄芪而治愈。在《外科枢要》中对疮疡59证的病因病机多以毒邪论述，并记载了用托里消毒散、清热消毒散、黄连消毒散等150首方剂治疗外科疮疡之证，还介绍了用砭法治疗丹毒疔疮、红丝走散、死血痈、喉肿乳蛾、穿牙毒等证，很有现实意义。在《疠疡机要》中引用了张子和的汗法，并认为治疗“毒蕴结于脏，非荡涤其内则不能痊”；“若毒在外者，非砭刺遍身患处及两臂腿腕、两手足指缝各出血，其毒则必不能散”；“若表里俱受毒者，非外砭内泄，其毒决不能退”，共记载了治毒的方剂112方。在《正体类要》中主要介绍骨伤科，如扑伤、坠伤、金伤、破伤风、烫火伤，及引起的并发症，并将以上诸证统归为火毒证，介绍方药60首和64种病证的医案，对后世外科学启发较大。

李时珍所著《本草纲目》在主治卷中列诸毒专章，记载治金、石毒（如砒石毒、硇砂毒、硫黄毒、雄黄毒、石英毒、生金毒、生银毒、钟乳毒、礜石毒、丹砂毒、轻粉毒、石炭毒、锡毒、铜毒、铁毒、土坑毒气），草、木毒（钩吻毒、射罔毒、乌头毒、附子毒、天雄毒、蒙汗毒、鼠莽毒、羊踯躅毒、狼毒毒、防葵毒、莨菪毒、山芋毒、苦瓢毒、大戟毒、甘遂毒、芫花毒、仙茅毒、藜芦毒、瓜蒂毒、半夏毒、天南星毒、桔梗毒、巴豆毒、桂毒、漆毒、桐油毒），果、菜毒（蜀椒毒、面毒、烧酒毒、豆粉毒、莴苣毒、水芹毒、水莨菪毒、野芋毒、野菌毒），虫、鱼毒（河豚毒、黄鲿鱼毒、鳝鱼毒、蟹毒、鳖毒、马刀毒、虾毒、斑蝥、芫菁、地胆毒、樗鸡毒、土鳖虫毒、蓝蛇头毒、水虫毒），禽、兽毒（诸鸟肉毒、雉毒、鸡子毒、鸩毒、六畜肉毒、牛肉毒、独肝牛毒、马肝毒、猪肉毒、狗毒、猪肝毒、肉脯毒），以及解蛊毒的中药160多种，对有毒中药及攻毒疗法的研究和发展做出了较大贡献。

陈实功所著《外科正宗》汇集唐至明时期的外科大成，对外科127种证候多以“毒邪”立论，在治疗上主张以攻毒泄毒为第一要务，临床上将外科疮疡痈疽分为阴阳和半阴半阳之证，且以“表里、寒热、虚实、邪正、新久”治之。毒在皮肤，用汗法解散皮肤之毒。毒在骨髓，用泄法通利大小二便以泻胃中之毒。毒在内者，以补托生肌或托里消毒法，且要掌握治疗时机，如疮之初起，以升发为主，宜托里以速其脓，忌用内消攻伐之法；溃脓之后，宜用托药不可用内消。邪毒在里，急用寒凉攻剂，内热者，宜加消毒之剂，便秘燥者必须通利相宜。全书创制和记载治疗外科疾病方剂400余首，有许多方剂如荆防败毒散、黄连解毒汤、托里消毒散、阴毒内消散、阳毒内消散、蟾蜍丸、紫金膏、神妙拔毒方、太乙膏拔毒方等备受后世医家青睐。另外，陈氏在重视内治强调外治的同时，对灸法也有独到的研究，他认为“艾火拔引郁毒透通疮窍，使内毒有路而外发，诚为疮科首节第一法也”，主张“凡疮初起，惟除项之以上，余皆并用艾火”，并记载箍毒、拔毒、束毒、破毒、吸毒、托毒、灸毒，以及汗法、火针法、神灯照法等10余种治毒证之法，其中隔蒜灸、火针、用药箍毒、拔毒及神灯照法现仍在使用，为攻毒疗法做出了较大贡献。

张景岳的《景岳全书》对毒邪学说及攻毒疗法都有较大发挥，尤其是他总结及创制的诸多攻毒方剂及方法对后世影响颇大。如在治疗上根据瘟疫的特点和毒邪的程度分期进行治疗：瘟疫初起，而头痛身热，先宜正柴胡饮或败毒散；若瘟疫头身红赤，宜用瘟疫热毒法；若暑月时行瘟疫，表里俱热者，宜羌活升麻汤；若瘟疫热毒上浮，用普济消毒饮；凡火盛虚烦干渴，宜用绿豆饮或雪梨膏。提倡治疗时毒要用解毒之法：若时毒咽喉肿痛，用葛根牛蒡汤；若时毒表里俱热，用紫葛煎；若时毒在阳明，用柴葛解肌汤；若时毒三阳，用栀子仁汤；若时毒遍行，用普济消毒饮；若时毒血热烦躁，用犀角散；若时毒风热侵袭头面，用犀角地黄汤；若时毒内外俱热，用防风通圣散；若时毒毒肿作痛，用五利大黄汤；若时毒虽盛，宜参芪托里散。并提倡内外兼治：“如头痛有表证者，宜先服人参败毒散一二剂，雄黄解毒散洗患处。用消毒与托里药相兼服之，或毒少轻者，可假药力。若热毒中隔，内外不通，后用托里消毒散解之”。特别提出“若恶毒蕴结于脏腑，非荡涤其内则不能痊。若毒在外者，非砭刺遍身患处及两臂腿腕、两手足指缝出血，其毒必不能散。若表里俱受毒，非外砭内泄，其毒决不能退。治疗脑疽，毒甚也，用除湿消毒，隔蒜灸之，更用解毒药”（《景岳全书·四十七卷》）。他还提出用放血及隔蒜灸之法治疗疠风：“瘟疫六七日不解，以砭针刺曲池，出恶血……使邪毒随恶而出，亦最捷之法”（《景岳全书·杂证谟·瘟疫》）。张氏还特设

“搜毒煎”解痘疹热毒炽盛、紫黑干枯、烦热便结纯阳等证；用“透邪煎”治麻疹初热未解之时……；用“连翘归尾煎”治一切无名肿毒、丹毒流注等证；用“当归蒺藜煎”治痈疽疱疹气血不足，邪毒不化；用“消痈散”治痈疽诸毒；用“百草煎”治百般痈毒诸疮；用“螵蛸散”治湿热破烂、毒水淋漓等疮证。《景岳全书·古方八阵》还记载了160个解毒、消毒、追毒并治各种毒证的方剂，以及巴豆、附子、乌头、钩吻、半夏、砒石、藜芦、雄黄、斑蝥等有毒中药中毒的解救方法。另又设蛊毒专章及验蛊毒之法、灸蛊毒法、治蛊毒之法、隔蒜灸法、蜞针法（蚂蟥）、神仙栽接法、砭法等10余种排毒法，为攻毒疗法增加了十分丰富的内容。

杨栗山所著《伤寒瘟疫条辨》全面继承了吴又可的瘟疫学说并有所发挥，如在论述“杂气”时，阐明了空气和水的污染是导致瘟疫流行的重要环节；认为瘟疫发则邪气充斥奔返，皆毒火也；制订以升降散为代表的清热解毒治疫方15首。其在治疗上主张早期即以清热解毒为主；毒邪在里，用解毒承气汤等；若疫毒内结血分，用大复苏饮；若温病蓄血较甚，用大清凉散或犀角地黄汤合泻心汤；谵语、大便黑者，以解毒承气汤加夜明砂、桃仁、穿山甲、牡丹皮；阳明蓄血发狂者，用黄连解其毒。以上均有一定临床价值。

余师愚在《疫疹一得》一书中力主火毒疫之说，认为“瘟即曰毒，其为火也明矣”，“疫乃无形之毒”，“毒火盘踞于内”，在治疗上创制清瘟败毒饮，重用石膏，以清胃火；根据火热毒邪的大小以及侵犯部位不同，列清瘟败毒五十二证，选石膏、知母大清阳明气分热毒。现代临床证实，清瘟败毒饮对乙型脑炎、脑脊髓膜炎、流行性出血热等急性传染病及热毒斑疹，效果较为显著，对近年来流行的埃博拉病毒、出血热、登革热、寨卡病毒病的防治有很好的借鉴指导作用。

高秉钧对攻毒疗法颇多建树，在所著《疡科心得集》中提出“毒攻五脏说”，“毒入心则昏迷，入于肝则痉厥，入于脾则疼胀，入于肺则咳嗽，入于肾则目暗手足冷”。根据湿火湿热毒邪客于人体上、中、下的不同而分别论治，客于上部用牛蒡解肌汤，客于中焦者用黄连泻心汤或温胆汤，侵于下部者用萆薢化毒汤。其认为疔毒虽有三十六种之别，其害则一，宜以败毒为主，常用银花解毒汤，为后世所借鉴。

王洪绪在《外科全生集》中一改前人疮疡皆热之论，主“毒”即是“寒”之论，提出“解寒而毒自化，非麻黄不能开其腠理，非肉桂炮姜不能解其寒凝”，认为流注、井泉疽、孔毒根等皆为阴毒之证，并介绍了移毒法、移山过海散、赶毒散等治疗方法和方剂，丰富了外科学的治疗。

张锡纯的《医学衷中参西录》开创了中西汇通之路，对中医的“以毒攻毒”理解较为透彻，并开创了中西药并用，或使用西医解释药理的先河。张锡纯指出：“西人对紧要传染之证，皆以扑灭毒菌为务。然其扑灭之法，惟知以毒攻毒，而不知用化毒之药，使毒菌暗消于无形。至于补正以胜毒，尤非西人所能知也。所谓以毒攻毒者，上所录之西药是也。遇身体壮实者，服之幸可救愈。若其身体本弱，吐泻又至极点，有奄奄欲脱之势，非补正以胜毒，与化毒之药并用不可。”此外，张锡纯亦善用以毒攻毒之法治病，如创治疗霍乱证的急救回生丹、卫生防疫宝丹，治痢疾的解毒化生丹、天水涤肠汤，治花柳毒淋证的毒淋汤、消毒二仙丹、朱砂骨湃波丸，治疗瘟疫及阳毒发斑的青盂汤。其用水蛭为主的理冲丸治妇女经闭不行，用朱砂、清半夏为主的加味磁朱治痫风，用童便送朱砂治霍乱吐泻……至危之候入心以解毒，又引以童便使毒气从尿道泻出。其对研究和发展攻毒疗法做出了较大贡献。

综上所述，攻毒疗法肇始于《周礼》《淮南子》《五十二病方》，丰富于《黄帝内经》及《神农本草经》，历经华佗、张仲景、王叔和、孙思邈、许叔微、陈言、张子和、朱丹溪等名医探索和实践，在薛已、张景岳、陈实功、李时珍等伟大医学家的总结下，经陈司成及杨栗山、余霖、高秉钧、王洪绪等诸多医家不断补充及发挥，再通过清末张锡纯中西医汇通，为攻毒疗法的形成和发展奠定了基础。然而受历史条件的限制，这种疗法及经验都散在于各医家的学术著作中，虽然内容很丰富，但没有形成以辨证论治为核心的学术理论体系。随着现代医学的发展尤其是病原微生物学及传染病学理论的引入，我们相信其会在中西医结合治疗疾病尤其是疑难病方面产生积极且不可估量的影响。

（杨仓良　杨涛硕　杨佳睿）

第三节　攻毒疗法作用机理

疗法，是医治疾病的方法的简称，任何疗法均有其作用原理，攻毒疗法就是利用药物的毒性来攻击或遏制、祛除或解除病原菌（毒邪）毒性或毒力的一种疗法。

攻毒疗法的作用机制，既适合于中医毒理学，又适用于西医毒理学。

一、中医学

（一）毒理学：毒理即药物毒性作用的原理

1. 有毒成分即有效成分

大多数有毒中药的有效成分即有毒成分，而且呈现毒性愈大作用愈强的现象。例如，马钱子能通经络、强筋骨、消结肿，其主要成分为士的宁，对整个中枢神经系统有兴奋作用，药理研究证实士的宁治疗剂量对脊髓有明显的兴奋作用，中毒剂量可出现强直性惊厥。士的宁能提高延髓内血管运动中枢、呼吸中枢、咳嗽中枢的兴奋性，小剂量士的宁能加速皮质的兴奋过程，接近中毒剂量的士的宁在短暂提高兴奋过程后，即发生超限抑制现象。所以，马钱子的关键成分为士的宁，在治疗量时即产生药理治疗作用，而在中毒剂量时，则出现强直性痉挛、大脑皮质抑制等。士的宁既是有效成分，又是有毒成分，因此，临床使用马钱子，当引起轻度中毒症状时才获显效，就是由于有效成分与有毒成分为同一种成分所造成的。另外，如附子、川乌、草乌的乌头碱，巴豆的巴豆油，细辛的挥发油，麻黄的麻黄碱，洋金花的生物碱，瓜蒂的甜瓜毒素，闹羊花的木毒素，大黄的大黄蒽醌衍生物，这些物质均属于既是有效成分又是有毒成分的范畴，而且呈现含量愈高作用愈显著、毒性愈强的现象。所以，我们要用“适合”的手段利用这种毒性来治疗疾病尤其是顽固性疾病。

2. 有些药物的毒理毒副作用，可以用来治疗疾病

眼镜蛇和蝮蛇均属蛇类中毒性很强的蛇，咬伤人后能立即使人中毒甚至死亡。其毒液的主要成分为神经毒素及出血因子，人被咬伤后，咬伤部位流血不止，全身广泛出血。但近年来有人则根据蛇毒的溶血作用，对蛇毒进行分离和提取，用来溶解因凝血机制增高引起的脑血栓、脑梗死、冠心病等心脑血管疾病，取得显著疗效。例如，某些峻下逐水药及泻下药，其毒副作用就是腹泻、小便增多等。若便秘或肠梗阻用此类药即可起到泻下及利尿作用，从而使其毒副作用发挥药理治疗作用。又如，可引起呕吐的黎芦、瓜蒂、白矾等药物，在临床需要催吐时，其毒副作用又变为有益的正性作用。

（二）药物的偏性即为毒性，要利用其偏性来治病

中药治病的基本原理，在于利用药物各自具有的特性，即偏性，来调整人体内的邪正消长，阴阳盛衰，从而起到祛除病邪、消除病因、协调脏腑的功能，以恢复机体阴阳平衡的作用。而药物的偏性（又称偏胜性）主要有四气、五味、升降浮沉、补泻、归经、有毒无毒等。而这些偏性又以四气、五味和有毒无毒尤为重要。

人类医疗活动的主要目的有两个方面，一方面促使人体机能得以正常活动，使人能健康长寿，称为保健，中医认为要用上品无毒的药物补之；另一方面则使患病的机体得以治疗并逐渐恢复，又称为治疗，中医认为要用下品或中品有毒的药物治之，即“疗寒以热药，疗热以寒药；饮食不消，以吐鬼注蛊毒，以毒药；痈肿疮瘤，以疮药；风湿，以风湿药。各随其所宜”。

一般而言，疾病愈急、愈重、愈顽固，愈难治，其所感染的毒邪愈强、愈多。从药物而言，大凡作用愈显著的药物，毒性愈强。故对一些邪毒亢盛或顽固难愈的沉疴之疾，首选应是毒药，起码也需在他药疗效不佳时选用有毒中药。所以《医学问答》认为“夫药本毒物，故神农辨百草谓之尝毒，药之治病，无非以毒攻毒，以毒解毒……”张景岳也说“药，谓草木虫鱼禽兽之类，以能治病，皆为之毒”，“大凡可避邪安正者，均可称之为毒药”，“药以治病，因毒为能”。《药性指归》也说“气之毒者

必热，味之毒者必辛”。可见古人早已认识到，凡治病必须用毒药，必须利用药物的偏性来治病，而这种偏性主要指毒性及四气、五味。

（三）“毒邪致病”学说

中医虽然强调风、寒、暑、湿、燥、火“六淫”及七情内伤等致病作用，然而，笔者认为，自然界气候变化及地理环境所表现出来的“六气”过度（即“淫”）不一定致病，只有在夹杂毒时，这种“气”才会产生毒力，才会对人具有致病性，所以笔者认为，“无毒不致病，无毒不发病”，百病皆为“毒”所致。这种毒可归纳为，“风毒、寒毒、湿毒、热毒、燥毒、痰毒、瘀毒、虚毒”等八毒。其中风毒、寒毒、湿毒、热毒、燥毒主要为外来之毒，但也可内生；痰毒、瘀毒以内生为主，但也可由外来之毒转化而成；虚毒是机体一种病理状态，是内部存在的，由内而生，但也可夹杂外来之毒，是虚实并存，虚与毒共存的一种病理现象。

对于这种凡病皆由毒所致的病因病理状态，当然要采用以祛除或遏制毒邪为主要目的的治疗手段，而这种手段以利用有毒药物毒性来进行治疗十分切合病机病理，故针对性强，疗效好。

二、西医学

（一）病原微生物的毒害作用

众所周知，微生物广泛分布于自然界，无处不在；也广泛存在于人类机体中，例如，皮肤、黏膜及各种腔道均有大量的微生物存在，尤其是细菌与人类的关系最为密切。微生物的种类繁多，包括病毒、细菌、衣原体、立克次体等。没有毒力的称为非致病性微生物；有些微生物具有毒力，对人体有害，称为致病性微生物，也称病原微生物（或病原菌）。这些致病的病原菌之所以对人体能造成危害，主要是他们能产生许多致病物质，其中主要的致病物质就是毒素。毒素又分为外毒素和内毒素。外毒素，是病原微生物在生活过程中分泌于菌体外的一种蛋白质，如白喉毒素、肉毒毒素等，其毒性极强。内毒素是磷脂、多糖、蛋白质的复合物，存在于细胞壁中，细菌裂解后被释放出来，许多细菌都有内毒素。还有一种致病物质为热原质，许多细菌能产生耐热的物质，称热原质，能引起发热反应（亦称热原反应）。

另一类对人类危害较大的致病微生物为病毒。病毒虽不产生内外毒素，但本身毒力不但可直接杀死受传染的宿主细胞，还可引起机体一系列反应，如所产生的抗原抗体复合物可使机体的细胞被破坏或损伤，可造成组织器官损伤、发热等免疫反应。而且病毒容易变异，因而给预防及治疗造成很大困难，而现在用于抗病毒的药物很少，而且疗效不稳定。

其他病原微生物如衣原体，能产生一种红细胞凝集素，这种物质亦能对人体造成极大危害。立克次体也含有高度特异性毒素。支原体、螺旋体、真菌、放线菌，亦是靠产生毒素或与机体产生抗原抗体复合物或破坏物质而致病。此外，疟原虫、蠕虫感染也可释放出内毒素。

（二）非病原微生物的毒害作用

1. 内毒性造成的危害

对于一些代谢性疾病，虽无致病微生物的毒害作用，但也与“毒”有关。如糖尿病，长期的高血糖对全身众多组织细胞的损伤作用称为“糖毒性”；高脂血症中增高的循环游离脂肪酸可引起脂代谢紊乱，对人体各组织造成的危害及并发症形成则称为“脂毒性”；由于高尿酸血症对人体各个系统造成的影响则称为“尿酸毒性”等。这些都属于内毒性危害。此外，食物在体内代谢后的废物，如自由基、吲哚、硫化氢等，也属于内毒性物质。

2. 化学性毒素

近代化学工业的发展使生产环境和生活环境普遍存在化学物质污染，大气与水源中的污染物，通过呼吸及进餐侵入人体。其他如汽车尾气、煤气、灰尘等均可被吸入人体内，并立即引起毒害，或蓄积引起毒害。还有如铅、铝、汞等重金属，进入人体后可致癌、致畸胎、致突变，并引起一系列毒性损害。此外，环境中微量元素和矿物质在体内富集或缺损，也可引起某些疾病。

3. 饮食性毒素

如粮食、蔬菜、水果中的残留农药、生长素等，饮食中的防腐剂、添加剂，对人均有一定毒害。此外，还有酒类亦可产生毒害作用。这些均属于饮食性毒素。

4. 物理性毒害

包括电离辐射和热辐射，对人体健康亦可能造成直接损伤或诱变遗传效应。此外，烟草含有烟碱（尼古丁）等毒性物质，毒性较大，对心脏、肺脏皆有毒害作用。

从以上不难理解，人类被微生物所包围，许多微生物又有致病作用，其致病作用靠的是毒力，一些非致病菌引起的疾病亦是由内毒性造成，一些已知或未知的疾病也逐渐发现与病毒或毒素有关，这就要求用祛毒或攻毒的方法进行治疗。

另外，一些药理实验证实，大部分有毒中药均有抗菌及抗病毒作用，虽然药理实验很难对 900 多味有毒中药进行一一试验，但可以推理得知，能引起人体中毒的物质必然对病原微生物或多或少具有杀灭或抑制作用，所以，我们也可把有毒中药称之为广谱抗生素或抗病毒药。从这一角度来看，攻毒疗法的应用前途将十分广泛。

此外，许多疑难病现在逐渐被发现与病毒有关，如艾滋病、传染性非典型肺炎等传染病，皆与病毒有关。而自身免疫性疾病大多与病毒有关，如类风湿关节炎、强直性脊柱炎、系统性红斑狼疮、干燥综合征、白塞综合征、皮肌炎、系统性硬化症、结节性红斑、过敏性紫癜、血管炎、成人斯蒂尔病等多与病毒感染有关。所以，中医强调审因论治，解决了毒这个病因病机，就会对治疗产生有益的作用。

（杨仓良）

第四节　攻毒疗法的使用原则

攻毒疗法是一种作用峻猛、疗效显著的治疗方法，又是一种副作用较大，存在一定安全隐患的独特疗法。临床既需要一种“敢于攻克顽症，向毒药要疗效”的大无畏精神，又要有一种“小心求证，谨慎使用”的严肃态度。为了将本疗法使用好，应遵守以下 10 条原则。

1. 果断应用，勿畏其毒

是药物必有一定的偏性，必然会在消除病理因素的同时，对正常组织产生一定的影响，只是影响程度大小不同而已。一般而言，消除病理因素的作用愈强，对正常组织的危害就愈大。以西药而言，抗生素、激素可谓西医之要药，但其不可避免的严重副作用、毒性反应、过敏反应（甚至休克、死亡）、菌群失调、水钠潴留、降低机体抵抗力等，并未使之淘汰。洋地黄对心脏有一定的毒性，但却是治疗心力衰竭的主要药物。就连维生素、葡萄糖类营养药现今亦认为用多必有害。又如中药，历代均认为人参、黄芪、甘草为补养佳品，但近年来却时有人参服用中毒或死亡的报道；黄芪可致腹胀、失眠；甘草可致水肿等。可见药即为毒，用之得当，即为“药”，用之不当，即为“毒”。所以，在临床使用时，大可不必过多顾虑其毒，而应以病情需要为前提，在病情需要时要果断应用，何况毒药的毒性并非无法避免，如炮制得法、合理配伍、煎煮得当，均可减弱毒性，降低副作用。尤其是在治疗疑、难、奇、顽、怪、瘀、痰等病时，一般平剂轻药不能奏效时，就要考虑选用性猛而作用强的有毒中药，方能一鼓作气而克之。所谓“药弗瞑眩，厥疾弗瘳”，其意也在于此。切不可在大病之前，左右徘徊，犹豫不决，因畏其毒而坐失治病之良机。

2. 以毒攻毒，有故无殒

中医早有“五毒攻之”及“以毒攻毒”的观点，临床实践证明，对于因毒邪而引起的某些疾病，如疮疡肿毒、疥癣癞风、恶性肿瘤等，用剧毒药物往往能收到良好的治疗效果，而他药则不及。故对于凡由毒邪亢盛所致疾病，当首选有毒中药以达以毒攻毒、以毒解毒之治疗目的。而对于非毒邪所致疾病，因中医有“有故无殒”之说，即药只要用得对证，也不会损伤身体。所以在辨证准确，病情需要时，也可考虑使用有毒中药。

3. 顽证多用，但忌滥使

一般对于顽疾怪症，可优先考虑使用有毒中药，但在疾病早期，应尽量选用性质平和的中药治疗，在经较长时间使用效果不佳时，再考虑配合应用毒药以提高疗效。同时，我们强调，中医治病方法很多，临床不乏简、便、验、廉之疗法，亦可先用之，无效时再使用有毒中药。此即既要敢用，又不可滥用之理。

4. 实证需攻，虚证宜慎

对于各种原因，如邪热炽盛、食积胃肠、痰阻经络、血瘀于内、饮停胸胁等所致邪盛正强之实证，则需用攻的方法方能见效。但由于毒药易伤人正气，对于正气虚损之虚证，易致虚上加虚，所以应慎用或不用。如必须使用时，则需掌握攻补兼施，或先攻后补，或先补后攻的原则，以确保无虞。

5. 克伐勿过，顾护胃气

《黄帝内经》云："大毒治病，十去其六，常毒治病，十去其七，小毒治病，十去其八，无毒治病，十去其九……勿使过之，伤其正也。"可见有毒中药有峻烈克伐之弊，在治疗时不应克伐太过，且应在治疗的同时，考虑保护正气。如张仲景之十枣汤，虽大戟、芫花、甘遂三药有毒，且性峻烈，攻邪必伤正，但以大枣之甘平，益气护胃缓和峻药之毒，可以减少药后反应，使邪去而不伤正。

6. 合理配伍，注意用法

合理的配伍不但可以减少有毒中药之毒性，还可提高疗效，所以古今医家无不十分注意。如《神农本草经》中曾提到"若有毒宜制"。所谓"制"，就是监制之意，通过合理的配伍来制其毒性。附子有毒，"俗方每用附子，须甘草、人参、生姜相配者，正制其毒也"(《本草经集注》)。《伤寒论》里常见附子与甘草配伍，如四逆汤、甘草附子汤等。除此以外，毒药的煎服方法亦很重要。如乌头、附子强调先煎久煮，《金匮要略》中的乌头汤、大乌头煎，都是"以水三升，煮取一升，去滓，又纳蜜煎中，更煎之"。在用量上，亦应讲究，"若用毒药疗病，先起如黍粟，病去即止。不去，倍之，不去，十之，取去为度"(《神农本草经》)。这是服用毒药的一个基本原则。同时，毒药的使用要因人而异。如《伤寒论》中三物白散内有巴豆，张仲景强调"强人半钱匕，羸者减之"；服大乌头煎时，"强人服七合，弱人服五合。不瘥，明日更服，不可一日更服"。这些均为毒药使用的宝贵经验，可借鉴之。

7. 中病即止，不可久服

一般而言，有毒中药服后有立即中毒的（急性中毒），如乌头、附子、巴豆一类；亦有服用一段时间后蓄积而中毒的（慢性中毒），如朱砂、雄黄等矿物药；有些药本为小毒或无毒，但如服用过久，亦可产生从量变到质变的中毒损害，如苦杏仁、桃仁、郁李仁等内含苦杏仁苷，在微量情况下无明显毒性，如果蓄积到一定量，则可引起毒性反应。这就要求治疗时用毒药要适可而止，中病即止，或改用丸剂，或减量，以防中毒。此即古人所谓“取去为度”(《神农本草经》)、“衰其大半而止”(《黄帝内经》)之意也。

8. 提倡外用，创制新药

中药传统的服用方法，多为汤剂或入丸、散，虽有治疗范围广、服用方便、吸收快等优点，但却有中毒等弊端。起源于民间，兴于明末清初的中医外治法却有许多可取之处，将药物敷贴于穴位或相应部位，经研究认为可提高药效数十倍，因而宜提倡之。毒药治病，尤其适合于药物敷贴法，使用后不但疗效好，而且较内服法安全，一旦出现中毒，可及时清除毒物，尽快解救。故临床使用毒药，尤其是一些性猛之剧毒药品，首当使用外敷法，在不效时再考虑内服。此外，随着中医药与现代医学研究的相互结合，临床不乏将毒药提取、制备之药物新剂型，使用安全可靠，疗效确切。临床当提倡改革药物新剂型，提倡使用此类药物，切不可死抱“传统”之法不放也。

9. 妊娠禁忌，羸弱慎用

一般而言，毒药均具有堕胎，造成难产、滞产、畸胎或畸形，伤害胎儿，影响胎儿发育，影响母体健康等副作用，临床当慎用或禁用。其中如巴豆、斑蝥、雌黄、大戟、地胆、附子、干漆、藜芦、虻虫、牵牛子、水蛭、水银、桃仁、天南星、天雄、蜈蚣、乌头、芫花、芫菁、皂荚等毒药尤属禁忌，其他毒药亦应慎用或不用。妇女在哺乳期亦当忌用有毒中药，以免影响婴儿的身心健康。对于老年人、幼儿、儿童及一切羸弱之人，临床使用毒药亦当谨慎，一般可用可不用时尽量不用。

10. 未毒先防，掌握救治

临床在使用有毒中药时，要求医者一定要对该药的药性、毒性及中毒后的异常反应有全面了解，并掌握救治的方法。使用前应做好预防工作，如嘱咐患者如何煎煮，怎样服用，服后有何反应，怎样自行处理和救治等；对于门诊服药者，尤其是重病患者，服药期间及服药后 4 ～ 6h 内，身边要有人护理，以防中毒事故的发生。

总之，合理使用有毒中药且收获良好的治疗效果，是件讲起来容易，但做起来难的事情，不是一朝一夕能办到的，需要“刻苦钻研”的学习态度，“科学严谨”的工作作风，“勇于探索，不怕风险”的进取精神，以及前人十分丰富的使用经验，如果我们能认真学习，细心体会，相信一定能把“攻毒疗法”使用好。

（杨仓良）

第五节　攻毒疗法的配伍

攻毒疗法主要采用中药内服进行治疗，故合理的配伍、适宜的用量、恰当的用法十分重要。本疗法以中药配伍原则为基础，融合《周易》及“奇门遁甲”学说，结合中医归经学说，从而形成攻毒疗法的组方配伍原则。

一、组方原则

（一）以中医“天人合一”思想为基础制定“诊疗方案”

中医的理论核心之一为天人相应观，认为天与人“相互为用”“规律相通”“结构类似”，这种人和天地统一的本源和属性的“天人合一”思想奠定了攻毒疗法的诊疗方案原则，即以《周易》“八卦理论”为基础，在先天八卦图四方四隅方位上用药，称为“八卦九宫”组方原则，从而摒弃了传统中医“君臣佐使”的组方原则。

中医认为人与天的结构类似，这种类似表现在人的身体体现了天地的结构，如《灵枢·邪客》说：“天圆地方，人头圆足方以应之，天有日月，人有两目，地有九州，人有九窍，天有风雨，人有喜怒。”人体仿佛是天地的缩影，这种思想包含了现代生物全息的科学道理，即生物体的任意相对独立的部分都和整体上所相应的部位具有较大程度的相似性，而且呈现相互为用、相应变化、相互通用，并有一定的共性运动规律。中医的整体理论体系根源于《周易》学说，这种“天人合一”观点与《周易》的“宇宙是一个大八卦，人体是一个小八卦，小八卦又分为无数个小八卦”观点十分吻合，因而为攻毒疗法选方用药提供了理论依据。

（二）以八毒辨证法为依据“选将遣兵”

毒邪学说将所有毒邪所致毒证分为“风毒、寒毒、湿毒、热毒、燥毒、痰毒、瘀毒、虚毒”等八种类型，根据中医寒者热之、热者寒之、风者祛之、湿者泄之、燥者润之、痰者化之、瘀者逐之、虚者补之的原则进行“选将遣兵”。

将药，即主要药。选择治疗病因或主证，起攻毒功效的有毒中药为主药，也就是“君”药。

兵药，即辅助药。选择对将药起辅助治疗作用的无毒中药为辅助药，也就是“臣、佐、使”药。

（三）以太极八卦理论为核心“排兵布阵”

《周易》学说认为，天是一个大八卦全息，人体各个局部又是若干个小八卦全息，从而形成了无数个八卦全息。中医“天人合一”的观点认为，“人与天地相应”（《灵枢·邪客》），这种相应主要体现在人与天规律相通、人与天相互为用、人与天结构类似三个方面，从而认为人体是天地的缩影。这说明中医天人合一观点与《周易》学说基本吻合。而《周易》八卦又分为先天八卦和后天八卦，攻毒疗法取用的是先天八卦数。

先天八卦的理论核心是阴阳学说，即乾天为阳，坤地为阴，阳气由震、离、兑而升，至乾而极，阴气由巽、坎、艮而降，至坤而极。

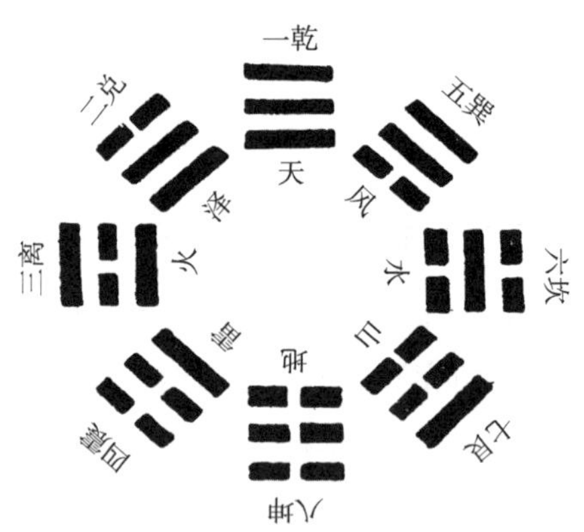

图 2　伏羲先天八卦图

上图即称为“伏羲八卦方位图”（见图 2）。其卦序理论依据为《说卦》：“天地定位，山泽通气，雷风相搏，水火不相射。”这是方位的理论依据。《系辞》：“易有太极，是生两仪，两仪生四象，四象生八卦。”（见图 3）这是其次序产生的过程，是宇宙形成的过程，这个过程又自然形成一个次序，即乾为一，兑为二，离为三，震为四，巽为五，坎为六，艮为七，坤为八，自得其数，其卦象又与其他八种征象象征物相关，如乾卦，居南方，象天，主大肠、首，属金；兑卦，居东南，象泽，主肺、口，属金；离卦，居东方，象火，主心、心包、目、小肠，属火；震卦，居东北，象雷，主肝、足，属阳木；巽卦，居西南，象风，主胆、股，属阴木；坎卦，居西方，象水，主肾、膀胱、耳，属水；艮卦，居西北，象山，主胃、手，属阳土；坤卦，象地，主脾、腹，属土。因此，先天数字产生就是以世界的本质为源头的，先天八卦代表宇宙空间，其卦序是固定的，是永远不变的，是天地自然之象的模拟图（见图 4）。

<table>
<tr><td>八</td><td>七</td><td>六</td><td>五</td><td>四</td><td>三</td><td>二</td><td>一</td></tr>
<tr><td>坤
☷</td><td>艮
☶</td><td>坎
☵</td><td>巽
☴</td><td>震
☳</td><td>离
☲</td><td>兑
☱</td><td>乾
☰</td></tr>
<tr><td colspan="2">⚏
太阴</td><td colspan="2">⚎
少阳</td><td colspan="2">⚍
少阴</td><td colspan="2">⚌
太阳</td></tr>
<tr><td colspan="4">——
阴</td><td colspan="4">—
阳</td></tr>
</table>

图 3　先天八卦次序图

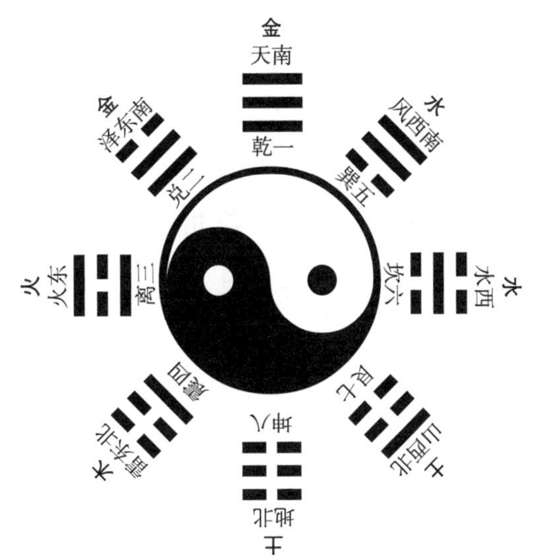

图 4　先天八卦方位图

（四）以象数理论为基础设立“八卦阵形”

《周易》之象数，是数理和哲理的结晶。象，是宇宙万物的阴阳之象，数，是宇宙万物的阴阳之数，象是数的物质基础，数是象的抽象思维。八卦每个卦象均含有一定的数，故曰“象以定数，数以征象”（见图 5）。

卦画	歌诀	卦数	自然	基本功能属性	五行	人体	家庭关系
☰	乾三连	1	天	健	金	大肠，首	父
☱	兑上缺	2	泽	悦	金	肺，口	少女
☲	离中虚	3	火	丽	火	心，目	中女
☳	震仰盂	4	雷	动	木	肝，足	长男
☴	巽下断	5	风	入	木	胆，股	长女
☵	坎中满	6	水	陷	水	肾，耳	中男
☶	艮覆碗	7	山	止	土	胃，手	少男
☷	坤六断	8	地	顺	土	脾，腹	母

图 5　八卦与五行、数字及脏腑的关系

（五）以奇门遁甲九宫图理论为基础设“九宫方位”

“九宫图”来自古代文化的一种神秘的“奇门遁甲”，是以易学阴阳数术为原理，八卦《洛书》九宫为布阵，天干甲子为格局的一种占测术。相传黄帝战蚩尤于涿鹿，梦天神授束符，而命风后研究奇门，而成“奇门遁甲”，后由张良、诸葛亮、刘伯温等实践研究而建功。自古以来，“奇门遁甲”被用于军事、人事和天象，受到历代军事家、社会活动家的高度重视。自《黄帝内经》开始被引入中医学，设“九宫八风”篇讨论自然界气候的常与变对人体造成的影响，成为研究现代气象学的客观资料。攻毒疗法首次将“奇门遁甲”九宫格引入中医攻毒疗法治疗方案中来，将八卦图与九宫图融为一体，并作为中药剂量的参考依据（见图 6）。

（六）将八卦与九宫相融合形成“八卦九宫阵”

先天八卦图的象数：先天八卦图四方四隅方位对应人体大肠、肺、心、肝、胆、肾、胃、脾，从而形成八卦阵形。

九宫格的象数：根据“奇门遁甲”的九宫图，设立中宫位，一般以 9 为中宫的基数，9 为“易经”老阳之数，洛书的最高数为 9，古代多以 9 为极数，如《素问·三部九候论》:“天地之至数，始于一，终于九焉。一者天，二者地，三者人，因而三之，三三者九，以应九野。”《淮南子》:“上通九天，下贯九野”“九天、八方，中央也。”“九”奇数也，故天地之数，视为“极矣”。所以在八卦的中央九宫格中加一味能四通八达、上下交通、左右相联的中介药（也可选引经药），而且以 9 为基数，从而形成“八卦九宫阵”（见图 6）。

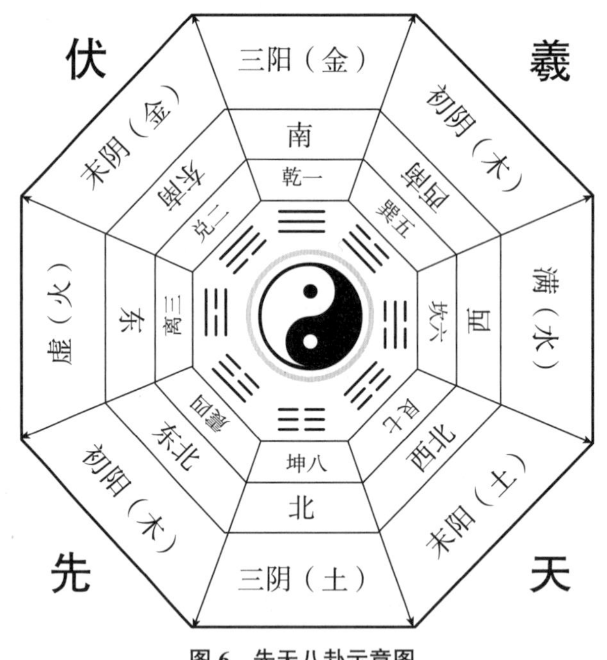

图 6　先天八卦示意图

（将中间太极图变为中宫格，数字 9，周围八卦不变，即为先天八卦九宫格）

（七）根据中药归经学说“选方用药”

中医在长期临床实践中发现一种规律，即人体发生疾病时，体表病可影响内脏，内脏病也可反映到体表，并观察到这是经络发挥了沟通内外表里的特殊作用；同时又总结出一种药效规律，即每种药的功效皆有一定的选择性（现在医学称为靶向），皆对脏腑经络系统有一定功效规律，此规律即中药归经学说，对处方用药及随证用药有广泛指导意义，因而成为本疗法的重要理论依据。如桃仁归大肠经，可入乾位，以 1 为数；黄芩归肺经，可入兑位，以 2 为数；黄连归心经，可入离位，以 3 为数；柴胡归肝经，可入震位，以 4 为数；龙胆归胆经，可入巽位，以 5 为数；熟地黄归肾经，可入坎位，以 6 为数；干姜归胃经，可入艮位，以 7 为数；山药归脾经，可入坤位，以 8 为数；甘草可入十二经，以 9 为数，从而使四方四隅各个方位皆有兵把守，形成八卦九宫方（阵）。

（八）以《周易》象数学说理论为依据确定“处方用量”

我们将中药归经与八卦联系起来，又因八卦之间需要求得平衡，在每味药剂量小数点后加“0”，既代表“g”又代表太极元气能量，表示太极元气浑然之象，代表时间的无限和空间的无限，其基本功能是强化信息波的能量，一般以第一位数 1、2、3、4、5 为基数，进行序增变化，第二位数的 1、2、3、4、5、6、7、8、9 数字不变（见图 7），从而适应病情轻重、病情发展、体质强弱的不同，以便取得对证治疗的目的。

2（肺）	1（大肠）	5（胆）
3（心）	9（中宫）	6（肾）
4（肝）	8（脾）	7（胃）

图 7

横：3+9+6=18　　　　4+8+7=18

竖：1+9+8=18　　　　5+6+7=18

斜：2+9+7=18　　　　5+9+4=18

三横、三竖、三斜皆等于十八。

此上下、左右、四方、四隅的数之和皆等于十八，如上一加下八再加中九，左三加右六再加中九，右上隅二加左下隅七再加中九，右下隅四加左上隅五再加中九,三斜、三竖、三横皆等于十八，以示中医中药平衡之奇妙。

（九）以《周易》的变异理论为依据决定“剂量变换”

象、数、易是《易经》的三宝，象为《易》之体，易为《易》之母，数则为《易》之根。我们依据《周易》“易”的特点，将方中九种药物在阵形不变的情况下，再根据服药后反应或病情轻重对剂量进行增减，往往需要五个步骤。第一步，制定方案，循序推进。根据病情选择先天八卦相应的数为基数，先天八卦数为 0，1，2，3，4，5，6，7，8，再加 9 为中宫，从而形成先天八卦九宫格。第二步，小试锋芒，投石探路。一般在卦数前加 1 即成 10，11，12，13，14，15，16，17，18，19，以试探身体状况及用药后的反应。第三步，兵戎相见，直捣巢穴。在八卦的基数前加 2，即成 20，21，22，23，24，25，26，27，28，29，以最佳治疗量进行针对性治疗，并观察用药反应。第四步，奋力搏击，祛邪务尽。在八卦的基数前加 3，即 30，31，32，33，34，35，36，37，38，39，从而以最大治疗量进行突击性治疗并观察用药反应。最后，可根据病情进行巩固疗效，并要中病即止，此时身体对药的耐受已达到限量，需要巩固疗效并停止加量。一般对幼儿及体弱患者往往需要用基础数量；而对年轻体壮或危、重、顽的患者需要增加至最大量，一般汤剂 40g 为极量，而 40g 以上，则适用于其他剂型，如散剂、丸剂、丹剂、酊剂等。

二、方剂变换

根据疾病的临床变化及特点，使方药能够“衍变”。因为人体患病的病情有轻、重、顽、危之别，患者体质有强、弱、老、幼之分，病程有长、短、慢、急之变，治疗有耐药禁忌之性，故方剂不能一成不变，应根据病情实际情况及服药反应进行变化，这种变化有一定规律。常用变化有下列几种形式。

（一）兵药变换

兵药的更换是在主证不变时，随着次证或兼证的变化加入某种与病证相适应的药物，换去与其不适应的药物，一般方名不变。

（二）将药变换

将药的更换，是在主证发生变化，次证不变时加入某种与病情相适应的药物，换去与主证不适应的药物，一般多将有毒中药作为将药或主药进行替换，方名也要跟着变换。

（三）剂型变换

1. 用法的更换

一般而言，一般疾病，首先适合于汤药，其特点是吸收快、疗效速、用途广，具有较大的灵活性。一般初始用汤剂，待病情稳定后，为巩固疗效，方便使用，可改为丸剂。丸者，具有计量准确，药物吸收满意，作用和顺、缓慢，药效持久等优点。另外，若使用毒性药、贵重药、动物药等，为避免煎煮破坏有效成分，或造成药物浪费，可配制成丸剂。

2. 剂型的更换

风湿病患者多为慢性病，治疗难度大，缠绵难愈，疗程长，且有久服药导致肠胃损伤、肝肾功能不足等特点，也有经济不宽裕等情况，加之汤剂口味苦涩，难以下咽，所以宜用丸剂、散剂、酊剂等。

（杨仓良）

第六节 攻毒疗法的使用注意

攻毒疗法，又称以毒攻毒疗法，虽有疗效显著、作用迅速、功效峻猛等优点，但亦有不少缺点。在使用时要注意以下几点。

一、攻毒疗法有其适应证，要严格掌握

本疗法适用于毒邪亢盛所致疾病，如八毒二十二证、时毒、疫毒等，以及中医顽、疑、难、久等属于狭义之毒的慢性疾病，均可用本法治之；对于有病理损害的属于广义之毒邪的急慢性疾病，也可用本法治之。具体包括现代医学中的传染性疾病、感染性疾病、外科疾病、皮肤疾病、风湿免疫疾病等。

二、攻毒疗法有其禁忌证，要坚决杜绝

凡孕妇、婴幼儿、儿童及老年体弱之人，或心、肝、肾等脏器功能严重不足的患者，要谨慎使用。对有严重胃肠疾病以及胃肠功能吸收差的患者，在使用有刺激性、腐蚀性药物时，要饭后服用。

三、毒药的毒性有大小之别，要注意剂量

有毒中药的毒性分大毒、有毒、小毒三类。一般而言，有小毒的中药仅有副作用和不良反应，一般不会造成病理损害，更不会中毒致死，故可以放心使用，也不必过多限制剂量。而有毒的中药使用不慎可致死，则要谨慎用药，并掌握好剂量及用法，且应中病即止，尤其对心脏有毒性作用的药物要严格注意用法。而有大毒的中药，使用稍不慎，可致中毒或死亡，故要严格按照国家《药典》所要求的剂量使用。

四、毒药的毒性有峻缓之别，要注意用法

部分有毒中药以峻猛取效，有的则以缓图收功，故要注意用法及给药途径。

（一）凡作用峻猛的药剂，应以“汤药法”给药

将一种或数种药物有机配伍组合，加水煎煮到一定时间或浓度，经过滤取汁（汤）饮服的方法，称汤药法。本法具有扶助正气、祛除病邪的功效，其特点是服药后吸收快、疗效强、用途广，又能按照辨证论治的要求随证组方，有较大的灵活性。更重要的是，许多有毒中药通过煎煮加热可使毒性减低，从而起到了减毒增效的目的，有毒植物药更适用于本法。

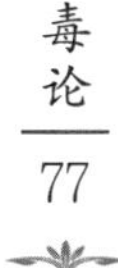

（二）凡需缓图收功，需要长期服用的药物，应以“丸药法”给药

按照中医辨证论治的原则配合组方，并将临床实践已证实行之有效的方药，经加工研成粉末，与液体辅料水、酒、药汁或蜜、面糊、蜂蜡等合剂混合调匀，制成圆形颗粒或丸剂服用，称丸药法。本法有剂量准确、药效成分吸收率高、作用和顺缓慢、药效持久稳定等优点。虫类药、动物药、矿物药等适用于本法。

（三）对方剂不固定，药材质量不稳定的药剂，应以“散药法”给药

按照辨证施治的原则，将一种或数种药物通过粉碎成细粉，均匀混合而成的干燥粉末状散剂进行冲服，称散药法。本法有制作简便、配方方便、药量增减灵活、给药方式多样等优点。有祛邪扶正、开窍止痛的功能。常用药有名贵中药、毒药、动物药、矿物药等。

（四）对于药味较苦或名贵中药或作用峻猛或长期服用药物，应以“膏药法”给药

根据辨证论治处方要求，在药物中加入规定的辅料或基质，通过一定操作规程和方法，将药物制作成半流体、半固体、固体三种不同形式的膏药剂，用以治疗疾病的方法，称为膏药法。内服叫膏滋剂，外用叫“膏药”。

（五）凡需使用矿物药，以缓慢取效的药剂，应以“丹药法”给药

按辨证施治处方要求，将汞、硝、矾等矿物药经过封闭加热，或在高温下提炼制成的不同结晶化合物，内服或外用，是为丹药法。其主要功能有拔毒、消肿、去腐生肌，常用于痈疽疮疡、疔疮、瘘管或疮口久不收敛者。

（六）凡胃肠功能差、体质弱不耐服药者，应以“灌肠法”给药

根据直肠也有吸收药物的特点，对于病情较重、年龄较大、病史较长、胃肠功能差、吸收不良且不能坚持服药的患者，可用中药保留灌肠法。即将煎好的中药汤剂或粉剂加水调成液状，从肛门注入大肠，从而起到治疗疾病作用的一种疗法，具有方法简便、吸收迅速、不易中毒等优点。

五、毒药的毒性有解药，可通过炮制或配伍以解其毒

世间万物皆有一物降一物之特点，中药亦然，既有有毒中药，就有解毒药，《神农本草经》谓“可用相畏相杀者”。一般而言，甘草、蜂蜜、绿豆、生姜、干姜等皆为通用解毒药，凡在使用有大毒中药时，甘草、蜂蜜必须加以佐用；使用半夏、天南星、白附子时，生姜、干姜必须加以佐用。凡使用商陆、甘遂、大戟、芫花，要用醋制以缓解其毒性；另外，恐其泻下太猛，可配收敛药；虑其攻邪太过，可配扶正药。

六、攻毒疗法治病也有其局限性，要适度使用

毒药有伤正及损伤脾胃之弊，要注意扶正及顾护胃气。大凡有毒或有大毒中药，使用时多有伤正之弊，要配以黄芪、党参、当归、炙甘草等扶正药；对于胃肠道有刺激作用的中药，要配以保护脾胃的药，如大枣、炙甘草、乌贼骨等；对于易引起腹泻的药，要配以补骨脂、菟丝子、五味子、山药等。

有些有毒中药有蓄积中毒之弊，故应中病即止，如朱砂、雄黄、硫黄、轻粉、砒石、铅丹等矿物药，马钱子、雷公藤、昆明山海棠等植物药。

有毒中药也易产生耐药性，要交替使用不同的品种，以免体内毒邪产生抗药性。所以对顽固性疾病要适时更替主攻药物或君药，以增加对药物的敏感性，减少耐药性，从而提高疗效。

攻毒疗法不能包治百病，有它的局限性，要杂合以治。对一些难治性疾病、疑难性疾病要以本法为主，配合其他疗法，如针灸疗法、敷贴疗法、刮痧疗法等传统疗法，甚至还需要根据病情配合抗菌、抗病毒西药或中药清热解毒针剂，以便合力取效。

七、有毒祛风湿中药毒性特点及中毒防治

以祛风湿为主要功效的有毒中药近 120 种，加上以止痛、温里、解表、麻醉、活血化瘀、抗肿瘤及外用等为主要功效，同时兼有祛风湿作用的其他药物，那么临床可用以抗风湿的有毒中药近 200 种。经过多年的临床观察，在祛风湿功效的强弱方面似乎呈现一种有毒中药的疗效明显优于无毒中药的趋势，而且毒性愈强，作用愈显著。故而大多数临床医家均认为，治风湿病必须用有毒中药。那么，怎样掌握有毒中药的毒性，以便做到心中有数；怎样掌握它们的毒性特点，以便进行有效地防治，是我们风湿病工作者必须研究和掌握的重要课题。

（一）毒性分大小，防治有侧重

我们在 20 世纪 90 年代初提出了三分法，并列出 5 项分级标准，即把有毒中药按大毒、有毒、小毒进行区分，得到多数医家的认可。这种分级法的主要核心是，以能否引起人体中毒并造成重要脏器损害甚至休克或死亡为主要依据。简要地说，使用常规量甚至超量使用也不会造成重要脏器损害或休克及死亡，而只会引起不良反应及过敏反应，归为有小毒；如稍使用不慎便会造成重要脏器损害或休克甚至死亡的归为有大毒；把那些因炮制不当，或超量使用，或使用方法不当，造成机体重要脏器损害，严重时可引起休克或死亡者，归为有毒。这种分类法对于临床很有实际意义。即凡是有小毒的中药可以放心使用，如青风藤、黑蚂蚁、祖师麻、土鳖虫、地龙等均属有小毒的中药，在动物试验中一般不会造成动物死亡，临床也未见明显中毒或死亡的报道，故可以大胆

选用。而生草乌、生川乌、雷公藤、马钱子、铁棒锤、火焰子、金牛七、雪山一枝蒿、雪上一枝蒿等属大毒的中药，使用时要十分注意，因使用不慎极易导致中毒甚至死亡，也易造成重要脏器的损害，所以要求勿超剂量使用，尤其是初学者更要谨慎。而对于洋金花、昆明山海棠、半夏、天南星、白附子、川乌、草乌、细辛等有毒之品，较大毒之品相对安全，可以适当选用，但也不得超大剂量使用，以防引起中毒或死亡。

（二）毒理分系统，防毒有重点

有毒中药对机体毒性损害的作用机理（也称毒理），根据其作用特点及作用部位不同而有所不同，所以中毒的预防也有所不同。归纳起来，有毒中药的毒理可分为以下几个方面。

1. 对消化道有直接刺激及腐蚀作用的药物

此类药物口服后可引起厌食、恶心、呕吐、腹痛、腹泻甚至便血等症状，通过减量或停药及对症处理多可缓解症状。如雷公藤、昆明山海棠、威灵仙、关白附、禹白附、青风藤、醉鱼草、茳草、白花丹、臭黄菇、枫杨、水晶花、毛蓼、披麻草根、雪山一枝蒿等中药皆属此类。

2. 对中枢神经系统有毒性损害的药物

服用后可引起头晕、头痛、肌肉发紧，甚至抽搐、痉挛等症状，减量或停药或对症处理即可使症状减轻或逆转。如马钱子、洋金花、闹羊花、细辛、白芷、祖师麻、关白附、蜂毒、窝儿七、丁公藤、马桑叶、两面针、醉鱼草、木天蓼、马桑根、搜山虎、河豚、滇杠柳、娃儿藤、臭黄菇、昆明堵喇、骆驼蓬子、秋水仙等皆属此类。此类药亦相对安全，但有心脏毒性者除外。

3. 对心脏及血液系统有毒性损害的药物

服用后可引起胸闷、心慌、气短、心动过速、心律不齐，甚至心脏骤停并导致死亡。如草乌、川乌、关白附、附子、雷公藤、细辛、铁棒锤、麻黄、全蝎、蜈蚣、土鳖虫、雪上一枝蒿、雪山一枝蒿、白花丹、滇杠柳、红茴香根、昆明堵喇、乌骚风、飞燕草、茵芋、八角枫、竹根七、小大蒜、黑骨头、照山白、骆驼蓬子、三十六荡等大多数有心脏毒性，使用时要十分注意，尤其是此类药物也同时对中枢神经有影响者，更要十分注意。

4. 对细胞组织结构及代谢有影响的药物

如雷公藤、艾叶、臭黄菇、鬼臼等。此类药可引起肝肾组织代谢发生改变，造成肝肾功能受损。使用时，应配伍保护肝肾功能的药物，且使用时间不宜太长，并应定期检查肝肾功能。

5. 易引起过敏反应的药物

如威灵仙、全蝎、蜈蚣、地龙、青风藤、祖师麻、黑蚂蚁、土鳖虫、蜂毒、老瓜头、两面针等，可引起皮肤瘙痒、皮疹、荨麻疹，严重者可出现过敏性休克，对于有药物过敏史的过敏体质患者，使用此类药要注意，出现反应后要及时停药，并用抗过敏的中西药处理。

6. 对局部皮肤有刺激作用的药物

如威灵仙、祖师麻、黑蚂蚁、白芷、蜂毒、窝儿七、两面针、白花丹、毛廖、狼毒、臭草、茅膏菜根等作外用药时易引起皮肤过敏甚至糜烂，故不宜久用，发生不良反应时应及时清洗。

从以上归纳可以看出，凡对心脏系统有毒性的一类药物是防止中毒的重点，其次对中枢神经系统有损害者，尤以既对中枢神经系统有影响，又对心脏系统有影响者则为重中之重。而对消化道、细胞结构有影响者则不需特别注意，对可引起过敏反应及皮肤有刺激作用者则不需太多注意。

（三）中毒分轻重，救治有急缓

根据有毒中药中毒后的临床特点及症状、体征，可将其分为副反应、过敏反应及中毒反应三种。副反应及过敏反应可归为西医不良反应的范畴，而中毒反应则为救治之重点，且有轻重缓急之分。

1. 副反应

部分药物有一定副作用，使用剂量过大可出现一系列症状，如咽部异物感、喉头刺痒（半夏），恶心、呕吐、便秘、腹部不适、腹痛、腹泻（威灵仙等），头痛、头晕、眼花（细辛），嗜睡、大汗淋漓（雪莲花等），烦躁（仙茅）等，停药后症状多可消失。

2. 过敏反应

可出现过敏性药疹、荨麻疹、红斑及丘疹、剥脱性皮炎等，见于马钱子、昆明山海棠、威灵仙、半夏、青风藤等。某些中药制剂在肌肉注射或静脉注射时可引起过敏性休克（地龙、祖师麻、蜂毒、青风藤等），甚至导致死亡，需十分注意。其他还有药物热、过敏性肾炎、神经系统过敏反应、缓慢性秃发等，亦属过敏反应范畴，但较少见。

3. 中毒反应

以上两种反应除过敏性休克需要十分注意外，其他情况则需通过停药、减量、抗过敏等处理，多不会造成急性或慢性损害。而中毒反应则是救治的重点，尤其对发生急性、亚急性中毒反应的患者，需要通过立即中断药物中毒来源、解毒和排毒、对症处理和中医治疗等方法进行抢救，切不可麻痹大意。而对于慢性中毒者则可通过停服造成中毒的药物、排毒和解毒、服用保肝或解毒的中药验方等方法进行救治，多可逐渐恢复健康。

（杨仓良）

第二章　从毒辨治论

凡病之由，无不正虚邪实，故治无不扶正祛邪。然细究之，虚者，当有气、血、阴、阳诸虚之异，治之应有补气、活血、滋阴、温阳之别；邪者，多以邪毒为害，有伤气血、阻经络、损筋骨、坏脏腑之累。因毒有风、寒、湿、热、燥、痰、瘀、虚之性，故应祛风、散寒、利湿、清热、润燥、化痰、逐瘀、补虚治之。然邪毒非一般淫邪之气可比，常集顽、危、难、疑、重于一身，用祛邪之法尚显力不足，法不全，故难以祛了之，而应以攻毒之法治之，因毒邪有表里内外之分，外侵、内生之途，治亦有外治、内服之别。外治者，拔毒、抑毒、排毒、移毒、箍毒、排毒而已；内服者，祛毒、散毒、泄毒、解毒、润毒、化毒、逐毒、搜毒以攻毒，且应以峻猛的毒药为君、为将，以无毒药为辅、为助，方能攻补兼备，合力攻其邪，补其虚，截其根，断其路，使之或灭，或亡，或泄于体外，如此，方能获得毒邪去、正体安之效；惟如此，从毒辨治法成矣。

第一节　外用攻毒法

通过外贴、外洗、外熏，以及直肠、阴道、鼻腔等给药方法进行攻毒治疗的方法统称为外用攻毒法，包括以毒拔毒法、以毒抑毒法、以毒排毒法、以毒移毒法、以毒箍毒法五种。

一、以毒拔毒法

邪毒侵表，伤及皮毛、肌肤，易致疖肿、疮疡、丹毒之症，可用以毒拔毒法进行治疗，选用具有拔毒之效的有毒中药，如蓖麻子、相思子、蟾皮等，通过外贴、外洗、外熏，使毒邪从皮肤排出体外，称为以毒拔毒法。

代表方：以毒拔毒散。生商陆、蓖麻子、相思子、木鳖子、生甘遂各 30g，薄荷脑、雄黄各 10g，蟾皮 6g。研末，用鸡蛋清或仙人掌捣烂、搅匀、混合，外敷于患处及脚心。1 日 1 换，10 次为一疗程，可起拔毒之效。

二、以毒抑毒法

邪毒侵表，伤及皮毛，易致疥癣、湿疹、瘙痒之症，可用以毒抑毒法进行治疗，选用具有攻毒抑毒、杀虫止痒、解毒祛风、燥湿祛痰之效的有毒中药，如硫黄、雄黄、轻粉、银珠、土槿皮、木鳖子、大风子等，通过外敷、外洗、外熏，使毒邪从皮肤排出体外，来抑制毒邪的扩散及阻止毒邪对人体的伤害，称为以毒抑毒法。

代表方：以毒抑毒散。硫黄、雄黄、轻粉、银珠各 6g，土槿皮、木鳖子、大风子各 12g，透骨草、薄荷各 15g。水煎，熏洗患处；或共研细末，用 75% 的酒精调和外敷患处，一日一次。

三、以毒排毒法

邪毒侵表，伤及局部皮毛及肌肤、关节，致疼痛、肿胀、麻木、结节及包块之症，可用以毒排毒法进行治疗，选用具有解表排毒、祛风除湿、解毒散结之效的有毒中药，如露蜂房、毛茛、狼毒、砒石、石灰、棉籽油、大风子油、桐油、铁棒锤茎叶等，通过外敷、外洗、外熏，使毒邪从皮肤排出体外，来抑制毒邪的扩散及阻止毒邪对人体的伤害，称为以毒排毒法。

代表方：以毒排毒散。露蜂房、毛茛、狼毒、砒石、石灰各 6g，棉籽油、大风子油、桐油各 12mL，铁棒锤茎叶 15g，滑石 30g。水煎，熏洗患处及手足；或外贴患处。

四、以毒移毒法

根据毒邪侵犯机体重要部位，如脑、脏器等，药物难及病位，故利用有毒中药如红升丹、白降丹、斑蝥、青娘子、狼毒、毛茛等的刺激或发泡作用，将之贴敷于相应穴位，借助经络穴位的作用，将体内的“毒”从上转移到下，从内转移到外，从重要脏器转移到次要部位的一种疗法。

代表方：以毒移毒散。红升丹、白降丹、薄荷脑各 3g，斑蝥、青娘子、狼毒、毛茛、相思子、生马钱子各 6g。混匀，研末，敷贴于相应的穴位，致穴位溃烂、流水，再辅以拔罐，使毒液流出。如胃肠病用足三里穴，妇科病用三阴交穴，1 日 1 次。

五、以毒箍毒法

根据毒邪所致肌表疮疡脓肿、漫肿无头，继而向周围蔓延的特点，将有毒药物与液体制成糊剂，敷于疮疡周围，起固缩疮毒之效。这种治法对肿疡初期可促进溃散；对毒已结聚，可促使疮形缩小，趋于局限，使之早日成脓或破溃。

代表方：以毒箍毒散。黄藤、砒石各 6g，大黄 12g，金银花、紫花地丁、姜黄、黄柏、白芷、青黛各 15g。共研细末，用淀粉或鸡蛋清搅拌成块状，沿病变的周围用药

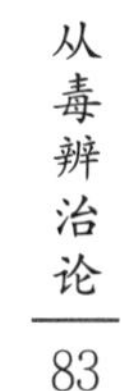

围一圈，有防止病变扩散，使毒拔出之效。

第二节　内服攻毒法

通过口服或注射给药方法进行攻毒治疗，统称为内服攻毒法。其包括祛风攻毒法、散寒攻毒法、利湿攻毒法、清热攻毒法、润燥攻毒法、化痰攻毒法、逐瘀攻毒法、扶正攻毒法、补气攻毒法、活血攻毒法、滋阴攻毒法、温阳攻毒法、护脏攻毒法、护腑攻毒法、护筋（骨）攻毒法、托里攻毒法、其他攻毒法等十七种。

一、祛风攻毒法

以有毒祛风药或熄风药为主组成的，具有祛风解表或平熄内风作用，用以治疗风毒痹阻证的方法，叫作祛风攻毒法，又称祛毒法。本法分祛外风毒法和祛内风毒法两大类。本节主要收载祛外风毒法，以祛风攻毒汤为主方，并根据合邪及病种不同，可衍化出祛风攻毒加菇汤、祛风除湿攻毒汤、祛风散寒攻毒汤、祛风清热攻毒汤、产后祛风排毒汤、祛风强脊攻毒汤、祛风壮骨攻毒汤、祛风健腰攻毒汤、祛风止痛攻毒汤、祛风强骨攻毒汤、祛风振痿攻毒汤等 11 种方剂。

故曰：凡病变游走，乍歇，畏风，苔薄白，脉浮，多为风毒所致，祛风攻毒汤主之。

方 1：祛风攻毒汤

［**处方**］荆芥 11.0（中量 21.0，大量 31.0）
细辛 12.0
威灵仙 13.0
海风藤 14.0（中量 24.0，大量 34.0）
桑枝 15.0（中量 25.0，大量 35.0）
追地风 16.0（中量 26.0，大量 36.0）
昆明山海棠 17.0[先煎 1h]
青风藤 18.0（中量 28.0，大量 38.0）
生甘草 19.0（中量 29.0，大量 39.0）
黄酒 55mL
蜂蜜 55mL

［**用法**］上药混合，纳入蜂蜜水煎，第 1 次煎 15 分钟滤出，第 2 次煎 20 分钟滤出，第 3 次煎 25 分钟滤出。将三次滤出液与黄酒混合后，分 5 次（2 天）饭后温服，服后覆被出微汗避风 1 日即可。

［加减变化］由于本类疾病多为风毒之邪所致风毒痹阻证，故宜使用祛风攻毒汤，除昆明山海棠、细辛、黄酒、蜂蜜外，所有中药起始量以10g为基础单位，并需根据患者的年龄、病情轻重、肝肾功能及临床反应等递增变化。

［注意事项］细辛有毒，其毒性成分在挥发油，煎煮可使毒性散失，但不宜煎煮时间过长，且煎剂可适当放宽剂量，而研末剂勿大于3g。昆明山海棠为有毒之品，除对胃肠道有刺激外，主要对生殖系统有显著的毒性，故未婚男女慎用，但煎煮可使毒性减低，若大剂量使用需要先煎久煮，先煎久煮可去其毒性，甘草、蜂蜜可解其毒，故为必伍之药。

［方解］本方主要为风湿病（痹证）之风毒痹阻证而设。其病理机制多为风毒侵犯筋骨、关节、肌肉，痹阻经络气血，症见关节肌肉疼痛游走，时发时止，痛无定处，畏风，汗出，瘙痒。应以祛风攻毒、解表通络为大法；以中医天人相应观及中药归经理论为基础，以有毒中药为主，无毒中药为辅，以《周易》先天八卦的数字为剂量，从而形成八卦九宫阵形的祛风攻毒汤进行对证治疗。选昆明山海棠、细辛、威灵仙、青风藤、追地风为主药，五味药皆为有毒之祛风湿佳品，其中昆明山海棠为苦辛微温有毒之品，故以7数居艮位入胃经，可行祛风除湿、舒筋解毒和抑制免疫反应之功效；细辛为辛温有毒之品，故以2数居兑位入肺经，可行解表散寒止痛之功；再加辛咸温有毒之威灵仙，以3数居离位入心经，祛风湿，通经络，助细辛、昆明山海棠以加强以毒攻毒之力；选辛苦平有小毒之青风藤，故以8数居坤位入脾经（脾与胃相表里），行祛风湿、通经络之效；追地风为微辛涩温有小毒之品，故以6数居坎位入肾经，可收祛风除湿、行气止痛之效。又选辛温之荆芥，以1数居乾位入大肠经（肺与大肺相表里），意在行祛风止痛、解表散寒之效；选辛苦微温之海风藤，以4数居震位入肝经，以行祛风湿、通经络之效；选微苦平之桑枝，以5数居巽位入胆经（肝与胆相表里），行祛风除湿、通经活络之效；再以甘平之生甘草，以9数居中宫位入十二经，行缓急止痛、泻火解毒、调和诸药之效。以甘苦辛热有毒之黄酒为药引，以55天地之数为剂量，行能中能散、宣行药势、祛风、散寒利湿之效；再以甘平能解毒、调和诸药之蜂蜜，以55天地之数为剂量，行清热、补中、润燥、止痛之功效。全方共奏祛风攻毒、解表通络、止痛除痹之功。

方2：祛风攻毒加菇汤

［处方］升麻 12.0　　防风 11.0　　山慈菇 15.0
当归 13.0　　生甘草 19.0　　威灵仙 16.0
乌梢蛇 14.0　　汉防己 18.0　　青风藤 17.0
蜂蜜 55mL

［用法］同祛风攻毒汤。

［加减变化］由于本类疾病多为风毒之邪侵犯筋骨、关节，宜以祛风攻毒汤为基础，加山慈菇而成祛风攻毒加菇汤。除蜂蜜外，所有中药起始量以 10g 为基础单位，并需根据患者的年龄、病情轻重、肝肾功能及临床反应等递增变化。

［方解］本方主要为痛风之风毒痹阻证而设。其病理机制为风毒和尿酸毒损伤筋骨，痹阻经络。症见肢体关节疼痛呈游走性，畏风，舌淡，脉浮。治宜以祛风攻毒、解表通络为大法；以中医天人相应观及中药归经理论为基础，以有毒中药为主，无毒中药为辅，以《周易》先天八卦的数字为剂量，从而形成八卦九宫阵形的祛风攻毒加菇汤进行对证治疗。选威灵仙、青风藤、汉防己、山慈菇、升麻为主药，五者皆属有毒之品，威灵仙辛咸温有毒，以 6 数居坎位入肾经，行祛风湿、通经络之效；青风藤苦辛平有小毒，以 7 数居艮位入胃经（脾与胃相表里），行祛风湿、通经络之效；汉防己辛甘微温有小毒，以 8 数居坤位入脾经，行祛风散湿、利尿消肿、行气止痛之效；山慈菇甘微辛寒有小毒，以 5 数居巽位入胆经（肝与胆相表里），行消肿散结、清热解毒之效；升麻辛甘微寒有小毒，以 2 数居兑位入肺经，行升举透发、清热解毒之效。再以辛甘温之防风，以 1 数居乾位入大肠经（肺与大肠相表里），行发汗解表、祛风除湿之效；甘辛温之当归，以 3 数居离位入心经，行补血活血之效；甘平之乌梢蛇，以 4 数居震位入肝经，行熄风止痉、止痒解毒之效；甘平之生甘草，以 9 数居中宫位入十二经，行调和诸药、清热泻火之效。再加甘平之蜂蜜，行调和百药、清热解毒、滋补润燥之效。全方共奏祛风散寒、祛毒通络、止痛除痹之功。

方 3：祛风除湿攻毒汤

［处方］白芷 12.0　　苍耳子 11.0　　青风藤 15.0
络石藤 13.0　　生甘草 19.0　　追地风 16.0
海桐皮 14.0　　藿香 18.0　　伸筋草 17.0
黄酒 55mL　　蜂蜜 55mL　水煎服

［用法］同祛风攻毒汤。

［加减变化］由于本病多为风湿毒合邪侵犯筋骨关节致风湿毒痹证，故以祛风攻毒汤为基础，加泄湿消肿中药而成祛风除湿攻毒汤。除苍耳子、蜂蜜外，所有中药起始量以 10g 为基础单位，并需根据患者的年龄、病情轻重、肝肾功能及临床反应等递增变化。

［注意事项］苍耳子含有毒蛋白、毒苷等，服用过量（30g 以上）或误食苍耳子 10 枚以上可致中毒，引起心、肝、肾功能损害，甚至可引起死亡，故用量不宜过大。白芷亦为有小毒之品，其毒性成分为白芷毒素，用至中毒量（30 ～ 60g）可引起呼吸困难、血压升高、心前区疼痛，甚至引起死亡，故用量不宜过大。

［方解］本方主要为所有自身免疫性疾病风湿毒邪所致病症而设。其病理机制为

风湿邪毒在肌肤经络之间，痹阻经络肌肉。症见关节肌肉游走性疼痛，肌体酸痛，口淡不渴，或口干不欲饮，舌体胖，苔白腻，脉浮。治宜以祛风除湿、泄毒通络为大法；以中医天人相应观及中药归经理论为基础，以有毒中药为主，无毒中药为辅，以《周易》先天八卦的数字为剂量，从而形成八卦九宫阵形的祛风除湿攻毒汤进行对证治疗。选苍耳子、白芷、青风藤为主药，三味皆属有毒之品，苍耳子辛苦凉有毒，以 1 数居乾位入大肠经（肺与大肠相表里），行祛风除湿、散热解毒之效；白芷辛温有小毒，以 2 数居兑位入肺经，行解表散寒、祛风止痛之效；青风藤苦辛平有小毒，以 5 数居巽位入胆经（肝与胆相表里），行祛风湿、通经络之效。再以苦微寒之络石藤，以 3 数居离位入心经，行通络止痛、凉血清热、解表消肿之效；苦辛平之海桐皮，以 4 数居震位入肝经，行祛风湿、通经络之效；微辛涩温之追地风，以 6 数居坎位入肾经，行祛风除湿、行气止痛之效；微苦辛温之伸筋草，以 7 数居艮位入胃经（脾与胃相表里），行祛风除湿、舒筋活络之效；辛温之藿香，以 8 数居坤位入脾经，行芳香化湿、解表和中之效；甘平之生甘草，以 9 数居中宫位入十二经，行调和诸药、益气补中、缓急止痛之效。以甘苦辛热有毒之黄酒为药引，以 55 天地之数为剂量，行能中能散、宣行药势、祛风、散寒利湿之效；再加甘平之蜂蜜，行调和百药、清热解毒、滋补润燥之效。全方共奏祛风除湿、攻毒通络之功。

方 4：祛风散寒攻毒汤

［**处方**］

紫苏叶 12.0	桂枝 11.0	制草乌 15.0 先煎 2h
肉桂 13.0 后下	炙甘草 19.0	独活 16.0
海风藤 14.0	焦苍术 18.0	制川乌 17.0 先煎 2h
黄酒 55mL	蜂蜜 55mL	

［**用法**］同祛风攻毒汤。

［**加减变化**］由于本病多为风寒毒合邪侵犯筋骨关节致风寒毒痹证，故以祛风攻毒汤为基础，加散寒攻毒中药而成祛风散寒攻毒汤。除川乌、草乌、黄酒、蜂蜜外，所有中药起始量以 10g 为基础单位，并需根据患者的年龄、病情轻重、肝肾功能及临床反应等递增变化。

［**注意事项**］制川乌为有毒之品，若大剂量使用，需要先煎久煮 2h 以上。

［**方解**］本方为所有自身免疫性疾病风寒毒邪所致病症而设。其病理机制为风寒邪毒损伤肌肤、关节，痹阻经络。症见关节冷痛，游走性窜痛，恶寒发热，无汗不渴，脉浮紧。治疗宜以祛风解表、散寒攻毒为大法；以中医天人相应观及中药归经理论为基础，以有毒中药为主，无毒中药为辅，以《周易》先天八卦的数字为剂量，从而形成八卦九宫阵形的祛风散寒攻毒汤进行对证治疗。选制川乌、制草乌为主药，两者皆属有毒之品，制川乌辛苦热有毒，以 7 数居艮位入胃经（脾与胃相表里），行祛风除

湿、温经止痛之效；制草乌辛苦热有毒，以5数居巽位入胆经（肝与胆相表里），行祛风除湿、温经止痛之效。再选辛甘温之桂枝，以1数居乾位入大肠经（肺与大肠相表里），行发汗解肌、温通经脉、助阳化气之效；辛温之紫苏叶，以2数居兑位入肺经，行解表散寒、利气滞之效；辛甘热之肉桂，以3数居离位入心经，行补火助阳、引火归元、散寒止痛、温通经脉之效；辛苦微温之海风藤，以4数居震位入肝经，行祛风湿、通经络、止痹痛之效；辛苦微温之独活，以6数居坎位入肾经，行祛风除湿、通痹止痛之效；辛苦温之苍术，以8数居坤位入脾经，行燥湿健脾、祛风散寒之效；甘平之炙甘草，以9数居中宫位入十二经，行调和诸药、补中益气、补火温通经脉之效。以甘苦辛热有毒之黄酒为药引，以55天地之数为剂量，行能中能散、宣行药势、祛风、散寒利湿之效；再加甘平之蜂蜜，行调和百药、清热解毒、滋补润燥之效。全方共奏祛风散寒、祛毒通络、止痛除痹之功。

方5：祛风清热攻毒汤

［**处方**］细辛12.0　荆芥11.0　桑枝15.0
重楼13.0　生甘草19.0　汉防己16.0
海风藤14.0　昆明山海棠18.0先煎1h　板蓝根17.0
绿豆55颗　蜂蜜55mL

［**用法**］同祛风攻毒汤。

［**加减变化**］由于本病多为风热毒合邪侵犯筋骨关节致风热毒痹证，故以祛风攻毒汤为基础，加清热攻毒中药而成祛风清热攻毒汤。除昆明山海棠、绿豆、蜂蜜外，所有中药起始量以10g为基础单位，并需根据患者的年龄、病情轻重、肝肾功能及临床反应等递增变化。

［**注意事项**］同祛风攻毒汤。

［**方解**］本方主要为所有自身免疫性疾病风热毒合邪所致病证所设。其病理机制为风热邪毒损害肌肉关节，痹阻经络，症见肢体肌肉关节热痛或烧痛，并呈游走性窜痛，局部红肿、拒按，发热，恶风，喜冷，口渴，便干，舌质红，苔薄白或黄厚腻，脉浮数或滑数。治宜以祛风清热、攻毒通络为大法；以中医天人相应观及中药归经理论为基础，以有毒中药为主，无毒中药为辅，以《周易》先天八卦的数字为剂量，从而形成八卦九宫阵形的祛风清热攻毒汤进行对证治疗。选昆明山海棠、商陆、重楼、汉防己为主，四味药皆属有毒之品，昆明山海棠苦辛微温有毒，以8数居坤位入脾经，行祛风除湿、舒筋解毒、抑制免疫之效；细辛为辛温有毒之品，以2数居兑位入肺经，可行解表散寒止痛之功；重楼苦辛寒有小毒，以3数居离位入心经，行清热解毒、熄风定惊之效；汉防己辛甘微温有小毒，以6数居坎位入肾经，行解表祛风散湿之效。又选辛温之荆芥，以1数居乾位入大肠经，意在行祛风止痛、解表散寒之效；辛苦微

温之海风藤，以 4 数居震位入肝经，以行祛风湿、通经络之效；选微苦平之桑枝，以 5 数居巽位入胆经，行祛风除湿、通经活络之效；苦寒之板蓝根，以 7 数居艮位入胃经，行清热解毒，凉血之效；甘平之生甘草，以 9 数居中宫位入十二经，行清热解毒、调和诸药之效；以甘凉之绿豆，善清热解毒，又可解药毒，以 55 天地之数为剂量，行解毒之效；再加甘平之蜂蜜，行调和百药、清热解毒，滋补润燥之效。全方共奏祛风清热、攻毒通络之功。

方 6：产后祛风排毒汤

［**处方**］细辛 12.0　　荆芥 11.0　　桑枝 15.0
威灵仙 13.0　　生甘草 19.0　　追地风 16.0
乌梢蛇 14.0　　青风藤 18.0　　当归 17.0
黄酒 55mL　　蜂蜜 55mL

［**用法**］同祛风攻毒汤。

［**加减变化**］由于本病多为风毒之邪侵犯妇人产后之筋骨关节致风毒痹阻证，故以祛风攻毒汤为基础，加通经活血中药而成产后祛风排毒汤。除细辛、蜂蜜外，所有中药起始量以 10g 为基础，并需根据患者的年龄、病情轻重、肝肾功能及临床反应等递增变化。

［**注意事项**］细辛有毒，其毒性成分在挥发油，煎煮可使毒性散失，故煎剂可适当放宽剂量，而研末剂勿大于 3g。

［**方解**］本方主要为妇人产后风湿病（产后痹）之风毒痹阻证所设。其病理机制为风毒之邪损害肌肉、关节，痹阻经络。症见肢体肌肉、关节游走性窜痛，恶风，多汗，舌质淡白，苔薄白或腻，脉浮。治宜以祛风排毒、活血通络为大法；以中医天人相应观及中药归经理论为基础，以有毒中药为主，无毒中药为辅，以《周易》先天八卦的数字为剂量，从而形成八卦九宫阵形的产后祛风排毒汤进行对证治疗。选细辛、青风藤、威灵仙为主药，三者皆属有毒之品，细辛辛温有毒，以 2 数居兑位入肺经，行解表散寒止痛之功；青风藤苦辛平有小毒，以 8 数居坤位入脾经，行祛风湿、通经络之效；威灵仙辛咸温有毒，以 3 数居离位入心经，行祛风湿、通经络之效；追地风温微辛涩有小毒，以 6 数居坎位入肾经，行祛风除湿、行气止痛之效。再以辛温之荆芥，以 1 数居乾位入大肠经（肺与大肠相表里），行祛风止痛、解表散寒之效；乌梢蛇甘平，以 4 数居震位入肝经，行熄风止痉、止痒解毒之效；微苦平之桑枝，以 5 数居巽位入胆经（肝与胆相表里），行祛风除湿、通经活络之效；温微辛涩之追地风，以 6 数居坎位入肾经，行祛风除湿、行气止痛之效；甘辛温之当归，以 7 数居艮位入胃经（脾与胃相表里），行补血活血之效；甘平之生甘草，以 9 数居中宫位入十二经，行调和诸药、清热泻火之效。以甘苦辛热有毒之黄酒为药引，以 55 天地之数为剂量，行能

中能散、宣行药势、祛风、散寒利湿之效；再加甘平之蜂蜜，行调和百药、清热解毒、滋补润燥之效。全方共奏祛风排毒、活血通络之功。

方7：祛风强脊攻毒汤

［**处方**］细辛 12.0　　僵蚕 11.0　　桑寄生 15.0
威灵仙 13.0　　生甘草 19.0　　狗脊 16.0
海风藤 14.0　　青风藤 18.0　　昆明山海棠 17.0 先煎 1h
黄酒 55mL　　蜂蜜 55mL

［**用法**］同祛风攻毒汤。

［**加减变化**］由于本病多为风毒之邪侵犯腰脊关节致风毒痹阻证，故以祛风攻毒汤为基础单位，加强脊通经活血中药而成祛风强脊攻毒汤。除细辛、蜂蜜外，所有中药起始量以 10g 为基础单位，并需根据患者的年龄、病情轻重、肝肾功能及临床反应等递增变化。

［**注意事项**］同祛风攻毒汤。

［**方解**］本方主要为强直性脊柱炎（龟背风）风毒痹阻证而设。其病理机制为风毒之邪损害脊柱关节，痹阻督脉经络为主。症见腰骶背颈胯膝关节游走性疼痛，屈伸不利，发热，恶风，汗出，舌淡，苔薄白，脉浮紧。治以强脊攻毒、解表祛风为大法；以中医天人相应观及中药归经理论为基础，以有毒中药为主，无毒中药为辅，以《周易》先天八卦的数字为剂量，从而形成八卦九宫阵形的祛风强脊攻毒汤进行对证治疗。选细辛、威灵仙、昆明山海棠、青风藤为主药，四味皆属有毒之品，细辛辛温有毒，以 2 数居兑位入肺经，行解表散寒止痛之功；昆明山海棠苦辛微温有毒，以 7 数居艮位入胃经（脾与胃相表里），行祛风除湿、舒筋解毒、抑制免疫反应之功效；威灵仙辛咸温有毒，以 3 数居离位入心经，祛风湿，通经络，助细辛、昆明山海棠以加强以毒攻毒之力；青风藤辛苦平有小毒，以 8 数居坤位入脾经，行祛风除湿、舒筋解毒和通经络之效；再以咸辛平之僵蚕，以 1 数居乾位入大肠经（肺与肠相表里），行清热解毒之效；苦平之桑寄生，以 5 数居巽位入胆经（肝与胆相表里），行祛风湿、补肝肾、强筋骨之效；辛苦微温之海风藤，以 4 数居震位入肝经，行祛风湿、通经络之效；狗脊苦甘温，以 6 数居坎位入肾经，行祛风湿、补肝肾、强腰膝之效；甘平之生甘草，以 9 数居中宫位入十二经，行缓急止痛、泻火解毒、调和诸药之效。以甘苦辛热有毒之黄酒为药引，以 55 天地之数为剂量，行能中能散、宣行药势、祛风、散寒利湿之效；再加甘平之蜂蜜，行调和百药、清热解毒、滋补润燥之效。全方共奏强脊攻毒、解表祛风之功。

方8：祛风壮骨攻毒汤

［**处方**］细辛 12.0　　荆芥 11.0　　桑枝 15.o

威灵仙 13.0　　生甘草 19.0　　补骨脂 16.0
骨碎补 14.0　　防风 18.0　　青风藤 17.0
黄酒 55mL　　蜂蜜 55mL

［**用法**］同祛风攻毒汤。

［**加减变化**］由于本病多为风毒之邪侵犯筋骨关节致风毒痹阻证，故以祛风攻毒汤为基础，加壮骨通经中药而成祛风壮骨攻毒汤。除细辛、蜂蜜外，所有中药起始量以10g为基础单位，并需根据患者的年龄、病情轻重、肝肾功能及临床反应等递增变化。

［**注意事项**］同产后祛风排毒汤。

［**方解**］本方主要为骨质疏松症之风毒痹阻证所设。其病理机制为风毒之邪损害骨骼、肌肉，痹阻经络关节。症见肢体肌肉关节游走性窜痛，病情时发时止，肌肤如蚁走，恶风，舌质淡白，苔薄白或腻，脉浮。治宜以祛风攻毒、壮骨通络为大法；以中医天人相应观及中药归经理论为基础，以有毒中药为主，无毒中药为辅，以《周易》先天八卦的数字为剂量，从而形成八卦九宫阵形的祛风壮骨攻毒汤进行对证治疗。选细辛、威灵仙、青风藤为主药，三者皆属有毒之品，细辛辛温有毒，以2数居兑位入肺经，行解表散寒止痛之效；青风藤辛苦平有小毒，以7数居艮位入胃经（脾与胃相表里），行祛风湿、通经络之效；威灵仙辛咸温有毒，以3数居离位入心经，行祛风湿、通经络之效。再以辛温之荆芥，以1数居乾位入大肠经（肺与大肠相表里），行祛风止痛、解表散寒之效；微苦平之桑枝，以5数居巽位入胆经（肝与胆相表里），行祛风除湿、通经活络之效；苦温之骨碎补，以4数居震位入肝经，行补肾、活血、止血、续筋骨之效；辛苦大温之补骨脂，以6数居坎位入肾经，行补肾壮阳之效；辛甘温之防风，以8数居坤位入脾经，行发汗解表、祛风除湿之效；甘平之生甘草，以9数居中宫位入十二经，行清热解毒、调和诸药之效。以甘苦辛热有毒之黄酒为药引，以55天地之数为剂量，行能中能散、宣行药势、祛风、散寒利湿之效；再加甘平之蜂蜜，行调和百药、清热解毒、滋补润燥之效。全方共奏祛毒解表、散风通络之功。

方9：祛风健腰攻毒汤

［**处方**］细辛 12.0　　荆芥 11.0　　桑枝 15.o
威灵仙 13.0　　生甘草 19.0　　川牛膝 16.0
鹿衔草 14.0　　防风 18.0　　青风藤 17.0
土鳖虫 4.0研末冲服　　黄酒 55mL　　蜂蜜 55mL

［**用法**］同祛风攻毒汤。

［**加减变化**］由于本病多为风毒之邪侵犯肾虚之腰椎致风毒痹阻证，故以祛风攻毒汤为基础，加健腰通经中药而成祛风健腰攻毒汤。除细辛、土鳖虫、蜂蜜外，所有中药起始量以10g为基础单位，并需根据患者的年龄、病情轻重、肝肾功能及临床反应

等递增变化。

[**注意事项**] 同产后祛风排毒汤。

[**方解**] 本方主要为腰椎间盘突出症（骨痹）之风毒痹阻证所设。其病理机制为风毒之邪侵犯肾虚之腰脊。症见腰痛如掣，沉重麻木，放射性疼痛，游走不定，足部凹肿，舌淡，苔白或腻，脉浮紧或弦。治宜以健腰祛风、攻毒通经为大法；以中医天人相应观及中药归经理论为基础，以有毒中药为主，无毒中药为辅，以《周易》先天八卦的数字为剂量，从而形成八卦九宫阵形的祛风健腰攻毒汤进行对证治疗。选细辛、威灵仙、青风藤、土鳖虫为主药，四味药皆为有毒之品，细辛辛温有毒，以 2 数居兑位入肺经，行解表散寒止痛之功；威灵仙辛咸温有毒，以 3 数居离位入心经，行祛风湿、通经络之效；青风藤苦辛平有小毒，以 7 数居艮位入胃经（脾与胃相表里），行祛风除湿、利尿消肿之效。甘苦温之鹿衔草，以 4 数居震位入肝经，行祛风湿、强筋骨之效；再以苦酸平之怀牛膝，以 6 数居坎位入肾经，行补肝肾、强筋骨、活血祛瘀之效；辛温之荆芥，以 1 数居乾位入大肠经（肺与大肠相表里），行祛风止痛、解表散寒之效；微苦平之桑枝，以 5 数居巽位入胆经，行祛风除湿、通经活络之效；辛甘温之防风，以 8 数居坤位入脾经，行发汗解表、祛风除湿之效；甘平之生甘草，以 9 数居中宫位入十二经，行缓急止痛、泻火解毒、调和诸药之效。以甘苦辛热有毒之黄酒为药引，以 55 天地之数为剂量，行能中能散、宣行药势、祛风、散寒利湿之效；再加甘平之蜂蜜，行调和百药、清热解毒、滋补润燥之效。全方共奏祛风攻毒、解表通络、止痛除痹之功。

方 10：祛风止痛攻毒汤

[**处方**] 细辛 12.0　　荆芥 11.0　　桑枝 15.0
威灵仙 13.0　　生甘草 19.0　　追地风 16.0
海风藤 14.0　　青风藤 18.0　　当归 17.0
黄酒 55mL　　蜂蜜 55mL

[**用法**] 同祛风攻毒汤。

[**加减变化**] 由于本病多为风毒之邪侵犯肌肉筋骨致风毒痹阻证，故以祛风攻毒汤为基础，加镇痛中药而成祛风止痛攻毒汤。除细辛、蜂蜜外，所有中药起始量以 10g 为基础单位，并需根据患者的年龄、病情轻重、肝肾功能及临床反应等递增变化。

[**注意事项**] 同产后祛风排毒汤。

[**方解**] 本方主要为纤维肌痛综合征（周痹、肌痹、行痹）之风毒痹阻证所设。其病理机制为风毒之邪痹阻经络、肌肉、关节。症见肢体肌肉、骨骼游走性窜痛，恶风，舌质淡白，苔薄白或腻，脉浮。治宜以祛风攻毒、止痛通络为大法；以中医天人相应观及中药归经理论为基础，以有毒中药为主，无毒中药为辅，以《周易》先天八卦的数字为剂量，从而形成八卦九宫阵形的祛风止痛攻毒汤进行对证治疗。选细辛、威灵

仙、追地风、青风藤为主药，四味药皆属有毒之品，细辛辛温有毒，以2数居兑位入肺经，行解表散寒止痛之效；追地风微辛涩温有小毒，以6数居坎位入肾经，行祛风除湿、行气止痛之效；威灵仙辛咸温有毒，以3数居离位入心经，行祛风湿、通经络之效；青风藤辛苦平有小毒，以8数居坤位入脾经，行祛风湿、通经络之效。再以辛温之荆芥，以1数居乾位入大肠经（脾与大肠相表里），行祛风止痛、解表散寒之效；微苦平之桑枝，以5数居巽位入胆经（肝与胆相表里），行祛风除湿、通经活络之效；辛苦微温之海风藤，以4数居震位入肝经，行祛风湿、通经络之效；甘辛温之当归，以7数居艮位入胃经（脾与胃相表里），行补血活血之效；甘平之生甘草，以9数居中宫位入十二经，行缓急止痛、泻火解毒、调和诸药之效。以甘苦辛热有毒之黄酒为药引，以55天地之数为剂量，行能中能散、宣行药势、祛风、散寒利湿之效；再加甘平之蜂蜜，行调和百药、清热解毒、滋补润燥之效。全方共奏祛风攻毒、止痛通络之功。

方11：祛风强骨攻毒汤

［**处方**］细辛 12.0　　荆芥 11.0　　桑枝 15.o

威灵仙 13.0　　生甘草 19.0　　追地风 16.0

怀牛膝 14.0　　骨碎补 18.0　　青风藤 17.0

黄酒 55mL　　蜂蜜 55mL

［**用法**］同祛风攻毒汤。

［**加减变化**］由于本病多为风毒之邪侵犯筋骨关节致风毒痹阻证，故以祛风攻毒汤为基础，加强骨通络中药而成祛风强骨攻毒汤。除细辛、蜂蜜外，所有中药起始量以10g为基础单位，并需根据患者的年龄、病情轻重、肝肾功能及临床反应等递增变化。

［**注意事项**］同产后祛风排毒汤。

［**方解**］本方主要为骨性关节炎（骨痹、白虎历节风）之风毒痹阻证所设。其病理机制多为风毒之邪损害筋骨、关节，痹阻经络气血。症见肌肉关节游走性窜痛，恶风，舌质淡白，苔薄白或腻，脉浮。治宜以强骨祛风、攻毒通经为大法；以中医天人相应观及中药归经理论为基础，以有毒中药为主，无毒中药为辅，以《周易》先天八卦的数字为剂量，从而形成八卦九宫阵形的祛风强骨攻毒汤进行对证治疗。以细辛、威灵仙、青风藤、追地风为主药，四味药皆属有毒之品，细辛辛温有毒，以2数居兑位入肺经，行解表散寒止痛之效；青风藤苦辛平有小毒，以7数居艮位入胃经（脾与胃相表里），行祛风湿、通经络之效；追地风微辛涩温有小毒，以6数居坎位入肾经，行祛风除湿、行气止痛之效；威灵仙辛咸温有毒，以3数居离位入心经，祛风湿，通经络，助细辛、青风藤以加强以毒攻毒之力。再以辛温之荆芥，以1数居乾位入大肠经（肺与大肠相表里），行祛风止痛、解表散寒之效；微苦平之桑枝，以5数居巽位入胆经（肝与胆相表里），行祛风除湿、通经活络之效；甘苦酸之怀牛膝，以4数居震位入

肝经，补肝肾、强筋骨之效；苦温之骨碎补，以 8 数居坤位入脾经，行补肝肾、强筋骨之效；甘平之生甘草，以 9 数居中宫位入十二经，行缓急止痛、泻火解毒、调和诸药之效。以甘苦辛热有毒之黄酒为药引，以 55 天地之数为剂量，行能中能散、宣行药势、祛风、散寒利湿之效；再加甘平之蜂蜜，行调和百药、清热解毒、滋补润燥之效。全方共奏祛风攻毒、解表通络、止痛除痹之功。

方 12：祛风振痿攻毒汤

［**处方**］细辛 12.0　肉苁蓉 11.0　狗脊 15.0
威灵仙 13.0　生甘草 19.0　熟地黄 16.0
海风藤 14.0　制乳香 18.0　制没药 17.0
土鳖虫 4.0 研末冲服　黄酒 55mL　蜂蜜 55mL

［**用法**］同祛风攻毒汤。

［**加减变化**］由于本病多为风毒之邪侵犯筋骨关节致风毒痹阻证，故以祛风攻毒汤为基础，加活血化瘀、振痿通络之中药而成祛风振痿攻毒汤，乳香易防风，没药易青风藤，加土鳖虫。所有中药用量除细辛、土鳖虫、蜂蜜外，起始以 10g 为基础单位，并需根据患者的年龄、病情轻重、肝肾功能及临床反应等递增变化。

［**注意事项**］同产后祛风排毒汤。

［**方解**］本方主要为骨坏死（骨痹、髋骨痹、骨痿）之风毒痹阻证所设。其病理机制多为风毒之邪损害素有肾虚及瘀血者之筋骨，痹阻经络气血。症见髋部游走性窜痛，恶风，时轻时重，舌质淡白，苔薄白或腻，脉浮。治宜以振痿攻毒、解表通络为大法；以中医天人相应观及中药归经理论为基础，以有毒中药为主，无毒中药为辅，以《周易》先天八卦的数字为剂量，从而形成八卦九宫阵形的以祛风振痿攻毒汤进行对证治疗。选细辛、威灵仙、土鳖虫为主药，三味药皆属有毒之品，细辛辛温有毒，以 2 数居兑位入肺经，行解表散寒止痛之效；威灵仙辛咸温有毒，以 3 数居离位入心经，祛风湿，通经络，助细辛以加强以毒攻毒之力；土鳖虫咸寒有小毒，以 4 数居震位入肝经，行破血逐瘀之效。再以甘咸温之肉苁蓉，以 1 数居乾位入大肠经（肺与大肠相表里），行补肾壮阳、益精补血之效；辛苦微温之海风藤，以 4 数居震位入肝经，行祛风湿、通经络之效；苦甘温之狗脊，以 5 数居巽位入胆经（肝与胆相表里），行祛风湿、补肝肾、强腰膝之效；甘微温之熟地黄，以 6 数居坎位入肾经，行滋阴补肾、降压、养血之效；辛苦平之制没药，以 7 数居艮位入胃经（脾与胃相表里），行化瘀止痛、消肿生肌之效；苦辛温之制乳香，以 8 数居坤位入脾经，行舒筋活络、生肌止痛之效；甘平之生甘草，以 9 数居中宫位入十二经，行缓急止痛、泻火解毒、调和诸药之效。以甘苦辛热有毒之黄酒为药引，以 55 天地之数为剂量，行能中能散、宣行药势、祛风、散寒利湿之效；再加甘平之蜂蜜，行调和百药、清热解毒、滋补润燥之效。全方

共奏祛风攻毒、解表通络、止痛除痹之功。

二、散寒攻毒法

以有毒温热中药为主，具有驱散寒毒或温里祛寒作用，用以治疗寒毒证、阴毒证的方法，称散寒攻毒法，又称散毒法。本节主要介绍散外寒毒法，以散寒攻毒汤为主方，并根据合邪及病种不同，可衍化出散寒除湿攻毒汤、散寒逐瘀攻毒汤、散寒攻毒加菇汤、产后散寒排毒汤、散寒强脊攻毒汤、散寒壮骨攻毒汤、散寒健腰攻毒汤、散寒止痛攻毒汤、散寒强骨攻毒汤、散寒振痿攻毒汤等 10 种方剂。

故曰：凡恶寒，冷痛，苔薄白，脉紧，多为寒毒所致，散寒攻毒汤主之。

方 1：散寒攻毒汤

［**处方**］透骨草 11.0（中量 21.0，大量 31.0）
桂枝 12.0
制川乌 13.0 先煎 2h
制草乌 14.0 先煎 2h
松节 15.0（中量 25.0，大量 35.0）
羌活 16.0（中量 26.0，大量 36.0）
昆明山海棠 17.0 先煎 1h
青风藤 18.0（中量 28.0，大量 38.0）
炙甘草 19.0（中量 29.0，大量 39.0）
黑豆 55 颗
黄酒 55mL
蜂蜜 55mL

［**用法**］同祛风攻毒汤。

［**加减变化**］由于本类疾病多为寒毒之邪侵犯筋骨关节致寒毒痹阻证，故宜使用散寒攻毒汤。除昆明山海棠、制川乌、制草乌、黑豆、黄酒、蜂蜜剂量不变外，所有中药起始量以 10g 为基础单位，并需根据患者的年龄、病情轻重、肝肾功能及临床反应等递增变化。

［**注意事项**］制川乌、制草乌均为有毒之品，其毒性成分为乌头碱，煎煮可使毒性减低，故散剂剂量宜小，煎剂可适当放宽剂量，但大于 10g 须先煎，大于 15g 须先煎 2 个小时以上，并应配伍甘草、蜂蜜。昆明山海棠的注意事项详见祛风攻毒汤。

［**方解**］本方主要为风湿病（痹证）之寒毒痹阻证而设。其病理机制多为寒毒亢盛，损害筋骨关节，痹阻经络气血。症见面白，疼痛，质润，脉迟，形寒肢冷，无汗，畏寒，小便清长，下利清谷，舌淡，苔白。治宜以散寒攻毒为大法；以中医天人相应

观及中药归经理论为基础，以有毒中药为主，无毒中药为辅，以《周易》先天八卦的数字为剂量，从而形成八卦九宫阵形的散寒攻毒汤进行对证治疗。选昆明山海棠、制川乌、制草乌、透骨草为主药、将药，四味药皆属有毒之品，昆明山海棠苦辛微温有毒，以7数居艮位入胃经（脾与胃相表里），行祛风除湿、舒筋解毒、抑制免疫之效；制川乌辛苦热有毒，以3数居离位入心经，行祛风除湿、温经止痛之效；制草乌辛甘温有毒，以4数居震位入肝经，行祛寒湿、通经络之效；再以辛温有小毒之透骨草，以1数居乾位入大肠经（肺与大肠相表里），祛风除湿、舒筋活血，以治风湿痹痛。辛甘温之桂枝，以2数居兑位入肺经，行温阳散寒、发汗解表之效；苦温之松节，以5数居巽位入肝经（肝与胆相表里），祛风燥湿、止痛之效；辛苦温之羌活，以6数居坎位入肾经，行解表、解热、祛风湿之效；辛微温之藿香，以8数居坤位入脾经，行芳香化湿、解表和中之效；甘平之炙甘草，以9数居中宫位入十二经，行补中益气、调和药性之效。甘平之黑豆，以55天地之数为剂量，行解乌头毒、药毒之效。以甘苦辛热有毒之黄酒为药引，以55天地之数为剂量，行能中能散、宣行药势、祛风、散寒利湿之效；以甘平能解毒调和诸药之蜂蜜，以55天地之数为剂量，行清热、补中、润燥、止痛之功效。全方共奏温经散寒、攻毒通络，止痛除痹之功。

方2：散寒除湿攻毒汤

[**处方**] 紫苏叶 12.0　白芷 11.0　仙茅 15.0
附子 13.0[先煎 2h]　生甘草 19.0　羌活 16.0
当归 14.0　苍术 18.0　藿香 17.0
黑豆 55 颗　黄酒 55mL　蜂蜜 55mL

[**用法**] 同祛风攻毒汤。

[**加减变化**] 由于本病多为寒湿毒合邪侵犯筋骨关节致寒湿毒痹证，故以散寒攻毒汤为基础，加祛湿消肿中药而成散寒除湿攻毒汤。除附子、黑豆、黄酒、蜂蜜外，所有中药起始量以10g为基础单位，并需根据患者的年龄、病情轻重、肝肾功能及临床反应等递增变化。

[**注意事项**] 附子为有毒之品，煎煮可使毒性降低，故煎剂可适当放宽剂量，而研末剂勿大于3g。

[**方解**] 本方主要为风湿病（痹证）寒湿毒痹证而设。其病理机制为寒湿毒合邪损害肌肉、关节，痹阻经络。症见恶寒发热，头痛如裹，肢体疼痛，口苦微渴，苔白而滑，脉紧。治宜以解表散寒、除湿止痛、攻毒除痹为大法；以中医天人相应观及中药归经理论为基础，以有毒中药为主，无毒中药为辅，以《周易》先天八卦的数字为剂量，从而形成八卦九宫阵形的散寒除湿攻毒汤进行对证治疗。选附子、仙茅、白芷为主药，三味药皆属有毒之品，附子大辛大热有毒，以3数居离位入心经，行散寒止痛

之效；仙茅辛温有小毒，以 5 数居巽位入胆经（肝与胆相表里），行祛除寒湿、强筋健骨之效；白芷辛温有小毒，以 1 数居乾位入大肠经（肺与大肠相表里），行解表散寒、燥湿、祛风止痛、消肿之效。再以辛温之紫苏叶，以 2 数居兑位入肺经，行解表散寒之效；辛甘温之当归，以 4 数居震位入肝经，行活血补血止痛之效；辛苦温之羌活，以 6 数居坎位入肾经，行解表散寒、祛风除湿、止痛之效；辛温之藿香，以 7 数居艮位入胃经（脾与胃相表里），行芳香化湿、解表和中之效；辛苦温之苍术，以 8 数居坤位入脾经，行祛风散寒、除湿之效；甘平之生甘草，以 9 数居中宫位入十二经，行清热解毒、调和诸药之效；甘平之黑豆，以 55 天地之数为剂量，行解乌头毒、药毒之效。以甘苦辛热有毒之黄酒为药引，以 55 天地之数为剂量，行能中能散、宣行药势、祛风、散寒利湿之效；加甘平之蜂蜜，行调和百药、清热解毒、滋补润燥之效。全方共奏散寒祛湿、攻毒通络之功。

方 3：散寒逐瘀攻毒汤

［**处方**］桂枝 12.0　桃仁 11.0　川芎 15.0
制川乌 13.0 先煎 2h　生甘草 19.0　川牛膝 16.0
制草乌 14.0 先煎 2h　藿香 18.0　鸡血藤 17.0
土鳖虫 4.0 研末冲服　黑豆 55 颗　黄酒 55mL
蜂蜜 55mL

［**用法**］同祛风攻毒汤。

［**加减变化**］由于本病多为寒瘀毒合邪侵犯筋骨关节致寒瘀毒痹阻证，故以散寒攻毒汤为基础，加逐瘀通络中药而成散寒逐瘀攻毒汤。除制川乌、制草乌、土鳖虫、黑豆、黄酒、蜂蜜外，所有中药起始量以 10g 为基础单位，并需根据患者的年龄、病情轻重、肝肾功能及临床反应等递增变化。

［**注意事项**］制川乌、制草乌的使用注意事项见散寒攻毒汤。

［**方解**］本方主要为风湿病（痹证）之寒瘀毒痹阻证而设。其病理机制为寒毒瘀滞损伤关节、肌肉，痹阻气血经络，经脉不通。症见肢体肌肉、关节冷痛或刺痛，固定不移，僵硬变形，难以屈伸，肌肤麻木不仁，畏寒，喜暖，肢凉，面色黧黑，舌质紫暗或有瘀斑，舌苔黄，脉涩。治宜以散寒攻毒、逐瘀通络为大法；以中医天人相应观及中药归经理论为基础，以有毒中药为主，无毒中药为辅，以《周易》先天八卦的数字为剂量，从而形成八卦九宫阵形的散寒逐瘀攻毒汤进行对证治疗。选制川乌、制草乌、土鳖虫、桃仁为主药，四者皆属有毒之品，制川乌辛苦热有毒，以 3 数居离位入心经，行祛风除湿、温经止痛之效；制草乌辛甘温有毒，以 8 数居乾位入脾经，行祛寒湿、通经络之效；土鳖虫咸寒有小毒，以 4 数居震位入肝经，行破血逐瘀之效；桃仁苦甘平有小毒，以 1 数居乾位入大肠经，行活血化瘀之效。再以辛温之川芎，以 5

数居巽位入胆经（肝与胆相表里），行活血行气、祛风止痛之效；甘平微苦之川牛膝，以 6 数居坎位入肾经，行逐瘀通经、通利关节之效；苦微甘温之鸡血藤，以 7 数居艮位入胃经（脾与胃相表里），行行气补血、舒经活络之效；辛甘温之桂枝，以 2 数居兑位入肺经，行温阳散寒、发汗解表之效；甘平之生甘草，以 9 数居中宫位入十二经，行补中益气、泻火解毒、调和药性之效。甘平之黑豆，以 55 天地之数为剂量，行解乌头毒、药毒之效；苦辛温之黄酒，起行经络而通痹塞，温血脉而散凝瘀之效；甘平之蜂蜜，行调和百药、清热解毒、滋补润燥之效。全方共奏散寒攻毒、逐瘀通络之功。

方 4：散寒攻毒加菇汤

［**处方**］紫苏叶 12.0　　干姜 11.0　　光慈姑 15.0
附子 13.0 先煎 2h　　炙甘草 19.0　　花椒 16.0
荆芥 14.0　　藿香 18.0　　焦苍术 17.0
蜂蜜 55mL

［**用法**］同祛风攻毒汤。

［**加减变化**］由于本病多为寒毒之邪侵犯筋骨关节致寒毒痹阻证，故宜以散寒攻毒汤为基础，加祛湿降尿酸而成散寒攻毒加菇汤。除附子、蜂蜜外，所有中药起始量以 10g 为基础单位，并需根据患者的年龄、病情轻重、肝肾功能及临床反应等递增变化。

［**注意事项**］见散寒除湿攻毒汤。

［**方解**］本方主要为痛风（历节病）寒毒痹阻证而设。其病理机制为寒毒和尿酸毒损伤筋骨，痹阻经络。症见肢体肌肉、关节冷痛，痛有定处，畏寒，喜暖，肢凉，苔白，脉弦紧。治宜以散寒攻毒、通经止痛为大法；以中医天人相应观及中药归经理论为基础，以有毒中药为主，无毒中药为辅，以《周易》先天八卦的数字为剂量，从而形成八卦九宫阵形的散寒攻毒加菇汤进行对证治疗。选附子、花椒、光慈姑为主药，三味药皆属有毒之品，附子大辛大热有毒，以 3 数居离位入心经，行散寒止痛之效；花椒辛温有毒，以 6 数居坎位入肾经，行温中止痛、燥湿杀虫之效；光慈姑辛甘寒有小毒，以 5 数居巽位入胆经（肝与胆相表里），行清热解毒、散结消肿之效。再以辛热之干姜，以 1 数居乾位入大肠经，行温中回阳之效；辛温之紫苏叶，以 2 数居兑位入肺经，行解表散寒之效；辛温之荆芥，以 4 数居震位入肝经，行祛风止痛、解表散寒之效；辛苦温之苍术，以 7 数居艮位入胃经（脾与胃相表里），行燥湿健脾、祛风散寒之效；辛温之藿香，以 8 数居坤位入脾经，行芳香化湿、解表和中之效；甘平之炙甘草，以 9 数居中宫位入十二经，行补中益气、调和药性之效。再加甘平之蜂蜜，行调和百药、清热解毒、滋补润燥之效。全方共奏散寒攻毒、温经止痛之功。

方 5：产后散寒排毒汤

［**处方**］桂枝 12.0　　透骨草 11.0　　松节 15.0

制川乌 13.0 先煎2h	生甘草 19.0	羌活 16.0
制草乌 14.0 先煎2h	藿香 18.0	苍术 17.0
黑豆 55 颗	黄酒 55mL	蜂蜜 55mL

[用法] 同祛风攻毒汤。

[加减变化] 由于本病多为寒毒之邪侵犯筋骨关节致寒邪偏盛证，故以散寒攻毒汤为基础，加通经活血中药而成产后散寒排毒汤。除制川乌、制草乌、黑豆、黄酒、蜂蜜外，所有中药起始量以 10g 为基础单位，并需根据患者的年龄、病情轻重、肝肾功能及临床反应等递增变化。

[注意事项] 制川乌、制草乌使用注意事项见散寒攻毒汤。

[方解] 本方为妇人产后风湿病（产后痹）之寒邪偏盛证而设。其病理机制为寒毒之邪损害肌肉关节，痹阻经络，症见肢体肌肉关节冷痛，畏寒，喜暖，肢凉，无汗，苔白，脉弦紧。治宜以温经散寒、攻毒通络为大法；以中医天人相应观及中药归经理论为基础，以有毒中药为主，无毒中药为辅，以《周易》先天八卦的数字为剂量，从而形成八卦九宫阵形的清肠攻毒汤进行对证治疗。选制川乌、制草乌为主药，两者皆属有毒之品，制川乌辛苦热有毒，以 3 数居离位入心经，行祛风除湿、温经止痛；制草乌辛苦热有毒，以 4 数居震位入肝经，行祛风除湿，温经止痛之效。再以辛温之透骨草，以 1 数居乾位入肺经（肺与大肠相表里），行祛风除湿、舒筋活血之效；辛甘温之桂枝，以 2 数居兑位入肺经，行温阳散寒、发汗解表之效；苦温之松节，以 5 数居巽位入胆经，行祛风燥湿、止痛之效；辛苦温之羌活，以 6 数居坎位入肾经，行解表散寒、祛风除湿、止痛之效；辛苦温之苍术，以 7 数居艮位入胃经（脾与胃相表里），行祛风散寒，除湿之效；辛温之藿香，以 8 数居坤位入脾经，行芳香化湿、解表和中之效；甘平之生甘草，以 9 数居中宫位入十二经，行调和诸药、补中益气之效。甘平之黑豆，以 55 天地之数为剂量，行解乌头毒、药毒之效；以甘苦辛热有毒之黄酒为药引，以 55 天地之数为剂量，行能中能散、宣行药势、祛风、散寒利湿之效；再加甘平之蜂蜜，行调和百药、清热解毒、滋补润燥之效。全方共奏温经散寒、攻毒通络之功。

方 6：散寒强脊攻毒汤

[处方]

僵蚕 12.0	紫苏梗 11.0	狗脊 15.0
制川乌 13.0 先煎2h	炙甘草 19.0	制草乌 16.0 先煎2h
鹿角 14.0	青风藤 18.0	昆明山海棠 17.0 先煎1h
黑豆 55 颗	黄酒 55mL	蜂蜜 55mL

[用法] 同祛风攻毒汤。

[加减变化] 由于本病多为寒毒之邪侵犯腰脊关节致寒毒痹阻证，故以散寒攻毒汤为基础，加强脊通络中药而成散寒强脊攻毒汤。除制川乌、制草乌、昆明山海棠、黑

豆、黄酒、蜂蜜外，所有中药起始量以 10g 为基础单位，并需根据患者的年龄、病情轻重、肝肾功能及临床反应等递增变化。

[**注意事项**] 见散寒攻毒汤。

[**方解**] 本方为强直性脊柱炎（腰痛、肾痹、竹节风、龟背风、大偻）寒毒痹阻证而设。症见腰臀颈背胯膝疼痛，僵硬不舒，牵及膝腿痛或酸软无力，畏寒喜暖，得热则舒，俯仰受限，活动不利，甚则腰脊僵直或后凸变形，行走坐卧不能，或兼男子阴囊寒冷，女子白带寒滑，舌苔薄白或白厚，脉多沉弦或沉弦细。治宜以散寒攻毒、温经止痛、强脊壮骨为大法；以中医天人相应观及中药归经理论为基础，以有毒中药为主，无毒中药为辅，以《周易》先天八卦的数字为剂量，从而形成八卦九宫阵形的散寒强脊攻毒汤进行对证治疗。选制川乌、制草乌、昆明山海棠、青风藤为主药，四味药皆属有毒之品，制川乌辛苦热有毒，以 3 数居离位入心经，行祛风除湿、温经止痛之效；制草乌辛甘温有毒，以 6 数居坎位入肾经，行祛寒湿、通经络之效；昆明山海棠苦辛微温有毒，以 7 数居艮位入胃经（脾与胃相表里），行祛风除湿、舒筋解毒、抑制免疫之效；青风藤辛苦平有小毒，以 8 数居坤位入脾经行祛风湿、通经络之效。再以咸辛平之僵蚕，以 2 数居兑位入肺经，行清热解毒之效；辛温之紫苏梗，以 1 数居乾位入大肠经（肺与大肠相表里），行理气宽中之效；咸温之鹿角，以 4 数居震位入肝经，行温肾阳、强筋骨之效；狗脊苦甘温，以 5 数居巽位入胆经（肝与胆相表里），行祛风湿、补肝肾、强腰膝之效；甘平之炙甘草，以 9 数居中宫位入十二经，行补中益气、调和药性之效。甘平之黑豆，以 55 天地之数为剂量，行解乌头毒、药毒之效。以甘苦辛热有毒之黄酒为药引，以 55 天地之数为剂量，行能中能散、宣行药势、祛风、散寒利湿之效；再加甘平之蜂蜜，行调和百药、清热解毒、滋补润燥之效。全方共奏散寒攻毒、温经止痛、强脊壮骨之功。

方 7：散寒壮骨攻毒汤

[**处方**]

桂枝 12.0	透骨草 11.0	怀牛膝 15.0
制川乌 13.0 先煎 2h	生甘草 19.0	淫羊藿 16.0
制草乌 14.0 先煎 2h	藿香 18.0	苍术 17.0
黑豆 55 颗	黄酒 55mL	蜂蜜 55mL

[**用法**] 同祛风攻毒汤。

[**加减变化**] 由于本病多为寒毒之邪侵犯筋骨关节致寒毒痹阻证，故以散寒攻毒汤为基础，加强筋壮骨中药而成散寒壮骨攻毒汤。除制川乌、制草乌、黑豆、黄酒、蜂蜜外，所有中药起始量以 10g 为基础单位，并需根据患者的年龄、病情轻重、肝肾功能及临床反应等递增变化。

[**注意事项**] 制川乌、制草乌使用注意事项见散寒攻毒汤。

［方解］本方为骨质疏松症（骨痿、骨痹、骨极）之寒毒痹阻证而设。其病理机制为寒毒之邪损害骨节肌肉，痹阻经络。症见时有骨痛肢冷或腰背部疼痛，或足跟痛，腰膝酸软，畏寒喜暖，面色少华或灰滞，纳差或便溏，舌质淡，苔白，脉紧。以温经散寒、攻毒通络为大法；以中医天人相应观及中药归经理论为基础，以有毒中药为主，无毒中药为辅，以《周易》先天八卦的数字为剂量，从而形成八卦九宫阵形的散寒壮骨攻毒汤进行对证治疗。选制川乌、制草乌为主药，两味药皆属有毒之品，制川乌辛苦热有毒，以 3 数居离位入心经，行祛风除湿、温经止痛之效；制草乌辛甘温有毒，以 4 数居震位入肝经，行祛寒湿、通经络之效。再以辛温之透骨草，以 1 数居乾位入大肠经（肺与大肠相表里），行祛风除湿、舒筋活血之效；辛甘温之桂枝，以 2 数居兑位入肺经，行温阳散寒、发汗解表之效；苦酸平之怀牛膝，以 5 数居巽位入胆经（肝与胆相表里），行疏利下行、能补能泄之效；辛甘之淫羊藿，以 6 数居坎位入肾经，行滋补肝肾、壮阳之效；辛苦温之苍术，以 7 数居艮位入胃经（脾与胃相表里），行祛风散寒、除湿之效；辛温之藿香，以 8 数居坤位入脾经，行芳香化湿、解表和中之效；甘平之生甘草，以 9 数居中宫位入十二经，行清热解毒、调和诸药之效。以甘平之黑豆，以 55 天地之数为剂量，行解乌头毒、药毒之效。以甘苦辛热有毒之黄酒为药引，以 55 天地之数为剂量，行能中能散、宣行药势、祛风、散寒利湿之效；再加甘平之蜂蜜，行调和百药、清热解毒、滋补润燥之效。全方共奏温经散寒、攻毒通络之功。

方 8：散寒健腰攻毒汤

［**处方**］

桂枝 12.0	透骨草 11.0	土鳖虫 5.0 研末冲服
制川乌 13.0 先煎 2h	炙甘草 19.0	独活 16.0
制草乌 14.0 先煎 2h	藿香 18.0	苍术 17.0
黑豆 55 颗	黄酒 55mL	蜂蜜 55mL

［**用法**］同祛风攻毒汤。

［**加减变化**］由于本病多为寒毒之邪侵犯腰椎致寒毒痹阻证，故以散寒攻毒汤为基础，加健腰通络中药而成散寒健腰攻毒汤。除制川乌、制草乌、黑豆、黄酒、蜂蜜外，所有中药起始量以 10g 为基础单位，并需根据患者的年龄、病情轻重、肝肾功能及临床反应等递增变化。

［**注意事项**］制川乌、制草乌使用注意事项见散寒攻毒汤。

［**方解**］本方为腰椎间盘突出症（腰痛、腰腿痛）之寒毒痹阻证而设。其病理机制为寒毒损害腰脊，痹阻经络气血。症见腰部冷痛，阴雨寒冷疼痛加重，得温痛轻，按之则舒，舌淡，苔白厚或白腻，脉沉紧。治宜温经散寒、攻毒通络为大法；以中医天人相应观及中药归经理论为基础，以有毒中药为主，无毒中药为辅，以《周易》先天

八卦的数字为剂量，从而形成八卦九宫阵形的散寒健腰攻毒汤进行对证治疗。选制川乌、制草乌、土鳖虫为主药，三者皆属有毒之品，制川乌辛苦热有毒，以 3 数居离位入心经，行祛风除湿、温经止痛之效；制草乌辛甘温有毒，以 4 数居震位入肝经，行祛寒湿、通经络之效；土鳖虫咸寒有小毒，以 5 数居巽位入胆经（肝与胆相表里），行破血逐瘀之效。再以辛温之透骨草，以 1 数居乾位入大肠经（肺与大肠相表里），祛风除湿、舒筋活血，以治风湿痹痛；辛甘温之桂枝，以 2 数居兑位入肺经，行温阳散寒、发汗解表之效；辛苦微温之独活，以 6 数居坎位入肾经，行祛风除湿、通痹止痛之效；辛苦温之苍术，以 7 数居艮位入胃经（脾与胃相表里），行祛风散寒、除湿之效；辛温之藿香，以 8 数居坤位入脾经，行芳香化湿、解表和中之效；甘平之炙甘草，以 9 数居中宫位入十二经，行调和诸药、益气补中之效。以甘平之黑豆，以 55 天地之数为剂量，行解乌头毒、药毒之效；以甘苦辛热有毒之黄酒为药引，以 55 天地之数为剂量，行能中能散、宣行药势、祛风、散寒利湿之效；再加甘平之蜂蜜，行调和百药、清热解毒、滋补润燥之效。全方共奏温经散寒、攻毒通络之功。

方 9：散寒止痛攻毒汤

［**处方**］桂枝 12.0　透骨草 11.0　松节 15.0
制川乌 13.0 先煎 2h　炙甘草 19.0　羌活 16.0
制草乌 14.0 先煎 2h　藿香 18.0　苍术 17.0
黑豆 55 颗　黄酒 55mL　蜂蜜 55mL

［**用法**］同祛风攻毒汤。

［**加减变化**］由于本病多为寒毒之邪侵犯肌肉、关节致寒毒痹阻证，故以散寒攻毒汤为基础，加镇痛通经中药而成散寒止痛攻毒汤。除制川乌、制草乌、黑豆、黄酒、蜂蜜外，所有中药起始量以 10g 为基础单位，并需根据患者的年龄、病情轻重、肝肾功能及临床反应等递增变化。

［**注意事项**］制川乌、制草乌使用注意事项见散寒攻毒汤。

［**方解**］本方为纤维肌痛综合征（周痹、肌痹、行痹）之寒毒痹阻证而设。其病理机制为寒毒之邪损害关节、肌肉，痹阻经络气血。症见肢体肌肉、骨骼游走性窜痛，恶风，舌质淡白，苔薄白或腻，脉浮。治疗以祛风散寒、攻毒止痛为大法；以中医天人相应观及中药归经理论为基础，以有毒中药为主，无毒中药为辅，以《周易》先天八卦的数字为剂量，从而形成八卦九宫阵形的散寒止痛攻毒汤进行对证治疗。选制川乌、制草乌为主药，两者皆属有毒之品，制川乌辛苦热有毒，以 3 数居离位入心经，行祛风除湿、温经止痛之效；制草乌辛苦热有毒，以 4 数居震位入肝经（肝与胆相表里），行祛风除湿、温经止痛之效。再以辛温之透骨草，以 1 数居乾位入大肠经（肺与大肠相表里），行祛风除湿、舒筋活血之效；辛甘温之桂枝，以 2 数居居兑位入肺

经（肺与大肠相表里），行发汗解肌、温通经脉之效；苦温之松节，以5数居巽位入胆经，行祛风燥湿、止痛之效；辛苦温之羌活，以6数居坎位入肾经，行解表散寒、祛风除湿、止痛之效；辛苦温之苍术，以7数居艮位入胃经（脾与胃相表里），行燥湿健脾、祛风散寒之效；辛温之藿香，以8数居坤位入脾经，行芳香化湿、解表和中之效；甘平之炙甘草，以9数居中宫位入十二经，行调和诸药、补中益气、补火温通经脉之效。以甘平之黑豆，以55天地之数为剂量，行解乌头毒、药毒之效；以甘苦辛热有毒之黄酒为药引，以55天地之数为剂量，行能中能散、宣行药势、祛风、散寒利湿之效；甘平之蜂蜜，行调和百药、清热解毒、滋补润燥之效。全方共奏祛风散寒、攻毒止痛之效。

方10：散寒强骨攻毒汤

［**处方**］

桂枝 12.0	透骨草 11.0	松节 15.0
制川乌 13.0 先煎2h	炙甘草 19.0	羌活 16.0
制草乌 14.0 先煎2h	藿香 18.0	苍术 17.0
黑豆 55 颗	黄酒 55mL	蜂蜜 55mL

［**用法**］同祛风攻毒汤。

［**加减变化**］由于本病多为寒毒之邪侵犯肾虚之筋骨关节致寒毒痹阻证，故以散寒攻毒汤为基础，加强筋健骨中药而成散寒强骨攻毒汤。除制川乌、制草乌、黑豆、黄酒、蜂蜜外，所有中药起始量以10g为基础单位，并需根据患者的年龄、病情轻重、肝肾功能及临床反应等递增变化。

［**注意事项**］制川乌、制草乌使用注意事项见散寒攻毒汤。

［**方解**］本方为风湿病（骨痹、白虎历节风）之寒毒痹阻证而设。其病理机制为寒毒损害素体肾虚者之筋骨关节，痹阻经络气血。症见肢体肌肉、关节冷痛，遇寒则痛剧，得热则痛缓，发热，畏寒肢冷，关节屈伸不利，舌质淡，苔白，脉弦紧。治宜以温经散寒、祛毒通络为大法；以中医天人相应观及中药归经理论为基础，以有毒中药为主，无毒中药为辅，以《周易》先天八卦的数字为剂量，从而形成八卦九宫阵形的散寒强骨攻毒汤进行对证治疗。选制川乌、制草乌为主药，两味药皆属有毒之品，制川乌辛苦热有毒，以3数居离位入心经，行祛风除湿、温经止痛之效；制草乌辛甘温有毒，以4数居震位入肝经，行祛寒湿、通经络之效。再以辛温之透骨草，以1数居乾位入大肠经（肺与大肠相表里），祛风除湿、舒筋活血，以治风湿痹痛；辛甘温之桂枝，以2数居兑位入肺经，行温阳散寒、发汗解表之效；苦温之松节，以5数居巽位入肝经（肝与胆相表里），行祛风燥湿、止痛之效；辛苦温之羌活，以6数居坎位入肾经，行解表，解热、祛风湿之效；辛苦温之苍术，以7数居艮位入胃经（脾与胃相表里），行燥湿健脾、祛风散寒之效；辛微温之藿香，故以8数居坤位入脾经，行芳香化

湿、解表和中之效；甘平之炙甘草，以9数居中宫位入十二经，行补中益气、调和药性之效。以甘平之黑豆以55天地之数为剂量，行解乌头毒、药毒之效；以甘苦辛热有毒之黄酒为药引，以55天地之数为剂量，行能中能散、宣行药势、祛风、散寒利湿之效；甘平之蜂蜜，行调和百药、清热解毒、滋补润燥之效。全方共奏散寒攻毒、温经止痛、抑制免疫、通络除痹之功。

方11：散寒振痿攻毒汤

［**处方**］桂枝 12.0　透骨草 11.0　土鳖虫 5.0 研末冲服

制川乌 13.0 先煎2h　炙甘草 19.0　独活 16.0

制草乌 14.0 先煎2h　制乳香 18.0　制没药 17.0

黑豆 55 颗　黄酒 55mL　蜂蜜 55mL

［**用法**］同祛风攻毒汤。

［**加减变化**］由于本病多为寒毒之邪侵犯筋骨关节致寒毒痹阻证，故以散寒攻毒汤为基础，加通经活血中药而成散寒振痿攻毒汤，土鳖虫易松节，乳香易藿香，没药易苍术，独活易羌活，剂量不变。除制川乌、制草乌、黑豆、黄酒、蜂蜜外，所有中药起始量以10g为基础单位，并需根据患者的年龄、病情轻重、肝肾功能及临床反应等递增变化。

［**注意事项**］制川乌、制草乌使用注意事项见散寒攻毒汤。

［**方解**］本方为骨坏死（骨痹、髋骨痹、骨痿）之寒毒痹阻证而设。其病理机制为寒毒之邪损害虚弱之体，痹阻经络气血。症见髋部冷痛，重着钝痛，痛处不移，肢体发冷，得热痛减，入夜痛甚，舌淡，苔薄白，脉沉弦。治宜以温经散寒、祛毒通络为大法；以中医天人相应观及中药归经理论为基础，以有毒中药为主，无毒中药为辅，以《周易》先天八卦的数字为剂量，从而形成八卦九宫阵形的散寒振痿攻毒汤进行对证治疗。选制川乌、制草乌为主药，两味药皆属有毒之品，制川乌辛苦热有毒，以3数居离位入心经，行祛风除湿、温经止痛之效；制草乌辛甘温有毒，以4数居震位入肝经，行祛寒湿、通经络之效。再以辛温之透骨草，以1数居乾位入大肠经（肺与大肠相表里），行祛风除湿、舒筋活血之效；辛甘温之桂枝，以2数居兑位入肺经，行温阳散寒、发汗解表之效；土鳖虫咸寒有小毒，以5数居巽位入胆经（肝与胆相表里），行破血逐瘀之效；辛苦微温之独活，以6数居坎位入肾经，行祛风除湿、通痹止痛之效；辛苦平之制没药，以7数居艮位入胃经（脾与胃相表里），行化瘀止痛、消肿生肌之效；苦辛温之制乳香，以8数居坤位入脾经，行舒筋活络、生肌止痛之效；甘平之炙甘草，以9数居中宫位入十二经，行补中益气、调和药性之效。以甘平之黑豆以55天地之数为剂量，行解乌头毒、药毒之效。以甘苦辛热有毒之黄酒为药引，以55天地之数为剂量，行能中能散、宣行药势、祛风、散寒利湿之效；甘平之蜂蜜，行调和百

药、清热解毒、滋补润燥之效。全方共奏散寒攻毒、温经止痛、抑制免疫、通络除痹之功。

三、利湿攻毒法

以有毒祛湿消肿中药为主，具有化湿利水、泄毒消肿之功效，用于治疗湿毒证的方法，称为利湿攻毒法，又称泄毒法。利湿攻毒法分为泄外湿毒和泄内湿毒两大类。本节主要介绍泄外湿毒法，以利湿攻毒汤为主方，并根据合邪及病种不同，可衍化出利湿攻毒加菇汤、利湿逐瘀攻毒汤、产后利湿排毒汤、利湿强脊攻毒汤、利湿壮骨攻毒汤、利湿振痿攻毒汤、利湿强骨攻毒汤、利湿润燥攻毒汤、利湿健腰攻毒汤、利湿止痛攻毒汤等 10 种方剂。

故曰：凡头胀身重，面目浮肿，身热不扬，部位固定，口淡，舌苔白腻，脉濡，利湿攻毒汤主之。

方 1：利湿攻毒汤

［**处方**］制商陆 11.0

半边莲 12.0（中量 22.0，大量 32.0）

茯苓 13.0（中量 23.0，大量 33.0）

蚕沙 14.0（中量 24.0，大量 34.0）

绵萆薢 15.0（中量 25.0，大量 35.0）

汉防己 16.0（中量 26.0，大量 36.0）

昆明山海棠 17.0 先煎 1h

佩兰 18.0（中量 28.0，大量 38.0）

大枣 19 枚（中量 29 枚，大量 39 枚）

黄酒 55mL

蜂蜜 55mL

［**用法**］混合，纳入蜂蜜水煎，第 1 次煎 15 分钟滤出，第 2 次煎 20 分钟滤出，第 3 次煎 25 分钟滤出，将 3 次滤出液与黄酒混合后，分 5 次（2 天）饭后温服。

［**加减变化**］由于本类疾病多为湿毒之邪侵犯筋骨关节所致湿毒痹阻证，宜使用利湿攻毒汤。除昆明山海棠、制商陆、黄酒、蜂蜜剂量不变外，其他中药剂量的增减变化同祛风攻毒汤。

［**注意事项**］制商陆有毒，醋制可减其毒，煎煮可使毒性减低，故煎剂可适当放宽剂量。昆明山海棠注意事项见祛风攻毒汤。

［**方解**］本方主要为风湿病（痹证）之湿毒痹阻证而设。其病理机制多为湿毒之邪损害筋骨关节，痹阻经络气血症见头胀身重，面目浮肿，身热不扬，部位固定，口淡，

舌苔白腻，脉濡。治宜以利湿消肿、通经攻毒为大法；以中医天人相应观及中药归经理论为基础，以有毒中药为主，无毒中药为辅，以《周易》先天八卦的数字为剂量，从而形成八卦九宫阵形的利湿攻毒汤进行对证治疗。选昆明山海棠、制商陆、半边莲、汉防己为主药，四味药皆属有毒之品，昆明山海棠苦辛微温有毒，以7数居艮位入胃经（脾与胃相表里），行祛风除湿、舒筋解毒、抑制免疫之效；制商陆辛平有毒，以1数居乾位入大肠经（肺与大肠相表里），行泄下利水、消肿散结之效；再以辛微寒有毒之半边莲，以2数居兑位入肺经，行利水消肿、清热解毒之效；汉防己苦辛寒有小毒，以6数居坤位入肾经，行解表祛风散湿之效。甘淡平之茯苓，以3数居离位入心经（心与小肠相表里），行健脾补中、利水渗湿之效；甘辛温之蚕沙，以4数居震位入肝经，行祛风除湿、和胃化浊之效；酸温之绵萆薢，以5数居巽位入肝经（肝与胆相表里），行祛风利湿之效；辛平之佩兰，以8数居坤位入脾经，行芳香化湿解表之效；甘平之大枣，以9数居中宫位入十二经，行补脾益胃、缓和药性之效。以甘苦辛热有毒之黄酒为药引，以55天地之数为剂量，行能中能散、宣行药势、祛风、散寒利湿之效；再以甘平能解毒、调和诸药之蜂蜜，以55天地之数为剂量，行清热、补中、润燥、止痛之功效。全方共奏利湿攻毒、止痛通络、泻水消肿之功。

方2：利湿攻毒加菇汤

［**处方**］光慈姑 12.0　制商陆 11.0　山慈菇 15.0
茯苓 13.0　路路通 19.0　滑石 16.0
桑枝 14.0　土茯苓 38.0　半夏 17.0
生姜 55.0　蜂蜜 55mL

［**用法**］同利湿攻毒汤。

［**加减变化**］由于本类疾病多为湿毒、尿酸毒侵犯筋骨关节致湿毒痹阻证，故宜以利湿攻毒汤为基础，加祛湿降尿酸中药而成利湿攻毒加菇汤。除半夏、制商陆、生姜、蜂蜜外，所有中药起始量以10g为基础单位，并需根据患者的年龄、病情轻重、肝肾功能及临床反应等递增变化。

［**注意事项**］制商陆使用注意事项同利湿攻毒汤。

［**方解**］本方为痛风（历节病、痹证）之湿毒痹阻证而设。其病理机制为湿毒和尿酸毒损伤筋骨，痹阻经络气血。症见关节肿胀明显，下肢有凹陷性水肿，下肢重着，屈伸不利，有饮食不节史，舌体胖，苔白厚腻，脉濡滑。治宜以消肿去浊、泄毒去湿为大法；以中医天人相应观及中药归经理论为基础，以有毒中药为主，无毒中药为辅，以《周易》先天八卦的数字为剂量，从而形成八卦九宫阵形的利湿攻毒加菇汤进行对证治疗。选半夏、制商陆、山慈菇、光慈姑为主药，四味药皆属有毒之品，半夏辛温有毒，以7数居艮位入胃经，行燥湿化痰之效；制商陆辛平有毒，以1数居乾位入大

肠经，行泄下利水、消肿散结之效；山慈菇甘辛凉有小毒，以 5 数居巽位入胆经（肝与胆相表里），行清热解毒、消肿散结之效；光慈姑甘辛寒有小毒，以 2 数居兑位入肺经，行清热解毒、散结消肿之效。再以甘淡平之土茯苓，以 8 数居坤位入脾经，行解毒除湿、通利关节之效；苦平之桑枝，以 4 数居震位入肝经，行祛风通络、抗炎之效；甘淡寒之滑石，以 6 数居坎位入肾经，行利尿通淋、清热利湿之效；甘淡平之茯苓，以 3 数居离位入心经，行利水渗湿之效；苦平之路路通，以 9 数居中宫位，行祛风通络、利水除湿。辛温之生姜，具发汗解表之功，又可解半夏之毒，以 55 天地之数为剂量，既解表又解毒；加甘平之蜂蜜，行调和百药、清热解毒、滋补润燥之效。全方共奏消肿去浊、泄毒去湿之功。

方 3：利湿逐瘀攻毒汤

［**处方**］

桃仁 12.0	制商陆 11.0	川芎 15.0
红花 13.0	路路通 19.0	川牛膝 16.0
土鳖虫 4.0 研末冲服	地龙 18.0	汉防己 17.0
黄酒 55mL	蜂蜜 55mL	

［**用法**］同利湿攻毒汤。

［**加减变化**］由于本病多为湿瘀毒合邪侵犯肌肉关节致湿瘀毒痹阻证，故以利湿攻毒汤为基础，加活血逐瘀通经中药而成利湿逐瘀攻毒汤。除制商陆、土鳖虫、黄酒、蜂蜜外，所有中药起始量以 10g 为基础单位，并需根据患者的年龄、病情轻重、肝肾功能及临床反应等递增变化。

［**注意事项**］制商陆使用注意事项同利湿攻毒汤。

［**方解**］本方为风湿病（痹证）湿瘀毒痹阻证而设。其病理机制为湿瘀之邪毒损害肌肉关节，痹阻经络气血。症见肢体肌肉关节酸痛或刺痛，肿胀，固定不移，僵硬变形，晨僵，肌肤麻木不仁，面色黧黑，舌体胖，舌质紫暗或有瘀斑，舌苔白腻或黄腻，脉涩或濡；痹毒日久，可痹阻于脉，见脉痹，则肢体刺痛，局部皮色紫暗，脉搏减弱或无脉之证；痹毒阻于心，见心痹，则心下鼓动，心前区疼痛，脉细弱或结代等。湿毒之邪郁阻于肌表、关节、肌肉经络所致肢体肌肉、关节酸痛、肿胀，痛有定处，晨僵，舌体胖，苔白腻，脉濡或缓。治宜以利湿逐瘀、攻毒通络为大法；以中医天人相应观及中药归经理论为基础，以有毒中药为主，无毒中药为辅，以《周易》先天八卦的数字为剂量，从而形成八卦九宫阵形的利湿逐瘀攻毒汤进行对证治疗。选制商陆、土鳖虫、桃仁、地龙、汉防己为主药，五味药皆属有毒之品，制商陆辛平有毒，以 1 数居乾位入大肠经（肺与大肠相表里），行泄下利水、消肿散结之效；土鳖虫咸寒有小毒，以 4 数居震位入肝经，行破血逐瘀之效；桃仁苦甘平有小毒，以 2 数居兑位入肺经，行活血化瘀之效；地龙咸寒有小毒，以 8 数居坤位入脾经，行清热熄风、活络通

痹之效；汉防己辛甘微温有小毒，以7数居艮位入胃经（脾与胃相表里），行解表祛风散湿之效。再以辛温之川芎，以5数居巽位入胆经（肝与胆相表里），行活血行气、祛风止痛之效；甘平微苦之川牛膝，以6数居坎位入肾经，行逐瘀通经、通利关节之效；辛温之红花，以3数居离位入心经，行活血通络、散瘀止痛之效；苦平之路路通，以9数居中宫位入十二经，行祛风通络、利水除湿之效。以甘苦辛热有毒之黄酒为药引，以55天地之数为剂量，行能中能散、宣行药势、祛风、散寒利湿之效；再加甘平之蜂蜜，行调和百药、清热解毒、滋补润燥之效。全方共奏活血化瘀、制毒通经、止痛除痹之功。

方4：产后利湿排毒汤

［**处方**］薏苡仁 12.0　　制商陆 11.0　　青风藤 15.0
半边莲 13.0　　路路通 19.0　　汉防己 16.0
蚕沙 14.0　　佩兰 18.0　　绵萆薢 17.0
黄酒 55mL　　蜂蜜 55mL

［**用法**］同利湿攻毒汤。

［**加减变化**］由于本病多为湿毒之邪侵犯妇人产后筋骨关节致湿邪偏盛证，故以利湿攻毒汤为基础，加通经活血中药而成产后利湿排毒汤。除制商陆、黄酒、蜂蜜外，所有中药起始量以10g为基础单位，并需根据患者的年龄、病情轻重、肝肾功能及临床反应等递增变化。

［**注意事项**］制商陆使用注意事项同利湿攻毒汤。

［**方解**］本方为妇人产后风湿病（产后痹）之湿邪偏盛证而设。其病理机制为湿毒之邪毒损害肌肉、关节，痹阻经络气血。症见肢体肌肉、关节酸痛，痛有定处，晨僵，或有汗，身上潮湿，肢体沉重，舌体胖，苔白腻，脉濡或缓。湿毒之邪郁阻于肌表、关节、肌肉经络所致肢体肌肉、关节酸痛、肿胀，痛有定处，晨僵，舌体胖，苔白腻，脉濡或缓。治宜以祛湿泄毒、止痛通络为大法；以中医天人相应观及中药归经理论为基础，以有毒中药为主，无毒中药为辅，以《周易》先天八卦的数字为剂量，从而形成八卦九宫阵形的产后利湿排毒汤进行对证治疗。选制商陆、汉防己、青风藤为主药，三者皆属有毒之品，制商陆辛平有毒，以1数居乾位入大肠经（肺与大肠相表里），行泄下利水、消肿散结之效；汉防己辛甘微温有小毒，以6数居坎位入肾经，行祛风散湿、利尿消肿、行气止痛之效；青风藤苦辛平有小毒，以5数居巽位入胆经（肝与胆相表里），行祛风湿、通经络之效。再以甘淡微寒之薏苡仁，以2数居兑位入肺经，行利水渗湿、健脾除痹之效；甘淡平之茯苓，以3数居离位入心经，行健脾补中、利水渗湿之效；甘辛温之蚕沙，以4数居震位入肝经，行祛风除湿、和胃化浊之效；苦平之绵萆薢，以7数居艮位入胃经，行利湿去浊、祛风除痹之效；辛平之佩兰，以8数

居坤位入脾经，行醒脾开胃，发表解暑之效；苦平之路路通，以 9 数居中宫位入十二经，行祛风通络、利水除湿之效。以甘苦辛热有毒之黄酒为药引，以 55 天地之数为剂量，行能中能散、宣行药势、祛风、散寒利湿之效；甘平之蜂蜜，行调和百药、清热解毒、滋补润燥之效。全方共奏祛湿泄毒、止痛通络之功。

方 5：利湿强脊攻毒汤

［**处方**］藿香 12.0　制商陆 11.0　桑枝 15.0

茯苓 13.0　生甘草 19.0　绵萆薢 16.0

狗脊 14.0　汉防己 18.0　昆明山海棠 17.0 先煎 1h

黄酒 55mL　蜂蜜 55mL

［**用法**］同利湿攻毒汤。

［**加减变化**］由于本病多为湿毒之邪侵犯腰脊关节致湿毒痹阻证，故以利湿攻毒汤为基础，加强脊通络中药而成利湿强脊攻毒汤。除制商陆、昆明山海棠、黄酒、蜂蜜外，所有中药起始量以 10g 为基础单位，并需根据患者的年龄、病情轻重、肝肾功能及临床反应等递增变化。

［**注意事项**］制商陆注意事项见利湿攻毒汤，昆明山海棠注意事项见祛风攻毒汤。

［**方解**］本方为强直性脊柱炎（腰痛、竹节风、龟背风、大偻）之湿毒痹阻证而设。其病理机制为湿毒之邪损害腰脊督脉，痹阻经络气血。症见腰臀胯酸痛，沉重，僵硬不适，身热不扬，绵绵不解，汗出，心烦，口苦黏腻，或口干不欲饮，大便黏，舌体胖，苔厚腻，脉滑或濡。湿毒之邪郁阻于肌表、关节、肌肉经络所致肢体肌肉关节酸痛、肿胀，痛有定处，晨僵，舌体胖，苔白腻，脉濡或缓。治宜以强脊攻毒、泄湿通络为大法；以中医天人相应观及中药归经理论为基础，以有毒中药为主，无毒中药为辅，以《周易》先天八卦的数字为剂量，从而形成八卦九宫阵形的利湿强脊攻毒汤进行对证治疗。选昆明山海棠、制商陆、汉防己为主药，三味药皆属有毒祛风湿之良药。昆明山海棠苦辛微温有毒，以 7 数居艮位入胃经（脾与胃相表里），行祛风除湿、舒筋解毒、抑制免疫之效；制商陆辛平有毒，以 1 数居乾位入大肠经（肺与大肠相表里），行泄下利水、消肿散结之效。汉防己辛甘微温有小毒，以 8 数居坤位入脾经，行解表祛风散湿之效；再以苦甘平之绵萆薢，以 6 数居坎位入肾经，行泻水祛湿、壮骨舒筋之效；辛温之藿香，以 2 数居兑位入肺经，行芳香化湿、解表和中之效；甘淡平之茯苓，以 3 数居离位入心经（心与小肠相表里），行健脾补中、利水渗湿之效；苦甘温之狗脊，以 4 数居震位入肝经，行祛风湿、补肝肾、强腰膝之效；微苦平之桑枝，以 5 数居巽位入胆经（肝与胆相表里），行祛风除湿、通经活络之效；甘平之生甘草，以 9 数居中宫位入十二经，行补中益气、泻火解毒、调和药性之效。以甘苦辛热有毒之黄酒为药引，以 55 天地之数为剂量，行能中能散、宣行药势、祛风、散寒利湿

之效；加甘平之蜂蜜，行调和百药、清热解毒、滋补润燥之效。全方共奏强脊攻毒、泄湿通络之功。

方 6：利湿壮骨攻毒汤

［处方］半边莲 12.0　　制商陆 11.0　　绵萆薢 15.0
茯苓 13.0　　路路通 19.0　　川牛膝 16.0
徐长卿 14.0　　佩兰 18.0　　薏苡仁 17.0
黄酒 55mL　　蜂蜜 55mL

［用法］同利湿攻毒汤。

［加减变化］由于本病多为湿毒之邪侵犯筋骨关节致湿毒痹阻证，故以利湿攻毒汤为基础，加强筋壮骨中药而成利湿壮骨攻毒汤。除制商陆、黄酒、蜂蜜外，所有中药起始量以 10g 为基础单位，并需根据患者的年龄、病情轻重、肝肾功能及临床反应等递增变化。

［注意事项］制商陆使用注意事项同利湿攻毒汤。

［方解］本方为骨质疏松症（骨痿、骨痹、骨极）之湿毒痹阻证而设。其病理机制为湿毒之邪损害筋骨关节，痹阻经络气血。症见肢体肌肉、关节酸痛，痛有定处，晨僵，沉重，天气变化时加重，四肢倦怠乏力，舌体胖，苔白腻，脉濡或缓。湿毒之邪郁阻于肌表、关节、肌肉经络所致肢体肌肉、关节酸痛、肿胀，痛有定处，晨僵，舌体胖，苔白腻，脉濡或缓。治宜以祛湿泄毒、止痛通络为大法；以中医天人相应观及中药归经理论为基础，以有毒中药为主，无毒中药为辅，以《周易》先天八卦的数字为剂量，从而形成八卦九宫阵形的利湿壮骨攻毒汤进行对证治疗。选制商陆为主药，制商陆辛平有毒，以 1 数居乾位入大肠经（肺与大肠相表里），行泄下利水、消肿散结之效。再以苦甘平之绵萆薢，以 6 数居坎位入肾经，行泻水祛湿、壮骨舒筋之效；甘淡平之茯苓，以 3 数居离位入心经（心与小肠相表里），行健脾补中、利水渗湿之效；辛微寒有毒之半边莲，以 2 数居兑位入肺经，行利水消肿、清热解毒之效；辛温之徐长卿，以 4 数居震位入肝经，行祛风化湿、止痛止痒之效；甘平微苦之川牛膝，以 5 数居巽位入胆经（肝与胆相表里），行逐瘀通经、通利关节之效；甘淡微寒之薏苡仁，以 7 数居艮位入胃经（脾与胃相表里），行利水渗湿、健脾除痹之效；辛平之佩兰，以 8 数居坤位入脾经，行醒脾开胃、发表解暑之效；苦平之路路通，以 9 数居中宫位入十二经，行祛风通络、利水除湿之效。以甘苦辛热有毒之黄酒为药引，以 55 天地之数为剂量，行能中能散、宣行药势、祛风、散寒利湿之效；甘平之蜂蜜，行调和百药、清热解毒、滋补润燥之效。全方共奏温阳散寒、攻毒通络、止痛除痹之功。

方 7：利湿振痿攻毒汤

［处方］半边莲 12.0　　制商陆 11.0　　木瓜 15.0

茯苓 13.0　　生甘草 19.0　　川牛膝 16.0
土鳖虫 4.0 研末冲服　　汉防己 18.0　　薏苡仁 17.0
黄酒 55mL　　蜂蜜 55mL

［**用法**］同利湿攻毒汤。

［**加减变化**］：由于本病多为湿毒之邪侵犯筋骨关节致湿毒痹阻证，故以利湿攻毒汤为基础，加振痿通经活络中药而成利湿振痿攻毒汤。川牛膝易绵萆薢，剂量不变。除制商陆、土鳖虫、黄酒、蜂蜜外，所有中药起始量以 10g 为基础单位，并需根据患者的年龄、病情轻重、肝肾功能及临床反应等递增变化。

［**注意事项**］制商陆使用注意事项同利湿攻毒汤。

［**方解**］本方为骨坏死（骨痹、髋骨痹、骨痿）之湿毒痹阻证而设。其病理机制为湿毒之邪损害筋骨关节，痹阻经络气血。症见髋关节酸痛，肢体困重、肿胀，痛有定处，晨僵，舌体胖，苔白腻，脉濡或缓。湿毒之邪郁阻于肌表、关节、肌肉经络所致肢体肌肉关节酸痛、肿胀，痛有定处，晨僵，舌体胖，苔白腻，脉濡或缓。治宜利湿攻毒、止痛通络为大法；以中医天人相应观及中药归经理论为基础，以有毒中药为主，无毒中药为辅，以《周易》先天八卦的数字为剂量，从而形成八卦九宫阵形的利湿振痿攻毒汤进行对证治疗。选制商陆、汉防己、土鳖虫、半边莲为主药，四味药皆属有毒之品。制商陆辛平有毒，以 1 数居乾位入大肠经（肺与大肠相表里），行泄下利水，消肿散结之效；再以辛微寒有毒之半边莲，以 2 数居兑位入肺经，行利水消肿、清热解毒之效；汉防己辛甘微温有小毒，以 8 数居坤位入脾经，行解表祛风散湿之效；土鳖虫咸寒有小毒，以 4 数居震位入肝经，行破血逐瘀之效。甘淡平之茯苓，以 3 数居离位入心经（心与小肠相表里），行健脾补中、利水渗湿之效；酸温之木瓜，以 5 数居巽位入胆经（肝与胆相表里），行和胃化湿、消食舒筋活络之效；甘平微苦之川牛膝，以 6 数居坎位入肾经，行逐瘀通经、通利关节之效；甘淡微寒之薏苡仁，以 7 数居艮位入胃经（脾与胃相表里），行利水渗湿、健脾除痹之效；甘平之生甘草，以 9 数居中宫位入十二经，行补中益气、泻火解毒、调和药性之效。以甘苦辛热有毒之黄酒为药引，以 55 天地之数为剂量，行能中能散、宣行药势、祛风、散寒利湿之效；甘平之蜂蜜，行调和百药、清热解毒、滋补润燥之效。全方共奏利湿攻毒、止痛通络之功。

方 8：利湿强骨攻毒汤

［**处方**］半边莲 12.0　　制商陆 11.0　　绵萆薢 15.0
茯苓 13.0　　路路通 19.0　　汉防己 16.0
蚕沙 14.0　　佩兰 18.0　　薏苡仁 17.0
黄酒 55mL　　蜂蜜 55mL

［**用法**］同利湿攻毒汤。

［加减变化］由于本病多为湿毒之邪侵犯筋骨致湿毒证，故以利湿攻毒汤为基础，加强筋健骨中药而成利湿强骨攻毒汤。除制商陆、黄酒、蜂蜜外，所有中药起始量以10g为基础单位，并需根据患者的年龄、病情轻重、肝肾功能及临床反应等递增变化。

［注意事项］制商陆使用注意事项同利湿攻毒汤。

［方解］本方为骨性关节炎（骨痹、白虎历节风）之湿毒痹阻证而设。其病理机制为湿毒之邪损伤筋骨关节，痹阻经络。症见肢体关节酸痛、肿胀，痛有定处，晨僵，舌体胖，苔白腻，脉濡或缓。湿毒之邪郁阻于肌表、关节、肌肉经络所致肢体肌肉关节酸痛、肿胀，痛有定处，晨僵，舌体胖，苔白腻，脉濡或缓。治宜以利湿攻毒、止痛通络为大法；以中医天人相应观及中药归经理论为基础，以有毒中药为主，无毒中药为辅，以《周易》先天八卦的数字为剂量，从而形成八卦九宫阵形的利湿强骨攻毒汤进行对证治疗。选制商陆、汉防己、半边莲为主药，三味药皆属有毒之品。制商陆辛平有毒，以1数居乾位入大肠经（肺与大肠相表里），行泄下利水、消肿散结之效；再以辛微寒有毒之半边莲，以2数居兑位入肺经，行利水消肿、清热解毒之效；汉防己辛甘微温有小毒，以6数居坎位入肾经，行解表祛风散湿之效。甘淡平之茯苓，以3数居离位入心经（心与小肠相表里），行健脾补中、利水渗湿之效；甘辛温之蚕沙，以4数居震位入肝经，行祛风除湿、和胃化浊之效；苦甘平之绵萆薢，以5数居巽位入胆经，行泻水祛湿、壮骨舒筋之效；甘平之甘草，以9数居中宫位入十二经，行补中益气、泻火解毒、调和药性之效。以甘苦辛热有毒之黄酒为药引，以55天地之数为剂量，行能中能散、宣行药势、祛风、散寒利湿之效；甘平之蜂蜜，行调和百药、清热解毒、滋补润燥之效。全方共奏泄湿攻毒、通经攻毒、抑制免疫之功。

方9：利湿润燥攻毒汤

［处方］天花粉 12.0　　制商陆 11.0　　绵萆薢 15.0
茯苓 13.0　　路路通 19.0　　汉防己 16.0
蚕沙 14.0　　黄精 18.0　　昆明山海棠 17.0 先煎1h
绿豆 55 颗　　蜂蜜 55mL

［用法］同利湿攻毒汤。

［加减变化］由于本病多为湿毒之邪侵犯关节、腮腺、口、眼致湿毒蕴结证，故以利湿攻毒汤为基础，加滋阴润燥中药而成利湿润燥攻毒汤，用昆明山海棠易薏苡仁，剂量不变。除昆明山海棠、制商陆、蜂蜜外，所有中药起始量以10g为基础单位，并需根据患者的年龄、病情轻重、肝肾功能及临床反应等递增变化。

［注意事项］同利湿攻毒汤。

［方解］本方为干燥综合征（燥证、燥毒证、渴证）之湿毒蕴结证而设。其病理机制为湿毒之邪损伤关节、腮腺、口、眼，痹阻经络气血。症见双手发胀，近端指间关

节和掌指红肿，腮腺肿大、疼痛不著，胸闷纳差，渴不多饮，大便干或坚或黏腻不爽，舌质红，舌苔黄腻，脉滑数。湿毒之邪郁阻于肌表、关节、肌肉经络所致肢体肌肉关节酸痛、肿胀，痛有定处，晨僵，舌体胖，苔白腻，脉濡或缓。治宜利湿攻毒、止痛通络为大法；以中医天人相应观及中药归经理论为基础，以有毒中药为主，无毒中药为辅，以《周易》先天八卦的数字为剂量，从而形成八卦九宫阵形的利湿润燥攻毒汤进行对证治疗。选昆明山海棠、制商陆、汉防己为主药，三味药皆属有毒之品。昆明山海棠苦辛微温有毒，以 7 数居艮位入胃经（脾与胃相表里），行祛风除湿、舒筋解毒、抑制免疫之效；制商陆辛平有毒，以 1 数居乾位入大肠经（肺与大肠相表里），可行泄下利水、消肿散结之效；汉防己辛甘微温有小毒，以 6 数居坎位入肾经，行解表祛风散湿之效；天花粉甘苦寒有小毒，以 2 数居兑位入肺经，行清热泻火、生津止渴之效；甘淡平之茯苓，以 3 数居离位入心经（心与小肠相表里），行健脾补中、利水渗湿之效；甘辛温之蚕沙，以 4 数居震位入肝经，行祛风除湿、和胃化浊之效；苦甘平之绵草薢，以 5 数居巽位入胆经（肝与胆相表里），行泻水祛湿、壮骨舒筋之效；甘平之黄精，以 8 数居坤位入脾经，行补气养阴、健脾润肺之效；选甘平之甘草，以 9 数居中宫位入十二经，行补中益气、泻火解毒、调和药性之效。甘凉之绿豆，善清热解毒，又可解药毒，以 55 天地之数为剂量，行解毒之效；甘平之蜂蜜，行调和百药、清热解毒、滋补润燥之效。全方共奏利湿攻毒、止痛通络之功。

方 10：利湿健腰攻毒汤

［**处方**］

半边莲 12.0	制商陆 11.0	川牛膝 15.0
茯苓 13.0	路路通 19.0	独活 16.0
土鳖虫 4.0 研末冲服	佩兰 18.0	薏苡仁 17.0
黄酒 55mL	蜂蜜 55mL	

［**用法**］同利湿攻毒汤。

［**加减变化**］由于本病多为湿毒之邪侵犯腰椎致湿毒痹阻证，故以利湿攻毒汤为基础，加健腰通络中药而成利湿健腰攻毒汤。除制商陆、土鳖虫、黄酒、蜂蜜外，所有中药起始量以 10g 为基础单位，并需根据患者的年龄、病情轻重、肝肾功能及临床反应等递增变化。

［**注意事项**］制商陆使用注意事项见利湿攻毒汤。

［**方解**］本方为腰椎间盘突出症（腰痛、腰腿痛）之湿毒痹阻证而设。其病理机制为湿毒之邪损伤腰脊、下肢关节肌肉，痹阻经络气血。症见肢体肌肉、关节酸痛、肿胀、痛有定处、晨僵，舌体胖，苔白腻，脉濡或缓。治宜祛湿泄毒、止痛通络为大法；以中医天人相应观及中药归经理论为基础，以有毒中药为主，无毒中药为辅，以《周易》先天八卦的数字为剂量，从而形成八卦九宫阵形的利湿健腰攻毒汤进行对证治疗。

选商陆、半边莲为主药，制商陆辛平有毒，以 1 数居乾位入大肠经（肺与大肠相表里），行泄下利水、消肿散结之效；半边莲辛微寒有毒，以 2 数居兑位入肺经，行利水消肿、清热解毒之效。再以辛苦微温之独活，以 6 数居坎位入肾经，行祛风除湿、通痹止痛之效；甘淡平之茯苓，以 3 数居离位入心经（心与小肠相表里），行健脾补中、利水渗湿之效；辛温之徐长卿，以 4 数居震位入肝经，行祛风化湿、止痛止痒之效；甘平微苦之川牛膝，以 5 数居巽位入胆经（肝与胆相表里），行逐瘀通经、通利关节之效；甘淡微寒之薏苡仁，以 7 数居艮位入胃经（脾与胃相表里），行利水渗湿、健脾除痹之效；辛平之佩兰，以 8 数居坤位入脾经，行醒脾开胃，发表解暑之效；苦平之路路通，以 9 数居中宫位入十二经，行祛风通络、利水除湿之效。以甘苦辛热有毒之黄酒为药引，以 55 天地之数为剂量，行能中能散、宣行药势、祛风、散寒利湿之效；甘平之蜂蜜，行调和百药、清热解毒、滋补润燥之效。全方共奏温阳散寒、攻毒通络、止痛除痹之功。

方 11：利湿止痛攻毒汤

［**处方**］白芷 12.0　　制商陆 11.0　　绵萆薢 15.0
　　茯苓 13.0　　路路通 19.0　　汉防己 16.0
　　蚕沙 14.0　　佩兰 18.0　　薏苡仁 17.0
　　黄酒 55mL　　蜂蜜 55mL

［**用法**］同利湿攻毒汤。

［**加减变化**］由于本病多为湿毒之邪侵犯筋骨肌肉致湿毒痹阻证，故以利湿攻毒汤为基础，加镇痛通经中药而成利湿止痛攻毒汤。除制商陆、黄酒、蜂蜜外，所有中药起始量以 10g 为基础单位，并需根据患者的年龄、病情轻重、肝肾功能及临床反应等递增变化。

［**注意事项**］制商陆使用注意事项见利湿攻毒汤。

［**方解**］本方为纤维肌痛综合征（周痹、肌痹、行痹）之湿毒痹阻证而设。其病理机制为湿毒之邪损伤筋骨关节、肌肉，痹阻经络气血。症见湿毒之邪郁阻于肌表、关节、肌肉经络所致肢体肌肉、关节酸痛、肿胀，痛有定处，晨僵，舌体胖，苔白腻，脉濡或缓。治宜祛湿泄毒、止痛通络为大法；故以中医天人相应观及中药归经理论为基础，以有毒中药为主，无毒中药为辅，以《周易》先天八卦的数字为剂量，从而形成八卦九宫阵形的利湿止痛攻毒汤进行对证治疗。以白芷、制商陆、汉防己为主药，三者皆属有毒之品。白芷辛温有小毒，以 2 数居兑位入肺经，行解表散寒、祛风止痛之效；制商陆辛平有毒，以 1 数居乾位入大肠经，行泄下利水、消肿散结之效；汉防己辛甘微温有小毒，以 6 数居坎位入肾经，行祛风散湿、利尿消肿、行气止痛之效。再以甘淡平之茯苓，以 3 数居离位入心经（心与小肠相表里），行健脾补中、利水渗

湿之效；甘辛温之蚕沙，以 4 数居震位入肝经，行祛风除湿、和胃化浊之效；苦平之绵萆薢，以 5 数居巽位入胆经，行利湿去浊、祛风除痹之效；甘淡微寒之薏苡仁，以 7 数居艮位入胃经，行利水渗湿、健脾除痹之效；辛平之佩兰，以 8 数居坤位入脾经，行醒脾开胃、发表解暑之效；苦平之路路通，以 9 数居中宫位，行祛风通络、利水除湿之效。以甘苦辛热有毒之黄酒为药引，以 55 天地之数为剂量，行能中能散、宣行药势、祛风、散寒利湿之效；甘平之蜂蜜，行调和百药、清热解毒、滋补润燥之效。全方共奏祛湿泄毒，止痛通络之功。

四、清热攻毒法

以有毒清解热毒中药为主，具有清热泻火、清解湿毒、清热解毒、清热凉血、清热祛暑等作用，能治疗热证、火证、暑证的方法，叫清热攻毒法，又称解毒法。本法又分清外热毒法和清里热毒法两大类。清热攻毒法，以清热攻毒汤为主方，并根据合邪及病种不同，可衍化出清热散寒攻毒汤、清热利湿攻毒汤、清热利湿强脊攻毒汤、清热滋阴攻毒汤、清热攻毒加菇汤、清热祛风攻毒汤、产后清热排毒汤、清热强脊攻毒汤、清热止痛攻毒汤、清热健腰攻毒汤、清热强骨攻毒汤、振痿清热攻毒汤、逐瘀清热攻毒汤等 14 种方剂。

故曰：凡壮热，面赤，烦渴，多汗，口干，溲赤，舌苔黄，脉洪大滑数，清热攻毒汤主之。

方 1：清热攻毒汤

［**处方**］制商陆 11.0
知母 12.0（中量 22.0，大量 32.0）
水牛角 13.0（中量 23.0，大量 33.0）
重楼 14.0
蒲公英 15.0（中量 25.0，大量 35.0）
雷公藤 16.0 先煎 1h
板蓝根 17.0（中量 27.0，大量 37.0）
白花蛇舌草 18.0（中量 28.0，大量 38.0）
生甘草 19.0（中量 29.0，大量 39.0）
绿豆 55 颗
蜂蜜 55mL

［**用法**］混合，纳入绿豆水煎，第 1 次煎 15 分钟滤出，第 2 次煎 20 分钟滤出，第 3 次煎 25 分钟滤出，将 3 次滤出液与蜂蜜混合后，分早、中、早（一天半）3 次饭后温服。

［加减变化］由于本类疾病多为热毒之邪损害筋骨关节致热毒痹阻证，宜使用清热攻毒汤。除雷公藤、制商陆、绿豆、蜂蜜剂量不变外，所有中药起始量以 10g 为基础单位，并需根据患者的年龄、病情轻重、肝肾功能及临床反应等递增变化。

［注意事项］雷公藤有大毒，但毒性愈大疗效愈好，有抑制免疫反应之效，故自身免疫性疾病选用十分切合病机，是必用之品，但其毒性较大，除对胃肠道有刺激外，主要对生殖系统有显著的毒性，故未婚男女慎用，但煎煮可使毒性减低，若大剂量使用需要先煎久煮，可配伍生甘草、蜂蜜等以减其毒。制商陆注意事项见利湿攻毒汤。

［方解］本方为风湿病（痹证）之热毒痹阻证而设。其病理机制多为热毒之邪伤害筋骨关节，痹阻经络气血。症见发热，疼痛，怕热，喜凉，口渴，喜饮，口干，咽干，便干，小便黄，脉数。治宜以清热攻毒、通络止痛为大法；以中医天人相应观及中药归经理论为基础，以有毒中药为主，无毒中药为辅，以《周易》先天八卦的数字为剂量，从而形成八卦九宫阵形的清热攻毒汤进行对证治疗。选雷公藤、制商陆、重楼为主，三味药皆属有毒之品，雷公藤苦辛凉有大毒，以 6 数居坎位入肾经，行祛风湿、解毒杀虫之效；制商陆辛平有毒，以 1 数居乾位入大肠经（肺与大肠相表里），行泄下利水、消肿散结之效；重楼苦寒有小毒，以 4 数居震位入肝经，行清热解毒之效。再以甘苦寒之知母，以 2 数居兑位入肺经，行清热泻火、滋阴润燥之效；苦酸咸寒之水牛角，以 3 数居离位归心经，行清热凉血、解毒定惊之效；苦甘寒之蒲公英，以 5 数居巽位入胆经（肝与胆相表里），行清热解毒、利湿之效；甘苦寒之白花蛇舌草，以 8 数居坤位入脾经，行清热利湿、解毒之效；甘平之生甘草，以 9 数居中宫位入十二经，行补中益气、泻火解毒、调和药性之效；苦寒之板蓝根，以 7 数居艮位入胃经，行清热解毒、凉血之效。再加甘平之蜂蜜，行调和百药、清热解毒、滋补润燥之效；以甘凉之绿豆，善清热解毒，又可解药毒，以 55 天地之数为剂量，行解毒之效；再以甘平能解毒、调和诸药之蜂蜜，以 55 天地之数为剂量，行清热、补中、润燥、止痛之功效。全方共奏清热攻毒、通络止痛之功。

方 2：清热散寒攻毒汤

［处方］白花蛇舌草 12.0　忍冬藤 11.0　秦艽 15.0
附子 13.0 先煎 1h　生甘草 19.0　雷公藤 16.0 先煎 1h
络石藤 14.0　肉桂 18.0 后下　石膏 67.0 先煎 0.5h
蜈蚣 4.0 研末冲服　马钱子 0.4 研末冲服　绿豆 55 颗
蜂蜜 55mL

［用法］同清热攻毒汤。

［加减变化］由于本类疾病多为寒毒之邪侵犯阴虚内热之体而致寒热错杂证，宜使用清热散寒攻毒汤。除附子、雷公藤、马钱子、蜈蚣、绿豆、蜂蜜剂量不变外，其他中

药剂量的增减变化同祛风攻毒汤。

[**注意事项**]附子注意事项见散寒除湿攻毒汤，雷公藤注意事项见清热攻毒汤，马钱子一日剂量勿大于0.6g。

[**方解**]本方为寒热错杂证而设。其病理机制多阴阳偏盛与寒热毒邪相互为患，损伤肢体关节，痹阻经络气血。症见肢体关节、肌肉忽冷忽热，往来不定，或寒热不定或惧冷畏寒，但触之不凉，伴口干、口渴、心烦，舌尖红，苔薄黄，脉弦数。以寒热双解、通络攻毒为大法；以中医天人相应观及中药归经理论为基础，以有毒中药为主，无毒中药为辅，以《周易》先天八卦的数字为剂量，从而形成八卦九宫阵形的清热散寒攻毒汤进行对证治疗。选附子、雷公藤、马钱子、蜈蚣为主药，四味药皆属有毒之品。附子辛甘大热有毒，可引火归元、温阳散寒，故以3数居离位入心经，行引火归元、散寒止痛之效；雷公藤苦辛凉有大毒，以6数居坎位入肾经，行祛风除湿、解毒杀虫之效；马钱子苦温有大毒，以4数居震位入肝经，有通络止痛、解毒散结之效，能治寒热错杂痹证；选咸温有毒之蜈蚣，以4数居震位入肝经，行通络止痛之效。辅以甘寒之忍冬藤，以1数居乾位入大肠经（肺与大肠相表里），行清热解毒、通络止痛之效；甘苦寒之白花蛇舌草，以2数居兑位入肺经，行清热利湿、解毒之效；苦寒之络石藤，以4数居震位入肝经，行祛风通络、凉血消肿之效；苦微寒之秦艽，以5数居巽位入胆经（肝与胆相表里），行退虚热、祛风湿、舒经活络之效；辛甘寒之石膏，以7数居艮位入胃经（胃与脾相表里），行清热泻火、清肺胃热之效；辛甘大热之肉桂，以8数居坤位入脾经，行引火归元、温中补阳、散寒止痛之效；甘平之生甘草，以9数居中宫位入十二经，行补中益气、泻火解毒、调和药性之效。以甘凉之绿豆，善清热解毒，又可解药毒，以55天地之数为剂量，行解毒之效；再以甘平能解毒、调和诸药之蜂蜜，以55天地之数为剂量，行清热、补中、润燥、止痛之效。全方共奏温阳散寒、攻毒通络、止痛除痹之功。

方3：清热利湿攻毒汤

[**处方**]

半边莲12.0	制商陆11.0	蒲公英15.0
水牛角13.0	生甘草19.0	汉防己16.0
蚕沙14.0	白花蛇舌草18.0	雷公藤17.0[先煎1h]
绿豆55颗	蜂蜜55mL	

[**用法**]同清热攻毒汤。

[**加减变化**]由于本病多为湿热毒合邪侵犯肌肉关节致湿热毒痹证，故以清热攻毒汤为基础，加利湿消肿中药而成清热利湿攻毒汤。除制商陆、绿豆、蜂蜜外，所有中药起始量以10g为基础单位，并需根据患者的年龄、病情轻重、肝肾功能及临床反应等递增变化。

［注意事项］制商陆使用注意事项见利湿攻毒汤，雷公藤使用注意事项同清热攻毒汤。

［方解］本方主要为湿热毒痹证而设。其病理机制为湿热合邪毒损肌肉关节，痹阻经络气血。症见肢体肌肉、关节热痛或酸痛、重着、红肿、拒按、发热，多为昼轻夜重，遇天气变化或用冷水时加重，肌肤麻木不仁，屈伸不利，身热不扬，汗出，口干口苦，大便秘结，小便黄，舌质红，舌体胖，苔黄腻，脉濡数。治宜以清热利湿、攻毒通络为大法；以中医天人相应观及中药归经理论为基础，以有毒中药为主，无毒中药为辅，以《周易》先天八卦的数字为剂量，从而形成八卦九宫阵形的清热利湿攻毒汤进行对证治疗。选雷公藤、制商陆、汉防己、半边莲为主药，四味药皆为有毒之品。雷公藤苦辛凉有大毒，以7数入艮位居胃经（脾与胃相表里），行祛风湿、解毒杀虫之效；制商陆辛平有毒，以1数居乾位入大肠经，行泄下利水、消肿散结之效；汉防己辛甘微温有小毒，以6数居坎位入肾经，行解表祛风散湿之效；辛微寒有毒之半边莲，以2数居兑位入肺经，行利水消肿、清热解毒之效。再以甘辛温之蚕沙，以4数居震位入肝经，行祛风除湿、和胃化浊之效；苦辛寒之蒲公英，以5数居巽位入胆经，行清热解毒之效；甘苦寒之白花蛇舌草，以8数居坤位入脾经，行清热利湿、解毒之效；甘平之生甘草，以9数居中宫位入十二经，行清热解毒、调和诸药之效。以甘凉之绿豆，善清热解毒，又可解药毒，以55天地之数为剂量，行解毒之效；再加甘平之蜂蜜，行调和百药、清热解毒、滋补润燥之效。全方共奏清热利湿、攻毒通络之功。

方4：清热利湿强脊攻毒汤

［处方］僵蚕12.0　制商陆11.0　狗脊15.0
水牛角13.0　生甘草19.0　雷公藤16.0（先煎1h）
姜黄14.0　白花蛇舌草18.0　汉防己17.0
绿豆55颗　蜂蜜55mL

［用法］同清热攻毒汤。

［加减变化］由于本病多为湿热毒合邪致湿热毒痹证，故以清热攻毒汤为基础，加强脊通络中药而成清热利湿强脊攻毒汤。除制商陆、雷公藤 、绿豆、蜂蜜外，所有中药起始量以10g为基础单位，并需根据患者的年龄、病情轻重、肝肾功能及临床反应等递增变化。

［注意事项］制商陆使用注意事项见利湿攻毒汤，雷公藤使用注意事项同清热攻毒汤。

［方解］本方为强直性脊柱炎（腰痛、骨痹、肾痹、竹节风、龟背风、大偻）之湿热毒痹阻证而设。其病理机制为湿热毒合邪损伤督脉腰脊，痹阻经络气血。症见腰骶臀胯灼痛或酸痛、沉重，膝踝关节红肿灼热焮痛，高热或间歇性发热，身热不扬，绵

绵不解，面红目赤，烦躁，咽干喉痛，口渴喜冷饮，汗出，心烦，口苦黏腻，或口干不欲饮，大便干或黏，小便黄，舌体胖，舌质红，苔黄厚腻，脉滑数或洪大。治宜以清热强脊、利湿攻毒为大法；以中医天人相应观及中药归经理论为基础，以有毒中药为主，无毒中药为辅，以《周易》先天八卦的数字为剂量，从而形成八卦九宫阵形的清热利湿强脊攻毒汤进行对证治疗。选雷公藤、制商陆、汉防己为主药，三味药皆属有毒之品。雷公藤苦辛凉有大毒，以 6 数居坎位入肾经，行祛风湿、解毒杀虫之效；制商陆辛平有毒，以 1 数居乾位入大肠经（肺与大肠相表里），行泄下利水、消肿散结之效；汉防己辛甘微温有小毒，以 7 数居艮位入胃经（脾与胃相表里），行解表祛风散湿之效。再以咸辛平之僵蚕，以 2 数居兑位入肺经，行清热解毒、熄风镇惊之效；辛苦温之姜黄，以 4 数居震位入肝经，行通经止痛、破血行气之效；苦酸咸寒之水牛角，以 3 数居离位入心经，行清热凉血、解毒定惊之效；甘苦寒之白花蛇舌草，以 8 数居坤位入脾经，行清热利湿、解毒之效；苦甘温之狗脊，以 5 数居巽位入胆经（肝与胆相表里），行祛风湿、补肝肾、强腰膝之效；甘平之生甘草，以 9 数居中宫位入十二经，行清热解毒、调和诸药之效。甘凉之绿豆，善清热解毒，又可解药毒，以 55 天地之数为剂量，行解毒之效；再加甘平之蜂蜜，行调和百药、清热解毒、滋补润燥之效。全方共奏清利解毒、宣痹通络、止痛除痹之功。

方 5：清热滋阴攻毒汤

［**处方**］地龙 12.0　知母 11.0　青蒿 15.0
牡丹皮 13.0　路路通 19.0　生地黄 16.0
炙鳖甲 14.0　雷公藤 18.0 先煎 1h　秦艽 17.0
绿豆 55 颗　蜂蜜 55mL

［**用法**］同清热攻毒汤。

［**加减变化**］由于本病多为热毒之邪侵犯阴虚之体致阴虚内热证，故以清热攻毒汤为基础，加滋阴润燥中药而成清热滋阴攻毒汤。除雷公藤、绿豆、蜂蜜外，所有中药起始量以 10g 为基础单位，并需根据患者的年龄、病情轻重、肝肾功能及临床反应等递增变化。

［**注意事项**］见清热攻毒汤。

［**方解**］本方为干燥综合征（燥证、燥毒证、渴证）之阴虚内热证而设。其病理机制为热毒之邪损伤阴液。症见长期低热缠绵，头晕且痛，面赤，口燥咽干，频频饮水，口角干裂，或伴反复腮腺肿痛，或发作性口腔溃疡，两眼干涩无泪，皮肤皲裂、粗糙脱屑，毛发枯槁不荣，肌肉瘦削，手足心热，心烦失眠，大便燥结，妇女阴道干涩，舌质红绛，苔干燥少津或干裂无苔，脉细数。应以滋阴攻毒、清热润燥、攻毒通经为大法；以中医天人相应观及中药归经理论为基础，以有毒中药为主，无毒中药为

辅，以《周易》先天八卦的数字为剂量，从而形成八卦九宫阵形的清热滋阴攻毒汤进行对证治疗。选雷公藤、地龙为主药，二味皆属有毒之品。雷公藤苦辛凉有大毒，以8数居坤位入脾经，行清热解毒、祛风除湿、舒筋通络、抑制免疫之效；地龙咸寒小毒，以2数居兑位入肺经，行清热熄风、活血通痹之效。再以甘苦寒之知母，以1数居乾位入大肠经（肺与大肠相表里），行清热泻火、滋阴润燥之效；甘苦微寒之牡丹皮，以3数居离位入心经，行清热凉血、活血散瘀之效；咸寒之炙鳖甲，以4数居震位入肝经，行滋阴潜阳、软坚散结之效；苦寒之青蒿，以5数居巽位入胆经，行退虚热、清热解暑之效；甘苦寒之生地黄，以6数居坎位入肾经，行清热凉血、养阴生津之效；苦微寒之秦艽，以7数居艮位入胃经（脾与胃相表里），行退虚热、祛风湿、舒经活络之效；苦辛平之路路通，以9数居中宫位入十二经，行祛风活络、利水通经之效。甘凉之绿豆，善清热解毒，又可解药毒，以55天地之数为剂量，行解毒之效；甘平之蜂蜜，行调和百药、清热解毒、滋补润燥之效。全方共奏滋阴攻毒、清热润燥之功。

方6：清热攻毒加菇汤

［处方］

光慈菇 12.0	大黄 11.0	山慈菇 15.0
土茯苓 13.0	生甘草 19.0	汉防己 16.0
桑枝 14.0	威灵仙 18.0	石膏 77.0 先煎0.5h
绿豆 55 颗	蜂蜜 55mL	

［用法］同清热攻毒汤。

［加减变化］由于本病多为热毒、尿酸毒侵犯关节致热毒痹阻证，故以清热攻毒汤为基础，加利湿降尿酸中药而成清热攻毒加菇汤。除绿豆、蜂蜜外，所有中药起始量以10g为基础单位，并需根据患者的年龄、病情轻重、肝肾功能及临床反应等递增变化。

［方解］本方为痛风性关节炎（痛痹、行痹、痛风、历节风）之热毒痹阻证而设。其病理机制为热毒之邪和尿酸毒损伤筋骨，痹阻经络气血。症见发病急骤，突发性趾关节疼痛，昼轻夜重，疼痛剧烈，趾不能覆地，局部红肿热，24小时达高峰后疼痛逐渐缓解，多兼有发热、恶风、口渴，舌质红，苔黄腻，脉滑数。宜以清热解毒、通络散结为大法；故以中医天人相应观及中药归经理论为基础，以有毒中药为主，无毒中药为辅，以《周易》先天八卦的数字为剂量，从而形成八卦九宫阵形的清热攻毒加菇汤进行对证治疗。选威灵仙、汉防己、山慈菇、光慈姑、大黄为主药，五味药皆属有毒之品。威灵仙辛咸温有毒，以3数居离位入心经，行祛风湿、通经络之效；大黄苦寒有小毒，以1数居乾位入大肠经，行泻下攻积、清热泻火、凉血解毒、活血祛瘀之效；汉防己辛甘微温有小毒，以6数居坎位入肾经，行解表祛风散湿之效；山慈菇甘辛凉有小毒，以5数居巽位入胆经（肝与胆相表里），行清热解毒、消肿散结之效；光

慈姑甘辛寒有小毒，以 2 数居兑位入肺经，行清热解毒、散结消肿之效。再以微苦平之桑枝，以 4 数居震位入肝经，行通经络、行津液之效；甘辛大寒之石膏，以 8 数居坤位入脾经，行清热泻火、敛疮生肌之效；甘淡平之土茯苓，以 7 数居艮位入胃经，行解毒、除湿、通利关节之效；甘平之生甘草，以 9 数居中宫位入十二经，行补中益气、泻火解毒、调和药性之效。甘凉之绿豆，善清热解毒，又可解药毒，以 55 天地之数为剂量，行解毒之效；甘平之蜂蜜，行调和百药、清热解毒、滋补润燥之效。全方共奏清热解毒、宣痹通络、止痛除痹之功。

方 7：清热祛风攻毒汤

[处方] 知母 12.0　　制商陆 11.0　　豨莶草 15.0

威灵仙 13.0　　生甘草 19.0　　昆明山海棠 16.0 先煎 1h

海风藤 14.0　　白花蛇舌草 18.　　白鲜皮 17.0

白花蛇 4.0 研末冲服　　绿豆 55 颗　　蜂蜜 55mL

[用法] 同清热攻毒汤。

[加减变化] 由于本病多为风热毒合邪侵犯肌肉关节致风热毒痹证，故以清热攻毒汤为基础，加祛风解表中药而成清热祛风攻毒汤。除制商陆、昆明山海棠、白花蛇、绿豆、蜂蜜外，所有中药起始量以 10g 为基础单位，并需根据患者的年龄、病情轻重、肝肾功能及临床反应等递增变化。

[注意事项] 制商陆注意事项同利湿攻毒汤，昆明山海棠注意事项同祛风攻毒汤。

[方解] 本方为风湿痹证之风热毒痹证而设。其病理机制为风热毒合邪损伤筋骨、关节、肌肉，痹阻经脉气血。症见肢体肌肉、关节热痛或烧痛，并有游走性窜痛，恶风，局部红肿，拒按，发热，喜冷，口渴，便干，舌质红，苔薄白或黄厚，脉浮数或滑数。宜以清热祛风、凉血攻毒为大法；以中医天人相应观及中药归经理论为基础，以有毒中药为主，无毒中药为辅，以《周易》先天八卦的数字为剂量，从而形成八卦九宫阵形的清热祛风攻毒汤进行对证治疗。选昆明山海棠、制商陆、白花蛇、威灵仙为主药，四味药皆属有毒之品。昆明山海棠苦辛凉有毒，以 6 数居坎位入肾经，行祛风湿、解毒杀虫之效；制商陆辛平有毒，以 1 数居乾位入大肠经，行泄下利水、消肿散结之效；甘咸温有毒之白花蛇，行中强祛风通络之效；威灵仙辛咸温有毒，以 3 数居离位入心经，行祛风湿、通经络之效。再以甘苦寒之知母，以 2 数居兑位入肺经，行清热泻火、滋阴润燥之效；辛苦微温之海风藤，以 4 数居震位入肝经，行祛风湿、通经络之效；苦寒之白鲜皮，以 7 数居艮位入胃经，行清热燥湿、祛风解毒、止痒之效；甘苦寒之白花蛇舌草，以 8 数居坤位入脾经，行清热利湿、解毒之效；辛苦寒之豨莶草，以 5 数居巽位入胆经（肝与胆相表里），行祛风湿、利关节、解毒之效；甘平之生甘草，以 9 数居中宫位，行清热解毒、调和诸药之效；甘凉之绿豆，善清热解毒，

又可解药毒，以55天地之数为剂量，行解毒之效；甘平之蜂蜜，行调和百药、清热解毒、滋补润燥之效。全方共奏清热祛风、凉血攻毒之功。

方8：产后清热排毒汤

[处方] 石膏62.0 先煎0.5h　制商陆11.0　蒲公英15.0
黄连13.0　竹叶19.0　汉防己16.0
重楼14.0　通草18.0　板蓝根17.0
绿豆55颗　蜂蜜55mL

[用法] 同清热攻毒汤。

[加减变化] 由于本病多为热毒之邪侵犯妇人产后热盛之体致热邪偏盛证，故以清热攻毒汤为基础，加利水中药而成产后清热排毒汤。除制商陆、绿豆、蜂蜜外，所有中药起始量以10g为基础单位，并需根据患者的年龄、病情轻重、肝肾功能及临床反应等递增变化。

[注意事项] 制商陆注意事项同利湿攻毒汤。

[方解] 本方为产后风湿病（产后痹）之热邪偏盛证而设。其病理机制为热毒之邪损害阴虚阳盛之产妇。症见肢体肌肉、关节热痛或烧痛，或肌肤发热，或肌肤发凉，喜热，失眠，多梦，心烦易怒，口渴，便干，舌质红，苔黄厚，脉数或滑数。宜以清热排毒、宣痹通络、止痛除痹为治疗大法；以中医天人相应观及中药归经理论为基础，以有毒中药为主，无毒中药为辅，以《周易》先天八卦的数字为剂量，从而形成八卦九宫阵形的产后清热排毒汤进行对证治疗。选制商陆、汉防己、重楼为主药，三者皆属有毒之品。制商陆辛平有毒，以1数居乾位入大肠经，行泄下利水、消肿散结之效；汉防己辛甘微温有小毒，以6数居坎位入肾经，可行祛风散湿、利尿消肿、行气止痛之效；重楼苦寒有小毒，以4数居震位入肝经，行清热解毒之效。再以苦寒之黄连，以3数居离位入心经，行清热燥湿、泻火解毒之效；甘辛大寒之石膏，以2数居兑位入肺经，行清热泻火、敛疮生肌之效；苦甘寒之蒲公英，以5数居巽位入胆经（肝与胆相表里），行清热解毒、利湿之效；苦寒之板蓝根，以7数居艮位入胃经，行清热解毒之效；甘淡微寒之通草，以8数居坤位入脾经，行清热利尿、通行下乳之效；甘辛寒之竹叶，以9数居正宫位，行清热除烦、生津利尿之效；甘凉之绿豆，善清热解毒，又可解药毒，以55天地之数为剂量，行解毒之效；加甘平之蜂蜜，行调和百药、清热解毒、滋补润燥之效。全方共奏清热解毒、宣痹通络、止痛除痹之功。

方9：清热强脊攻毒汤

[处方] 地龙12.0　僵蚕11.0　川牛膝15.0
水牛角13.0　生甘草19.0　狗脊16.0
桑枝14.0　白花蛇舌草18.0　雷公藤17.0 先煎1h

绿豆 55 颗　　　　　　　蜂蜜 55mL

［**用法**］同清热攻毒汤。

［**加减变化**］由于本病多为热毒之邪侵犯腰脊关节致热毒痹阻证，故以清热攻毒汤为基础，加强脊中药而成清热强脊攻毒汤。除雷公藤、绿豆、蜂蜜外，所有中药起始量以 10g 为基础单位，并需根据患者的年龄、病情轻重、肝肾功能及临床反应等递增变化。

［**注意事项**］雷公藤注意事项同清热攻毒汤。

［**方解**］本方为强直性脊柱炎（腰痛、骨痹、肾痹、竹节风、龟背风、大偻）之热毒痹阻证而设。其病理机制为热毒之邪损害督脉腰脊关节，痹阻经络气血。症见腰骶臀胯灼痛，膝踝关节红肿灼热焮痛，高热或间歇性发热，面红目赤，烦躁，咽干喉痛，口渴喜冷饮，大便干，小便黄，舌质红，苔黄，脉滑数或洪大。宜以清热攻毒、强脊通络为治疗大法；以中医天人相应观及中药归经理论为基础，以有毒中药为主，无毒中药为辅，以《周易》先天八卦的数字为剂量，从而形成八卦九宫阵形的清热强脊攻毒汤进行对证治疗。选雷公藤、地龙为主药，两者皆属有毒之品。雷公藤苦辛凉有大毒，以 7 数居艮位入胃经（脾与胃相表里），行祛风湿、解毒杀虫之效；地龙咸寒有小毒，以 2 数居兑位入肺经，行清热熄风、活络通痹之效。再以咸辛平之僵蚕，以 1 数居乾位入肺经，行清热解毒之效；苦酸咸寒之水牛角，以 3 数居离位入心经，行清热凉血、解毒定惊之效；微苦平之桑枝，以 4 数居震位入肝经，行祛风除湿、通经活络之效；甘平微苦之川牛膝，以 5 数居巽位入胆经，行逐瘀通经、通利关节之效；苦甘温之狗脊，以 6 数居坎位入肾经，行祛风湿、补肝肾、强腰膝之效；甘苦寒之白花蛇舌草，以 8 数居坤位入脾经，行清热利湿、解毒之效；甘平之生甘草，以 9 数居中宫位入十二经，行补中益气、泻火解毒、调和药性之效。甘凉之绿豆，善清热解毒，又可解药毒，以 55 天地之数为剂量，行解毒之效；再加甘平之蜂蜜，行调和百药、清热解毒、滋补润燥之效。全方共奏清热攻毒、强脊通络之功。

方 10：清热止痛攻毒汤

［**处方**］细辛 12.0　　　　　制商陆 11.0　　　　　蒲公英 15.0
水牛角 13.0　　　　　生甘草 19.0　　　　　汉防己 16.0
海风藤 14.0　　　　　白花蛇舌草 18.0　　　　板蓝根 17.0
绿豆 55　　　　　　　蜂蜜 55mL

［**用法**］同清热攻毒汤。

［**加减变化**］由于本病多为热毒之邪损伤筋骨、关节、肌肉致热毒痹阻证，故以清热攻毒汤为基础，加镇痛通经中药而成清热止痛攻毒汤。除制商陆、绿豆、蜂蜜外，所有中药起始量以 10g 为基础单位，并需根据患者的年龄、病情轻重、肝肾功能及临

床反应等递增变化。

［**注意事项**］制商陆注意事项同利湿攻毒汤。

［**方解**］本方为纤维肌痛综合征（周痹、肌痹、行痹）之风热毒痹证而设。其病理机制为热毒之邪损伤筋骨、关节，痹阻经络气血，不通则痛。症见肢体关节游走窜痛，骨骼热痛，局部红肿、拒按，发热，恶风，汗出，遇风或春季多风季节病情加重，舌质红，苔黄厚，脉浮数或滑数。治宜清热祛风、攻毒通络、止痛除痹为大法；以中医天人相应观及中药归经理论为基础，以有毒中药为主，无毒中药为辅，以《周易》先天八卦的数字为剂量，从而形成八卦九宫阵形的清热止痛攻毒汤进行对证治疗。选细辛、制商陆、汉防己为主药，三味药皆属有毒之品。细辛辛温有毒，以 2 数居兑位入肺经，行解表散寒止痛之效；制商陆辛平有毒，以 1 数居居乾位入大肠经（肺与大肠相表里），行泄下利水、消肿散结之效。汉防己辛甘微温有小毒，以 6 数居坎位入肾经，行解表祛风散湿之效；再以苦酸咸寒之水牛角，以 3 数居离位入心经，行清热凉血、解毒定惊之效；辛苦微温之海风藤，以 4 数居震位入肝经，行祛风湿、通经络之效；苦甘寒之蒲公英，以 5 数居巽位入胆经（肝与胆相表里），行清热解毒、利湿之效；苦寒之板蓝根，以 7 数居艮位入胃经，行清热解毒、凉血之效；甘苦寒之白花蛇舌草，以 8 数居坤位入脾经，行清热利湿、解毒之效；甘平之生甘草，以 9 数居中宫位入十二经，行补中益气、泻火解毒、调和药性之效。甘凉之绿豆，善清热解毒，又可解药毒，以 55 天地之数为剂量，行解毒之效；甘平之蜂蜜，行调和百药、清热解毒、滋补润燥之效。全方共奏清热祛风、攻毒通络、止痛除痹之功。

方 11：清热健腰攻毒汤

［**处方**］

知母 12.0	制商陆 11.0	蒲公英 15.0
水牛角 13.0	生甘草 19.0	黄柏 16.0
重楼 14.0	白花蛇舌草 18.0	板蓝根 17.0
土鳖虫 4.0 研末冲服	绿豆 55 颗	蜂蜜 55mL

［**用法**］同清热攻毒汤。

［**加减变化**］由于本病多为热毒之邪侵犯腰椎关节致热毒痹阻证，故以清热攻毒汤为基础，加健腰通络中药而成清热健腰攻毒汤。除制商陆、土鳖虫、绿豆、蜂蜜外，所有中药起始量以 10g 为基础单位，并需根据患者的年龄、病情轻重、肝肾功能及临床反应等递增变化。

［**注意事项**］同利湿攻毒汤

［**方解**］本方为腰椎间盘突出症（腰痛、腰腿痛）之热毒痹阻证而设。其病理机制为热毒之邪损伤腰脊、下肢关节肌肉，痹阻经络气血。症见腰部烧痛、拒按、痛有定处，口干、口苦，大便干，小便黄，舌红，苔黄，脉数或洪大。治宜以清热攻毒、宣

痹通络、止痛除痹为大法；以中医天人相应观及中药归经理论为基础，以有毒中药为主，无毒中药为辅，以《周易》先天八卦的数字为剂量，从而形成八卦九宫阵形的清热健腰攻毒汤进行对证治疗。选制商陆、重楼为主药，两者皆属有毒之品。制商陆辛平有毒，以1数居乾位入大肠经，行泄下利水、消肿散结之效；重楼苦寒有小毒，以4数居震位入肝经，行清热解毒之效。再以甘苦寒之知母，以2数居兑位入肺经，行清热泻火、滋阴润燥之效；苦酸咸寒之水牛角，以3数居离位入心经，行清热凉血、解毒定惊之效；苦甘寒之蒲公英，以5数居巽位入胆经（肝与胆相表里），行清热解毒、利湿之效；苦寒之黄柏，以6数居坎位入肾经，行清热燥湿、泻火除蒸之效；苦寒之板蓝根，以7数居艮位入胃经，行清热解毒、凉血之效；甘苦寒之白花蛇舌草，以8数居坤位入脾经，行清热利湿、解毒之效；甘平之生甘草，以9数居中宫位入十二经，行补中益气、泻火解毒、调和药性之效。甘凉之绿豆，善清热解毒，又可解药毒，以55天地之数为剂量，行解毒之效；再加甘平之蜂蜜，行调和百药、清热解毒、滋补润燥之效。全方共奏清热解毒，宣痹通络，止痛除痹之功。

方12：清热强骨攻毒汤

［**处方**］石膏62.0 先煎0.5h　制商陆11.0　蒲公英15.0
水牛角13.0　生甘草19.0　汉防己16.0
重楼14.0　白花蛇舌草18.0　板蓝根17.0
绿豆55颗　蜂蜜55mL

［**用法**］同清热攻毒汤。

［**加减变化**］由于本病多为热毒之邪侵犯筋骨关节致热毒痹阻证，故以清热攻毒汤为基础，加强筋健骨中药而成清热强骨攻毒汤。除制商陆、绿豆、蜂蜜外，所有中药起始量以10g为基础单位，并需根据患者的年龄、病情轻重、肝肾功能及临床反应等递增变化。

［**注意事项**］制商陆注意事项同利湿攻毒汤。

［**方解**］本方为骨性关节炎（骨痹、白虎历节风）之热毒痹阻证而设。其病理机制为热毒之邪损伤筋骨关节，痹阻经络气血。症见肢体关节热痛或烧痛、局部红肿、拒按，发热，喜冷，口渴，便干，舌质红，苔黄厚，脉数或滑数。治以清热解毒、宣痹通络、止痛除痹为大法；以中医天人相应观及中药归经理论为基础，以有毒中药为主，无毒中药为辅，以《周易》先天八卦的数字为剂量，从而形成八卦九宫阵形的清热强骨攻毒汤进行对证治疗。选制商陆、重楼、汉防己为主药，三味药皆为有毒之品。制商陆辛平有毒之品，以1数居乾位入大肠经，行泄下利水、消肿散结之效。重楼苦寒有小毒，以4数居震位入肝经，行清热解毒；汉防己辛甘微温有小毒，以6数居坎位入肾经，行解表祛风散湿之效；再以甘辛大寒之石膏，以2数居兑位入肺经，行清热

泻火、敛疮生肌之效；苦酸咸寒之水牛角，以 3 数居离位入心经，行清热凉血、解毒定惊之效；苦甘寒之蒲公英，以 5 数居巽位入胆经（肝与胆相表里），行清热解毒、利湿之效；苦寒之板蓝根，以 7 数居艮位入胃经，行清热解毒、凉血之效；甘苦寒之白花蛇舌草，以 8 数居坤位入脾经，行清热利湿、解毒之效；甘平之生甘草，以 9 数居中宫位入十二经，行补中益气、泻火解毒、调和药性之效。甘凉之绿豆，善清热解毒，又可解药毒，以 55 天地之数为剂量，行解毒之效；甘平之蜂蜜，行调和百药、清热解毒、滋补润燥之效。全方共奏清热解毒、宣痹通络、止痛除痹之功。

方 13：清热振痿攻毒汤

［**处方**］僵蚕 12.0　　忍冬藤 11.0　　姜黄 15.0
水牛角 13.0　　生甘草 19.0　　白花蛇舌草 16.0
豨莶草 14.0　　薏苡仁 18.0　　地龙 17.0
绿豆 55 颗　　蜂蜜 55mL

［**用法**］同清热攻毒汤。

［**加减变化**］由于本病多为热毒之邪侵犯骨关节致热毒痹阻证，故以清热攻毒汤为基础，僵蚕易石膏，姜黄易板蓝根，地龙易雷公藤，加振痿通经活络中药而成清热振痿攻毒汤。除绿豆、蜂蜜外，所有中药起始量以 10g 为基础单位，并需根据患者的年龄、病情轻重、肝肾功能及临床反应等递增变化。

［**方解**］本方为骨坏死（骨痹、髋骨、痹骨痿）之热毒痹阻证而设。其病理机制为热毒之邪损害骨节，痹阻筋脉气血，血脉不通，骨节坏死。症见髋部关节热痛或烧痛、局部红肿、拒按，发热，喜冷，口渴，便干，舌质红，苔黄厚，脉数或滑数。治宜以清热解毒、宣痹通络为大法；以中医天人相应观及中药归经理论为基础，以有毒中药为主，无毒中药为辅，以《周易》先天八卦的数字为剂量，从而形成八卦九宫阵形的清热振痿攻毒汤进行对证治疗。选地龙为主药。地龙咸寒有小毒，以 7 数居艮位入胃经（脾与胃相表里），行清热熄风、活血通痹之效；甘温之忍冬藤，以 1 数居乾位入大肠经（肺与大肠相表里），行化风热、通络止痛之效；咸辛平之僵蚕，以 2 数居兑位入肺经，行清热解毒之效；苦酸咸寒之水牛角，以 3 数居离位入心经，行清热凉血、解毒定惊之效；豨莶草辛苦寒，以 4 数居震位入肝经，行祛风湿、利关节、解毒之效；辛苦温之姜黄，以 5 数居巽位入胆经（肝与胆相表里），行通经止痛、破血行气之效；甘苦寒之白花蛇舌草，以 6 数居坎位入肾经，行清热利湿、解毒之效；甘淡微寒之薏苡仁，以 8 数居坤位入脾经，行利水渗湿、健脾除痹之效；甘平之生甘草，以 9 数居中宫位入十二经，行补中益气、泻火解毒、调和药性之效。甘凉之绿豆，善清热解毒，又可解药毒，以 55 天地之数为剂量，行解毒之效；甘平之蜂蜜，行调和百药、清热解毒、滋补润燥之效。全方共奏清热解毒、宣痹通络之功。

方 14：清热逐瘀攻毒汤

［**处方**］黄芩 12.0　桃仁 11.0　山慈菇 15.0
土茯苓 13.0　生甘草 19.0　牡丹皮 16.0
紫花地丁 14.0　地龙 18.0　威灵仙 17.0
绿豆 55 颗　蜂蜜 50mL

［**用法**］同清热攻毒汤。

［**加减变化**］由于本病多为热毒、瘀毒合邪侵犯筋脉致瘀热毒痹证，故以清热攻毒汤为基础，加活血化瘀及散结消肿中药而成清热逐瘀攻毒汤，除地龙、绿豆、蜂蜜外，所有中药起始量以 10g 为基础单位，并需根据患者的年龄、病情轻重、肝肾功能及临床反应等递增变化。

［**方解**］本方为结节性红斑（瓜藤缠）之瘀热毒痹证而设。其病理机制为热毒损伤肢体关节、肌肉，痹阻经络气血，筋脉不通，不通则痛。症见双下肢皮肤红斑伴疼痛难忍，舌体胖，苔黄腻，脉濡数。治宜以清热攻毒、逐瘀通经、散结消肿为大法；以中医天人相应观及中药归经理论为基础，以有毒中药为主，无毒中药为辅，以《周易》先天八卦的数字为剂量，从而形成八卦九宫阵形的清热逐瘀攻毒汤进行对证治疗。选桃仁、威灵仙、山慈菇、地龙为主药、将药，四味药皆属有毒之品。桃仁苦甘平有小毒，以 1 数居乾位入大肠经（肺与大肠相表里），行活血化瘀之效；辛咸温有小毒之威灵仙，以 7 数居艮位入胃经（脾与胃相表里），行祛风湿、通经络之效；山慈菇甘辛凉有小毒，以 5 数居巽位入胆经（肝与胆相表里），行清热解毒、消肿散结之效；地龙咸寒有小毒，以 8 数居坤位入脾经，行清热熄风、活络通痹之效。再以苦寒之黄芩，以 2 数居兑位入肺经，行清热燥湿、泻火解毒之效；再以甘淡平之土茯苓，以 3 数居离位入心经，行解毒除湿、通利关节之效；苦辛寒之紫花地丁，以 4 数居震位归肝经，行清热解毒、凉血消肿之效；甘苦微寒之牡丹皮，以 6 数居坎位入肾经，行清热凉血、活血散瘀之效；甘平之生甘草，以 9 数居中宫位入十二经，行补中益气、泻火解毒、调和药性之效。甘凉之绿豆，善清热解毒，又可解药毒，以 55 天地之数为剂量，行解毒之效；再以甘平能解毒、调和诸药之蜂蜜，以 55 天地之数为剂量，行清热、补中、润燥、止痛之效。全方共奏清热攻毒、逐瘀通络、散结消肿之功。

五、润燥攻毒法

以有毒润燥中药为主，具有润燥攻毒或祛邪滋养润燥的作用，能治疗各种燥毒证的方法，叫作润燥攻毒法。本节所介绍的润燥攻毒法，以润燥攻毒汤为主方，并根据合邪及病种不同，可衍化出益气润燥攻毒汤、活血润燥攻毒汤、滋阴润燥攻毒汤、潜阳润燥攻毒汤、化痰润燥攻毒汤、逐瘀润燥攻毒汤、润燥清肺攻毒汤、养心润燥攻毒

汤、养肝润燥攻毒汤、养胃润燥攻毒汤、滋肾润燥攻毒汤、增液润燥攻毒汤、润肠通便攻毒汤等 13 种方剂。

故曰：凡症见口鼻干燥，咽干口渴，干咳少痰或难咯或痰中带血，皮肤干涩或皲裂，毛发不荣，小便短少，大便干涩，舌红，少苔，脉浮数或数紧，多为燥毒之邪所致，用润燥攻毒汤治之。

方 1：润燥攻毒汤

［**处方**］杏仁 11.0
竹根七 12.0
麦冬 13.0（中量 23.0，大量 33.0）
生地黄 14.0（中量 24.0，大量 34.0）
黄芩 15.0（中量 25.0，大量 35.0）
昆明山海棠 16.0 先煎 1h
天花粉 17.0（中量 27.0，大量 37.0）
知母 18.0（中量 28.0，大量 38.0）
生甘草 19.0（中量 29.0，大量 39.0）
蜂蜜 55mL

［**用法**］同祛风攻毒汤。

［**加减变化**］本类疾病多为燥毒之邪损伤气血津液而致肢体筋脉及脏腑损伤所致，宜使用润燥攻毒汤。除杏仁、竹根七、昆明山海棠、蜂蜜剂量不变外，所有中药起始量以 10g 为基础单位，并需根据患者的年龄、病情轻重、肝肾功能及临床反应等递增变化。

［**注意事项**］杏仁生品为有毒之品，煎煮可使其毒性减低，变为有小毒或无毒之品，故煎剂可适当放宽剂量。生甘草、蜂蜜可解其毒，故为必伍之药。昆明山海棠使用注意事项见祛风攻毒汤。

［**方解**］本方主要为风湿病（痹证）之燥毒痹阻证而设。其病理机制多为燥毒之邪使阴津耗损，气血亏虚，导致肢体筋脉失养，瘀血痹阻，痰凝结聚，脉络不通，甚至肌肤枯涩，脏腑损伤的病证。症见肢体疼痛，面红，口干，鼻干，咽干，眼干，小便少，大便干结，舌红，脉数。宜以润燥攻毒、清热养阴为治则；以中医天人相应观及中药归经理论为基础，以有毒中药为主，无毒中药为辅，以《周易》先天八卦的数字为剂量，从而形成八卦九宫阵形的润燥攻毒汤进行对证治疗。选天花粉、杏仁、竹根七、昆明山海棠为主药，四味药皆属有毒之品。天花粉甘苦酸凉有小毒，以 7 数居艮位入胃经，行生津止渴、降火润燥之效；杏仁苦温有毒，以 1 数居乾位入大肠经（肺与大肠相表里），行祛痰止咳、平喘之效；竹根七苦辛寒有毒，以 2 数居兑位入肺经，

行养阴清肺、活血祛瘀之效；昆明山海棠苦辛微温有毒，以6数居坎位入肾经，行祛风除湿、舒筋解毒、抑制免疫之效。甘微苦寒之麦冬，以3数居离位入心经，行润肺养阴、益胃生津之效；甘苦寒之生地黄，以4数居震位入肝经，行凉血止血、清热生津之效；苦寒之黄芩，以5数居巽位入胆经，行清热燥湿、泻火解毒之效；苦寒之知母，以8数居坤位入脾经，行清热泻火、滋阴润燥之效；甘平之生甘草，以9数居中宫位入十二经，行清热解毒、润肺止咳、调和诸药之效。再以甘平能解毒、调和诸药之蜂蜜，以55天地之数为剂量，行清热、补中、润燥、止痛之功效。全方共奏润燥攻毒、清热养阴之功。

方2：清肺润燥攻毒汤

［**处方**］天花粉 11.0（中量 21.0，大量 31.0）
杏仁 12.0
百合 13.0（中量 22.0，大量 32.0）
石斛 14.0（中量 24.0，大量 34.0）
重楼 15.0
天冬 16.0（中量 25.0，大量 35.0）
了哥王 17.0
沙参 18.0（中量 28.0，大量 38.0）
生甘草 19.0（中量 29.0，大量 39.0）

［**用法**］同祛风攻毒汤。

［**加减变化**］由于本类疾病多为燥毒伤肺所致燥毒证，宜使用清肺润燥攻毒汤。除了哥王、杏仁、重楼剂量不变外，所有中药起始量以10g为基础单位，并需根据患者的年龄、病情轻重、肝肾功能及临床反应等递增变化。

［**注意事项**］了哥王、重楼生品皆为有毒之品，煎煮可使其毒性减低，变为有小毒或无毒之品，故煎剂可适当放宽剂量。生甘草可解其毒，故为必伍之药。

［**方解**］本方主要为风湿病（痹证）及干燥综合征（燥证）之燥毒伤肺证而设。其病理机制多为久病体质虚弱，肺阴暗耗；或温热病中后期，热伤肺阴。症见咽痒干咳，胸闷短气，痰少稠黏而不易咯出，或痰中夹血，量少色暗；或声音嘶哑，鼻干少涕，或午后颧红，潮热盗汗，手足心热，神疲胁痛，日渐消瘦，皮毛干燥，或局部肌肤麻木不仁，舌红，苔少乏津，或舌光剥，脉细数或沉涩。宜以生津润燥、宣肺攻毒为治则；以中医天人相应观及中药归经理论为基础，以有毒中药为主，无毒中药为辅，以《周易》先天八卦的数字为剂量，从而形成八卦九宫阵形的清肺润燥攻毒汤进行对证治疗。选了哥王、天花粉、重楼为主药，三味药皆属有毒之品。了哥王苦寒微辛有毒，以7数居艮位入胃经（脾与胃相表里），行清热解毒、化痰散结之效；重楼苦辛寒有小

毒，以 5 数居巽位入胆经，行消肿止痛之效；天花粉甘苦酸凉有小毒，以 1 数居乾位入大肠经（肺与大肠相表里），行生津止渴、降火润燥之效；杏仁苦温有毒，以 2 数居兑位入肺经，行祛痰止咳、平喘之效；甘寒之百合，以 3 数居离位入心经，行养阴润肺、清心安神之效；甘微寒之石斛，以 4 数居震位入肝经，行益胃生津、滋阴清热之效；甘苦大寒之天冬，以 6 数居坎位入肾经，行清肺降火、滋阴润燥；甘苦凉之沙参，以 8 数居坤位入脾经，行养阴清肺之效；甘平之生甘草，以 9 数居中宫位入十二经，行清热解毒、润肺止咳、调和诸药之效。全方共奏生津润燥、宣肺攻毒之功。

方 3：养心润燥攻毒汤

［**处方**］五味子 11.0（中量 21.0，大量 31.0）
天花粉 12.0（中量 22.0，大量 32.0）
生地黄 13.0（中量 22.0，大量 32.0）
重楼 14.0
熟地黄 15.0（中量 25.0，大量 35.0）
知母 16.0（中量 26.0，大量 36.0）
麦冬 17.0（中量 26.0，大量 36.0）
昆明山海棠 18.0 先煎 1h
炙甘草 19.0（中量 29.0，大量 39.0）
蜂蜜 55mL

［**用法**］同祛风攻毒汤。

［**加减变化**］由于本类疾病多为燥毒伤心所致燥毒证，宜使用养心润燥攻毒汤。除昆明山海棠、重楼、蜂蜜剂量不变外，所有中药起始量以 10g 为基础单位，并需根据患者的年龄、病情轻重、肝肾功能及临床反应等递增变化。

［**注意事项**］昆明山海棠、重楼生品皆为有毒之品，煎煮可使其毒性减低，变为有小毒或无毒之品，故煎剂可适当放宽剂量。生甘草、蜂蜜可解其毒，故为必伍之药。昆明山海棠使用注意事项见祛风攻毒汤。

［**方解**］本方主要为风湿病（痹证）及干燥综合征（燥证）之燥毒伤心证而设。其病理机制多为燥甚伤阴，致心阴不足；或五志化火，消烁心阴；或肝肾阴虚而上及于心，使心阴不足，心君失养，脉道失充，神无所寄。症见心悸怔忡，烦躁不宁，惊惕不安，多梦易醒，胸闷钝痛，或灼热疼痛，或痛引肩背及臂臑内侧，时发时止，口舌干燥，手足心热，盗汗，舌红少津，或有瘀斑，无苔或少苔，或舌光剥，脉细数或细涩兼结、代。宜以生津润燥、养心攻毒为治则；以中医天人相应观及中药归经理论为基础，以有毒中药为主，无毒中药为辅，以《周易》先天八卦的数字为剂量，从而形

成八卦九宫阵形的养心润燥攻毒汤进行对证治疗。选昆明山海棠、天花粉、重楼为主药，三味药皆属有毒之品。昆明山海棠苦辛微温有毒，以 8 数居坤位入脾经，行祛风除湿、舒筋解毒、抑制免疫之效；天花粉甘苦酸凉有小毒，以 2 数居兑位入肺经，行生津止渴、降火润燥之效；重楼苦辛寒有小毒，以 4 数居震位入肝经，行消肿止痛之效；酸甘温之五味子，以 1 数居乾位入大肠经（肺与大肠相表里），行收敛固涩、益气生津、补肾宁心之效；甘苦寒之生地黄，以 3 数居离位入心经，行凉血止血、清热生津之效；甘微温之熟地黄，以 5 数居巽位入胆经（肝与胆相表里），行补血滋阴、益精填髓之效；苦寒之知母，以 6 数居坎位入肾经，行清热泻火、滋阴润燥之效；甘微苦寒之麦冬，以 7 数居艮位入胃经（脾与胃相表里），行润肺养阴、益胃生津之效；甘平之炙甘草，以 9 数居中宫位，行补脾和胃、益气复脉之效。再以甘平能解毒、调和诸药之蜂蜜，以 55 天地之数为剂量，行清热、补中、润燥、止痛之功效。全方共奏生津润燥、养心攻毒之功。

方 4：养肝润燥攻毒汤

［**处方**］五味子 11.0（中量 21.0，大量 31.0）
天花粉 12.0（中量 22.0，大量 32.0）
制何首乌 13.0（中量 23.0，大量 33.0）
白芍 14.0（中量 24.0，大量 34.0）
生地黄 15.0（中量 25.0，大量 35.0）
熟地黄 16.0（中量 26.0，大量 36.0）
秦艽 17.0（中量 27.0，大量 37.0）
昆明山海棠 18.0 先煎 1h
炙甘草 19.0（中量 29.0，大量 39.0）
蜂蜜 55mL

［**用法**］同祛风攻毒汤。

［**加减变化**］由于本类疾病多为燥毒伤肝所致燥毒证，宜使用养肝润燥攻毒汤。除昆明山海棠、蜂蜜剂量不变外，所有中药起始量以 10g 为基础单位，并需根据患者的年龄、病情轻重、肝肾功能及临床反应等递增变化。

［**注意事项**］昆明山海棠生品为有毒之品，煎煮可使其毒性减低，变为有小毒或无毒之品，故煎剂可适当放宽剂量。炙甘草、蜂蜜可解其毒，故为必伍之药。

［**方解**］本方主要为风湿病（痹证）及干燥综合征（燥证）之燥毒伤肝证而设。其病理机制多为邪毒损伤肝阴，痹阻经络气血。症见头痛眩晕，面部烘热，两目干涩，口干咽燥，唇赤颧红，筋蠕肉瞤，关节疼痛，屈伸不利，烦躁易怒，两胁疼痛，五心烦热，潮热盗汗，失眠多梦，胆怯易惊，女子月经量少或闭经，舌质暗红，少苔或无

苔，脉弦细数或细涩。宜以养肝润燥、通络攻毒为治则；以中医天人相应观及中药归经理论为基础，以有毒中药为主，无毒中药为辅，以《周易》先天八卦的数字为剂量，从而形成八卦九宫阵形的养肝润燥攻毒汤进行对证治疗。选昆明山海棠、天花粉、制何首乌为主药，三味药皆属有毒之品。昆明山海棠苦辛微温有毒，以 8 数居坤位入脾经，行祛风除湿、舒筋解毒、抑制免疫之效；天花粉甘苦酸凉有小毒，以 2 数居兑位入肺经，行生津止渴、降火润燥之效；制何首乌苦甘涩微温有小毒，以 3 数居离位入心经，行补肝肾、益精血、壮筋骨、祛风之效。酸甘温之五味子，以 1 数居乾位入大肠经，行收敛固涩、益气生津及护肝之效；苦酸微寒之白芍以 4 数居巽位入胆经（肝与胆相表里），行养血调经、柔肝止痛之效；甘苦寒之生地黄，以 5 数居巽位入胆经，行清热凉血、养阴生津之效；甘微温之熟地黄，以 6 数居坎位入肾经，行补血滋阴、益精填髓之效；辛苦平之秦艽，以 7 数居艮位入胃经，行祛风湿、清湿热、止痹痛之效；甘平之炙甘草，以 9 数居中宫位入十二经，行补脾和胃、益气复脉、调和诸药之效。再以甘平能解毒、调和诸药之蜂蜜，以 55 天地之数为剂量，行清热、补中、润燥、止痛之功效。全方共奏养肝润燥、通络攻毒之功。

方 5：养胃润燥攻毒汤

［**处方**］太子参 11.0（中量 21.0，大量 31.0）
天花粉 12.0（中量 22.0，大量 32.0）
麦冬 13.0（中量 22.0，大量 32.0）
重楼 14.0
山萸肉 15.0（中量 25.0，大量 35.0）
石斛 16.0（中量 26.0，大量 36.0）
火麻仁 17.0（中量 26.0，大量 36.0）
昆明山海棠 18.0 先煎 1h
炙甘草 19.0（中量 29.0，大量 39.0）
蜂蜜 55mL

［**用法**］同祛风攻毒汤。

［**加减变化**］由于本类疾病多为燥毒伤胃所致燥毒证，宜使用养胃润燥攻毒汤。除昆明山海棠、重楼、蜂蜜剂量不变外，所有中药起始量以 10g 为基础单位，并需根据患者的年龄、病情轻重、肝肾功能及临床反应等递增变化。

［**注意事项**］昆明山海棠、重楼生品皆为有毒之品，煎煮可使其毒性减低，变为有小毒或无毒之品，故煎剂可适当放宽剂量。生甘草、蜂蜜可解其毒，故为必伍之药。昆明山海棠使用注意事项见祛风攻毒汤。

［**方解**］本方主要为风湿病（痹证）及干燥综合征（燥证）之燥毒伤胃证而设。其

病理机制多为燥毒损伤脾胃之阴，或劳倦内伤，思虑过度，或温病及慢性消耗性疾病的后期等，耗伤脾（胃）之阴血津液，致阴虚火旺。症见饥不欲食，或食入不化，胃脘嘈杂，或隐隐作痛，或呃逆干呕，口咽干燥，心烦意乱，或大便燥结，形体消瘦，甚则肌肉萎缩、四肢无力、举步不健，舌质暗红少津，或舌质剥裂，苔薄黄或无苔，脉细数或细涩。宜以养脾益胃、润燥攻毒为治则；以中医天人相应观及中药归经理论为基础，以有毒中药为主，无毒中药为辅，以《周易》先天八卦的数字为剂量，从而形成八卦九宫阵形的养胃润燥攻毒汤进行对证治疗。选昆明山海棠、天花粉、重楼为主药，三味药皆属有毒之品。昆明山海棠苦辛微温有毒，以 8 数居坤位入脾经，行祛风除湿、舒筋解毒、抑制免疫之效；天花粉甘苦酸凉有小毒，以 2 数居兑位入肺经，行生津止渴、降火润燥之效；重楼苦辛寒有小毒，以 4 数居震位入肝经，行消肿止痛之效。太子参甘微苦，以 1 数居乾位入大肠经，行益气健脾、生津润肺之效；甘微苦寒之麦冬，以 3 数居离位入心经，行润肺养阴、益胃生津之效；酸涩微温之山萸肉，以 5 数居巽位入胆经（肝与胆相表里），行补益肝肾、收涩固脱之效；甘微寒之石斛，以 6 数居坎位入肾经，行益胃生津、滋阴清热之效；甘平之火麻仁，以 7 数居艮位入胃经，行润燥滑肠、利水通淋之效；甘平之生甘草，以 9 数居中宫位入十二经，行清热解毒、润肺止咳、调和诸药之效。再以甘平能解毒、调和诸药之蜂蜜，以 55 天地之数为剂量，行清热、补中、润燥、止痛之功效。全方共奏养脾益胃、润燥攻毒之功。

方 6：滋肾润燥攻毒汤

［**处方**］肉苁蓉 11.0（中量 21.0，大量 31.0）
天花粉 12.0（中量 22.0，大量 32.0）
熟地黄 13.0（中量 23.0，大量 33.0）
旱莲草 14.0（中量 24.0，大量 34.0）
川牛膝 15.0（中量 25.0，大量 35.0）
制何首乌 16.0（中量 25.0，大量 35.0）
黄精 17.0（中量 26.0，大量 36.0）
昆明山海棠 18.0 先煎 1h
路路通 19.0（中量 29.0，大量 39.0）
蜂蜜 55mL

［**用法**］同祛风攻毒汤。

［**加减变化**］由于本类疾病多为燥毒伤肾所致燥毒证，宜使用滋肾润燥攻毒汤。除昆明山海棠、蜂蜜剂量不变外，所有中药起始量以 10g 为基础单位，并需根据患者的年龄、病情轻重、肝肾功能及临床反应等递增变化。

［**注意事项**］昆明山海棠生品为有毒之品，煎煮可使其毒性减低，变为有小毒或无

毒之品，故煎剂可适当放宽剂量。蜂蜜可解其毒，故为必伍之药。

［**方解**］本方主要为风湿病（痹证）及干燥综合征（燥证）之燥毒伤肾证而设。其病理机制多为久病伤阴；或温病后期，阴液亏损；或五脏之火，五志过极化火，邪热稽留，郁久化火，不仅损耗本脏之阴，日久必耗伐肾阴，致肾阴亏虚。亦可因失血津涸，或过服温燥壮阳之品，或房劳过度，而致相火妄动，虚火内炽。症见头晕目眩，口干咽燥，五心烦热，潮热盗汗，失眠多梦，腰膝酸软，男子遗精、早泄，女子经少或闭经，便秘尿赤，形体消瘦，甚或形销骨立，尻以代踵，脊以代头，脊柱弯曲，关节变形，面色晦滞或黧黑干枯，舌红少津，或舌质暗红或瘀紫，少苔或无苔或花剥苔，脉细数或沉涩。宜以滋阴补肾、润燥攻毒为治则；以中医天人相应观及中药归经理论为基础，以有毒中药为主，无毒中药为辅，以《周易》先天八卦的数字为剂量，从而形成八卦九宫阵形的滋肾润燥攻毒汤进行对证治疗。选昆明山海棠、天花粉、制何首乌为主药，三味药皆属有毒之品。昆明山海棠苦辛微温有毒，以 8 数居坤位入脾经，行祛风除湿、舒筋解毒、抑制免疫之效；天花粉甘苦酸凉有小毒，以 2 数居兑位入肺经，行生津止渴、降火润燥之效；甘咸温之肉苁蓉，以 1 数居乾位入大肠经，行补肾、益精、润燥、滑肠之效；甘微温之熟地黄，以 3 数居离位入心经，行补血滋阴、益精填髓之效；甘酸寒之旱莲草，以 4 数居震位入肝经，行滋补肝肾、凉血止血之效；苦甘酸平之川牛膝，以 5 数居巽位入胆经（肝与胆相表里），行补肝肾、强筋骨、利尿通淋之效；甘平之黄精，以 7 数居艮位入胃经（脾与胃相表里），行补气养阴、健脾、润肺之效；苦辛平之路路通，以 9 数居中宫位入十二经，行祛风活络、利水通经之效。再以甘平能解毒、调和诸药之蜂蜜，以 55 天地之数为剂量，行清热、补中、润燥、止痛之功效。全方共奏滋阴补肾、润燥攻毒之功。

方 7：益气润燥攻毒汤

［**处方**］天花粉 11.0（中量 21.0，大量 31.0）
西洋参 12.0（中量 22.0，大量 32.0）
生地黄 13.0（中量 23.0，大量 33.0）
旱莲草 14.0（中量 24.0，大量 34.0）
桑葚子 15.0（中量 25.0，大量 35.0）
生何首乌 16.0（中量 26.0，大量 36.0）
昆明山海棠 17.0[先煎 1h]
生黄芪 18.0（中量 28.0，大量 38.0）
炙甘草 19.0（中量 29.0，大量 39.0）
蜂蜜 55mL

［**用法**］同祛风攻毒汤。

［**加减变化**］由于本类疾病多为燥毒伤气所致燥毒证，宜使用益气润燥攻毒汤。除昆明山海棠、蜂蜜剂量不变外，所有中药起始量以 10g 为基础单位，并需根据患者的年龄、病情轻重、肝肾功能及临床反应等递增变化。

［**注意事项**］昆明山海棠生品为有毒之品，煎煮可使其毒性减低，变为有小毒或无毒之品，故煎剂可适当放宽剂量。生甘草、蜂蜜可解其毒，故为必伍之药。

［**方解**］本方主要为风湿病（痹证）及干燥综合征（燥证）之燥毒伤气证而设。其病理机制多为燥毒伤气，气虚推动血液运行无力，津液失于敷布而致燥证。症见面红，口干，鼻干，咽干，眼干，小便少，大便干结，舌红，脉数。宜以益气润燥、增液攻毒为治则；以中医天人相应观及中药归经理论为基础，以有毒中药为主，无毒中药为辅，以《周易》先天八卦的数字为剂量，从而形成八卦九宫阵形的益气润燥攻毒汤进行对证治疗。选昆明山海棠、天花粉、生何首乌为主药，三味药皆属有毒之品。昆明山海棠苦辛微温有毒，以 7 数居艮位入胃经（脾与胃相表里），行祛风除湿、舒筋解毒、抑制免疫之效；天花粉甘苦酸凉有小毒，以 1 数居乾位入大肠经，行生津止渴、降火润燥之效；生何首乌辛热有小毒，以 6 数居坎位入肾经，行补肾阳、强筋骨、祛寒湿之效。甘微苦之西洋参，以 2 数居兑位入肺经，行益肺阴、清虚火、生津止渴之效；甘苦寒之生地黄，以 3 数居离位入心经，行凉血止血、清热生津之效；甘酸寒之旱莲草，以 4 数居震位入肝经，行滋补肝肾、凉血止血之效；甘酸寒之桑椹，以 5 数居巽位入胆经（肝与胆相表里），行滋阴养血、生津之效；生黄芪以 8 数居坤位入脾经，行益气固表之效；甘平之炙甘草，以 9 数居中宫位入十二经，行补脾和胃、益气复脉之效。再以甘平能解毒、调和诸药之蜂蜜，以 55 天地之数为剂量，行清热、补中、润燥、止痛之功效。全方共奏益气润燥、增液攻毒之功。

方 8：活血润燥攻毒汤

［**处方**］竹根七 11.0

阿胶 12.0（中量 22.0，大量 32.0）

当归 13.0（中量 23.0，大量 33.0）

制何首乌 14.0（中量 24.0，大量 34.0）

白芍 15.0（中量 25.0，大量 35.0）

熟地黄 16.0（中量 26.0，大量 36.0）

黄精 17.0（中量 27.0，大量 37.0）

昆明山海棠 18.0 先煎 1h

炙甘草 19.0（中量 29.0，大量 39.0）

蜂蜜 55mL

［**用法**］同祛风攻毒汤。

［加减变化］由于本类疾病多为燥毒伤血所致燥毒证，宜使用活血润燥攻毒汤。除昆明山海棠、蜂蜜剂量不变外，所有中药起始量以 10g 为基础单位，并需根据患者的年龄、病情轻重、肝肾功能及临床反应等递增变化。

［注意事项］昆明山海棠生品为有毒之品，煎煮可使其毒性减低，变为有小毒或无毒之品，故煎剂可适当放宽剂量。竹根七、炙甘草、蜂蜜可解其毒，故为必伍之药。

［方解］本方主要为风湿病（痹证）及干燥综合征（燥证）之燥毒伤血证而设。其病理机制多为津液匮乏，血液失充，营血不足，运行涩滞不畅，筋脉痹阻而成瘀之证候。症见面红，口干，鼻干，咽干，眼干，小便少，舌红，脉数。宜以活血润燥、补血攻毒为治则；以中医天人相应观及中药归经理论为基础，以有毒中药为主，无毒中药为辅，以《周易》先天八卦的数字为剂量，从而形成八卦九宫阵形的活血润燥攻毒汤进行对证治疗。选昆明山海棠、竹根七、制何首乌为主药，三味药皆属有毒之品。昆明山海棠苦辛微温有毒，以 8 数居坤位入脾经，行祛风除湿、舒筋解毒、抑制免疫之效；竹根七苦辛寒有毒，以 1 数居乾位入大肠经，行养阴清肺、活血祛瘀之效；制何首乌甘涩微温有小毒，以 4 数居震位入肝经，行补肝肾、益精血、壮筋骨、祛风之效。甘平之阿胶，以 2 数居兑位入肺经，行补血止血、滋阴润肺之效；甘辛温之当归，以 3 数居离位入心经，行润肺养阴、益胃生津之效；苦酸微寒之白芍，以 5 数居巽位入胆经（肝与胆相表里），行养血敛阴、柔肝止痛之效；甘微温之熟地黄，以 6 数居坎位入肾经，行补血滋阴、益精填髓之效；甘平之黄精，以 7 数居艮位入胃经（脾与胃相表里），行补气养阴、健脾、润肺、益肾之效；甘平之炙甘草，以 9 数居中宫位入十二经，行补脾和胃、益气复脉之效。再以甘平能解毒、调和诸药之蜂蜜，以 55 天地之数为剂量，行清热、补中、润燥、止痛之功效。全方共奏活血润燥、补血攻毒之功。

方 9：滋阴润燥攻毒汤

［处方］太子参 11.0（中量 21.0，大量 31.0）
天冬 12.0（中量 22.0，大量 32.0）
生地黄 13.0（中量 23.0，大量 33.0）
昆明山海棠 14.0 先煎 1h
炙鳖甲 15.0（中量 25.0，大量 35.0）
旱莲草 16.0（中量 26.0，大量 36.0）
天花粉 17.0（中量 27.0，大量 37.0）
竹根七 18.0
生甘草 19.0（中量 29.0，大量 39.0）

［用法］同祛风攻毒汤。

［加减变化］由于本类疾病多为燥毒之邪损伤脏腑阴血化燥所致的燥毒痹证，宜使

用滋阴润燥攻毒汤。除昆明山海棠、竹根七、蜂蜜剂量不变外，所有中药起始量以 10g 为基础单位，并需根据患者的年龄、病情轻重、肝肾功能及临床反应等递增变化。

［**注意事项**］昆明山海棠生品为有毒之品，煎煮可使其毒性减低，变为有小毒或无毒之品，故煎剂可适当放宽剂量。竹根七、生甘草可解其毒，故为必伍之药。

［**方解**］本方主要为风湿病（痹证）及干燥综合征（燥证）之燥毒伤阴证而设。其病理机制多为燥邪伤阴或津伤化燥，致多系统、多脏器受损，由燥致痹。症见咽干，鼻干，鼻衄，咳嗽短期，咳痰带血或咳血，潮热，颧红，盗汗，大便干结，皮毛干燥，皮肤局部麻木不仁或疼痛，舌红，脉数。宜以润燥攻毒、滋阴清热为治则；以中医天人相应观及中药归经理论为基础，以有毒中药为主，无毒中药为辅，以《周易》先天八卦的数字为剂量，从而形成八卦九宫阵形的滋阴润燥攻毒汤进行对证治疗。选昆明山海棠、天花粉、竹根七为主药，三味药皆属有毒之品。昆明山海棠苦辛微温有毒，以 4 数居震位入肝经，行祛风除湿、舒筋解毒、抑制免疫之效；天花粉甘苦酸凉有小毒，以 7 数居艮位入胃经，行生津止渴、降火润燥之效；竹根七苦辛寒有毒，以 8 数居坤位入脾经，行养阴清肺、活血祛瘀之效。甘微苦之太子参，以 1 数居乾位入大肠经（肺与大肠相表里），行益气健脾、生津润肺之效；再以甘苦大寒之天冬，以 2 数居兑位入肺经，行清肺降火、滋阴润燥之效；甘苦寒之生地黄，以 3 数居离位入心经，行凉血止血、清热生津之效；咸微寒之炙鳖甲，以 5 数居巽位入胆经（肝与胆相表里），行滋阴潜阳、退热除蒸之效；甘酸寒之旱莲草，以 6 数居坎位入肾经，行滋补肝肾、凉血止血之效；甘平之生甘草，以 9 数居中宫位入十二经，行清热解毒、润肺止咳、调和诸药之效。全方共奏润燥攻毒、滋阴清热之功。

方 10：潜阳润燥攻毒汤

［**处方**］锁阳 11.0（中量 21.0，大量 31.0）
红参 12.0（中量 22.0，大量 32.0）
龙眼肉 13.0（中量 23.0，大量 33.0）
炙鳖甲 14.0（中量 24.0，大量 34.0）
生牡蛎 15.0（中量 25.0，大量 35.0）
仙茅 16.0
昆明山海棠 17.0 [先煎 1h]
黄精 18.0（中量 28.0，大量 38.0）
炙甘草 19.0（中量 29.0，大量 39.0）
蜂蜜 55mL

［**用法**］同祛风攻毒汤。

［**加减变化**］由于本类疾病多为燥毒之邪耗伤真阴，虚阳妄动所致燥毒证，宜使用

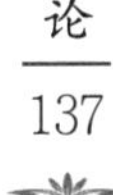

潜阳润燥攻毒汤。除昆明山海棠、仙茅、蜂蜜剂量不变外，所有中药起始量以 10g 为基础单位，并需根据患者的年龄、病情轻重、肝肾功能及临床反应等递增变化。

［**注意事项**］昆明山海棠、仙茅皆为有毒之品，煎煮可使其毒性减低，变为有小毒或无毒之品，故煎剂可适当放宽剂量。生甘草、蜂蜜可解其毒，故为必伍之药。

［**方解**］本方主要为风湿病（痹证）及干燥综合征（燥证）之燥毒伤阳证而设。其病理机制多为燥伤真阴，虚阳妄动。症见身热不壮，手足蠕动，或手足、肢体、关节瘛疭，舌紫暗少苔，脉数。宜以潜阳润燥、散寒攻毒为治则；以中医天人相应观及中药归经理论为基础，以有毒中药为主，无毒中药为辅，以《周易》先天八卦的数字为剂量，从而形成八卦九宫阵形的潜阳润燥攻毒汤进行对证治疗。选昆明山海棠、仙茅为主药，两味药皆属有毒之品，昆明山海棠苦辛微温有毒，以 7 数居艮位入胃经（脾与胃相表里），行祛风除湿、舒筋解毒、抑制免疫之效；仙茅辛热有小毒，以 6 数居坎位入肾经，行补肾阳、强筋骨、祛寒湿之效。锁阳甘温，以 1 数居乾位入大肠经（肺与大肠相表里），行补肾阳、益精血之效；以甘温微苦之红参，以 2 数居兑位入肺经，行复脉固脱、益气摄血之效；甘温之龙眼肉，以 3 数居离位入心经，行补益心脾、养血安神之效；咸微寒之炙鳖甲，以 4 数居震位入肝经，行滋阴潜阳、退热除蒸之效；咸微寒之生牡蛎，以 5 数居巽位入胆经（肝与胆相表里），行敛阴潜阳、止汗涩精之效；甘平之黄精，以 8 数居坤位入脾经，行补气养阴、健脾润肺之效；甘平之炙甘草，以 9 数居中宫位入十二经，行补脾和胃、益气复脉之效。再以甘平能解毒、调和诸药之蜂蜜，以 55 天地之数为剂量，行清热、补中、润燥、止痛之功效。全方共奏潜阳润燥、散寒攻毒之功。

方 11：化痰润燥攻毒汤

［**处方**］猫爪草 11.0
僵蚕 12.0（中量 22.0，大量 32.0）
制何首乌 13.0（中量 23.0，大量 33.0）
夏枯草 14.0（中量 24.0，大量 34.0）
生牡蛎 15.0（中量 25.0，大量 35.0）
炙鳖甲 16.0（中量 26.0，大量 36.0）
了哥王 17.0
泽漆 18.0
远志 19.0（中量 29.0，大量 39.0）
蜂蜜 55mL

［**用法**］同祛风攻毒汤。

［**加减变化**］由于本类疾病多为燥痰毒之邪聚结成疖、成核、成瘿、成瘤者，宜使

用化痰润燥攻毒汤。除了哥王、猫爪草、泽漆、蜂蜜剂量不变外，所有中药起始量以10g为基础单位，并需根据患者的年龄、病情轻重、肝肾功能及临床反应等递增变化。

［**注意事项**］猫爪草、了哥王、泽漆皆为有毒之品，煎煮可使其毒性减低，变为有小毒或无毒之品，故煎剂可适当放宽剂量。蜂蜜可解其毒，故为必伍之药。

［**方解**］本方主要为风湿病（痹证）及干燥综合征（燥证）之燥痰毒证而设。其病理机制多为素体阴虚内燥之躯，或患有慢性温热病之疾，灼阴耗津致燥，燥邪炼津成痰，随气血运行流注，凝结于机体咽喉颈项等，燥痰痹阻经络。症见口干咽燥，口干，鼻干，咽干，大便干结，颈项患梅核或生瘿瘤，可扪及大小不等的结节，舌红，脉数。宜以化痰润燥、散结攻毒为治则；以中医天人相应观及中药归经理论为基础，以有毒中药为主，无毒中药为辅，以《周易》先天八卦的数字为剂量，从而形成八卦九宫阵形的化痰润燥攻毒汤进行对证治疗。选猫爪草、了哥王、制何首乌、泽漆为主药，四味药皆属有毒之品。猫爪草甘辛温有毒，以1数居乾位入大肠经（肺与大肠相表里），行化痰散结、解毒消肿之效；制何首乌苦甘涩微温有小毒，以3数居离位入心经，行补肝肾、益精血、壮筋骨、祛风之效；了哥王苦寒微辛有毒，以7数居艮位入胃经，行清热解毒、化痰散结之效；泽漆辛苦凉有毒，以8数居坤位入脾经，起行水消痰、散结解毒之效。咸辛平之僵蚕，以2数居兑位入肺经，行熄风止痉、祛风止痛之效；寒辛苦之夏枯草，以4数居震位入肝经，行清肝火、散瘀结之效；咸微寒之生牡蛎，以5数居巽位入胆经，行敛阴潜阳、止汗涩精之效；咸微寒之炙鳖甲，以6数居坎位入肾经，行滋阴潜阳、退热除蒸之效；苦辛温之远志，以9数居中宫位入十二经，行开郁散结、安神益智、交通心肾、降痰气之效。再以甘平能解毒、调和诸药之蜂蜜，以55天地之数为剂量，行清热、补中、润燥、止痛之功效。全方共奏化痰润燥、散结攻毒之功。

方12：逐瘀润燥攻毒汤

［**处方**］桃仁 11.0
西洋参 12.0（中量 22.0，大量 32.0）
红花 13.0（中量 23.0，大量 33.0）
射干 14.0（中量 24.0，大量 34.0）
竹根七 15.0
海马 16.0（中量 26.0，大量 36.0）
地龙 17.0（中量 27.0，大量 37.0）
当归 18.0（中量 28.0，大量 38.0）
路路通 19.0（中量 29.0，大量 39.0）
蜂蜜 55mL

［**用法**］同祛风攻毒汤。

［**加减变化**］由于本类疾病多为燥瘀毒证，宜使用逐瘀润燥攻毒汤。除竹根七、地龙、蜂蜜剂量不变外，所有中药起始量以 10g 为基础单位，并需根据患者的年龄、病情轻重、肝肾功能及临床反应等递增变化。

［**注意事项**］桃仁、竹根七为有毒之品，煎煮可使其毒性减低，变为有小毒或无毒之品，故煎剂可适当放宽剂量。蜂蜜可解其毒，故为必伍之药。

［**方解**］本方主要为风湿病（痹证）及干燥综合征（燥证）之燥瘀毒证而设。其病理机制多为四肢筋脉、关节失于津液补充与濡养，痹阻经络气血。症见肢体疼痛，或屈伸不利、活动受限，瘀斑，红斑结节，肢端阵发性青紫，舌红，脉数。宜以逐瘀润燥、通经攻毒为治则；以中医天人相应观及中药归经理论为基础，以有毒中药为主，无毒中药为辅，以《周易》先天八卦的数字为剂量，从而形成八卦九宫阵形的逐瘀润燥攻毒汤进行对证治疗。选竹根七、桃仁、地龙为主药，三味药属有毒之品。桃仁苦温有小毒，以 1 数居乾位入大肠经（肺与大肠相表里），行活血祛瘀之效；竹根七甘平微辛有毒，以 5 数居巽位入胆经（肝与胆相表里），行养阴清肺、活血祛瘀之效；地龙咸寒有小毒，以 7 数居艮位入胃经，行清热平肝、止喘通络之效。甘微苦之西洋参，以 2 数居兑位入肺经，行益肺阴、清虚火、生津止渴之效；辛温之红花，以 3 数居离位入心经，行活血通络、散瘀止痛之效；苦寒之射干，以 4 数居震位入肝经，行清热解毒、消痰利咽之效；甘温之海马，以 6 数居坎位入肾经，行温肾壮阳、散结消肿之效；甘辛温之当归，以 8 数居坤位入脾经，行补血活血之效；苦辛平之路路通，以 9 数居中宫位入十二经，行祛风活络、利水通经之效。再以甘平能解毒、调和诸药之蜂蜜，以 55 天地之数为剂量，行清热、补中、润燥、止痛之功效。全方共奏逐瘀润燥、通经攻毒之功。

方 13：增液润燥攻毒汤

［**处方**］太子参 11.0（中量 21.0，大量 31.0）
天花粉 12.0（中量 22.0，大量 32.0）
五味子 13.0（中量 23.0，大量 33.0）
重楼 14.0
生地黄 15.0（中量 25.0，大量 35.0）
山药 16.0（中量 26.0，大量 36.0）
黄精 17.0（中量 27.0，大量 37.0）
麦冬 18.0（中量 28.0，大量 38.0）
生甘草 19.0（中量 29.0，大量 39.0）
蜂蜜 55mL

［**用法**］同祛风攻毒汤。

［**加减变化**］由于本类疾病多为燥毒之邪损耗津液所致燥毒证，宜使用增液润燥攻毒汤。除重楼、蜂蜜剂量不变外，所有中药起始量以 10g 为基础单位，并需根据患者的年龄、病情轻重、肝肾功能及临床反应等递增变化。

［**注意事项**］重楼为有毒之品，煎煮可使其毒性减低，变为有小毒或无毒之品，故煎剂可适当放宽剂量。生甘草、蜂蜜可解其毒，故为必伍之药。

［**方解**］本方主要为风湿病（痹证）及干燥综合征（燥证）之燥毒伤津证而设。其病理机制多为津液亏损，水津不布，孔窍失于补充与濡润。症见口咽干燥，鼻干，眼干，小便少，大便干结，舌红，脉数。宜以增液润燥、滋阴攻毒为治则；以中医天人相应观及中药归经理论为基础，以有毒中药为主，无毒中药为辅，以《周易》先天八卦的数字为剂量，从而形成八卦九宫阵形的增液润燥攻毒汤进行对证治疗。选天花粉、重楼为主药，两味药皆属有毒之品。天花粉甘苦酸凉有小毒，以 2 数居兑位入肺经，行生津止渴、降火润燥之效；重楼苦辛寒有小毒，以 4 数居震位入肝经，行清热解毒、消肿止痛之效。甘微苦之太子参，以 1 数居乾位入大肠经（肺与大肠相表里），行益气健脾、生津润肺之效；酸甘温之五味子，以 3 数居离位入心经，行收敛固涩、益气生津及护肝之效；甘苦寒之生地黄，以 5 数居巽位入胆经（肝与胆相表里），行凉血止血、清热生津之效；甘平之山药，以 6 数居坎位入肾经，行健脾补肺、固肾益精之效；甘平之黄精，以 7 数居艮位入胃经（脾与胃相表里），行补气养阴、健脾、润肺之效；甘微苦寒之麦冬，以 8 数居坤位入脾经，行润肺养阴、益胃生津之效；甘平之生甘草，以 9 数居中宫位入十二经，行清热解毒、润肺止咳、调和诸药之效。再以甘平能解毒、调和诸药之蜂蜜，以 55 天地之数为剂量，行清热、补中、润燥、止痛之功效。全方共奏增液润燥、滋阴攻毒之功。

方 14：润肠通便攻毒汤

［**处方**］制商陆 11.0

火麻仁 12.0（中量 22.0，大量 32.0）

生地黄 13.0（中量 23.0，大量 33.0）

决明子 14.0（中量 24.0，大量 34.0）

桑椹 15.0（中量 25.0，大量 35.0）

生何首乌 16.0（中量 26.0，大量 36.0）

黄精 17.0（中量 27.0，大量 37.0）

太子参 18.0（中量 28.0，大量 38.0）

生甘草 19.0（中量 29.0，大量 39.0）

蜂蜜 55mL

［用法］同祛风攻毒汤。

［加减变化］由于本类疾病多为燥毒伤肠所致燥毒证，宜使用润肠通便攻毒汤。除制商陆、蜂蜜剂量不变外，所有中药起始量以 10g 为基础单位，并需根据患者的年龄、病情轻重、肝肾功能及临床反应等递增变化。

［注意事项］制商陆为有毒之品，煎煮可使其毒性减低，变为有小毒或无毒之品，故煎剂可适当放宽剂量。生甘草、蜂蜜可解其毒，故为必伍之药。

［方解］本方主要为风湿病（痹证）及干燥综合征（燥证）之燥毒伤肠证而设。其病理机制多为邪毒损伤大肠，阻滞肠道，腹气不通，致肠燥便秘。症见大便干结，面红，口干，鼻干，咽干，眼干，小便少，舌红，脉数。宜以润肠通便、增液攻毒为治则；以中医天人相应观及中药归经理论为基础，以有毒中药为主，无毒中药为辅，以《周易》先天八卦的数字为剂量，从而形成八卦九宫阵形的润肠通便攻毒汤进行对证治疗。选制商陆、生何首乌为主药，两味药皆属有毒之品。制商陆辛平有毒，以 1 数居乾位入大肠经，行泄下利水、消肿散结之效；生何首乌苦甘涩微温有小毒，以 6 数居坎位入肾经，行解毒、润肠通便之效。甘平之火麻仁，以 2 数居兑位入肺经（肺与大肠相表里），行润燥滑肠、利水通淋之效；甘苦寒之生地黄，以 3 数居离位入心经，行凉血止血、清热生津、润肠通便之效；甘苦寒微咸之决明子，以 4 数居震位入肝经，行清肝明目、润肠通便之效；甘酸寒之桑椹，以 5 数居巽位入胆经（肝与胆相表里），行滋阴养血、生津之效；甘平之黄精，以 7 数居艮位入胃经（脾与胃相表里），行补气养阴、健脾、润肺之效；太子参甘微苦，以 8 数居坤位入脾经，行益气健脾、生津润肺之效；甘平之生甘草，以 9 数居中宫位入十二经，行清热解毒、润肺止咳、调和诸药之效；再以甘平能解毒、调和诸药之蜂蜜，以 55 天地之数为剂量，行清热、补中、润燥、止痛之功效。全方共奏润肠通便、增液攻毒之功。

方 15：护目润燥攻毒汤

［处方］天花粉 11.0（中量 21.0，大量 31.0）
野菊花 12.0（中量 22.0，大量 32.0）
生地黄 13.0（中量 23.0，大量 33.0）
刺蒺藜 14.0（中量 24.0，大量 34.0）
密蒙花 15.0（中量 25.0，大量 35.0）
知母 16.0（中量 26.0，大量 36.0）
板蓝根 17.0（中量 27.0，大量 37.0）
昆明山海棠 18.0先煎 1h
生甘草 19.0（中量 29.0，大量 39.0）
绿豆 55 颗
蜂蜜 55mL

［**用法**］同清热攻毒汤。

［**加减变化**］由于本证为燥邪入里或失治致燥毒伤目证，宜使用护目润燥攻毒汤。除昆明山海棠、绿豆、蜂蜜剂量不变外，所有中药起始量以 10g 为基础单位，并需根据患者的年龄、病情轻重、肝肾功能及临床反应等递增变化。

［**注意事项**］同祛风攻毒汤。

［**方解**］本方主要为风湿病（痹证）及干燥综合征（燥证）之燥毒伤目证而设。其病理机制多为燥伤真阴，虚阳妄动。症见目睛疼痛，眼干涩少泪，畏光羞明，视力模糊不清，眼有异物感，眼疲劳、畏光等，舌红，苔黄，脉弦。宜以护目润燥、清肝攻毒为治则；以中医天人相应观及中药归经理论为基础，以有毒中药为主，无毒中药为辅，以《周易》先天八卦的数字为剂量，从而形成八卦九宫阵形的护目润燥攻毒汤进行对证治疗。选昆明山海棠、天花粉为主药，两味药皆属有毒之品，昆明山海棠为苦辛微温有毒之品，故以 8 数居坤位入脾经，可行祛风除湿、舒筋解毒和抑制免疫反应之功效；天花粉甘苦酸凉有小毒，以 1 数居乾位入大肠经（肺与大肠相表里），行生津止渴、降火润燥之效。再以苦辛凉之野菊花，以 2 数居兑位入肺经，行疏风散热、清肝明目、清热解毒之效；甘苦寒之生地黄，以 3 数居离位入心经，行清热凉血、养阴生津之效；苦辛之刺蒺藜，以 4 数居震位入肝经，行潜阳和清肝明目之效；密蒙花微寒甘，以 5 数居巽位入胆经（肝与胆相表里），行清热泻火、养肝明目、退翳之效；苦甘寒之知母，以 6 数居坎位入肾经，行清热泻火、滋阴润燥之效；板蓝根苦寒，以 7 数居艮位入胃经，行清热解毒、凉血利咽之效；甘平之生甘草，以 9 数居中宫位入十二经，行清热解毒、调和诸药之效。甘凉之绿豆，善清热解毒，又可解药毒，以 55 天地之数为剂量，行解毒之效；以甘平能解毒、调和诸药之蜂蜜，以 55 天地之数为剂量，行清热、补中、润燥、止痛之效。全方共奏护目润燥、清肝攻毒之功。

六、化痰攻毒法

以有毒祛痰中药为主，具有排除或消解痰涎的作用，能治疗各种痰毒证的方法，叫作化痰攻毒法，又称化毒法。本法又分化痰攻毒法、益气化痰法和通络散结法。本节主要介绍化痰攻毒法，以化痰攻毒汤为主方，并根据合邪及病种不同，可衍化出化痰攻毒加菇汤、化痰逐瘀攻毒汤、产后化痰排毒汤、化痰强脊攻毒汤、化痰健腰攻毒汤、化痰止痛攻毒汤、化痰强骨攻毒汤、化痰振痿攻毒汤等 8 种方剂。

故曰：凡咳嗽，多痰，胸闷，头眩，心悸，瘰疬，结石，舌苔白润，脉滑，化痰攻毒汤主之。

方 1：化痰攻毒汤

［**处方**］清半夏 11.0

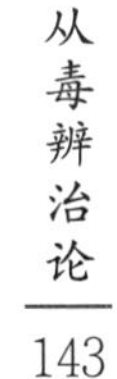

僵蚕 12.0（中量 22.0，大量 32.0）

半边莲 13.0（中量 22.0，大量 32.0）

白附子 14.0

赤芍 15.0（中量 25.0，大量 35.0）

雷公藤 16.0 先煎 1h

干姜 17.0（中量 27.0，大量 37.0）

胆南星 18.0

远志 19.0（中量 29.0，大量 39.0）

黄酒 55mL

蜂蜜 55mL

［**用法**］同祛风攻毒汤。

［**加减变化**］由于本类疾病多为痰毒之邪侵犯筋脉、肺脏致痰毒痹阻证，宜使用化痰攻毒汤。除雷公藤、清半夏、白附子、胆南星、黄酒、蜂蜜剂量不变外，所有中药起始量以 10g 为基础单位，并需根据患者的年龄、病情轻重、肝肾功能及临床反应等递增变化。

［**注意事项**］半夏、天南星、白附子生品皆为有毒之品，主要对咽喉有刺激，炮制后可减其毒，煎煮可使其毒性减低，变为有小毒或无毒之品，故煎剂可适当放宽剂量，而研末剂勿大于 3g。干姜、生甘草、蜂蜜可解其毒，故为必伍之药。雷公藤使用注意事项见清热攻毒汤。

［**方解**］本方主要为风湿病（痹证）之痰毒痹阻证而设。其病理机制多为痰毒之邪损伤关节、肌肉、筋骨、肺脏，痹阻经络气血。症见咳痰，喘息，眩晕，结块，呕吐，泄泻，惊惕，苔腻，脉滑。治宜以化痰通络、攻毒散结为大法；以中医天人相应观及中药归经理论为基础，以有毒中药为主，无毒中药为辅，以《周易》先天八卦的数字为剂量，从而形成八卦九宫阵形的化痰攻毒汤进行对证治疗。选雷公藤、清半夏、胆南星、白附子、半边莲为主药，五味药皆属有毒之品，雷公藤苦辛凉有大毒，以 6 数居坎位入肾经，行祛风湿、解毒杀虫之效；清半夏辛温有毒，以 1 数居乾位入大肠经（肺与大肠相表里），行燥湿化痰之效；胆南星苦辛温有小毒，以 8 数居坤位入脾经，行燥湿化痰、消痞降逆之效；白附子辛甘温有毒，以 4 数居震位入肝经，行祛风痰、通经络、解毒镇痛之效；辛微寒有毒之半边莲，以 3 数居离位入心经，行利水消肿、清热解毒之效。再以咸辛平之僵蚕，以 2 数居兑位入肺经，行清热解毒之效；苦微寒之赤芍，以 5 数居巽位入胆经（肝与胆相表里），清血分实热、散瘀血去留滞；辛热之干姜，以 7 数居艮位入胃经（脾与胃相表里），行温肺化痰，解清半夏、胆南星、白附子毒之效；苦辛温之远志，以 9 数居中宫位入十二经，行开郁散结、安神益智、交通心肾、降痰气之效。以甘苦辛热有毒之黄酒为药引，以 55 天地之数为剂量，行能中能

散、宣行药势、祛风、散寒利湿之效；再以甘平能解毒、调和诸药之蜂蜜，以55天地之数为剂量，行清热、补中、润燥、止痛之功效。全方共奏化痰通络、攻毒散结、消肿除痹之功。

方2：化痰攻毒加菇汤

［**处方**］僵蚕 12.0　　半夏 11.0　　山慈菇 15.0
茯苓 13.0　　远志 19.0　　知母 16.0
夏枯草 14.0　　陈皮 18.0　　干姜 17.0
蜂蜜 55mL

［**用法**］同祛风攻毒加菇汤。

［**加减变化**］由于本病多为痰毒、尿酸毒侵害筋骨、关节致痰毒痹阻证，故以化痰攻毒汤为基础，加利湿降尿酸的山慈菇等中药而成化痰攻毒加菇汤。除半夏、蜂蜜外，所有中药起始量以10g为基础单位，并需根据患者的年龄、病情轻重、肝肾功能及临床反应等递增变化。

［**方解**］本方为痛风性关节炎（痛痹、行痹、历节风）之痰毒痹阻证而设。其病理机制为痰毒之邪和尿酸毒损伤筋骨，痹阻经络气血。症见肢体疼痛反复发作，日久不愈，时轻时重，关节顽麻肿胀，有皮下结节或包块，关节僵硬变形，难以屈伸，伴胸闷痰多，舌质胖大，苔白厚腻，脉滑。治宜以化痰攻毒、通络散结为大法；以中医天人相应观及中药归经理论为基础，以有毒中药为主，无毒中药为辅，以《周易》先天八卦的数字为剂量，从而形成八卦九宫阵形的化痰攻毒加菇汤进行对证治疗。选半夏、山慈菇为主药，两者皆为有毒之品。半夏辛温有毒，以1数居乾位入大肠经（肺与大肠相表里），行燥湿化痰之效；山慈菇甘微辛寒有小毒，以5数居巽位入胆经（肝与胆相表里），行消肿散结、清热解毒之效。咸辛平之僵蚕，以2数居兑位入肺经，行清热解毒之效；甘淡平之茯苓，以3数居离位入心经，行健脾补中、利水渗湿之效；辛苦寒之夏枯草，以4数居震位入肝经，行清肝火、散瘀结之效；甘苦寒之知母，以6数居坎位入肾经，行清热泻火、滋阴润燥之效；辛热干姜，以7数居艮位入胃经（脾与胃相表里），行温肺化痰、解半夏毒之效；辛苦温之陈皮，以8数居坤位入脾经，行理气和中、燥湿化痰之效；苦辛温之远志，以9数居中宫位入十二经，行开郁散结、安神益智、交通心肾、降痰气之效。甘平之蜂蜜，行调和百药、清热解毒、滋补润燥之效。全方共奏化痰攻毒、通络散结之功。

方3：化痰逐瘀攻毒汤

［**处方**］干姜 12.0　　桃仁 11.0　　赤芍 15.0
丹参 13.0　　路路通 19.0　　香附 16.0
土鳖虫 4.0 研末冲服　　清半夏 18.0　　炙天南星 17.0

黄酒 55mL　　　　　　　　蜂蜜 55mL

［**用法**］同散寒逐瘀攻毒汤。

［**加减变化**］由于本病多为痰毒、瘀毒合邪致痰瘀互结证，故以化痰攻毒汤为基础，加逐瘀活血中药而成化痰逐瘀攻毒汤。除清半夏、炙天南星、土鳖虫、黄酒、蜂蜜外，所有中药起始量以 10g 为基础单位，并需根据患者的年龄、病情轻重、肝肾功能及临床反应等递增变化。

［**注意事项**］半夏、天南星使用注意事项同化痰攻毒汤。

［**方解**］本方为风湿病（痹证）之痰瘀毒互结证而设。其病理机制为痰瘀合邪毒损关节筋脉，痹阻经络气血。症见肢体关节、肌肉刺痛，痛处不移，关节变形，屈伸不利或僵硬，关节肌肤色紫暗、肿胀，按之稍硬，有痰核硬结和瘀斑，肢体顽麻，面色黧黑，眼睑浮肿，或胸闷痰多，舌质紫暗或有瘀斑，舌苔白腻，脉象弦涩。故以活血化瘀、化痰攻毒、通络止痛为大法；以中医天人相应观及中药归经理论为基础，以有毒中药为主，无毒中药为辅，以《周易》先天八卦的数字为剂量，从而形成八卦九宫阵形的化痰逐瘀攻毒汤进行对证治疗。选清半夏、炙天南星、土鳖虫、桃仁为主药，四味药皆属有毒之品。清半夏辛温有毒，以 8 数居坤位入脾经，行和胃止呕、燥湿化痰之效；炙天南星苦辛温有毒，以 7 数居艮位入胃经（脾与胃相表里），行燥湿化痰、祛风解痉之效；土鳖虫咸寒有小毒，以 4 数居震位入肝经，行破血逐瘀之效；桃仁辛苦平有小毒，以 1 数居乾位入大肠经（肺与大肠相表里），行活血祛瘀之效。辛热之干姜，以 2 数居兑位入肺经，行温肺化痰，解清半夏、炙天南星毒之效；再以苦微寒之丹参，以 3 数居离位入心经，行活血祛瘀之效；苦微寒之赤芍，以 5 数居巽位入胆经（肝与胆相表里），清血分实热，散瘀血留滞；辛微苦平之香附，以 6 数居坎位入肾经，行疏肝理气、解郁止痛之效；苦平之路路通，以 9 数居中宫位入十二经，意在祛风活络、利水通经。以甘苦辛热有毒之黄酒为药引，以 55 天地之数为剂量，行能中能散、宣行药势、祛风、散寒利湿之效；再以甘平能解毒、调和诸药之蜂蜜，以 55 天地之数为剂量，行清热、补中、润燥、止痛之功效。全方共奏活血化瘀、化痰攻毒、通络止痛之功。

方 4：产后化痰排毒汤

［**处方**］僵蚕 12.0　　　　清半夏 11.0　　　　赤芍 15.0
半边莲 13.0　　　　远志 19.0　　　　汉防己 16.0
白附子 14.0　　　　胆南星 18.0　　　　干姜 17.0
黄酒 55mL　　　　蜂蜜 55mL

［**用法**］同祛风攻毒汤。

［**加减变化**］由于本病多为痰毒之邪损伤妇人产后虚弱之体致痰邪偏盛证，故以

化痰攻毒汤为基础，加疏通经络中药而成产后化痰排毒汤。除清半夏、胆南星、黄酒、蜂蜜外，所有中药起始量以 10g 为基础单位，并需根据患者的年龄、病情轻重、肝肾功能及临床反应等递增变化。

［**注意事项**］半夏、天南星使用注意事项同化痰攻毒汤。

［**方解**］本方为产后风湿病（产后痹）之痰邪偏盛证而设。其病理机制为痰毒之邪损害妇人产后虚弱之筋骨经脉，痹阻经络气血。症见肢体肌肉、关节顽麻疼痛，有结节或包块，或骨赘形成，关节僵硬变形，难以屈伸，伴胸闷痰多，舌质胖大，苔厚腻，脉滑。治宜以化痰通络、排毒散结为大法；以中医天人相应观及中药归经理论为基础，以有毒中药为主，无毒中药为辅，以《周易》先天八卦的数字为剂量，从而形成八卦九宫阵形的产后化痰排毒汤进行对证治疗。选汉防己、胆南星、白附子、清半夏、半边莲为主药，五者皆属有毒之品。汉防己辛甘微温有小毒，以 6 数居坎位入肾经，行祛风散湿、利尿消肿、行气止痛之效；胆南星苦辛凉有小毒，以 8 数居坤位入脾经，行清火化痰、熄风定惊之效；白附子辛甘温有毒，以 4 数居震位入肝经，可行祛风痰、通经络、解毒镇痛之效；半夏辛温有毒，以 1 数居乾位入大肠经（肺与大肠相表里），行和胃止呕、燥湿化痰之效；辛微寒有毒之半边莲，以 3 数居离位入心经，行利水消肿、清热解毒之效。再以咸辛平之僵蚕，以 2 数居兑位入肺经，行清热解毒之效；苦微寒之赤芍，以 5 数居巽位入胆经（肝与胆相表里），清血分实热，散瘀血之留滞；辛热之干姜，以 7 数居艮位入胃经（脾与胃相表里），行温肺化痰，解清半夏、胆南星毒之效；苦辛温之远志，以 9 数居中宫位入十二经，行开郁散结、安神益智、交通心肾、降痰气之效。以甘苦辛热有毒之黄酒为药引，以 55 天地之数为剂量，行能中能散、宣行药势、祛风、散寒利湿之效；再加甘平之蜂蜜，行调和百药、清热解毒、滋补润燥之效。全方共奏化痰通络、排毒散结之功。

方 5：化痰强脊攻毒汤

［**处方**］僵蚕 12.0　半夏 11.0　狗脊 15.0
半边莲 13.0　远志 19.0　汉防己 16.0
姜黄 14.0　天南星 18.0　干姜 17.0
黄酒 55mL　蜂蜜 55mL

［**用法**］同祛风攻毒汤。

［**加减变化**］由于本病多为痰毒之邪侵犯腰脊关节致痰毒痹阻证，故以化痰攻毒汤为基础，加强脊通络中药而成化痰强脊攻毒汤。除半夏、天南星、黄酒、蜂蜜外，所有中药起始量以 10g 为基础单位，并需根据患者的年龄、病情轻重、肝肾功能及临床反应等递增变化。

[注意事项] 半夏、天南星使用注意事项同化痰攻毒汤。

[方解] 本方为强直性脊柱炎（腰痛、骨痹、肾痹、竹节风、龟背风、大偻）痰毒痹阻证而设。其病理机制为痰毒之邪损害督脉腰脊关节，痹阻经络气血。症见腰胯膝关节僵硬，顽麻肿胀，活动受限，膝关节有囊肿，头晕目眩，胸膈满闷，咳嗽痰多，饮食无味，不欲饮，舌体胖，质偏暗，苔白滑黏腻，脉弦滑。治宜以化痰攻毒、通络散结为大法；以中医天人相应观及中药归经理论为基础，以有毒中药为主，无毒中药为辅，以《周易》先天八卦的数字为剂量，从而形成八卦九宫阵形的化痰强脊攻毒汤进行对证治疗。选半夏、汉防己、天南星、半边莲为主药，四者皆属有毒之品。半夏辛温有毒，以 1 数居乾位入大肠经（肺与大肠相表里），行和胃止呕、燥湿化痰之效；天南星苦辛温有毒，以 8 数居坤位入脾经，行燥湿化痰、祛风解痉之效；汉防己辛甘微温有小毒，以 6 数居坎位入肾经，行解表祛风散湿之效。再以咸辛平之僵蚕，以 2 数居兑位入肺经，行清热解毒之效；辛微寒有毒之半边莲，以 3 数居离位入心经，行利水消肿、清热解毒之效；辛苦温之姜黄，以 4 数居震位入肝经，行通经止痛、破血行气之效；苦甘温之狗脊，以 5 数居巽位入胆经，行祛风湿、补肝肾、强腰膝之效；辛热之干姜，以 7 数居艮位入胃经，行温肺化痰，解半夏、天南星毒之效；苦辛温之远志，以 9 数居中宫位，行开郁散结、安神益智、交通心肾、降痰气之效。以甘苦辛热有毒之黄酒为药引，以 55 天地之数为剂量，行能中能散、宣行药势、祛风、散寒利湿之效；加甘平之蜂蜜，行调和百药、清热解毒、滋补润燥之效。全方共奏化痰攻毒、通络散结之功。

方 6：化痰健腰攻毒汤

[处方] 僵蚕 12.0　　清半夏 11.0　　赤芍 15.0
半边莲 13.0　　远志 19.0　　川牛膝 16.0
白附子 14.0　　天南星 18.0　　干姜 17.0
黄酒 55mL　　蜂蜜 55mL

[用法] 同祛风攻毒汤。

[加减变化] 由于本病多为痰毒之邪侵犯腰椎关节致痰毒痹阻证，故以化痰攻毒汤为基础，加健腰通络中药而成化痰健腰攻毒汤。除清半夏、天南星、黄酒、蜂蜜外，所有中药起始量以 10g 为基础单位，并需根据患者的年龄、病情轻重、肝肾功能及临床反应等递增变化。

[注意事项] 半夏、天南星使用注意事项同化痰攻毒汤。

[方解] 本方为腰椎间盘突出症（腰痛、腰腿痛）之痰毒痹阻证而设。其病理机制为痰毒之邪损害腰脊、下肢关节、肌肉，痹阻经络气血。症见腰痛日久，久坐久立加重，畏寒，两足趾不温，下肢浮肿，沉重无力，筋脉拘挛，不能行走，面色㿠白，舌

淡胖，脉沉迟。治宜以健腰化痰、攻毒通络为大法；以中医天人相应观及中药归经理论为基础，以有毒中药为主，无毒中药为辅，以《周易》先天八卦的数字为剂量，从而形成八卦九宫阵形的化痰健腰攻毒汤进行对证治疗。选清半夏、天南星、白附子为主药，三味药皆有毒化痰祛湿之要药。清半夏辛温有毒，以 1 数居乾位入大肠经（肺与大肠相表里），可行燥湿化痰之效；天南星苦辛温有毒，以 8 数居坤位入脾经，行燥湿化痰、消痞降逆之效；白附子辛甘温有毒，以 4 数居震位入肝经，行祛风痰、通经络、解毒镇痛之效。再以辛甘微温之川牛膝，以 6 数居坎位入肾经，行解表祛风散湿之效；咸辛平之僵蚕，以 2 数居兑位入肺经，行清热解毒之效；辛微寒有毒之半边莲，以 3 数居离位入心经，行利水消肿、清热解毒之效；苦微寒之赤芍，以 5 数居巽位入胆经（肝与胆相表里），清血分实热，散瘀血之留滞；辛热之干姜，以 7 数居艮位入胃经（脾与胃相表里），行温肺化痰，解清半夏、天南星、白附子毒之效；苦辛温之远志，以 9 数居中宫位入十二经，行开郁散结、安神益智、交通心肾、降痰气之效。以甘苦辛热有毒之黄酒为药引，以 55 天地之数为剂量，行能中能散、宣行药势、祛风、散寒利湿之效；加甘平之蜂蜜，行调和百药、清热解毒、滋补润燥之效。全方共奏健腰化痰、攻毒通络之功。

方 7：化痰止痛攻毒汤

［**处方**］细辛 12.0　　清半夏 11.0　　姜黄 15.0
当归 13.0　　远志 19.0　　汉防己 16.0
荆芥 14.0　　胆南星 18.0　　干姜 17.0
黄酒 55mL　　蜂蜜 55mL

［**用法**］同祛风攻毒汤。

［**加减变化**］由于本病多为痰毒之邪筋骨、关节致痰毒痹阻证，经脉不通，不通则痛，故以化痰攻毒汤为基础，加镇痛通经中药而成化痰止痛攻毒汤。除细辛、清半夏、胆南星、黄酒、蜂蜜外，所有中药起始量以 10g 为基础单位，并需根据患者的年龄、病情轻重、肝肾功能及临床反应等递增变化。

［**注意事项**］半夏、天南星使用注意事项同化痰攻毒汤。细辛使用注意事项见祛风攻毒汤。

［**方解**］本方为纤维肌痛综合征（周痹、肌痹、行痹）之痰毒痹阻证而设。其病理机制为痰毒之邪损伤筋骨关节，痹阻经络气血。症见肢体肌肉、骨骼顽麻疼痛，有结节或包块，关节僵硬，难以屈伸，胸闷痰多，舌质胖大，苔厚腻，脉滑。治宜以祛风化痰、攻毒散结为大法；以中医天人相应观及中药归经理论为基础，以有毒中药为主，无毒中药为辅，以《周易》先天八卦的数字为剂量，从而形成八卦九宫阵形的化痰止痛攻毒汤进行对证治疗。选细辛、清半夏、胆南星、汉防己为主药，四味药皆属有毒

之品。细辛辛温有毒，以 2 数居兑位入肺经，行解表散寒止痛之效；清半夏辛温有毒，以 1 数居乾位入大肠经（肺与大肠相表里），行燥湿化痰之效；胆南星苦辛温有小毒，以 8 数居坤位入脾经，行燥湿化痰、消痞降逆之效；汉防己辛甘微温有小毒，以 6 数居坎位入肾经，行解表祛风散湿之效。辛热之干姜，以 7 数居艮位入胃经入心经，行温肺化痰，解清半夏、胆南星毒之效；再以甘辛温之当归，以 3 数居离位入心经，行补血活血之效；辛温之荆芥，以 4 数居震位入肝经，行祛风止痛，解表散寒之效；辛苦温之姜黄，以 5 数居巽位入胆经（肝与胆相表里），行通经止痛、破血行气之效；苦辛温之远志，以 9 数居中宫位入十二经，行开郁散结、安神益智、交通心肾、降痰气之效。以甘苦辛热有毒之黄酒为药引，以 55 天地之数为剂量，行能中能散、宣行药势、祛风、散寒利湿之效；加甘平之蜂蜜，行调和百药、清热解毒、滋补润燥之效。全方共奏祛风化痰、攻毒散结之功。

方 8：化痰强骨攻毒汤

［**处方**］汉防己 12.0　清半夏 11.0　川芎 15.0
半边莲 13.0　远志 19.0　鹿衔草 16.0
五加皮 14.0　胆南星 18.0　干姜 17.0
黄酒 55mL　蜂蜜 55mL

［**用法**］同祛风攻毒汤。

［**加减变化**］由于本病多为痰毒之邪侵犯筋骨致痰毒痹阻证，故以化痰攻毒汤为基础，加强骨通络中药而成化痰强骨攻毒汤。除清半夏、黄酒、蜂蜜外，所有中药起始量以 10 克为基础单位，并需根据患者的年龄、病情轻重、肝肾功能及临床反应等递增变化。

［**注意事项**］半夏、天南星使用注意事项同化痰攻毒汤。

［**方解**］本方为骨性关节炎（骨痹、白虎历节风）之痰毒痹阻证而设。其病理机制多为痰毒之邪损伤筋骨关节，痹阻经络气血。症见肢体关节顽麻肿胀，有结节或包块，关节僵硬变形，难以屈伸，胸闷痰多，舌质胖大，苔厚腻，脉滑。治宜以化痰通络、攻毒散结；以中医天人相应观及中药归经理论为基础，以有毒中药为主，无毒中药为辅，以《周易》先天八卦的数字为剂量，从而形成八卦九宫阵形的化痰强骨攻毒汤进行对证治疗。选清半夏、胆南星、汉防己、半边莲为主药，四味药皆属有毒之品，清半夏辛温有毒，以 1 数居乾位入大肠经（肺与大肠相表里），行燥湿化痰之效；胆南星苦辛凉有小毒，以 8 数居坤位入脾经，行清热化痰、熄风定惊之效；汉防己辛甘微温，以 2 数居兑位入肺经，行解表祛风散湿之效；辛微寒有毒之半边莲，以 3 数居离位入心经，行利水消肿、清热解毒之效。再以辛温之五加皮，以 4 数居震位入肝经，行祛风湿、强筋骨、利水之效；辛温之川芎，以 5 数居巽位入胆经，行活血行气、祛

风止痛之效；甘苦温之鹿衔草，以 6 数居坎位入肾经，行祛风湿、强筋骨、止咳之效；辛热之干姜，以 7 数居艮位入胃经，行温肺化痰，解清半夏、胆南星毒之效；苦辛温之远志，以 9 数居中宫位入十二经，行开郁散结、安神益智、交通心肾、降痰气之效。以甘苦辛热有毒之黄酒为药引，以 55 天地之数为剂量，行能中能散、宣行药势、祛风、散寒利湿之效；加甘平之蜂蜜，行调和百药、清热解毒、滋补润燥之效。全方共奏化痰通络、攻毒散结之功。

方 9：化痰振痿攻毒汤

［**处方**］

僵蚕 12.0	半夏 11.0	赤芍 15.0
半边莲 13.0	远志 19.0	怀牛膝 16.0
丹参 14.0	天南星 18.0	干姜 17.0
土鳖虫 4.0 研末冲服	黄酒 55mL	蜂蜜 55mL

［**用法**］同祛风攻毒汤。

［**加减变化**］由于本病多为痰毒之邪损伤骨关节致痰毒痹阻证，故以化痰攻毒汤为基础，加通经活血中药而成化痰振痿攻毒汤。除半夏、天南星、土鳖虫、黄酒、蜂蜜外，所有中药起始量以 10g 为基础单位，并需根据患者的年龄、病情轻重、肝肾功能及临床反应等递增变化。

［**注意事项**］半夏、天南星使用注意事项同化痰攻毒汤。

［**方解**］本方为骨坏死（骨痹、髋骨痹、骨痿）之痰毒痹阻证而设。其病理机制为痰毒之邪损伤骨节筋脉，痹阻经络气血，血脉不通，骨节坏死。症见髋部关节顽麻肿胀，有结节或包块，关节僵硬变形，难以屈伸，胸闷痰多，舌质胖大，苔厚腻，脉滑。治宜以化痰通络、攻毒散结为大法；以中医天人相应观及中药归经理论为基础，以有毒中药为主，无毒中药为辅，以《周易》先天八卦的数字为剂量，从而形成八卦九宫阵形的化痰振痿攻毒汤进行对证治疗。选半夏、土鳖虫、天南星、半边莲为主药，四味药皆属有毒之品。半夏辛温有毒，以 1 数居乾位入大肠经（肺与大肠相表里），行燥湿化痰之效；天南星苦辛温有毒，以 8 数居坤位入脾经，行燥湿化痰、消痞降逆之效；辛微寒有毒之半边莲，以 3 数居离位入心经，行利水消肿、清热解毒之效；土鳖虫咸寒有小毒，以 4 数居震位入肝经，行破血逐瘀之效。再以咸辛平之僵蚕，以 2 数居兑位入肺经，行清热解毒之效；苦微寒之丹参，以 4 数居震位入肝经，行活血祛瘀之效；苦微寒之赤芍，以 5 数居巽位入胆经，清血分实热，散瘀血之留滞；苦酸平之怀牛膝，以 6 数居坎位入肾经，疏利下行，能补能泄；辛热之干姜，以 7 数居艮位入胃经（脾与胃相表里），行温肺化痰，解半夏、天南星毒之效；苦辛温之远志，以 9 数居中宫位入十二经，行开郁散结、安神益智、交通心肾、降痰气之效。以甘苦辛热有毒之黄酒为药引，以 55 天地之数为剂量，行能中能散、宣行药势、祛风、散寒利湿之效；加甘

平之蜂蜜，行调和百药、清热解毒、滋补润燥之效。全方共奏化痰通络、攻毒散结、止痛除痹之功。

七、逐瘀攻毒法

以有毒活血化瘀中药为主，具有活血化瘀、理伤疗筋作用，治疗瘀毒痹阻证的方法，称为祛瘀攻毒法，又称搜毒法。本节介绍的逐瘀攻毒法，以逐瘀攻毒汤为主方，并根据合邪及病种不同，可衍化出逐瘀攻毒加菇汤、逐瘀强脊攻毒汤、逐瘀止痛攻毒汤、逐瘀补气攻毒汤、逐瘀补肾攻毒汤、逐瘀强脊攻毒汤、逐瘀壮骨攻毒汤、逐瘀健腰攻毒汤、逐瘀强骨攻毒汤、逐瘀振痿攻毒汤、逐瘀润燥攻毒汤等 12 种方剂。

故曰：凡刺痛不移，肌肤甲错，两目黧黑，肢体麻木，癥瘕痞块，舌有瘀点瘀斑，脉涩，逐瘀攻毒汤主之。

方 1：逐瘀攻毒汤

［**处方**］桃仁 11.0
祖师麻 12.0（中量 22.0，大量 32.0）
红花 13.0（中量 23.0，大量 33.0）
姜黄 14.0（中量 24.0，大量 34.0）
川芎 15.0（中量 25.0，大量 35.0）
雷公藤 16.0 先煎 1h
地龙 17.0（中量 27.0，大量 37.0）
鸡血藤 18.0（中量 28.0，大量 38.0）
路路通 19.0（中量 29.0，大量 39.0）
土鳖虫 4.0 研末冲服
黄酒 55mL
蜂蜜 55mL

［**用法**］同祛风攻毒汤。

［**加减变化**］由于本类疾病多为瘀毒之邪侵犯筋骨血脉致瘀毒痹阻证，故宜使用逐瘀攻毒汤为主。除桃仁、雷公藤、土鳖虫、黄酒、蜂蜜剂量不变外，所有中药起始量以 10g 为基础单位，并需根据患者的年龄、病情轻重、肝肾功能及临床反应等递增变化。

［**注意事项**］雷公藤注意事项同清热攻毒汤。

［**方解**］本方主要为风湿病（痹证）之瘀毒痹阻证而设。其病理机制多为瘀毒之邪损伤关节、肌肉、筋骨，痹阻经络气血。症见肢体肌肉、关节刺痛，瘀块，出血，紫斑，痛处拒按，固定不移，胁腹结块坚硬，面色黧黑，唇甲青紫，肌肤甲错，舌下静

脉曲张，脉结代。应以逐瘀攻毒、活血通络为大法；以中医天人相应观及中药归经理论为基础，以有毒中药为主，无毒中药为辅，以《周易》先天八卦的数字为剂量，从而形成八卦九宫阵形的逐瘀攻毒汤进行对证治疗。选雷公藤、桃仁、祖师麻、地龙、土鳖虫为主药，五味药皆属有毒之品。雷公藤苦辛凉有大毒，以 6 数居坎位入肾经，行祛风湿、解毒杀虫之效；桃仁苦甘平有小毒，以 1 数居乾位入大肠经（肺与大肠相表里），行活血化瘀之效；祖师麻辛苦温有小毒，以 2 数居兑位入肺经，行祛风通络、散瘀止痛之效；地龙咸寒有小毒，以 7 数居艮位入胃经，行清热熄风、活络通痹之效。由于以瘀毒痹阻为主证，瘀者多责之于肝，故再加咸寒有小毒之土鳖虫，以 4 数居震位入肝经，以增强破血逐瘀之效；辛温之红花，以 3 数居离位入心经，行活血通络、散瘀止痛之效；辛苦温之姜黄，以 4 数居震位入肝经，行通经止痛、破血行气之效；辛温之川芎，以 5 数居巽位入胆经（肝与胆相表里），行活血行气、祛风止痛之效；苦微甘温之鸡血藤，以 8 数居坤位入脾经，行行气补血、舒经活络之效；苦平之路路通，以 9 数居中宫位入十二经，行祛风通络、利水除湿之效。以甘苦辛热有毒之黄酒为药引，以 55 天地之数为剂量，行能中能散、宣行药势、祛风、散寒利湿之效；再以甘平能解毒、调和诸药之蜂蜜，以 55 天地之数为剂量，行清热、补中、润燥、止痛之效。全方共奏逐瘀攻毒、活血通络、止痛除痹之功。

方 2：逐瘀攻毒加菇汤

［**处方**］胆南星 12.0　桃仁 11.0　香附 15.0
红花 13.0　炙甘草 19.0　威灵仙 16.0
桑枝 14.0　山慈菇 18.0　徐长卿 17.0
蜂蜜 55mL

［**用法**］同祛风攻毒加菇汤。

［**加减变化**］由于本病多为瘀毒、尿酸毒合邪侵犯筋骨致瘀毒痹阻证，故以逐瘀攻毒汤为基础，加解毒散结、降尿酸中药而成逐瘀攻毒加菇汤。除胆南星、蜂蜜外，所有中药起始量以 10g 为基础单位，并需根据患者的年龄、病情轻重、肝肾功能及临床反应等递增变化。

［**注意事项**］胆南星注意事项同化痰攻毒汤。

［**方解**］本法为痛风（痛痹、行痹、痛风、历节风）瘀毒痹阻证而设。其病理机制为瘀毒、尿酸毒合邪损伤筋骨，痹阻经络气血。症见肢体肌肉、关节刺痛，固定不移，僵硬变形，难以屈伸，肌肤麻木不仁，面色黧黑，舌质紫暗或有瘀斑，舌苔黄，脉涩。治宜以逐瘀攻毒、活血通络为大法；以中医天人相应观及中药归经理论为基础，以有毒中药为主，无毒中药为辅，以《周易》先天八卦的数字为剂量，从而形成八卦九宫阵形的逐瘀攻毒加菇汤进行对证治疗。选山慈菇、桃仁、威灵仙、胆南星为主药，四

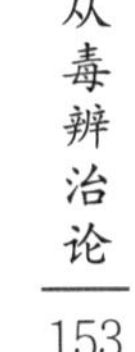

者皆属有毒之品。山慈菇甘微辛寒有小毒，以 8 数居坤位入脾经，行消肿散结、清热解毒之效；桃仁苦甘平有小毒，以 1 数居乾位入大肠经（肺与大肠相表里），行活血化瘀之效；威灵仙辛咸温有毒，6 数居坎位入肾经，行祛风湿、通经络之效；胆南星苦辛凉有小毒，以 2 数居兑位入肺经，行清火化痰、熄风定惊之效。再加辛温之徐长卿，以 7 数居艮位入胃经（脾与胃相表里），行祛风化湿、止痛止痒之效；微苦平之桑枝，以 4 数居震位入肝经，行祛风除湿、通经活络之效；辛微苦平之香附，以 5 数居巽位入胆经（肝与胆相表里），行疏肝理气、解郁止痛之效；辛温之红花，以 3 数居离位入心经，行活血通络、散瘀止痛之效；甘平之炙甘草，以 9 数居中宫位入十二经，行调和诸药、益气补中之效。加甘平之蜂蜜，行调和百药、清热解毒、滋补润燥之效。全方共奏逐瘀攻毒、活血通络之功。

方 3：逐瘀强脊攻毒汤

［**处方**］竹花 12.0　桃仁 11.0　狗脊 15.0
水牛角 13.0　路路通 19.0　雷公藤 16.0 先煎 1h
土鳖虫 4.0 研末冲服　地龙 18.0　姜黄 17.0
黄酒 55mL　蜂蜜 55mL

［**用法**］同利湿攻毒汤。

［**加减变化**］由于本病多为瘀毒之邪侵犯腰脊关节致瘀毒痹阻证，故以逐瘀攻毒汤为基础，加强脊通经活血中药而成逐瘀强脊攻毒汤。除雷公藤、土鳖虫、黄酒、蜂蜜外，所有中药起始量以 10g 为基础单位，并需根据患者的年龄、病情轻重、肝肾功能及临床反应等递增变化。

［**注意事项**］同逐瘀攻毒汤。

［**方解**］本方为强直性脊柱炎（腰痛、骨痹、肾痹、竹节风、龟背风、大偻）之瘀毒痹阻证而设。其病理机制为瘀毒之邪损害督脉腰脊关节，痹阻经络气血。症见腰胯膝关节刺痛，夜甚，屈伸不利，活动受限，腰背僵直变形，肌肤瘀紫，发暗，舌暗或紫，有瘀点或瘀斑，脉细或涩。治宜以补肾强脊、逐瘀攻毒为大法；以中医天人相应观及中药归经理论为基础，以有毒中药为主，无毒中药为辅，以《周易》先天八卦的数字为剂量，从而形成八卦九宫阵形的逐瘀强脊攻毒汤进行对证治疗。选雷公藤、土鳖虫、地龙、桃仁为主药，四味药皆为有毒之品。雷公藤苦辛凉有大毒，以 6 数居坎位入肾经，行祛风湿、解毒杀虫之效；土鳖虫咸寒有小毒，以 4 数居震位入肝经，行破血逐瘀之效；地龙咸寒有小毒，以 8 数居坤位入脾经，行清热熄风、活络通痹之效；桃仁苦甘平有小毒，以 1 数居乾位入大肠经（肺与大肠相表里），行活血化瘀之效。再加苦甘温之狗脊，以 5 数居巽位入胆经（肝与胆相表里），行祛风湿、补肝肾、强腰膝之效；甘淡寒之竹花，以 2 数居兑位入大肠经（肺与大肠相表里），行理气止痛之效；

苦酸咸寒之水牛角，以3数居离位入心经，行清热凉血、解毒定惊之效；辛苦温之姜黄，以7数居艮位入胃经（脾与胃相表里），行通经止痛、破血行气之效；苦平之路路通，以9数居中宫位入十二经，行祛风通络、利水除湿之效。以甘苦辛热有毒之黄酒为药引，以55天地之数为剂量，行能中能散、宣行药势、祛风、散寒利湿之效；甘平之蜂蜜，行调和百药、清热解毒、滋补润燥之效。全方共奏活血化瘀、制毒通经、止痛除痹之功。

方4：逐瘀止痛攻毒汤

［**处方**］竹花 12.0　桃仁 11.0　川芎 15.0
制川乌 13.0（先煎 2h）　炙甘草 19.0　川牛膝 16.0
土鳖虫 4.0（研末冲服）　鸡血藤 18.0　地龙 17.0
黄酒 55mL　蜂蜜 55mL

［**用法**］同利湿攻毒汤。

［**加减变化**］由于本病多为瘀毒之邪侵犯筋骨肌肉致瘀毒痹阻证，经脉不通，不通则痛，故以逐瘀攻毒汤为基础，加行气通经中药而成逐瘀止痛攻毒汤。除制川乌、土鳖虫、黄酒、蜂蜜外，所有中药起始量以10g为基础单位，并需根据患者的年龄、病情轻重、肝肾功能及临床反应等递增变化。

［**注意事项**］制川乌注意事项同散寒攻毒汤，其余同逐瘀攻毒汤。

［**方解**］本方主要为纤维肌痛综合征（周痹、肌痹、行痹）之瘀毒痹阻而设。其病理机制为瘀毒之邪损伤筋骨关节，痹阻经络气血。症见肌肉、骨骼疼痛，头痛，焦虑易怒，寐差多梦，疲乏无力，舌质红，苔薄黄，脉弦细。治疗应以活血化瘀、制毒通经为大法；以中医天人相应观及中药归经理论为基础，以有毒中药为主，无毒中药为辅，以《周易》先天八卦的数字为剂量，从而形成八卦九宫阵形的逐瘀止痛攻毒汤进行对证治疗。选制川乌、土鳖虫、桃仁、地龙为主药，四味药皆属有毒之品。制川乌辛苦热有毒，以3数居离位入心经，行祛风除湿、温经止痛之效；土鳖虫咸寒有小毒，以4数居震位入肝经，行破血逐瘀之效；桃仁苦甘平有小毒，以1数居乾位入大肠经（肺与大肠相表里），行活血化瘀之效；地龙咸寒有小毒，以7数居艮位入胃经（脾与胃相表里），行清热熄风、活络通痹之效。再以甘淡寒之竹花，以2数居兑位入肺经，行理气止痛之效；辛温之川芎，以5数居巽位入胆经（肝与胆相表里），行活血行气、祛风止痛之效；甘平微苦之川牛膝，以6数居坎位入肾经，行逐瘀通经、通利关节之效；苦微甘温之鸡血藤，以8数居坤位入脾经，行行气补血、舒经活络之效；甘平之炙甘草，以9数居中宫位入十二经，行调和诸药、益气补中之效。苦辛温之黄酒，行经络而通痹塞，温血脉而散凝瘀；再加甘平之蜂蜜，行调和百药、清热解毒、滋补润燥之效。全方共奏活血化瘀、制毒通经之功。

方5：逐瘀补气攻毒汤

［处方］党参 12.0	桃仁 11.0	柴胡 15.0
红花 13.0	炙甘草 19.0	川牛膝 16.0
土鳖虫 4.0研末冲服	炙黄芪 68.0	地龙 17.0
黄酒 55mL	蜂蜜 55mL	

［用法］同利湿攻毒汤。

［加减变化］由于本病多为瘀毒之邪侵犯素体气血亏虚之颈项致气血亏虚证，故以逐瘀攻毒汤为基础，加通经活血补益中药而成逐瘀补气攻毒汤。除土鳖虫、黄酒、蜂蜜外，所有中药起始量以 10g 为基础单位，并需根据患者的年龄、病情轻重、肝肾功能及临床反应等递增变化。

［注意事项］同逐瘀攻毒汤。

［方解］本方为颈椎病（颈肩痛、颈肩风、颈痛）瘀毒之邪侵犯素体气血亏虚之颈项致气血亏虚证而设。其病理机制为瘀毒之邪侵犯素体虚弱之颈项，痹阻经络气血，经脉不通。症见头颈、肩背、上肢麻木，疼痛，多为刺痛，痛有定处，夜间加重，或有手部大、小鱼际肌萎缩，可兼有面色不华、倦怠少气，舌质紫暗，或有瘀点瘀斑，脉弦涩或细涩。治宜以补气活血、逐瘀通络为大法；以中医天人相应观及中药归经理论为基础，以有毒中药为主，无毒中药为辅，以《周易》先天八卦的数字为剂量，从而形成八卦九宫阵形的逐瘀补气攻毒汤进行对证治疗。选土鳖虫、桃仁、地龙为主药，三味药皆属有毒之品。土鳖虫咸寒有小毒，以 4 数居震位入肝经，行破血逐瘀之效；桃仁苦甘平有小毒，以 1 数居乾位入大肠经（肺与大肠相表里），行活血化瘀之效；地龙咸寒有小毒，以 7 数居艮位入胃经（脾与胃相表里），行清热熄风、活络通痹之效。再以甘平之党参，以 2 数居兑位入肺经，行补脾益肺、养血生津之效；辛温之红花，以 3 数居离位入心经，行活血通络、散瘀止痛之效；甘辛微寒之柴胡，以 5 数居巽位入胆经，行升举阳气、鼓舞胃气之效；甘平微苦之川牛膝，以 6 数居坎位入肾经，行逐瘀通经、通利关节之效；甘微温之黄芪，以 8 数居坤位入脾经，行补中益气、升举清阳之效；甘平之炙甘草，以 9 数居中宫位入十二经，行调和诸药、补中益气之效。苦辛温之黄酒，行经络而通痹塞，温血脉而散凝瘀；甘平之蜂蜜，行调和百药、清热解毒、滋补润燥之效。全方共奏补气活血、逐瘀通络之功。

方6：逐瘀补肾攻毒汤

［处方］竹花 12.0	肉苁蓉 11.0	川芎 15.0
红花 13.0	路路通 19.0	川牛膝 16.0
土鳖虫 4.0研末冲服	鸡血藤 18.0	地龙 17.0
黄酒 55mL	蜂蜜 55mL	

［**用法**］同利湿攻毒汤。

［**加减变化**］由于本病多为瘀毒侵犯腰椎致肾虚瘀毒痹阻证，故以逐瘀攻毒汤为基础，加滋补肝肾中药而成逐瘀补肾攻毒汤。除土鳖虫、黄酒、蜂蜜外，所有中药起始量以 10g 为基础单位，并需根据患者的年龄、病情轻重、肝肾功能及临床反应等递增变化。

［**注意事项**］同逐瘀攻毒汤。

［**方解**］本方主要为腰椎椎管狭窄（腰痛、腰腿痛）之肾虚瘀毒痹阻证而设。其病理机制为瘀毒之邪损害肾虚之腰脊关节，痹阻经络气血，血脉不通，不通则痛。症见慢性腰腿痛，间歇性跛行，突然腰痛剧烈，拒按，活动受限，舌紫暗，脉弦。故治宜以滋补肝肾、逐瘀攻毒为大法；以中医天人相应观及中药归经理论为基础，以有毒中药为主，无毒中药为辅，以《周易》先天八卦的数字为剂量，从而形成八卦九宫阵形的逐瘀补肾攻毒汤进行对证治疗。选土鳖虫、地龙为主药，两味药皆属有毒之品。土鳖虫咸寒有小毒，以 4 数居震位入肝经，行破血逐瘀之效；地龙咸寒有小毒，以 7 数居艮位入胃经（脾与胃相表里），行清热熄风、活络通痹之效。再以甘淡寒之竹花，以 2 数居兑位入肺经，行理气止痛之效；辛温之红花，以 3 数居离位入心经，行活血通络、散瘀止痛之效；辛温之川芎，以 5 数居巽位入胆经（肝与胆相表里），行活血行气、祛风止痛之效；甘平微苦之川牛膝，以 6 数居坎位入肾经，行逐瘀通经、通利关节之效；苦微甘温之鸡血藤，以 8 数居坤位入脾经，行行气补血、舒经活络之效；甘咸温之肉苁蓉，以 1 数居乾位入大肠经，行补肾壮阳、益精补血之效；苦平之路路通，以 9 数居中宫位入十二经，行祛风通络、利水除湿之效。再加甘平之蜂蜜，行调和百药、清热解毒、滋补润燥之效；苦辛温之黄酒，行经络而通痹塞，温血脉而散凝瘀。全药共奏滋补肝肾、逐瘀攻毒之功。

方 7：逐瘀强脊攻毒汤

［**处方**］僵蚕 12.0　　桃仁 11.0　　狗脊 15.0
红花 13.0　　路路通 19.0　　龟板胶 16.0
川牛膝 14.0　　鸡血藤 18.0　　地龙 17.0
土鳖虫 4.0 研末冲服　　黄酒 55mL　　蜂蜜 55mL

［**用法**］同利湿攻毒汤。

［**加减变化**］由于本病多为瘀毒之邪侵犯腰脊关节致瘀毒痹阻证，故以逐瘀攻毒汤为基础，加强脊通络中药而成逐瘀强脊攻毒汤。除土鳖虫、黄酒、蜂蜜外，所有中药起始量以 10g 为基础单位，并需根据患者的年龄、病情轻重、肝肾功能及临床反应等递增变化。

［**注意事项**］同逐瘀攻毒汤。

［方解］本方主要为强直性脊柱炎（腰痛、骨痹、肾痹、竹节风、龟背风、大偻）之瘀毒痹阻证而设。其病理机制为瘀毒之邪损伤督脉腰脊筋脉关节、肌肉，痹阻经络气血。症见腰胯膝关节刺痛，夜甚，屈伸不利，活动受限，腰背僵直变形，肌肤瘀紫，发暗，舌暗或紫，有瘀点或瘀斑，脉细或涩。治宜以强脊化瘀、攻毒通络为大法；以中医天人相应观及中药归经理论为基础，以有毒中药为主，无毒中药为辅，以《周易》先天八卦的数字为剂量，从而形成八卦九宫阵形的逐瘀强脊攻毒汤进行对证治疗。选土鳖虫、桃仁、地龙为主药，三味药皆属有毒之品。土鳖虫咸寒有小毒，以 4 数居震位入肝经，行破血逐瘀之效；桃仁苦甘平有小毒，以 1 数居乾位入大肠经（肺与大肠相表里），行活血化瘀之效；地龙咸寒有小毒，以 7 数居艮位入胃经，行清热熄风、活络通痹之效。再以咸辛平之僵蚕，以 2 数居兑位入肺经，行清热解毒之效；辛温之红花，以 3 数居离位入心经，行活血通络、散瘀止痛之效；甘平微苦之川牛膝，以 4 数居震位入肝经，行逐瘀通经、通利关节之效；甘咸寒之龟板胶，以 6 数居坎位入肾经，行滋阴潜阳、益肾健骨之效；苦甘温之狗脊，以 5 数居巽位入胆经（肝与胆相表里），行祛风湿、补肝肾、强腰膝之效；苦微甘温之鸡血藤，以 8 数居坤位入脾经，行行气补血、舒经活络之效；苦平之路路通，以 9 数居中宫位入十二经，行祛风通络、利水除湿之效。苦辛温之黄酒，行经络而通痹塞，温血脉而散凝瘀；加甘平之蜂蜜，行调和百药、清热解毒、滋补润燥之效。全方共奏强脊化瘀、攻毒通络之功。

方 8：逐瘀壮骨攻毒汤

［处方］竹花 12.0　　桃仁 11.0　　川芎 15.0
红花 13.0　　路路通 19.0　　川牛膝 16.0
祖师麻 14.0　　鸡血藤 18.0　　地龙 17.0
黄酒 55mL　　蜂蜜 55mL

［用法］同利湿攻毒汤。

［加减变化］由于本病多为瘀毒之邪侵犯骨骼关节致瘀毒痹阻证，故以逐瘀攻毒汤为基础，加壮骨舒经活络中药而成逐瘀壮骨攻毒汤。除黄酒、蜂蜜外，所有中药起始量以 10g 为基础单位，并需根据患者的年龄、病情轻重、肝肾功能及临床反应等递增变化。

［方解］本方主要为骨质疏松症（骨痿、骨痹、骨极）之瘀毒痹阻证而设。其病理机制为瘀毒之邪损害素体虚弱之骨骼筋脉，痹阻经络气血。症见有骨折或胃切除病史，或劳损过度所致，腰背酸胀，伴有骨节疼痛如针刺，肢体麻木，舌质紫暗或有瘀斑，脉细涩。治宜以活血化瘀、制毒通经为大法；以中医天人相应观及中药归经理论为基础，以有毒中药为主，无毒中药为辅，以《周易》先天八卦的数字为剂量，从而形成八卦九宫阵形的逐瘀壮骨攻毒汤进行对证治疗。选桃仁、地龙、祖师麻为主药，三者

皆属有毒之品。桃仁苦甘平有小毒，以1数居乾位入大肠经（肺与大肠相表里），行活血化瘀之效；地龙咸寒有小毒，以7数居艮位入胃经（脾与胃相表里），行清热熄风、活络通痹之效；祖师麻苦辛温有小毒，以2数居兑位入肺经，行祛风通络、散瘀止痛之效。再以辛温之红花，以3数居离位入心经，行活血通络、散瘀止痛之效；甘淡寒之竹花，以4数居震位入肝经，行理气止痛之效；辛温之川芎，以5数居巽位入胆经（肝与胆相表里），行活血行气、祛风止痛之效；甘平微苦之川牛膝，以6数居坎位入肾经，行逐瘀通经、通利关节之效；苦微甘温之鸡血藤，以8数居坤位入脾经，行行气补血、舒经活络之效；苦平之路路通，以9数居中宫位入十二经，行祛风通络、利水除湿之效。苦辛温之黄酒，经络而通痹塞，温血脉而散凝瘀；加甘平之蜂蜜，行调和百药、清热解毒、滋补润燥之效。全方共奏逐活血化瘀、制毒通经之功。

方9：逐瘀健腰攻毒汤

［处方］ 竹花 12.0　肉苁蓉 11.0　川芎 15.0

红花 13.0　路路通 19.0　川牛膝 16.0

骨碎补 14.0　补骨脂 18.0　地龙 17.0

土鳖虫 4.0研末冲服　黄酒 55mL　蜂蜜 55mL

［用法］ 同利湿攻毒汤。

［加减变化］ 由于本病多为瘀毒之邪侵犯腰椎致瘀毒痹阻证，故以逐瘀攻毒汤为基础，加健腰通络中药而成逐瘀健腰攻毒汤。除制商陆、土鳖虫、黄酒、蜂蜜外，所有中药起始量以10g为基础单位，并需根据患者的年龄、病情轻重、肝肾功能及临床反应等递增变化。

［注意事项］ 同逐瘀攻毒汤。

［方解］ 本方主要为腰椎间盘突出症（腰痛、腰腿痛）之瘀毒痹阻证而设。其病理机制为瘀毒之邪损害腰脊、下肢关节肌肉，痹阻经络气血。症见腰痛如刺，不能行走，痛点固定，下肢胀痛难忍，急躁失眠，腹胀便秘，女子经少腹痛，舌质暗或有瘀斑，舌苔薄，脉弦涩。治宜以健腰逐瘀、攻毒通络为大法；以中医天人相应观及中药归经理论为基础，以有毒中药为主，无毒中药为辅，以《周易》先天八卦的数字为剂量，从而形成八卦九宫阵形的逐瘀健腰攻毒汤进行对证治疗。选土鳖虫、地龙为主药，二味药皆属有小毒之品。土鳖虫咸寒有小毒，以4数居震位入肝经，行破血逐瘀之效；地龙咸寒有小毒，以7数居艮位入胃经（脾与胃相表里），行清热熄风、活络通痹之效。再以甘咸温之肉苁蓉，以1数居乾位入大肠经（肺与大肠相表里），行补肾壮阳、益精补血之效；甘淡寒之竹花，以2数居兑位入肺经，行理气止痛之效；辛温之红花，以3数居离位入心经，行活血通络、散瘀止痛之效；苦温之骨碎补，以4数居震位入肝经，行补肝肾、强筋骨之效；辛温之川芎，以5数居巽位入胆经（肝与胆相表里），

行活血行气、祛风止痛之效；甘平微苦之川牛膝，以 6 数居坎位入肾经，行逐瘀通经、通利关节之效；辛苦大温之补骨脂，以 8 数居坤位入脾经，行补肾壮阳、温脾止泻之效；苦平之路路通，以 9 数居中宫位入十二经，行祛风通络、利水除湿之效。苦辛温之黄酒，行经络而通痹塞，温血脉而散凝瘀；再加甘平之蜂蜜，行调和百药、清热解毒、滋补润燥之效。全方共奏健腰逐瘀、攻毒通络之功。

方 10：逐瘀强骨攻毒汤

［**处方**］竹花 12.0　桃仁 11.0　狗脊 15.0
红花 13.0　路路通 19.0　川牛膝 16.0
骨碎补 14.0　鸡血藤 18.0　地龙 17.0
土鳖虫 4.0 研末冲服　黄酒 55mL　蜂蜜 55mL

［**用法**］同利湿攻毒汤。

［**加减变化**］由于本病多为瘀毒之邪侵犯骨骼致瘀毒痹阻证，故以逐瘀攻毒汤为基础，加强骨通络中药而成逐瘀强骨攻毒汤。除土鳖虫、黄酒、蜂蜜外，所有中药起始量以 10 克为基础单位，并需根据患者的年龄、病情轻重、肝肾功能及临床反应等递增变化。

［**注意事项**］同逐瘀攻毒汤。

［**方解**］本方主要为骨性关节炎（骨痹、白虎历节风）之瘀毒痹阻证而设。其病理机制多为瘀毒之邪损害素体骨虚、骨弱者之筋脉骨节，痹阻经络气血。症见腰脊或颈项、四肢关节疼痛如锥刺，痛有定处而拒按，稍仰转侧不利，麻木不仁，病情反复不愈，舌质紫暗，或有瘀斑，脉弦涩。治宜以活血化瘀、制毒通经为大法；以中医天人相应观及中药归经理论为基础，以有毒中药为主，无毒中药为辅，以《周易》先天八卦的数字为剂量，从而形成八卦九宫阵形的逐瘀强骨攻毒汤进行对证治疗。选土鳖虫、桃仁、地龙为主药，三味药皆属有毒之品。土鳖虫咸寒有小毒，以 4 数居震位入肝经，行破血逐瘀之效；桃仁苦甘平有小毒，以 1 数居乾位入大肠经（肺与大肠相表里），行活血化瘀之效；地龙咸寒有小毒，以 7 数居艮位入胃经，行清热熄风、活络通痹之效。再以甘淡寒之竹花，以 2 数居兑位入肺经，行理气止痛之效；辛温之红花，以 3 数居离位入心经，行活血通络、散瘀止痛之效；苦温之骨碎补，以 4 数居震位入肝经，行补肝肾、强筋骨之效；苦甘温之狗脊，以 5 数居巽位入胆经（肝与胆相表里），行祛风湿、补肝肾、强腰膝之效；甘平微苦之川牛膝，以 6 数居坎位入肾经，行逐瘀通经，通利关节之效；苦微甘温之鸡血藤，以 8 数居坤位入脾经，行行气补血、舒经活络之效；苦平之路路通，以 9 数居中宫位入十二经，行祛风通络、利水除湿之效。苦辛温之黄酒，行经络而通痹塞，温血脉而散凝瘀；再加甘平之蜂蜜，行调和百药、清热解毒、滋补润燥之效。全方共奏活血化瘀、制毒通经之功。

方 11：逐瘀振痿攻毒汤

［**处方**］竹茹 12.0　桃仁 11.0　蒲黄 15.0

红花 13.0　路路通 19.0　川牛膝 16.0

赤芍 14.0　鸡血藤 18.0　地龙 17.0

土鳖虫 4.0 研末冲服　黄酒 55mL　蜂蜜 55mL

［**用法**］同利湿攻毒汤。

［**加减变化**］由于本病多为瘀毒之邪侵犯骨关节致瘀毒痹阻证，故以逐瘀振痿攻毒汤为基础，加通经活血中药而成逐瘀振痿攻毒汤。除土鳖虫、黄酒、蜂蜜外，所有中药起始量以 10g 为基础单位，并需根据患者的年龄、病情轻重、肝肾功能及临床反应等递增变化。

［**注意事项**］同逐瘀攻毒汤。

［**方解**］本方为骨坏死（骨痹、髋骨痹、骨痿）之瘀毒痹阻证而设。其病理机制为瘀毒之邪侵犯骨节筋脉，痹阻经络气血，血脉不通，骨节坏死。症见髋部有外伤史，髋部疼痛，或有肿胀瘀斑，夜间尤甚，痛有定处，痛处拒按，或有跛行及髋关节功能障碍，舌质紫暗，脉沉涩。故治疗应以化瘀攻毒、活血通络为大法；以中医天人相应观及中药归经理论为基础，以有毒中药为主，无毒中药为辅，以《周易》先天八卦的数字为剂量，从而形成八卦九宫阵形的逐瘀振痿攻毒汤进行对证治疗。选桃仁、地龙、土鳖虫为主药，三味药皆属有毒之品。桃仁苦甘平有小毒，以 1 数居乾位入大肠经（肺与大肠相表里），行活血化瘀之效；地龙咸寒有小毒，以 7 数居艮位入胃经，行清热熄风、活络通痹之效；土鳖虫咸寒有小毒，以 4 数民震位入肝经，行破血逐瘀之效。再以甘淡寒之竹茹，以 2 数居兑位入肺经，行理清热化痰、除烦止呕、安胎凉血之效；红花辛温，以 3 数居离位入心经，行活血通络、散瘀止痛之效；苦微寒之赤芍，以 4 数居震位入肝经，清血分实热，散瘀血之留滞；甘辛平之蒲黄，以 5 数居巽位入胆经，行化瘀、通淋之效；甘平微苦之川牛膝，以 6 数居坎位入肾经，行逐瘀通经、通利关节之效；苦微甘温之鸡血藤，以 8 数居坤位入脾经，行行气补血、舒经活络之效；苦平之路路通，以 9 数居中宫位入十二经，意在祛风通络、利水除湿。苦辛温之黄酒，行经络而通痹塞，温血脉而散凝瘀；再加甘平之蜂蜜，行调和百药、清热解毒、滋补润燥之效。全方共奏逐瘀攻毒、活血通络之功。

方 12：逐瘀润燥攻毒汤

［**处方**］北沙参 12.0　天花粉 11.0　川芎 15.0

蒲黄 13.0　路路通 19.0　雷公藤 16.0 先煎 1h

丹参 14.0　麦冬 18.0　地龙 17.0

三七 4.0 研末冲服　蜂蜜 55mL

［用法］同利湿攻毒汤。

［加减变化］由于本病多为瘀毒之邪侵犯关节肌肉、口、眼及腮腺致瘀毒痹阻证，故以逐瘀攻毒汤为基础，加滋阴润燥中药而成逐瘀润燥攻毒汤。除雷公藤、蜂蜜外，所有中药起始量以 10g 为基础单位，并需根据患者的年龄、病情轻重、肝肾功能及临床反应等递增变化。

［注意事项］雷公藤注意事项同清热攻毒汤，其余同逐瘀攻毒汤。

［方解］本方为干燥综合征（燥证、燥毒证、渴证）瘀毒痹阻证而设。其病理机制为瘀毒之邪损害关节肌肉、口眼及腮腺，痹阻经络气血。症见口咽干燥，但欲漱水不欲咽，眼干涩少泪，关节屈伸不利，肢体刺痛或麻木不仁，肌肤甲错，皮下结节或红斑，触痛，皮肤紫癜，腮腺肿大发硬日久不消，肝脾肿大，妇女兼见月经量少或闭经，舌质紫暗，或有瘀点瘀斑，苔少或无苔，舌下络脉迂曲，脉细涩。故应以逐瘀攻毒、活血通络为治则；以中医天人相应观及中药归经理论为基础，以有毒中药为主，无毒中药为辅，以《周易》先天八卦的数字为剂量，从而形成八卦九宫阵形的逐瘀润燥攻毒汤进行对证治疗。选雷公藤、天花粉、地龙为主药，三味药皆属有毒之品。雷公藤苦辛凉有大毒，以 6 数居坎位入肾经，行清热解毒、祛风除湿、舒筋通络、抑制免疫之效；甘苦寒之天花粉，以 1 数居乾位入大肠经（肺与大肠相表里），行清热泻火、生津止渴之效；地龙咸寒有小毒，以 7 数居艮位入胃经，行清热熄风、活络通痹之效。再以甘苦凉之北沙参，以 2 数居兑位入肺经，行养阴清肺之效；甘辛平之蒲黄，以 3 数居离位入心经，行化瘀、通淋之效；微寒之丹参，以 4 数居震位入肝经，行活血祛瘀之效；辛温之川芎，以 5 数居巽位入胆经（肝与胆相表里），行活血行气、祛风止痛之效；麦冬甘微苦微寒，以 8 数居坤位入脾经，行养阴生津、润肺止咳之效；苦平之路路通，以 9 数居中宫位入十二经，行祛风通络、利水除湿之效。加甘平之蜂蜜，行调和百药、清热解毒、滋补润燥之效。全方共奏逐活血化瘀、制毒通经之功。

八、扶正攻毒法

以有毒补益祛邪中药为主，具有扶正祛邪、攻补兼施作用，治虚毒证的方法，叫作扶正攻毒法，又称以毒攻毒法。因虚证又有气虚、血虚、阴虚、阳虚之分，邪毒又有风、寒、湿、热、燥之别，病理反应又有痰、瘀之机，故扶正攻毒法可分为补气攻毒法、活血攻毒法、滋阴攻毒法、温阳攻毒法。本节介绍的扶正攻毒法，以扶正攻毒汤为主方，并根据合邪及病种不同，可衍化出扶正逐瘀攻毒汤、扶正壮骨攻毒汤、扶正振痿攻毒汤、扶正止痛攻毒汤等 4 种方剂。

故曰：凡气短乏力，心悸怔忡，潮热盗汗，形寒肢冷，舌淡，苔少，脉无力，扶正攻毒汤主之。

方 1：扶正攻毒汤

[**处方**] 肉苁蓉 11.0（中量 21.0，大量 31.0）

党参 12.0（中量 22.0，大量 32.0）

五加皮 13.0（中量 23.0，大量 33.0）

当归 14.0（中量 24.0，大量 34.0）

仙茅 15.0（中量 25.0，大量 35.0）

雷公藤 16.0 先煎 1h

露蜂房 17.0

炙黄芪 68.0（中量 78.0，大量 88.0）

大枣 19 枚（中量 29 枚，大量 39 枚）

黄酒 55mL

蜂蜜 55mL

[**用法**] 同利湿攻毒汤。

[**加减变化**] 由于本类疾病多为毒邪侵犯虚弱之体致的虚毒痹阻证而设，故宜使用扶正攻毒汤。除雷公藤、露蜂房、黄酒、蜂蜜剂量不变外，所有中药起始量以 10g 为基础单位，并需根据患者的年龄、病情轻重、肝肾功能及临床反应等递增变化。

[**注意事项**] 露蜂房为有毒之品，可导致急性肾炎。雷公藤注意事项同清热攻毒汤。

[**方解**] 本方主要为风湿病（痹证）之虚毒痹阻证而设。其病理机制为邪毒损伤素体虚弱者或患病日久者之筋骨、肌肉及脏腑，痹阻经络气血。症见虚弱，消瘦，乏力，头晕，自汗，气短，面色萎黄或苍白，脉细无力。治宜以扶正补虚、攻毒通络为大法；以中医天人相应观及中药归经理论为基础，以有毒中药为主，无毒中药为辅，以《周易》先天八卦的数字为剂量，从而形成八卦九宫阵形的扶正攻毒汤进行对证治疗。选雷公藤、马钱子、全蝎、仙茅、露蜂房为主，五味药皆属有毒之品。雷公藤苦辛凉有大毒，以 6 数居坎位入肾经，行祛风湿、解毒杀虫之效；由于本证为证虚毒痹之证，有虚虚实实之虑，故加甘寒有大毒之马钱子，以 4 数居震位入肝经，行通络止痛，解毒散结，能治寒热错杂痹证之效；加辛平有毒之全蝎，以 4 数居震位入肝经，以加强息风镇痉、攻毒散结、通络止痛之效；仙茅辛甘温有小毒，以 5 数居巽位入胆经（肝与胆相表里），行补肾壮阳、驱寒除湿之效；因本病多为晚期痹证，多有骨节变形之病理基础，故选甘平有小毒之露蜂房，以 7 数居艮位入胃经，行攻毒杀虫、祛风止痛之效；再以甘咸温之肉苁蓉，以 1 数居乾位入大肠经（肺与大肠相表里），行补肾壮阳、益精补血之效；甘平之党参，以 2 数居兑位入肺经，行补气补肝、补肺降火生津之效；辛温之五加皮，以 3 数居离位入心经，行祛风湿、强筋骨、利水之效；辛甘温之当归，

以4数居震位入肝经，行活血补血止痛之效；甘微温之炙黄芪，以8数居坤位入脾经，行补中益气、升举清阳之效；甘平之大枣，以9数居中宫位入十二经，行补脾益胃、缓和药性之效。以甘苦辛热有毒之黄酒为药引，以55天地之数为剂量，行能中能散、宣行药势、祛风、散寒利湿之效；再以甘平能解毒、调和诸药之蜂蜜，以55天地之数为剂量，行清热、补中、润燥、止痛之功效。全方共奏扶正补虚、攻毒通络、止痛除痹之效。

方2：扶正逐瘀攻毒汤

［**处方**］党参 12.0　桃仁 11.0　仙茅 15.0
五加皮 13.0　路路通 19.0　川牛膝 16.0
丹参 14.0　炙黄芪 68.0　露蜂房 17.0
马钱子 0.4 研末冲服　土鳖虫 0.5 研末冲服　黄酒 55mL
蜂蜜 55mL

［**用法**］同利湿攻毒汤。

［**加减变化**］由于本病多为瘀毒之邪侵犯虚弱之体致瘀毒痹阻证，故宜使用扶正攻毒汤为基础，加逐瘀中药而成扶正逐瘀攻毒汤。除马钱子、土鳖虫、黄酒、蜂蜜外，所有中药起始量以10g为基础单位，并需根据患者的年龄、病情轻重、肝肾功能及临床反应等递增变化。

［**方解**］本方主要为骨坏死（骨痹、髋骨痹、骨痿）之瘀毒痹阻证而设。其病理机制为邪毒损伤虚弱之体或患病日久者之筋骨、肌肉及脏腑，痹阻经络气血。症见髋部有外伤史，髋部疼痛，或有肿胀瘀斑，夜间尤甚，痛有定处，痛处拒按，或有跛行及髋关节功能障碍，舌质紫暗，脉沉涩。治宜以滋补肝肾、逐瘀攻毒为大法；以中医天人相应观及中药归经理论为基础，以有毒中药为主，无毒中药为辅，以《周易》先天八卦的数字为剂量，从而形成八卦九宫阵形的扶正逐瘀攻毒汤进行对证治疗。选马钱子、露蜂房、土鳖虫、桃仁、仙茅为主药，五味药皆属有毒之品。马钱子甘寒有大毒，以4数居震位入肝经，行通络止痛、解毒散结之效；仙茅辛甘温有小毒，以5数居巽位入胆经（肝与胆相表里），行补肾壮阳、驱寒除湿之效；露蜂房甘平有小毒，以7数居艮位入胃经，行攻毒杀虫、祛风之效；土鳖虫咸寒有小毒，以5数居巽位入胆经（肝与胆相表里），行破血逐瘀之效；桃仁苦甘平有小毒，以1数居乾位入大肠经（肺与大肠相表里），行活血化瘀之效。再以甘平之党参，以2数居兑位入肺经，行补气补肝、补肺降火生津之效；辛温之五加皮，以3数居离位入心经，行祛风湿、强筋骨、利水之效；再以苦微寒之丹参，以4数居震位入肝经，行活血祛瘀之效；甘微温之炙黄芪，以8数居坤位入脾经，行补中益气、升举清阳之效；甘平微苦之川牛膝，以6数居坎位入肾经，行逐瘀通经、通利关节之效；苦平之路路通，以9数居中宫位入

十二经，行祛风通络、利水除湿之效。苦辛温之黄酒，行经络而通痹塞，温血脉而散凝瘀；再加甘平之蜂蜜，行调和百药、清热解毒、滋补润燥之效。全方共奏滋补肝肾、逐瘀攻毒之效。

方 3：扶正壮骨攻毒汤

［**处方**］党参 12.0　　肉苁蓉 11.0　　仙茅 15.0
五加皮 13.0　　大枣 19.0　　鹿角胶 16.0
当归 14.0　　炙黄芪 68.0　　露蜂房 17.0
全蝎 4.0 研末冲服　　蜈蚣 4.0 研末冲服　　黄酒 55mL
蜂蜜 55mL

［**用法**］同利湿攻毒汤。

［**加减变化**］由于本病多为毒邪侵犯素体虚弱者之骨骼致虚毒痹阻证，故以扶正攻毒汤为基础，加入强脊壮骨中药而成扶正逐瘀攻毒汤。除露蜂房、全蝎、蜈蚣、黄酒、蜂蜜外，所有中药起始量以 10g 为基础单位，并需根据患者的年龄、病情轻重、肝肾功能及临床反应等递增变化。

［**方解**］本方主要为骨质疏松症（骨痿、骨痹、骨极）之虚毒痹阻证而设。其病理机制为邪毒损伤体虚弱者或患病日久者之筋骨、肌肉及脏腑，痹阻经络气血。症见腰膝酸软，身寒肢凉，步履艰难，潮热盗汗，头晕目眩，面色不华，舌红，苔少，脉细数无力。以扶正补虚、攻毒通络为治疗大法；以中医天人相应观及中药归经理论为基础，以有毒中药为主，无毒中药为辅，以《周易》先天八卦的数字为剂量，从而形成八卦九宫阵形的扶正壮骨攻毒汤进行对证治疗。选仙茅、露蜂房为主，两者皆属有毒之品。仙茅辛甘温有小毒，以 5 数居巽位入胆经（肝与胆相表里），行补肾壮阳、驱寒除湿之效；露蜂房甘平有小毒，以 7 数居艮位入胃经，行攻毒杀虫、祛风之效。再以甘辛温之当归，以 4 数居震位入肝经，行补血活血之效；甘咸温之肉苁蓉，以 1 数居乾位入大肠经（肺与大肠相表里），行补肾壮阳、益精补血之效；甘平之党参，以 2 数居兑位入肺经，行补气补肝、补肺降火生津之效；辛温之五加皮，以 3 数居离位入心经，行祛风湿、强筋骨、利水之效；甘咸温之鹿角胶，以 6 数居坎位入肾经，行温补脾肾、滋养精血之效；甘微温之黄芪，以 8 数居坤位入脾经，行补中益气、升举清阳之效；甘平之大枣，以 9 数居中宫位入十二经，行补脾益胃、缓和药性之效。以甘苦辛热有毒之黄酒为药引，以 55 天地之数为剂量，行能中能散、宣行药势、祛风、散寒利湿之效；加甘平之蜂蜜，行调和百药、清热解毒、滋补润燥之效。全方共奏温阳散寒、攻毒通络、止痛除痹之功。

方 4：扶正振痿攻毒汤

［**处方**］红参 12.0　　肉苁蓉 11.0　　露蜂房 15.0

云芝 13.0　　路路通 19.0　　雪莲 16.0
五加皮 14.0　　鸡血藤 18.0　　芍药 17.0
土鳖虫 4.0 研末冲服　　水蛭 4.0 研末冲服　　黄酒 55mL
蜂蜜 55mL

［**用法**］同利湿攻毒汤。

［**加减变化**］由于本病多为邪毒侵犯素体虚弱者之骨关节致虚毒痹阻证，故以扶正攻毒汤为基础，土鳖虫易全蝎，水蛭易蜈蚣，剂量不变。除露蜂房、土鳖虫、水蛭、黄酒、蜂蜜外，所有中药起始量以 10g 为基础单位，并需根据患者的年龄、病情轻重、肝肾功能及临床反应等递增变化。

［**方解**］本方为骨坏死（骨痹、髋骨痹、骨痿）之虚毒痹阻证而设。其病理机制为邪毒损伤筋骨关节，痹阻经络气血，血脉不通，骨节坏死。症见髋部疼痛持续绵绵，腰酸腿软，畏寒怕冷，面色㿠白，身倦乏力，动则汗出，纳少，腹胀，便溏，溺怯，足胫浮肿或全身水肿，舌质淡，苔白滑，脉沉细迟弱。治宜以扶正攻毒、强筋健骨为大法；以中医天人相应观及中药归经理论为基础，以有毒中药为主，无毒中药为辅，以《周易》先天八卦的数字为剂量，从而形成八卦九宫阵形的扶正振痿攻毒汤进行对证治疗。选露蜂房、雪莲、土鳖虫为主药，三味药皆属有毒之品。露蜂房甘平有小毒，以 5 数居巽位入胆经（肝与胆相表里）行攻毒杀虫、祛风之效；雪莲温甘苦有小毒，以 6 数居坎位入肾经，行壮肾阳、调经血、强筋骨、祛风湿之效；土鳖虫咸寒有小毒，以 4 数居震位入肝经，行破血逐瘀之效。再以甘咸温之肉苁蓉，以 1 数居乾位入大肠经，行补肾壮阳、益精补血之效；温甘微苦之红参，以 2 数居兑位入肺经，行大补元气、补脾益肺之效；辛温之五加皮，以 3 数居离位入心经，行祛风湿、强筋骨、利水之效；辛温之五加皮，以 4 数居震位入肝经，行祛风湿、强筋骨、利水之效；苦酸微寒之芍药，以 7 数居艮位入胃经，行散瘀通络、柔肝止痛、美容之效；苦微甘温之鸡血藤，以 8 数居坤位入脾经，行行气补血、舒经活络之效；苦平之路路通，以 9 数居中宫位入十二经，行祛风通络、利水除湿之效。以甘苦辛热有毒之黄酒为药引，以 55 天地之数为剂量，行能中能散、宣行药势、祛风、散寒利湿之效；加甘平之蜂蜜，行调和百药、清热解毒、滋补润燥之效。全方共奏扶正攻毒、强筋健骨之效。

方 5：扶正止痛攻毒汤

［**处方**］红参 12.0　　细辛 11.0　　姜黄 15.0
云芝 13.0　　路路通 19.0　　羌活 16.0
五加皮 14.0　　鸡血藤 18.0　　芍药 17.0
全蝎 4.0 研末冲服　　黄酒 55mL　　蜂蜜 55mL

［**用法**］同利湿攻毒汤。

［**加减变化**］由于本病多为邪毒侵犯本虚弱者之筋骨致虚毒痹阻证，故以扶正攻毒汤为基础，加镇痛通经中药而成扶正止痛攻毒汤。除全蝎、黄酒、蜂蜜外，所有中药起始量以 10g 为基础单位，并需根据患者的年龄、病情轻重、肝肾功能及临床反应等递增变化。

［**方解**］本方为纤维肌痛综合征（周痹、肌痹、行痹）之虚毒痹阻证而设。其病理机制为邪毒损伤素体虚弱者之筋骨关节，痹阻经络气血，经脉不通，不通则痛。症见关节肌肉变形，肌肉瘦削，麻木不仁，屈伸不利，步履艰难，腰膝酸软，精神不振，舌淡少苔，脉细无力。治宜以扶正补虚、攻毒通络为大法；以中医天人相应观及中药归经理论为基础，以有毒中药为主，无毒中药为辅，以《周易》先天八卦的数字为剂量，从而形成八卦九宫阵形的扶正止痛攻毒汤进行对证治疗。选细辛、全蝎为主药，两味药皆属有毒之品。细辛辛温有毒，以 1 数居乾位入大肠经（肺与大肠相表里），行解表散寒止痛之效；全蝎辛平有毒，以 4 数居震位入肝经，行熄风镇痉、通络止痛、攻毒散结之效。甘微苦温之红参，以 2 数居兑位入肺经，行大补元气、补脾益肺之效；甘平之云芝，以 3 数居离位入心经，行健脾利湿、清热解毒之效；辛温之五加皮，以 4 数居震位入肝经，行祛风湿、强筋骨、利水之效；辛苦温之姜黄，以 5 数居巽位入胆经（肝与胆相表里），行通经止痛、破血行气之效；辛苦温之羌活，以 6 数居坎位入肾经，行解表、解热、祛风湿之效；苦酸微寒之芍药，以 7 数居艮位入胃经，行散瘀通络、柔肝止痛之效；苦微甘温之鸡血藤，以 8 数居坤位入脾经，行行气补血、舒经活络之效；苦平之路路通，以 9 数居中宫位，行祛风通络、利水除湿之效。以甘苦辛热有毒之黄酒为药引，以 55 天地之数为剂量，行能中能散、宣行药势、祛风、散寒利湿之效；加甘平之蜂蜜，行调和百药、清热解毒、滋补润燥之效。全方共奏扶正补虚、攻毒通络、止痛除痹之效。

（一）补气攻毒法

补气攻毒法适用于气虚毒痹证和五脏气虚毒痹证，本节介绍的补气攻毒法，以补气攻毒汤为主方，并根据合邪及病种不同，可衍化出补气攻毒加仙汤、补气止痛攻毒汤、产后补气排毒汤、补气强脊攻毒汤、补气健腰攻毒汤、补气强骨攻毒汤、补气润燥攻毒汤、补气利湿攻毒汤等 8 种方剂。

方 1：补气攻毒汤

［**处方**］炙黄芪 61.0（中量 71.0，大量 81.0）
党参 12.0（中量 22.0，大量 32.0）
茯苓 13.0（中量 23.0，大量 33.0）
升麻 14.0（中量 24.0，大量 34.0）
柴胡 15.0（中量 25.0，大量 35.0）

制川乌 16.0 先煎2h

青风藤 17.0（中量 27.0，大量 37.0）

当归 18.0（中量 28.0，大量 38.0）

炙甘草 19.0（中量 29.0，大量 39.0）

黄酒 55mL

蜂蜜 55mL

[用法] 混合，纳入蜂蜜水煎，第 1 次煎 15 分钟滤出，第 2 次煎 20 分钟滤出，第 3 次煎 25 分钟滤出，将 3 次滤出液与黄酒混合后，分 5 次（2 天）饭后温服。

[加减变化] 由于本类疾病多为毒邪损伤气虚之肌肉关节致气虚毒痹证，故宜使用补气攻毒汤。除制川乌、黄酒、蜂蜜剂量不变外，所有中药起始量以 10g 为基础单位，并需根据患者的年龄、病情轻重、肝肾功能及临床反应等递增变化。

[注意事项] 制川乌注意事项见散寒攻毒汤。

[方解] 本方主要为风湿病（痹证）之气虚毒痹证而设。其病理机制多为邪毒损伤气虚之体，损伤关节肌肉，痹阻经络气血。症见关节肌肉酸沉疼痛，抬举无力，活动后加剧，局部肿胀、僵硬、变形，甚则筋肉挛缩，不能屈伸，形体瘦弱，面皖无华，倦怠乏力，心悸气短汗出，舌淡胖有齿痕，苔少，脉沉细无力。应以扶正攻毒、强筋健骨为治疗大法；以中医天人相应观及中药归经理论为基础，以有毒中药为主，无毒中药为辅，以《周易》先天八卦的数字为剂量，从而形成八卦九宫阵形的补气攻毒汤进行对证治疗。故选制川乌、青风藤、升麻为主药，三味药皆属有毒之品。制川乌辛苦热有毒，以 6 数居坎位入肾经，行祛风除湿、温经止痛之效；青风藤苦辛平有小毒，以 7 数居艮位入胃经（脾与胃相表里），行祛风湿、通经络之效；升麻辛甘微寒有小毒，以 4 数居震位入肝经，行发表升阳之效。再以甘微温之黄芪，以 1 数居乾位入大肠经（肺与大肠相表里），行补中益气、升举清阳之效；甘平之党参，以 2 数居兑位入肺经，行补脾益肺，养血生津之效；甘淡平之茯苓，以 3 数居离位入心经，行利水渗湿、健脾补中之效；甘辛微寒之柴胡，以 5 数居巽位入胆经（肝与胆相表里），行升举阳气、鼓舞胃气之效；甘辛温之当归，以 8 数居坤位入脾经，行补血活血之效；甘平之炙甘草，以 9 数居中宫位入十二经，行调和诸药，益气补中之效。甘苦辛热有毒之黄酒为药引，以 55 天地之数为剂量，行能中能散、宣行药势、祛风、散寒利湿之效；再以甘平能解毒、调和诸药之蜂蜜，以 55 天地之数为剂量，行清热、补中、润燥、止痛之功效。全方共奏扶正攻毒、强筋健骨、止痛通痹之功。

方 2：补气攻毒加仙汤

[处方] 党参 12.0　　槟榔 11.0　　仙茅 15.0

制何首乌 13.0　　炙甘草 19.0　　威灵仙 16.0

淫羊藿 14.0　　光慈姑 18.0　　木瓜 17.0

蜂蜜 55mL

［**用法**］同祛风攻毒加菇汤。

［**加减变化**］由于本病多为毒邪和尿酸毒侵犯气虚之筋骨致气虚毒痹证，故宜以散寒攻毒汤为基础，加仙茅、光慈姑、蛇床子而成补气攻毒加仙汤。除蜂蜜外，所有中药起始量以 10g 为基础单位，并需根据患者的年龄、病情轻重、肝肾功能及临床反应等递增变化。

［**方解**］本方主要为痛风（痛痹、行痹、痛风、历节风）之气虚毒痹证而设。其病理机制为邪毒损伤气虚之筋骨关节，痹阻经络气血。症见关节疼痛，反复发作，日久不愈，时轻时重或痛处游走不定，甚或关节变形，屈伸不利，神疲乏力，心悸气短，面色少华，脉沉细弦、无力，舌淡，苔白。治宜以补气攻毒、调和营卫为大法；以中医天人相应观及中药归经理论为基础，以有毒中药为主，无毒中药为辅，以《周易》先天八卦的数字为剂量，从而形成八卦九宫阵形的补气攻毒加仙汤进行对证治疗。选光慈姑、威灵仙、仙茅为主药，三者皆属有毒之品。光慈姑辛甘寒有小毒，以 8 数居坤位入脾经，行清热解毒、散结消肿之效；威灵仙辛咸温有毒，以 6 数居坎位入肾经，行祛风湿、通经络之效；仙茅辛甘温有小毒，以 5 数居巽位入胆经，行祛风除湿之效，治腰膝冷痛及寒湿痹痛。辛苦温之槟榔，以 1 数居乾位入大肠经、行杀虫消积、降气行水之效；甘平之党参，以 2 数居兑位入肺经，行补脾益肺、养血生津之效；苦甘涩微温之制何首乌，以 3 数居离位入心经，行补益精血、解毒之效；辛甘之淫羊藿，以 4 数居震位入肝经，行滋补肝肾、壮阳之效；再加酸温之木瓜，以 7 数居艮位入胃经，行和胃化湿、消食、舒筋活络之效；甘平之炙甘草，以 9 数居中宫位，行调和诸药、补中益气之效；加甘平之蜂蜜，行调和百药、清热解毒、滋补润燥之效。全方共奏补气攻毒、调和营卫之功。

方 3：补气止痛攻毒汤

［**处方**］党参 12.0　　威灵仙 11.0　　姜黄 15.0

当归 13.0　　炙甘草 19.0　　制川乌 16.0 先煎 2h

升麻 14.0　　炙黄芪 68.0　　青风藤 17.0

黄酒 55mL　　蜂蜜 55mL

［**用法**］同补气攻毒汤。

［**加减变化**］由于本病多为毒邪侵犯气虚之筋骨致气虚毒痹证，故以补气攻毒汤为基础，加镇痛通经中药而成补气止痛攻毒汤。除制川乌、黄酒、蜂蜜外，所有中药起始量以 10g 为基础单位，并需根据患者的年龄、病情轻重、肝肾功能及临床反应等递增变化。

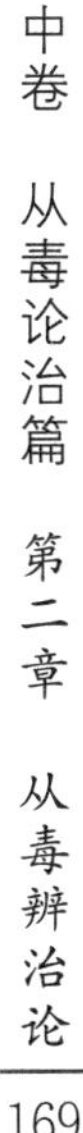

［**注意事项**］同散寒攻毒汤。

［**方解**］本方主要为纤维肌痛综合征（周痹、肌痹、行痹）之气虚毒痹证而设。其病理机制为邪毒损伤气虚之体之筋骨关节，痹阻经络气血，经脉不通，不通则痛。症见关节变形，动则疼痛加剧，肢体麻木萎缩，筋惕肉瞤，气短，乏力，腰膝酸软无力，倦怠懒言，舌淡，苔薄白，脉虚弱无力。治宜以扶正益气、攻毒通络、调和营卫为大法；以中医天人相应观及中药归经理论为基础，以有毒中药为主，无毒中药为辅，以《周易》先天八卦的数字为剂量，从而形成八卦九宫阵形的补气止痛攻毒汤进行对证治疗。选制川乌、青风藤、威灵仙、升麻为主药，四味药皆属有毒之品。制川乌辛苦热有毒，以6数居坎位入肾经，意在祛风除湿、温经止痛；青风藤苦辛平有小毒，以7数居艮位入胃经（脾与胃相表里），行祛风湿、通经络之效；威灵仙辛咸温有毒，以1数居乾位入大肠经，行祛风湿、通经络之效；升麻辛甘微寒有小毒，以4数居震位入肝经，行发表升阳之效。再以甘平之党参，以2数居兑位入肺经，行补脾益肺、养血生津之效；甘辛温之当归，以3数居离位入心经，行补血活血之效；辛苦温之姜黄，以5数居巽位入胆经（肝与胆相表里），行通经止痛之效；甘微温之黄芪，以8数居坤位入脾经，行补中益气、升举清阳之效；甘平之炙甘草，以9数居中宫位，行调和诸药、益气补中之效。苦辛温之黄酒，行经络而通痹塞，温血脉而散凝瘀；再加甘平之蜂蜜，行调和百药、清热解毒、滋补润燥之效。全方共奏扶正攻毒、强筋健骨之功。

方4：产后补气排毒汤

［**处方**］

党参 12.0	炙黄芪 61.0	柴胡 15.0
茯苓 13.0	炙甘草 19.0	制川乌 16.0 先煎2h
青风藤 14.0	当归 18.0	升麻 17.0
黄酒 55mL	蜂蜜 55mL	

［**用法**］同祛风攻毒汤。

［**加减变化**］由于本病多为毒邪侵犯妇人产后虚弱之体致气虚毒痹证，故以利湿攻毒汤为基础，加活血通经中药而成产后补气排毒汤。除制川乌、黄酒、蜂蜜外，所有中药起始量以10g为基础单位，并需根据患者的年龄、病情轻重、肝肾功能及临床反应等递增变化。

［**注意事项**］制川乌注意事项见散寒攻毒汤。

［**方解**］本方主要为妇人产后风湿病（产后痹）之气虚毒痹证而设。其病理机制为邪毒损害产后气虚妇人之肌肉关节，痹阻经络气血。症见头晕乏力，心悸，自汗，四肢或腰膝酸软无力，倦怠懒言，舌淡，苔薄白，脉虚弱无力。治宜以补气排毒、调和营卫为大法；以中医天人相应观及中药归经理论为基础，以有毒中药为主，无毒中药为辅，以《周易》先天八卦的数字为剂量，从而形成八卦九宫阵形的产后补气排毒汤

进行对证治疗。选制川乌、青风藤、升麻为主药，三者皆属有毒之品。制川乌辛苦热有毒，以6数居坎位入肾经，行祛风除湿、温经止痛之效；青风藤苦辛平有小毒，以4数居震位入肝经，行祛风湿、通经络之效；升麻辛甘微寒有小毒，以7数居艮位入胃经（脾与胃相表里），行升举透发、清热解毒之效。再以甘平之党参，以2数居兑位入肺经，行补脾益肺、养血生津之效；甘淡平之茯苓，以3数居离位入心经，行健脾补中、利水渗湿之效；甘辛微寒之柴胡，以5数居巽位入胆经，行升举阳气、鼓舞胃气之效；甘辛温之当归，以8数居坤位入脾经，行补血活血之效；甘温之炙黄芪，以1数居乾位入大肠经（肺与大肠相表里），行益气补中、托疮生肌之效；甘平之炙甘草，以9数居中宫位入十二经，行调和诸药、补中益气之效；苦辛温之黄酒，行经络而通痹塞，温血脉而散凝瘀；再加甘平之蜂蜜，行调和百药、清热解毒、滋补润燥之效。全方共奏补气排毒、调和营卫之功。

方5：补气强脊攻毒汤

［处方］	党参 12.0	升麻 11.0	狗脊 15.0
	茯苓 13.0	炙甘草 19.0	制川乌 16.0 先煎2h
	五加皮 14.0	炙黄芪 68.0	青风藤 17.0
	黄酒 55mL	蜂蜜 55mL	

［**用法**］同补气攻毒汤。

［**加减变化**］由于本病多为毒邪侵犯气虚之腰脊关节致气虚毒痹证，故以补气攻毒汤为基础，加强脊通络中药而成补气强脊攻毒汤。除制川乌、蜂蜜、黄酒外，所有中药起始量以10g为基础单位，并需根据患者的年龄、病情轻重、肝肾功能及临床反应等递增变化。

［**注意事项**］制川乌注意事项见散寒攻毒汤。

［**方解**］本方主要为强直性脊柱炎（腰痛、骨痹、肾痹、竹节风、龟背风、大偻）之气虚毒痹证而设。其病理机制为邪毒损伤气虚之体之督脉、腰脊关节，痹阻经络气血。症见关节变形，动则疼痛加剧，肢体麻木萎缩，筋惕肉瞤，气短，乏力，腰膝酸软无力，倦怠懒言，舌淡，苔薄白，脉虚弱无力。治宜以强脊补气、攻毒通络为大法；以中医天人相应观及中药归经理论为基础，以有毒中药为主，无毒中药为辅，以《周易》先天八卦的数字为剂量，从而形成八卦九宫阵形的补气强脊攻毒汤进行对证治疗。选制川乌、青风藤、升麻为主药，三者皆属有毒之品。制川乌辛苦热有毒，以6数居坎位入肾经，行祛风除湿、温经止痛之效；青风藤苦辛平有小毒，以7数居艮位入胃经（脾与胃相表里），行祛风湿、通经络之效；升麻辛甘微寒有小毒，以1数居乾位入大肠经（肺与大肠相表里），行发表升阳之效。再以甘微温之炙黄芪，以8数居坤位入脾经，行补中益气、升举清阳之效；甘平之党参，以2数居兑位入肺经，行补脾益肺，

养血生津之效；甘淡平之茯苓，以3数居离位入心经，行利水渗湿、健脾补中之效；辛温之五加皮，以4数居震位入肝经，行祛风湿、强筋骨、利水之效；苦甘温之狗脊，以5数居巽位入胆经（肝与胆相表里），行祛风湿、补肝肾、强腰膝之效；甘平之炙甘草，以9数居中宫位入十二经，行补中益气、调和药性之效。苦辛温之黄酒，行经络而通痹塞，温血脉而散凝瘀；再加甘平之蜂蜜，行调和百药、清热解毒、滋补润燥之效。全方共奏强脊补气、攻毒通络之功。

方6：补气健腰攻毒汤

［**处方**］党参 12.0　　肉苁蓉 11.0　　土鳖虫 5.0 研末冲服
苏木 13.0　　炙甘草 19.0　　制川乌 16.0 先煎2h
怀牛膝 14.0　　炙黄芪 68.0　　青风藤 17.0
黄酒 55mL　　蜂蜜 55mL

［**用法**］同祛风攻毒汤。

［**加减变化**］由于本病多为毒邪侵犯虚弱之腰椎关节致气虚毒痹证，故以补气攻毒汤为基础，加健腰通络中药而成补气健腰攻毒汤。除制川乌、土鳖虫、黄酒、蜂蜜外，所有中药起始量以10g为基础单位，并需根据患者的年龄、病情轻重、肝肾功能及临床反应等递增变化。

［**注意事项**］制川乌注意事项见散寒攻毒汤。

［**方解**］本方主要为腰椎间盘突出症（腰痛、腰腿痛）之气虚毒痹证。其病理机制为邪毒损伤气虚之腰脊、下肢关节肌肉，痹阻经络气血。症见腰痛，动则疼痛加剧，肢体麻木萎缩，筋惕肉瞤，气短，乏力，腰膝酸软无力，倦怠懒言，舌淡，苔薄白，脉虚弱无力。治宜以健腰补气、攻毒通络为大法；以中医天人相应观及中药归经理论为基础，以有毒中药为主，无毒中药为辅，以《周易》先天八卦的数字为剂量，从而形成八卦九宫阵形的补气健腰攻毒汤进行对证治疗。选制川乌、青风藤为主药，二味药皆属有毒之品。制川乌辛苦热有毒，以6数居坎位入肾经，行祛风除湿、温经止痛之效；青风藤苦辛平有小毒，以7数居艮位入胃经（脾与胃相表里），行祛风湿、通经络之效。再以甘咸温之肉苁蓉，以1数居乾位入大肠经，行补肾壮阳、益精补血之效；甘微温之炙黄芪，以8数居坤位入脾经，行补中益气、升举清阳之效；甘平之党参，以2数居兑位入肺经，行补脾益肺，养血生津之效；甘咸辛平之苏木，以3数居离位入心经，行活血祛瘀、消肿止痛之效；苦酸平之怀牛膝，以4数居震位入肝经，行疏利下行、能补能泄之效；甘辛微寒之柴胡，以5数居巽位入胆经（肝与胆相表里），行升举阳气、鼓舞胃气之效；甘辛温之当归，以8数居坤位入脾经，行补血活血之效；甘平之炙甘草，以9数居中宫位，行调和诸药、益气补中之效。苦辛温之黄酒，行经络而通痹塞，温血脉而散凝瘀；再加甘平之蜂蜜，行调和百药、清热解毒、滋补润燥

之效。全方共奏健腰补气、攻毒通络之功。

方7：补气强骨攻毒汤

［处方］ 党参 12.0　升麻 11.0　狗脊 15.0
当归 13.0　炙甘草 19.0　制川乌 16.0 先煎2h
骨碎补 14.0　炙黄芪 68.0　青风藤 17.0
黄酒 55mL　蜂蜜 55mL

［用法］ 同补气攻毒汤。

［加减变化］ 由于本病多为毒邪侵犯虚弱之筋骨致气虚毒痹证，故以补气攻毒汤为基础，加强骨通络中药而成补气强骨攻毒汤。除制川乌、蜂蜜、黄酒外，所有中药起始量以10g为基础单位，并需根据患者的年龄、病情轻重、肝肾功能及临床反应等递增变化。

［注意事项］ 制川乌注意事项见散寒攻毒汤。

［方解］ 本方主要为骨性关节炎（骨痹、白虎历节风）之气虚毒痹证而设。其病理机制多为邪毒损害气虚、骨虚、骨弱之体之筋骨，痹阻经络气血。症见关节肌肉酸沉疼痛，抬举无力，活动后加剧，局部肿胀、僵硬、变形，甚则筋肉挛缩，不能屈伸，形体瘦弱，面晄无华，倦怠乏力，心悸气短汗出，舌淡胖有齿痕，苔少，脉沉细无力。治宜以扶正益气、攻毒通络、调和营卫为大法；以中医天人相应观及中药归经理论为基础，以有毒中药为主，无毒中药为辅，以《周易》先天八卦的数字为剂量，从而形成八卦九宫阵形的补气强骨攻毒汤进行对证治疗。选制川乌、青风藤、升麻为主药，三味药皆属有毒之品。制川乌辛苦热有毒，以6数居坎位入肾经，行祛风除湿、温经止痛之效；青风藤苦辛平有小毒，以7数居艮位入胃经（脾与胃相表里），行祛风湿、通经络之效；升麻辛甘微寒有小毒，以1数居乾位入大肠经（肺与大肠相表里），行发表升阳之效；再以甘平之党参，以2数居兑位入肺经，行补脾益肺、养血生津之效；甘辛温之当归，以3数居离位入心经，行补血活血之效；苦温之骨碎补，以4数居震位入肝经，行补肾、活血、续筋骨之效；苦甘温之狗脊，以5数居巽位入胆经（肝与胆相表里），行祛风湿、补肝肾、强腰膝之效；甘微温之炙黄芪，以8数居坤位入脾经，行补中益气、升举清阳之效；甘平之炙甘草，以9数居中宫位入十二经，行调和诸药、益气补中之效。苦辛温之黄酒，行经络而通痹塞，温血脉而散凝瘀；加甘平之蜂蜜，行调和百药、清热解毒、滋补润燥之效。全方共奏扶正攻毒、强筋健骨之功。

方8：补气润燥攻毒汤

［处方］ 玉竹 12.0　麦冬 11.0　柴胡 15.0
茯苓 13.0　炙甘草 19.0　女贞子 16.0
升麻 14.0　石斛 18.0　雷公藤 17.0 先煎1h

黄酒 55mL	蜂蜜 55mL

［用法］同补气攻毒汤。

［加减变化］由于本病多为毒邪侵犯阴虚之口、眼、腮腺、关节等致气虚毒痹证，故以补气攻毒汤为基础，加滋阴润燥中药而成补气润燥攻毒汤。除雷公藤、蜂蜜、黄酒外，所有中药起始量以 10g 为基础单位，并需根据患者的年龄、病情轻重、肝肾功能及临床反应等递增变化。

［注意事项］雷公藤注意事项同清热攻毒汤，升麻注意事项同补气攻毒汤。

［方解］本方主要为干燥综合征（燥证、燥毒证、痹证、虚劳、渴证）之气虚毒痹证而设。其病理机制为邪毒损伤阴虚之关节肌肉、口、眼及腮腺，痹阻经络气血。症见气短自汗，动则气急，口眼干燥，唇干皴揭，进食困难，关节酸痛，头晕低热，神疲乏力，胃脘不适，纳差便溏，肢端欠温，易患外感，舌淡胖，舌尖红，舌边有齿痕，少苔，脉虚细无力。治宜以扶正益气、攻毒通络、调和营卫为大法；故以中医天人相应观及中药归经理论为基础，以有毒中药为主，无毒中药为辅，以《周易》先天八卦的数字为剂量，从而形成八卦九宫阵形的补气润燥攻毒汤进行对证治疗。选雷公藤、升麻为主药，两味药皆属有毒之品。雷公藤苦辛凉有大毒，以 7 数居艮位入胃经（脾与胃相表里），行清热解毒、祛风除湿、舒筋通络、抑制免疫之效。升麻辛甘微寒有小毒，以 4 数居震位入肝经，行发表升阳之效；再以甘苦寒之麦冬，以 1 数居乾位入大肠经（肺与大肠相表里），行养阴生津、润肺清心之效；甘平之玉竹，以 2 数居兑位入肺经，行滋阴润肺、生津养胃之效；甘淡平之茯苓，以 3 数居离位入心经，行健脾补中、利水渗湿之效；甘辛微寒之柴胡，以 5 数居巽位入胆经（肝与胆相表里），行升举阳气、鼓舞胃气之效；甘苦平之女贞子，以 6 数居坎位入肾经，行滋补肝肾、强腰膝之效；甘微寒之石斛，以 8 数居坤位入脾经，行益胃生津、滋阴清热之效；甘平之炙甘草，以 9 数居中宫位入十二经，行调和诸药、益气补中之效。苦辛温之黄酒，行经络而通痹塞，温血脉而散凝瘀；加甘平之蜂蜜，行调和百药、清热解毒、滋补润燥之效。全方共奏扶正攻毒、强筋健骨之功。

方 9：补气利湿攻毒汤

［处方］

党参 12.0	制商陆 11.0	桑枝 15.0
茯苓 13.0	炙甘草 19.0	制川乌 16.0 先煎 2h
青风藤 14.0	生黄芪 68.0	汉防己 17.0
黄酒 55mL	蜂蜜 55mL	

［用法］同补气攻毒汤。

［加减变化］由于本类疾病多为湿毒之邪侵犯气虚之颈项致湿毒痹阻证，宜以补气攻毒汤为基础，加利湿通经中药而成补气利湿攻毒汤。除制川乌、制商陆、黄酒、蜂

蜜剂量不变外，所有中药起始量以 10g 为基础单位，并需根据患者的年龄、病情轻重、肝肾功能及临床反应等递增变化。

[**注意事项**] 制商陆注意事项同利湿攻毒汤，制川乌注意事项见散寒攻毒汤。

[**方解**] 本方为颈椎病（项痹）湿毒痹阻证而设。其病理机制多为湿毒之邪侵犯气虚之颈项，损伤气虚之颈项关节肌肉，痹阻经络气血。故应以补脾益气、利湿攻毒为治疗大法；以中医天人相应观及中药归经理论为基础，以有毒中药为主，无毒中药为辅，以《周易》先天八卦的数字为剂量，从而形成八卦九宫阵形的补气利湿攻毒汤进行对证治疗。故方中以制川乌、制商陆、汉防己、青风藤为主药、将药，四味药皆为有毒之品。制川乌辛苦热有毒，以 6 数居坎位入肾经，行祛风除湿、温经止痛之效；制商陆为辛平有毒之品，以 1 数居乾位入大肠经（肺与大肠相表里），可行泄下利水、消肿散结之效；汉防己为辛甘微温有小毒之品，以 7 数居艮位入胃经（脾与胃相表里），可行解表祛风散湿之效；青风藤苦辛平有小毒，以 4 数居震位入肝经，行祛风湿、通经络之效。甘平之党参，以 2 数居兑位入肺经，行补脾益肺、养血生津之效；甘淡平之茯苓，以 3 数居离位入心经，行利水渗湿、健脾补中之效；选微苦平之桑枝，以 5 数居巽位入胆经（肝与胆相表里），行祛风除湿、通经活络之效；再以甘微温之生黄芪，以 8 数居坤位入脾经，起补中益气、升举清阳之效；甘平之炙甘草，以 9 数居中宫位入十二经，行调和诸药、益气补中之效。苦辛温之黄酒，行经络而通痹塞，温血脉而散凝瘀；以甘平能解毒、调和诸药之蜂蜜，以 55 天地之数为剂量，行清热、补中、润燥、止痛之功效。全方共奏清利解毒、宣痹通络、止痛除痹之功。

（二）活血攻毒法

活血攻毒法适用于血虚毒痹证和五脏血虚毒痹证，本节介绍的活血攻毒法，以活血攻毒汤为主方，并根据合邪及病种不同，可衍化出产后活血排毒汤、活血强脊攻毒汤、活血壮骨攻毒汤、活血强骨攻毒汤、活血健腰攻毒汤、活血止痛攻毒汤等 6 种方剂。

方 1：活血攻毒汤

[**处方**] 祖师麻 11.0（中量 21.0，大量 31.0）
地龙 12.0（中量 22.0，大量 32.0）
当归 13.0（中量 23.0，大量 33.0）
益母草 14.0（中量 24.0，大量 34.0）
川芎 15.0（中量 25.0，大量 35.0）
雷公藤 16.0 先煎 1h
鸡血藤 17.0（中量 27.0，大量 37.0）
炙黄芪 68.0（中量 78.0，大量 88.0）

大枣 19 枚（中量 29 枚，大量 39 枚）

土鳖虫 4.0 研末冲服

黄酒 55mL

蜂蜜 55mL

［**用法**］混合，水煎，第 1 次煎 15 分钟滤出，第 2 次煎 20 分钟滤出，第 3 次煎 25 分钟滤出，将 3 次滤出液，混合分早、中、早（一天半）分 3 次饭后温服，服后覆被出微汗，避风 1 日即可。

［**加减变化**］由于本类疾病多为毒邪侵犯血虚之关节肌肉致血虚毒痹证，宜使用活血攻毒汤。除雷公藤、土鳖虫、黄酒、蜂蜜剂量不变外，所有中药起始量以 10g 为基础单位，并需根据患者的年龄、病情轻重、肝肾功能及临床反应等递增变化。

［**注意事项**］雷公藤注意事项同清热攻毒汤。

［**方解**］本方主要为风湿病（痹证）之血虚毒痹证而设。其病理机制多为邪毒损伤血虚之筋骨、关节，痹阻经络气血。症见关节肌肉疼痛无力，肢体麻木，肌肉萎缩，关节变形、屈伸受限，头晕目眩，面色无华，月经量少，舌淡，苔白，脉细弱。治应以补血活血、攻毒通络为大法；以中医天人相应观及中药归经理论为基础，以有毒中药为主，无毒中药为辅，以《周易》先天八卦的数字为剂量，从而形成八卦九宫阵形的活血攻毒汤进行对证治疗。选雷公藤、地龙、祖师麻、土鳖虫为主药，四味药皆属有毒之品。雷公藤苦辛凉有大毒，以 6 数居坎位入肾经，行祛风湿、解毒杀虫之效；地龙咸寒有小毒，以 2 数居兑位入肺经，行清热熄风、活络通痹、散瘀止痛之效；祖师麻辛苦温有小毒，以 1 数居乾位入大肠经（肺与大肠相），行祛风通络之效；由于本证血虚毒痹为主证，瘀者多责之于肝，故再加咸寒有小毒之土鳖虫，以 4 数居震位入肝经，增强破血逐瘀之效。甘辛温之当归，以 3 数居离位入心经，行补血活血、行养血敛阴之效；辛苦微寒之益母草，以 4 数居震位入肝经，行活血祛瘀之效；辛温之川芎，以 5 数居巽位入胆经，行活血行气、祛风止痛之效；苦微甘温之鸡血藤，以 7 数居艮位入胃经（脾与胃相表里），行行气补血、舒经活络之效；甘微温之炙黄芪，以 8 数居坤位入脾经，行补中益气、升举清阳之效，并助当归补血活血；甘平之大枣，以 9 数居中宫位入十二经，行补脾益胃、缓和药性之效。以甘苦辛热有毒之黄酒为药引，以 55 天地之数为剂量，行能中能散、宣行药势、祛风、散寒利湿之效；再以甘平能解毒、调和诸药之蜂蜜，以 55 天地之数为剂量，行清热、补中、润燥、止痛之功效。全方共奏补血活血、攻毒止痛、除痹通络之功。

方 2：产后活血排毒汤

［**处方**］炙黄芪 62.0　　丝瓜络 11.0　　川芎 15.0

当归 13.0　　路路通 19.0　　桑寄生 16.0

鸡血藤 14.0　　地龙 18.0　　白芍 17.0

黄酒 55mL　　蜂蜜 55mL

［**用法**］同活血攻毒汤。

［**加减变化**］由于本病多为毒邪侵犯妇人产后虚弱之肌肉关节致血虚毒痹证，故以活血排毒汤为基础，加通经活血中药而成产后活血排毒汤。除黄酒、蜂蜜外，所有中药起始量以 10g 为基础单位，并需根据患者的年龄、病情轻重、肝肾功能及临床反应等递增变化。

［**方解**］本方为妇人产后风湿病（产后痹）之血虚毒痹证而设。其病理机制为邪毒损伤妇人产后虚弱之肌肉关节，痹阻经络气血。症见关节肌肉疼痛无力，劳累后加重，肢体麻木，肌肉萎缩，骨质增生，屈伸受限，头晕目眩，面色无华，月经量少，舌淡，苔白，脉细弱。治宜以补血活血、排毒通络为大法；以中医天人相应观及中药归经理论为基础，以有毒中药为主，无毒中药为辅，以《周易》先天八卦的数字为剂量，从而形成八卦九宫阵形的产后活血排毒汤进行对证治疗。选地龙为主药，地龙咸寒有小毒，以 8 数居坤位入脾经，行清热熄风、活络通痹之效。再以甘平之丝瓜络，以 1 数居乾位入大肠经（肺与大肠相表里），行祛风通络、解毒之效；甘温之炙黄芪，以 2 数居兑位入肺经，行益气补中、托疮生肌之效；甘辛温之当归，以 3 数居离位入心经，行补血活血之效；苦酸微寒之白芍，以 7 数居艮位入胃经（脾与胃相表里），行养血敛阴之效；辛温之川芎，以 5 数居巽位入胆经（肝与胆相表里），行活血行气、祛风止痛之效；苦平之桑寄生，以 6 数居坎位入肾经，行祛风湿、补肝肾、强筋骨之效；苦微甘温之鸡血藤，以 4 数居震位入肝经，行行气补血、舒经活络之效；苦平之路路通，以 9 数居中宫位入十二经，行祛风通络、利水除湿之效。苦辛温之黄酒，行经络而通痹塞，温血脉而散凝瘀；甘平之蜂蜜，行调和百药、清热解毒、滋补润燥之效。全方共奏补血活血、排毒通络之功。

方 3：活血强脊攻毒汤

［**处方**］地龙 12.0　　丝瓜络 11.0　　狗脊 15.0

当归 13.0　　路路通 19.0　　桑寄生 16.0

赤芍 14.0　　鸡血藤 18.0　　姜黄 17.0

黄酒 55mL　　蜂蜜 55mL

［**用法**］同活血攻毒汤。

［**加减变化**］由于本病多为毒邪侵犯血虚之腰脊致血虚毒痹证，故以活血排毒汤为基础，加强脊通络中药而成活血强脊攻毒汤。除黄酒、蜂蜜外，所有中药起始量以 10g 为基础单位，并需根据患者的年龄、病情轻重、肝肾功能及临床反应等递增变化。

［方解］本方为强直性脊柱炎（腰痛、骨痹、肾痹、竹节风、龟背风、大偻）之血虚毒痹证而设。其病理机制为邪毒损伤血虚之督脉腰脊、关节、肌肉，痹阻经络气血。症见关节、肌肉疼痛无力，肢体麻木，肌肉萎缩，关节变形，屈伸受限，头晕目眩，面色无华，月经量少，舌淡，苔白，脉细弱。治宜以强脊活血、攻毒活络为大法；以中医天人相应观及中药归经理论为基础，以有毒中药为主，无毒中药为辅，以《周易》先天八卦的数字为剂量，从而形成八卦九宫阵形的活血强脊攻毒汤进行对证治疗。选地龙为主药，地龙咸寒有小毒，以 2 数居兑位入肺经，行清热熄风、活络通痹之效。再以苦微甘温之鸡血藤，以 8 数居坤位入脾经，行行气补血，舒经活络之效；甘平之丝瓜络，以 1 数居乾位入大肠经（肺与大肠相表里），行祛风通络、解毒之效；甘辛温之当归，以 3 数居离位入心经，行补血活血之效；苦微寒之赤芍，以 4 数居震位入肝经，清血分实热，散瘀血之留滞；苦平之桑寄生，以 6 数居坎位入肾经，行祛风湿、补肝肾、强筋骨之效；苦甘温之狗脊，以 5 数居巽位入胆经（肝与胆相表里），行祛风湿、补肝肾、强腰膝之效；辛苦温之姜黄，以 7 数居艮位入胃经（脾与胃相表里），行通经止痛、破血行气之效；苦平之路路通，以 9 数居中宫位入十二经，行祛风活络、利水通经之效。苦辛温之黄酒，行经络而通痹塞，温血脉而散凝瘀；再加甘平之蜂蜜，行调和百药、清热解毒、滋补润燥之效。全方共奏强脊活血、攻毒活络之功。

方 4：活血壮骨攻毒汤

［处方］

地龙 12.0	丝瓜络 11.0	狗脊 15.0
当归 13.0	路路通 19.0	桑寄生 16.0
骨碎补 14.0	鸡血藤 18.0	姜黄 17.0
黄酒 55mL	蜂蜜 55mL	

［用法］同活血攻毒汤。

［加减变化］由于本病多为毒邪侵犯血虚之筋骨致血虚毒痹证，故以活血攻毒汤为基础，加强骨通络中药而成活血壮骨攻毒汤。除黄酒、蜂蜜外，所有中药起始量以 10g 为基础单位，并需根据患者的年龄、病情轻重、肝肾功能及临床反应等递增变化。

［方解］本方为骨质疏松症（骨痿、骨痹、骨极）之血虚毒痹证而设。其病理机制多为邪毒损伤血虚、骨虚、骨弱之体之筋骨、关节，痹阻经络气血。症见关节、肌肉疼痛无力，肢体麻木，肌肉萎缩，屈伸受限，头晕目眩，面色无华，妇人月经量少，舌淡，苔白，脉细弱。治宜以活血攻毒、通经活络为大法；以中医天人相应观及中药归经理论为基础，以有毒中药为主，无毒中药为辅，以《周易》先天八卦的数字为剂量，从而形成八卦九宫阵形的活血壮骨攻毒汤进行对证治疗。选地龙为主药，地龙咸寒有小毒，以 2 数居兑位入肺经，行清热熄风、活络通痹之效。再以苦微甘温之鸡血藤，以 8 数居坤位入脾经，行行气补血、舒经活络之效；甘平之丝瓜络，以 1 数居乾

位入大肠经（肺与大肠相表里），行祛风通络、解毒之效；甘辛温之当归，以3数居离位入心经，行补血活血之效；苦温之骨碎补，以4数居震位入肝经，行补肝肾、强筋骨之效；苦平之桑寄生，以6数居坎位入肾经，行祛风湿、补肝肾、强筋骨之效；苦甘温之狗脊，以5数居巽位入胆经，行祛风湿、补肝肾、强腰膝之效；辛苦温之姜黄，以7数居艮位入胃经（脾与胃相表里），行通经止痛、破血行气之效；苦平之路路通，以9数居中宫位入十二经，行祛风活络、利水通经之效。苦辛温之黄酒，行经络而通痹塞，温血脉而散凝瘀；再加甘平之蜂蜜，行调和百药、清热解毒、滋补润燥之效。全方共奏强骨活血、攻毒活络之功。

方5：活血强骨攻毒汤

［**处方**］地龙 12.0　丝瓜络 11.0　骨碎补 15.0
祖师麻 13.0　路路通 19.0　桑寄生 16.0
白芍 14.0　炙黄芪 68.0　鸡血藤 17.0
黄酒 55mL　蜂蜜 55mL

［**用法**］同活血攻毒汤。

［**加减变化**］由于本病多为毒邪侵犯血虚之筋骨致血虚毒痹证，故以活血攻毒汤为基础，加强骨通络中药而成活血强骨攻毒汤。除黄酒、蜂蜜外，所有中药起始量以10g为基础单位，并需根据患者的年龄、病情轻重、肝肾功能及临床反应等递增变化。

［**方解**］本方为骨性关节炎（骨痹、白虎历节风）之血虚毒痹证而设。其病理机制多为邪毒损伤血虚之体之筋骨，痹阻气血经络。症见关节疼痛无力，肢体麻木，肌肉萎缩，关节变形、屈伸受限，头晕目眩，面色无华，妇人月经量少，舌淡，苔白，脉细弱。治宜以补血活血、攻毒通络为大法；以中医天人相应观及中药归经理论为基础，以有毒中药为主，无毒中药为辅，以《周易》先天八卦的数字为剂量，从而形成八卦九宫阵形的强骨活血攻毒汤进行对证治疗。选地龙、鸡血藤、祖师麻为主药，三味药皆属有毒品。地龙咸寒有小毒，以2数居兑位入肺经，行清热熄风、活络通痹之效；鸡血藤苦微甘温，以7数居艮位入胃经（脾与胃相表里），行行气补血、舒经活络之效；祖师麻辛苦温有小毒，以3数居离位入心经，行祛风除湿、通络散寒、散瘀止痛之效。再以甘平之丝瓜络，以1数居乾位入大肠经（肺与大肠相表里），行祛风通络、解毒之效；苦酸微寒之白芍，以4数居震位入肝经，行养血敛阴之效；苦温之骨碎补，以5数居巽位入胆经（肝与胆相表里），行补肾、活血、止血、续筋骨之效；苦平之桑寄生，以6数居坎位入肾经，行祛风湿、补肝肾、强筋骨之效；甘微温之炙黄芪，以8数居坤位入脾经，行补中益气、升举清阳之效，并助当归补血活血；苦平之路路通，以9数居中宫位入十二经，行祛风活络、利水通经之效。苦辛温之黄酒，行经络而通痹塞，温血脉而散凝瘀；再加甘平之蜂蜜，行调和百药、清热解毒、滋补润燥之效。

全方共奏补血活血、攻毒通络之功。

方6：活血健腰攻毒汤

［**处方**］地龙 12.0　丝瓜络 11.0　川芎 15.0
苏木 13.0　路路通 19.0　桑寄生 16.0
怀牛膝 14.0　炙乳香 18.0　鸡血藤 17.0
土鳖虫 4.0 研末冲服　黄酒 55mL　蜂蜜 55mL

［**用法**］同活血攻毒汤。

［**加减变化**］由于本病多为毒邪侵犯血虚之腰脊所致血虚毒痹证，故以活血攻毒汤为基础，加健腰通络中药而成活血健腰攻毒汤。除土鳖虫、黄酒、蜂蜜外，所有中药起始量以 10g 为基础单位，并需根据患者的年龄、病情轻重、肝肾功能及临床反应等递增变化。

［**方解**］本方为腰椎间盘突出症（腰痛、腰腿痛）之血虚毒痹证而设。其病理机制为邪毒损伤血虚之体之腰脊、下肢关节肌肉，痹阻经络气血。症见腰痛，下肢无力，肢体麻木，肌肉萎缩，屈伸受限，头晕目眩，面色无华，妇人月经量少，舌淡，苔白，脉细弱。治宜以健腰活血、攻毒通络为大法；以中医天人相应观及中药归经理论为基础，以有毒中药为主，无毒中药为辅，以《周易》先天八卦的数字为剂量，从而形成八卦九宫阵形的活血健腰攻毒汤进行对证治疗。选地龙、土鳖虫为主，二味药皆属有小毒之品。土鳖虫咸寒有小毒，以 4 数居震位入肝经，行破血逐瘀之效；地龙咸寒有小毒，以 2 数居兑位入肺经，行清热熄风、活络通痹之效。再以苦微甘温之鸡血藤，以 7 数居艮位入胃经（脾与胃相表里），行行气补血、舒经活络之效；甘平之丝瓜络，以 1 数居乾位入大肠经（肺与大肠相表里），行祛风通络、解毒之效；甘咸辛平之苏木，以 3 数居离位入心经，行活血祛瘀、消肿止痛之效；苦酸平之怀牛膝，以 4 数居震位入肝经，行疏利下行、能补能泄之效；辛温之川芎，以 5 数居巽位入胆经（肝与胆相表里），行活血行气、祛风止痛之效；苦平之桑寄生，以 6 数居坎位入肾经，行祛风湿、补肝肾、强筋骨之效；苦辛温之炙乳香，以 8 数居坤位入脾经，行活血止痛、舒筋消肿之效；苦平之路路通，以 9 数居中宫位入十二经，行祛风活络、利水通经之效。苦辛温之黄酒，行经络而通痹塞，温血脉而散凝瘀；再加甘平之蜂蜜，行调和百药、清热解毒、滋补润燥之效。全方共奏健腰活血、攻毒通络之功。

方7：活血止痛攻毒汤

［**处方**］地龙 12.0　细辛 11.0　川芎 15.0
祖师麻 13.0　路路通 19.0　桑寄生 16.0
白芍 14.0　当归 18.0　鸡血藤 17.0
黄酒 55mL　蜂蜜 55mL

［**用法**］同活血攻毒汤。

［**加减变化**］由于本病多为毒邪侵犯血虚之肌肉筋骨致血虚毒痹证，故以活血攻毒汤为基础，加镇痛通经中药而成活血止痛攻毒汤。除黄酒、蜂蜜外，所有中药起始量以 10g 为基础单位，并需根据患者的年龄、病情轻重、肝肾功能及临床反应等递增变化。

［**注意事项**］细辛注意事项同祛风攻毒汤。

［**方解**］本方为纤维肌痛综合征（周痹、肌痹、行痹）之血虚毒痹证而设。其病理机制为邪毒损伤血虚之体之筋骨、关节、肌肉，痹阻经络气血，经脉不通，不通则痛。症见关节、肌肉疼痛无力，肢体麻木，肌肉萎缩，关节变形、屈伸受限，头晕目眩，面色无华，妇人月经量少，舌淡，苔白，脉细弱。治宜以补血活血、攻毒通络为大法；以中医天人相应观及中药归经理论为基础，以有毒中药为主，无毒中药为辅，以《周易》先天八卦的数字为剂量，从而形成八卦九宫阵形的活血止痛攻毒汤进行对证治疗。选地龙、祖师麻、细辛为主药，三味药皆属有毒之品。咸寒有小毒之地龙，以 2 数居兑位入肺经，行清热熄风、活络通痹之效；祖师麻辛苦温有小毒，以 3 数居离位入心经，行祛风除湿、通络散寒、散瘀止痛之效。细辛辛温有毒，以 1 数居乾位入大肠经（肺与大肠相表里），行解表散寒止痛之效；再以苦酸微寒之白芍，以 4 数居震位入肝经，行养血敛阴之效；辛温之川芎，以 5 数居巽位入胆经（肝与胆相表里），行活血行气、祛风止痛之效；苦平之桑寄生，以 6 数居坎位入肾经，行祛风湿、补肝肾、强筋骨之效；选苦微甘温之鸡血藤，以 7 数居艮位入胃经（脾与胃相表里），行行气补血、舒经活络之效；甘辛温之当归，以 8 数居坤位入脾经，行补血活血之效；苦平之路路通，以 9 数居中宫位入十二经，行祛风活络、利水通经之效。苦辛温之黄酒，行经络而通痹塞，温血脉而散凝瘀；再加甘平之蜂蜜，行调和百药、清热解毒、滋补润燥之效。全方共奏补血活血、攻毒通络、止痛除痹之功。

（三）滋阴攻毒法

以滋阴中药为主，有毒攻毒中药为辅，具有滋阴清热，攻毒通络之效，治疗阴虚毒痹证的方法，称为滋阴攻毒法。本节介绍的滋阴攻毒法，以滋阴攻毒汤为主方，并根据合邪及病种不同，可衍化出滋阴攻毒加白汤、产后滋阴排毒汤、滋阴强脊攻毒汤、滋阴壮骨攻毒汤、健腰滋阴攻毒汤、滋阴止痛攻毒汤、强骨滋阴攻毒汤、润燥滋阴攻毒汤出等 8 种方剂。

方 1：滋阴攻毒汤

［**处方**］知母 11.0（中量 21.0，大量 31.0）
地龙 12.0（中量 22.0，大量 32.0）
牡丹皮 13.0（中量 23.0，大量 33.0）

炙鳖甲 14.0（中量 24.0，大量 34.0）

青蒿 15.0（中量 25.0，大量 35.0）

生地黄 16.0（中量 26.0，大量 36.0）

秦艽 17.0（中量 27.0，大量 37.0）

昆明山海棠 18.0 先煎 1h

路路通 19.0（中量 29.0，大量 39.0）

蜂蜜 55mL

［**用法**］混合，纳入蜂蜜水煎，第 1 次煎 15 分钟滤出，第 2 次煎 20 分钟滤出，第 3 次煎 25 分钟滤出，将 3 次滤出液分 5 次（2 天）饭后温服。

［**加减变化**］由于本类疾病多为毒邪侵犯阴虚之肌肉、关节致阴虚毒痹证，故宜使用滋阴攻毒汤。除昆明山海棠、蜂蜜剂量不变外，所有中药起始量以 10g 为基础单位，并需根据患者的年龄、病情轻重、肝肾功能及临床反应等递增变化。

［**注意事项**］同清热攻毒汤。

［**方解**］本方为风湿病（痹证）之阴虚毒痹证而设。其病理机制多为邪毒损害阴虚之体之筋骨，痹阻经络气血。症见肢体肌肉、关节疼痛、肿大、变形、僵硬，肌肤酸楚或不仁，筋肉挛缩，虚烦不寐，眼鼻干燥，口干不欲饮，五心烦热，潮热盗汗，下午尤甚，舌红，无苔，脉细数。治应以滋阴攻毒、清热润燥为大法；以中医天人相应观及中药归经理论为基础，以有毒中药为主，无毒中药为辅，以《周易》先天八卦的数字为剂量，从而形成八卦九宫阵形的滋阴攻毒汤进行对证治疗。选昆明山海棠、地龙为主药，二味药皆属有毒之品。昆明山海棠苦辛微温有毒，以 8 数居坤位入脾经，行祛风除湿、舒筋解毒、抑制免疫之效；地龙咸寒有小毒，以 2 数居兑位入肺经，行清热熄风、活血通痹之效。再以甘苦寒之知母，以 1 数居乾位入大肠经（肺与大肠相表里），行清热泻火、滋阴润燥之效；甘苦微寒之牡丹皮，以 3 数居离位入心经，行清热凉血、活血散瘀之效；咸寒之炙鳖甲，以 4 数居震位入肝经，行滋阴潜阳、软坚散结之效；苦寒之青蒿，以 5 数居巽位入胆经，行退虚热、清热解暑之效；甘苦寒之生地黄，以 6 数居坎位入肾经，行清热凉血、养阴生津之效；苦微寒之秦艽，以 7 数居艮位入胃经（脾与胃相表里），行退虚热、祛风湿、舒经活络之效；苦平之路路通，以 9 数居中宫位入十二经，行祛风活络、利水通经之效。以甘平能解毒、调和诸药之蜂蜜，以 55 天地之数为剂量，行清热、补中、润燥、止痛之功效。全方共奏滋阴攻毒、清热润燥、止痛除痹之功。

方 2：滋阴攻毒加白汤

［**处方**］白芷 12.0　槟榔 11.0　炙鳖甲 4.0

生地黄 13.0　怀牛膝 19.0　威灵仙 16.0

青蒿 14.0　　山慈菇 18.0　　土茯苓 67.0
白花蛇 4.0 研末冲服　　蜂蜜 55mL

［**用法**］同滋阴攻毒汤。

［**加减变化**］由于本病多为毒邪及尿酸毒侵犯阴虚之筋骨关节致阴虚毒痹证，故宜以滋阴攻毒汤为基础，加白花蛇、山慈姑而成滋阴攻毒加白汤。除白花蛇、山慈菇、蜂蜜外，所有中药起始量以 10g 为基础单位，并需根据患者的年龄、病情轻重、肝肾功能及临床反应等递增变化。

［**方解**］本方为痛风（痛痹、行痹、痛风、历节风）之阴虚毒痹证而设。其病理机制为邪毒损伤阴虚之体之筋骨，痹阻经络气血。症见腰膝酸痛或足跟疼痛，反复发作，日久不愈，时轻时重，五心烦热，两颧潮红，盗汗，身疲乏力，舌质嫩红或兼瘀斑，舌苔薄白或薄黄而干，脉细微数。治宜以滋阴攻毒、清热通络为大法；以中医天人相应观及中药归经理论为基础，以有毒中药为主，无毒中药为辅，以《周易》先天八卦的数字为剂量，从而形成八卦九宫阵形的滋阴攻毒加白汤进行对证治疗。选山慈菇、威灵仙、白花蛇、白芷为主药，四者皆属有毒之品。山慈菇甘微辛寒有小毒，以 8 数居坤位入脾经，行消肿散结、清热解毒之效；白花蛇甘苦寒有小毒，以 4 数居震位入肝经，行清热利湿、解毒之效；威灵仙辛咸温有毒，以 6 数居坎位入肾经，行祛风湿、通经络之效；辛温有小毒之白芷，以 2 数居兑位入肺经，行解表散寒、祛风止痛之效。再以苦辛温之槟榔，以 1 数居乾位入大肠经，行降气行水、消积之效；甘苦寒之生地黄，以 3 数居离位入心经，行清热凉血、养阴生津之效；甘淡平之土茯苓，以 7 数居艮位入胃经（脾与胃相表里），行解毒除湿、通利关节之效；苦寒之青蒿，以 4 数居震位入肝经，行退虚热之效；咸寒之炙鳖甲，以 5 数居巽位入胆经，行滋阴潜阳、软坚散结之效；苦酸平之怀牛膝，以 9 数居中宫位，行疏利下行、能补能泄之效；再加甘平之蜂蜜，行调和百药、清热解毒、滋补润燥之效。全方共奏滋阴攻毒、清热通络之效。

方 3：产后滋阴排毒汤

［**处方**］生地 12.0　　知母 11.0　　白花蛇舌草 15.0
丹皮 13.0　　路路通 19.0　　炙鳖甲 16.0
青蒿 14.0　　地龙 18.0　　秦艽 17.0
蜂蜜 55mL

［**用法**］同滋阴攻毒汤。

［**加减变化**］由于本病多为毒邪侵犯妇人产后阴虚之肌肉、关节致阴虚毒痹证，故以滋阴攻毒汤为基础，加通经活血中药而成产后滋阴排毒汤。除蜂蜜外，所有中药起始量以 10g 为基础单位，并需根据患者的年龄、病情轻重、肝肾功能及临床反应等递

增变化。

［**方解**］本方为妇人产后风湿病（产后痹）之阴虚毒痹证而设。其病理机制为邪毒损伤阴虚妇人之肌肉、关节，痹阻经络气血。症见肢体肌肉、关节疼痛、僵硬，肌肤酸楚或不仁，虚烦不寐，眼鼻干燥，口干不欲饮，五心烦热，潮热盗汗，下午尤甚，舌红，无苔，脉细数。治宜以滋阴排毒、清热润燥为大法；以中医天人相应观及中药归经理论为基础，以有毒中药为主，无毒中药为辅，以《周易》先天八卦的数字为剂量，从而形成八卦九宫阵形的产后滋阴排毒汤进行对证治疗。选地龙为主药，地龙咸寒有小毒，以 8 数居坤位入脾经，行清热熄风、活络通痹之效。再以甘苦寒之知母，以 1 数居乾位入大肠经（肺与大肠相表里），行清热泻火、滋阴润燥之效；甘苦寒之生地黄，以 2 数居兑位入肺经，行清热凉血、养阴生津之效；甘苦微寒之牡丹皮，以 3 数居离位入心经，行清热凉血、活血散瘀之效；苦寒之青蒿，以 4 数居震位入肝经，行退虚热、清热解暑之效；甘苦寒之白花蛇舌草，以 5 数居巽位入胆经，行清热利湿、解毒之效；咸寒之炙鳖甲，以 6 数居坎位入肾经，行滋阴潜阳、软坚散结之效；苦微寒之秦艽，以 7 数居艮位入胃经（脾与胃相表里），行退虚热、祛风湿、舒经活络之效；苦平之路路通，以 9 数居中宫位入十二经，行祛风活络、利水通经之效。再加甘平之蜂蜜，行调和百药、清热解毒、滋补润燥之效。全方共奏滋阴排毒、清热润燥之功。

方 4：滋阴强脊攻毒汤

［**处方**］地龙 12.0　　知母 11.0　　狗脊 15.0
牡丹皮 13.0　　路路通 19.0　　龟板胶 16.0
炙鳖甲 14.0　　雷公藤 18.0 先煎 1h　　秦艽 17.0
蜂蜜 55mL

［**用法**］同滋阴攻毒汤。

［**加减变化**］由于本病多为毒邪侵犯阴虚之腰脊关节致阴虚毒痹证，故以滋阴攻毒汤为基础，加强脊通络中药而成滋阴强脊攻毒汤。除雷公藤、蜂蜜外，所有中药起始量以 10g 为基础单位，并需根据患者的年龄、病情轻重、肝肾功能及临床反应等递增变化。

［**注意事项**］同清热攻毒汤。

［**方解**］本方为强直性脊柱炎（腰痛、骨痹、肾痹、竹节风、龟背风、大偻）之阴虚毒痹证而设。其病理机制为邪毒损害阴虚之体之督脉腰脊关节，痹阻经络气血。症见腰背疼痛，腰骶及项背强直畸形，活动功能障碍，胸廓不张，低热形羸，腰膝酸软，头晕目糊，耳鸣耳聋，舌质略红，少苔或薄白，脉沉细数，尺脉弱。治宜以滋补肝肾、攻毒强脊为大法；以中医天人相应观及中药归经理论为基础，以有毒中药为主，无毒中药为辅，以《周易》先天八卦的数字为剂量，从而形成八卦九宫阵形的滋阴强脊攻

毒汤进行对证治疗。选雷公藤、地龙为主药，二味药皆属有毒之品。雷公藤苦辛凉有大毒，以8数居坤位入脾经，行清热解毒、祛风除湿、舒筋通络、抑制免疫之效；地龙咸寒小毒，以2数居兑位入肺经，行清热熄风、活血通痹之效。再以甘苦寒之知母，以1数居乾位入大肠经（肺与大肠相表里），行清热泻火、滋阴润燥之效；甘苦微寒之牡丹皮，以3数居离位入心经，行清热凉血、活血散瘀之效；咸寒之炙鳖甲，以4数居震位入肝经，行滋阴潜阳、软坚散结之效；苦微寒之秦艽，以7数居艮位入胃经（脾与胃相表里），行退虚热、祛风湿、舒经活络之效；甘咸寒之龟板胶，以6数居坎位入肾经，行滋阴潜阳、益肾健骨之效；苦甘温之狗脊，以5数居巽位入胆经（肝与胆相表里），行祛风湿、补肝肾、强腰膝之效；苦平之路路通，以9数居中宫位入十二经，行祛风活络、利水通经之效。再加甘平之蜂蜜，行调和百药、清热解毒、滋补润燥之效。全方共奏滋补肝肾、攻毒强脊之功。

方5：滋阴壮骨攻毒汤

［**处方**］地龙 12.0　知母 11.0　骨碎补 15.0
牡丹皮 13.0　路路通 19.0　熟地黄 16.0
炙鳖甲 14.0　白花蛇舌草 18.0　秦艽 17.0
蜂蜜 55mL

［**用法**］同滋阴攻毒汤。

［**加减变化**］由于本病多为毒邪侵犯阴虚之筋骨致阴虚毒痹证，故以滋阴攻毒汤为基础，加壮骨通络中药而成活血壮骨攻毒汤。除蜂蜜外，所有中药起始量以10g为基础单位，并需根据患者的年龄、病情轻重、肝肾功能及临床反应等递增变化。

［**方解**］本方为骨质疏松症（骨痿、骨痹、骨极）之阴虚毒痹证而设。其病理机制多为邪毒损害阴虚、骨虚、骨弱之体之筋骨、关节，痹阻经络气血。症见腰膝酸软，虚热盗汗，头晕耳鸣，舌红，苔少，脉细数。治宜以滋阴攻毒、强脊壮骨为大法；以中医天人相应观及中药归经理论为基础，以有毒中药为主，无毒中药为辅，以《周易》先天八卦的数字为剂量，从而形成八卦九宫阵形的滋阴壮骨攻毒汤进行对证治疗。选地龙为主药，地龙咸寒有小毒，以2数居兑位入肺经，行清热熄风、活血通痹之效。再以甘苦寒之知母，以1数居乾位入大肠经（肺与大肠相表里），行清热泻火、滋阴润燥之效；甘苦微寒之牡丹皮，以3数居离位入心经，行清热凉血、活血散瘀之效；咸寒之炙鳖甲，以4数居震位入肝经，行滋阴潜阳、软坚散结之效；苦温之骨碎补，以5数居巽位入胆经（肝与胆相表里），行补肝肾、强筋骨之效；甘苦寒之生地黄，以6数居坎位入肾经，行清热凉血、养阴生津之效；苦微寒之秦艽，以7数居艮位入胃经（脾与胃相表里），行退虚热、祛风湿、舒经活络之效；甘苦寒之白花蛇舌草，以8数居坤位入脾经，行清热利湿、解毒之效；苦平之路路通，以9数居中宫位入十二经，

行祛风活络、利水通经之效。再加甘平之蜂蜜，行调和百药、清热解毒、滋补润燥之效。全方共奏滋阴攻毒、清热润燥、止痛除痹之功。

方6：滋阴健腰攻毒汤

［处方］ 地龙 12.0　知母 11.0　白芍 15.0
苏木 13.0　路路通 19.0　怀牛膝 16.0
炙鳖甲 14.0　白花蛇舌草 18.0　秦艽 17.0
土鳖虫 5.0 研末冲服　蜂蜜 55mL

［用法］ 同滋阴攻毒汤。

［加减变化］ 由于本病多为毒邪侵犯阴虚之腰椎关节致阴虚毒痹证，故以滋阴攻毒汤为基础，加健腰通络中药而成利湿健腰攻毒汤。除土鳖虫、蜂蜜外，所有中药起始量以 10g 为基础单位，并需根据患者的年龄、病情轻重、肝肾功能及临床反应等递增变化。

［方解］ 本方为腰椎间盘突出症（腰痛、腰腿痛）之阴虚毒痹证而设。其病理机制为邪毒损害阴虚之腰脊、下肢关节肌肉，痹阻经络气血。症见腰痛夜重，形体消瘦，肌肤酸楚或不仁，筋肉挛缩，咽干口燥，面红，失眠健忘，手足盗汗，男子遗精，女子月经量少，舌红，少苔，脉弦细数。治宜以健腰攻毒、滋阴清热为大法；以中医天人相应观及中药归经理论为基础，以有毒中药为主，无毒中药为辅，以《周易》先天八卦的数字为剂量，从而形成八卦九宫阵形的滋阴健腰攻毒汤进行对证治疗。选土鳖虫、地龙为主，二味药皆属有毒之品。土鳖虫咸寒有小毒，以 5 数居巽位入胆经（肝与胆相表里），行破血逐瘀之效；地龙咸寒有小毒，以 2 数居兑位入肺经，行清热熄风、活血通痹之效。再以甘苦寒之知母，以 1 数居乾位入大肠经（肺与大肠相表里），行清热泻火、滋阴润燥之效；甘咸辛平之苏木，以 3 数居离位入心经，行活血祛瘀、消肿止痛之效；咸寒之炙鳖甲，以 4 数居震位入肝经，行滋阴潜阳、软坚散结之效；苦酸微寒之白芍，以 5 数居巽位入胆经（肝与胆相表里），行养血调经、柔肝止痛之效；苦酸平之怀牛膝，以 6 数居坎位入肾经，行疏利下行、能补能泄之效；苦微寒之秦艽，以 7 数居艮位入胃经（脾与胃相表里），行退虚热、祛风湿、舒经活络之效；甘苦寒之白花蛇舌草，以 8 数居坤位入脾经，行清热利湿、解毒之效；苦平之路路通，以 9 数居中宫位入十二经，行祛风活络、利水通经之效。全方共奏健腰攻毒、滋阴清热之功。

方7：滋阴止痛攻毒汤

［处方］ 地龙 12.0　知母 11.0　姜黄 15.0
牡丹皮 13.0　路路通 19.0　炙鳖甲 16.0
白芍 14.0　白花蛇舌草 18.0　秦艽 17.0

蜂蜜 55mL

[**用法**] 同滋阴攻毒汤。

[**加减变化**] 由于本病多为毒邪侵犯阴虚之肌肉关节致阴虚毒痹证，故以滋阴攻毒汤为基础，加镇痛通经中药而成滋阴止痛攻毒汤。除蜂蜜外，所有中药起始量以 10g 为基础单位，并需根据患者的年龄、病情轻重、肝肾功能及临床反应等递增变化。

[**方解**] 本方为纤维肌痛综合征（周痹、肌痹、行痹）之阴虚毒痹证而设。其病理机制为邪毒损伤阴虚之筋骨关节，痹阻经络气血，经脉不通，不通则痛。症见肢体肌肉关节疼痛、肿大、变形、僵硬，肌肤酸楚或不仁，筋肉挛缩，虚烦不寐，眼鼻干燥，口干不欲饮，五心烦热，潮热盗汗，下午尤甚，舌红，无苔，脉细数。治宜以滋阴攻毒、清热润燥为大法；以中医天人相应观及中药归经理论为基础，以有毒中药为主，无毒中药为辅，以《周易》先天八卦的数字为剂量，从而形成八卦九宫阵形的滋阴止痛攻毒汤进行对证治疗。选地龙为主药，地龙咸寒有小毒，以 2 数居兑位入肺经，行清热熄风、活血通痹之效。再以甘苦寒之知母，以 1 数居乾位入大肠经（肺与大肠相表里），行清热泻火、滋阴润燥之效；甘苦微寒之牡丹皮，以 3 数居离位入心经，行清热凉血、活血散瘀之效；苦酸微寒之白芍，以 4 数居震位入肝经，行养血调经、柔肝止痛之效；辛苦温之姜黄，以 5 数居巽位入胆经（肝与胆相表里），行通经止痛、破血行气之效；咸寒之炙鳖甲，以 6 数居坎位入肾经，行滋阴潜阳、软坚散结之效；苦微寒之秦艽，以 7 数居艮位入胃经（脾胃相表里），行退虚热、祛风湿、舒经活络之效；甘苦寒之白花蛇舌草，以 8 数居坤位入脾经，行清热利湿、解毒之效；苦平之路路通，以 9 数居中宫位入十二经，行祛风活络、利水通经之效。甘平之蜂蜜，行调和百药、清热解毒、滋补润燥之效。全方共奏滋阴攻毒、清热润燥、止痛除痹之功。

方 8：滋阴强骨攻毒汤

[**处方**] 地龙 12.0　　知母 11.0　　老鹳草 15.0

牡丹皮 13.0　　路路通 19.0　　川牛膝 16.0

炙鳖甲 14.0　　白花蛇舌草 18.0　　秦艽 17.0

蜂蜜 55mL

[**用法**] 同滋阴攻毒汤。

[**加减变化**] 由于本病多为毒邪侵犯阴虚之筋骨致阴虚毒痹证，故以滋阴攻毒汤为基础，加强骨通络中药而成滋阴强骨攻毒汤。除蜂蜜外，所有中药起始量以 10g 为基础单位，并需根据患者的年龄、病情轻重、肝肾功能及临床反应等递增变化。

[**方解**] 本方为骨性关节炎（骨痹、白虎历节风）之阴虚毒痹证而设。其病理机制多为邪毒损害阴虚、骨虚、骨弱之筋骨关节，痹阻经络气血。症见骨节烦痛，局部轻微红肿，或不红不肿，甚至变形、屈伸不利、筋肉挛缩，伴长期低热、潮热颧白、五

心烦热、盗汗失眠、夜寐遗精、喘咳呕血，或消瘦、头晕耳鸣、消渴、大便干结，舌红，舌质有裂纹，苔光或薄黄，脉细数。治宜以滋阴攻毒、清热润燥为大法；以中医天人相应观及中药归经理论为基础，以有毒中药为主，无毒中药为辅，以《周易》先天八卦的数字为剂量，从而形成八卦九宫阵形的滋阴强骨攻毒汤进行对证治疗。选地龙为主药，地龙咸寒有小毒，以 2 数居兑位入肺经，行清热熄风、活血通痹之效。再以甘苦寒之知母，以 1 数居乾位入大肠经（肺与大肠相表里），行清热泻火、滋阴润燥之效；甘苦微寒之牡丹皮，以 3 数居离位入心经，行清热凉血、活血散瘀之效；咸寒之炙鳖甲，以 4 数居震位入肝经，行滋阴潜阳、软坚散结之效；辛苦平之老鹳草，以 5 数居巽位入胆经（肝与胆相表里），行祛风湿、通经络、清热毒、止泻痢之效；甘平微苦之川牛膝，以 6 数居坎位入肾经，行逐瘀通经、通利关节之效；苦微寒之秦艽，以 7 数居艮位入胃经（脾与胃相表里），行退虚热、祛风湿、舒经活络之效；甘苦寒之白花蛇舌草，以 8 数居坤位入脾经，行清热利湿、解毒之效；苦平之路路通，以 9 数居中宫位入十二经，行祛风活络、利水通经之效。全方共奏滋阴攻毒、清热润燥、止痛除痹之功。

方 9：滋阴润燥攻毒汤

［**处方**］地龙 12.0　知母 11.0　青蒿 15.0
牡丹皮 13.0　生甘草 19.0　生地 16.0
炙鳖甲 14.0　雷公藤 18.0 先煎 1h　秦艽 17.0
蜂蜜 55mL

［**用法**］同滋阴攻毒汤。

［**加减变化**］由于本病多为毒邪侵犯阴虚之口、眼、腮腺、关节致阴虚内热证，故以滋阴攻毒汤为基础，加清热润燥中药而成滋阴润燥攻毒汤。除雷公藤、蜂蜜外，所有中药起始量以 10g 为基础单位，并需根据患者的年龄、病情轻重、肝肾功能及临床反应等递增变化。

［**注意事项**］雷公藤注意事项同清热攻毒汤。

［**方解**］本方主要为干燥综合征（燥证、燥毒证、渴证）之阴虚内热证而设。其病理机制多为邪毒损害阴虚之筋骨关节，痹阻经络气血。症见长期低热缠绵，头晕且痛，面赤，口燥咽干，频频饮水，口角干裂，或伴反复腮腺肿痛，或发作性口腔溃疡，两眼干涩无泪，皮肤皲裂，粗糙脱屑，毛发枯槁不荣，肌肉瘦削，手足心热，心烦失眠，大便燥结，妇女阴道干涩，舌质红绛，苔干燥少津或干裂无苔，脉细数。治宜以滋阴攻毒、清热润燥为大法；以中医天人相应观及中药归经理论为基础，以有毒中药为主，无毒中药为辅，以《周易》先天八卦的数字为剂量，从而形成八卦九宫阵形的滋阴润燥攻毒汤进行对证治疗。选雷公藤、地龙为主，二味药皆属有毒之品。雷公藤苦辛凉有大毒，以 8 数居坤位入脾经，行清热解毒、祛风除湿、舒筋通络、抑制免疫之效；

地龙咸寒小毒，以2数居兑位入肺经，行清热熄风、活血通痹之效。再以甘苦寒之知母，以1数居乾位入大肠经（肺与大肠相表里），行清热泻火、滋阴润燥之效；甘苦微寒之牡丹皮，以3数居离位入心经，行清热凉血、活血散瘀之效；咸寒之炙鳖甲，以4数居震位入肝经，行滋阴潜阳、软坚散结之效；苦寒之青蒿，以5数居巽位入胆经，行退虚热、清热解暑之效；甘苦寒之生地黄，以6数居坎位入肾经，行清热凉血、养阴生津之效；苦微寒之秦艽，以7数居艮位入胃经（脾与胃相表里），行退虚热、祛风湿、舒经活络之效；甘平之生甘草，以9数居中宫位入十二经，行清热解毒、调和诸药之效。全方共奏滋阴攻毒、清热润燥之功。

（四）温阳攻毒法

以温阳散寒中药为主，以通经活络有毒中药为辅，具有温阳攻毒、散寒止痛、通经活络之效，能治疗阳虚毒痹证的方法，叫温阳攻毒法。本节介绍的温阳攻毒法，以温阳攻毒汤为主方，并根据合邪及病种不同，可衍化出温阳攻毒加蛇汤、产后温阳排毒汤、温阳强脊攻毒汤、温阳壮骨攻毒汤、温阳健腰攻毒汤、温阳止痛攻毒汤、温阳强骨攻毒汤、温阳润燥攻毒汤、温阳祛风散寒攻毒汤等9种方剂。

方1：温阳攻毒汤

［**处方**］花椒 11.0
干姜 12.0（中量 22.0，大量 32.0）
附子 13.0先煎2h
五加皮 14.0（中量 24.0，大量 34.0）
仙茅 15.0（中量 25.0，大量 35.0）
淫羊藿 16.0（中量 26.0，大量 36.0）
补骨脂 17.0（中量 27.0，大量 37.0）
肉桂 18.0（中量 28.0，大量 38.0）后下
大枣 19 枚（中量 29 枚，大量 39 枚）
黄酒 55mL
蜂蜜 55mL

［**用法**］同利湿攻毒汤。

［**加减变化**］由于本类疾病多为毒邪侵犯阳虚之筋骨关节致阳虚毒痹证，宜用温阳攻毒汤。除附子、花椒、黄酒、蜂蜜剂量不变外，所有中药起始量以10g为基础单位，并需根据患者的年龄、病情轻重、肝肾功能及临床反应等递增变化。

［**注意事项**］同散寒除湿攻毒汤。

［**方解**］本方为风湿病（痹证）之阳虚毒痹证而设，其病理机制多为邪毒损伤阳虚之筋骨关节，痹阻经络气血。症见关节冷痛、肿胀，畏寒肢冷，腰膝酸软无力，手

足不温，面色㿠白，形寒喜暖，上午尤甚，动则益甚，舌质淡胖嫩，舌苔白腻，脉沉细无力。治宜以温阳散寒、攻毒通络、止痛除痹为大法；以中医天人相应观及中药归经理论为基础，以有毒中药为主，无毒中药为辅，以《周易》先天八卦的数字为剂量，从而形成八卦九宫阵形的温阳攻毒汤进行对证治疗。选附子、仙茅、花椒为主药，三味药皆属有毒之品。附子辛甘大热有毒，以 3 数居离位入心经，行散寒止痛之效；花椒辛温有毒，以 1 数居乾位入大肠经（肺与大肠相表里），行温中散寒、除湿止痛之效；仙茅辛甘温有小毒，以 5 数居巽位入胆经（肝与胆相表里），治疗阳虚寒痹。辛苦大温之补骨脂，以 7 数居艮位入胃经（胃与脾相表里），行散寒壮阳之功；再以辛热之干姜，以 2 数居兑位入肺经，行温中回阳之效；辛苦温之五加皮，以 4 数居震位入肝经，行祛风湿、强筋骨之效；辛甘之淫羊藿，以 6 数居坎位入肾经，行滋补肝肾、壮阳之效；辛甘大热之肉桂，以 8 数居坤位入脾经，行温中补阳、散寒止痛之效；甘平之大枣，以 9 数居中宫位入十二经，行补脾益胃、缓和药性之效。以甘苦辛热有毒之黄酒为药引，以 55 天地之数为剂量，行能中能散、宣行药势、祛风、散寒利湿之效；再以甘平能解毒、调和诸药之蜂蜜，以 55 天地之数为剂量，行清热、补中、润燥、止痛之效。全方共奏温阳散寒、攻毒通络、止痛除痹之功。

方 2：温阳攻毒加蛇汤

［**处方**］花椒 12.0　锁阳 11.0　仙茅 15.0
茯苓 13.0　肉桂 19.0（后下）　淫羊藿 16.0
何首乌 14.0　威灵仙 18.0　绵萆薢 17.0
白花蛇 5.0（研末冲服）　蜂蜜 55mL

［**用法**］同祛风攻毒加菇汤。

［**加减变化**］由于本病多为毒邪侵犯阳虚之关节致阳虚毒痹证，故以温阳攻毒汤为基础，加白花蛇而成温阳攻毒加蛇汤。除白花蛇、花椒、蜂蜜外，所有中药起始量以 10g 为基础单位，并需根据患者的年龄、病情轻重、肝肾功能及临床反应等递增变化。

［**方解**］本方主要为痛风（痛痹、行痹、痛风、历节风）之阳虚毒痹证而设。其病理机制为肾阳虚衰，不能温煦关节，邪毒趁机损伤筋骨关节，痹阻经络气血。症见关节冷痛、肿胀，腰膝酸软无力，或足跟疼痛，反复发作，日久不愈，时轻时重，畏寒肢冷，手足不温，面色㿠白，形寒喜暖，上午尤甚，动则益甚，舌质淡胖嫩，舌苔白腻，脉沉细无力。治宜以温补肾阳、攻毒通经为大法；以中医天人相应观及中药归经理论为基础，以有毒中药为主，无毒中药为辅，以《周易》先天八卦的数字为剂量，从而形成八卦九宫阵形的温阳攻毒加蛇汤进行对证治疗。选白花蛇、威灵仙、何首乌、仙茅、花椒为主药，五者皆属有毒之品。白花蛇甘苦寒有小毒，以 5 数居巽位入胆经（肝与胆相表里），行清热利湿、解毒之效；威灵仙辛咸温有毒，以 8 数居坤位入脾经，

行祛风湿、通经络之效；何首乌苦甘涩微温有小毒，以 4 数居震位入肝经，行补益精血、解毒之效；仙茅辛甘温有小毒，以 5 数居巽位入胆经（肝与胆相表里），行治疗阳虚寒痹之效；辛温之花椒，以 2 数居兑位入肺经，行温中散寒、除湿止痛之效。再以甘温之锁阳，以 1 数居乾位入大肠经，行补肾阳、益精血之效；甘淡平之茯苓，以 3 数居离位入心经，行健脾补中、利水渗湿之效；苦平之绵萆薢，以 7 数居艮位入胃经（脾与胃相表里），行利湿去浊、祛风除痹之效；辛甘之淫羊藿，以 6 数居坎位入肾经，行滋补肝肾、壮阳之效；辛甘大热之肉桂，以 9 数居中宫位入十二经，行温中补阳、散寒止痛之效。全方共奏温补肾阳、攻毒通经之效。

方 3：产后温阳排毒汤

[处方] 干姜 12.0	花椒 11.0	仙茅 15.0
附子 13.0 先煎 2h	炙甘草 19.0	淫羊藿 16.0
五加皮 14.0	肉桂 18.0 后下	升麻 17.0
白花蛇 4.0 冲服	黄酒 55mL	蜂蜜 55mL

[用法] 同温阳攻毒汤。

[加减变化] 由于本病多为毒邪侵犯妇人产后阳虚之关节肌肉致阳虚毒痹证，故以温阳攻毒汤为基础，加排毒通络止痛中药。除附子、白花蛇、花椒、黄酒、蜂蜜外，所有中药起始量以 10g 为基础单位，并需根据患者的年龄、病情轻重、肝肾功能及临床反应等递增变化。

[注意事项] 附子注意事项同散寒除湿攻毒汤。

[方解] 本方为妇人产后风湿病（产后痹）之阳虚毒痹证而设。其病理机制为妇人产后阳虚，寒毒内生损伤肌肉关节筋骨，痹阻经络气血。症见关节冷痛，畏寒肢冷，腰膝酸软无力，手足不温，面色㿠白，形寒喜暖，上午尤甚，动则益甚，舌质淡胖嫩，舌苔白腻，脉沉细无力。治宜以温阳散寒、排毒通络、止痛除痹为大法；以中医天人相应观及中药归经理论为基础，以有毒中药为主，无毒中药为辅，以《周易》先天八卦的数字为剂量，从而形成八卦九宫阵形的产后温阳排毒汤进行对证治疗。选附子、花椒、白花蛇、升麻、仙茅为主药，五者皆属有毒之品。附子辛甘大热有毒，以 3 数居离位入心经，行回阳救逆、散寒止痛之效；升麻甘辛微寒有小毒，以 7 数居艮位入胃经，行疏风解表、升举阳气之效；仙茅辛甘温有小毒，以 5 数居巽位入胆经（肝与胆相表里），行治疗阳虚寒痹之效；白花蛇甘苦寒有小毒，以 4 数居震位入肝经，行清热利湿、解毒之效；花椒辛温有毒，以 1 数居乾位入大肠经（肺与大肠相表里），行温中散寒、除湿止痛之效。再以辛热之干姜，以 2 数居兑位入肺经，行温中回阳之效；辛苦温之五加皮，以 4 数居震位入肝经，行祛风湿、强筋骨之效；辛甘之淫羊藿，以 6 数居坎位入肾经，行滋补肝肾、壮阳之效；辛甘大热之肉桂，以 8 数居坤位入脾经，行温中补阳、散寒止

痛之效；以甘平之炙甘草，以 9 数居中宫位入十二经，行调和诸药、益气补中之效。苦辛温之黄酒，行经络而通痹塞，温血脉而散凝瘀；再加甘平之蜂蜜，行调和百药、清热解毒、滋补润燥之效。全方共奏温阳散寒、排毒通络、止痛除痹之功。

方 4：温阳强脊攻毒汤

［**处方**］僵蚕 12.0　花椒 11.0　仙茅 15.0
附子 13.0 先煎 2h　炙甘草 19.0　狗脊 16.0
五加皮 14.0　补骨脂 18.0　升麻 17.0
黄酒 55mL　蜂蜜 55mL

［**用法**］同温阳攻毒汤。

［**加减变化**］由于本病多为毒邪侵犯阳虚之腰脊关节致阳虚毒痹证，故以温阳攻毒汤为基础，加强脊通络中药而成温阳强脊攻毒汤。除附子、黄酒、蜂蜜外，所有中药起始量以 10g 为基础单位，并需根据患者的年龄、病情轻重、肝肾功能及临床反应等递增变化。

［**注意事项**］同散寒除湿攻毒汤。

［**方解**］本方为强直性脊柱炎（腰痛、骨痹、肾痹、竹节风、龟背风、大偻）之阳虚毒痹证而设。其病理机制为邪毒损害阳虚之督脉腰脊关节，痹阻经络气血。症见关节冷痛、肿胀，畏寒肢冷，腰膝酸软无力，手足不温，阳痿，面色㿠白，形寒喜暖，上午尤甚，动则益甚，舌质淡胖嫩，舌苔白腻，脉沉细无力。治宜以温阳散寒、强脊攻毒为大法；以中医天人相应观及中药归经理论为基础，以有毒中药为主，无毒中药为辅，以《周易》先天八卦的数字为剂量，从而形成八卦九宫阵形的温阳强脊攻毒汤进行对证治疗。选附子、花椒、仙茅、升麻为主药，四味药皆属有毒之品。附子辛甘大热有毒，以 3 数居离位入心经，行祛风除湿、止痹痛之效；花椒辛温有毒，以 1 数居乾位入大肠经（肺与大肠相表里），行温中散寒、除湿止痛之效；升麻甘辛微寒有小毒，以 7 数居艮位入胃经（脾与胃相表里），行疏风解表、升举阳气之效；仙茅辛甘温有小毒，以 5 数居巽位入胆经（肝与胆相表里），行治疗阳虚寒痹之效。再以咸辛平之僵蚕，以 2 数居兑位入肺经，行清热解毒之效；辛苦温之五加皮，以 4 数居震位入肝经，行祛风湿、强筋骨之效；苦甘温之狗脊，以 6 数居坎位入肾经，行祛风湿、补肝肾、强腰膝之效；辛苦大温之补骨脂，以 8 数居坤位入脾经，行补肾壮阳、固精缩尿、温脾止泻、纳气平喘之效；甘平之炙甘草，以 9 数居中宫位入十二经，行调和诸药、益气补中之效。苦辛温之黄酒，行经络而通痹塞，温血脉而散凝瘀；加甘平之蜂蜜，行调和百药、清热解毒、滋补润燥之效。全方共奏温阳散寒、攻毒通络、止痛除痹之功。

方 5：温阳壮骨攻毒汤

［**处方**］干姜 12.0　锁阳 11.0　仙茅 15.0

附子 13.0 先煎2h　　炙甘草 19.0　　狗脊 16.0

五加皮 14.0　　肉桂 18.0 后下　　升麻 17.0

黄酒 55mL　　蜂蜜 55mL

［**用法**］同利湿攻毒汤。

［**加减变化**］由于本病多为毒邪侵犯阳虚之筋骨、关节致阳虚毒痹证，故以温阳攻毒汤为基础，加强筋壮骨通络中药而成温阳壮骨攻毒汤。除附子、黄酒、蜂蜜外，所有中药起始量以 10g 为基础单位，并需根据患者的年龄、病情轻重、肝肾功能及临床反应等递增变化。

［**注意事项**］同散寒除湿攻毒汤。

［**方解**］本方为骨质疏松症（骨痿、骨痹、骨极）之阳虚毒痹证而设。其病理机制多为邪毒损害阳虚、骨虚、骨弱者之筋骨、关节，痹阻经络气血。症见腰膝酸软，动则气怯，神衰自汗，畏寒肢冷，腹部冷痛或五更泄泻，舌淡胖，苔白，脉沉细。治宜以温阳散寒、攻毒通络、止痛除痹为大法；以中医天人相应观及中药归经理论为基础，以有毒中药为主，无毒中药为辅，以《周易》先天八卦的数字为剂量，从而形成八卦九宫阵形的温阳壮骨攻毒汤进行对证治疗。选附子、升麻、仙茅为主药，三味药皆属有毒之品。附子温热有毒，以 3 数居离位入心经，行止痛除痹之效；升麻甘辛微寒有小毒，以 7 数居艮位入胃经（脾与胃相表里），行疏风解表、升举阳气之效；仙茅辛甘温有小毒，以 5 数居巽位入胆经（肝与胆相表里），祛风除湿，治腰膝冷痛及寒湿痹痛。苦甘温之狗脊，以 6 数居坎位入肾经，行祛风湿、补肝肾、强腰膝之效；再以甘温之锁阳，以 1 数居乾位入大肠经，行补肾阳、益精血之效；辛热之干姜，以 2 数居兑位入肺经，行温中回阳之效；辛苦温之五加皮，以 4 数居震位入肝经，行祛风湿、强筋骨之效；辛甘大热之肉桂，以 8 数居坤位入脾经，行温中补阳、散寒止痛之效；甘平之炙甘草，以 9 数居中宫位，行调和诸药、益气补中之效。苦辛温之黄酒，行经络而通痹塞，温血脉而散凝瘀；再加甘平之蜂蜜，行调和百药、清热解毒、滋补润燥之效。全方共奏温阳散寒、攻毒通络、止痛除痹之功。

方 6：温阳健腰攻毒汤

［**处方**］升麻 12.0　　锁阳 11.00　　仙茅 15.0

苏木 13.0　　炙甘草 19.0　　怀牛膝 16.0

骨碎补 14.0　　肉桂 18.0 后下　　制没药 17.0

土鳖虫 4.0 研末冲服　　黄酒 55mL　　蜂蜜 55mL

［**用法**］同散寒除湿攻毒汤。

［**加减变化**］由于本病多为毒邪损伤阳虚之腰椎关节致阳虚毒痹证，故以温阳攻毒汤为基础，加健腰通络中药而成温阳健腰攻毒汤。除土鳖虫、黄酒、蜂蜜外，所有中

药起始量以 10g 为基础单位，并需根据患者的年龄、病情轻重、肝肾功能及临床反应等递增变化。

[**注意事项**] 同温阳攻毒汤。

[**方解**] 本方为腰椎间盘突出症（腰痛、腰腿痛）之阳虚毒痹证而设。其病理机制为邪毒损害阳虚之腰脊、下肢关节肌肉，痹阻经络气血。症见腰痛昼重夜轻，畏寒喜暖，遇冷加重，得温则舒，面色㿠白，四肢不温，男子阳痿，女子月经衍期、量少，舌质淡胖，脉沉细无力。治宜以温阳健肾、散寒攻毒、通络止痛为大法；以中医天人相应观及中药归经理论为基础，以有毒中药为主，无毒中药为辅，以《周易》先天八卦的数字为剂量，从而形成八卦九宫阵形的温阳健腰攻毒汤进行对证治疗。选土鳖虫、仙茅、升麻为主药，三味药皆属有毒之品。土鳖虫咸寒有小毒，以 4 数居震巽位入肝经，行破血逐瘀之效；仙茅辛甘温有小毒，以 5 数居巽位入胆经（肝与胆相表里），祛风除湿，治腰膝冷痛及寒湿痹痛；升麻甘辛微寒有小毒，以 2 数居兑位入肺经，行升阳透发、透热泄毒、升举清阳之效。甘温之锁阳，以 1 数居乾位入大肠经（肺与大肠相表里），行补肾阳、益精血之效；甘咸辛平之苏木，以 3 数居离位入心经，行活血祛瘀、消肿止痛之效；苦温之骨碎补，以 4 数居震巽位入肝经，行补肝肾、强筋骨之效；甘苦酸之怀牛膝，以 6 数居坎位入肾经，行补肝肾、强筋骨之效；辛苦平之制没药，以 7 数居艮位入胃经（脾与胃相表里），行化瘀止痛、消肿生肌之效；辛甘大热之肉桂，以 8 数居坤位入脾经，行温中补阳、散寒止痛之效；甘平之炙甘草，以 9 数居中宫位，行调和诸药、益气补中之效。苦辛温之黄酒，行经络而通痹塞，温血脉而散凝瘀；再加甘平之蜂蜜，行调和百药、清热解毒、滋补润燥之效。全方共奏温阳健肾、散寒攻毒、通络止痛之功。

方 7：温阳止痛攻毒汤

[**处方**] 白芷 12.0　细辛 11.0　柴胡 15.0
附子 13.0 先煎 2h　炙甘草 19.0　仙茅 16.0
五加皮 14.0　肉桂 18.0 后下　升麻 17.0
黄酒 55mL　蜂蜜 55mL

[**用法**] 同利湿攻毒汤。

[**加减变化**] 由于本病多为毒邪侵犯阳虚之筋骨肌肉致阳虚毒痹证，故以温阳攻毒汤为基础，加镇痛通经中药而成温阳止痛攻毒汤。除细辛、附子、黄酒、蜂蜜外，所有中药起始量以 10g 为基础单位，并需根据患者的年龄、病情轻重、肝肾功能及临床反应等递增变化。

[**注意事项**] 同散寒除湿攻毒汤。

[**方解**] 本方为纤维肌痛综合征（周痹、肌痹、行痹）之阳虚毒痹证而设。其病

理机制为邪毒损伤阳虚之筋骨关节，痹阻经络气血，经脉不通，不通则痛。症见筋骨、肌肉与关节冷痛、肿胀、酸僵麻木，昼轻夜重，下肢筋脉挛短，屈伸不利，腰膝酸软无力，足跟酸痛，形寒肢冷，畏寒喜暖，手足不温，面色㿠白，口淡不渴，或面浮肢肿，或小便频数，男子阳痿，女子月经愆期量少，舌淡，苔白滑，脉沉弦无力。治宜以温阳散寒、攻毒通络、止痛除痹为大法；以中医天人相应观及中药归经理论为基础，以有毒中药为主，无毒中药为辅，以《周易》先天八卦的数字为剂量，从而形成八卦九宫阵形的温阳止痛攻毒汤，进行对证治疗。选附子、细辛、升麻、仙茅、白芷为主药，五味药皆属有毒之品。附子温热有毒，以 3 数居离位入心经，行止痛除痹之效；细辛辛温有毒，以 1 数居乾位入大肠经（肺与大肠相表里），行解表散寒止痛之效；升麻甘辛微寒有小毒，以 7 数居艮位入胃经（脾与胃相表里），行疏风解表、升举阳气之效；甘辛微寒之柴胡，以 5 数居巽位入胆经，行升举阳气之效；仙茅辛甘温有小毒，以 6 数居坎位入肾经，祛风除湿，治腰膝冷痛及寒湿痹痛；白芷辛温有小毒，以 2 数居兑位入肺经，行解表散寒、祛风止痛之效。再以辛甘大热之肉桂，以 8 数居坤位入脾经，行温中补阳、散寒止痛之效；辛苦温之五加皮，以 4 数居震位入肝经，行祛风湿、强筋骨之效；甘平之炙甘草，以 9 数居中宫位科十二经，行调和诸药、益气补中之效。苦辛温之黄酒，行经络而通痹塞，温血脉而散凝瘀；再加甘平之蜂蜜，行调和百药、清热解毒、滋补润燥之效。全方共奏温阳散寒、攻毒通络、止痛除痹之功。

方 8：温阳强骨攻毒汤

［**处方**］

白芷 12.0	花椒 11.0	仙茅 15.0
附子 13.0 先煎 2h	炙甘草 19.0	骨碎补 16.0
五加皮 14.0	肉桂 18.0 后下	升麻 17.0
黄酒 55mL	蜂蜜 55mL	

［**用法**］同利湿攻毒汤。

［**加减变化**］由于本病多为毒邪侵犯阳虚之筋骨关节致阳虚毒痹证，故以温阳攻毒汤为基础，加强骨通络中药而成温阳强骨攻毒汤。除附子、花椒、黄酒、蜂蜜外，所有中药起始量以 10g 为基础单位，并需根据患者的年龄、病情轻重、肝肾功能及临床反应等递增变化。

［**注意事项**］同散寒除湿攻毒汤。

［**方解**］本方为骨性关节炎（骨痹、白虎历节风）之阳虚毒痹证而设。其病理机制多为邪毒损害阳虚、骨虚、骨弱之筋骨关节，痹阻经络气血。症见关节冷痛、肿胀，畏寒肢冷，腰膝酸软无力，手足不温，面色㿠白，形寒喜暖，上午尤甚，动则益甚，小便清长，舌质淡胖嫩，舌苔白腻，脉沉细无力。治宜以温阳散寒、攻毒通络、止痛除痹为大法；以中医天人相应观及中药归经理论为基础，以有毒中药为主，无毒中药

为辅，以《周易》先天八卦的数字为剂量，从而形成八卦九宫阵形的温阳强骨攻毒汤，进行对证治疗。选附子、花椒、仙茅、升麻、白芷为主药，五味药皆属有毒之品。附子温热有毒，以3数居离位入心经，行止痛除痹之效；升麻甘辛微寒有小毒，以7数居艮位入胃经（脾与胃相表里），行疏风解表、升举阳气之效；仙茅辛甘温有小毒，以5数居巽位入胆经（肝与胆相表里），祛风除湿，治腰膝冷痛及寒湿痹痛；花椒辛温有毒，以1数居乾位入大肠经（肺与大肠相表里），行温中散寒、除湿止痛之效；白芷辛温有小毒，以2数居兑位入肺经，行解表散寒、祛风止痛之效。辛苦温之五加皮，以4数居震位入肝经，行祛风湿、强筋骨之效；苦温之骨碎补，以6数居坎位入肾经，行补肝肾、强筋骨之效；辛甘大热之肉桂，以8数居坤位入脾经，行温中补阳、散寒止痛之效；甘平之炙甘草，以9数居中宫位入十二经，行调和诸药、益气补中之效。苦辛温之黄酒，行经络而通痹塞，温血脉而散凝瘀；加甘平之蜂蜜，行调和百药、清热解毒、滋补润燥之效。全方共奏温阳散寒、攻毒通络、止痛除痹之功。

方9：温阳润燥攻毒汤

［**处方**］西洋参12.0 单煎兑服　麦冬11.0　仙茅15.0
附子13.0 先煎2h　炙甘草19.0　淫羊藿16.0
五加皮14.0　雷公藤18.0 先煎1h　黄精17.0
黄酒55mL　蜂蜜55mL

［**用法**］同利湿攻毒汤。

［**加减变化**］由于本病多为毒邪侵犯阳虚之口、眼、关节致阳虚毒痹证，故以温阳攻毒汤为基础，加润燥温阳中药而成温阳润燥攻毒汤。除附子、雷公藤、黄酒、蜂蜜外，所有中药起始量以10g为基础单位，并需根据患者的年龄、病情轻重、肝肾功能及临床反应等递增变化。

［**注意事项**］雷公藤注意事项同清热攻毒汤，其余同散寒除湿攻毒汤。

［**方解**］本方为干燥综合征（燥证、燥毒征、渴证）之阳虚毒痹证而设。其病理机制为邪毒损伤阳虚之口、眼、关节，痹阻经络气血。症见口眼干燥，体倦神疲，少气懒言，手足畏冷，心悸水肿，腰酸膝软，尿清便溏，关节肿痛不温，舌质淡嫩，舌体胖大有齿痕，脉迟缓无力。治宜以温阳散寒、攻毒通络、止痛除痹为大法；以中医天人相应观及中药归经理论为基础，以有毒中药为主，无毒中药为辅，以《周易》先天八卦的数字为剂量，从而形成八卦九宫阵形的温阳润燥攻毒汤进行对证治疗。选附子、雷公藤、仙茅为主药，三味药皆属有毒之品。雷公藤苦辛凉有大毒，以8数居坤位入脾经，行清热解毒、祛风除湿、舒筋通络、抑制免疫之效；附子温热有毒，以3数居离位入心经，行止痛除痹之效；仙茅辛甘温有小毒，以5数居巽位入胆经（肝与胆相表里），治疗阳虚寒痹；甘微苦寒之麦冬，以1数居乾位入大肠经（肺与大肠相表

里），行润肺、养阴、益胃生津之效；甘微苦之西洋参，以 2 数居兑位入肺经，行益肺阴、清虚火、生津止渴之效；辛苦温之五加皮，以 4 数居震位入肝经，行祛风湿、强筋骨之效；辛甘之淫羊藿，以 6 数居坎位入肾经，行滋补肝肾、壮阳之效；甘平之黄精，以 7 数居艮位入胃经（脾与胃相表里），行补气养阴、健脾润肺之效；甘平之炙甘草，以 9 数居中宫位，行调和诸药，益气补中之效。苦辛温之黄酒，行经络而通痹塞，温血脉而散凝瘀；加甘平之蜂蜜，行调和百药、清热解毒、滋补润燥之效。全方共奏温阳散寒、攻毒通络、止痛除痹之功。

方 10：温阳祛风散寒攻毒汤

［**处方**］细辛 12.0　　透骨草 11.0　　仙茅 15.0
制川乌 13.0 先煎 2h　　炙甘草 19.0　　羌活 16.0
海风藤 14.0　　青风藤 18.0　　昆明山海棠 17.0 先煎 1h
黑豆 55 颗　　黄酒 55mL　　蜂蜜 55mL

［**用法**］同利湿攻毒汤。

［**加减变化**］由于本病多为毒邪侵犯虚弱之经脉致虚毒痹阻证，故以扶正攻毒汤为基础，加散寒通经中药而成扶正祛风散寒攻毒汤。除昆明山海棠、细辛、黑豆、黄酒、蜂蜜外，所有中药起始量以 10g 为基础单位，并需根据患者的年龄、病情轻重、肝肾功能及临床反应等递增变化。

［**注意事项**］细辛、昆明山海棠注意事项见祛风攻毒汤，制川乌注意事项见散寒毒汤。

［**方解**］本方为雷诺综合征（脉痹、寒痹）之阳虚风寒毒痹证而设。其病理机制为邪毒损伤阳虚之脉致关节，痹阻经络气血，经脉不通，不通则痛。症见关节疼痛，呈游走性，双手指变白变紫、麻木，双手冰凉，易疲劳，双足彻夜难温，恶风寒，舌淡红，苔薄白，脉细涩。治宜以温阳祛风、散寒攻毒为大法；以中医天人相应观及中药归经理论为基础，以有毒中药为主，无毒中药为辅，以《周易》先天八卦的数字为剂量，从而形成八卦九宫阵形的温阳祛风散寒攻毒汤进行对证治疗。选昆明山海棠、制川乌、细辛、仙茅、青风藤为主药、将药，五味药皆属有毒之品。昆明山海棠苦辛微温有毒，以 7 数居艮位入胃经（脾与胃相表里），行祛风除湿、舒筋解毒、抑制免疫之效；制川乌辛苦热有毒，以 3 数居离位入心经，行祛风除湿、温经止痛之效；细辛为辛温有毒之品，故以 2 数居兑位入肺经，可行解表散寒止痛之功；仙茅辛甘温有小毒，以 5 数居巽位入胆经（肝与胆相表里），行补肾壮阳、驱寒除湿之效；选辛苦平有小毒之青风藤以 8 数居坤位入脾经，行祛风湿、通经络之效。再以辛温之透骨草，以 1 数居乾位入大肠经（肺与大肠相表里），行祛风除湿、舒筋活血之效，治风湿痹痛；辛苦微温之海风藤，以 4 数居震位入肝经，行祛风湿、通经络之效；辛苦温之羌活，以 6

数居坎位入肾经，行解表、解热、祛风湿之效；甘平之炙甘草，以9数居中宫位入十二经，行补中益气、调和药性之效。以甘平之黑豆以55天地之数为剂量，行解乌头毒、药毒之效；因本病主要为风寒之毒所致且以疼痛为主，故以甘苦辛热之黄酒为药引，以55天地之数，行能中能散、宣行药势、祛风、散寒利湿之效；再以甘平能解毒、调和诸药之蜂蜜，以55天地之数，行清热、补中、润燥、止痛之功效。全方共奏温经散寒、祛毒通络之功。再配以大毒的雷公藤片，以及放血排毒、火针泄毒、熏洗排毒、外敷拔毒等外治法，以辅助上述中药发挥以毒攻毒之效，从而达到毒去正安之目的。

（杨仓良）

第三节　护脏攻毒法

因所有疾病都可引起五脏的病理改变，但以邪毒伤脏，或虚邪恋毒，或心、肝、脾、肺、肾诸虚，毒邪乘虚而入引起脏器病变，故以扶正祛邪、保护内脏为治则，称为护脏攻毒法。本法可根据五脏不同而设护心攻毒汤、护肺攻毒汤、护肾攻毒汤、健脾攻毒汤、护肝攻毒汤等5种方剂。

方1：护心攻毒汤

［**处方**］麦冬11.0（中量21.0，大量31.0）
天冬12.0（中量22.0，大量32.0）
羊蹄根13.0（中量23.0，大量33.0）
丹参14.0（中量24.0，大量34.0）
生地黄15.0（中量25.0，大量35.0）
五味子16.0（中量26.0，大量36.0）
板蓝根17.0（中量27.0，大量37.0）
昆明山海棠18.0[先煎1h]
竹叶19.0（中量29.0，大量39.0）
绿豆55颗
蜂蜜55mL

［**用法**］同清热攻毒汤。

［**加减变化**］由于本证为毒邪入里或失治累及心脏致邪毒伤心证，宜使用护心攻毒汤。除昆明山海棠、绿豆、蜂蜜剂量不变外，所有中药起始量以10g为基础单位，并需根据患者的年龄、病情轻重、肝肾功能及临床反应等递增变化。

［**注意事项**］昆明山海棠注意事项祛风攻毒汤。

［**方解**］本方为邪毒伤心证而设。症见心悸、气短、劳累后明显，疲乏无力，低

热，胸闷憋气，或有胸膺疼痛，舌质淡或紫瘀，苔薄白，脉沉细或无力；或低热，两颧潮红、乏力、自汗盗汗，心悸气短，声低懒言，口干舌燥，舌红，苔薄或无，脉沉细或无力（肺肾两虚证）。治宜以清心泻火、攻毒通脉为大法；以中医天人相应观及中药归经理论为基础，以有毒中药为主，无毒中药为辅，以《周易》先天八卦的数字为剂量，从而形成八卦九宫阵形的护心攻毒汤进行对证治疗。选昆明山海棠、羊蹄根为主药，两味药皆属有毒之品。昆明山海棠苦辛微温有毒，以 8 数居坤位入脾经，行祛风除湿、舒筋解毒、抑制免疫之效；羊蹄根苦酸寒有小毒，以 3 数居离位入心经，行清热解毒、杀虫止痒之功；麦冬甘微苦微寒，以 1 数居乾位入大肠经（肺与大肠相表里），行养阴生津、润肺止咳之效；天冬甘苦寒，以 2 数居兑位入肺经，行养阴润燥、清肺生津之效。再以微寒苦之丹参，以 4 数居震位入肝经，行养血安神、活血祛瘀、凉血消痈之效；生地黄甘苦寒，以 5 数居巽位入胆经（肝与胆相表里），行清热凉血、养阴生津之效；五味子酸甘温，以 6 数居坎位入肾经，行收敛固涩、益气生津、补肾宁心之效；苦性寒之板蓝根，以 7 数居艮位入胃经，行清热解毒、凉血利咽之效；甘淡寒之竹叶，以 9 数居中宫位入十二经，行清热除烦、生津利尿之效。甘凉之绿豆，善清热解毒，又可解药毒，以 55 天地之数为剂量，行解毒之效；以甘平能解毒、调和诸药之蜂蜜，以 55 天地之数为剂量，行清热、补中、润燥、止痛之效。全方共奏清心泻火、攻毒通脉、止痛除痹之功。

方 2：护肺攻毒汤

［**处方**］升麻 11.0（中量 21.0，大量 31.0）
僵蚕 12.0（中量 22.0，大量 32.0）
泽漆 13.0（中量 23.0，大量 33.0）
蒲公英 14.0（中量 24.0，大量 34.0）
黄芩 15.0（中量 25.0，大量 35.0）
雷公藤 16.0 先煎 1h
板蓝根 17.0（中量 27.0，大量 37.0）
石膏 68.0（中量 78.0，大量 88.0）先煎 0.5h
生甘草 19.0（中量 29.0，大量 39.0）
绿豆 55 颗
蜂蜜 55mL

［**用法**］同清热攻毒汤。

［**加减变化**］由于本证为毒邪入里或失治累及肺脏致邪毒伤肺证，宜使用护肺攻毒汤。除雷公藤、绿豆、蜂蜜剂量不变外，所有中药起始量以 10g 为基础单位，并需根据患者的年龄、病情轻重、肝肾功能及临床反应等递增变化。

［**注意事项**］雷公藤注意事项见清热攻毒汤。

［**方解**］本方为邪毒伤肺证而设。症见胸痛，气喘，呼吸困难，咳嗽，咳痰黄臭，乏力，舌苔黄腻，脉滑细。治宜以清热润燥、护肺攻毒为大法；以中医天人相应观及中药归经理论为基础，以有毒中药为主，无毒中药为辅，以《周易》先天八卦的数字为剂量，从而形成八卦九宫阵形的护肺攻毒汤进行对证治疗。选雷公藤、泽漆、升麻为主药，三味药皆属有毒之品。雷公藤苦辛有大毒，以 6 数居坎位入肾经，行祛风除湿、活血通络、消肿止痛之效；泽漆辛苦微寒有毒，以 3 数居离位入心经，行行水化痰、杀虫止咳、解毒散结之效。白升麻辛微甘微寒有小毒，以 1 数居乾位入大肠经（肺与大肠相表里），行发表透疹、清热解毒、升举阳气之效；僵蚕咸辛平，以 2 数居兑位入肺经，行熄风止痉、祛风止疼、化痰散结之效；蒲公英甘平，以 4 数居震位入肝经，行清热解毒、消肿散结、利湿通淋之效；再以苦寒之黄芩，以 5 数居巽位入胆经，行清热燥湿、泻火解毒之效；板蓝根苦性寒，以 7 数居艮位入胃经，行清热解毒、凉血利咽之效；辛甘寒之石膏，以 8 数居坤位入脾经（脾与胃相表里），行清热泻火、清肺胃热之效；甘平之生甘草，以 9 数居中宫位入十二经，行清热解毒、调和诸药之效。甘凉之绿豆，善清热解毒，又可解药毒，以 55 天地之数为剂量，行解毒之效；以甘平能解毒、调和诸药之蜂蜜，以 55 天地之数为剂量，行清热、补中、润燥、止痛之效。全方共奏清热润燥、护肺攻毒、止痛通痹之功。

方 3：护肾攻毒汤

［**处方**］肉苁蓉 11.0（中量 21.0，大量 31.0）
玉竹 12.0（中量 22.0，大量 32.0）
茯苓 13.0（中量 23.0，大量 33.0）
生地黄 14.0（中量 24.0，大量 34.0）
昆明山海棠 15.0 [先煎 1h]
泽泻 16.0（中量 26.0，大量 36.0）
玄参 17.0（中量 27.0，大量 37.0）
山药 18.0（中量 28.0，大量 38.0）
通草 19.0（中量 29.0，大量 39.0）
全蝎 4.0 [研末冲服]
黑豆 55 颗
黄酒 55mL
蜂蜜 55mL

［**用法**］同祛风攻毒汤。

［**加减变化**］由于本证为毒邪入里或失治累及肾脏致邪毒伤肾证，宜使用护肾攻毒

汤。除昆明山海棠、全蝎、黑豆、黄酒、蜂蜜剂量不变外，所有中药起始量以 10g 为基础单位，并需根据患者的年龄、病情轻重、肝肾功能及临床反应等递增变化。

[**注意事项**] 昆明山海淀注意事项见祛风攻毒汤。

[**方解**] 本方主要为邪毒伤肾证而设。本证可见两个证型，分别是寒湿毒痹证和湿热毒痹证。寒湿毒痹证，症见腰背肌肉冷痛，重着黏滞，痛有定处，畏冷，面色萎白，神疲乏力，腰酸腿软，双下肢浮肿，舌淡白，苔白，脉弦紧。湿热毒痹证，症见腰痛，烦热溲黄，或血尿或小便不利，血压偏高，舌红，苔黄腻，脉滑数。治宜以补肾养阴、利水攻毒为大法；以中医天人相应观及中药归经理论为基础，以有毒中药为主，无毒中药为辅，本方以《周易》先天八卦的数字为剂量，从而形成八卦九宫阵形的护肾攻毒汤进行对证治疗。选昆明山海棠、全蝎为主药，两味药皆属有毒之品。昆明山海棠为苦辛微温有毒之品，以 5 数居巽位入胆经（肝与胆相表里），可行祛风除湿、舒筋解毒和抑制免疫反应之功效；由于本证以邪毒伤肾和疼痛为主证，故再加辛平有毒之全蝎，以 4 数居震位入肝经，行熄风镇痉、攻毒散结、通络止痛之效。肉苁蓉甘咸温，以 1 数居乾位入大肠经，行补肾阳、益精血之效；玉竹甘性平，以 2 数居兑位入肺经，行养阴润燥、生津止渴之效；再以甘淡平之茯苓，以 3 数居离位入心经，行利水渗湿、健脾和中之效；甘苦寒之生地黄，以 4 数居震位入肝经，行清热凉血、养阴生津之效；甘淡寒之泽泻，以 6 数居坎位归肾经，行利水渗湿、泄热之效；苦咸寒之玄参，以 7 数居艮位入胃经，行清热凉血、滋阴降火之效；甘平之山药，以 8 数居坤位入脾经，行健脾补肺、固肾益精之效；甘淡之通草，以 9 数居中宫位入十二经，行清热利尿之效。以甘平之黑豆以 55 天地之数为剂量，行解乌头毒、药毒之效；以甘苦辛热有毒之黄酒为药引，以 55 天地之数为剂量，行能中能散、宣行药势、祛风、散寒利湿之效；以甘平能解毒、调和诸药之蜂蜜，以 55 天地之数为剂量，行清热、补中、润燥、止痛之效。全方共奏补肾养阴、利水攻毒、止痛通痹之功。

方 4：健脾攻毒汤

[**处方**] 太子参 11.0（中量 21.0，大量 31.0）
党参 12.0（中量 22.0，大量 32.0）
当归 13.0（中量 23.0，大量 33.0）
绵萆薢 14.0（中量 24.0，大量 34.0）
昆明山海棠 15.0 先煎 1h
汉防己 16.0（中量 25.0，大量 35.0）
炒白术 17.0（中量 27.0，大量 37.0）
山药 18.0（中量 28.0，大量 38.0）
炙甘草 19.0（中量 29.0，大量 39.0）

全蝎 4.0研末冲服

蜂蜜 55mL

［**用法**］同祛风攻毒汤。

［**加减变化**］由于本证为毒邪入里或失治累及脾脏致邪毒伤脾证，宜使用健脾攻毒汤。除昆明山海棠、全蝎、蜂蜜剂量不变外，所有中药起始量以 10g 为基础单位，并需根据患者的年龄、病情轻重、肝肾功能及临床反应等递增变化。

［**注意事项**］昆明山海棠注意事项见祛风攻毒汤。

［**方解**］本方为邪毒伤脾证而设。症见胃脘疼痛，腹痛，食纳欠佳，胸脘憋闷，恶心呕吐，大便溏泻，肢体活动障碍，甚者肌肉萎缩不用，舌淡，苔白，脉弦紧或滑或实或细数或沉细；或肢体疼痛困重，活动不利，肿胀，汗出热不退，或身热不扬，纳呆，舌苔微腻，脉紧浮缓。治宜以健脾益气、护脾攻毒为大法；以中医天人相应观及中药归经理论为基础，以有毒中药为主，无毒中药为辅，并以《周易》先天八卦的数字为剂量，从而形成八卦九宫阵形的护脾攻毒汤进行对证治疗。选昆明山海棠、全蝎、汉防己为主药，三味药皆属有毒之品。昆明山海棠为苦辛微温有毒之品，以 5 数居巽位入胆经（肝与胆相表里），可行祛风除湿、舒筋解毒和抑制免疫反应之效；全蝎为辛平有毒之品，以 4 数居震位入肝经，可行解毒散结、通络止痛之功效；汉防己为苦辛寒有小毒之品，以 6 数居坎位入肾经（肾与膀胱相表里），行祛风湿、止痛利水之效。太子参甘微苦性平，以 1 数居乾位入大肠经（肺与大肠相表里），行补气生津之效；甘平之党参，以 2 数居兑位入肺经，行补脾益肺，养血生津之效；当归甘辛温，以 3 数居离位入心经，行补血活血之效；酸温之绵萆薢，以 4 数居震位入肝经，行祛风利湿之效；苦甘温之炒白术，以 7 数居艮位入胃经（脾与胃相表里），行补气健脾、燥湿利水之效；甘平之山药以 8 数居坤位入脾经，行益气养肺、补脾肺肾之效；以甘平之炙甘草，以 9 数居中宫位入十二经，行健脾益气、调和胃之效。以甘平能解毒、调和诸药之蜂蜜，以 55 天地之数为剂量，行清热、补中、润燥、止痛之效。全方共奏健脾益气、护脾攻毒之功。

方 5：健脾润燥攻毒汤

［**处方**］太子参 11.0（中量 21.0，大量 31.0）

麦冬 12.0（中量 21.0，大量 31.0）

板蓝根 13.0（中量 23.0，大量 33.0）

乌贼骨 14.0（中量 24.0，大量 34.0）

败酱草 15.0（中量 25.0，大量 35.0）

昆明山海棠 16.0先煎 1h

白花蛇舌草 17.0（中量 27.0，大量 37.0）

薏苡仁 18.0（中量 28.0，大量 39.0）

生甘草 19.0（中量 29.0，大量 39.0）

蜂蜜 55mL

［**用法**］同祛风攻毒汤。

［**加减变化**］由于本证为毒邪入里或失治累及脾脏致邪毒伤脾证，宜使用健脾润燥攻毒汤。除昆明山海棠、蜂蜜剂量不变外，所有中药起始量以 10g 为基础单位，并需根据患者的年龄、病情轻重、肝肾功能及临床反应等递增变化。

［**注意事项**］昆明山海棠注意事项见祛风攻毒汤。

［**方解**］本方为干燥综合征邪毒伤脾证而设。症见咽痛，咽干，吞咽困难，腹胀，纳差，便秘，舌体胖，苔腻，脉滑数。治宜以健脾益气、护脾攻毒为大法；以中医天人相应观及中药归经理论为基础，以有毒中药为主，无毒中药为辅，并以《周易》先天八卦的数字为剂量，从而形成八卦九宫阵形的健脾润燥攻毒汤进行对证治疗。选昆明山海棠为主药，属有毒之品。昆明山海棠为苦辛微温有毒之品，以 6 数居坎位入肾经，可行祛风除湿、舒筋解毒和抑制免疫反应之功效。太子参甘微苦性平，以 1 数居乾位入大肠经（肺与大肠相表里），甘微苦寒之麦冬，以 2 数居兑位入肺经，行养阴生津、润肺止咳之效；苦寒之板蓝根，以 3 数居离位入心经，行清热解毒、凉血之效；咸涩温之乌贼骨，以 4 数居震位入肝经，行制酸止痛之效；辛苦凉之败酱草，以 5 数居巽位入胆经（肝与胆相表里），可行清热解毒、祛痰排脓之功效；甘淡凉之白花蛇舌草，以 7 数居艮位入胃经，行清热解毒、消痈散结之效；微寒之薏苡仁，以 8 数居坤位入脾经，行利水渗湿、健脾除痹之效；甘平之生甘草，以 9 数居中宫位，行清热解毒、调和诸药之效；以甘平能解毒、调和诸药之蜂蜜，以 55 天地之数为剂量，行清热、补中、润燥、止痛之效。全方共奏健脾益气、护脾攻毒之功。

方 6：护肝攻毒汤

［**处方**］制商陆 11.0

五味子 12.0（中量 22.0，大量 32.0）

紫草 13.0（中量 23.0，大量 33.0）

柴胡 14.0（中量 24.0，大量 34.0）

虎杖 15.0（中量 25.0，大量 35.0）

寒水石 16.0（中量 26.0，大量 36.0）

板蓝根 17.0（中量 27.0，大量 37.0）

昆明山海棠 18.0 先煎 1h

生甘草 19.0（中量 29.0，大量 39.0）

蜂蜜 55mL

［用法］同清热攻毒汤。

［加减变化］由于本证为毒邪入里或失治累及肝脏致邪毒伤肝证，宜使用护肝攻毒汤，除昆明山海棠、全蝎、蜂蜜剂量不变外，所有中药起始量以 10g 为基础单位，并需根据患者的年龄、病情轻重、肝肾功能及临床反应等递增变化。

［注意事项］昆明山海棠注意事项同祛风攻毒汤，制商陆注意事项同利湿攻毒汤。

［方解］本方主要为邪毒伤肝证而设。症见黄疸，乏力，厌食，低热，肝脏中度至重度肿大，肝功能轻度异常，极少数病人可出现严重肝功能损害、重度黄疸及肝功能衰竭，甚至危及生命，舌质红，舌苔黄腻，脉弦数。治宜以泻肝胆火、清热利湿解毒为大法，以中医天人相应观及中药归经理论为基础，以有毒中药为主，无毒中药为辅，以《周易》先天八卦的数字为剂量，从而形成八卦九宫阵形的护肝攻毒汤进行对证治疗。选制商陆、昆明山海棠为主药，两味药皆属有毒之品。制商陆辛平有毒，以 1 数居乾位入大肠经，行泄下利水、消肿散结、增强免疫之效；昆明山海棠为苦辛微温有毒之品，以 8 数居坤位入脾经，可行祛风除湿，舒筋解毒和抑制免疫反应之功效；酸甘温之五味子，以 2 数居兑位入肺经，行收敛固涩、益气生津及护肝之效；甘咸寒之紫草以 3 数居离位入心经，可行清热凉血、活血解毒之功效；苦寒之虎杖，以 5 数居巽位入胆经（肝与胆相表里），行清热利湿之效；咸寒辛之寒水石，故以 6 数居巽位入肾经，行清热降火之效；板蓝根苦性寒，以 7 数居艮位入胃经，行清热解毒、凉血利咽之效；甘平之生甘草，以 9 数居中宫位，行清热解毒、调和诸药之效；以甘平能解毒、调和诸药之蜂蜜，以 55 天地之数为剂量，行清热、补中、润燥、止痛之效。全方共奏温阳散寒、攻毒通络、止痛除痹之功。

第四节　护腑攻毒法

因所有疾病也可引起六腑的病理改变，以邪毒伤腑引起腑气不通，功能紊乱为病机，故以扶正祛邪、通泄六腑为治则，故称为护腑攻毒法。邪毒容易侵犯胃、肠、脑、胰，故设清胃攻毒汤、护肠攻毒汤、泻胰攻毒汤、清脑攻毒汤等 4 种方剂。

方 1：清胃攻毒汤

［处方］白花蛇舌草 11.0（中量 21.0，大量 31.0）
败酱草 12.0（中量 22.0，大量 32.0）
黄连 13.0（中量 23.0，大量 33.0）
木瓜 14.0（中量 24.0，大量 34.0）
佛手 15.0（中量 25.0，大量 35.0）

炒薏苡仁 16.0（中量 26.0，大量 36.0）

昆明山海棠 17.0 先煎1h

佩兰 18.0（中量 28.0，大量 38.0）

生甘草 19.0（中量 29.0，大量 39.0）

蜂蜜 55mL

［**用法**］同利湿攻毒汤。

［**加减变化**］由于本证为毒邪入里或失治累及胃腑致邪毒伤胃证，宜使用清胃攻毒汤。除昆明山海棠、蜂蜜剂量不变外，所有中药起始量以 10g 为基础单位，并需根据患者的年龄、病情轻重、肝肾功能及临床反应等递增变化。

［**注意事项**］昆明山海棠注意事项见祛风攻毒汤。

［**方解**］本方为邪毒伤胃证而设。症见胃脘疼痛，腹痛，食欲减退，胸脘憋闷，恶心呕吐，大便不调，舌淡，苔白，脉弦紧、或滑、或实、或细数、或沉细。治宜以清热解毒、护胃攻毒为大法；以中医天人相应观及中药归经理论为基础，以有毒中药为主，无毒中药为辅，并以《周易》先天八卦的数字为剂量，从而形成八卦九宫阵形的清胃攻毒汤进行对证治疗。选昆明山海棠为主药，本品为有毒之品。昆明山海棠苦辛微温有毒，以 7 数居艮位入胃经（脾与胃相表里），行祛风除湿、舒筋解毒和抑制免疫反应之功效。白花蛇舌草以 1 数居乾位入大肠经，行清热利湿、解毒之效；辛苦微寒之败酱草，以 2 数居兑位入肺经，行清热解毒、消痈排脓、祛瘀止痛之效；苦寒之黄连，以 3 数居离位入心经，行清热燥湿、泻火解毒之效；选酸温之木瓜，以 4 数居震位入肝经，行舒筋活络之效；取辛苦温之佛手，以 5 数居巽位入胆经（肝与胆相表里），以疏肝理气、和胃止痛、燥湿化痰；甘淡寒之炒薏苡仁，以 6 数居坎位入肾经，行健脾渗湿、除痹止泻、清热排脓之效；辛平之佩兰，以 8 数居坤位入脾经，行芳香化湿解表之效；甘平之生甘草，以 9 数居中宫位入十二经，行清热解毒、调和诸药之效。再以甘平能解毒、调和诸药之蜂蜜，以 55 天地之数为剂量，行清热、补中、润燥、止痛之效。全方共奏清热解毒、护胃攻毒之功。

方 2：护肠攻毒汤

［**治则**］清热利湿，护肠攻毒，以护肠攻毒汤治之。

［**处方**］白头翁 11.0（中量 21.0，大量 31.0）

黄芩 12.0（中量 22.0，大量 32.0）

黄连 13.0（中量 23.0，大量 33.0）

秦皮 14.0（中量 24.0，大量 34.0）

白芍 15.0（中量 25.0，大量 35.0）

山药 16.0（中量 26.0，大量 36.0）

昆明山海棠 17.0 先煎 1h

白花蛇舌草 18.0（中量 28.0，大量 38.0）

生甘草 19.0（中量 29.0，大量 39.0）

蜂蜜 55mL

［**用法**］同利湿攻毒汤。

［**加减变化**］由于本证为毒邪入里或失治累及大肠致邪毒伤肠证，宜使用护肠攻毒汤。除昆明山海棠、蜂蜜剂量不变外，所有中药用起始量以 10g 为基础单位，并需根据患者的年龄、病情轻重、肝肾功能及临床反应等递增变化。

［**注意事项**］同清胃攻毒汤。

［**方解**］本方为邪毒伤肠证而设。症见腹痛，腹胀，腹泻，黏液便或便血，排便不畅，舌质胖大，舌苔黄腻，脉滑数。治宜以清热解毒、清肠攻毒为大法；以中医天人相应观及中药归经理论为基础，以有毒中药为主，无毒中药为辅，以《周易》先天八卦的数字为剂量，从而形成八卦九宫阵形的清肠攻毒汤进行对证治疗。选昆明山海棠、白头翁为主药，两味皆属有毒之品。昆明山海棠苦辛微温有毒，以 7 数居艮位入胃经（脾与胃相表里），行祛风除湿、舒筋解毒和抑制免疫反应之效；白头翁寒苦有小毒，以 1 数居乾位入大肠经，行清热凉血、解毒止痢之效。再以苦寒之黄芩，以 2 数居兑位入肺经，行清热燥湿、泻火解毒之效；苦寒之黄连，以 3 数居离位入心经，行清热燥湿、泻火解毒之效；苦涩寒之秦皮，以 4 数居震位入肝经，行清热解毒、利水去湿、散血消肿之效；苦酸微寒之白芍，以 5 数居巽位入胆经（肝与胆相表里），行养血调经、柔肝止痛之效；以甘平之山药，以 6 数居坎位入肾经，行健脾补肺、固肾益精之效；甘苦寒之白花蛇舌草，以 8 数居坤位入脾经，行清热利湿、解毒之效；甘平之生甘草，以 9 数居中宫位入十二经，行清热解毒、调和诸药之效。加甘平之蜂蜜，行调和百药、清热解毒、滋补润燥之效。全方共奏清热解毒、清肠攻毒之功。

方 3：泻胰攻毒汤

［**处方**］大黄 11.0（中量 21.0，大量 31.0）

虎杖 12.0（中量 22.0，大量 32.0）

金银花 13.0（中量 23.0，大量 33.0）

金钱草 24.0（中量 34.0，大量 44.0）

柴胡 15.0（中量 25.0，大量 35.0）

昆明山海棠 16.0 先煎 1h

地龙 17.0（中量 27.0，大量 37.0）

白花蛇舌草 18.0（中量 28.0，大量 38.0）

生甘草 19.0（中量 29.0，大量 39.0）

蜂蜜 55mL

［**用法**］同清热攻毒汤。

［**加减变化**］由于本证为毒邪入里或失治累及胰腺致邪毒伤胰证，宜使用泻胰攻毒汤。除昆明山海棠、蜂蜜剂量不变外，所有中药起始量以 10g 为基础单位，并需根据患者的年龄、病情轻重、肝肾功能及临床反应等递增变化。

［**注意事项**］昆明山海棠注意事项见祛风攻毒汤。

［**方解**］本方为邪毒伤胰证而设。症见上腹部剧烈疼痛，呕吐和发热，舌质红，舌苔黄腻，脉弦数。治宜以清热解毒、护胰攻毒为大法；以中医天人相应观及中药归经理论为基础，以有毒中药为主，无毒中药为辅，以《周易》先天八卦的数字为剂量，从而形成八卦九宫阵形的护胰攻毒汤进行对证治疗。故选昆明山海棠、大黄、地龙为主药，三者皆为有毒之品。大黄以 1 数居乾位入大肠经，行泄下利水、消肿散结之效；昆明山海棠为苦辛微温有毒之品，故以 6 数居坎位入肾经（肾与膀胱相表里），可行祛风除湿、舒筋解毒和抑制免疫反应之功效；地龙咸寒有小毒，以 7 数居艮位入胃经，行清热熄风、活血通痹之效。苦寒之虎杖，以 2 数居兑位入肺经，行清热利湿之效；金银花甘寒，以 3 数居离位入心经，行清热解毒之效；甘苦凉之金钱草，以 4 数居震位入肝经，可行清热解毒利水之功效；选柴胡辛苦微寒之品，以 5 数巽坎位入胆经（肝与胆相表里），可行疏肝解郁、和解表里之功效；甘苦寒之白花蛇舌草，以 8 数居坤位入脾经，行清热利湿、解毒之效；甘平之生甘草，以 9 数居中宫位，行清热解毒、调和诸药之效。以甘平能解毒、调和诸药之蜂蜜，以 55 天地之数为剂量，行清热、补中、润燥、止痛之效。全方共奏清热解毒、攻毒利水之功。

方 4：清脑攻毒汤

［**处方**］重楼 11.0（中量 21.0，大量 31.0）
连翘 12.0（中量 22.0，大量 32.0）
大青叶 13.0（中量 23.0，大量 33.0）
水牛角 14.0（中量 24.0，大量 34.0）
大黄 15.0（中量 25.0，大量 35.0）
生地黄 16.0（中量 26.0，大量 36.0）
地龙 17.0（中量 27.0，大量 37.0）
昆明山海棠 18.0 先煎 1h
竹叶 19.0（中量 29.0，大量 39.0）
蜈蚣 5.0 研末冲服
牛黄 3.0 研末冲服
蜂蜜 55mL

［**用法**］同利湿攻毒汤。

[**加减变化**] 由于本证为毒邪入里或失治伤及大脑致邪毒伤脑证，宜使用清脑攻毒汤。除昆明山海棠、蜈蚣、牛黄、蜂蜜剂量不变外，所有中药起始量以 10g 为基础单位，并需根据患者的年龄、病情轻重、肝肾功能及临床反应等递增变化。

[**注意事项**] 昆明山海棠注意事项见祛风攻毒汤。

[**方解**] 本方为邪毒伤脑证所设。症见头疼，呕吐，抽搐，昏迷（一过性），舌苔白腻，脉滑，弦数。治宜以清心开窍、攻毒通脉为大法；以中医天人相应观及中药归经理论为基础，以有毒中药为主，无毒中药为辅，以《周易》先天八卦的数字为剂量，从而形成八卦九宫阵形的清脑攻毒汤进行对证治疗。选昆明山海棠、大黄、地龙为主药，三味皆属有毒之品。昆明山海棠苦辛微温有毒，以 8 数居坤位入脾经，行祛风除湿、舒筋解毒、抑制免疫反应之效；大黄以 5 数居巽位入胆经，行泄下利水、消肿散结之效；地龙咸寒有小毒，以 7 数居艮位入胃经，行清热熄风、活血通痹之效。重楼苦辛寒有小毒，以 1 数居乾位入大肠经，行清热解毒、熄风定惊之效；再以苦微寒之连翘，以 2 数居兑位入肺经，行清热解毒、消肿散结之效、苦寒之大青叶，以 3 数居离位入心经，清热解毒，凉血消斑；苦酸咸寒之水牛角，以 4 数居震位入肝经，行清热凉血、解毒定惊之效；甘苦寒之生地黄，以 6 数居坎位入肾经，行清热凉血、养阴生津之效；选咸温有毒之蜈蚣，以 5 数居巽位入胆经（肝与胆相表里），行通络止痛之效；苦甘凉之牛黄，以 3 数居离位入心经，行清心化痰、利胆镇惊之效；甘淡寒之竹叶，以 9 数居中宫位入十二经，行清热除烦、生津利尿之效。再加甘平之蜂蜜，行调和百药、清热解毒、滋补润燥之效。全方共奏清心开窍、攻毒通脉之功。

第五节　护筋（骨）攻毒法

因所有疾病，尤其是风湿病为主的引起筋、骨、脉的病理改变，邪毒痹阻经络而引起筋、骨及关节的病理损害，故以活血止痛、通经攻毒为治则，其法故称为护筋（骨）攻毒法。由于邪毒易侵犯筋、骨、脉，故设护筋攻毒汤、壮骨攻毒汤、通脉攻毒汤、通脉润燥攻毒汤等 4 种方剂。

方 1：护筋攻毒汤

[**处方**] 透骨草 11.0（中量 21.0，大量 31.0）
穿山龙 12.0（中量 22.0，大量 32.0）
当归 13.0（中量 23.0，大量 33.0）
海风藤 14.0（中量 24.0，大量 34.0）
鸡血藤 15.0（中量 25.0，大量 35.0）

牛膝 16.0（中量 26.0，大量 36.0）

昆明山海棠 17.0先煎1h

伸筋草 18.0（中量 28.0，大量 38.0）

生甘草 19.0（中量 29.0，大量 39.0）

黄酒 55mL

蜂蜜 55mL

［**用法**］同清热攻毒汤。

［**加减变化**］由于本证为毒邪入里或失治致邪毒伤筋证，宜使用护筋攻毒汤。除昆明山海棠、黄酒、蜂蜜剂量不变外，所有中药起始量以 10g 为基础单位，并需根据患者的年龄、病情轻重、肝肾功能及临床反应等递增变化。

［**注意事项**］昆明山海棠注意事项见祛风攻毒汤。

［**方解**］本方为邪毒伤筋证而设。本证可出现两型，即寒湿毒痹证和湿热毒痹证。寒湿毒痹证，症见筋脉拘挛、抽掣、疼痛、酸胀沉重、抬举困难，遇阴雨天加重，得暖则舒，神疲乏力，四肢末端出现手套、袜套样分布麻木感、感觉减退、振动感丧失，遇冷后发白或发紫（雷诺现象），四肢抬举无力、酸痛重着，遇冷痛剧，舌淡，苔白腻，脉沉细或浮紧。湿热毒痹证，症见筋脉疼痛如掣，胀痛或灼痛，遇热痛甚，胸胁苦满，口苦，咽干，舌红，舌苔厚腻，脉濡数。治宜以舒筋通络、攻毒止痛为大法；以中医天人相应观及中药归经理论为基础，以有毒中药为主，无毒中药为辅，以《周易》先天八卦的数字为剂量，从而形成八卦九宫阵形的护筋攻毒汤进行对证治疗。选昆明山海棠、透骨草为主药，两味药皆属有毒之品。昆明山海棠为苦辛微温有毒之品，故以 7 数居艮位入胃经（脾与胃相表里），可行祛风除湿、舒筋解毒和抑制免疫反应之功效；透骨草辛苦温有小毒，以 1 数居乾位入大肠经，行祛风胜湿、活血止痛之效。再以平苦之穿山龙，以 2 数居兑位入肺经，行祛风除湿、舒筋活络、活血止疼之效；甘辛温之当归，以 3 数居离位入心经，行补血活血、养血敛阴之效；微温辛苦之海风藤，以 4 数居震位入肝经，行祛风除湿、通络止痛、缓解拘挛、宣肺散寒之效；苦甘温之鸡血藤，以 5 数居巽位入胆经（肝与胆相表里），行活血补血、舒筋活络之效；苦甘酸平之牛膝，以 6 数居坎位入肾经，行活血通经、补肝肾之效；温辛微苦之伸筋草，以 8 数居坤位入脾经，行除湿消肿、舒筋活血之效；甘平之生甘草，以 9 数居中宫位，行清热解毒、调和诸药之效。以甘苦辛热有毒之黄酒为药引，以 55 天地之数为剂量，行能中能散、宣行药势、祛风、散寒利湿之效；再以甘平能解毒调和诸药之蜂蜜，以 55 天地之数为剂量，行清热、补中、润燥、止痛之效。全方共奏舒筋通络、攻毒止痛之功。

方 2：壮骨攻毒汤

［**处方**］肉苁蓉 11.0（中量 21.0，大量 31.0）

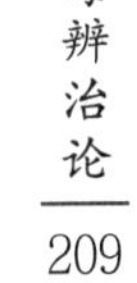

僵蚕 12.0（中量 22.0，大量 32.0）

当归 13.0（中量 23.0，大量 33.0）

川续断 14.0（中量 24.0，大量 34.0）

五加皮 15.0（中量 25.0，大量 35.0）

地龙 16.0（中量 26.0，大量 36.0）

露蜂房 17.0

昆明山海棠 18.0 先煎1h

炙甘草 19.0（中量 29.0，大量 39.0）

黑豆 55 颗

黄酒 55mL

蜂蜜 55mL

［**用法**］同上利湿攻毒汤。

［**加减变化**］由于本证为毒邪入里或失治致邪毒伤骨证，宜使用壮骨攻毒汤。除昆明山海棠、黑豆、黄酒、蜂蜜剂量不变外，所有中药起始量以 10g 为基础单位，并需根据患者的年龄、病情轻重、肝肾功能及临床反应等递增变化。

［**注意事项**］昆明山海棠注意事项见祛风攻毒汤。

［**方解**］本方为邪毒伤骨证而设。症见疼痛固定，筋腱拘挛，屈伸不利，肢体沉重酸痛，昼轻夜重，阴冷天病势加重，舌淡，苔薄或白腻，脉弦紧；或产生湿热毒痹证，症见关节红肿焮痛，屈伸不利，身热不扬，汗出烦心，口苦黏腻，关节积液，下肢肿痛浮肿，小便黄赤，舌红，苔黄腻，脉滑数。治应以补肾强筋、壮骨攻毒为大法；以中医天人相应观及中药归经理论为基础，以有毒中药为主，无毒中药为辅，以《周易》先天八卦的数字为剂量，从而形成八卦九宫阵形的壮骨攻毒汤进行对证治疗。故选昆明山海棠、露蜂房、地龙为主药，三味药皆属有毒之品。昆明山海棠为苦辛微温有毒之品，故以 8 数居坤位入脾经，可行祛风除湿、舒筋解毒和抑制免疫反应之效；露蜂房甘平有小毒，以 7 数居艮位入胃经，行祛风攻毒、杀虫止痛之功；地龙咸寒有小毒，以 6 数居坎位入肾经（肾与膀胱相表里），行清热平肝、熄风止痉之效。肉苁蓉甘、酸、咸而温，以 1 数居乾位入大肠经，行补肾助阳之效；僵蚕咸辛平，以 2 数居兑位入肺经，行熄风止痉、祛风止疼、化痰散结之效；甘辛温之当归，以 3 数居离位入心经，行补血活血、养血敛阴之效；苦辛甘之川续断，以 4 数居震位入肝经，行滋补肝肾、养筋骨之效；辛苦温之五加皮，以 5 数居震位入胆经，行祛风湿，强筋骨之效；甘平之炙甘草，以 9 数居中宫位，行调和诸药、益气补中之效。以甘平之黑豆，以 55 天地之数为剂量，行解乌头毒、药毒之效；以甘苦辛热有毒之黄酒为药引，以 55 天地之数为剂量，行能中能散、宣行药势、祛风、散寒利湿之效；再以甘平能解毒、调和诸药之蜂蜜，以 55 天地之数为剂量，行清热、补中、润燥、止痛之效。全方共奏温补

肾强筋、壮骨攻毒之功。

方3：通脉攻毒汤

［**处方**］桃仁 11.0（中量 21.0，大量 31.0）

地龙 12.0（中量 22.0，大量 32.0）

重楼 13.0

紫草 14.0（中量 24.0，大量 34.0）

赤芍 15.0（中量 25.0，大量 35.0）

牡丹皮 16.0（中量 26.0，大量 36.0）

白花蛇舌草 17.0（中量 27.0，大量 37.0）

昆明山海棠 18.0[先煎 1h]

生甘草 19.0（中量 29.0，大量 39.0）

绿豆 55 颗

蜂蜜 55mL

［**用法**］同清热攻毒汤。

［**加减变化**］由于本证为毒邪入里或失治致邪毒伤脉证，宜使用通脉攻毒汤。除昆明山海棠、绿豆、蜂蜜剂量不变外，所有中药起始量以 10g 为基础单位，并需根据患者的年龄、病情轻重、肝肾功能及临床反应等递增变化。

［**注意事项**］昆明山海棠注意事项见祛风攻毒汤。

［**方解**］本方主要为邪毒伤脉证而设。症见肢体疼痛肿胀，皮肤不仁，皮色暗黑或苍白，瘀斑；或关节酸楚，下肢沉重、麻木、皮色苍白或青紫，日久肢体肿痛、皮色紫红加重、萎缩，舌暗有瘀点或瘀斑，脉涩、或数、或脉弱、或无脉。治宜以清热通脉、活络攻毒为大法；以中医天人相应观及中药归经理论为基础，以有毒中药为主，无毒中药为辅，以《周易》先天八卦的数字为剂量，从而形成八卦九宫阵形的通脉攻毒汤进行对证治疗。选昆明山海棠、桃仁、地龙、重楼为主药，四味药皆属有毒之品。昆明山海棠为苦辛微温有毒之品，故以 8 数居坤位入脾经，可行祛风除湿、舒筋解毒和抑制免疫反应之功效；桃仁苦甘平有小毒，以 1 数居乾位入大肠经（肺与大肠相表里），行活血祛瘀之效；地龙咸寒有小毒，以 2 数居兑位入肺经，行清热平肝、熄风止痉之功；重楼苦微寒有小毒，以 3 数居离位入心经，行清热解毒、消肿止痛之效；再以甘咸寒之紫草，以 4 数居震位入肝经，行凉血解毒之效。苦微寒之赤芍，以 5 数居巽位入胆经（肝与胆相表里），行清热凉血、散瘀止痛之效；辛苦微寒之牡丹皮，以 6 数居坎位入肾经，行清热凉血、活血化瘀之效；甘淡凉之白花蛇舌草，以 7 数居艮位入胃经，行清热解毒、消痈散结之效；甘平之生甘草，以 9 数居中宫位入十二经，行清热解毒、调和诸药之效；以甘凉之绿豆，善清热解毒，又可解药毒，以 55 天地之数为剂量，行解毒之效；

以甘苦辛热有毒之黄酒为药引，以55天地之数为剂量，行能中能散、宣行药势、祛风、散寒利湿之效；再以甘平能解毒、调和诸药之蜂蜜，以55天地之数为剂量，行清热、补中、润燥、止痛之效。全方共奏清热通脉、活络攻毒之功。

方4：通脉润燥攻毒汤

［**处方**］忍冬藤11.0（中量21.0，大量31.0）

地龙12.0（中量22.0，大量32.0）

重楼13.0

紫草14.0（中量24.0，大量34.0）

姜黄15.0（中量25.0，大量35.0）

牡丹皮16.0（中量26.0，大量36.0）

白花蛇舌草17.0（中量27.0，大量37.0）

昆明山海棠18.0[先煎1h]

生甘草19.0（中量29.0，大量39.0）

绿豆55颗

蜂蜜55mL

［**用法**］同清热攻毒汤。

［**加减变化**］由于本证为毒邪入里或失治致邪毒伤脉证，宜使用通脉润燥攻毒汤。除昆明山海棠、重楼、绿豆、蜂蜜剂量不变外，所有中药起始量以10g为基础单位，并需根据患者的年龄、病情轻重、肝肾功能及临床反应等递增变化。

［**注意事项**］昆明山海棠注意事项见祛风攻毒汤。

［**方解**］本方主要为干燥综合征之邪毒伤脉证而设。症见头晕、头痛、晕厥，下肢青筋暴露，舌红，苔微黄，脉数或无脉。治宜以清热通脉、活络攻毒为大法；以中医天人相应观及中药归经理论为基础，以有毒中药为主，无毒中药为辅，以《周易》先天八卦的数字为剂量，从而形成八卦九宫阵形的通脉润燥攻毒汤进行对证治疗。选昆明山海棠、重楼、地龙为主药，三味药皆属有毒之品。昆明山海棠为苦辛微温有毒之品，故以8数居坤位入脾经，可行祛风除湿、舒筋解毒和抑制免疫反应之效；地龙咸寒有小毒，以2数居兑位入肺经，行清热平肝、熄风止痉之功；重楼苦微寒有小毒，以3数居离位入心经，行清热解毒、消肿止痛之功。苦寒之忍冬藤，以1数居乾位入大肠经（肺与大肠相表里），行清热解毒、疏风通络之效；再以甘咸寒之紫草，以4数居震位入肝经，行凉血解毒之效；辛苦温之姜黄，以5数居巽位入胆经（肝与胆相表里），行破血行气、通经止痛之效；微寒辛苦之牡丹皮，以6数居坎位入肾经，行清热凉血、活血化瘀之效；甘淡凉之白花蛇舌草，以7数居艮位入胃经，行清热解毒、消痈散结之效；甘平之生甘草，以9数居中宫位，行清热解毒、调和诸药之效。以甘凉之绿豆，

善清热解毒，又可解药毒，以55天地之数为剂量，行解毒之效；再以甘平能解毒、调和诸药之蜂蜜，以55天地之数为剂量，行清热、补中、润燥、止痛之效。全方共奏清热通脉、活络攻毒之功。

第六节　其他攻毒法

因所有疾病，尤其是风湿病可引起血液、眼目以及邪毒内陷等病理改变，邪毒痹阻血液及经络而引起血热、眼目及毒陷于内的病理损害，故治疗以凉血攻毒、护目攻毒、托里攻毒为治则，其法称为其他攻毒法，特设凉血攻毒汤、护目攻毒汤、托里攻毒汤等3种方剂。

方1：凉血攻毒汤

［**处方**］玄参11.0（中量21.0，大量31.0）
葎草12.0（中量22.0，大量32.0）
羊蹄根13.0（中量23.0，大量33.0）
生地黄14.0（中量24.0，大量34.0）
赤芍15.0（中量25.0，大量35.0）
牡丹皮16.0（中量26.0，大量36.0）
白花蛇舌草17.0（中量27.0，大量37.0）
寒水石18.0（中量28.0，大量38.0）
生甘草19.0（中量29.0，大量39.0）
制马钱子0.4 研末，分次冲服
全蝎4.0 研末冲服
蜂蜜55mL

［**用法**］混合，第1次煎15分钟滤出，第2次煎20分钟滤出，第3次煎25分钟滤出，将3次滤出液与蜂蜜混合后，分早、中、早（一天半）3次饭后温服。

［**加减变化**］由于本证为毒邪入里或失治致邪毒伤血证，故宜使用凉血攻毒汤。除制马钱子、全蝎、蜂蜜剂量不变外，所有中药起始量以10g为基础单位，并需根据患者的年龄、病情轻重、肝肾功能及临床反应等递增变化。

［**注意事项**］马钱子注意事项见清热散寒攻毒汤。

［**方解**］本方为邪毒伤血证而设。症见头晕，乏力，心悸，气短，自汗，乏力，皮疹，舌淡，苔白，脉沉细无力，或见四肢发斑，鼻及牙龈出血，便血，舌红，少苔或光苔，脉细数或弦细数。治宜以养阴清热、凉血攻毒为大法；以中医天人相应观及中药归经理论为基础，以有毒中药为主，无毒中药为辅，以《周易》先天八卦的数字为

剂量，从而形成八卦九宫阵形的凉血攻毒汤进行对证治疗。选制马钱子、全蝎、羊蹄根为主药，三味药皆属有毒之品。由于本证为邪毒伤血之证，有虚虚实实之虑，故用甘寒有大毒之制马钱子，以 4 数居震位入肝经，行通络止痛、解毒散结之效，能治寒热错杂痹证；再加辛平有毒之全蝎，以 4 数居震位入肝经，行熄风镇痉、攻毒散结、通络止痛之效；羊蹄根苦酸寒有小毒，以 3 数居离位入心经，行清热解毒、杀虫止痒之功。苦咸寒之玄参，以 1 数居乾位入大肠经，行清热凉血、滋阴降火之效；甘苦寒之葎草，以 2 数居兑位入肺经，行清热解毒、利尿通淋之效；再以甘苦寒生地黄，以 4 数居震位入肝经，行清热凉血、养阴生津之效；苦微寒之赤芍，以 5 数居巽位入胆经，行清热凉血、散瘀止痛之效；苦辛微凉之牡丹皮，以 6 数居坎位入肾经，行清热凉血、活血化瘀之效；甘苦寒之白花蛇舌草，以 7 数居艮位入胃经，行清热利湿、解毒之效；咸寒辛之寒水石，以 8 数居坤位入脾经，行清热降火之效；甘平之生甘草，以 9 数居中宫位入十二经，行清热解毒、调和诸药之效。再加甘平之蜂蜜，行调和百药、清热解毒、滋补润燥之效；以甘苦辛热有毒之黄酒为药引，以 55 天地之数为剂量，行能中能散、宣行药势、祛风、散寒利湿之效；再以甘平能解毒、调和诸药之蜂蜜，以 55 天地之数为剂量，行清热、补中、润燥、止痛之效。全方共奏养阴清热、凉血攻毒之功。

方 2：护目攻毒汤

［**处方**］升麻 11.0（中量 21.0，大量 31.0）
野菊花 12.0（中量 22.0，大量 32.0）
生地黄 13.0（中量 23.0，大量 33.0）
刺蒺藜 14.0（中量 24.0，大量 34.0）
密蒙花 15.0（中量 25.0，大量 35.0）
知母 16.0（中量 26.0，大量 36.0）
板蓝根 17.0（中量 27.0，大量 37.0）
昆明山海棠 18.0先煎 1h
生甘草 19.0（中量 29.0，大量 39.0）
绿豆 55 颗
蜂蜜 55mL

［**用法**］同清热攻毒汤。

［**加减变化**］由于本证为毒邪入里或失治致邪毒伤目证，故宜使用护目攻毒汤。制昆明山海棠、绿豆、蜂蜜剂量不变外，所有中药起始量以 10g 为基础单位，并需根据患者的年龄、病情轻重、肝肾功能及临床反应等递增变化。

［**注意事项**］昆明山海棠注意事项见祛风攻毒汤。

［**方解**］本方主要为邪毒伤目证而设。症见目睛疼痛、畏光羞明、流泪、视力模糊

不清等，舌红，苔黄，脉弦。治宜以清肝明目、护目攻毒为大法；以中医天人相应观及中药归经理论为基础，以有毒中药为主，无毒中药为辅，以《周易》先天八卦的数字为剂量，从而形成八卦九宫阵形的护目攻毒汤进行对证治疗。选昆明山海棠、升麻为主药，两味药皆属有毒之品。昆明山海棠为苦辛微温有毒之品，故以8数居坤位入脾经，可行祛风除湿、舒筋解毒和抑制免疫反应之效；升麻辛微甘微寒有小毒，以1数居乾位入大肠经（肺与大肠相表里），行发表透疹、清热解毒、升举阳气之效。再以苦辛凉之野菊花，以2数居兑位入肺经，行疏风散热、清肝明目、清热解毒之效；甘苦寒之生地黄，以3数居离位入心经，行清热凉血、养阴生津之效；苦辛之刺蒺藜，以4数居震位入肝经，行潜阳、清肝明目之效；密蒙花甘微寒，以5数居巽位入胆经（肝与胆相表里），行清热泻火、养肝明目、退翳之效；苦甘寒之知母，以6数居坎位入肾经，行清热泻火、滋阴润燥之效；板蓝根苦性寒，以7数居艮位入胃经，行清热解毒、凉血利咽之效；甘平之生甘草，以9数居中宫位入十二经，行清热解毒、调和诸药之效。以甘凉之绿豆，善清热解毒，又可解药毒，以55天地之数为剂量，行解毒之效；以甘平能解毒、调和诸药之蜂蜜，以55天地之数为剂量，行清热、补中、润燥、止痛之效。全方共奏清肝明目、护目攻毒之功。

方3：托里攻毒汤

［**处方**］制商陆 11.0

升麻 12.0（中量 22.0，大量 32.0）

连翘 13.0（中量 23.0，大量 33.0）

重楼 14.0

柴胡 15.0（中量 25.0，大量 35.0）

雷公藤 16.0先煎1h

当归 17g（中量 27.0，大量 37.0）

炙黄芪 68.0（中量 78.0，大量 88.0）

生甘草 19.0（中量 29.0，大量 39.0）

土鳖虫 4.0研末冲服

黄酒 55mL

蜂蜜 55mL

［**用法**］同祛风攻毒汤。

［**加减变化**］由于本证为毒邪入里或失治致疮毒内陷证，故宜使用托里攻毒汤。除雷公藤、制商陆、土鳖虫、黄酒、蜂蜜剂量不变外，所有中药起始量以10g为基础单位，并需根据患者的年龄、病情轻重、肝肾功能及临床反应等递增变化。

［**注意事项**］制商陆注意事项见利湿攻毒汤，雷公藤注意事项见清热攻毒汤。

［**方解**］本方主要为疮毒内陷证而设。病理机制为邪毒侵表，伤及皮毛肌表，肌表气血运行受阻，毒伤血脉肌肤，而引起疮疡肿毒，邪毒内陷于里。症见疮周皮色紫暗，疮面肉色秽暗，并伴神疲体倦、面色失华等脾虚、气血虚弱症状。治宜以补气托疮、活血攻毒为大法；以中医天人相应观及中药归经理论为基础，以有毒中药为主，无毒中药为辅，以《周易》先天八卦的数字为剂量，从而形成八卦九宫阵形的托里攻毒汤进行对证治疗。选雷公藤、制商陆、升麻、重楼、土鳖虫为主药、将药，五者皆属有毒之品。雷公藤苦辛凉有大毒，以 6 数居坎位入肾经，行祛风湿、解毒杀虫之效；制商陆为辛平有毒之品，以 1 数居乾位入大肠经，行泄下利水、消肿散结之效；升麻辛甘微寒有小毒，以 2 数居兑位入肺经，行升举透发、清热解毒之效；重楼苦寒有小毒，以 4 数居震位入肝经，行清热解毒之效；选咸寒有小毒之土鳖虫，以 4 数居震位入肝经，起逐瘀、破积、通络、理伤之效。再以苦微寒之连翘，以 3 数居离位入心经，行清热解毒、消肿散结之效；甘辛微寒之柴胡，以 5 数居巽位入胆经（肝与胆相表里），行升举阳气、鼓舞胃气之效；甘辛温之当归，选 7 数居艮位入胃经，起补血活血之效；甘温之炙黄芪，以 8 数居坤位入脾经，行益气补中、托疮生肌之效；甘平之生甘草，以 9 数居中宫位入十二经，行清热解毒、调和诸药之效。以甘苦辛热有毒之黄酒为药引，以 55 天地之数为剂量，行能中能散、宣行药势、祛风、散寒利湿之效；以甘平能解毒调和诸药之蜂蜜，以 55 天地之数为剂量，行清热、补中、润燥、止痛之效。全方共奏补气托疮、活血攻毒之功。

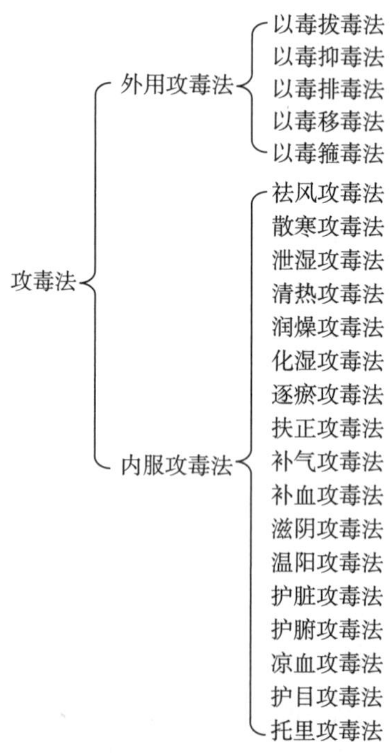

图 8　攻毒二十二法

第三章　用毒药如用将论

人本健，受天、地、人三气之熏染，春、夏、长夏、秋、冬五时之应感，风、寒、湿、热、燥、痰、瘀、虚八毒之淫霾，阴、阳、表、里、寒、热、虚、实八疾成矣！初起者急之，病重者危之，久病者痼之，难治者顽之，难辨者疑之。为医临诊如统帅，遇斯症如临大敌，逢疑难症如临劲敌，当迎难而上，藐视其凶，重视其毒，知己知彼，百战不殆。为帅者，坐镇中军，运筹帷幄，决胜于选兵调将，胜将者有勇有谋，能率兵荡敌寇，戡动乱，定和平，逢山而路，遇壑而桥，勇往直前，力战顽敌。夫毒药者，将也；非毒药者，兵也。千军易得，一将难求。成帅者，必会用将，成良将者，必有横扫千军如卷席，踏平巢穴如履地之能。谷道阻涩者，巴豆、大黄可为之开道；水道癃闭者，甘遂、大戟或委大任；血道滞瘀者，水蛭、土元（即土鳖虫）应予首选；络道不畅者，川乌、草乌可为常胜将军；疼痛抽搐者，全蝎、蜈蚣可熄风止痛；风湿痹阻者，马钱子、雷公藤可为要药；阳虚外寒者，附子、花椒可回阳散寒；痰毒痹阻者，半夏、天南星可化痰于须弥；虚寒痹阻者，雪莲、仙茅可温阳散寒；湿毒泛滥者，制商陆、防己（即汉防己）可利湿攻毒；风毒流窜不定者，细辛可截风攻毒；虫积者，雷丸、鹤虱；皮癞者，硫黄、雄黄……凡此而类，将强者兵勇，国泰者民安，治国者用人，御敌者用将，愈顽症痼疾者用毒药以毒攻毒。然用毒药与用将之理同耳！将性刚烈无忌而难以驾驭，有攻过和滥杀无辜之弊，有杀敌一千自损八百之虑，用之不慎有杀身之祸。然毒不灭，病难愈；邪不去，体更戕。故医者当大胆使用，谨慎求效，且应熟药性，知好恶，用长避短，能攻善守。虑其凌厉，当以常药和之，平药随之，解药配之；顾其太过，当以法制之，以律客之，以度用之，如此，其用毒药如用将论成矣！凡有毒或大毒疗效显著之中药皆可称为“将”药，而治疗风湿痹证且能称为“将药”者如下几种较为常用。

第一节　备受争议，善治“风痹”的有毒要药——细辛

细辛为马兜铃科植物辽细辛 Asarum heterotropoides Fr. Schmidt var. mandshuricum

（Maxim.）Kitag. 或华细辛 A. sieboldii Miq. 的带根全草。本品最早以“小辛”之名记载于《神农本草经》中，认为有“主治风湿痹痛、死肌”之效。古代名医如张仲景、华佗、李东垣等皆善用之。然自宋代陈承的《本草别说》提出“细辛，若单用末，不可过半钱匕，多用则气闷塞，不通者死”以来，后世多从其说，如明代名医李时珍亦认为“细辛不可过一钱”。故千百年以来，“细辛不过钱”似成医界清规戒律，时至现代，仍约定成俗，甚至历版《药典》也将细辛用量限制在 1 ～ 3g 之间，可见影响之深远。然细审陈承原文，误就误在这个“末”字上。研究证实细辛研末入丸、散使用超过一钱（也即 3g）确有毒性，动物试验及临床亦证实细辛确有毒性，使用不当可引起中毒。但是，细辛的疗效及毒性都在其挥发油，挥发油水煎后易于挥发破坏。由此说明细辛用作丸、散剂有毒性，此用量要遵守，若入煎剂则不必拘泥于此说。细辛有明显的量 - 效 - 毒关系，若一概限制细辛的用量，其疗效就不能得到正确发挥，所以说细辛用量“备受争议”。笔者治疗风毒痹阻证，喜将其作为主药、将药使用。

祛表风，散里寒，表里双解见奇效

细辛味辛体轻有升浮之性，可通散全身之风气，尤善解头面诸风疾，故配荆芥、羌活、防风宜治头痛、身痛及风寒感冒；细辛性温，可祛风散寒，入肺经，善解皮毛之风寒，内入肾经，肾主骨，可配附子，入里走骨，善解骨节及在里之风寒。可见本品为表里双解之剂。笔者临床治疗风湿痹证时宜用本品为主，配伍羌活、苍术、防风等，治疗风寒湿表证、轻证，疗效显著；治疗虚实表里同在的产后风湿病、风湿寒性关节痛、纤维肌痛等病症，宜用本品为主，配伍川乌、草乌、附子、透骨草，取得明显的疗效。

止痹痛，温阳虚，虚实两用真奇妙

细辛有局部麻醉及镇痛之效，且有量 - 效 - 毒的特点。临床实践证明量大方有效，若用作止痛剂，需用较大剂量；用于局部麻醉，则需外用。细辛性温，在治疗自身免疫性疾病时，对虚寒型多配伍抑制免疫反应的昆明山海棠或雷公藤，制祛风攻毒汤加威灵仙、青风藤、追地风等，既可收以毒攻毒之效，又起温阳散寒之功。

虽有毒，需煎煮，风痛痹证建奇功

细辛醇浸出液有明显的毒性，故陈承“细辛不过钱”之说有一定依据，然毒性在其挥发油中，煎煮可使挥发油散发，故若用于痛症，需煎煮，可使毒性减弱，因疗效与剂量呈正比，故不必太限制其剂量，方可使其发挥奇功。

按：细辛自《神农本草经》收作药用以来，因其鲜明的性味特点和显著的临床疗效，历代医家皆善用其治疗咳喘、风寒表证、头痛、牙痛等风寒阳虚类疾病；而《神农本草经》则将风湿病列为细辛治疗的主证，历代医家也广泛用于痹症、痛症。笔者认为本品性味辛温，应以治疗上部皮表的“风证”“风寒证”“风湿证”以及“疼痛”为主的痹证为主，所以我们将其作为善治风痹证的将药。又因其有毒才能以毒制毒，以毒攻毒，故可用于毒邪所致“风痹”痛症。虽然细辛有毒，可通过煎煮降低其毒性，而且其疗效与剂量密切相关，故不必限制其剂量，应根据其剂型进行灵活变化，从而避免因限制剂量，而影响疗效的正确发挥。

第二节　通利善行，擅治“风痹”的有毒要药——威灵仙

威灵仙为毛茛科植物威灵仙 Clematis chinensis Osbeck、棉团铁线莲 Clematis hexapetala Pall. 或东北铁线莲 Clematismanshurica Rupr. 的干燥根及根茎。本品最早以威灵仙之名记载于唐代侯宁极《药谱》。《海上集验方》记载其“去众风，通十二经脉……”《本草经疏》则认为“主诸风，而为风药之宣导善走者也”。《药品化义》：“性猛急，善走而不守，宣通十二经络，主治风、湿痰壅、滞经络中，致成痛风走注，骨节疼痛。”可见其以“好走善行，搜风猛急”及善治“众风”“壅滞”诸证为特点，笔者临床喜用威灵仙治疗风毒痹阻证，并作为将药、要药使用。

祛风除湿，通经止痛，善治肌表经络之“风湿”

威灵仙性味辛温，辛可祛风，温可散寒，性猛善走，既可达肌表，又可通经络，故其祛风湿、止痛痹之力较著，尤可用于游走性风湿肢体疼痛、麻木、筋脉拘挛、腰腿疼痛及跌打损伤疼痛等证。药理试验证明本品有镇痛、抗菌和利尿之药理作用，故对痛证较为适宜，而在治疗自身免疫性疾病时，对寒毒痹阻证、风毒痹阻证或其他痹证兼见风的特点，即以本品为主，配伍细辛及抑制免疫反应之昆明山海棠或雷公藤，而成祛风攻毒汤，既可收以毒攻毒之效，又起通经止痛作用。

善走性猛，软化骨鲠，能治壅滞硬结之塞堵

威灵仙，好走善行，搜风猛急，有通行十二经之特性，并有镇痛抗炎、抗菌利尿之药理作用，用治泌尿系、肝胆结石及感染，亦善治食道癌，小鱼骨鲠喉，骨质增生，妇女气血凝滞之腰痛、痛经等证，可配伍醋、砂糖以助软化之功。笔者治疗骨性关节炎、骨质增生及结石症常将威灵仙作主药配伍其他辅助药使用，疗效显著。

疼痛如风，善驱能疗，痛风能疗非“痛风”

元代朱丹溪称其为治“痛风”之要药，然朱氏指痛风多为现今“类风湿关节炎”，其痛如风的游走性疼痛，而非代谢紊乱且尿酸升高之痛风，威灵仙不含秋水仙碱样有

效成分，故治“痛风”则非所宜。然本品性急善走，且具通行十二经之性，故凡一切游走性风湿证皆可治之。笔者治疗风湿痹证，但见风证皆使用之。

品种有异，毒性不一，临床使用酌其宜

威灵仙，来源很复杂，三种来源于毛茛科的威灵仙皆有毒性，有毒成分为原白头翁素、白头翁素、白头翁内酯等，对皮肤黏膜有刺激性，接触过久可使皮肤发泡，黏膜充血，对胃肠道刺激作用明显，故内服宜饭后，外敷时间不宜过久。而另一种威灵仙为百合科藤本植物鲇鱼须，又称铁脚威灵仙，质坚韧难折，无毒，解毒利尿作用较强，故结石及骨质增生等病宜用铁脚威灵仙；而风湿证则需用毛茛科威灵仙，以取其以毒攻毒之效也。

按：威灵仙是一味从唐代开始使用的中药，因其辛温善走，故善治“风痹”，被某些医家称为“痛风”之要药。现代医家认为其辛散善走，性温通利，能通行十二经，既可祛在表之风，又能化在里之湿，故称其为“治风痹之要药”。根据其原意及现代研究的镇痛、抗炎、抑菌、利尿等药理作用，本品当为主治类风湿关节炎等风湿疾病“风痹”之证，并非现代代谢功能失调之“痛风”，至于其他诸壅塞证，也取其通行善走，性猛之性。而其“有毒”之特点，亦应注意，勿将其归于“无毒”范畴！

第三节　能攻善守，擅治“寒痹”的有毒要药——附子

附子为毛茛科植物乌头 Aconitum carmichaeli Debx.（栽培品）的旁生块根（子根）的加工品，最早以上品记载于《神农本草经》，主产于四川、陕西等地，以四川江油产者为佳。张元素称其为“除寒湿之圣药”;《本草正义》称“附子，本是辛温大热，其性善走，故为通行十二经纯阳之要药”;《本草经读》则称“附子，味辛气温，火性迅发，无所不到，故为回阳救逆第一品药”。《吴普本草》记载附子有毒，《名医别录》则称附子“有大毒”。现代研究证实，“生附子含乌头碱等有毒成分”，有以毒攻毒之效，因性热，可治寒证，味甘可补，为纯阳之品，故谓能攻善守，为擅治“虚寒痹”的有毒要药。笔者治寒毒痹阻证喜将其作为主药、将药使用。

质重坚硬，能攻善守，通经散寒之要药

附子，辛甘大热，走而不守，无处不到，秉坚硬重滞之质，有斩关夺将之气，为“药中四雄”（人参、石膏、大黄、附子）之一，为通行十二经之要药。附子味辛可散，性温大热可温阳散寒，甘可补，外则达肌肤皮毛而散在表之风寒，里则达下元以温下

焦之痼冷，中则达中焦温脾阳散胃寒，可谓能攻善守，为善治“虚寒痹”之要药。笔者治疗虚寒性各类风湿痹证皆喜用附子，拟温阳攻毒汤，以附子为君，配伍仙茅、雪莲、升麻等治疗阳虚毒证，起温阳攻毒、散寒通经之效，疗效较好。

味辛气温，火性迅发，回阳救逆之圣药

附子，味辛气温，大热大毒，纯阳力雄，上既可追复失散之阳，救心阳虚脱，又能益助上焦元阳之不足；并有强心、抗心肌缺血、抗缺氧、增强心率、抗休克、抗寒冷、抗衰老、镇痛、镇静、抗血栓形成等药理作用，故又被称为内科急救之要药。笔者临证对心血管系统的虚寒虚弱的痹证亦喜用附子汤、附子细辛汤等，以补其元阳之不足，治其本。

生品大毒，制品有毒，防治“心毒”为其要

生附子有大毒，主要含有乌头碱等有毒成分，对心肌和神经有明显毒性，中毒量与致死量非常接近。经炮制可使毒性降低，然炮制必须规范。笔者所在的银川市有一名中药专家，曾用炮制不当的附子治病，导致患者中毒身亡，致官司缠身。笔者亦误用炮制不规范的附子治疗风湿病，导致中毒，险致死亡，多亏熟附子急救之法，终使其脱险。可见附子炮制得法多么重要。此外，先煎久煮，配伍甘草、蜂蜜或黑豆、绿豆对于防止附子中毒亦十分重要。一旦中毒，可用阿托品，或灌肠或口服蜂蜜水、甘草水、绿豆水、浆水、鸡蛋清及时救治，方保安全无忧。

按：附子辛甘大热，走而不守，无处不到，禀雄壮坚硬重滞之质，有斩关夺将之气，为通行十二经纯阳之要药，有愈沉疴痼寒顽疾之能，外则达肌肤皮毛而散在表之风寒，里则达下元以温下焦之痼冷，中则达中焦温脾阳散胃寒，上既可追复失散之阳，救心阳虚脱，又能资助上焦元阳之不足，尤善祛在里在表之风寒湿邪，古今名医皆善用之。附子既是风湿顽痹之圣药，又是伤心之毒药，医师之责即变更附子的毒性，发挥附子之特长，变毒为宝，医之能事毕矣！

第四节　走而不守，善治“风寒痹”的有毒将药——川乌

川乌为毛茛科植物乌头 Common monkshood mother root（栽培品）的块根。以四川乌头为道地药材，名川乌。本品使用历史悠久，我国现存最早的医书《五十二病方》即有毒乌（喙）之名的记载，《神农本草经》称为“乌头”，东汉《金匮要略》称为“川乌”，唐代侯宁集《药谱》称“草乌头”。本品以治风疾寒证为见长，并被称为向导者，有“走而不守 ”之特性。由于本品善治风湿痹，其温阳作用仅次于附子，止

痛痹作用次于草乌，故称其为“有毒将药”。笔者治寒毒痹阻证喜将其作为主药、将药使用。

走而不守，善走肌表，功专力宏治“寒痹”

川乌，大辛大热之品，居火热之性，辛能散，热能温阳御寒，火性迅发，其性善走，可达肌表，有良好的逐寒湿、祛风疾、止痛痹之功。又因其有大毒，具以毒攻毒之效，故对毒邪所致寒痹顽证当有良功。张仲景创“乌头汤”治疗寒痹证，华佗用生品治痹证，皆取其功强效捷之效。笔者治疗“寒毒痹证”“寒湿毒痹证”或“风寒毒痹证”亦将川乌作为主药、将药使用，拟散寒攻毒汤；在治疗自身免疫性疾病时，对寒证多配伍抑制免疫反应的昆明山海棠或雷公藤，以及羌活、桂枝、藿香、透骨草等，可起散寒攻毒、温经止痛之功效。

温阳散寒，止痛通络，功近附子有奇功

《神农本草经》将川乌、草乌皆称为乌头，列上品，“首主中风、恶风，次主寒湿痹”。现代药理研究证实，本品所含6种以上的生物碱，除有较强的镇痛、解热、抗炎、消肿及局麻作用外，还有强心、降压、增心率及扩张冠脉等药理作用，故温阳强心之功近附子，止痛痹、逐寒湿之功力超附子，且与附子同根同母，性味相近，临床可代替附子使用。

未经炮制不宜口服，心脏毒性须注意

古本草专著多称附子有大毒，有人提出非危证勿用。现代药理证实，生乌头是制乌头毒性的五倍，毒性作用主要为心脏毒性、神经毒性、肝毒性、生殖毒性，其中心脏毒性为最，可引起心肌损害，导致心律失常，服用者可因心肌和呼吸麻痹而死亡，故古人提出非危证勿用。但风湿痹证多集疑、难、奇于一身，非用此不能治，但用时规范炮制，通过先煎久煮，配伍蜂蜜、甘草等措施，按照循序渐进的方法进行内服使用，方能确保安全有效。

按：川乌者，辛甘具火热之性，辛能散，热能温阳御寒，火性迅发，其性善走，可达肌表，有良好的止痛痹、逐寒湿、祛风疾之功，以攻邪毒见长，尤以寒痹、痛痹为最佳，以归心、肝、脾、肾为特性；又因有大毒，具以毒攻毒之功，对毒邪所致寒痹顽疾当有良功，张仲景、华佗、张山雷等皆善用之。然本品又以生品有大毒、制品有毒为弊端，尤以心脏毒为最，稍有不慎，可致中毒甚至致死，故非顽痹、危证不用，在他药乏效时方可用之。本品的毒性并非无法可防，可通过炮制、配伍、先煎久煮等而制其毒、减其害，从而变毒为宝，成为良药。

第五节　暗伏杀机，善治“寒痛痹”的至毒将药——草乌

草乌的植物名为乌头 Aconitun carmichaeli Debx.（野生）、北乌头 A. kusnezoffii Reichb. 或其他多种同属植物的块根。其最早以“堇”“芨”名之，记载于《庄子》中，以“芨”记载于《尔雅》等文学著作中。而首次以“乌头”“乌喙”“奚毒”药名记载于《神农本草经》。唐代侯宁极《药谱》称之为“草乌头”。北乌头 AconitumkusnenzoffiiReichb.（野生种）又称五毒根。还有一些地方将草乌做乌头用。明代李时珍明确指出草乌可以“以毒攻毒”，“为至毒之药”。现代药毒理研究发现，草乌所含乌头碱对心脏有明显的毒性，稍不注意即可引起中毒甚至死亡，故将其称为“暗藏杀机”的至毒将药。笔者治寒毒痹阻证喜将其作为主药、将药使用。

以毒攻毒，搜风胜湿，风湿毒证为所宜

草乌头，辛甘大热，其毒居乌头类中药之首，辛者能散，能温阳散寒，专注风、寒、湿、历节，以攻毒祛邪见长，与附子、川乌为同属植物，且为野生，功效相近，毒性稍大。《东宝医鉴》记载“治风湿疼痛麻痹”，《药性论》认为“其气锋锐，通经络，利关节，寻奚达经而直抵病所”，《外科经验方》记载能“主治风寒湿痹，骨内冷痛及损伤入骨，年久发病”。说明草乌治疗风寒湿痹功宏效强。笔者临床治疗寒毒痹证，常将制川乌、制草乌相须为用，治疗一切风寒湿痹痛证，彰显以毒攻毒之效。在治疗自身免疫性疾病时，为主药、将药使用，拟散寒攻毒汤，对寒型多配伍抑制免疫反应的昆明山海棠或雷公藤，以及羌活、桂枝、藿香、透骨草等，可起散寒攻毒、温经止痛之功效。

镇痛力宏，地域多用，使用广泛有前景

草乌虽有大毒，毒性在川乌、附子之上，然其镇痛作用亦在两者之上，所以全国各地已经开发出的草乌有 50 多种，如峨山乌头、昆明乌头、太白乌头、松潘乌头、亚东乌头、准噶尔乌头、圆锥序乌头、蒿叶乌头、显柱乌头、多根乌头、爪叶乌头、紫草乌头、细叶草乌头、直序乌头、大渡乌头等。药理研究证实，草乌有较强的镇痛、镇静、抗炎、强心及局麻作用，现代医家多用本品单味或复方治疗风湿腰腿痛等，是一味很有开发前景的良药。

“其貌不扬，其毒惊人”，心脏毒性须提防

草乌有“五根毒”“奚毒”“断肠草”等别名，可见其毒性之大，且多为野生，生

长年久力宏，其毒性大于同属的植物附子、川乌。其质地不如川乌、附子坚硬质重，但毒性却十分大，对心脏有双刃剑作用，既有强心作用，又有心脏毒作用，还可刺激神经系统，引起周围神经及中枢神经系统先兴奋后麻痹，可因心肌和呼吸麻痹而死亡，故使用时必须坚持“内服须炮制”“须配伍甘草、蜂蜜、生姜、黑豆、绿豆等解毒中药”“须先煎久煮”“循序递增”“中病即止”“心脏病勿用”等使用原则，以免引起不测。

按：草乌是一味治疗风寒痛痹的将药，但又是一味大毒之药，其毒性可居乌头类中药之首，故掌握好适应证和解毒法尤为重要。本品性味大辛大热，辛能散，热能温阳散寒，故长于搜风胜湿，以毒攻毒，具开顽疾、治顽痹、止痛痹之性，尤以寒证、痛痹为宜。对心脏呈双刃剑作用，既有强心作用，又有心脏毒作用，还可刺激神经系统，引起周围神经及中枢神经的先兴奋后麻痹，可因呼吸肌或心肌麻痹而死亡。本品生用有“大毒”，炮制后属“有毒”范畴，口服剂量过大，可引起中毒，甚至可以致死。其毒性可用蜂蜜、甘草减毒，通过久煮 2 小时以上可减其毒；临床配伍麻黄、酒可增强毒性，故古人多主张外用。若不慎中毒，可急饮蜂蜜水、甘草水、绿豆水、浆水、鸡蛋清、冷水等以解其毒。阿托品为本品特效解毒药，可以速用，并要达到阿托品化。若口服 4 小时以上，可通过肥皂水灌肠，以加速毒物排泄。

第六节　泻而不峻，善治“湿热痹”的有毒将药——商陆

商陆为商陆科植物商陆 Phytolacca acinosa Roxb. 或垂序商陆 Phytolacca americana L.（又称美洲商陆）的干燥根。《神农本草经》以“芴根”“夜呼”之名收载入药，认为其“主水肿、疝瘕、痹”。此后《名医别录》《药性论》《日华子本草》《医林纂要》皆将其归于治水肿、通二便之药；《杭州药植志》称本品为利尿药；而江西《草药手册》认为商陆可治“风湿”。其泻下作用与甘遂、大戟、芫花等泻下逐水药相比，较舒缓，毒性较小，故我们称其“泻而不峻”。然本品又是一味有毒之品，使用剂量过大，可致中毒，甚至致死，故称其为善治湿热痹的有毒将药。笔者治疗湿毒痹阻证喜将其作为主药、将药使用。

泻下消肿，缓而不峻，善治湿痹有奇效

商陆，其花貌美而根似人参，故有“土人参”的别名。其味苦，苦则能降、能下，性寒而善治阴证，故用于治阴水、泻湿毒、杀虫治癣，治湿肿水气；今人则将商陆用作“利尿药”，可治多种水肿胀满。然《神农本草经》提出治痹之说，后世未加重视，而风湿痹证以湿毒之邪居多，而且最为难祛，如油入面，如漆粘衣，黏而难驱。而商

陆为利水之峻品，且具峻而不猛之性，笔者治疗“湿毒痹证”喜用之为主药，配伍汉防己、萆薢以及抑制免疫反应的昆明山海棠或雷公藤，拟利湿攻毒汤，以行利湿攻毒、通经攻毒之功效。

苦寒清热，以毒攻毒，善治“热痹”是其长

李时珍认为其“苦寒”，寒以泻热，毒以解毒，故本品还能治热毒痹证。现代药理研究证实，美洲商陆有刺激淋巴细胞转化、诱生干扰素等免疫增强作用，有祛痰、镇咳、抗细菌、抗病毒、抗炎、利尿、免疫增强等药理作用，故较适宜于免疫功能紊乱或失调，或免疫功能低下的自身免疫性疾病，且风湿病有十病九湿、十病九热的特性，故用商陆较切合病因病机，疗效显著。笔者治疗“热毒痹证”喜用之为主药，配伍重楼、白花蛇舌草、板蓝根以及抑制免疫反应的昆明山海棠或雷公藤，拟清热攻毒汤，以行清热解毒、宣痹通络之功效。

品种有异，毒性不一，醋制减毒为其要

商陆科植物有商陆和垂序商陆（又称美洲商陆）两种。前者为本土商陆，有小毒；外来的美洲商陆有毒，根部含有毒成分商陆毒素、黄姜味草醇，对交感神经有刺激作用，可引起腹痛、腹泻等，并能兴奋延脑中枢，抑制心肌，服用者可因心肌麻痹、呼吸循环衰竭而死亡。笔者徒弟曾因过量使用而引起商陆中毒反应。醋制可减其毒，也可通过先煎久煮，饭后服用，配伍大枣、生姜等解毒护胃药以减其毒。

按：商陆其花美丽而根似人参，故有“土人参”的别名，其味苦，苦则能降能下，性寒而治阴，故专用于治阴水，外用治恶瘤、泻湿毒、杀虫治癣。然《神农本草经》提出治痹之说，后世未加重视，细加分析风湿痹证，以关节肿胀者居多，且多为湿热毒邪所致，本品利水以泻湿，苦寒以清热，有毒以攻毒，正合病因病机，故笔者善用之。尤其痹证、风湿证皆以湿邪、邪毒居多，当强劲有效之泻湿邪中药缺乏时，本品当为首选。然本品药材有两种，其中垂序商陆（美洲商陆）毒性较大，服药剂量过大可致中毒甚至致死，故口服要十分谨慎，要通过炮制后方可使用，且要控制剂量，中病即止，以防不测。

第七节　喜忧参半，善治“风湿热痹”的大毒要药——雷公藤

雷公藤为卫矛科雷公藤属雷公藤 Tripterygium wilfordii Hook.f.、昆明山海棠 Tripterygium hypoglaucum（Lévl.）Hutch.、黑蔓 Stephanotismucronat a（Blanco）Merr.、福莱氏雷公藤 Tripterygium wilfordii 的全根或去皮根木质部分。长期以来民间用其治

疗关节炎、皮肤病等，因有一定程度的毒性，也多作农药用以杀虫、毒鼠等，故称为“菜虫药”。明代兰茂《滇南本草》将昆明山海棠以“紫金皮”异名首次收载并用于临床;《本草纲目》将雷公藤的异名“黄藤”和昆明山海棠的异名“火把花”混载于“钩吻”条下；清代吴其浚《植物名实图考》对雷公藤进行了详细描述。自1969年福建三明、湖北洪湖相继报道用其治疗类风湿关节炎后，被广泛用于治疗各种自身免疫性疾病。经60余年研究证实，雷公藤属药物确有喜忧参半、褒贬不一的特点，故称它为“喜忧参半”。笔者治疗热毒痹阻证喜将其作为主药、将药使用。

药效奇特，力宏功专，风湿免疫当首选

雷公藤苦、辛，凉，有大毒，入肝、脾二经，行十二经络。苦则下，善清热泻火，燥湿坚阴，辛能发散，凉可清热解毒，善治集风、热、湿、毒于一身之风湿热痹证。现代药理研究证实，本品含161种生物碱类成分，具有显著的免疫抑制、改善心功能与微循环等药理功能，故近几十年来用于13种免疫性疾病，证明疗效显著，有药理作用优于激素，而副作用小于激素的优点，为自身免疫疾病首选之品。笔者治疗“热毒痹证”喜用之为主药，配伍重楼、白花蛇舌草、板蓝根，拟清热攻毒汤，以行清热解毒、宣痹通络之功效。

风湿痹证，皮肤顽疾，疑难毒证为所宜

雷公藤，有清热解毒、祛风除湿、舒筋活血、通经开痹、消肿止痛、杀虫止痒之功效，且有显著的抗炎、解热、镇痛、杀虫、抑菌、抗艾滋病毒、抗凝血、神经保护、抗肿瘤、抗生育、改善心功能与微循环等药理作用，故近年来对6种非免疫性风湿疾病、40余种皮肤疾病、20余种风湿病及一些难治性皮肤病也显示了良好的效果；对肾小球疾病、呼吸系统疾病、重症肝炎和慢性活动性肝炎、神经系统疾病、心血管疾病、妇科疾病、肿瘤、内分泌疾病、自身免疫性溶血性贫血、胰岛阻滞移植术等多种疾病亦有很好的疗效。

毒性不一，品种各异，毒损有别慎其宜

按一些本草专著记载，雷公藤的毒性很大，除对胃肠黏膜有刺激作用外，对心肌、生殖系统、皮肤皆有较显著的毒性，可因循环衰竭及肾功能衰竭而致死。笔者在1992年撰写《毒药本草》时统计，全国使用雷公藤引起中毒死亡的病例累计200多例。而同属植物昆明山海棠的毒性较小，被归为“有毒”之范畴，其主要成分雷公藤甲素，既是有效成分，又是有毒成分，但含量甚微，是雷公藤的十分之一，说明毒性较低。而黑蔓及福莱氏雷公藤的毒性研究较少。

按：雷公藤属植物，具苦辛凉之药性，苦则下，善泻火、泄热、燥湿、坚阴；辛能发散，故善治风湿痹证；凉可清热、解毒，善治集风、热、湿、毒于一身之风湿热痹证；因有大毒，故可以毒攻毒，民间用其杀虫、灭兽，皆取其毒。用药取其毒，善攻击或解除邪毒亢盛之毒性，从而对一切毒证皆作为首选。然本品之毒性又必须重视，尤其其急性中毒如胃肠道反应、肝肾毒性，都可令人望而生畏，用时可配伍熟地黄、蛇床子、淫羊藿、何首乌等补肾药共用，以及甘草、蜂蜜等解毒药以缓解其毒性。另外，还可通过先煎久煮减其毒。若中毒可速饮新鲜羊血或白鹅血以解其毒，也可服绿豆、甘草、蜂蜜、黄芩、黄连、黄柏或鲜萝卜或鸡蛋清解其毒，从而在保证安全的前提下以收良效。

第八节　品种不一，善治“痰痹”的有毒要药——白附子

白附子为毛茛科植物黄花乌头 A.koreanum R. Rayw. 的块根，称关白附，最早以“白附子”之名作药用收录在《名医别录》之中，本品又与天南星科植物独角莲 Typhonium giganteum Engl. 的块根之禹白附同用“白附子”的商品名而混淆。王好古、李时珍、朱丹溪等名医皆善用其治疗中风、风疾、偏头风、头痛、癫痫、破伤风等风证。清代黄宫绣《本草求真》指出“白附子，为纯阳经要药”，黄元御《玉楸药解》则说本品“祛风泄湿，逐痹行痰”。笔者治疗痰毒痹阻证喜将其作为主药、将药使用。

散寒湿，逐风痰，力雄效显是其功

关白附，性辛温，入肝、心、肺经，秉燥热雄烈，属阳之性而主升，为风药中之阳草，与附子同性味而色白，故而得名“白附子”，有散寒泻湿、逐痹行痰之效；因性温热，故宜用于寒风冷痰之证。因有镇痛、抗炎之药理功效，故风湿痹证则为所宜。禹白附的功效与关白附相近稍有不同，前者多主风，后者多主痰。笔者治疗痰痹证属寒毒证者，多配伍天南星以治之，拟定化痰攻毒汤，配伍抑制免疫反应的雷公藤以及半夏、僵蚕、远志、干姜等，以行化痰攻毒、通络散结之功效。

治风痰，引经药，纯阳药，纯阳驱寒为其长

关白附，本草类著作认为以“治风痰”“引经药”“纯阳要药”为主要功效，与附子同名而功效相殊甚远。本品以祛经络中痰见长，主治中风、风疾、偏头风、面瘫、癫痫、破伤风等证，并有镇痛、抗炎及中枢抑制作用；而禹白附是近代以来所开发的中药，教科书多指本品，因主产河南而得名，偏重于祛风痰，有抗破伤风毒素的作用，故破伤风、面瘫、脑梗死、偏正头疼、高血脂等疾病多用此药。

品种不一，毒性相近，谨慎使用勿孟浪

对于白附子的毒性，古本草认识极不一致。现代毒性研究证实，关白附主要毒性来自生物碱，其毒理作用与草乌相近；而禹白附的含毒成分主要为皂苷和生物碱，服用后短期内（0.5 ～ 3 小时）即可引起中毒甚至致死，故同属“有毒”范畴。其中毒后

与川乌、草乌中毒症状十分相近，服用时要配伍生姜、甘草、蜂蜜等解毒之药，用前必须经过生姜、白矾炮制，方可口服，外用敷贴宜用生白附子。

按：白附子，为黄花乌头及独角莲的块根。黄花乌头的药用较早，古代医家多用于治一切风疾及肝风，认为性“大温”，燥热雄烈而主升，为风药中之阳草，与附子同性味而色白，故而得名“白附子”。可治一切寒风证，以及冠心病、心律失常、跌打损伤等。本品治疗风湿痹证是其另一功效，因属阳，性动而主升，故祛风泄湿、逐痹行痰是其能，因性温热，故宜用于寒风冷痰之证。因有镇痛、抗炎之药理功效，故风湿痹痛则为所宜。而禹白附是近代以来所开发的中药，主产河南，故称禹白附，其功效长于祛风痰，治破伤风、吊线风、高血脂、脑梗死、偏正头痛以及痰核等。两者的毒性较为相近，属“有毒”范畴，若使用剂量过大，可致中毒或致死，故需谨慎使用，其中毒防治可参照草乌、半夏、天南星等同属植物。

第九节　备受冷落，善治“痰痹”的有毒将药——天南星

天南星为天南星科多年生草本植物天南星 Arisaema erubescens（Wall.）Schott 或东北天南星 Arisaema amurense Maxim 或异叶天南星 Arisaema heteropbyllum Bl. 的干燥块茎。《神农本草经》以虎掌之名收载入药。天南星，《药性论》指出“治风旋目转”，《开宝本草》《本草纲目》治“风疾”。由于历代名医皆喜用半夏，少用天南星，实则两者皆为天南星科植物，性味、功效、毒性十分相近，因主痰证、风疾，故称其“备受冷落，善治痰痹”。笔者治痰毒痹阻证喜将其作为主药、将药使用。

祛风疾，治痰痹，功超半夏有奇效

天南星，燥湿化痰并善开泄，燥湿之性更烈于半夏，与其味苦有关，祛痰作用甚好，故《药性论》认为“治风眩目转”，李时珍则谓“治风疾”，《本草汇言》则认为“天南星开痹节、散风痰之药也”。半夏之性，燥而稍缓，天南星之性燥而颇急，半夏之辛，散而能守，天南星之辛，散而善行，若风痰、湿痰、急闭涎痰非天南星不能散。拟化痰攻毒汤，配伍白附子、半夏以及抑制免疫反应的雷公藤，以行化痰攻毒、通络散结之功效。

消瘀结，止痛痹，消癌肿，沉疴痼疾有殊功

天南星，味辛而麻，气温而燥，苦温辛烈，开泄定惊，既能理脾胃湿痰，功近半夏，又能通经络、祛风痰，功近白附子；还能消瘿散节，散邪消肿，为开痹节、散风痰、熄风止痉、活血通络、胜湿除涎、攻毒消炎之将药良品。现代有人用于抗癌消肿，治子宫颈癌、消化系统肿瘤、肺癌及甲状腺肿瘤、神经系统恶性肿瘤皆有效，是一味

值得开发的抗肿瘤良药。

重炮制，功效别，姜、胆各异主治分

生天南星有毒，有强烈的刺激性，可致口唇刺痛肿胀，咽喉肿痛甚或失音，流涎，气管阻塞，呼吸困难甚至窒息死亡，故内服时，必须炮制。以生姜、白矾炮制者为制南星，功专燥湿化痰、祛风解痉，而治顽痰咳嗽、胸膈胀闷、风痰眩晕、中风痰壅、口眼㖞斜、半身不遂、癫痫、惊风、破伤风等；以胆汁炮制者为胆南星，功专清肝明目，利胆消炎，解毒消肿，而治热痰惊厥，主治小儿高热惊厥及中风偏瘫等。由于本品性温热，故阴虚燥热非所宜。

按：天南星，因味苦、辛，性温，苦则下，辛能散，温能散寒，是一味治痰、风、肿、结的良药，尤长于治诸痰，古今名医多喜用之。因其辛烈有毒，以致临床使用受到一定限制，纵析古今的使用经验，如能恰当应用，皆有愈沉病顽疾之效。本品味辛而麻，气温而燥，苦温辛烈，开泄定常，既能理胃湿痰、经络风痰，又能消瘤散结、散血消肿，为开结闭、散风痰、胜湿除涎、攻积消肿之良药。本品抗癌力强，对宫颈癌、消化系统肿瘤、肺癌及甲状腺肿瘤、神经系统恶性肿瘤皆有效验。本品有毒，其毒性可通过炮制、配伍、先煎久煮等方法进行减毒增效。由于性温热，故对阴虚燥热、孕妇，则非所宜。

第十节　攻而不猛，善治“瘀痹”的小毒将药——土鳖虫

土鳖虫为鳖蠊昆虫地鳖 Eupolyphaga sinensis Walker，或冀地鳖 Steleophaga plancyi（Boleny）的雌虫全体，又名䗪虫。本品做药用最早以“地鳖”之名记入《神农本草经》中，列上品，认为土鳖虫主“心腹寒热”。而张仲景则以土鳖虫为主，创“大黄䗪虫丸”治疗孕妇腹痛，腹中有干血，亦主经水不利。《太平圣惠方》创“土鳖虫汤”治重舌满口不得语；用土鳖虫治小儿腹痛夜啼。以上多为破血及治小儿疾病方。而《分类草药性》指出，本品“可治跌打损伤，风湿筋骨痛”。笔者根据患者风湿痹证部分有跌打外伤史，且在中晚期有“瘀毒阻络”之病机，故使用土鳖虫为主药治疗风湿痹痛及瘀毒痹阻证，很有效验。土鳖虫虽有小毒，但攻毒作用不峻猛，故称其“攻而不猛”。笔者治疗瘀毒痹阻证喜将其作为主药、将药使用。

破血逐瘀，续筋接骨，猛而不峻是其长

土鳖虫，性味咸寒，咸者能入血软坚，散结逐瘀，辛能破血逐瘀，作用峻猛，寒则能清热。土鳖虫善在土中生长，故为阴虫，与水蛭特性相近，功专治热性血滞经络、

癥瘕积聚、包块硬结等证。土鳖虫善于走窜钻地，可直达腰府，与其他破血药有别，凡腰腿扭伤、顽痹腰痛皆可单用或复方配黄酒而用，疗效显著。土鳖虫又善走筋骨，故疗伤接骨功效特殊，且猛而不峻。笔者治疗风湿痹证之“瘀毒痹证”喜用之为主药，配伍祖师麻、桃仁、姜黄以及抑制免疫反应的雷公藤，拟逐瘀攻毒汤，以行逐瘀攻毒、活血通络之效。

能攻能补，镇痛通经，功效独特显奇效

土鳖虫得综合之性，具破而不峻、能行能走之特点，古人用其治重舌满口、木舌口疮重症（多为猩红热、丹毒等急性热病，热毒瘀血壅滞舌部而致舌头肿大、发硬、剧痛等），可见有攻毒之效。土鳖虫味辛能行气，滋补润养，故可治五劳七伤之证。土鳖虫还有镇痛之性，其力虽不及乳香、没药，但对腰痛、外伤骨折疼痛、痛经、癌肿疼痛、顽痹刺痛皆有一定镇痛作用。

急入汤剂，缓入散剂，急缓有别各收功

急证多用土鳖虫入汤剂，旨在取速效之功；而慢病多丸、散剂，旨在缓图收功；更有重伤暴厥、胃癌等重症、顽症用活土鳖虫者，旨在逐瘀、解毒力专；治胎盘残留或用作流产，重用土鳖虫，旨在逐瘀力雄；骨折、组织损伤等瘀肿疼痛，可用土鳖虫复方外敷；胸腰椎损伤可用其外洗，椎体骨质增生用药烫，治舌癌可煎汤含吐，皆旨在药力直达病所；疗结核，可将其研末混入鸡蛋中蒸食，旨在攻毒而不伤阴。故除应用药切病机外，还应在剂型、用量、用法等方面细心斟酌，方能取得预期效果。

按：土鳖虫，味咸、辛，性寒，咸则能软坚散结，辛则能行气，滋补润养，故可治五劳七伤；辛能行气血，可行血中气滞血瘀，善治闪腰岔气及产妇瘀血阻滞之证；本品性寒，寒以清热，宜治热瘀之证；虫类药善走窜动，且有小毒，能以毒攻毒，热痹瘀毒之证较为适宜。土鳖虫是一味破血逐瘀力较强，续筋接骨功效突出的常用中药，其攻坚逐瘀而有推陈致新之能，猛而不峻。内科常用于消癥散结，妇科常用于通经逐瘀，伤科则视为疗伤要药，其应用相当广泛。无怪乎前人赞它“去血积，搜剔极周；主折伤，补接至妙”。本品的毒性很小，可引起过敏反应，但无大碍，可放心使用。

第十一节　内攻外拔，善治“瘀痹”的小毒将药——祖师麻

祖师麻为瑞香科植物黄瑞香 Daphne giraldii Nitsche.、凹叶瑞香 Daphne retusa Hemsl.、唐古特瑞香 Daphne tangutica Maxim. 的茎皮或根皮，同科结香属植物结香

Edgeworthia chrysantha Lindl. 亦作祖师麻用。本品是西北民间山区常用于杀虫的草药，1962 年最早以“祖师麻”之名收入《陕西中药志》。由于本品有小毒且有显著的麻醉、止痛、散瘀、祛风、除湿等功效，故被现代医家所重用。因其对皮肤及黏膜有穿透力，作外用可用于拔毒止痛，故称其为“内攻外拔”的风湿新秀。笔者治疗瘀毒痹阻证及痛痹喜将其作为主药、将药使用。

祛风除湿，温中散寒，风寒湿痹皆可用

祖师麻辛苦温，辛可发散，可行气血，苦可燥湿、坚阴，温可散寒邪，有小毒可以以毒攻毒，因而成为治疗风寒湿痹的新药。又因与雷公藤、昆明山海棠有相似的杀虫功效，虽性味不同，也可配伍其他药物治疗风湿性关节炎、良性关节痛、外伤性关节炎、腰痛、肩周炎、风湿寒性关节痛、纤维肌痛综合征、产后风湿病等风湿痹证。笔者治疗风湿痹证之瘀毒痹证喜用之为主药，配伍土鳖虫、桃仁、姜黄以及抑制免疫反应的雷公藤，拟逐瘀攻毒汤，以行逐瘀攻毒、活血通络之效。

散瘀止痛，麻醉镇痛，瘀毒痹阻为所宜

祖师麻，善于散瘀止痛，宜治跌打损伤，民间有“打得地上爬，离不开祖师麻”的谚语，并有“大救驾”之说，且有镇痛、镇静、抗炎、抗微生物感染、抗肿瘤、抗疟、扩张血管、降血脂、抗动脉血栓形成、抑菌等药理作用，对瘀毒痹阻之风湿病，尤其是痛证皆可使用。此外，本品对皮肤及黏膜有穿透力，外用可拔毒止痛。本品亦可外用外敷以发挥麻醉镇痛、活血化瘀之效，腰椎间盘突出、颈椎间盘突出及中晚期以瘀毒为主证的痹证皆可用之。药理研究还发现，本品有促进尿酸排泄和抗炎镇痛作用，可用于痛风关节炎的治疗。

毒性虽小，反应不一，防止中毒很重要

《陕西中药志》《宁夏中药志》《毒药本草》皆认为祖师麻有“小毒”，《甘宁青中草药选》认为本品刺激性大。陕、甘、宁青等省山区民间常用祖师麻捕鱼除四害，说明其毒性较强。现代毒理研究发现，祖师麻 70% 乙醇提取物腹腔注射与灌服 LD_{50} 分别为 2.97±0.51g/kg 及 3.67±0.75 g/kg。其有毒成分主要为祖师麻毒素，因其为麻醉止痛药，故大剂量使用可引起运动和中枢神经系统的抑制，严重时可导致呼吸及循环功能衰竭，亦可引起皮疹、发热等过敏反应。祖师麻煎服或其制剂使用过量可致中毒，常见症状为嗜睡、无力、血压下降、呕吐、发热、皮疹等。生品外用可致皮肤起泡。

按：祖师麻有辛、苦、温之性味。辛可发散，可行气血；苦可燥湿，坚阴；温可散寒邪；因有小毒，可以毒攻毒，因而成为治疗风、寒、湿、瘀、痛、毒等痹证的中草药新秀。因有麻醉止痛作用，且穿透力较强，又被用作外用拔毒剂，如膏药、酊剂等。因有毒性，被西北民间用于除四害、杀毒虫。民间有“打的地上爬，离不开祖师麻”之说，并有“大救驾”之美名。然本品毕竟为“有小毒”之品，内服会对中枢神经及心血管系统产生抑制作用，可导致呼吸及循环功能衰竭；外用对局部有刺激作用，可引起皮疹、发热等过敏反应，需注意。

第十二节　惊而不险，善治“寒热错杂痹”的大毒要药——马钱子

马钱子为马钱科植物云南马钱 Strychnos pierriana Hill 或马钱 strychnos nux-vomica L. 的干燥成熟种子。马钱子最早记载于明代李时珍的《本草纲目》，以“状似马之连钱”而得名。现代用马钱子治疗风湿痹证的方药层出不穷，且证明对类风湿关节炎、强直性脊柱炎、风湿寒性关节痛等风湿病确有疗效。但本品属大毒之品，中毒时的主要症状为惊厥及角弓反张，当发生惊厥时对神经影响显著，对心脏则影响较小，在一定范围内若治疗及时，一般不会有生命危险，故而称它为“惊而不险”。笔者治疗寒毒痹阻证、热毒痹阻证、寒热错杂痹阻证等喜将其作为主药、将药使用。

以毒攻毒，通络开痹，毒邪痹阻委大任

马钱子，苦寒，有大毒，归肝、脾经。苦可燥湿，坚阴，清泄；寒可泻火，清热；质硬坚挺，能攻坚散结、消肿通络；有毒，能以毒攻毒，对痹阻不通之痹证及软弱不起之痿证，凡属毒邪所致之证，皆能起沉疴顽疾于须臾，委以大任，故凡伤寒热病、咽喉疼痛、痈疽疮疡、皮肤顽癣、疣块、痹证等邪毒亢盛之证或并发症，多能应手取效。笔者治疗湿热毒痹证或寒热错杂型之毒痹证喜用本品，配伍制商陆、水牛角、白花蛇舌草、汉防己及抑制免疫反应之昆明山海棠而成清热利湿攻毒汤，以行清热解毒、利湿通络之效。以本品为主又可治虚毒痹阻证，配伍露蜂房、全蝎、仙茅、肉苁蓉等成扶正攻毒汤，以行扶正攻毒、强筋健骨之效。

寒热错杂，疼痛痹痿，无论各期皆可治

马钱子苦寒，一说味苦，无论寒证、热证、风证、湿证皆为可宜，尤对寒热错杂，寒热难辨之中晚期毒邪亢进之痹证，或软弱不起、麻木不通、半身不遂、功能衰退之痿证皆可用之。本品还有抗炎、抗菌、镇痛、调节免疫功能之药理作用，临床对半身不遂、小儿麻痹后遗症、急性骨髓炎后遗症、结核病、重症肌无力、呼吸肌麻痹、阳痿或不射精、眶上神经痛、三叉神经痛、再生障碍性贫血、肌肉萎缩、外伤性截瘫、骨折、晚期肿瘤等皆有一定疗效。笔者临床治疗风湿毒痹证之邪毒伤血型喜用本品，配伍全蝎赤芍、玄参、白花蛇舌草、生地黄等，而成凉血攻毒汤，以行养阴清热、凉血止血之效。

惊厥瞑眩，抽搐强直，不伤心脏是其优

马钱子，有大毒。“鸟中其毒，则麻木搐急而毙；狗中其毒，则苦痛断肠而毙。若误服之，令人四肢拘挛”。其毒性成分为番木鳖碱，药材中毒量是 1 ～ 3g。生药 7g 可致死。主要作用于中枢神经系统，可引起强直性痉挛。但本品的作用特点为治疗量与中毒量十分接近，若小于 0.3g，治疗作用不显著，0.3 ～ 0.6g 方有显著的治疗作用，若超过 0.6g，可引起头晕（即瞑眩）、打哈欠等，但治疗作用显著，若剂量继续增加，可引起阵发性抽搐和惊厥，甚者角弓反张，则应停止加量，并加蜂蜜以减其毒，惊厥严重时用蜈蚣、全蝎或僵蚕、甘草水煎服，并将病人置于安静的暗室，避免外界刺激，禁用吗啡。但马钱子的优点是一般不易损伤心脏（不似川乌、草乌、附子类对心脏有显著毒性），若中毒后尽快解救，多能很快减轻中毒症状。

按：马钱子性味苦寒，苦可燥湿，坚阴，清泄；寒能泻火、泄热；质硬坚挺，能攻坚散结、消肿通络，无怪乎张锡纯说“开通经络，透达关节功能尤胜于它药”。近人对痹阻不通之痹证，软弱不起之痿证，用之皆能起沉疴顽疾于须臾。因有毒，能以毒攻毒，故痈疽疮疡、咽喉痹证、皮肤顽癣、疣块、痹证等邪毒亢盛之证，多能应手取效。然本品有效量与中毒量十分接近，是名副其实的瞑眩药、惊搐药，易致人惊厥抽搐，对神经刺激很显著，对心脏毒性则较小，若出现惊厥僵硬，立即停止加量或停药，以确保安全无忧。

第十三节　毒而不烈，善治“痛痹”的有毒要药——全蝎

全蝎为钳蝎科动物东亚钳蝎 Buthus martensii Karsch 的干燥体。本品曾以“虿”“蠆”“杜伯”“蠆”等之名，收载于《诗经》《广雅》等文学著作中，后以“蛜虫祁”收载于《蜀本草》中。《开宝本草》记载全蝎“疗诸风瘾疹，及中风半身不遂，口眼歪斜。”《本草图经》《本草新编》皆认为本品治“风”证，李时珍认为本品“为治风要药”，《仁斋直指方》用本品治“风淫湿痹，手足不举，筋节挛痛”，后《玉楸药解》明确指出“可穿筋透骨，逐湿除风”，故后世亦用来治风湿痹证。现代《中药学》将本品归为镇肝熄风类药，因有止痛作用，故一些风湿毒证也广泛使用之。其虽然有毒，临床一次使用量超过 30g 可引起中毒反应，属于“毒而不烈”的治痛痹及风毒痹阻的要药。笔者治疗所有毒邪痹阻证出现疼痛或顽固难治者喜将其作为主药、将药使用。

熄风止痉，以毒攻毒，风湿毒痹有其功

全蝎本非治风湿之药，现代多归为镇肝熄风类药，因性味咸辛平，有毒，咸者有软坚散结之效；辛能发散，行气血，色青而善入肝经，治肝经风毒之证则为所宜；因有毒，能以毒攻毒，古有“穿筋透骨，逐湿除风”之说。现代药理研究证实，全蝎有抗惊厥、抗癫痫、抗凝血、抗菌、抗炎、镇静、促生长、提高免疫力等多种药理活性。故笔者对风湿痹阻顽固难克之证，往往配伍全蝎4g，以走肝经，行以毒攻毒、通络开痹之功。本品虽无补虚之力，治疗虚毒痹证时，宜配伍露蜂房、五加皮、党参、仙茅、肉苁蓉、黄芪等，而成扶正攻毒汤，以行扶正攻毒、强筋健骨之效。

祛风止痛，攻毒散结，痛痹肿毒是其长

全蝎，辛散走窜，祛风通络，又有镇痛作用，故可用于风湿痛痹、头痛、牙痛等。全蝎味辛，能散结消肿；有毒，能以毒攻毒，可用于疮痈肿毒、瘰疬、结核等证。故凡风湿痹证，无论风毒、湿毒、寒毒、热毒、燥毒、痰毒、瘀毒等证，凡有痛证者皆可配伍之。而晚期痹阻证，可根据病情特征分别适当配伍补气、活血、温阳、滋阴等中药，如扶正攻毒汤，从而收扶正攻毒、强筋健骨之效。

毒而不烈，攻而不猛，恰当使用建奇功

全蝎属有毒之品，所含蝎毒素，是一种类似蛇毒的神经毒，含毒部位主要在蝎尾，可引起动物中毒或死亡。但全蝎对人的毒性有限，其毒性特点为治疗量与中毒量相距甚远，使用1～3g即有效，中毒量为30～60g，中毒潜伏期为1～4h，服用全蝎若不超过30g，一般不易引起患者中毒，引起死亡更为少见。

按：全蝎，味咸、辛，性平。咸者有软坚散结之效；辛者能发散、行气血；属虫类药而色青，故善入肝，治肝经风证，但宜于实证之风邪，不宜血虚生风者。本品有镇痛、抗炎、抗菌、镇静作用，故风湿痛痹多用之，且为要药。全蝎有毒而貌凶，有以毒攻毒之效，对毒邪所致“痛证”“风证”皆可用之。本品虽属有毒之品，但治疗量与中毒量相距较远，故属毒而不烈之品，风湿痛证及其他顽证可放胆用之。

第十四节　毒而不猛，善治“痛痹”的有毒要药——蜈蚣

蜈蚣为蜈蚣科动物少棘巨蜈蚣 Scolopendra subspinipes multilans L. Koch 的干燥全体。本品首次以“蝍蛆”之名收入《庄子》中，又以“吴公”之名收入《广雅》，而《神农本草经》作为下品收作药用。古籍记载以治风证及蛇虫毒伤为主，《儒门事亲》设“蜈蚣散”治破伤风;《太平圣惠方》主设“万金散”治小儿急惊；因其有明显的镇

痛作用之效，可用于治疗风湿痛证，被近代许多医家所习用。因其外形凶悍，易咬人，但毒性较小，很少引起死亡，故称其为“毒而不剧”。笔者治疗所有毒邪痹阻证出现疼痛或顽固难治者喜将其作为主药、将药使用。

熄风止痉，以毒攻毒，治痛证其效如神

蜈蚣咸温，有毒，归肝经。咸能软坚，其性剽悍，走窜之力最速，入肝而善熄肝风之惊厥，善通络止痛，尤适用于“风证”“毒证”“痛证”顽固难愈者。蜈蚣有显著的抗肿瘤、抗菌、抗凝血、抗心肌缺血、抗炎、抗惊厥与抗动脉粥样硬化等作用，与全蝎虽性味不同，但药理作用相近，适应证相仿，故常相须为用。然全蝎止痉力强，镇痛力略逊，蜈蚣搜风力强，故轻症用全蝎，重症用蜈蚣，更甚者蜈蚣、全蝎并用。两者皆入肝经，故笔者常用量为 4g，以入肝经，以便发挥更大的作用。笔者临床治疗风湿毒痹证之邪毒伤脑型喜用本品，配伍牛黄、水牛角、地龙以及抑制免疫反应的昆明山海棠而成清脑攻毒汤，以行清心开窍、攻毒通脉之效。

通经止痛，解毒散结，顽痹非此莫属

蜈蚣镇痛解毒之力甚为显著，尤以治“热毒”之风为宜，若用于外科解毒，则为蜈蚣之所长。凡热极生风、抽搐掣动、中风偏瘫、口眼歪斜、经络受风、麻木疼痛，或风袭皮肤发为痒疹，皆为首选。因其镇痛解毒之力大于全蝎，故风湿痹证之疼痛显著者，且为热毒有关者，笔者悉在攻毒汤中加蜈蚣 4g 以走肝经，以行以毒攻毒、通痹开络之效。在治疗风湿毒痹证之虚毒痹阻型喜用本品，配伍马钱子、全蝎、露蜂房、五加皮、仙茅以及抑制免疫反应的雷公藤，而成补气攻毒汤，以行补气攻毒、调和营卫之效。

毒而不猛，毒而不烈，适量使用有奇效

蜈蚣属有毒之品，其毒性成分主要存在于蜈蚣毒液之中，既是有毒成分，又是有效成分，能引起过敏性休克，服用 15 ～ 30g，可引起中毒，中毒潜伏期为 0.5 ～ 4 小时，能使心肌麻痹、抑制呼吸中枢，引起全身无力、头昏、心跳及脉搏缓慢、血压下降等心脑血管症状，以及尿血、不省人事、呼吸困难等症状，还可引起恶心、呕吐、腹痛、腹泻等胃肠道刺激症状。使用时可配伍甘草及蜂蜜以制其毒，中毒后可用茶叶泡水解其毒，用制马钱子末 0.6g 制其毒，此以毒制毒也。

按：蜈蚣是最常用的虫类药之一。但其性剽悍，走窜之力最速，既有毒又有效，为厥阴经之药，入肝而息风搜风、止痉定惊。凡肝风内动、小儿脐风撮口，或热极生风抽搐掣动、中风偏瘫、口眼歪斜、经络受风、疼痛麻木，或风袭皮肤发为痒疹，皆为蜈蚣之适应证。蜈蚣、全蝎同为祛风定痉之品，且又常常相须为用，但两者其作用又有不同。全蝎以定惊痰见长，蜈蚣则解毒之功较著。故证属风动痉厥者用全蝎，若热甚生风、生“热毒”者用蜈蚣；若用于外科解毒则蜈蚣独擅其长，尤善解蛇毒，故蛇药中多用本品；而在治惊厥、眼斜视或上视、昏厥不省人事者，以用全蝎为妥。

第十五节　毒而不峻，善治“尪痹”的小毒动物药——露蜂房

露蜂房为胡蜂科昆虫果马蜂 Polistes olivaceous（DeGeer）、日本长脚胡蜂 Polistes japonicus Saussure 或异腹胡蜂 Parapolybia varia Fabricius 的巢。本品最早以“蜂肠”收入《神农本草经》。李时珍认为本品为阳明药，有以毒攻毒之效，兼杀虫，是外科、齿科多用之品。而《乾坤生意秘韫》《姚僧垣集验方》及《名医别录》认为本品有治疗风痹及历节肿出之效。笔者以中医取类比象之意，认为本品可治痹证晚期关节变形，骨质破坏似蜂窝状者，故喜用本品治疗久痹。露蜂房虽然有毒，有以毒攻毒之效，但“毒而不峻”。

祛风止痛，攻毒消肿，治毒证能建奇功

露蜂房，《神农本草经》早有记载，主要用于熄风止痉、祛除邪气，又用于外科、齿科恶疮中毒之证，以疗恶疮、乳痈、乳癌、瘰疬、疮癣、痒疹、牙痛诸疾，内服外用均可，取其以毒攻毒之效，故毒邪所致诸病较为适宜。现代药理研究证实，本品有抗肿瘤、抗炎、降低体温、利尿降压等药理作用。临床常单味或复方治疗急性腮腺炎、扁桃腺炎等腺体疾病，也用于痢疾、肠炎等感染性肠道疾病；外用于头癣、皮肤结核、痈疮肿毒等。笔者临床喜以本品为主治疗虚毒痹阻证，配伍马钱子、全蝎、仙茅、肉苁蓉等以及抑制免疫反应的雷公藤，而成扶正攻毒汤，以行扶正攻毒、强筋健骨之效。

骨质变形，毒痹晚期，镇痛攻毒收殊效

类风湿关节炎、强直性脊柱炎、骨坏死等晚期痹证，多有骨质变形，如蜂窝状，以中医取类比象之意，用本品可取祛风止痛、攻毒通络、阻止骨质变形之效。笔者对痹证晚期虚实夹杂之证，配伍此类药物，可收阻止病情发展之效。其镇痛、抗菌、抗炎、抗肿瘤作用，也对痹证起特殊治疗作用。但因药价较高，可配药酒使用。笔者临床喜以本品为主治疗强直性脊柱炎的虚毒痹阻型，配伍马钱子、附子、仙茅、升麻、狗脊等，而成温阳强脊攻毒汤，以行温阳散寒、强脊攻毒之效。

毒性有限，可致肾炎，毒而不峻建功勋

露蜂房的毒性在蜂房油中，可引起急性肾炎，煎煮可使毒性成分挥发，内服引起中毒的报道较少见，更无死亡报道，故毒性较小，临床不必因有毒而弃之不用。近年来发现本品对某些恶性肿瘤有一定的疗效，而且毒副作用不明显，对比斑蝥、蟾蜍等抗癌药物，有一定优势。本品抗癌作用有待进一步开发，其治疗晚期痹证的作用，更

不应被忽视。

按：露蜂房作药用最早见于《神农本草经》。但历来多作外用，是治疗外疡的要药。而在治疗内科疾患方面应用较少。根据历代中医文献的记载，除可治齿痛、瘰疬、疮痈、皮肤瘙痒外，尚可治疗目翳、喉痹、尿白稠、遗尿、阳痿、痔疮、小儿脐不合、小儿石淋、小儿赤白病等。近年来发现本品对某些恶性肿瘤有一定的治疗作用。凡能治疗癌肿的药物，多具有毒副作用，而临床上尚未发现服用本品引起严重中毒及死亡的病例，说明本品毒副作用很轻，这在一般抗癌药物中是为数不多的，所以认为是治疗癌肿颇有希望的一味药。同时，根据中医取类比象原理，笔者认为本品可治风湿痹证晚期的骨质破坏如蜂窝状。本品应用时多须焙炒成炭。内服时多用酒送下，古人用米酒，现代可用米酒或黄酒送下。

（杨仓良）

第四章　用毒药得失论

有菜黍染虫，叶萎株黄，以农药杀之，虫去而叶盛株青。治病亦然，邪不去病难愈，毒不除体不安。毒邪强致重病顽证，用药必用强药将材，强药将材者，毒药也。然既是毒药，攻邪必伤正，有利必有弊，有得必有失。有得者病愈也，有失者体不适也。然病不去，得从何来？邪不除，体更遭戕。虫不去，何来叶盛株青？如虑毒而不用农药，其株枯矣！故治病当以求得为首务，虑失为其次。得既求，失必补。况大凡毒药之弊，可用缓毒、解毒、制毒之法抑之，其失亦可得补矣。药本医者手中之利器，上工欲成，必先利器，医者治病活人，用药当先知药性，辨药理，穷方术，后之于医道，方为上工。

第一节　趋利避害论

以毒攻毒者，以药之毒攻病证之毒也。药物之性，以毒为能。毒者，克敌制胜之法宝。其能高屋建瓴于御敌，斩关夺隘于要塞，冲墙倒壁于壅堵，搜风剔骨于巢穴，起沉疴顽疾于须臾，势如破竹于劲敌，立竿见影于桴鼓，峻烈刚猛于顽敌。凡风寒湿热毒证，非此攻莫能起效；顽痰瘀痹非遇此而消；气血阴阳诸虚毒证，补之，恐犯闭门留寇之戒，攻之，又有投鼠忌器之虑，故非以扶正攻毒为治，不能使虚得补，收邪去正复之效；更有邪毒内陷之险证危候，非用托毒之法不能收功。如此种种，西医、他医概莫能助也！然世间万物皆有其概率，有一利，必有一害，药之毒，概莫例外。毒者，害人之物，夫毒药者，首毒为心之害，可使心脏骤停，跳似奔马，使胸闷气短，甚者功能衰竭，顷刻倒毙如尸，如生川乌、生草乌、附子、铁棒锤之类；次毒为肝之害，可使肝细胞破坏，解毒、消化功能受损，甚至硬化或衰竭，如砒石、朱砂、艾叶之类；再次毒为肾之害，可使肾细胞破坏，性功能障碍，泄水受损，甚之肾毒症出现，如关木通、雷公藤之类；许多药物还可刺激胃肠，使呕吐、腹泻连连，如昆明山海棠、威灵仙、白附子、青风藤之类；而皮肤过敏、皮疹频频等为不良反应，如威灵仙、全蝎、蜈蚣、土鳖虫之类，虽不足为虑，然患者很感恐慌。可见，药物之毒，足以为虑。然治病救人，医者天职所在，难辞其咎，如若遇敌，攻敌非死即伤，伤敌三千，自损八百，何况病毒、细菌、毒邪狂妄而凶残，与人争斗千万年，难分伯仲，欲置人类于死地而后快，医者天职所在，有捍卫人类健康的义务，故必须用手中毒药利器，趋利避害，勇往直前，决不能畏首畏尾，徘徊不前，置生死于不顾，错失良机，使毒邪有可乘之机，致害非浅也。

（杨仓良）

第二节 炮制减毒论

以毒攻毒之法，治病效果令人难以置信，其神奇之处令人难免起疑，更何况人类疾病疑难者众，束手无策者多，故非以毒攻毒法不可。然中药之毒，足以令人谈之色变，望之生畏，唯恐避之莫及。若不减毒，毒性更大，使用不慎，祸不旋踵，世间万物，皆能一物降一物，“炮制”即为减毒法宝之一。

炮制之目的为去腥、去臭、去杂，然以减毒为要。炮制之法甚多，曰炒、炙、煅、蒸、煮、烘、焙等。需炮制之药甚众，以毒性中药为最，而以治风湿痹证之药为重中之重。例如，“有惊无险”之马钱子，为治寒热错杂毒痹证之要药，生品味苦有大毒，服之不慎可致抽搐、晕厥等，需用砂炒法以减其毒；“喜忧参半”之雷公藤，为治风湿热毒痹阻之上品，生品性凉有大毒，服之不慎可出现呕吐、腹痛及生殖毒性，需用煮法以减其毒；“能攻善守”之附子，为善治寒毒痹及回阳救逆之要药，然生品大辛大热有大毒，用之不慎可致麻木、休克甚至死亡，需用蒸法或煮法以减其毒，制其偏；“走而不守”之川乌，善治风寒毒痹证，然生品大辛大热有大毒，极易出现心悸、心慌，甚至死亡，需用蒸法、煮法或黑豆制、甘草制以减其毒、制其偏；“暗伏杀机”之草乌，善治寒痹毒证，生品大辛大热有大毒，稍有不慎可致心脏毒、休克甚至死亡，故需用蒸法、煮法或黑豆、甘草制法，制其毒，纠其偏；“泻而不峻”之商陆，善治湿热毒痹证，然生品苦寒有毒，易引起恶心、呕吐、呼吸衰竭、昏迷等中毒反应，宜用醋制法，以去其毒素；“品种不一”之白附子，善治痰毒痹证，然有毒，可致头晕、呼吸困难甚至死亡，宜用豆腐、白矾或生姜制其毒，制其偏；“备受冷落”之天南星，善治痰毒痹证，因有毒，易致局部刺激或呼吸麻痹、昏迷甚至死亡，宜用白矾、生姜制其毒，纠其偏；“备受争议”之半夏，善治痰毒痹证，生用易戟喉，甚至失音、呼吸困难而死亡，需用生姜制其毒，或用甘草、石灰制其毒、纠其偏；“毒而不峻”之露蜂房，善治尫痹毒证，属有毒之品，可致肾炎等，宜用煅法以减其毒；“毒而不烈”之全蝎，善治痛痹毒证，然有毒，可致头昏、头痛、血压升高等，需用盐制去其腥，制其毒；“毒而不剧”之蜈蚣，善治痛痹毒证，因有毒可致恶心、呕吐、腹泻等中毒反应，需用焙法制其毒，去其腥；“攻而不猛”之土鳖虫，善治瘀痹毒证，有小毒且腥臭，可致过敏反应及恶心、眩晕，需用酒炙以制其腥臭，减其毒；“温阳攻毒”之仙茅，善治虚寒毒痹证，因有小毒，可致舌肿大及烦躁，可用黄酒炙减其毒；“性寒走窜”之地龙，善熄风以治瘀热毒，小有毒性，可致头痛、头昏、血压波动、烦躁甚至嗜睡，可用醋制其腥，减其毒。

凡此而类，炮制之法甚多，炮制之药则甚众，唯以“适中”为要，且以毒药炮制为重。毒药的毒性成分是临床疗效之关键，对有毒无益的毒性物质应彻底“清除”，对利大于害的毒性物质应酌情“保留”，对既有毒又有效，取舍则应“适中”。此即“不及则功效难求，太过则气味反失”之意也！

（杨仓良）

第三节　配伍减毒论

药物配伍素有“一君，二臣，三佐，四使”之说，其论不妥！君臣佐使为旧国家官场等级区别，将配伍按治理国家的等级决定主次及管理法则，有失偏颇。因中医的核心理念为天人相应观，与国家管理没有相关性，这是不妥之一；用药如用兵，用兵如打仗，上阵杀敌，只有将兵之分，官兵之分，而难分君臣，这是不妥之二；组成一个方剂，两味药以上为方，配伍方剂如组成一个方队或者团体，要协作互助，相辅相成，各负其责，方能以团队起效，而君臣佐使很难收各负其责之效，这是不妥之三；君臣佐使为旧制，现代不宜再用旧名，其时已失，应以妥切的方式代替。笔者以为，中医的理论来自《周易》，其天人相应观亦来自《周易》，其核心理论为太极八卦，尤其是伏羲八卦（先天八卦），将人比喻为站立的八卦，即上为乾，下为坤，左为离，右为坎，东南角为兑，西南角为巽，东北角为震，西北角为艮，此四方四隅八方位又称八宫，加中宫即为九宫格局。《周易》认为八卦又与大肠（及首）、肺、心（及小肠）、肝、胆、肾（及膀胱）、胃、脾脏腑相对应，且与数字1、2、3、4、5、6、7、8、9相对应，而恰恰可与中医的归经理论有机结合。《周易》认为，相应的数字与对应脏腑有相通作用，且有增效之能，配伍处方时可对号入座。例如，治脾时，选归脾经的药物，且以8数居坤位入脾治脾经所病，其他以此类推形成一个八卦方位阵，中宫再加一味药，以“9”数居中，取太极之效，以起交通上下、左右逢源、平衡各宫之效。同时其计量可根据病情轻重、病证的发展变化，以及药物特点而给予增减变化，从而成为可以演变的八卦九宫阵法方剂。将《周易》的象数理论应用于处方用药之中可收疗效倍增之效，此即中药配伍奥妙之举。同时通过配伍还可达到解毒之目的，可选具有解毒、调和作用的中药居中，以起解毒调和之效，确保用药安全。

（杨仓良）

第四节　增效减毒论

攻毒之道，增效减毒为上，增效以求治病之果，减毒以保安全无虞，两者并举，方为上工。毒性中药，效强而猛，若不敢用，为下工；若敢用，为中工；若善用，则为上工。然善用之术有四。一曰，药对症。俗语曰“药对方，一口汤，药不对方，一口缸”，故首重辨证准确，用药对方。二曰，法对方。用法要得当。一个好方剂，怎样使用，亦很重要，如煎煮合理，饭前饭后恰当，温服热服，各有讲究。三曰，重禁忌。俗语曰“服药不忌口，坏了医生手”，许多病，服药后要忌口，忌辛辣，忌寒凉，有些还要忌身，忌房劳，忌七情，才能增强疗效。四曰，适增量。“中医不传之秘在用量”，量小，难达杀毒之效，量大，有中毒之风险，故恰当的剂量是疗效的关键。而适当地增量，恰如其分地调整方剂，方为取得疗效的“秘器”。故医者应以安全有效为基石，适度增加剂量，才会取得更好的效果。

减毒之法，是安全之保障；减毒之目的，在于安全，但若过度也会影响药效，故减毒之法要注意以下五点。一曰，减毒要适度。既要符合中药传统理论，还要符合现代药效研究之依据。二曰，炮制以减毒。合理的炮制是中药减毒的重要措施，尤其对大毒、有毒之品，一定要炮制至安全标准，以防不测。三曰，配伍以减毒。用寒药以制热性，用热药以制寒性，从而缓其偏；配伍解毒药以解其毒，如甘草、蜂蜜、生姜、干姜、绿豆等。四曰，加热以减毒。某些药如乌头类，可通过高温蒸煮或先煎以减其毒，但加热要适度，不宜过久或过量。五曰，用法以减毒。如饭后服既可收缓慢分解、分段吸收之效，还可减少对胃肠刺激，以减其毒。

总之，减毒以保安全，增量以增效，故减毒是手段，增效才是目的。

（杨仓良）

第五章　中毒防治论

为医之道，极其难矣！行医之术，极其危矣！急求其医，可为天使，何其荣也！需托其术，可为上宾，任其信也！然医者仁心，术本仁术；世谓蜀道难，吾谓行医胜过蜀道难。一难，察病难。人服五谷而生百病，外有风寒湿热之侵袭，七情刺激之扰，内有五脏六腑虚实阴阳之善变，中有痰瘀气血凝滞之壅塞，更有真假寒热虚虚实实之蒙蔽，故病因难察也，病因不辨，何谈治疗。二难，用药难。是药三分毒，药本毒物，以毒为能，故用药易，用中矢难，平淡无偏无倚，无锋芒，虽无虑，但病重药轻，难收效；药效强但毒性大，易致瞑眩或中毒，凶险之术，稍有不慎，纠纷缠身，甚有牢狱之灾。三难，施术难。医本以仁慈之心，施残酷之术，或针灸，或放血，或割治，或火针，皆以痛苦之术求疾愈之目的，故施术难。四难，善后难。三分病，七分养，病家多自以为是，不遵医嘱或擅自停药者众，或饮食起居无常，或七情房劳不禁，而成缠绵难愈之势。故曰为医施术难也。

以毒攻毒之术，本为以霹雳手段，行菩萨之道，稍有不慎，有“中毒”之祸！故医者，防治为要。

一曰，善察其性，减毒为先。凡为医，必先熟药性，知好恶，遇难治疾，非用攻毒之法时，须全面掌握所要施行之药的毒理。首先要使用减毒之法，或炮制，或煎煮，或配伍，以减其毒。

二曰，善辨其理，解毒为重。凡毒性中药因归经有异，毒理有别，毒理有靶向，故解毒当为重，可选用具有针对性强的中药以解其毒、缓其性。

三曰，善施急缓，疾治为首。凡攻毒疗法以致中毒，然中毒有三，或不良反应，或过敏反应，或中毒反应，前两者不足为虑，中毒反应应为重点，然中毒反应则有急缓之分，急性中毒为重中之重。凡急性中毒要采取紧急救治方案，或洗胃，或针灸，或解毒，或对症治疗，以防病情急转。

四曰，善分伯仲，保心为要。攻毒之法对机体内外、五脏六腑、血与骨髓皆可造成危害，然对心脏之毒为首。一旦发生，必须采取有效措施，保心、护心最为重要，或西药，或中药，或针灸，或灌肠，以解其对心脏之毒害。

五曰，善调病后，排毒为安。中毒反应，有急慢之分，急性中毒应以解毒、排毒为重，慢性中毒则应以中病即止，排出毒素为主，可配以食疗或保养措施以善其后。

以上五法，可保攻毒之法安全无忧也！

中医在防治药物中毒方面积累了丰富的临床经验，世间万物皆有一物降一物之规律，许多中药有神奇的解毒之效，下面仅选以下七种作为介绍。

第一节　中和无偏，善调药性，解百毒之要药——甘草

甘草为豆科植物甘草 Glycyrrhiza uralensis Fisch.、胀果甘草 Glycyrrhiza inflata Bat. 和光果甘草 Glycyrrhiza glabra L. 的干燥根和根茎。本品以“甘草”之名最早记载于《神农本草经》:“主五脏六腑寒热邪气，坚筋骨，长肌肉，倍力，金疮肿，解毒。”后世有温中下气，补五脏，补五劳七伤，治一切虚损的记载。然本品是较公认的解药毒的良药。《名医别录》明确提出“解百药毒”,《药性论》谓“制诸药毒”，现代医家认为本品有调和诸药，“解药毒及食物中毒”之效。其显著的“解诸药毒”之药理作用，被现代研究所证实。故笔者将其归为“解毒药之首”加以介绍。

《神农本草经》记载本品“甘平”，甘可补，故有补养之效；平者，中和无偏，善解百药毒、食物毒、金属毒、菌毒，故称“解百毒”。本品有谓归“肝、脾、肾”经，有谓归“心、脾”经，有谓归“脾、胃”经，也有谓归“肺、脾”经，说明可归“心、肝、脾、肺、肾”五经，所以甘草有归“十二经”之说。

本品有显著的抗炎、抗菌（革兰氏阳性球菌、金黄色葡萄球菌、链球菌、枯草芽孢杆菌），抗病毒（艾滋病病毒、非典型肺炎病毒、肝炎病毒、人呼吸道合胞病毒、流感病毒、肠道病毒、柯萨奇病毒、鸭肝炎病毒），抗氧化，降血糖，调血脂，抗动脉粥样硬化，保肝，神经保护，抑制酪氨酸酶，抗血管生成作用和类雌激素等药理作用。可见甘草的药理作用广泛，能治疗多种疾病，然临床仍以调和诸药、解百药毒为主要功效。现代研究证实，甘草解毒机制与其所含甘草酸、甘草次酸及葡萄糖醛酸等有关。甘草能与毒物发生化学反应，从而达到减毒、解毒之效。甘草中的某些活性成分能够与生物碱结合，形成络合物，或者促使生物碱水解。甘草能够减少游离的乌头类生物碱含量，从而达到降低附子毒性目的。甘草酸与乌头碱结合成盐，促进乌头碱水解，延缓或缓和乌头碱毒性作用。甘草能够与大黄中蒽醌类化合物互相作用，降低了结合蒽醌的提取率和含量，从而减缓大黄泻下作用。甘草酸能与多种抗生素、金属离子生物碱等结合形成复盐，从而降低原药毒性。甘草所含葡萄糖醛酸能够和体内含有羟基或羧基的有毒物质发生结合，生成有毒物质的非活性形式，再经由尿而排出体外；或者在体内能结合毒物形成无毒的化合物，达到保肝解毒的功效。甘草能够有效减少由马钱子导致的大脑皮层超限抑制及由呼吸肌强直收缩引起的窒息死亡。甘草中的多种氨基酸能与铅、镉、汞等重金属离子结合，形成稳定的金属螯合物，而达到解毒作用。甘草酸盐类的肾上腺皮质激素样作用，可增强机体对外界适应性，从而提高对毒物耐

受力；可促进肝细胞中的药物代谢表达，从而加速毒物代谢。甘草可明显对抗氯仿、肾上腺素、乌头碱和氯化钠等诱发的心律失常。甘草总黄酮对乌头碱等诱发的室性心律失常有良好的功效。甘草能有效降低由含 D- 氨基半乳糖引起的致死率，改善症状及降低肝损伤。甘草黄酮能抑制金黄色葡萄球菌、枯草芽孢杆菌，有效减少幽门螺杆菌、白色念珠菌的产生，能抑制多种细菌生长，减少细菌毒素产生。甘草流浸膏能解除急性氯化铵中毒，能预防吡唑酮类的急性致死性毒性，能显著降低组织胺、水合氯醛、乌拉坦、可卡因、苯、砷、氯化汞等的毒性。甘草对咖啡因、印防己毒素、乙酰胆碱、毛果芸香碱、烟碱、可溶性巴比妥有中度或极轻度的解毒作用；可与水合氯醛、毒扁豆碱、乙酰胆碱发生强烈的对抗作用。对河豚毒、蛇毒有解毒效力，可以防御蛇毒的致死作用与局部坏死作用，其效力甚至超过蛇毒血清；能解除白喉毒素，破伤风毒素的致死作用。能抑制家兔因氮芥引起的白细胞、血小板减少；对四氯化碳、四氯乙烯、抗结核剂及酒精引起的动物肝损害有保护作用。甘草可沉淀和吸附生物碱（如奎宁）。

按：甘草，有“美草”“蜜草”之盛名，可通十二经。性味甘平，甘可补，可和中，可缓急；平者，中正无偏，热药得之缓其热，寒药得之缓其寒，毒药得之解其毒，刚药得之和其性，表药得之助其补，下药得之缓其速，寒热错杂得之调其平。有升降浮沉之性，可上可下，可内可外，有和有缓，有补有泄。散者，外而不内，攻者下而不上；温者，燥而不濡；清者，泻而不和；杂者，众而不群；毒者，暴而克制，故被称为“国老”。

甘草的功效，补虚一也，解毒二也，然补虚功不及参芪，而解毒之功则为冠首也，张仲景善用毒药，其方近半数皆用甘草，故甘草解药毒、调和诸药当推第一。甘草，药用分二：蜜炙偏于补中益气，偏长补心气、振心阳、补脾阴；生用重在清热泻火、解毒利咽、缓急止痛、祛痰止咳，故笔者临证常将生甘草作为解毒必用之品，在发挥清热毒、制菌毒、和药性的同时，用之以解所有有毒中药的毒性，并发挥其纠偏性、矫烈味之效。甘草虽可解毒，但服用过多过久也可引起浮肿及血压增高，故用之当注意。

甘草属于广谱解毒药，除一些专科用药，如蜂蜜专解乌头毒，桃耳七专解铁牛七毒，生姜专解半夏、天南星、白附子毒，干姜专解附子毒等，而甘草可解所有中药毒、西药毒及无名毒物的毒性，故可视为广谱的解毒中药。

第二节　润而不腻，善解百毒之良药——蜂蜜

蜂蜜为蜜蜂科昆虫中华蜜蜂 Apis cerana Fabricius 所酿的蜜糖。以“石蜜”“石饴”之名始载《神农本草经》，认为有“主心腹邪气，诸惊痫痓，安五脏诸不足，益气补

中，止痛，解毒，和百药”之功效。李时珍称“蜂蜜”，认为其有“清热、补中、解毒、润燥、止痛”之功效，近人用于治咳嗽、便秘、胃肠病、风疹、皮炎、疔疮恶毒、冻伤、冻疮等。然其止咳作用不及紫菀、款冬花，通便作用不及大黄、番泻叶，治疮疡作用不及蒲公英、紫花地丁，而主要用于解毒，且功近甘草，故被称为解百毒的广谱解毒良药。

蜂蜜，《神农本草经》谓性味“甘平”，《本草纲目》则谓“生凉、熟温”，古医家多主归“脾、胃、肺、大肠经”之说。现代药理研究证实，蜂蜜主含果糖、葡萄糖、蛋白质、蜡质、酶类、有机酸、乙酰胆碱等化学成分，多种维生素，及镍、铜、锰、铁等微量元素，有保护肝脏、调节胃肠功能、缓泻、降低或升高血糖、抗菌、加速创伤组织修复、强心、扩张冠状血管、消除心绞痛、促进儿童生长发育、增强机体的抗病能力、调节神经系统功能、改善睡眠、提高脑力和体力活动等药理作用；可清肺化痰，润咽止咳，润滑胃肠，调节胃肠功能；对疮面有收敛、营养和促进愈合作用。

蜂蜜，古今医家临床主要用于解毒。张仲景主要用于解乌头毒，如“乌头汤”。《神农本草经》认为有“止痛解毒和百药”之效。《本草纲目》谓“甘而和平，故能解毒”，“和，可以致中，故能调和百药而与甘草同功”。天然蜂蜜中含有的化学物质主要为糖类，每100g蜂蜜约含糖类60～80 g。其解毒机理为其主要成分葡萄糖和果糖的解毒功效。葡萄糖的药理作用可概括为营养、解毒、强心、利尿，它是生理性糖类，也是机体所需能量的主要来源。葡萄糖在体内被氧成二氧化化碳和水并同时提供热量，以糖原形式贮存。对肝脏具有保护作用和解毒功能，并能促进毒物的排泄。葡萄糖本身不具备解毒作用，只是参与肝脏解毒过程。肝脏是人体的主要解毒器官，解毒能力的大小与肝内糖原储备量有关。肝脏有充足的糖原储备时，对感染和病毒的抵抗能力增强，反之则下降。葡萄糖被吸收后增加了肝糖原，提高了肝脏的解毒能力。体内有足量葡萄糖的情况下，肝组织可以迅速除去大量氨，提高解毒能力。此外，机体肝糖原丰富则对某些细菌毒素的抵抗能力增强。又如葡萄糖醛酸是葡萄糖代谢的氧化产物，它对某些药物的解毒作用非常重要，如吗啡、水杨酸和磺胺类药物等与之结合，生成葡萄糖醛酸衍生物排泄而解毒。肝脏是机体的主要解毒器官，其解毒能力的大小与肝脏内糖原含量有关；肝脏的部分解毒机能，又是通过葡萄糖的氧化产物葡萄糖醛酸与毒物的结合，或依靠糖代谢的中间产物乙酰基的乙酰化作用而使毒物失效；同时，葡萄糖通过增加组织内高能磷酸化合物的含量而提供解毒作用所需的能量。以上形成了葡萄糖一定的解毒功能。

此外，蜂蜜另一主要成分果糖（FDP），临床试验和动物实验证实FDP具解毒作用。FDP可以减少缺血组织包括心肌组织的钾离子的丧失，提高致死氯化钾剂量下小鼠生存率。FDP对洋地黄有解毒作用。有报道称，FDP对洋地黄中毒的心脏有解毒作用，是通过防止心肌细胞内钾的外流，促进钾的内流，来改变心肌内低钾诱导的心律失常的危险性。FDP 可以逆转在使用一些化学物质时产生的细胞毒作用。在动物实验中，FDP 与 CsA 合用，延长了移植后心脏的生存时间，抑制了 F 淋巴细胞的增生。

按：蜂蜜由蜜蜂中专司采蜜、酿蜜、喂饲幼虫的工蜂所采百花之精髓酿制而成。其味纯甘，甘者能补，质津而能润燥；其气清和，性平，故可以和中，对寒热虚实、阴阳内外、气血精津、五脏六腑皆有滋养温补之效；其体滑主利，可润泽三焦、胃肠；主含多糖，尤善解药毒，凡毛茛科乌头类植物皆可用之，以缓解其毒性；对其他剧毒药、有毒中药以及西药均有解毒作用。笔者曾误服马钱子且过量引起抽搐、惊厥，急用蜂蜜迅速得以缓解。对一些药性刚烈、偏热、偏燥者，皆可配伍蜂蜜以制其毒性；对一些气味怪异，如虫类药、动物药也可配伍蜂蜜以制其腥臭；对胃肠道及肝肾功能有害者，配之以保肝护胃。本品生用性凉，可清热泻火、通利大便，老年肠燥便秘者宜用之；熟用则性温，善补中、润燥、止痛；凡解诸毒宜生用。然本品虽能解毒，但若蜜蜂采集如雷公藤、罂粟花、商陆花、洋金花等有毒植物之花蜜，其所酿之蜜中有相应毒性成分，故需注意。本品性黏质腻，凡痰湿气重者、中满痞胀及肠胃泄泻者当忌用；呕家、酒家不宜用；湿热脚气不宜用。

第三节　呕家圣药，善解天南星毒之要药——生姜

生姜为姜科植物姜 Zingiber officinale Rosc. 的鲜根茎。本品最早记载于《吕氏春秋》。《神农本草经》始作药用，谓有“去臭气，通神明”之功。《医学启源》谓“制厚朴、半夏毒”;《本草拾遗》记载“汁解毒药”;《日用本草》记载“解菌草诸物毒”；孙思邈称“姜为呕家圣药”，记载“生姜汁及煮干姜汁解半夏毒”;《本草纲目》记载“生用发散，熟用和中，解食野禽中毒或喉痹”，“凡中风、中暑、中气、中毒、中恶、干霍乱，一切卒暴之病，用姜汁及童便服，立可解救”。故生姜的功效为“止呕吐一也，解毒二也”，特加以介绍。

生姜辛温无毒，《医学启源》谓：“性温，味甘辛。”《雷公炮制药性解》曰：“入肺、心、脾、胃四经。”《本草经解》曰：“入胆、肝、肺经。”《名医别录》曰：“去伤寒，头痛鼻塞，咳逆尚气。”陶弘景曰：“主五脏，去痰下气，止呕吐，除风湿寒热。”《珍珠囊》谓：“益脾胃，散风寒。”现代多将本品归于解表散寒药。现代药理研究证实，生姜汁、生姜水煎液有显著止呕作用，并有抗菌（金黄色葡萄球菌、肺炎克雷伯菌、白色念珠菌、伤寒杆菌、霍乱弧菌、大肠杆菌、啤酒酵母、青霉菌、黑曲霉及枯草芽孢杆菌）、抗炎、镇痛、抗氧化、抗肿瘤、降血糖、降血脂、促进免疫、强心、促进循环、

发汗、促进胃液分泌、镇吐、防治肝损伤及利胆作用。

生姜的主要功效为解毒作用。据记载，对于半夏、乌头、闹羊花、木薯、百部等中毒，均可用生姜急救。曾有报道，4 例天南星中毒患者，用生姜后均获痊愈。其解毒和减毒作用的主要物质基础为姜辣素，姜辣素是姜中的辣味成分，是多种物质构成的混合物，其中姜酚、姜醇等成分对于毒性物质引起的胃损伤、肝细胞损伤、心血管损伤、中枢兴奋等均有明显的保护和中枢抑制作用。生姜与有毒中药同煎时，可与其中的毒性物质发生化学变化，从而影响毒性物质的含量。如半夏的有毒成分不溶或难溶于水，短期内浸泡达不到去毒的目的，国外认为半夏配伍生姜可以降低半夏的毒性。有报道表明，生姜中的姜醇、姜酮可以中和乌头碱的分解产物，解除乌头碱的毒性，从而减轻对心肌损害的程度，缩短病程，减轻患者的痛苦及经济负担。实验表明，生姜配伍半夏可通过诱导 CYP 酶的活性，拮抗半夏对该酶的抑制作用，加速不良药物在体内的代谢，从而起到相畏相杀的作用，消除不利因素及副作用，有效发挥药效。

按：生姜药用历史悠久，性味辛温。辛者，有发散之效，具发汗解表之功；温者，能治寒证，外则治外感风寒表证，内则温中和胃、降逆止咳，为止呕要药；归肺经，专主皮毛而起发汗散风祛寒之效；又归脾、胃经，功专温中益脾胃而去中土之湿；味辛辣，有开豁冲散导滞而起消痰去浊之功，可见其对表里风寒湿证皆能疗之。然生姜解毒之功亦著，尤以解天南星科属植物如天南星、半夏、关白附、禹白附等药物毒为专长，还可解鱼、虾腥臭毒及食物中毒等。故笔者凡使用天南星科属中药，将生姜作为必用之物，意在减少其毒性的同时，减少或抵御本类药物对胃肠道的刺激，起止呕镇吐作用，以发挥其呕家圣药、解毒要药之作用。

第四节　减毒增效，祛寒温里，善解附子毒之要药——干姜

干姜为姜科植物姜 Zingiber officinale Rosc. 的干燥根茎。最早记载于《神农本草经》，并有“白姜”“均姜”“干生姜”的别异名，有“主胸满咳逆上气，温中，止血，出汗，逐风湿痹，肠澼下痢”之效。而解毒功效，见于《名医别录》《药性论》《日华子本草》《本草经集注》等中药专著，诸医家多将干姜与附子同用，以解附子毒性，同时助其温里阳之力，故有“附子无干姜不热”之说。笔者认为干姜对附子有增效减毒之效，且与附子同为祛寒温里之要药。

干姜，性味辛热。辛者，有发散之效；热者，能治寒证；入里者，尤善温中祛寒，

回阳救逆；走表者，能治风寒湿证。现代药理研究证实，干姜有抗氧化作用，尤其对AAPH诱导的微粒体抗氧化活性作用明显；并有解热、抗炎作用；有增加胆汁分泌量，保护胃黏膜作用，保肝利胆；抗缺氧作用，对心肌细胞缺氧缺糖性损伤有保护作用。并有抗肿瘤、抗菌、抗晕动病、止呕、改善脂质代谢、降血脂、降血糖和增强免疫等作用。干姜还有明显的镇痛、镇静和催眠作用，对中枢神经系统、应激性胃溃疡有抑制作用，能抑制胃液酸度和胃液分泌，有强心作用，可强烈抑制血小板凝集，并有抗缺氧护肝、抗过敏和抑制血管通透性作用。临床有用本品单味或配伍治疗消化性溃疡和婴幼儿腹泻等疾病的报道。

干姜为无毒之品，《名医别录》记载“治风邪诸毒”，《药性论》谓“去风毒冷痹”，《日华子本草》则云“解冷热毒”，《本草经集注》认为“杀半夏、莨菪毒”。干姜的解毒机制：干姜中的化学成分与附子的双酯型生物碱混合后，抑制了双酯型生物碱的溶出，从而达到解毒目的；此外，通过干姜中所含高分子化合物形成胶体液，减少了乌头碱在煎煮中水解，其乙酸乙醇提取物虽然乌头碱和次乌头碱溶出率明显增加，但毒性都明显减小。

按：干姜，性味辛热无毒。辛者，有发散之效，故可治风寒湿痹证；热者，能治寒证、阴证，但专主里寒证；配伍其他中药可发挥温中化饮、消痞、止呕、止利、温中散寒之效，以治疗脾胃寒热错杂及阳虚四肢厥逆证等为见长。干姜解毒之功主要在于与附子配合后有减毒增效之功，并被现代药毒理研究所证实。笔者治风寒湿痹证多用附子、川乌、草乌配干姜以发挥减毒增效之功；用天南星科属中药时配干姜以发挥解毒止呕作用。干姜与生姜为同一植物，然生姜多为鲜用，其生姜挥发油未被破坏，故专走肌表，善于治表风寒；而干姜为生姜干品，生姜挥发油被破坏或挥发，故善走里，专于温里散寒治里寒证，有助附子行回阳救逆之功，故干姜、附子为一对祛寒温里之要药。生姜、干姜的主要成分均为挥发油，故笔者主张水煎宜后下，以便尽量减少有效成分的挥发。另外，本品味辛辣，对胃肠道及咽喉有刺激作用，宜饭后服用。

第五节　缓和药性，健脾护胃，善解诸药毒之良品——大枣

大枣为鼠李科植物枣 Ziziphus jujuba Mill. 的成熟果实。大枣，最早见于古代文学作品《诗经》，又有“刺枣”“干枣”“美枣”“良枣”“红枣”等别异名。作药用最早以“大枣”之名见于《神农本草经》，谓“主心腹邪气，安中养脾，助十二经，平胃气，

通九窍，补少气、少津液，身中不足，大惊，四肢重，和百药”；张仲景善用之，在其《伤寒杂病论》中用枣者 58 方，皆以“补中益气和营、健脾益气和胃、补中益气生津、顾护胃气”为主要功效；然多数本草著作以“煞乌头毒”“杀附子、天雄毒”“和百药毒”为主要功效，且以缓和药性为长，故加以论述。

大枣，性味甘温，《神农本草经》谓“味甘、平”；《千金方》记载“味甘、辛、热、无毒”，“归脾、胃经”；《本草纲目》主归“脾经”；《本草经疏》记载“入足太阴、阳明经”。大枣以补脾和胃、益气生津、调营卫、解药毒为主要功效，治胃虚气少、脾弱便溏、妇人脏躁等病证。现代研究证实，大枣粗多糖具有抗补体活性和促进小鼠脾细胞增殖作用。大枣中性多糖具有活化巨噬细胞，增强其细胞毒功能，并促进分泌 IL-1、TNF 等。大枣中性多糖还能引起小鼠腹腔巨噬细胞中 Ca^{2+} 浓度明显升高，并能诱导小鼠腹腔巨噬细胞中分泌 TNF mRNA 表达。大枣中性多糖能引起小鼠腹腔巨噬细胞内 pH 升高。临泽红枣能提高体内单核－吞噬细胞系统的吞噬功能。大枣多糖可显著拮抗气血双虚模型大鼠胸腺及脾脏的萎缩，显著改善骨髓造血功能。大枣中性多糖能增强小鼠腹腔巨噬细胞分泌肿瘤坏死因子。大枣多糖对 S-180 瘤细胞具有一定的杀伤作用。大枣中活性多糖有增强免疫、抗衰老、保肝、抗过敏、抗缺氧、降低胆固醇、增强肌力、增加体重、抗氧化、抗疲劳、抗肿瘤等药理功效。

《神农本草经》记载大枣可“和百药”，《本草经集注》认为可“煞乌头毒”，《药对》则记载“杀附子、天雄毒”，孟诜则认为大枣“和诸药毒”，所以后世有人称大枣“通九窍，略亚菖蒲，和百药不让甘草”，可见大枣解毒功效不亚于甘草。而“和百药”则主要指大枣口感较好，配伍后可使药物味道合和，没有消化道不良反应。现代研究认为，大枣的解毒机理为保护胃气、保护正气不受毒性的损害，新疆大枣对放疗小鼠免疫功能有保护作用。

按：大枣，性味甘平，甘者能补中，善补脾胃，可辅党参、白术治疗脾胃虚弱；配伍生姜可使之刺激性得减，腹满之性可缓，并能助食欲，帮消化；其甘平质润，可益气养荣、宁心安神，用于虚烦失眠及精神失常；本品味纯甘，能缓和药物的烈性，故常用于攻邪剂中，以保护脾胃正气，达到攻邪不伤正的目的；并起解毒、和百药之效，但多侧重于调和药物之烈性；配生姜则既调和脾胃又可调和营卫，并能养血安神、补脾胃之阴，取其色红质润之效。

第六节　药食两用，善解百毒之尤物——绿豆

绿豆为豆科植物绿豆 Vigna radiata（L.）R. Wilczak 的种子。作药用最早记载于《千金方》，谓：“治寒热，热中，止泄痢，卒澼，利小便腹满。”《日华子本草》《开宝本草》

《本草汇言》皆认为本品可解热毒、丹毒、痘毒;《本经逢原》则明确记载本品“解附子、砒石、诸石药毒”,《本草汇言》则介绍用之可“治金石丹火药毒，并酒毒、烟毒、煤毒为病”，现代临床有用绿豆成功治疗农药中毒、铅中毒等的报道，可见本品当属广谱的“解毒良药”。

绿豆,《开宝本草》认为性味甘寒无毒,《本经逢原》谓“甘、凉”,《雷公炮制药性解》记载入“心、胃二经”。其功效为清热解毒、消暑、利水、解热药毒。主要成分为蛋白质、脂肪、碳水化合物、微量元素、纤维素等。绿豆皮中含 21 种无机元素，其中磷含量最高。绿豆具有抗过敏、保肝护肾、抗哮喘、抗菌抑菌、降血脂、抗肿瘤、解毒、清热解暑、增进食欲、改善肠道菌群、抗衰老、促进创面修复的作用。

笔者用绿豆解毒攻毒汤为主治疗有机磷农药中毒 35 例，用药 1 个疗程后，痊愈 25 例、明显好转 8 例、死亡 2 例。绿豆饮（绿豆、生甘草、黄连、葛根，煎汤）治疗亚硝酸盐、一氧化碳急性中毒个案，取得较好的疗效。用绿豆甘草汤（绿豆 100 ～ 300g，生甘草 10 ～ 20g）治疗蕈中毒所引起的幻视 88 例，显效 68 例、有效 18 例、无效 2 例，显效率为 77%，总有效率为 97.7%。单用绿豆、生甘草各 30g 煎汤口服，治疗药物中毒性肝炎患者 15 例，结果治愈 6 例、显效 8 例、无效 1 例。

绿豆汤可以解暑，为夏季热盛之清热解暑之良品；单味可治消渴；配附子可治十种水气，有利水消肿之效；配冬瓜子、陈皮可治小便不通；绿豆角可治赤痢经年不愈；配赤小豆、黑豆、姜黄、姜水调敷，治痈疽初起未发；配大黄、薄荷、蜜水调涂，治小儿遍身火丹并赤游肿。

绿豆是大家公认的解毒良药。其解毒机理为，绿豆含有丰富的蛋白质，可和有毒的重金属或农药等生成沉淀，使毒物失去毒性，并且不容易被胃肠道吸收；绿豆还含有许多其他的生物活性物质，如蛋白酶抑制剂、鞣质（单宁）、香豆素、生物碱、植物甾醇、皂苷和黄酮类化合物等，在解毒过程中也起到了协同作用。绿豆还可降低铅中毒小鼠的血铅值，缓解铅中毒所致的锌原卟啉（ZPP）升高，减少铅对机体的毒害作用，具有促进铅的排除和减少体内铅蓄积的作用；绿豆浆可以明显减轻长期摄入乐果对大鼠血清性激素睾酮的抑制，并可减轻乐果对大鼠睾丸 ACP、LDH 活性的抑制，在一定程度上缓解乐果的雄性生殖毒性；绿豆柑皮汁可加速酒精代谢在肝内的生物转化，能快速将体内酒精代谢产物或其他有毒有害物质经肾脏排泄，说明绿豆柑皮汁具有明显的缓解酒精中毒的作用。绿豆可以调节基因的表达或者血清成分含量的变化，从而使毒素尽快从体内转运出体外或者拮抗毒素产生的副作用。生绿豆水浸磨成的生绿豆浆蛋白含量颇高，内服可保护胃肠黏膜。绿豆蛋白、鞣质和黄酮类化合物，可与有机磷农药、汞、砷、铅化合物结合形成沉淀物，使之减少或失去毒性，并不易被胃肠道吸收。黄芪与绿豆对砒石染毒大鼠金属硫蛋白（MT）均有影响，对砒石毒性有一定的拮抗作用。砒石、黄芪、绿豆均能诱导 MT 的合成，单纯砒石诱导 MT 的量很少，增加黄芪、绿豆后表达量明显增加，黄芪与绿豆共同作用增加更明显。常食用绿豆对肾移植患者可增加其血环孢素 A 的代谢，从而起到降低血环孢素 A 浓度的作用，并推测其可能机制是增强肝脏或小肠上皮细胞 CYP3A4 酶活性，然后通过酶降解血环孢素，从而起到解毒作用。

按：绿豆性味甘凉，甘者补之，有益气通肠胃、润皮肤、和五脏之效；凉者，可治热证，故有清热解毒、解暑、利水之效，用治暑热烦渴、泄痢、丹毒、痈肿、水肿等证；更为解热药毒、矿物毒、食物毒、烟毒、酒毒等的佳品，盖因毒邪炽盛，凡脏腑经络、皮肤、肠胃、筋骨皆由其浸扰损害者，用之既可解其内毒，如痢疾、腹泻、水肿等，又可解其外毒（如皮肤、痈肿）；更可作为清凉解暑的食品。

第七节　能补善解，散寒解百毒之优品——黑豆

黑豆为大豆科植物大豆 Glycine max（L.）Merr. 的黑色种子。最早以“大豆”之名记载于《神农本草经》。《本草图经》称为“黑大豆”。《名医别录》认为其“逐水胀，除胃中热痹，伤中淋露，下瘀血，散五脏结积内寒，杀乌头毒”。可见黑豆在古代用为“活血、利水、清热、祛风、化瘀、散寒、解毒”之品。本品的药理功效有限，而解毒之力甚强，被历代医家作炮制品用于解乌头毒。黑豆既为食品，又为药品的药食两用之品，特加以介绍。

黑豆，色黑，黑者善入肾经。《本草再新》记载入“心、脾、肾”三经。《本草纲目》记载：“大豆有黑、青、黄、白、斑数色，惟黑者入药，而黄、白豆炒食作腐，造酱榨油，盛为时用，不可不知别其性味也”“黑豆入肾功多，故能治水、消肿下气，治风热而活血解毒。”

黑豆，甘平，甘则能补，有和中缓急之效，以治水肿胀满、风毒脚气、黄疸浮肿、风痹筋挛、产后风痉、口噤、痈肿疮毒、解药毒为主要功效。《吴普本草》记载：“生温熟寒，九月采，杀乌头毒。”《名医别录》：“味甘，平，逐水胀，除胃中热痒，伤中……淋露，下癖血，散五脏结积，内寒，杀乌头毒。”《新修本草》：“味甘，平。除痈肿，煮汁饮，杀鬼毒，止痛……”《千金翼方》：“味甘，平。除痈肿。煮汁饮，杀鬼毒，止痛，逐水胀，除胃中热痹，伤中淋露，下瘀血，散五脏结积，内寒，杀乌头毒……”现代药理研究证实，黑豆含较丰富的蛋白质、脂肪和碳水化合物，以及胡萝卜素、维生素 B_1、维生素 B_2、烟酸等营养物质，并含少量的大豆黄酮苷、染料木苷，这两种物质均有雌激素样作用。黑豆叶中含叶酸、亚叶酸、核黄素、维生素 A 及类胡萝卜素等。黑豆衣含果胶、乙酰丙酸和多种糖类。大豆黄酮对小鼠有解痉作用，其效力为罂粟碱的 37%。大豆蛋白葡萄糖反应生成的羟自由基清除能力（MRPs）具有很强的抗氧化性，

其抗氧化性与蛋白结构的变化密切相关。黑豆富含色素及多糖，因而呈黑色且具有抗氧化、抗衰老、抗炎、降血脂等作用，在抗氧化、美容护发、调节激素水平等方面都有重要作用。黑豆有预防动脉血管硬化、延年益智、解毒、防癌抗癌作用，黑豆中含有被称为“抗癌元素之王”的硒，它能参与强性抗癌氨基酸谷胱甘肽及其谷胱甘肽过氧化物酶的生成，能够有效预防高血压、冠心病、动脉硬化等。黑豆的提取成分能制成传统制剂黑豆馏油，对金黄色葡萄球菌、表皮葡萄球菌、大肠埃希氏菌有抑制作用，有抗氧化、抑菌、抗炎、止痒、消炎、角化促成、角质剥离及促进吸收之作用，可治疗皮炎、湿疹、银屑病等皮肤类疾病。有人用5%黑豆馏油治疗婴儿湿疹，总有效率为97.3%，痊愈率为89.4%，且不良反应少，对儿童较为安全。

黑豆可解百毒、下热气，善解五金、八石、百草诸毒及虫毒。将黑豆用水浸泡，捣碎成糊状，冲汤调服可解毒，外敷可散痈肿。黑豆的解毒作用：其一，对毒邪有一定作用。如《食经》记载“疗温毒水肿”，《食疗本草》记载“若和甘草煮汤饮之，去一切热毒气，善治风毒脚气”，《本草纲目》谓“治风痉及阴毒腹痛”。其二，解药毒及其他毒。如《名医别录》记载“杀乌头毒”，孟诜认为“杀诸药毒”，《食疗本草》记载“杀乌头、附子毒”，《本草纲目》云“煮汁，解礜石、砒石、甘遂、天雄、附子、射罔、巴豆、芫菁、斑蝥、百药之毒”。黑豆的解毒机制目前尚未阐明，但研究发现黑豆皮提取的花色苷等有效成分通过降低脂质过氧化物、提高过氧化物酶活性的作用，对顺铂诱发的大鼠肾损伤起保护作用，符合黑豆入肾经、具有活血利水解毒的特点。

按：黑豆，性味甘平。甘者补之，有中和缓急之效，既是一味营养佳品，又有解毒和药性之效。古医家主要用其清热利水、活血化瘀之功，治疗水肿、胀满、风毒、脚气、黄疸、浮肿等。然多认为本品为解毒之剂，对内善于解热毒，尤其适用于治疗乌头毒、金石毒、药毒及虫毒、牛马瘟毒等；外用也可解湿毒及疮疡毒，其功近绿豆。现代炮制乌头类中药多用黑豆为辅料，可见本品是一味药食两用的解毒良药。笔者喜用之预防或治疗各种中药中毒，多有效验。

（杨仓良　杨涛硕　杨佳睿）

下卷

从毒治痹篇

中医的优势在于疗效，疗法的优劣体现于疗效。痹证（风湿病），是医学很难攻克之顽证，千万个临床病例证明，以毒攻毒疗法对其有确切而显著的疗效！

————杨仓良

以毒攻毒治痹论

痹者，“闭”也，痹阻不通之意；痹阻不通，成痹证者多矣！然中医以“痹”名者繁多，胸痛者，胸痹也；喉痛者，喉痹也；脏腑病者，心痹、肝痹、胞痹、肠痹也；脉络不通者，脉痹也；筋骨痛者，筋痹也，凡此种种，“痹证”者多也。“痹”之本意，以风寒湿邪所致风湿病者更为确切！故经曰：“风寒湿三气杂至，合而为痹也。”可见以风寒湿邪外袭，壅闭经络，气血不行，不通则痛致风湿病才更符合“痹证”之义。现代医学所谓风湿病，种类多，症状繁杂，多达十大类百余种，而病因多与风寒湿邪有关，其症多以疼痛、肿胀、功能障碍为主，故痹证之意渐为固化。

吾临证五十余年，发现风湿病早期发病不但与风寒湿邪有关，还与热邪及燥邪有关，而这五种邪气，源至春、夏、长夏、秋、冬五气，正常时有益，异常时，尤其夹杂毒邪时方会致害，导致毒证发生；在中晚期则衍变为痰、瘀、虚病理状态，当夹有毒邪时，导致风湿病进一步发展且缠绵难愈。故毒邪当为本病之关键病因病理机制。然古之毒邪较为笼统，凡可致病者，统称为毒邪，而现代医学病菌学说与中医毒邪学说不谋而合。据资料显示，所有风湿病多与病菌（细菌、病毒、支原体、衣原体、真菌）有关，且以自身免疫病为最，而非自身免疫病亦可见广义毒邪之成分（如炎症介质、自由基、超抗原、代谢产物等），故从毒立论，从毒审因，从毒论治依据成矣！

毒邪所致风湿痹证之毒证，为集顽、难、疑于一身的沉疴痼疾，用非毒性中药如羌活、独活等风湿要药乏效，难达邪去正愈之目的，必用有毒中药为将才能达快捷高效之目的。为达此目的，必须分而治之，即凡风湿病，无论何因、何理、何症，皆以风、寒、湿、热、燥、痰、瘀、虚八毒统辨之。凡风毒痹证，皆以祛风攻毒的有毒中药细辛、威灵仙为主、为将，以无毒的中药为辅、为兵。凡寒毒痹证，皆以散寒攻毒的有毒中药川乌、草乌为主、为将。凡湿毒痹证，皆以利湿攻毒的有毒中药制商陆、汉防己为主、为将。凡热毒痹证，皆以清热攻毒的有毒中药雷公藤、重楼为主、为将。凡燥毒痹证，皆以润燥攻毒的有毒中药天花粉、竹根七为主、为将。凡痰毒痹证，皆以化痰攻毒的有毒中药天南星、白附子为主、为将。凡瘀毒痹证，皆以逐瘀攻毒的有毒中药土鳖虫、水蛭为主、为将。凡虚毒痹证，皆以扶正攻毒法治之，可因阴阳气血诸虚不同而分别治之：凡阴虚毒证，以生地黄、知母、鳖甲滋阴清热药为主，以地龙、昆明山海棠等清热有毒中药为辅；凡阳虚毒证，以淫羊藿、肉桂、五加皮温阳散寒药为主，以仙茅、花椒等散寒止痛有毒中药为辅；凡气虚毒证，以黄芪、党参、炙甘草补气药为主，以升麻、青风藤等升阳举陷、祛风湿、通经络的有毒中药为辅。以上凡血虚毒证，以当归、川芎、益母草补血药为主，以祖师麻、土鳖虫等活血化瘀有毒中药为辅；还可根据合邪致病特点分别给予辨证施治。然毒证非一般病症可比，有顽固、凶险、狡诈、易变异之特点，临床可灵活变通，或剂量，或药味，或用法以变应变，尤其当口服药难以达到最佳目的时，可再施用拔毒、排毒、抑毒、移毒、箍毒等外治法，并结合传统综合治法，从而达到“杂合以治”之效，此以毒攻毒治痹论可成矣！

（杨仓良）

第一节　从毒论治类风湿关节炎

类风湿关节炎，由凶猛而顽强的毒邪所致，以蚀骨损筋伤脏为害，终使关节变形及瘫痪，非用峻猛而独特的以毒攻毒疗法不可！类风湿几天关节炎顽固而难治，不用激素，以毒攻毒，杂合以治是取得疗效的关键。

——杨仓良

类风湿关节炎（RA），是一种以对称性多关节炎为主要临床表现的自身免疫性疾病，以关节滑膜慢性炎症、关节进行性破坏为特征。临床上以缓慢进展、逐渐加重的多关节病变为主要表现。早期以关节晨僵、肿胀、疼痛为主；中期以骨质疏松、骨质破坏、关节活动受限为主；晚期以关节畸形、功能丧失为主。活动期关节滑膜炎症活跃，关节软骨、软骨下骨破坏严重，缓解期的骨损伤亦在缓慢发展。临床常以活动期与缓解期交替出现为特点，故控制活动期的病理损害或缓解缓解期的损伤是治疗本病的关键。

一、从毒立论

类风湿关节炎之病名中医古文献并无记载。相似的证候描述见于“痹证”“历节”“顽痹”“鹤膝风”等。杨仓良主任医师以毒邪学说为理论依据，提出从毒论治 RA 的学术观点，认为 RA 的一切生理病理异常反应，均可归于“邪毒”范畴，这种“邪毒”有显著的毒力和损害性。如血液化验类风湿因子、血沉、CCP、C 反应蛋白、免疫因子均增高，血红蛋白降低；X 线见骨质侵蚀破坏、关节半脱位、骨性强直等病理变化。故将本病归于狭义之毒邪范畴，同时又具有病情反复发作、缠绵难愈的“顽固性”；病因不清、复杂难辨的“疑难性”；累及全身小关节甚至大关节，可损害心、肺、肝等脏器的“广泛性”；善行而数变，关节疼痛游走不定的“善变性”；时有发热、关节红肿热痛的“火热性”；临床表现多样，多为合邪致病的“兼夹性”；疼痛剧烈，彻夜疼痛如虎咬难忍的“剧烈性”。以上符合毒邪致病十条临床特征之七条，故将本病归于“毒病（证）”范畴，并于2007年率先提出了“从毒论治类风湿关节炎”的学术观点。

二、从毒审因

现代医学对本病病因和发病机制研究尚不清楚，目前认为与遗传、感染、激素、环境等因素相关。中医认为本病为正气不足，六淫杂感，痰瘀交结所致。杨仓良主任医师根据中医毒邪学说及现代医学研究认为，本病早期与风寒湿热外来毒邪有关，中期与痰瘀毒邪内生有关，晚期则与虚毒邪恋有关。

（一）风寒湿热毒邪入侵是引起RA的先决条件

中医早在《内经》时期，就将本病归于痹证的范畴，并认为与风寒湿外邪入侵有关。例如，《素问·痹论》云：“所谓痹者，各从其时重感于风寒湿之气也”“不与风寒湿气合，故不为痹。”可见《内经》将风寒湿邪的外侵作为病因加以阐述。唐代孙思邈认为历节是由热毒、风毒所致，“热毒流于四肢，历节肿痛”，“夫历节风着人……此是风之毒害者也”。唐代王焘在《外台秘要》中更明确地指出“白虎病者，大都是风寒暑湿之毒，因虚所致”。说明中医前辈早就认识到毒邪在本病发病中的重要作用。现代流行病学调查也证明此病与风寒湿热之邪有关，有学者调查本病的病因，认为主要是气候因素，其中比寒湿更有影响的是湿度。有学者调查200例RA，证明外感风寒及潮湿而诱发本病占47%。另有学者调查300例，认为“起因也多为寒湿”。风寒湿热之邪乘虚犯于机体，或风寒湿邪郁于机体日久化热，均可致血脉痹阻，或血脉挛缩，或煎灼津血，而致热毒蕴结，使关节经络血行不畅，成毒成瘀，致气血不通，引发痛证和痹证。故谓风寒湿热之毒邪是引起RA的先决条件。

（二）痰瘀虚毒内生是RA发病的病理基础

中医学认为，所有疾病的发生，均是正与邪相争的结果，“正气存内，邪不可干”，“邪之所凑，其气必虚”，RA的发生亦不例外。《灵枢·百病始生》提出：“风雨寒热不得虚，邪不能独伤人，卒逢疾风暴雨而不病者，盖无虚，故邪不能独伤人。”《济生方·痹》亦提出：“皆因体虚，腠理空疏，受风寒湿气而成痹也。”一方面，正气本虚，疾病始发前已因禀赋不足（先天遗传）或劳逸过度，或汗后、病后、产后体虚等，导致机体正气不足。另一方面，毒邪侵犯人体后，正气虽尚能与邪毒奋起抗争，但在正邪相争过程中，又加重了正气耗损。另外，风寒湿热毒邪进入人体后，必然对机体相关系统造成损害，毒邪导致经络气血运行不畅，邪毒充斥日久，寒凝津为痰、湿停聚为痰、热炼津为痰；气血凝滞，运行不畅，停聚为瘀，久之毒由内生，使痰瘀毒与虚互结，而造成经络“不通”，产生“不通则痛”的病理结果。而另一种情况则为毒邪导致气血运行失常和脏腑功能失调，体内生理病理产物不能及时排出体外，以致蓄积停滞过多而变生痰瘀之邪。凡此种种皆可称其为内生之毒邪。可见痰浊瘀血既是病因，也是病理产物，经络血脉骨骼中痰凝、血瘀、毒盛、正虚相须为患，胶结难解，着于骨骼，闭阻经络，遂致关节肿大、变形、疼痛、皮下结节，使瘀斑并见，肢体僵硬、麻木不仁；若腐蚀筋骨，败坏形体，则致骨质破坏，肌肉萎缩、挛缩；如循经侵袭脏腑，则造成相应脏腑的生理功能发生异常改变，甚至组织结构发生异常，而变生脏腑疾病，加重 RA 的恶化。

（三）毒力强弱是决定 RA 病情轻重及转归的重要因素

毒力，亦称毒性，是指毒邪或致病物质造成生物体损害的能力。既属毒邪致病，其致病强弱除取决于本身的“量”外，还取决于其所产生的“毒力”。所感受毒邪毒力的强弱，决定了病情的轻重、治疗的难易度及预后转归。中医学早已认识到，毒邪的毒力有程度上的差别，毒邪的毒力愈强，对机体造成损害的程度愈重，病情发展愈快，治疗愈不易；反之，毒邪毒力愈弱，则病情愈轻，发展愈慢，治疗愈易，且预后愈好。故 RA 临床上在年龄、性别、病程长短及治疗方法基本一致的情况下，有些易治，有些不易治，有时竟有天壤之别，都是因为毒力所致。

（四）病原微生物感染与毒素损伤是引起 RA 的主要病因

现已发现细菌、病毒、支原体、螺旋体等感染与 RA 发病有关，认为是在宿主易感基因的基础上，一种或多种病毒作为触发因素起始发病。近年来，更多的实验研究证实，RA 发病与 29 种病原微生物有关，其中细菌多达 21 种，而病毒则有 6 种，其余为衣原体和支原体。支原体能产生类似革兰阴性菌的内毒素物质，可抑制宿主细胞代谢而直接破坏宿主细胞，并能产生特异性的细胞免疫或体液免疫；衣原体是寄生于细胞的一种微生物，以释放有毒代谢产物如过氧化氢、NH_2 和超氧离子，使宿主细胞受损；而细菌感染靠菌体表面结构和代谢产物（侵袭性酶类和内毒素、外毒素）使人致病；病毒感染通过直接损伤宿主细胞或诱导免疫病理损伤。可见无论是细菌、病毒，还是衣原体、支原体，均是通过“毒素”刺激或免疫损伤而致病，这种“毒素”即是“毒邪”的病因病理机制的基础。

三、从毒辨证

杨仓良主任医师提出对所有风湿病（痹证）辨证，皆要抓住“毒”这个核心，首先进行辨病，用现代医学的诊断标准分辨出所属病种，然后用中医“八毒辨证法”进行辨证，分辨出风、寒、湿、热、燥、痰、瘀、虚等毒证的不同病性特点，为论治打下基础。类风湿关节炎属于狭义毒邪所致毒证，可因病因病机不同产生不同的毒痹证。据临床所见，本病用“八毒辨证法”分辨出早期以“热毒痹阻证”居多，“湿毒痹阻证”次之，“风毒痹阻证”再次之，“寒毒痹阻证”“燥毒痹阻证”较少；中期以“痰毒痹阻证”较多，“瘀毒痹阻证”次之；晚期以“阴虚毒痹证”居多，“血虚毒痹证”次之，“气虚毒痹证”再次之，“阳虚毒痹证”较少。风湿性关节炎以合邪致病居多，并会因侵犯脏腑不同，而产生出若干兼证。具体如下。

（一）风毒痹阻证

症见肢体关节疼痛、重着，或有肿胀，痛处游走不定，关节屈伸不利，舌质淡红，苔白腻，脉濡或滑。

分析：风毒之邪侵犯肌表，痹阻经络，阻滞肌肉关节气血运行，则成风毒痹阻证。风为阳邪，易侵肌表，故见畏风；风善行走窜，故肌肉关节游走性疼痛；风毒为患，易损伤筋骨，痹阻气血，故关节疼痛，屈伸受限；舌淡、苔白、脉浮皆为风毒为患的舌脉之象。

（二）寒毒痹阻证

症见肢体肌肉、关节冷痛，畏寒，喜暖，肢凉，苔白，脉弦紧。

分析：寒毒之邪侵犯肌肉关节，痹阻经络，阻碍气血运行而成寒毒痹阻证。寒为阴邪，其性凝滞，主收引，气血被遏，经脉不通，故肢体肌肉、关节冷痛；寒易伤阳气，易致阳虚，阳虚生外寒，故畏寒、喜暖、肢冷；寒毒为患，易损伤经络气血，致气血痹阻，故肌肉关节疼痛剧烈，活动受限；苔白、脉弦紧皆为寒毒为患的舌脉之象。

（三）湿毒痹阻证

症见肢体肌肉、关节酸痛，肿胀，痛有定处，晨僵，舌体胖，苔白腻，脉濡或缓。

分析：湿毒之邪侵犯肌肤、关节，痹阻经络，阻碍气血运行，损伤骨骼而成湿毒痹阻证。湿为阴邪，重着黏滞，阻碍气血运行，故肢体重着，痛处不移；湿为水之渐，水为湿之余，故易见水湿积聚而使关节、肌肉肿胀、沉重；湿毒为患，易损筋伤骨，故关节痛有定处、晨僵；舌体胖、苔白腻、脉濡或缓，皆为湿毒为患的舌脉之象。

（四）热毒痹阻证

症见肢体肌肉、关节热痛或烧痛，局部红肿、拒按、发热、喜冷，口渴，便干，舌质红，苔黄厚，脉数或滑数。关节、肌肉局部肿痛、重着，触之灼热或有热感，口渴不欲饮，烦闷不安，或有发热，舌质红，苔黄腻，脉濡数或滑数。

分析：本证或由素体阳气偏盛，内有蕴热，或外受风湿之邪入里化热成毒，或风寒之邪痹阻经久不愈，蕴而化热，或热毒之邪直中入里，均可使热毒损伤经脉，痹阻气血，凝滞关节，而成热毒痹阻证。热为阳邪，故见发热或肢体关节红肿、热、灼痛，屈伸不利；热毒为患，易灼伤筋骨，痹阻气血，故见关节局部红肿、拒按、喜冷；口渴，便干，舌质红，苔黄厚，脉数或滑数，皆为热毒为患的征象。

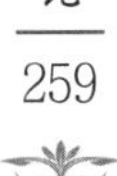

（五）痰毒痹阻证

症见肢体肌肉、关节顽麻肿胀，有结节或包块，关节僵硬变形，难以屈伸，胸闷痰多，舌质胖大，苔白厚腻，脉沉细涩或沉滑。

分析：尪痹中期，痹阻日久，毒伤津液、气血，致津液不行，痹阻不通，使水湿内停，则聚而成痰；痰浊水湿为有形之物，与毒互结为患，留阻于经络、关节、肌肉而成痰毒痹阻证。痰阻脉络，故肌肉、关节顽麻肿胀；痰留于肌肤、经络，则见痰核硬结；痰毒深入筋骨，损伤骨骼而致关节僵硬变形，难以屈伸；胸闷痰多，舌质胖大，苔厚腻，脉弦滑，皆为痰毒为患的征象。

（六）瘀毒痹阻证

症见肢体肌肉、关节刺痛，固定不移，僵硬变形，难以屈伸，肌肤麻木不仁，面色黧黑，舌质紫暗或有瘀斑，舌苔黄，脉涩。

分析：尪痹中期，痹阻日久，久病毒入经络、骨骼，内阻气血，血流不畅，滞而为瘀；瘀血乃有形之物，瘀而易生毒，而留阻于经络、关节、肌肉，而成瘀毒痹阻证。瘀毒痹阻关节、肌肉，不通则痛，故肌肉、关节刺痛；瘀毒入络，损伤筋骨，而致关节僵硬变形，难以屈伸；瘀血阻滞，经脉、肌肤失于气血濡养，故肢体肌肤麻木不仁；面色黧黑，舌质紫暗或有瘀斑，舌苔黄，脉弦涩，皆为瘀毒为患的征象。

（七）虚毒痹阻证

症见肢体肌肉、关节困（酸）痛，关节僵硬、变形、强直，并可因气、血、阴、阳诸虚的不同而主证亦有不同。另外，也可因虚损及毒邪浸淫不同脏腑而表现出不同的证型。

分析：痹证晚期，痹阻日久，毒邪未去，留恋于内，踞经盘骨，蚀于筋骨，伤于脏腑，引起筋骨及脏腑病理改变。此时临床证候十分复杂，既见营卫气血失调，又见脏腑阴阳内伤，阴阳不合；既有五脏六腑津液气血消耗失衡，又见邪毒留恋往复，此起彼伏之证。其证虽繁，但归纳起来可用气虚、血虚、阴虚、阳虚四证概括。

（八）气虚毒痹证

症见关节变形，动则疼痛加剧，肢体麻木萎缩，筋惕肉瞤，自汗，气短，乏力，腰膝酸软无力，倦怠懒言，舌淡，苔薄白，脉虚弱无力。

分析：痹证晚期，痹阻日久，毒邪未去，留恋于内，踞经盘骨，蚀于筋骨，伤于脏腑，引起筋骨及脏腑病理改变。此时临床证候十分复杂，既见营卫气血失调，又见脏腑阴阳内伤，阴阳不合；既有五脏六腑津液气血消耗失衡，又见邪毒留恋往复此起彼伏之证。其证虽繁，但归纳起来可用气虚、血虚、阴虚、阳虚四证概括。

（九）血虚毒痹证

症见关节肌肉、疼痛无力，肢体麻木，肌肉萎缩，关节变形、屈伸受限，头晕目眩，面色无华，女子月经量少，舌淡，苔白，脉细弱。

分析：痹证晚期，迁延日久不愈，邪气久羁而耗伤精血，毒邪乘虚入里致血虚毒盛而成血虚毒证。血虚致四肢百骸失去滋润濡养，邪毒为患，损害筋骨，致关节、肌肉疼痛无力，肢体麻木，肌肉萎缩，关节变形、屈伸受限；血虚不能上润头面，故头晕目眩、面黄少华；血气不足，不能滋养肝肾，故女子月经量少；舌淡，苔白，脉细弱，皆为血虚毒痹的舌脉之象。

（十）阴虚毒痹证

症见肢体肌肉、关节疼痛、肿大、变形、僵硬，肌肤酸楚或不仁，筋肉挛缩，虚烦不寐，眼鼻干燥，口干不欲饮，五心烦热，潮热盗汗，下午尤甚，舌红，无苔或有裂纹，脉细数。

分析：痹证晚期，迁延日久不愈，毒邪乘虚日渐入里，耗伤阴津、精液，致阴液不足而成阴虚毒痹之证。阴虚津少，肌肤、筋骨失于濡养，邪毒留恋，痹阻经络，深伏关节筋骨，故关节疼痛、肿大；邪毒稽留已深，损伤筋骨，致关节变形、僵硬，甚则筋肉挛缩，不能屈伸；阴亏则见形体消瘦、倦怠乏力、肌肤酸楚或不仁；阴虚生内热，阴液不足，则眼鼻干燥、口干不欲饮、五心烦热、盗汗，下午尤甚；舌质红，无苔或有裂纹，脉细数，皆为阴虚毒痹的舌脉之象。

（十一）阳虚毒痹证

症见关节冷痛、肿胀，畏寒肢冷，腰膝酸软无力，手足不温，面色㿠白，形寒喜暖，上午尤甚，动则益甚，舌质淡胖嫩，舌苔白腻，脉沉细无力。

分析：痹证晚期，病情迁延日久失治、误治，毒邪乘虚日渐入里，损伤五脏阳气而成阳虚毒痹之证。阳虚则不能温煦脏腑、四肢百骸，而致关节冷痛、肿胀，形寒喜暖，手足不温，面色㿠白；上午阳气盈盛，虚则见诸症加重，动则益甚；邪毒渐侵入骨，骨质受损而致关节变形、僵硬；毒邪伤肾，肾主下肢，故腰膝酸软无力；舌质淡胖嫩，舌苔白腻，脉沉细无力，皆为阳虚毒痹的舌脉之象

（十二）邪毒伤心证

邪毒痹阻心脏，可致虚证，以气虚、阴虚、阳虚、气脱、阳脱等病症为主。症见心悸、气短，劳累后明显，疲乏无力，低热，胸闷憋气，或有胸膺部疼痛，舌质淡或紫瘀，苔薄白，脉沉细或无力（心气不足证）；或低热，两颧潮红，乏力，自汗盗汗，心悸气短，声低懒言，口干舌燥，舌红，苔薄或无，脉沉细或无力（肺肾两虚证）。亦

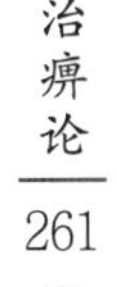

可致实证，实证以血瘀为主，或见水停，或见痰浊，症见胸闷，胸痛，心悸，气短心慌，甚者水肿咯血，两颧紫红，气急咳嗽，口唇紫暗，静脉怒张，胁下痞块，下肢浮肿，甚者全身水肿，小便不利，舌质青紫或有瘀斑，苔薄，脉细涩或结代。心电图、超声心动图等检查示：心肌炎、心包炎、心内膜炎、心律失常、心包积液等改变。本证见于风湿病心脏损害，或慢性风湿性心脏病。尸检可发现心脏类风湿性肉芽肿、主动脉狭窄、主动脉瓣关闭不全、二尖瓣关闭不全或狭窄、心包炎及心包积液等病理改变。

分析：相似的病症见于中医“心痹”，由风湿毒痹证在正气不足的基础上，失治误治，风毒、寒毒、湿毒、热毒外邪由表入里，或由肌肉、经络、关节渐伤及心脏，或毒邪直中心脏，或由风湿痹证中期痰毒、瘀毒侵入心脏而发病。邪毒痹阻心脏，可致虚证，以气虚、阴虚、阳虚、气脱、阳脱等病证为主。因气血运行障碍，致心气不足，疲乏无力；心气虚致血脉不行，瘀毒阻于胸，故胸刺痛、胸闷，或胸膺部痛；气虚血瘀，见心悸、气短心慌，甚者水肿咯血、两颧紫红、气急咳嗽、口唇紫暗、静脉怒张、胁下痞块；血热毒痹，故低热、两颧潮红、盗汗、舌苔黄腻、脉数。

（十三）邪毒伤肺证

症见胸痛，气喘，呼吸困难，咳嗽，咳痰黄臭，乏力，舌苔黄腻，脉滑细。X线或CT检查示：结节性肺病、弥漫性肺间质纤维化、胸膜炎等改变。

分析：相似的病症见于中医“肺痹”，由风湿毒痹证在正气不足的基础上，失治误治，风毒、寒毒、湿毒、热毒等外邪由表入里，或由肌肉、关节蔓延至肺脏，或毒邪乘虚直中肺脏，或由风湿毒痹证中期痰毒、瘀毒侵犯肺脏而发病。肺为娇脏，与外界相通，邪毒痹阻肺脏，肺失宣降，故见咳逆气喘、呼吸困难；毒邪损肺，故见咳痰黄臭；毒邪损气，故见气虚乏力；舌苔黄腻，脉滑细数，皆为痰热毒损肺之证。

（十四）邪毒伤肾证

症见腰背肌肉冷痛，重着黏滞，痛有定处，畏冷，面色萎白，神疲乏力，腰酸腿软，双下肢浮肿，舌淡白，苔白，脉弦紧；或引起湿热毒痹证，症见腰痛，烦热，溲黄，或血尿或小便不利，血压偏高，舌红，苔黄腻，脉滑数。尿液检查示：蛋白尿、血尿、管型尿、白细胞尿等肾小球肾炎改变。

分析：相似的病症见于中医“肾痹”，由肾气亏虚，或由风寒湿热毒邪侵袭，邪伤于骨，骨痹不已，或失治误治，内舍于肾，或肾气未必先虚，而毒邪直中于肾，或由风湿痹证进入中晚期，痰毒、瘀毒伤肾而发病。邪毒痹阻肾经，可致湿热毒痹证，因素体阴虚，寒湿内蕴，化为湿热，痹阻肾经。热为阳邪，阳盛则热，故见烦热、溲黄，舌红，苔黄腻，脉滑数。亦可引起寒湿毒痹证，寒为阴邪，易伤阳气，凝滞经络气血，故腰背肌肉冷痛、重着，痛有定处；湿为阴邪，故重着黏滞；舌淡白、苔白、脉弦紧，皆为寒湿毒痹之征象。

（十五）邪毒伤脾证

症见胃脘疼痛，腹痛，食纳欠佳，胸脘憋闷，恶心呕吐，大便溏泻，肢体活动障碍，甚者肌肉萎缩不用，舌淡，苔白，脉弦紧或滑或实或细数或沉细；或肢体疼痛困重，活动不利，肿胀，汗出热不退，或身热不扬，纳呆，舌苔微腻，脉紧浮缓。胃镜检查示：糜烂胃炎、胃溃疡等。

分析：相似的病症见于中医“脾痹”，多由肌痹日久不愈，复感风寒湿热毒邪，内舍于脾，湿浊内困，内外合邪发病。脾痹的主要病机是湿毒乘虚内舍，酿痰郁热生瘀，脾胃虚弱，运化失司，湿痰瘀毒互结中阻中焦，痹阻气机升降而成。本证主要辨虚实。虚者以脾虚为主，症见食纳欠佳，或呕吐，或大便溏泻，舌质淡，脉细濡；实者，肢体疼痛困重，活动不利，肿胀，汗出热不退，或身热不扬，纳呆，舌苔微腻，脉紧浮缓。

（十六）邪毒伤血证

症见患肢酸软、麻木不仁，头晕，乏力，心悸，气短，自汗，舌淡，苔白，脉沉细无力；或舌红，少苔或光苔，脉细数或弦细数。检查发现：血红蛋白降低、血小板减少、白细胞减少、血沉增快等。

分析：相似的病症见于中医“血痹”，由营卫气血不和，邪毒乘虚入于阴血，使血行凝滞，致肢体麻木不仁；血不运行，不能上荣头颅，故头晕、头昏；血不养心，故心悸、气短、乏力、自汗、舌淡、苔白、脉沉细无力。邪毒损血，致血精耗伤，故血液减少，生化不足，出现血红蛋白降低、血小板减少、白细胞减少，血液凝缩，容量锐减，故血沉增快。

（十七）邪毒伤脉证

症见肢体疼痛肿胀，皮肤不仁，遇冷后皮色暗黑或苍白或瘀斑，或关节酸楚，下肢沉重、麻木、皮色苍白或青紫；日久肢体肿痛，皮色紫红加重、萎缩，舌暗，有瘀点或瘀斑，脉涩或数，或脉微弱或无脉。现代医学检查示：皮肤性血管炎或系统性血管炎。皮肤性血管炎有指端甲床或腹侧裂片样出血或褐色坏死，多发生于病情较重、类风湿因子效价高、血沉明显增快的难治性类风湿关节炎患者，多有发热、白细胞增高、贫血、血中补体降低、冷球蛋白增加等。

分析：相似的病症见于中医“脉痹”。严冬涉水、步履冰雪、久居湿地、负重远行等，风寒湿毒邪杂至为外因；正气不足，阴阳失调为内因；恣食肥甘厚味、辛辣炙煿、饮酒、吸烟等为诱因，致血液凝滞，脉道痹阻而成本病，或由产后输血、输液、药毒等所致。体虚之人，腠理空疏，风寒湿合邪乘袭肌表，阻滞经络，闭塞血脉，营卫气血运行受阻，可成脉痹之轻症。由于寒湿束表，痹阻血脉，故见肢体疼痛、脉络青紫、周身沉重乏力之症；正邪之争，营卫不和，尚可伴恶寒、发热、无汗或汗出诸症。

（十八）邪毒伤骨证

本病早期即可造成邪毒对骨质的伤害，可产生寒湿毒痹证，症见疼痛固定，筋腱拘挛，屈伸不利，肢体沉重酸痛，昼轻夜重，阴冷天病势加重，舌淡，苔薄或白腻，脉弦紧；或产生湿热毒痹证，症见关节红肿焮痛、屈伸不利，身热不扬，汗出烦心，口苦黏腻，关节积液，下肢肿痛浮肿，小便黄赤，舌红，苔黄腻，脉滑数。两者均可引起骨质疏松、骨质破坏、脱钙或骨折等病理改变。

分析：相似的病症见于中医“骨痹”，多由久病迁延不愈，久病多虚，气血耗损，风寒湿毒邪杂至；或内有蕴热，感邪诱发，热与湿合，湿热互结；或伤及筋骨，腐蚀关节，造成骨节变形或废用而发为“骨痹”，可分为寒湿毒痹证及湿热毒痹证两种。寒湿毒痹证，以感寒湿毒邪为主，寒性凝滞收引，经脉气血为邪毒所闭，故疼痛固定，筋腱拘挛、屈伸不利；湿性黏滞，故肢体沉重酸痛；寒湿均为阴邪，同气相求，故昼轻夜重，阴冷天病势加重；舌淡，薄或白腻，脉弦紧，皆为寒湿毒痹之象。湿热毒痹证，为外感湿热毒邪为主，或内有蕴热，或风寒湿郁久化热，湿热邪毒灼伤筋脉、关节，故筋脉、关节红肿焮痛、屈伸不利、湿热弥漫，故身热不扬；湿热熏蒸，故汗出烦心、口苦黏腻；湿热流注，故关节积液、下肢肿痛浮肿、小便黄赤；舌红，苔黄腻，脉滑数，均为湿热毒之象。

（十九）邪毒伤目证

部分RA可出现邪毒对眼目的伤害，症见目睛疼痛、畏光羞明、流泪、视力模糊不清等，舌红，苔黄，脉弦。现代医学检查：巩膜或角膜的周围深层血管充血，视物模糊，见于慢性结膜炎或巩膜炎、虹膜炎、脉络膜炎、角膜结膜炎等。

分析：多由痹证不已，复感毒邪，内舍于肝，或七情过用伤及肝气，肝脏虚弱，眼目失荣，或毒邪直中眼目所致。毒邪者，皆能为目患，风毒伤目则流泪赤肿，寒毒伤目则血凝紫胀，热毒伤目则红赤壅痛，湿毒伤目则眼烂成癣。尪痹证多为热毒之邪，故可引起眼睛的红、肿、热、痛及流泪，热毒炽盛则见舌红、苔黄、脉弦。

（二十）邪毒伤筋证

可见于寒湿毒痹证，症见筋脉拘挛、抽掣、疼痛、酸胀沉重、抬举困难，遇阴雨天加重，得暖则舒，神疲乏力，四肢末端出现手套、袜套样分布麻木感、感觉减退、振动感丧失，遇冷后发白或发紫（雷诺现象），四肢抬举无力、酸痛重着，遇冷痛剧，舌淡，苔白腻，脉沉细或弦；亦可出现湿热毒痹证，症见筋脉疼痛如掣，胀痛或灼痛，遇热痛甚，胸胁苦满，口苦，咽干，舌红，舌苔厚腻，脉濡数。现代医学检查示：周围神经损伤、混合性损伤，并有感觉障碍、肌肉疼痛、屈伸受限等。

分析：相似的病症见于中医“筋痹”，正气虚弱之人，风寒湿热毒邪侵袭筋脉，或外伤于筋，或风湿痹证中晚期，痰瘀邪毒阻滞筋脉，发为本病。可出现寒湿毒痹证，症见筋脉拘挛、抽掣、疼痛、酸胀沉重、抬举困难，遇阴雨天加剧，得暖则舒，舌淡，苔白腻，脉沉细或弦。寒湿阻滞筋脉，寒主收引，经气不通，故筋急抽痛；湿邪重着黏腻，阻滞筋脉，故肢体酸胀、沉重、屈伸不利；舌淡，苔白腻，脉沉细或弦，为寒湿阻滞之象。亦可出现湿热毒痹证，症见筋脉疼痛如掣，胀痛或灼痛，遇热痛甚，口苦，咽干，舌红，舌苔厚腻，脉濡数。湿热阻滞，毒伤筋脉，故疼痛如掣；肝主筋，湿热蕴结于筋，阻滞肝胆气机，故见胸胁苦满、口苦咽干；舌红，苔黄腻，脉濡数，均为湿热之证。

除以上二十证外，RA 往往合邪致病，还有风寒、风湿、湿热等复合毒邪致病，也有寒热错杂、痰瘀互结、内热外寒等复杂病证，临床可根据病情变化分证型而寻找主因以论治。

四、从毒论治

类风湿关节炎属于狭义毒邪所致毒证，临床有“风毒、寒毒、湿毒、热毒、燥毒、痰毒、瘀毒、虚毒”等八毒之分。杨仓良主任医师提出对其治疗要在辨证分型基础上进行量毒施治，并根据“毒者攻之”“热者寒之”“寒者热之”“湿者利之”“风者祛之”“燥者润之”“痰者化之”“瘀者逐之”“虚者补之”的原则进行有的放矢的治疗，才能获事半功倍之效。本病属于难治病，除辨证使用以下方药外，还要配合中成药以及针灸等中医外治法，必要时还要量情施以“以毒攻毒”的西药“杂合以治”，才能取得最佳疗效。

（一）风毒痹阻证

［**治则**］祛风攻毒，解表通络，以祛风攻毒汤治之。

（二）寒毒痹阻证

［**治则**］散寒攻毒，温经止痛，以散寒攻毒汤治之。

（三）湿毒痹阻证

［**治则**］利湿消肿，通经攻毒，以利湿攻毒汤治之。

（四）热毒痹阻证

［**治则**］清热解毒，宣痹通络，以清热攻毒汤治之。

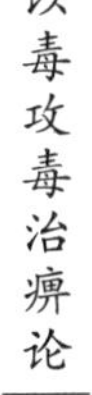

（五）痰毒痹阻证

［治则］化痰攻毒，通络散结，以化痰攻毒汤治之。

（六）瘀毒痹阻证

［治则］逐瘀攻毒，活血通络，以逐瘀攻毒汤治之。

（七）虚毒痹阻证

［治则］扶正攻毒，强筋健骨，以扶正攻毒汤治之。

（八）气虚毒痹证

［治则］补气攻毒，调和营卫，以补气攻毒汤治之。

（九）血虚毒痹证

［治则］活血攻毒，通经活络，以活血攻毒汤治之。

（十）阴虚毒痹证

［治则］滋阴攻毒，清热润燥，以滋阴攻毒汤治之。

（十一）阳虚毒痹证

［治则］温阳攻毒，散寒通经，以温阳攻毒汤治之。

（十二）邪毒伤心证

［治则］清心泻火，攻毒通脉，以护心攻毒汤治之。

（十三）邪毒伤肺证

［治则］清热润燥，护肺攻毒，以护肺攻毒汤治之。

（十四）邪毒伤肾证

［治则］补肾养阴，利水攻毒，以护肾攻毒汤治之。

（十五）邪毒伤脾证

［治则］健脾益气，护脾攻毒，以健脾攻毒汤治之。

（十六）邪毒伤血证

［治则］养阴清热，凉血止血，以凉血攻毒汤治之。

（十七）邪毒伤脉证

［治则］清热通脉，活络攻毒，以通脉攻毒汤治之。

（十八）邪毒伤骨证

［**治则**］补肾强筋，以壮骨攻毒汤治之。

（十九）邪毒伤目证

［**治则**］清肝明目，护目攻毒，以护目攻毒汤治之。

（二十）邪毒伤筋证

［**治则**］舒筋通络，攻毒止痛，以护筋攻毒汤治之。

五、杂合以治

类风湿关节炎是世界公认的难治病之一，仅用上方显然是不够的，必须使用综合疗法，以便合力取效，且应以以毒攻毒为治则，方能取得最佳疗效。下列方法可以选择使用。

（一）成药攻毒

1. 中成药

（1）雷公藤多苷片或雷公藤片：为大毒中药雷公藤的提取剂，有以毒攻毒之效。口服，20mg，2 片 / 次，3 次 / 日。对急性活动期或难治性 RA 是必用之品。

（2）盘龙七片：含有铁棒锤、川乌、草乌、竹根七、祖师麻、重楼等六味有毒中药，有以毒攻毒之效。口服，3 ～ 4 片 / 次，3 次 / 日。适宜于寒、瘀、痰毒痹阻型类风湿关节炎。

（3）痹祺胶囊：含有马钱子粉、地龙等有毒中药，有以毒攻毒之效。口服，4 粒 / 次，每日 2 ～ 3 次。适宜于热、瘀、阴虚及寒热错杂型类风湿关节炎。

（4）抗病毒：可选清开灵注射液、喜炎平注射液、穿琥宁注射液等静脉滴注。

2. 西药

治疗本病的西药皆有毒副作用，其作用机理亦有以毒攻毒的原理，故应根据病情加以选用，尤其是难治性类风湿关节炎。

（1）来氟米特（LEF）：10mg / 次，前 2 天，每天使用量计 50mg，第 4 天开始，每日 20mg / 次。本品为一新型免疫抑制剂，与雷公藤作用机理相同。

（2）甲氨蝶呤（MTX）：7.5 ～ 15mg/ 次，每日 1 次顿服，连服 1 ～ 3 年。

有明显的不良反应，本为抗癌药，对本病亦有效。主要通过抗感染、免疫抑制及抗血管增生效应为作用机制。

（3）云克注射液（°Tc–MDP）：由 A 剂和 B 剂而成。A 剂含 °Te0.05mg，B 剂含 MDP5mg 和氯化亚锡 0.5mg。A 剂与 B 剂混合后充分振摇，溶解完全后静置 5 分钟，缓慢静脉推注，1 次 / 日，20 日为 1 疗程。该药具有较强的抗感染、镇痛作用。

（4）抗菌、抗病毒：凡白细胞增高或发热或关节红肿热痛或血沉及类风湿因子增高者，多有细菌或病毒感染，可选青霉素、阿奇霉素、头孢曲松钠等抗生素交替静脉滴注以达消炎抗毒之效；或阿昔洛韦等抗病毒药静脉滴注以达抗病毒之效。这些抗毒素或抗病毒药亦是以毒攻毒为治疗机制。

（二）放血排毒

选取一定穴位，用利多卡因 5mL（0.1g）局部麻醉，用三棱针刺破皮肤 0.2cm，继用拔罐器拔罐，每穴放血 1 ～ 5mL，每次 9 个穴位，间隔 10 ～ 20 日再放，1 ～ 4 次为 1 疗程。

1. 风毒痹阻型：选八风、大椎、八邪穴。

2. 寒毒痹阻型：选阴谷（双）、通谷（双）、大椎、复溜（双）、至阴（双）穴。

3. 湿毒痹阻型：选手三里（双）、曲池（双）、中脘、阴陵泉（双）、复溜（双）穴。

4. 热毒痹阻型：选少冲（双）、少泽（双）、大椎、悬钟（双）、下巨虚（双）穴。

5. 痰毒痹阻型：选少商（双）、经渠（双）、天突、商阳（双）、复溜（双）穴。

6. 瘀毒痹阻型：选大包（双）、孔最（双）、大椎、委中（双）、太白（双）穴。

（三）火针泄毒

火针具有祛寒除湿、温经通络、壮阳补肾、生肌敛疮、去腐排脓、泄毒逐瘀之功效，故本病可根据辨证特点进行选用。

1. 风毒痹阻型：选风池（双）、风门（双）、大椎、风市（双）、太溪（双）穴。

2. 寒毒痹阻型：选外劳宫（双）、百会、中脘、命门、足三里（双）、三阴交（双）穴。

3. 湿毒痹阻型：选太白（双）、陷谷（双）、命门、足三里（双）、丰隆（双）穴。

4. 痰毒痹阻型：选天井（双）、少海（双）、膻中、丰隆（双）、解溪（双）穴。

5. 瘀毒痹阻型：选血海（双）、会宗（双）、风池（双）、合谷（双）、膈腧（双）穴。

6. 气虚毒痹型：选足三里（双）、关元、气海、神阙（敷贴）、肺腧（双）穴。

7. 血虚毒痹型：选血海（双）、悬钟（双）、隐白（双）穴。

8. 阴虚毒痹型：选阴陵泉（双）、三阴交（双）、命门、肾腧（双）、太溪（双）、一窝风（双）穴。

9. 阳虚毒痹型：选足三里（双）、申脉（双）、关元、三阴交（双）、太溪（双）穴。

（四）熏洗排毒

以毒攻毒汤：雷公藤、水牛角、青黛、紫草、紫花地丁、蒲公英各 30.0g，金银花、重楼各 15.0g，滑石 45.0g。水煎，熏洗患处及手足，可起清热解毒之效。

（五）外敷拔毒

以毒拔毒散：生制商陆、蓖麻子、相思子、木鳖子、生甘遂各 30.0，藤黄、薄荷脑、雄黄各 10.0，寒水石 45.0。研末，用鸡蛋清或仙人掌捣烂、混合、搅匀，外敷于患处及脚心。1 日 1 换，10 次为一疗程，可起拔毒之效。

临床经验证明：以中药汤剂为基础，选择 1 ～ 2 种中成药进行以毒攻毒，选择 1 ～ 2 种外用攻毒法，对早期 RA 即可达到控制病情发展甚至达到临床治愈的目的；而对于难治性 RA 患者，则需要再在上述方法基础上配以 1 种中成药静脉滴注、1 种西药抗菌毒药口服，治疗 2 个疗程以上（半年），即可达到药物毒副作用减少、疗效更加显著之目的。

六、毒疗验案

清热利湿、攻毒通络法治疗难治性类风湿关节炎案

陈某：男，53 岁，2006 年 2 月 9 日初诊。

主诉：全身多关节肿痛伴晨僵、活动受限 1 年，加重半月。

现病史：患者半年前因患急性胆囊炎在当地诊所治疗后缓解。半月后，逐渐出现双手指关节肿痛晨僵、活动受限，并发展至肩、膝、踝、髋等大关节，呈对称性和游走性，以指间、掌指、膝、踝肿痛最为明显。即去宁夏某医院风湿科住院治疗，经检查：类风湿因子 225IU/mL，血沉 116mm/h，C 反应蛋白（+），诊断为 RA，口服芬必得，静脉滴注灯盏花注射液等，病情未见明显缓解，疼痛无法忍受后，口服强的松，每次 5mg，每日 2 次，治疗 26 天，好转后带药出院，回家后 3 个月自行停服强的松，病情加重。又入宁夏某中医院住院诊治，给服中药汤剂，静脉滴注灯盏花注射液、葛根素，口服双氯酚酸钠、氨芬待因等，病情未见明显好转，反而感全身肿胀不适，且愈来愈沉重，下肢肿胀僵硬如灌铅，行走须家人搀扶方能走五六步，治疗 2 个月终无明显效果，只好自带氨芬待因及天麻丸、汤药等出院。继续服药 1 个月后病情仍不见好转，根据电视广告，又自购葡立、玄七通痹胶囊服近 1 个月，病情无减轻反而加重，每日不能入眠，服用氨芬待因 3 片方能入睡 2 ～ 3 小时，不能坐、躺，家人昼夜轮流按摩，连续 15 天不能睡眠，整日泪流满面、号啕大哭，有生不如死之感。家人于 2006 年 2 月 9 日抬入我院，门诊以“RA（难治性）”收住院治疗。

体格检查：体温 36.8℃，呼吸 19 次 / 分，脉搏 70 次 / 分，血压 110/76 mm/Hg，体重 86kg。慢性痛苦病容，手指指间关节呈梭形肿大，掌指关节肿大，肘、膝、踝关节软组织明显肿胀，双肩疼痛抬举困难，双手不能握，各关节有明显触痛，颈项活动受限并有触痛。舌体胖，苔厚腻微黑，脉弦紧。

辅助检查：血常规示血红蛋白 9g/L，白细胞 12×10^9/ L，中性粒细胞 70%；风湿

四项示：抗“O”420.2IU/mL，类风湿因子290.4IU/mL，C反应蛋白25.1mg/L，血沉120mm/h。X线示：双手指关节骨质疏松，关节周围软组织肿胀。

从毒辨证分析：患者以“全身多关节晨僵、肿胀、疼痛、活动受限，化验检查类风湿因子、C反应蛋白、血沉皆异常”为主要临床表现，符合1987年（ARA）修订RA诊断标准。患者因胆道感染、邪毒亢盛引发RA的发病，后因他院使用糖皮质激素使病情加重，血沉120mm/h，几乎丧失生活自理能力，且用很强的镇痛药也无济于事，属于难治性RA。症见关节肿胀疼痛，全身肿胀、沉重，下肢肿胀僵硬如灌铅，结合舌体胖、苔厚腻微黑、脉弦紧之舌脉，特制定诊疗方案如下。

诊断：中医诊断为尪痹（湿毒痹阻证）。

西医诊断为难治性类风湿关节炎。

中医治疗

［**治则**］利湿消肿，通经攻毒。

［**方名**］利湿攻毒汤加减。

［**处方**］

半边莲 12.0	制商陆 11.0	绵萆薢 15.0
茯苓 13.0	大枣 19 枚	汉防己 16.0
蚕沙 14.0	佩兰 18.0	昆明山海棠 17.0 先煎1h
黄酒 55mL	蜂蜜 55mL	

5剂，混合，纳入蜂蜜水煎，第1次煎15分钟滤出，第2次煎20分钟滤出，第3次煎25分钟滤出，将3次滤出液与黄酒混合后，分5次（2天）饭后温服。

中成药：雷公藤片口服，清开灵注射液静脉滴注。

外治法：大椎、委中、曲池，刺络放血拔罐。

西医治疗

头孢曲松钠、阿昔洛韦静脉滴注。

二诊（2006-02-15）：现感晨僵、关节肿痛有所好转，已能睡眠4～5小时，液体改为头孢派酮舒巴坦钠进行抗菌消炎。由于病症由湿毒痹阻证变为湿热毒痹证，所以用清热利湿攻毒汤，且药物剂量有所变化，处方如下。

半边莲 22.0	制商陆 11.0	蒲公英 25.0
水牛角 23.0	生甘草 29.0	汉防己 26.0
蚕沙 24.0	白花蛇舌草 28.0	昆明山海棠 17.0 先煎1h
绿豆 55 颗	蜂蜜 55mL	

5剂，用法同上。

其他治疗方法：中成药、外治法及输液不变。

三诊（2006-02-21）：治疗12天时患者已能下地走路，双肩可以上举，双下肢可以屈曲上抬，自感病情好了大半。由于卧床日久，欲外出晒太阳，家属及医护劝解无效，在楼外坐 0.5 小时左右感身冷（2—3 月份宁夏天气仍较冷，风较大）时返回病床，约 1 小时后感忽冷忽热，体温 38.2℃，即给柴胡注射液、口服感冒通等，2 天后体温恢复正常，然关节肿痛、晨僵等症状再次加重，改予阿奇霉素、清开灵注射液，加服板蓝根冲剂。在原方基础上除制商陆、昆明山海棠、黄酒、蜂蜜外，余药每味再增加 10g，处方如下。

半边莲 32.0	制商陆 11.0	蒲公英 35.0
水牛角 33.0	生甘草 39.0	汉防己 36.0
蚕沙 34.0	白花蛇舌草 38.0	昆明山海棠 17.0 先煎 1h
绿豆 55 颗	蜂蜜 55mL	

5 剂，用法同上。其他治疗方法：中成药、外治法及输液不变。

四诊（2006–02–27）：经用上述治疗方法 18 天，病情又再次明显好转，患者又再次外出晒太阳，致再次出现上述诸症，如此反复 4 次，使病情处于时轻时重无明显好转的状况，化验血沉 120mm/h。逐渐出现咽喉疼痛、咳嗽有黄痰、大便干、小便黄、舌苔发黑等，考虑此现象为湿热邪毒亢盛日久，且反复感冒继发上呼吸道感染使病情加重。X 线显示右下肺炎症。血常规示白细胞增高，淋巴细胞亦增高。中药处方不变。

半边莲 32.0	制商陆 11.0	蒲公英 35.0
水牛角 33.0	生甘草 39.0	汉防己 36.0
蚕沙 34.0	白花蛇舌草 38.0	昆明山海棠 17.0 先煎 1h
黄酒 55mL	蜂蜜 55mL	

5 剂，用法同上。其他治疗方法：中成药、外治法及输液不变。

出院小结（2006–03–27）：经以上诊疗方案治疗 1 月余，血沉降至 30mm/h，类风湿因子降至 150IU/mL，其余指标均有降低，关节疼痛肿胀明显缓解，因医保原因要求，出院时以上述中药方剂为基础制成丸剂以巩固疗效。

出院 3 个月后再次就诊，血沉已降至 13mm/h，且关节肿痛、晨僵等症状全部消失，已能骑自行车上班，嘱其停服一切西药，仅用丸剂，巩固疗效 3 个月，患者全身症状全部消失，化验各项指标均正常，要求其停药，防止劳累及感冒，然患者仍希望再巩固 3 个月（只用丸剂），以防止再次反复。分别于第 2 年、第 4 年、第 15 年追踪随访无复发，患者已停服所有药物，自觉一切正常。

按语：这是杨仓良主任医师治疗的 1 例典型的难治性 RA 患者，为近期远期疗效俱佳的患者。杨仓良主任医师认为 RA 符合中医毒邪致病特征六条以上，其邪毒的致病毒力较强，可致骨质疏松乃至骨质破坏，最终可使关节强直、骨节变形，甚至全身瘫痪。从现代医学角度辨证分析，RA 的发病多与细菌、病毒及支原体感染有关。病原微生物感染既是病因，又是诱因或反复因素，其毒素可引发机体免疫反应导致自身免疫功能损伤，从而引起了一系列病理损害。故杨仓良主任医师提出“以毒攻毒”是 RA

等自身免疫性疾病的主要治法，且应贯穿于整个治疗过程中。根据所感毒邪的性质不同、临床表现的各异，以及正虚毒盛消长变化而采用不同的治法。凡风毒，用祛风攻毒法；寒毒，用散寒攻毒法；湿毒，用利湿攻毒法；热毒，用清热攻毒法；痰毒，用化痰攻毒法；瘀毒，用化瘀攻毒法；虚毒，用扶正攻毒法，并根据气血阴阳孰强孰弱不同，邪毒孰多孰少不同而予以辨毒施治，方可达毒去正安之目的。本患者为湿毒痹阻所致的难治性类风湿关节炎，由湿毒之邪所致，故应以利湿消肿，通经攻毒为治疗大法，以中医天人相应观及中药归经理论为基础，以有毒中药为主，无毒中药为辅，以《周易》先天八卦的数字为剂量，从而形成八卦九宫阵形的利湿攻毒汤进行对证治疗。方中以昆明山海棠、制商陆、半边莲、汉防己为主药，四味药皆属有毒之品。昆明山海棠苦辛微温有毒，以 7 数居艮位入胃经（脾与胃相表里），行祛风除湿、舒筋解毒、抑制免疫之效；制商陆辛平有毒，以 1 数居乾位入大肠经（肺与大肠相表里），行泄下利水、消肿散结之效；再以辛微寒有毒之半边莲，以 2 数居兑位入肺经，行利水消肿、清热解毒之效；汉防己苦辛寒有小毒，以 6 数居坎位入肾经，行解表祛风散湿之效。再以甘淡平之茯苓，以 3 数居离位入心经（心与小肠相表里），行健脾补中、利水渗湿之效；甘辛温之蚕沙，以 4 数居震位入肝经，行祛风除湿、和胃化浊之效；酸温之绵萆薢，以 5 数居巽位入胆经（肝与胆相表里），行祛风利湿之效；辛平之佩兰，以 8 数居坤位入脾经，行芳香化湿解表之效；甘平之大枣，以 9 数居中宫位入十二经，行补脾益胃、缓和药性之效。以甘苦辛热黄酒为药引，以 55 天地之数为剂量，行能中能散、宣行药势、祛风、散寒利湿之效；再以甘平能解毒、调和诸药之蜂蜜，以 55 天地之数为剂量，行清热、补中、润燥、止痛之功效。全方共奏利湿攻毒、止痛通络、泻水消肿之功。同时通过剂量变换中的五个步骤制定方案，循序推进。在初诊时，采用小剂量以“小试锋芒，投石探路”；二诊时的适中剂量以“兵戎相见，直捣巢穴”；三诊时的大剂量以“奋力搏击，祛邪务尽”；四诊时维持三诊时的大剂量以“巩固疗效，中病即止”；出院时，维持大剂量直至达到临床病情控制时，再改变剂型制成丸剂，服药达 1 年多，诸症全部消失时，即停止一切药物。由于二诊时病情变化为湿热毒痹证，所以改为清热利湿攻毒汤，剂量及方法同利湿攻毒汤，同时还配合口服大毒的雷公藤片中成药以及针灸、刺络拔罐、拔毒排毒等外治法，以辅助上述中药发挥以毒攻毒之效；所使用的清开灵注射液及抗生素、抗病毒西药，意在清热解毒、抗菌消炎、抗病毒，从而发挥以毒攻毒之效，达到毒去正安之目的。上述病例距今已 16 年，停药后未反复，亦未再服药，可见 RA 是可以治愈的。

（杨涛硕）

第二节　从毒论治幼年特发性关节炎

幼年特发性关节炎，又称“亚急性败血症”，中医有“痹病”“热病”“白虎历节风”等相似证的称谓。本病由凶猛而顽固的毒邪所致，以蚀骨损筋伤脏为害，可使关节变形及瘫痪，故非用峻猛的攻毒之法不可！

——杨仓良

幼年特发性关节炎（juvenile idiopathic，JIA），是指16岁以下儿童持续6周以上不明原因的关节肿痛者，以发热、关节痛或关节炎、皮疹、肌痛、淋巴结肿大、白细胞异常增高、血清铁蛋白增高为主要表现。本病既往又称变应性亚败血症或亚急性败血症，亦可称为斯蒂尔病（Still’s病）。2001年国际风湿病学联盟提出将16岁以下不明原因的关节炎统一命名为幼年特发性关节炎（juvenile idiopathic，JIA），以取代幼年类风湿关节炎（JRA）和幼年慢性关节炎的疾病名称。

一、从毒立论

幼年特发性关节炎，中医无此病名，相似的症候见于“热痹”“风湿”“历节”“鹤膝风”等病症。杨仓良主任医师以毒邪学说为理论依据，提出从毒论治JIA的学术观点。首先，本病有明显的感受风寒湿热毒邪的历史；其次，本病有“邪毒”的客观依据：如非特异性化验检查活动期有轻、中度贫血，白细胞异常增多可达2万～3万，核左移，有时出现白血病样反应，有中毒颗粒，血沉明显增快，白蛋白减少，α球蛋白、γ球蛋白增高，C-反应蛋白大多阳性，有时可找到红斑狼疮细胞抗核抗体，HLA-B27可为阳性，免疫球蛋白及补体血清IgG、IgM及IgA增高，白介素Ⅱ（IL-2）明显低于正常儿童，而静止期则明显升高。关节滑膜液检查示：白细胞增高，蛋白增多，免疫复合物沉积。X线检查示：骨骺部骨质疏松、脱钙、骨膜增生，关节腔变窄，骨质破坏，关节面边缘有虫样侵蚀，骨骺增大变形，骨髓腔变窄。以上生理生化的异常反应和病理改变均可视为“邪毒”的客观依据。最后，本病符合毒邪致病特征：如病情反复发作，缠绵难愈的“顽固性”；病因不清，复杂难辨的“疑难性”；累及全身及局部，并有心、肺、肝、肾及消化系统、血液系统、神经系统的“广泛性”；善行而数变，关节疼痛游走不定的“善变性”；时有高热或低热、面部红斑、舌质红、苔少、脉细数的“火热性”；临床表现多样、多为合邪致病的“兼夹性”；病情发展迅速、凶险、危重的“剧烈性”。以上符合毒邪致病十条临床特征之七条。综上所述，故将本病归于“毒病（证）”范畴，于2014年提出从毒论治JIA的学术观点。

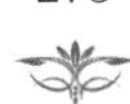

二、从毒审因

本病的病因和发病机制尚不清楚，现代医学一般认为与感染、免疫、遗传相关。中医认为由于气血两虚，营卫失和，腠理不固或素体蕴热，外感风、寒、湿邪，阻滞经络，气血运行不畅，筋骨失养；或痰湿瘀阻致关节肿痛，活动受限而成本病。杨仓良主任医师根据中医毒邪学说及现代医学研究认为，禀赋不足、正气虚弱是 JIA 发病的病理基础；风寒湿热毒邪外侵是发病的先决条件；痰瘀毒邪内生是本病的内因。

（一）禀赋不足、正气虚弱，虚毒内生是本病的病理基础

杨仓良主任医师认为小儿体质纯阳，阳气偏盛，经络蕴热；或小儿先天禀赋不足，正气偏虚，腠理不密，卫外不固，易自汗盗汗，易伤凉冒风；或脏腑娇嫩，形气未充，筋骨未壮，不耐寒热，外邪乘虚而入，痹阻经络关节，郁久发热，而成毒邪痹阻证。如隋代巢元方《诸病源候论》说："人腠理虚者，则由风湿伤之，搏于血气，血气不行，则不宣，真邪相击，在于肌肉之间，故其肌肤尽痛。"《诸病源候论·伤寒毒流肿候》又说："人阴阳俱虚，湿毒气与风热相搏，则荣卫涩，荣卫涩则血气不散，血气不散则邪热致壅，随其经络所生而流肿也。"中医十分重视先天禀赋的发病因素，而现代医学则十分重视遗传因素的影响。例如，研究证实 JRA 的发病概率与人类白细胞抗原（HLA）有关，尤其是 HLA Ⅱ类区域的一些等位基因，如 HLA-BW35 基因可能与幼年型慢性关节炎相关，与主要组织相容性复合物（MHC）相关的基因分离是幼年特发性关节炎发病过程中的特异性特征。Fernandez 等的研究显示，HLA-DRB1*1301 和 DQB1*0603 与持续性少关节型 JRA 高度连锁，B1*0301 与类风湿因子阴性多关节型 JRA 显著相关，从而证实了 JRA 的遗传基础。此外研究还证实；慢性关节炎患儿的骨保护素水平增高，这与 TC 基因型 CC 基因型有关，可见本病有明显的遗传因素。这与中医先天禀赋不足的认识是基本一致的。

（二）风寒湿热燥毒邪外侵是本病的先决条件

幼年特发性关节炎既属"痹病"的范畴，也与"热痹""风湿""历节""鹤膝风"等病症相近似，且为毒邪致病，故会有风寒湿热燥毒邪的参与，而且是必备的条件。如隋代巢元方《诸病源候论》说："热毒气从脏腑而出，循于经络，攻于手足，故手足指皆赤焮疼也。"《诸病源候论·风病诸候上》也说："风湿者，是风气与湿气共伤于人也。"唐代孙思邈《备急千金要方》亦说："夫历节风著人，久不治者，令人骨节蹉跌，此是风之毒害者也。"另外中医也认为伤寒毒、伤热毒也可致"风湿"。如《医林改错·膈下逐瘀汤所治之症目》亦说："血受寒，则凝结成块，血受热，则煎熬成块。"而现代医学则强调环境及病原微生物对人体的危害。如研究发现关节炎与多种病毒感染

的临床过程有关，如风疹病毒、细小病毒 B19 等，JPA 患儿的关节滑液中持续的风疹病毒感染也被认为是该病的潜在病因；在 A 型流感病毒流行过后，JRA 发病率增高研究还证实，肺炎支原体感染可能影响全身型幼年特发性关节炎的预后，说明病原微生物感染也是本病发病的一个重要因素。

（三）痰瘀毒内生是本病的内因

中医认为风寒湿热皆为自然界正常之气，正常情况下对人体是有益的，然若掺夹毒邪就会对人体造成伤害。风为阳邪，其性开泄，易致汗出津泄，使津亏血少，易炼津为痰；寒为阴邪，其性凝滞，易凝津为痰；湿为阴邪，其性重浊、黏滞，易停聚为痰，故曰湿为痰之始，痰为湿之余；热为阳邪，易伤津耗气，炼津为痰。痰盛易生毒，痰毒易使气血凝滞，血行不畅，血停聚为瘀毒。此外，瘀也可致痰，正如《诸病源候论》所说："故痰者，此由脉壅塞，饮水积聚而不消散，故成痰也。"气郁易生血凝，血遇寒则凝，热熬津血则凝，血凝则瘀。瘀易生毒，痰毒、瘀毒内生，阻滞血脉，造成经络不通，出现痹证；或毒斥日久，气血运行失常；或脏腑功能失调，造成体内生理病理代谢产物不能排出体外，以致蓄积过多而产生痰瘀毒之邪。正如清代林佩琴《类证治裁·痹症》所说："痹者，必有湿痰败血瘀滞阻络。"可见风寒湿热可致痰毒、瘀毒，阳虚亦可致痰毒、瘀毒，临床症见痹证中晚期必有痰瘀虚毒互致为患病因病机，因而造成了本病病程愈长愈难治的结果。

三、从毒辨证

杨仓良主任医师提出对所有风湿病（痹证）辨证，皆要抓住"毒"这个核心，首先进行辨病，用现代医学的诊断标准分辨出所属病种，然后用中医"八毒辨证法"进行辨证，分辨出风、寒、湿、热、燥、痰、瘀、虚等毒证的不同病性特点，为论治打下基础。幼年特发性关节炎属于狭义毒邪所致毒证，可因病因病机不同产生不同的毒痹证。据临床所见，本病用"八毒辨证法"分辨出早期以"热毒痹阻证"居多，"湿毒痹阻证"次之，"风毒痹阻证"再次之，"寒毒痹阻证""燥毒痹阻证"较少；中期以"痰毒痹阻证"较多，"瘀毒痹阻证"次之；晚期以"阴虚毒痹证"居多，"血虚毒痹证"次之，"气虚毒痹证"再次之，"阳虚毒痹证"较少，而且以合邪致病居多，并会因侵犯脏腑不同，而产生出若干兼证。具体如下。

（一）热毒痹阻证

症见高热不退或反复发热，多在夜间加重，恶风，口渴，烦闷不安，皮疹，关节疼痛，局部灼热、红肿，得冷稍舒，痛不可触，可病及一个或多个关节，舌质红，舌苔黄燥，脉滑数。

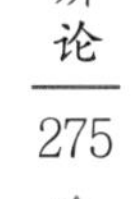

（二）湿毒痹阻证

症见高热不退，其热不扬，多在日晡加重，皮疹隐隐，肢体关节重着、酸痛，或有肿胀，痛有定处，手足沉重，活动不利，肌肤麻木不仁，舌淡红，舌苔白腻，脉濡缓。

（三）风毒痹阻证

症见间歇性高热，皮疹，肢体关节酸痛、游走不定，关节屈伸不利，恶风，舌质淡红，舌苔薄白，脉浮。

（四）痰毒痹阻证

症见颌下淋巴结肿大，或脾大，肢体肌肉、关节顽麻肿胀，有结节或包块，关节僵硬变形、难以屈伸，胸闷痰多，舌质胖大，苔厚腻，脉滑。

（五）瘀毒痹阻证

症见肢体肌肉、关节刺痛，固定不移，僵硬变形，难以屈伸，肌肤麻木不仁，面色黧黑，舌质紫暗或有瘀斑，舌苔黄，脉涩。

（六）气虚毒痹证

症见关节变形，动则疼痛加剧，肢体麻木萎缩，筋惕肉瞤，气短，乏力，腰膝酸软无力，倦怠懒言，舌淡，苔薄白，脉虚弱无力。

（七）血虚毒痹证

症见关节、肌肉疼痛无力，肢体麻木，肌肉萎缩，关节变形、屈伸受限，头晕目眩，面色无华，女子月经量少，舌淡，苔白，脉细弱。

（八）阴虚毒痹证

症见肢体肌肉、关节疼痛、肿大、变形、僵硬，肌肤酸楚或不仁，筋肉挛缩，虚烦不寐，眼鼻干燥，口干不欲饮，五心烦热，潮热盗汗，下午尤甚，舌红无苔，脉细数。

（九）阳虚毒痹证

症见关节冷痛、肿胀，畏寒肢冷，腰膝酸软无力，手足不温，面色㿠白，形寒喜暖，上午尤甚，动则益甚，舌质淡胖嫩，舌苔白腻，脉沉细无力。

（十）邪毒伤脾证

症见脾脏肿大，面色不华，乏力，少寐，舌体胖大，苔厚腻，脉滑。

（十一）邪毒伤肺证

一般无症状，可见发热，胸痛，气喘，呼吸困难，咳嗽，乏力，呼吸急促，舌体胖大，苔厚腻，脉滑，也可伴有间质性肺炎或胸膜炎，X 线或 CT 检查有胸腔积液。

（十二）邪毒伤心证

症见心受累，大约 1/3 患儿伴有心包炎。轻度心包炎患儿常无症状，超声心动图检查才能证实。少数患儿心包积液量较多时可有心前区痛、心包摩擦音、心动过速、心脏增大或呼吸困难。心包炎一般持续 12 周，恢复后不遗留缩窄性心包炎。心肌炎比心包炎少见，可引起心脏增大和充血性心力衰竭。可伴发热，胸闷，胸痛，心悸，心前区疼痛，心动过速，心律失常等。舌苔薄白，脉数。

（十三）邪毒伤肝证

症见黄疸，乏力，厌食，低热，肝脏中度至重度肿大，肝功能轻度异常，极少数病人可出现严重肝功能损害、重度黄疸及肝功能衰竭，甚至危及生命。舌质红，舌苔黄腻，脉弦数。

（十四）邪毒伤脑证

神经系统可受累，极少数患儿可出现脑膜刺激症状及脑病表现，如头疼、呕吐、抽搐、昏迷（一过性）。可出现脑脊液压力增高及脑电图异常。舌苔白腻，脉滑，弦数。

除以上十四证外，幼年特发性关节炎往往合邪致病，还有风寒、风湿、湿热等合邪，也有寒热错杂、痰瘀互结，内热外寒等合邪致病，临床可根据病情变化分证型而寻找主因以论治。

四、从毒论治

幼年特发性关节炎属于狭义毒邪所致毒证，临床有“热毒、湿毒、风毒、燥毒、痰毒、瘀毒、气虚毒、血虚毒、阴虚毒、阳虚毒、邪毒伤脾、邪毒伤肺、邪毒伤心、邪毒伤肝、邪毒伤脑”等之分。杨仓良主任医师提出对其治疗要在辨证分型基础上进行量毒施治，并根据“毒者攻之”“热者寒之”“寒者热之”“湿者利之”“风者祛之”“燥者润之”“痰者化之”“瘀者逐之”“虚者补之”的原则进行有的放矢的治疗，才能获事半功倍之效。本病属于难治风湿病，除辨证使用以下方药外，还要配合中成药以及针灸等中医外治法，必要时还要量情施以“以毒攻毒”的西药“杂合以治”，才能取得最佳疗效。

（一）热毒痹阻证

［**治则**］清热解毒，宣痹通络，以清热攻毒汤治之。

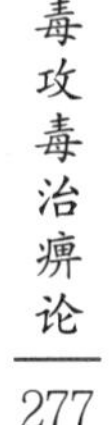

（二）湿毒痹阻证

［治则］祛湿泄毒，止痛通络，以利湿攻毒汤治之。

（三）风毒痹阻证

［治则］祛风攻毒，解表通络，以祛风攻毒汤治之。

（四）痰毒痹阻证

［治则］化痰攻毒，通络散结，以化痰攻毒汤治之。

（五）瘀毒痹阻证

［治则］逐瘀攻毒，活血通络，以逐瘀攻毒汤治之。

（六）气虚毒痹证

［治则］补气攻毒，调和营卫，以补气攻毒汤治之。

（七）血虚毒痹证

［治则］活血攻毒，通经活络，以活血攻毒汤治之。

（八）阴虚毒痹证

［治则］滋阴攻毒，清热通络，以滋阴攻毒汤治之。

（九）阳虚毒痹证

［治则］温阳攻毒，散寒通经，以温阳攻毒汤治之。

（十）邪毒伤脾证

［治则］健脾益气，护脾攻毒，以健脾攻毒汤治之。

（十一）邪毒伤肺证

［治则］清热润燥，清肺攻毒，以护肺攻毒汤治之。

（十二）邪毒伤心证

［治则］清心泻火，攻毒通脉，以护心攻毒汤治之。

（十三）邪毒伤肝证

［治则］泻肝胆火，清热利湿解毒，以护肝攻毒汤治之。

（十四）邪毒伤脑证

［治则］清心开窍，攻毒通脉，以清脑攻毒汤治之。

五、杂合以治

参见本章“第一节　从毒论治类风湿关节炎”相关内容。

六、毒疗验案

清热解毒、利湿通络法治疗幼年特发性关节炎案

朱某：女，5岁，2007年11月2日初诊。

主诉：发热、面部红疹伴关节疼痛10月余。

现病史：患儿于2007年6月下旬因感冒后出现发热、面部红疹、手指腕关节疼痛、颈淋巴结肿大半年，于银川、兰州等地以幼年类风湿关节炎住院诊治。曾服用醋酸泼尼松每日30mg，尚不能控制间歇性38～40.5℃的发热，遂来本院求治。

体格检查：面色红赤，皮疹隐隐，双腕关节疼痛、红肿，活动受限，左颈下及两侧颈后有黄豆大小结节4个，有触痛，口干，咽痛，溲赤，便干，舌质红，苔薄黄，脉细数。

辅助检查：外院检查报告示白细胞 23×10^9/L，C反应蛋白67.4mg/L，血沉68mm/h，血清铁蛋白＞1500μg/L，肺炎支原体阳性；B超示：脾脏轻度肿大，腹腔肠管积液；心电图示：窦性心动过速，胸导低电压；骨髓穿刺示：感染象。

从毒辨证分析：患者以“发热、面部红疹伴关节疼痛、红肿，颈淋巴结肿大，白细胞、CRP、ESR、血清铁蛋白异常增高，肺炎支原体阳性”为主要临床表现，符合1989年（ARA）修订JIA诊断标准。患儿患本病前有上呼吸道感染的病史，而上呼吸道感染多为病毒所致。当出现发热、发斑及淋巴结肿大等热毒亢盛之证后，本应予抗感染等治疗，却由于他医误用激素等，降低患者机体抵抗力，使邪毒更加亢盛，病情加重，且缠绵不愈达10个月之久。本次化验白细胞明显增高，肺炎支原体阳性更加证明与微生物感染有关，且骨髓穿刺示感染迹象，说明本病当为毒邪所致的毒证无疑，结合舌质红、苔薄黄、脉细数之舌脉，特制定诊疗方案如下。

诊断：中医诊断为热痹（湿热毒痹证）。

西医诊断为幼年特发性关节炎（JIA）。

中医治疗

［**治则**］清热解毒，利湿通络。

［**方名**］清热利湿攻毒汤加减。

［**处方**］半边莲12.0　制商陆11.0　蒲公英15.0
水牛角13.0　生甘草19.0　汉防己16.0
蚕沙14.0　昆明山海棠18.0（先煎1h）　白花蛇舌草17.0
马钱子0.4（研末，分次冲服）　绿豆55颗　蜂蜜55mL

5剂，混合，纳入蜂蜜水煎，第1次煎15分钟滤出，第2次煎20分钟滤出，第3

次煎 25 分钟滤出，将 3 次滤出液分 5 次（2 天）饭后温服。由于雷公藤有明显的毒性，故用昆明山海棠易雷公藤，且因患者年龄太小，无法接受中药汤剂，所以在配伍甘草及蜂蜜解毒后予以保留灌肠，每日 2 次。

中成药：板蓝根冲剂、抗病毒颗粒、白芍总苷胶囊口服，清开灵注射液、喜炎平注射液静脉滴注。

外治法：放血排毒，火针泄毒，熏洗排毒，外敷拔毒（具体用法见“第一节　类风湿关节炎”相关内容）。

西医治疗

阿奇霉素、头孢哌酮舒巴坦钠静脉滴注。

二诊（2007–11–07）：患者发热由体温 41℃逐渐降为 38℃，且关节疼痛减轻，全身症状逐渐好转，未出现药物毒副反应，并从第 6 天开始以每 5 天减 5mg 的用量逐渐撤减醋酸泼尼松。继续用上述方案治疗，在原方基础上除制商陆、马钱子、昆明山海棠、绿豆、蜂蜜外，每味药再增加 10g，处方如下。

半边莲 22.0	制商陆 11.0	蒲公英 25.0
水牛角 23.0	生甘草 29.0	汉防己 26.0
蚕沙 24.0	昆明山海棠 18.0 先煎 1h	白花蛇舌草 27.0
马钱子 0.4 研末，分次冲服	绿豆 55 颗	蜂蜜 55mL

5 剂，用法同上。其他治疗方法：中成药、外治法及输液不变。

三诊（2007–12–05）：第 43 天，皮疹、肿块及关节肿痛均消失，化验肝功能、肾功能皆正常。复查 B 超及心电图均正常。处方如下。

半边莲 22.0	制商陆 11.0	蒲公英 25.0
水牛角 23.0	生甘草 29.0	汉防己 26.0
蚕沙 24.0	昆明山海棠 18.0 先煎 1h	白花蛇舌草 27.0
马钱子 0.4 研末，分次冲服	绿豆 55 颗	蜂蜜 55mL

5 剂，用法同上。其他治疗方法：中成药、外治法及输液不变。

出院小结（2007–12–10）：出院后继续服汤药 20 剂、中成药半年，患者彻底痊愈，停药后未复发。2021 年 7 月 26 日（出院 13 年）随访，已上高中，一切如常人。

按语：本案例属 JIA 的湿热毒痹证，有外感的病史，检验有感染迹象及久用激素使毒素扩散的因素，临床有湿热邪毒亢盛之象，故当属毒邪所致的湿毒痹阻证，由湿热毒邪所致，故应以清热利湿、消肿攻毒为大法；以中医天人相应观及中药归经理论为基础，以有毒中药为主，无毒中药为辅，以《周易》先天八卦的数字为剂量，从而形成八卦九宫阵形的清热利湿攻毒汤加味进行对证治疗。选昆明山海棠、制商陆、汉防己、马钱子、半边莲为主药，五味药皆为有毒之品。昆明山海棠苦辛微温有毒，以 8 数居坤位入脾经，行祛风除湿、舒筋解毒、抑制免疫之效；制商陆辛平有毒，以 1 数居乾位入大肠经，行泄下利水、消肿散结之效；汉防己辛甘微温有小毒，以 6 数居坎位入肾经，行解表祛风散湿之效；加甘寒有大毒之马钱子，以 4 数居震位入肝经，行通络止痛、解毒散结，能治寒热错杂痹证之效；辛微寒有毒之半边莲，以 2 数居兑位入肺经，行利水消肿、清热解毒之效。再选苦酸咸寒之水牛角，以 3 数居离位入心经，行清热凉血、解毒定惊之效；甘辛温之蚕沙，以 4 数居震位入肝经，行祛风除湿、和胃化浊之效；苦甘寒之蒲公英，以 5 数居巽位入胆经，行清热解毒、利湿之效；甘苦寒之白花蛇舌草，以 7 数居艮位入胃经，行清热利湿、解毒之效；甘平之生甘草，以 9 数居中宫位，行清热解毒、调和诸药之效。以甘凉之绿豆，善清热解毒，又可解药毒，以 55 天地之数为剂量，行解毒之效；再加甘平之蜂蜜，行调和百药、清热解毒、滋补润燥之效。全方共奏清热利湿、攻毒通络之功。同时通过剂量变换中的四个步骤根据病情“制定方案，循序推进”。在初诊时，采用小剂量以“小试锋芒，投石探路”；二诊时适中剂量以“兵戎相见，直捣巢穴”；三诊时大剂量以“奋力搏击，祛邪务尽”；维持大剂量直至达到临床病情控制时，再改变剂型制成丸剂，服药达半年多，诸症全部消失时，即停止一切药物。在住院期间同时还配合使用有大毒的雷公藤多苷片以及具有抗病毒、清热解毒之效的抗病毒颗粒、板蓝根冲剂口服，清开灵注射液、喜炎平注射液静脉滴注，再辅以抗菌消炎的青霉素或红霉素静脉滴注等西药，配合放血排毒、火针泄毒、熏洗排毒、外敷拔毒等外治法，从而发挥以毒攻毒之效，达到毒去正安之目的。最终使发热长达 10 个月之久，使用强的松达 12 片仍不能缓解症状的 JIA 达到了临床治愈目的，可见杨仓良主任医师用药的独特和临床经验的丰富。

（王英）

第三节　从毒论治系统性红斑狼疮

红斑狼疮相似的病症中医见于“阴阳毒”“肾脏风毒”“温热发斑”“红斑痹”“五脏痹”等病证。本病由毒邪侵犯皮肤，渐及全身及脏腑，其毒害之深，范围之广，病情之重，治疗之难，余“风湿病”所不及，可为风湿病之冠，故非用攻毒之法不可！

——杨仓良

系统性红斑狼疮（SLE）是一种多系统、多脏器受损的自身免疫性疾病。“狼疮”是由于一些病例的皮肤损害似狼咬之状而得名。其临床表现复杂多样，可侵犯全身各脏器，多呈隐匿起病，表现为轻度的关节炎、皮疹、脱发、皮肤肿胀、隐匿性肾炎、白细胞减少、血小板减少性紫癜等，部分患者长期稳定在亚临床状态或轻型狼疮；部分患者可由轻度突然变为重症狼疮，更多的则由轻型逐渐出现多系统损害；也有一些患者发病时就累及多个系统，甚至表现为狼疮危象。故本病贵在早期诊断，早期治疗，一旦发现或可疑，即应早期用药，并施重药、援重手给予治疗以便控制其发展，更要防止向全身各系统侵犯。

一、从毒立论

中医没有红斑狼疮的病名，相似的症状见于“蝶疮流注”“痹证”“温毒发斑”“蝴蝶斑”“阴阳毒”及“水肿”“心悸”等病症。杨仓良主任医师以毒邪学说为理论依据，提出从毒论治 SLE 的学术观点，认为 SLE 的一切生理病理异常反应，均可归于“邪毒”范畴，这种“邪毒”有显著的毒力和损害性。如现代医学检查发现：白细胞减少，血小板减少，血红蛋白降低，网织红细胞增高，血沉增快，C 反应蛋白（+）；尿液检查：有蛋白尿、红细胞、白细胞、脓细胞、尿蛋白（+++）；生化检查：肝功能异常，ALT、AST、r–CT 等升高，蛋白电泳异常，免疫功能减退，免疫球蛋白增高，补体降低，免疫复合物阳性，自身抗体阳性，狼疮细胞（LE 细胞）阳性，抗 dSD–NA 抗体、抗 SM 抗体、抗核抗体阳性，淋巴细胞亚群异常，淋巴细胞计数减少；功能检查：心电图、心脏超声可发现心脏损害及肺动脉高压情况。以上检查皆可视为狭义之毒邪范畴，而自身抗体及免疫复合物因具有显著损伤性，可视为“邪毒”病理之依据。

此外，本病符合以下“毒邪致病”特征：缠绵难愈，反复发作，无特效药物治疗的“顽固性”；病因不清，病机不详的“疑难性”；病理损害可累及局部或全身皮肤，并有心、肺、肝、肾及消化、血液、神经系统的炎症病理损害的“广泛性”；病情易于变化及传变的“善变性”；时有低热或高热，面部红斑，舌质红，苔少，脉细数等的“火热性”；临床表现的多样性、复杂性，合邪致病的“兼夹性”；有些证型病情发展迅速、凶险、危重的“剧烈性”。故杨仓良主任医师将其归入毒邪致病的范畴，于 2009 年提出从毒论治系统性红斑狼疮的诊疗思路和学术观点。

二、从毒审因

现代医学对 SLE 的病因尚未明确，目前认为其发病既有遗传、性激素等内在因素，也有环境、药物等外在因素。中医认为本病主要与素体不足、真阴本亏、外感六淫、瘀血阻络、经络痹阻等有关。杨仓良主任医师根据中医毒邪学说及现代医学研究寻找本病各证的发病病因病机共同规律，认为毒邪是导致 SLE 发病的主因，但禀赋不足及虚毒由生是引起 SLE 的内因，外感毒邪是引起 SLE 发病的始发因素，痰瘀虚毒邪内生是 SLE 的基本病机。

（一）禀赋不足及虚毒由生是引起 SLE 的内因

中医十分重视“正气”在发病中的作用，如《素问·刺法论》说：“黄帝曰：余闻五疫之至，皆相染易，无问大小，病状相似，不施救疗，如何可得不相移者？岐伯曰：正气存内，邪不可干，避其毒气”。因“邪之所凑，其气必虚”（《素问·评热病论》），“风雨寒热不得虚，邪不能独伤人，卒染风暴雨而不病者，盖无虚，故邪不能独伤人”（《灵枢·百病始生》），从而证实人体患病是“虚邪贼风”所致。对于 SLE 的病因病机，《诸病原候论·时气阴阳毒候》指出“此谓阴阳二气偏虚，则受于毒”，强调虚受毒而引起了阴阳毒的发生。现代遗传学认为 SLE 是一种多基因病，已相继发现 30 余种与 SLE 发病相关的致病基因，发现与 SLE 发病相关的致病基因大多与补体途径缺陷有关，并据此提出“单基因狼疮”概念。SLE 的易感性是多基因决定的，因大多数携带易感基因的人是健康的，且同卵双生子的最高共患率是 58%，因而环境因素很有可能是 SLE 发生的必要条件，故禀赋不足（即遗传因素）作为虚的内因，环境因素中的外来毒邪如风、寒、湿、热以及紫外线（亦属中医之热邪）等乘虚而入，外因通过内因作用于机体从而导致了本病的发生。临床我们常发现许多患者发病前多有久病体虚，或汗后受风，或手术后失养，或产后保养不当等病史，这也证明 SLE 是在机体虚弱的基础上而发病。

（二）外感毒邪是引起 SLE 发病的始发因素

在病因上，中医很早即认识到“温病”“阴阳毒”是由毒邪所致。例如，唐代王焘《外台秘要·温病论病源》指出：“其冬月温暖之时，人感乖候之气，未即发病，至春或被积寒所折，毒气不得泄，至天气暄热，温毒始发，则肌肉斑烂也。”认为毒气是引起本病的始发因素，且为伏毒所致。清代沈目南《沈注金匮要略》更进一步明确提出：“阳者，在天为气，风暑火也，……羁留日久，壅滞营卫不通，血气大热，机将熟腐，则发阳毒”“阴者，天之杀气，即寒湿燥也，…… 羁留日久，一身营血受伤，凝涩不通，旋连之机不转，营血大热，肌将熟腐。则肌肉面目皆青，身痛如被杖，则为阴毒。”指出风暑火邪是引起阳毒的病理因素，寒湿燥邪是引起阴毒的病理因素，而无论何种类型的邪气最后都会因热，而熟腐机体，引起了阴阳毒的发生。近年来，现代医学愈来愈多的资料证实 SLE 是感染所致，SLE 患者常伴有 EB 病毒感染，并可检测到逆转录病毒基因及抗麻疹病毒、抗流感病毒、抗风疹病毒相关抗体。病毒感染时，细胞表面可能出现病毒相关抗原，使细胞成分发生改变，或病毒损伤细胞，导致原本隐匿的抗原暴露或释放，导致机体产生自身抗体。另外，有资料证实，引起 SLE 感染的病原体为结核菌、口腔菌群、肠道菌群、真菌、支原体及其他，并发现中枢系统感染是引起 SLE 死亡的独立危险因素，既然已基本明确 SLE 的病因是病原微生物，那么细菌的外毒素或内毒素、真菌的毒素、病毒所产生病毒血症等，都会对机体造成病理性损害，所以中医之毒邪所产生的“邪毒”与西医病原微生物产生的“毒素”，名称虽各异，但实际上为同一物质，可见在这方面中西医对 SLE 的认识是基本一致的。

（三）痰瘀虚毒邪内生是 SLE 的基本病机

根据中医“怪病多痰”“久病多瘀”的理论，我们分析认为，由于外来毒邪久恋未去，而寒毒凝津为痰，湿毒停聚为痰，热毒炼津为痰，而致痰壅浊聚。巢元方在《诸病源候论》中指出，“诸痰者，此由血脉壅塞，饮水积聚而不消散，故成痰也”，故而认为“痰瘀同源”。同时因 SLE 的毒邪损伤血脉引起血脉运行不畅而停聚为瘀，正所谓“热之所过，血为之凝滞”（《金匮要略》）；“邪热久羁，无由以泄，血为热搏，留于经络，败为紫血……热更不泄，博血为瘀”（《瘟疫论・蓄血》）。现代研究证实，SLE 患者体内的确存在浓、黏、凝集状态，并有明显的微循环障碍，说明 SLE 痰瘀互结的病机病理是客观存在的。由于机体在先天禀赋不足的基础上，毒邪耗伤正气，使之虚上加虚，不能将痰浊瘀血推至于脉外，而成痰瘀虚毒互相胶结状态，从而对机体各系统造成一定毒害，甚者还可因脏腑功能失调或功能衰竭而导致死亡。

三、从毒辨证

杨仓良主任医师提出对所有风湿病（痹证）辨证，皆要抓住“毒”这个核心，首先进行辨病，用现代医学的诊断标准分辨出所属病种，然后用中医“八毒辨证法”进行辨证，分辨出风、寒、湿、热、燥、痰、瘀、虚等毒证的不同病性特点，为论治打下基础。系统性红斑狼疮属于狭义毒邪所致毒证，可因病因病机不同产生不同的毒痹证。据临床所见，本病用“八毒辨证法”分辨出早期以“热毒痹阻证”居多，“湿毒痹阻证”次之，“风毒痹阻证”再次之，“寒毒痹阻证”“燥毒痹阻证”较少；中期以“瘀毒痹阻证”较多，“痰毒痹阻证”次之；晚期以“阴虚毒痹证”居多，“血虚毒痹证”次之，“气虚毒痹证”再次之，“阳虚毒痹证”较少，而且以合邪致病居多，并会因侵犯脏腑不同，而产生若干兼证。具体如下。

（一）热毒痹阻证

症见高热不退或反复发热，多在夜间加重，恶风，口渴，烦闷不安，面部蝶形红斑，皮疹，关节疼痛，局部灼热、红肿，得冷稍舒，痛不可触，咽干口渴喜冷饮，可病及一个或多个关节。舌质红，舌苔黄燥，脉滑数。

（二）湿毒痹阻证

症见皮肤浮肿，关节肿胀、晨僵，胸膈痞满，腹胀，纳差，心包积液，胸腔积液，腹腔积液，舌体胖有齿痕，脉濡。

（三）风毒痹阻证

症见关节疼痛，游走不定，病情时轻时重，畏风，舌淡，苔白，脉浮。

（四）寒毒痹阻证

症见畏寒，关节疼痛，雷诺现象明显，舌淡，苔白，脉弦紧。

（五）痰毒痹阻证

症见关节结节，顽固性心包积液、胸腔积液，舌体胖大，苔白腻，脉滑。

（六）瘀毒痹阻证

症见面部或四肢小关节红斑，瘀点累累，两小腿有片状紫癜，双大腿网状青斑，或胁下有癥块，头晕失眠，女性月经不调甚至闭经，舌质紫暗或有瘀点瘀斑，脉涩。

（七）气虚毒痹证

症见关节变形，动则疼痛加剧，肢体麻木萎缩，筋惕肉瞤，气短，乏力，腰膝酸软无力，倦怠懒言，舌淡，苔薄白，脉虚弱无力。

（八）血虚毒痹证

症见关节、肌肉疼痛无力，肢体麻木，肌肉萎缩，关节变形、屈伸受限，头晕目眩，面色无华，月经量少，舌淡，苔白，脉细弱。

（九）阴虚毒痹证

症见低热不退或午后、夜间潮热，或中等度发热，时高时低，面部或四肢斑疹时隐时现，腰膝酸痛，头晕耳鸣，五心烦热，口干咽燥，盗汗，脱发，女性月经后期、量少或经闭，小便黄，大便干，舌红，少苔、或苔薄、或薄黄，脉细数。

（十）阳虚毒痹证

症见关节冷痛、肿胀，畏寒肢冷，腰膝酸软无力，手足不温，面色㿠白，形寒喜暖，上午尤甚，动则益甚，舌质淡胖嫩，舌苔白腻，脉沉细无力。

（十一）邪毒伤肾证

症见畏冷，面色萎白，或产后有烘热感，神疲乏力，腰酸腿软，高热不退，烦躁不安，甚至神昏乱语，面部红斑，关节疼痛，双下肢浮肿，或血尿或小便不利，腰痛，血压偏高，舌红淡或紫暗，苔黄，脉洪大或弦数。尿液检查示：蛋白尿，血尿，管型尿，白细胞尿，低比重尿，血尿素氮及肌酐增高等。肾脏病理检查示：狼疮性肾炎或肾病综合征，甚至肾衰竭及死亡。

（十二）邪毒伤脾证

症见脾脏肿大，面色不华，乏力，少寐，舌体胖大，苔厚腻，脉滑。

（十三）邪毒伤肺证

症见发热，胸痛，气喘，呼吸困难，咳嗽，乏力，呼吸急促，舌体胖大，苔厚腻，脉滑。也可伴有间质性肺炎或胸膜炎，X线或CT检查提示有胸腔积液。

（十四）邪毒伤心证

症见发热，胸闷，胸痛，心悸，心前区疼痛，心动过速，心律失常，舌苔薄白，脉数。心电图、超声心动图提示，有心包病变、心肌病等心瓣膜异常，心律失常，冠状动脉病变，高血压，系统性心力衰竭等病理改变。

（十五）邪毒伤脑证

又称弥漫性狼疮性脑炎，症见昏迷，抽搐，牙关紧闭，头痛，恶心呕吐，二便失禁，舌苔白腻，脉多滑，弦数。常可引起癫痫、脑组织坏死、脑细胞液化而危及生命。

（十六）邪毒伤胃证

症见胃脘疼痛，腹痛，食欲减退，胸脘憋闷，恶心呕吐，大便不调，舌淡，苔白，脉弦紧、或滑、或实、或细数、或沉细。胃镜检查提示，可有糜烂胃炎、胃溃疡等。

（十七）邪毒伤肝证

症见乏力，厌食，低热，黄疸，舌质红，舌苔黄腻，脉弦数。可伴肝脾肿大、肝硬化、自身免疫性肝炎、肝衰竭等。

（十八）邪毒伤胰证

症见剧烈上腹部疼痛，呕吐和发热，舌质红，舌苔黄腻，脉弦数。化验检查示：血淀粉酶升高。

（十九）邪毒伤血证

症见头晕，乏力，心悸，气短，自汗，乏力，皮疹，舌淡，苔白，脉沉细无力。或见四肢发斑，鼻及牙龈出血，便血，舌红，少苔或光苔，脉细数或弦细数。血常规示：血红蛋白降低、血小板减少、白细胞减少，血小板减少（计数＜20000），血沉增快等。

除以上十九证外，系统性红斑狼疮往往合邪致病，还有风寒、风湿、湿热等合邪，也有寒热错杂、痰瘀互结，以及气阴两虚等杂合致病，临床可分证型而寻找主因以论治。

四、从毒论治

系统性红斑狼疮属于狭义毒邪所致毒证，临床有“热毒、湿毒、风毒、寒毒、痰毒、瘀毒、虚毒、气虚毒、血虚毒、阴虚毒、阳虚毒、邪毒伤肾、邪毒伤脾、邪毒伤肺、邪毒伤心、邪毒伤脑、邪毒伤胃、邪毒伤肝、邪毒伤胰、邪毒伤血”等之分。杨仓良主任医师提出对其治疗要在辨证分型基础上进行量毒施治，并根据“毒者攻之”“热者寒之”“寒者热之”“湿者利之”“风者祛之”“燥者润之”“痰者化之”“瘀者逐之”“虚者补之”的原则进行有的放矢的治疗，才能获事半功倍之效。本病属于较难治疗的常见风湿病，除辨证使用以下方药外，还要配合中成药以及针灸等中医外治法，必要时还要量情施以“以毒攻毒”的西药“杂合以治”，才能取得最佳疗效。

（一）热毒痹阻证

［**治则**］清热解毒，宣痹通络，以清热攻毒汤治之。

（二）湿毒痹阻证

［**治则**］利湿消肿，通经攻毒，以利湿攻毒汤治之。

（三）风毒痹阻证

［**治则**］祛风攻毒，解表通络，以祛风攻毒汤治之。

（四）寒毒痹阻证

［**治则**］散寒攻毒，温经止痛，以散寒攻毒汤治之。

（五）痰毒痹阻证

［**治则**］化痰攻毒，通络散结，以化痰攻毒汤治之。

（六）瘀毒痹阻证

［**治则**］逐瘀攻毒，活血通络，以逐瘀攻毒汤治之。

（七）气虚毒痹证

［**治则**］补气攻毒，调和营卫，以补气攻毒汤治之。

（八）血虚毒痹证

［**治则**］活血攻毒，通经活络，以活血攻毒汤治之。

（九）阴虚毒痹证

［**治则**］滋阴攻毒，清热通络，以滋阴攻毒汤治之。

（十）阳虚毒痹证

［**治则**］温阳攻毒，散寒通经，以温阳攻毒汤治之。

（十一）邪毒伤肾证

[**治则**] 补肾养阴，利水攻毒，以护肾攻毒汤治之。

（十二）邪毒伤脾证

[**治则**] 健脾清热，护胃攻毒，以清胃攻毒汤治之。

（十三）邪毒伤肺证

[**治则**] 清热润燥，清肺攻毒，以护肺攻毒汤治之。

（十四）邪毒伤心证

[**治则**] 清心泻火，攻毒通脉，以护心攻毒汤治之。

（十五）邪毒伤脑证

[**治则**] 清心开窍，攻毒通脉，以清脑攻毒汤治之。

（十六）邪毒伤胃证

[**治则**] 清热解毒，护胃攻毒，以清胃攻毒汤治之。

（十七）邪毒伤肝证

[**治则**] 疏肝解郁，清热解毒，以护肝攻毒汤治之。

（十八）邪毒伤胰证

[**治则**] 清热解毒，攻毒利水，以泻胰攻毒汤治之。

（十九）邪毒伤血证

[**治则**] 养阴清热，凉血止血，以凉血攻毒汤治之。

五、杂合以治

系统性红斑狼疮是世界公认的难治病之一，属自身免疫性疾病，仅用上方显然是不够的，必须使用综合疗法，以便合力取效，且应以以毒攻毒为治则，方能取得最佳疗效。下列方法可以选择使用。

（一）成药攻毒

1. 中成药

（1）昆仙胶囊：本品含有毒中药昆明山海棠，有以毒攻毒之效，尤对虚寒性 SLE 有明显疗效，2 粒 / 次，3 次 / 日。

（2）雷公藤多苷片或雷公藤片：为大毒中药雷公藤的提取剂，有以毒攻毒之效，20mg/ 次，或 2 片，3 次 / 日，对急性活动期或难治性 SLE 是必用之品。

（3）抗病毒注射液：可选清开灵注射液、喜炎平注射液、穿琥宁注射液等中成药静脉滴注。

2. 西药

治疗本病的西药皆有毒副作用，其作用机理亦有以毒攻毒的原理，故应根据病情加以选用。

（1）磷酸氯喹或羟氯喹：用于控制皮疹和减轻光敏感。常用剂量磷酸氯喹，口服，0.25g/ 次，1 次 / 日，或羟氯喹，口服，0.2g/ 次，1 ～ 2 次 / 日。注意对眼底、胃、肠、皮肤的不良反应，有视力下降者应查眼底，明确病因。用药＞ 6 个月者，可停药 1 个月。有心脏疾患特别有心动过缓或有传导阻滞者禁用本品。

（2）抗生素：凡白细胞指征增高，或发热，或关节红肿热痛，或血沉增快，多有细菌或病毒感染，可选青霉素、阿奇霉素、头孢曲松钠等抗生素静脉滴注以达抗菌之效；或阿昔洛韦等抗病毒药静脉滴注以达抗病毒之效。这些抗生素或抗病毒药亦是以毒攻毒之治疗机制。

（一）放血排毒

参见本章“第一节　类风湿关节炎”的放血排毒治疗。

（二）火针泄毒

参见本章“第一节　类风湿关节炎”的火针泄毒治疗。

（三）熏洗排毒

参见本章“第一节　类风湿关节炎”的熏洗排毒治疗。

（四）外敷拔毒

参见本章“第一节　类风湿关节炎”的外敷拔毒治疗。

临床经验证明，以中药汤剂为基础，选择 1 ～ 2 种中成药进行以毒攻毒，选择 1 ～ 2 种外用攻毒法，对早期 SLE 即可达到控制病情发展甚至达到临床治愈的目的；而对于严重性 SLE 患者，则需要在上法基础上配以静脉滴注 1 种中成药、1 种抗病毒药，口服 1 种中成药，治疗 2 个疗程以上（半年），即可达到药物毒副作用减少、疗效更加显著的目的。

六、毒疗验案

清热利湿、攻毒通络法治疗系统性红斑狼疮案周某某：女，46岁，2019年9月9日初诊。

主诉：多关节疼痛10年，加重1周。

现病史：患者于10年前冬季感受风寒出现颈部、双手、双膝疼痛，渐及双踝疼痛，行走不利。就诊于宁夏某三甲医院行相关检查后，诊断为“系统性红斑狼疮”，给予强的松、免疫抑制剂等治疗，关节疼痛缓解后出院，后继续口服强的松，并间断给予环磷酰胺静脉滴注等治疗，病情得以控制。1周前因去山东出差，进食海鲜后病情复发，自行口服“硫酸羟氯喹片、雷公藤多苷片、甲钴胺片、肾炎康片”等疗效不佳，今日来我院就诊，门诊以“系统性红斑狼疮”收入院。

既往史：糖尿病病史8年，使用胰岛素控制病情；有反复口腔溃疡史；否认皮肤阳光过敏史；否认药物过敏史。

体格检查：颜面部、颈部、双手散在红斑，鼻根部蝶形红斑，自觉红斑灼热、瘙痒明显，自感乏力，偶有心慌、气短，伴眼干、口干、口苦、眠差等，双手指关节轻度肿胀，压痛（＋），双手握拳不实，双手指、足趾触之冰冷，双膝关节活动痛（＋），蹲起受限，双足活动疼痛明显，颈项僵硬，腰4—5椎体压痛。舌红质胖，苔微黄，脉细数。

辅助检查：实验室检查示抗核抗体（ANA）阳性，抗SM弱阳性，SSA阳性，ESR 97mm/h，IgA 4.79g/L，IgG 19.65g/L，ASO 360.5IU/ml，PLT 366.00×10^9/L，PDW 9.60fL，随机血糖：7.3mmol/L；

从毒辨证分析：患者以多关节疼痛，颜面部、颈部、双手散在红斑，鼻根部蝶形红斑来诊，抗核抗体（ANA）阳性，抗SM弱阳性，抗dsDNA阳性，ESR97mm/h；尿常规：白细胞（++），蛋白质（++），符合系统性红斑狼疮诊断标准。患者禀赋不足，发病于冬季，有感受风寒湿毒邪的病史。风寒湿毒邪，痹阻经脉，经络不通，故见双手指僵硬胀痛；风寒湿邪郁久化热化毒，湿热毒内蕴，发于腠理，而见皮肤红斑；痹阻关节致骨节疼痛，活动受限。结合舌红体胖，苔微黄，脉细数，特制定诊疗方案如下。

诊断：中医诊断为痹病（湿热毒痹证）。

西医诊断为系统性红斑狼疮。

中医治疗

［**治则**］清热利湿，通经攻毒。

［**方名**］清热利湿攻毒汤加减。

［**处方**］

半边莲 12.0	制商陆 11.0	蒲公英 15.0
水牛角 13.0	生甘草 19.0	汉防己 16.0
蚕沙 14.0	白花蛇舌草 18.0	昆明山海棠 17.0[先煎1h]
绿豆 55颗	蜂蜜 55mL	

5剂，混合，纳入蜂蜜，水煎，第1次煎15分钟滤出，第2次煎20分钟滤出，第

3 次煎 25 分钟滤出，将 3 次滤液分 5 次（2 天）饭后温服。

中成药：雷公藤多苷片口服，清开灵注射液、喜炎平注射液静脉滴注。

外治法：放血排毒，火针泄毒，熏洗排毒，外敷拔毒（具体用法见本章“第一节类风湿关节炎”相关内容）。

西医治疗

胸腺肽注射液皮下注射，硫酸羟氯喹片口服。

二诊（2019-09-14）：患者颜面部、颈部、双手散在红斑及鼻根部蝶形红斑颜色变浅，自觉红斑灼热感及瘙痒有所减轻。双膝蹲起受限，双足关节活动疼痛未见明显减轻，且无不良反应发生。说明本方已初见成效，在原方基础上除制商陆、昆明山海棠、绿豆、蜂蜜外，每味药再增加 10g，处方如下。

半边莲 22.0	制商陆 11.0	蒲公英 25.0
水牛角 23.0	生甘草 29.0	汉防己 26.0
蚕沙 24.0	白花蛇舌草 28.0	昆明山海棠 17.0 先煎 1h
绿豆 55 颗	蜂蜜 55mL	

5 剂，用法同上。

其他治疗方法：中成药、外治法、西药及输液不变。

三诊（2019-09-19）：患者颜面部、颈部、双手散在红斑及鼻根部蝶形红斑颜色较前明显变浅，红斑灼热感及瘙痒有明显改善。双膝蹲起轻度受限，双足关节活动痛已减轻，自感乏力症状减轻，眼干、口干、口苦症状有所减轻。可见上述方案已见成效，在原方基础上除制商陆、昆明山海棠、绿豆、蜂蜜外，每味药再增加 10g，处方如下。

半边莲 32.0	制商陆 11.0	蒲公英 35.0
水牛角 33.0	生甘草 39.0	汉防己 36.0
蚕沙 34.0	白花蛇舌草 38.0	昆明山海棠 17.0 先煎 1h
绿豆 55 颗	蜂蜜 55mL	

5 剂，用法同上。

其他治疗方法：中成药、外治法、西药及输液不变。

出院小结（2019-09-25）：患者皮肤红斑及鼻根部蝶形红斑颜色较前明显变浅，红斑灼热感及瘙痒均有明显改善。关节疼痛均已明显减轻，自感乏力、眼干、口干、口苦等症状均有明显减轻。因医保费用问题嘱带中成药及西药今日出院，并要求上述中药再服 50 服，而中成药、西药再服 1 年以上，以巩固疗效，之后即可酌情停药。随访一年病情平稳。

按语：对于 SLE 的治疗，西医以糖皮质激素为主的治疗方法，虽有一定的近期疗效，但远期疗效不尽如人意，而且需要终身服药，这就会给患者带来很重的经济和精神负担。杨仓良主任医师极力反对用激素治疗风湿病，尤其不能长期或大剂量使用糖皮质激素，在 SLE 治疗中亦贯彻这一主张。杨仓良主任医师将系统性红斑狼疮归于毒邪致病的“毒证”范畴，并主张早期以清除或攻击湿热毒邪为原则；中期以化痰攻毒、逐瘀攻毒为主；晚期多有虚毒互致为患的病机，并有气血阴阳诸虚之不同，故当以扶正攻毒为治则，并分别予以补气、活血、滋阴、温阳等治法，以便达到毒去正安的目的。

杨仓良主任医师认为，SLE 累及关节者，用中医药疗法进行治疗完全可遏制毒素的损害，缓解或控制病情发展，激素类药物并非必用药物，只要抓住了“毒”纲，用“以毒攻毒”之法进行治疗，均可取得纲举目张之效。本患者为湿热毒痹证的 SLE，由湿热毒邪所致，应以清热利湿、通经攻毒为大法；以中医天人相应观及中药归经理论为基础，以有毒中药为主，无毒中药为辅，以《周易》先天八卦的数字为剂量，从而形成八卦九宫阵形的利湿攻毒汤进行对证治疗。选昆明山海棠、制商陆、汉防已、半边莲为主药，四味药皆为有毒之品。昆明山海棠苦辛微温有毒，以 7 数居艮位入胃经，行祛风除湿、舒筋解毒和抑制免疫反应之功效；制商陆辛平有毒，以 1 数居乾位入大肠经，行泄下利水、消肿散结之效；辛微寒有毒之半边莲，以 2 数居兑位入肺经，行利水消肿、清热解毒之效；汉防已为辛甘微温有小毒之品，以 6 数居坎位入肾经，可行解表祛风散湿之效。再以苦酸咸寒之水牛角，以 3 数居离位入心经，行清热凉血、解毒定惊之效；甘辛温之蚕沙，以 4 数居震位入肝经，行祛风除湿、和胃化浊之效；苦甘寒之蒲公英，以 5 数居巽位入胆经，行清热解毒、利湿之效；甘苦寒之白花蛇舌草，以 8 数居坤位入脾经，行清热利湿、解毒之效；甘平之生甘草，以 9 数居中宫位，行清热解毒、调和诸药之效。再加甘平之蜂蜜，行调和百药、清热解毒、滋补润燥之效。全方共奏清热利湿、攻毒通络之功。同时通过剂量变换中的四个步骤，根据病情“制定方案，循序推进”。在初诊时，采用小剂量以“小试锋芒，投石探路”；二诊时采用适中剂量以“兵戎相见，直捣巢穴”；三诊时，采用大剂量以“奋力搏击，祛邪务尽”；四诊时，维持三诊时大剂量以“巩固疗效，中病即止”；出院时，维持大剂量直至达到临床病情控制时，再改变剂型制成丸剂，服药达 1 年余，诸症全部消失时，即停止一切药物。在住院期间同时还配合使用有大毒的雷公藤多苷片，以及针灸、刺络拔罐、拔毒排毒等外治法，以辅助上述中药发挥以毒攻毒之效；所使用的清开灵注射液、喜炎平注射液静脉点滴，及抗生素、抗病毒西药，意在清热解毒、抗菌消炎、抗病毒，从而发挥以毒攻毒之效，达到毒去正安之目的。

（杨涛硕）

第四节　从毒论治硬皮病

硬皮病，有“心痹”“肾痹”“肺痹”等称谓，由凶猛而顽固的毒邪所致，以蚀皮、损骨、伤脏为害，可使皮肤僵硬变薄，关节变形，瘫痪，故非用峻猛的攻毒之法不可！

——杨仓良

硬皮病（Sclerderma）是一种以局限性或弥漫性皮肤增厚和纤维化为特征的自身免疫病，可分为局限性硬皮病（Localized Scleroderma，LSc）和系统性硬皮病（又称系统性硬化病，Systemic Scleroder-ma，SSc）两大类。主要病理改变为皮肤和脏器的微血管损伤及弥漫性纤维化，常继发肺、心、肾及消化道等内脏器官的并发症。

一、从毒立论

中医没有硬皮病的病名，相似的症状见于“痹证”，局限性硬皮病见于“皮痹”，系统性硬皮病见于“皮痹”“脉痹”“五脏痹”，现代中医多称为“皮痹病”。杨仓良主任医师以毒邪学说为理论依据，提出从毒论治硬皮病的学术观点，认为本病的一切生理病理异常反应，均可归于“邪毒”范畴，这种“邪毒”有显著的毒力和损害性。如现代医学检查发现，抗核抗体（ANA）、抗着丝点抗体（ACA）、抗 ENA、抗核仁纤维蛋白抗体、抗内皮细胞抗体多为阳性，IgG 循环复合物升高，血沉增快，血肌酶升高，肌酸肌酶、乳酸脱氢酶升高，血清内皮素、血栓素升高，血黏稠度增高，纤维蛋白原增加，凝细胞凝血时间缩短，血透质酸酶浓度增加，血清Ⅰ型胶原羟基末端肽（PCCP）及Ⅲ型胶原氨基末端肽（PUNP）浓度升高，肺纤维化（或蜂窝肺），以及消化道、心脏、肾脏、神经、血液系统等系统病变，以及 CREST 综合征（皮肤硬化、雷诺现象、食道蠕动功能减退、手指皮肤硬化、毛细血管扩张等改变）。其中自身抗体和循环复合物具有损伤性和毒害性，认为是瘀毒、痰毒的主要病理依据。

此外，在“毒邪致病”的十个特征中，本病具备其中七个，分别是病情反复发作，缠绵难愈的“顽固性”；病因不清，复杂难辨的“疑难性”；累及全身及局部，并有心、肺、肾及消化系统病变的“广泛性”；善行而数变，皮肤僵硬疼痛有逐渐蔓延的“善变性”；时有四肢皮肤红斑、掌跖发绀、红斑、瘀点的“火热性”；临床表现多样，多为合邪致病的“兼夹性”；病情发展迅速、凶险、危重的“剧烈性”。以上符合毒邪致病特征十条之七条，故将其归入毒邪致病的范畴，提出从毒论治硬皮病的诊疗思路和学术观点。

二、从毒审因

现代医学对硬皮病的病因病机至今还未阐明，可能与感染、遗传、环境等因素有关。中医认为是风寒阻络、脾肾阳虚、寒凝血瘀、痰浊阻络、气滞血瘀、湿热阻络等所致。杨仓良主任医师根据中医毒邪学说及现代医学研究认为，本病与禀赋不足及毒邪有关，即在先天正气不足基础上，早期与风寒湿热外来毒邪有关，中期与痰瘀毒邪内生有关，晚期与毒邪内侵于虚弱之体，留恋脏腑经络有关。

（一）素体虚弱，虚毒内生是硬皮病发生的内在基础

中医认为疾病的发生，必须具备“虚邪”与“身形之虚”，即外部与内部两个条件。“虚邪”只有通过“身形之虚”才能起致病作用。故“邪之所凑，其气必虚”，“最虚之处，便是客邪之地”。故《灵枢·百病始生》说“风雨寒热，不得虚邪，不能独伤人。此必因虚邪之风，与其身形，两虚相得，乃客其形”，明确指出了“邪不能独伤人”。清代沈金鳌集诸家之说，对本病的病因作了较全面的阐发，他说：“麻木，风虚病，亦兼寒湿痰血病也，……按之不知，掐之不觉，有如木之厚。”宋代吴彦夔《传信适用方·卷四》云：“人发寒热不止，经数日后，以物击之似钟磬，日渐瘦恶。”沈金鳌不仅阐述了皮肤顽厚如木、坚硬如石的症状，而且综合了风、寒、湿、痰、毒诸致病因素。吴彦夔描述了“人发寒热不止”到“经数日后，以物击之似钟磬”病变质变过程。现代医学研究发现在SSc病例PBMC中，H19表达水平高于健康对照，并与CRP有关，提示SSc患者PBMC细胞中H19、MALAT1表达水平与TGF-β1mRNA均存在正相关。抗Scl-70抗体与弥漫型SSc和ILD密切相关。临床学者认为系统性硬化病或者其他类型的自身免疫性疾病患者家族中发生系统性硬化病的可能性要高于其他人群，同时系统性硬化病患者的第一级亲属发生系统性硬化病或者其他自身免疫性疾病的风险会有明显的升高。另外有临床学者使用全基因组关联辨证分析技术从多个基因角度对系统性硬化病患者基因进行详细辨证分析，结果显示系统性硬化病与患者免疫功能水平具有密切关系，特别是与患者T细胞功能障碍相关。国外临床学者认为基因编码对T细胞的活化以及诱导具有重要意义，另外当人体中的B细胞抗原受体下游的编码基因出现异常时会导致机体T细胞功能缺陷，并进一步诱导系统性硬化病的发生并加重。因此认为SSc是与基因有关的遗传性疾病。

（二）外感毒邪是引起和诱发硬皮病的外因

风、寒、湿之毒邪通常是引起本病的外在因素，体质柔弱者，易于遭受外邪入侵，也有平时体质尚好，但由于久居严寒之地，又缺乏必要的防寒保暖措施；或者由于工作关系，野外、雪天露宿或住地潮湿；或顶风冒雨、水中作业；或劳力后感受潮湿；或汗出入浴等，日久也可积毒为病，生痰毒伏于络脉，痰郁化毒阻络而发病，正如《王孟英医案》所载，“余波奔流经络”“痰邪袭于隧络”“痰阻于络”，而引起本病的发生和发展。临床学者认为系统性硬化病的发病容易受环境因素的影响，且引起系统性硬化病的环境因素具有多样性，如氯乙烯、二氧化硅尘埃、博来霉素药物等环境因素均可能诱发人群发生系统性硬化病。

（三）痰瘀毒内生是导致硬皮病发病及发展的病理基础

遵前所述，外邪乘虚来袭，凝聚肤腠，湿毒阻滞络脉，气血痹着，皮肤变硬；或肾阳不足，五脏功能失调，气血津液运化失司，致“湿凝为痰”，痰郁化毒，痰毒阻于络脉，皮肤筋脉硬化；病久则真阳亏耗，痰毒内凝，气血不运，使皮肤顽硬延及全身。《石室秘录》说：“非肾水泛上为痰，即肾火沸腾为痰。肾水上泛为痰者，常由禀赋不足或年高肾亏，或久病及肾，或房劳过度，以致肾阳虚弱，不能蒸腾气化水液，肾气虚弱，开阖失司，气化不利，则水液泛为痰。”强调“痰毒”及“虚毒”是导致硬皮病的内在因素。现代研究证实与其他 CTD 相比，SSc 患者甲襞微循环具有特征性改变，甲襞微循环异常改变与呼吸系统受累相关，可作为评价病情的客观指标。越来越多的研究发现，肠道菌群与结缔组织病（包括系统性硬皮病）具有相关性。有人研究发现大约三分之一的 SSc 患者，小肠细菌过度生长（SIBO）的发生风险明显高于健康人群。SSc 患者中，腹泻与 SIBO 关系密切，对于 SIBO 阳性的 SSc 患者，抗生素治疗是有效的。国外癌症临床研究发现系统性硬化病的发病机制与多种癌症具有一定的相似性，且系统性硬化病的遗传因素以及环境因素会导致机体下游隐匿信号过度表达，最终形成多种免疫性疾病。国外学者认为多种自身免疫性疾病会发展为癌症，一般自身免疫性疾病患者会出现癌症，因此作为自身免疫性疾病的系统性硬化病的患者会发生癌症的可能性会明显升高。

三、从毒辨证

杨仓良主任医师提出对所有风湿病（痹证）辨证，皆要抓住“毒”这个核心，首先进行辨病，用现代医学的诊断标准分辨出所属病种，然后用中医“八毒辨证法”进行辨证，分辨出风、寒、湿、热、燥、痰、瘀、虚等毒证的不同病性特点，为论治打下基础。硬皮病属于狭义毒邪所致毒证，可因病因病机不同产生不同的毒痹证。据临床所见，本病用“八毒辨证法”分辨出早期以“寒毒痹阻证”居多，“湿毒痹阻证”次之，“热毒痹阻证”“燥毒痹阻证”再次之，“风毒痹阻证”较少；中期以“瘀毒痹阻证”较多，“痰毒痹阻证”次之；晚期以“阳虚毒痹证”居多，“血虚毒痹证”次之，“气虚毒痹证”再次之，“阴虚毒痹证”较少，而且以合邪致病居多，并会因侵犯脏腑不同，而产生若干兼证。具体如下。

（一）寒毒痹阻证

症见四肢逆冷，手足遇寒变白变紫，颜面或皮肤肿胀、无热感，而渐渐变硬，或有咳嗽、发热、恶寒，舌淡，苔白，脉紧。

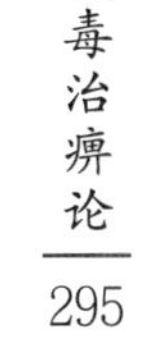

（二）湿毒痹阻证

症见手指近端及掌指关节肿胀，皮色红，呈腊肠样指，伴口苦、口干欲饮、恶寒，舌淡，苔白或白润，脉缓或濡。

（三）热毒痹阻证

症见手足溃疡，痛楚难当，皮肤硬肿，发展迅速，发热，咳嗽，气短心慌，关节肿痛，乏力，肌痛，身热肢冷，舌红，苔黄，脉细数。

（四）风毒痹阻证

症见肢体肌肉、关节游走性窜痛，恶风，舌质淡白，苔薄白或腻，脉浮。

（五）痰毒痹阻证

症见肢体肌肉、关节顽麻肿胀，有结节或包块，关节僵硬变形、难以屈伸，胸闷痰多，舌质胖大，苔厚腻，脉滑。

（六）瘀毒痹阻证

症见身痛皮硬，肌肤顽厚、麻木不仁，头晕头重，肢酸而沉，面部表情固定，吞咽不利或胸闷咳嗽，或肌肤甲错，指甲凹陷，指端溃疡，舌暗苔腻，脉沉涩或沉滑。

（七）气虚毒痹证

症见肌肤麻木不仁，精神萎靡，神疲乏力，心悸气短，头昏肌痛，纳呆腹胀，苔薄，舌淡嫩，脉细弱。

（八）血虚毒痹证

症见肌肤麻木刺痛，皮硬贴骨，活动不利，头晕目眩，唇甲色淡，体瘦形槁，纳呆腹胀，面色无华，舌质淡，体胖大，脉沉细。

（九）阴虚毒痹证

症见肢体肌肉、关节疼痛、肿大、变形、僵硬，肌肤酸楚或不仁，筋肉挛缩，虚烦不寐，眼鼻干燥，口干不欲饮，五心烦热，潮热盗汗，下午尤甚，舌红无苔，脉细数。

（十）阳虚毒痹证

症见四肢逆冷，手足遇寒皮肤变白变紫，颜面或肢端皮肤变硬变薄，伴有身倦乏力，头晕，腰酸，腹胀，吞咽不利，舌淡，苔白，脉沉细或沉迟。

（十一）邪毒伤脾证

症见面、手肿胀发紧，晨起握拳受限，皮肤肿硬，按之无痕，口不渴，舌胖嫩边有齿印，舌质淡，苔薄白，脉沉细濡。

（十二）邪毒伤心证

症见心悸，气短，胸闷，心慌，乏力，下肢浮肿，舌体胖大，苔腻，脉数无力。

（十三）邪毒伤肺证

症见咳嗽，胸闷，气憋，气短，舌淡，苔白，脉浮或紧。胸X线或CT检查示：肺纹理增多紊乱，小叶间隔增厚，肺成纤维化、网格状、蜂窝状改变。

（十四）邪毒伤胃证

症见吞咽不畅，进食干饭有梗阻感，腹胀，纳差，便溏，舌体胖，苔厚腻，脉滑或濡。易致反流性食管炎。

（十五）邪毒伤血证

症见头晕，乏力，心悸，气短，自汗，皮疹，舌淡，苔白，脉沉细无力。实验室检查示：白细胞减少，血小板、红细胞亦减少，大多患者血内皮素、血栓素增多。

（十六）邪毒伤肾证

症见畏寒肢冷，腰腿酸软，纳呆便稀，耳鸣脱发，舌胖，苔白，脉濡或涩。尿常规示：蛋白尿、血尿。可缓慢发展为慢性肾衰，也可迅速发展为恶性高血压和肾衰竭。

除以上十六证外，硬皮病往往合邪致病，还有风寒、风湿、湿热等合邪，也有寒热错杂、痰瘀互结，以及气阴两虚等杂合致病，临床可分证型而寻找主因以论治。

四、从毒论治

硬皮病属于狭义毒邪所致毒证，临床有“寒毒、湿毒、热毒、风毒、痰毒、瘀毒、气虚毒、血虚毒、阴虚毒、阳虚毒、邪毒伤脾、邪毒伤心、邪毒伤肺、邪毒伤胃、邪毒伤血、邪毒伤肾”等之分。杨仓良主任医师提出对其治疗要在辨证分型基础上进行量毒施治，并根据“毒者攻之”“热者寒之”“寒者热之”“湿者利之”“风者祛之”“痰者化之”“瘀者逐之”“虚者补之”的原则进行有的放矢的治疗，才能获事半功倍之效。本病属于较难治疗的常见风湿病，除辨证使用以下方药外，还要配合中成药以及针灸等中医外治法，必要时还要量情施以“以毒攻毒”的西药“杂合以治”，才能取得最佳疗效。

（一）寒毒痹阻证

［**治则**］温经散寒，攻毒通络，以散寒攻毒汤治之。

（二）湿毒痹阻证

［**治则**］利湿消肿，攻毒通络，以利湿攻毒汤治之。

（三）热毒痹阻证

［**治则**］清热解毒，宣痹通络，止痛除痹，以清热攻毒汤治之。

（四）风毒痹阻证

［**治则**］祛毒解表，散风通络，以祛风攻毒汤治之。

（五）痰毒痹阻证

［**治则**］化痰通络，攻毒散结，以化痰攻毒汤治之。

（六）瘀毒痹阻证

［**治则**］活血化瘀，制毒通经，以逐瘀攻毒汤治之。

（七）气虚毒痹证

［**治则**］扶正益气，攻毒通络，以补气攻毒汤加减治之。

（八）血虚毒痹证

［**治则**］补血活血，攻毒通络，以活血攻毒汤加减治之。

（九）阴虚毒痹证

［**治则**］滋阴攻毒，清热润燥，以滋阴攻毒汤加减治之。

（十）阳虚毒痹证

［**治则**］温阳散寒，攻毒通络，止痛除痹，以温阳攻毒汤加减治之。

（十一）邪毒伤脾证

［**治则**］健脾益气，护脾攻毒，以健脾攻毒汤治之。

（十二）邪毒伤心证

［**治则**］清心泻火，攻毒通脉，以护心攻毒汤治之。

（十三）邪毒伤肺证

［**治则**］清热润燥，清肺攻毒，以护肺攻毒汤治之。

（十四）邪毒伤胃证

［**治则**］健脾清热，护胃攻毒，以清胃攻毒汤治之。

（十五）邪毒伤血证

［**治则**］养阴清热，凉血止血，以凉血攻毒汤加减治之。

（十六）邪毒伤肾证：

［**治则**］补肾养阴，利水攻毒，以护肾攻毒汤治之。

五、杂合以治

硬皮病属于自身免疫性疾病，仅用上方显然是不够的，必须使用综合疗法，以便合力取效，且应以以毒攻毒为治则，方能取得最佳疗效。下列方法可以选择使用。

（一）成药攻毒

1. 中成药

（1）雷公藤多苷或雷公藤片：为大毒中药雷公藤的提取剂，有以毒攻毒之效。20mg/次，或2片/次，3次/日，对急性活动期或难治性RA是必用之品。

（2）盘龙七片：含有铁棒锤、川乌、草乌、竹根七、祖师麻、重楼等六味有毒中药，有以毒攻毒之效。口服，3～4片/日，3次/日。适宜于寒、瘀、痰毒痹阻型硬皮病。

（3）抗病毒注射液：可选清开灵注射液、喜炎平注射液、穿琥宁注射液等中成药静脉滴注。

2. 西药

本病尚无特效药物，早期治疗的目的在于阻止新的皮肤和脏器受累，而晚期在于改善已有的症状。

（1）青霉胺：能将单胺氧化酶（MAO）中的铜离子络合，从而抑制新胶原生成，并能激活胶原酶，使已形成的胶原纤维降解。剂量从0.125g/日开始，以后每2～4周增加0.125g/日，至0.75～1.0g/日，空腹口服。用药6～12个月后可能会有皮肤变软，肾危象和进行性肺受累的机会降低。该药的不良反应有发热、厌食、恶心、呕吐、口腔溃疡、味觉异常、皮疹、白细胞和血小板减少、蛋白尿和血尿等。

（2）来氟米特（LEF）：10mg/次，前2天每天使用量计50mg，第4天开始，每日每次20mg。本品为新型免疫抑制剂，与雷公藤作用机理相同，皆以抑制免疫为机理。

（3）抗生素：凡白细胞指数增高，或发热，或关节红肿热痛，或血沉增高者，多有细菌或病毒感染，可选青霉素、阿奇霉素、头孢曲松钠等抗生素静脉滴注以达抗菌

之效，或阿昔洛韦等抗病毒药静脉滴注以达抗病毒之效。这些抗生素或抗病毒药亦是以毒攻毒之治疗机制。

（二）放血排毒

参见本章“第一节　类风湿关节炎”的放血排毒治疗。

（三）火针泄毒

参见本章“第一节　类风湿关节炎”的火针泄毒治疗。

（四）熏洗排毒

参见本章“第一节　类风湿关节炎”的熏洗排毒治疗。

（五）外敷拔毒

参见本章“第一节　类风湿关节炎”的外敷拔毒治疗。

临床经验证明，以中药汤剂为基础，选择 1 ～ 2 种中成药进行以毒攻毒，选择 1 ～ 2 种外用攻毒法，对早期硬皮病即可达到控制病情发展甚至达到临床治愈的目的；而对于晚期或重度硬皮病患者，则需要在上法基础上配以静脉滴注 1 种中成药、1 种抗病毒药，口服 1 种中成药，治疗 2 个疗程以上（半年），即可达到药物毒副作用减少、疗效更加显著的目的。

六、毒疗验案

利湿消肿、攻毒通络法治疗硬皮病案

刘某：女，49 岁，2018 年 10 月 10 日初诊。

主诉：双上肢皮肤僵硬、发紫 2 周。

现病史：患者 2 周前无明显诱因出现双上肢皮肤僵硬、发紫，右侧尤甚，伴双手肿胀，就诊于某三甲医院，经相关检查后诊断为“硬皮病”，口服“白芍总苷、阿法骨化醇、甲氨蝶呤”等症状无明显改善。今日慕名遂来我院。就诊时见患者双上肢皮肤变硬，右侧尤甚，呈蜡样光亮，伴肌肉萎缩、肿胀，双手皮肤质韧，右手拇指活动稍受限，无明显晨僵，面部、颈部皮肤散在红斑，口干，食用干性食物无须饮水，牙齿无脱落，无脱发，双小腿局部皮肤颜色发暗，双手足有雷诺现象，食纳尚可，睡眠可，二便调。

既往史：既往体健。

体格检查：面部、颈部、前胸 V 字区皮肤散在红斑，额纹减少，浅表淋巴结未及肿大。双上肢皮肤变硬，右侧尤甚，呈蜡样光亮，伴肌肉萎缩、肿胀，双手皮肤质韧，右手拇指活动稍受限，右手小指尺侧有磕碰伤，双小腿局部皮肤颜色发暗，手足有明显雷诺现象。中医辨证：症见手近端及掌指关节肿胀，皮色红呈腊肠样指，伴口苦、口干、欲饮水、恶寒，舌淡，苔白，脉濡。

辅助检查：血常规示血红蛋白103g/L，血小板339×10^9/L；风湿四项示：血沉38mm/h，余未见异常；免疫五项：IgG11.02g/L，IgA1.63g/L，IgM2.01g/L，补体C30.65g/L，C反应蛋白12.1mg/L。

从毒辨证分析：患者以“双上肢皮肤僵硬发紫伴肌肉萎缩、肿胀，有雷诺现象，辅助检查示血沉、免疫五项、C反应蛋白皆有异常改变”为主要临床表现，符合美国风湿病学会1980年修订SSC诊断标准。患者素为脾肾阳虚之体，脏腑功能失调，气血津液运化失司，复因感受湿邪，凝聚肤腠，阻滞络脉，痹阻气血，致湿毒壅盛，伤损皮肤，使皮肤变硬，病久则湿毒内凝，气血不运，皮肤僵硬并延及全身；结合舌淡、苔白、脉濡之舌脉象，特制定诊疗方案如下。

诊断：中医诊断为皮痹（湿毒痹阻证）。

西医诊断为硬皮病。

中医治疗

［**治则**］利湿消肿，攻毒通络。

［**方名**］利湿攻毒汤加减。

［**处方**］

半边莲12.0	制商陆11.0	木瓜15.0
茯苓13.0	生甘草19.0	绵萆薢16.0
蚕沙14.0	汉防己18.0	昆明山海棠17.0 先煎1h
黄酒55mL	蜂蜜55mL	

5剂，混合，纳入蜂蜜水煎，第1次煎15分钟滤出，第2次煎20分钟滤出，第3次煎25分钟滤出。将3次滤出液与黄酒混合后，分5次（2天）饭后温服。

中成药：雷公藤片、盘龙七片口服。

外治法：放血排毒，火针泄毒，熏洗排毒，外敷拔毒（具体用法见本章“第一节类风湿关节炎”相关内容）。

二诊（2018-10-15）：上述症状明显好转，皮肤有明显变软趋势，肌肉无肿胀，弹性可，右手拇指活动稍受限，面部、颈部皮肤红斑渐消退，口干减轻，双小腿局部皮肤颜色发暗，食纳、睡眠可，在原方基础上除制商陆、昆明山海棠、黄酒、蜂蜜外，每味药增加10g，处方如下。

半边莲22.0	制商陆11.0	木瓜25.0
茯苓23.0	生甘草29.0	绵萆薢26.0
蚕沙24.0	汉防己28.0	昆明山海棠17.0 先煎1h
黄酒55mL	蜂蜜55mL	

5剂，用法同上。

其他治疗方法：中成药、外治法不变。

三诊（2018–10–20）：全身皮肤弹性可，肌肉无肿胀，右手拇指活动灵活，面部、颈部皮肤红斑变淡，无口干，双小腿局部皮肤颜色变淡，食纳、睡眠可，二便调，在原方基础上除制商陆、昆明山海棠、黄酒、蜂蜜外，每味药增加10g，处方如下。

半边莲 32.0	制商陆 11.0	木瓜 35.0
茯苓 33.0	生甘草 39.0	绵萆薢 36.0
蚕沙 34.0	汉防己 38.0	昆明山海棠 17.0 先煎1h
黄酒 55mL	蜂蜜 55mL	

5剂，用法同上。

其他治疗方法：中成药、外治法不变。

出院小结（2018–10–26）：经上述方药治疗15天，诸症明显减轻，血沉降至正常，随带上述中药10剂及雷公藤片出院。经治疗两个疗程（半年）此患者诸症消失后即停药，随访一年未反复。

按语：硬皮病是一种以局限性或弥漫性皮肤增厚和纤维化为特征的自身免疫病，主要病理改变为皮肤和脏器的微血管损伤及弥漫性纤维化，常继发肺、心、肾及消化道等内脏器官的并发症。中医无硬皮病的病名，相似的症状见于“痹证”，局限性硬皮病见于“皮痹”，系统性硬皮病见于“皮痹”“脉痹”“五脏痹”等；现代中医多称为“皮痹病”。中医认为本病多由正虚邪侵、热毒致瘀、血瘀致痹及情志劳倦所引起。杨仓良主任医师以毒邪学说为理论依据，认为硬皮病的一切生理病理异常反应，都可归于“邪毒”范畴，这种“邪毒”有显著的毒力和损害性。经对本患者辨证分析，认为属湿毒壅盛的湿毒痹阻证。湿毒痹阻证，由湿毒之邪所致，故应以利湿消肿、攻毒通络为大法；以中医天人相应观及中药归经理论为基础，以有毒中药为主，无毒中药为辅，以《周易》先天八卦的数字为剂量，从而形成八卦九宫阵形的利湿攻毒汤加减进行对证治疗。故方中以昆明山海棠、制商陆、汉防己、半边莲为主药、将药，四味药皆为有毒之品。昆明山海棠为苦辛微温有毒之品，故以7数居艮位入胃经（脾与胃相表里），可行祛风除湿、舒筋解毒、抑制免疫之效；制商陆为辛平有毒之品，以1数居乾位入大肠经（肺与大肠相表里），可行泄下利水、消肿散结之效；汉防己为辛甘微温有小毒之品，以8数居坤位入脾经，可行解表祛风散湿之效；辛微寒有毒之半边莲，以2数居兑位入肺经，行利水消肿、清热解毒之效，再选甘淡平之茯苓，以3数居离位入心经（心与小肠相表里），行健脾补中、利水渗湿之效；选甘辛温之蚕沙，以4数居震位入肝经，行祛风除湿、和胃化浊之效；选酸温之木瓜，以5数居巽位入胆经（肝与胆相表里），行舒筋活络之效；苦甘平之绵萆薢，以6数居坎位入肾经，行泻水祛湿、壮骨舒筋之效；再以甘平之生甘草，以9数居中宫位，行清热解毒、调和诸药之效。以甘苦辛热之黄酒，为药引，以55天地之数，行能中能散、宣行药势、祛风、散寒利湿之效；再以甘平能解毒、调和诸药之蜂蜜，以55天地之数，行清热、补中、润燥、止痛之效。全方共奏利湿攻毒、止痛通络之功。同时通过剂量变换中的四个步骤，根据病情“制定方案，循序推进”。在初诊时，采用小剂量以“小试锋芒，投石探路”；二诊时，采用适中剂量以“兵戎相见，直捣巢穴”；三诊时，采用大剂量以“奋力搏击，祛邪务尽”；出院时，维持大剂量直至达到临床病情控制，服药半年余，诸症全部消失时，即停止一切药物。在住院期间同时还配合使用有大毒的雷公藤片和含有毒的铁棒锤、川乌、草乌、竹根七、祖师麻、重楼的盘龙七片，以及火针、刺络拔罐、拔毒排毒等外治法，以辅助上述中药发挥以毒攻毒之效，达到毒去正安之目的。

（杨佳睿）

第五节　从毒治论皮肌炎及多发性肌炎

多发性肌炎及皮肌炎，有“肌肤痹”“痿证”“阴阳毒”等称谓，由凶猛而顽固的毒邪所致，以损肌、蚀骨、伤脏为害，可使肌肉萎缩，甚至关节变形及瘫痪，故非用峻猛的攻毒之法不可！

——杨仓良

多发性肌炎（polymyositis，PM）和皮肌炎（dermatomyositis，DM）是一组以骨骼肌慢性、非化脓性炎症性病变为主的自身免疫病，主要包括成人多发性肌炎、成人皮肌炎、多发性肌炎和皮肌炎合并肿瘤、儿童皮肌炎（或多发性肌炎）、结缔组织病伴多发性肌炎和皮肌炎等类型。主要累及对称性的近端肢带肌、颈和咽部肌肉、呼吸肌，以四肢近端肌肉的无力、疼痛，皮炎及肺部损伤等多系统症状为主要临床表现。据其临床表现，其早期类似痹证，后期类似痿证。

一、从毒立论

多发性肌炎（PM）和皮肌炎（DM）之病名在古代中医文献并无记载。相似的证候描述见于“痹证”“历节”“顽痹”“鹤膝风”等。杨仓良主任医师以毒邪学说为理论依据，提出从毒论治皮肌炎及多发性肌炎的学术观点，认为PM和DM的一切生理病理异常反应，均可归于“邪毒”范畴，这种“邪毒”有显著的毒力和损害性。如实验室检查：白细胞略有升高，血沉（ESR）增快，C反应蛋白（CRP）升高，肌酸激酶（CK）及其同工酶（CK-MM）增高或降低，醛缩酶（ALD）、谷草转氨酶（AST）、谷丙转氨酶（ALT）、乳酸脱氢酶（LDH）增高，血肌红蛋白升高，尿肌红蛋白升高，抗核抗体（ANA）阳性，PM抗体阳性，抗合成酶抗体、抗SRP抗体、抗Mi-2抗体阳性；肌电图（EMG）显示肌源性损伤；影像学检查：磁共振（MRI）高密度T波图像；

超声检查示肌束间有回声图像；肌肉活检：间质血管周及肌束间有炎性细胞（淋巴细胞为主）浸润，肌纤维破坏、变性、萎缩，肌横纹不清，肌束间纤维化，血管内膜增生等生理病理异常反应，将其归于狭义之毒邪范畴。同时又具有病情反复发作，缠绵难愈的“顽固性”；病因不清，复杂难辨的“疑难性”；累及全身肌肉，可损害关节、呼吸、消化、心血管、神经系统、甚至伴有恶性肿瘤等的“广泛性”；时有眼眶周紫红色水肿斑、颈胸充血性斑疹、指关节紫红色斑丘疹的“火热性”；临床表现肌无力、肌痛、肌萎缩等多为合邪致病的“兼夹性”等特征。以上符合毒邪致病十条临床特征之五条，故将本病归于“毒病（证）”范畴，提出了“从毒论治皮肌炎及多发性肌炎”的学术观点。

二、从毒审因

多发性肌炎或皮肌炎的病因和发病机制现代医学尚不清楚。目前认为感染因子（环境因素）、遗传因素和免疫紊乱可能与本病发病有关。中医认为本病多为先天禀赋不足，脏腑精气亏损，或情志内伤，气血逆乱，以致卫外不固，感受风热、寒湿、热毒之邪，瘀血阻络，毒瘀蕴阻肌肤所致。杨仓良主任医师根据中医毒邪学说及现代医学研究认为，禀赋不足、先天遗毒为本病发病的内因；风寒湿热毒、药毒、烟草毒及光毒蕴阻肌表，毒伤肌腠为本病发病的外因。

（一）禀赋不足，先天遗毒为发病的内因

杨仓良主任医师认为先天禀赋不足，父母遗毒于先天之体，导致了本病的病理基础和内因。现代医学认为感染因子（环境因素）、遗传因素和免疫紊乱可能与本病发病有关，其中 PM 以细胞免疫亢进为主，DM 以体液免疫亢进为主。而基因的缺失和基因编码的紊乱会造成疾病的发生。有学者发现幼年型皮肌炎（JDM）最大的危险因素是患者亲属中存在 PM/DM 的等位基因 DRB1-0301 和 DQA1 位点的纯合子，人类白细胞抗原（ HLA）特异单倍体型可能是决定 PM/DM 发病及其异质性的重要因素。一些与其他自身免疫性疾病相关的基因多态性与 DM 和 PM 也有关联，包括编码免疫球蛋白重链、细胞因子及其受体的基因多态性。所以 PM/DM 存在遗传易感基因，但有种族差异，DM/PM 有患者家族聚集现象，易合并其他自身免疫性疾病，有种族差异和地域差异。

（二）风寒湿热毒、药毒、烟草毒及光毒蕴阻肌表，毒伤肌腠为发病的外因

风寒湿热之毒邪乘先天虚弱之体内侵机体，初犯人体，多留于肌表，阻于经络，气血运行不畅，不通则痛，故 PM/DM 早期为毒滞经络，症见全身多处肌肉触压痛、僵硬等症。随后毒伤肌腠，由外入里，毒邪伤津耗气，肌肤失养，而致肌弱无力，所

以其始作俑者，还是毒邪为患。如《素问·痿论》云："肺热叶焦，则皮毛虚弱急薄，著则萎躄也，脾气热，则胃干而渴，肌肉不仁，发为肉萎。"《诸病源候论》亦云："此由血气虚弱，若受风寒湿毒，气血并行肌腠。邪气盛，正气少，故血气涩，涩则痹，虚则弱，故令痹弱也。" 而现代研究发现环境因素会诱发和加重 PM/DM，如很多 PM/DM 患者发病前均有链球菌或细小病毒 B19 所致的上呼吸道感染史，而在 JDM 活检的肌肉组织中发现了柯萨奇病毒和细小病毒。其他还有报道丙型肝炎病毒和弓形虫感染。证明细菌或病毒感染是 IIMs 发病的直接原因。而病毒感染引发肌炎的机制可能是其触发了机体自身抗体的产生。此外，他汀类、青霉胺、奥美拉唑等药物的药毒可诱发 DM。最近多项研究表明吸烟及其接触吸入物的烟草毒也与 IIMs 的发病有关，特别是 HLA-DR B1 * 03 阳性患者的 Jo-1 诱导率最高。环境因素中的紫外线可诱导机体产生肌炎特异性自身抗原的表达，如 Mi- 2 自身抗原，并且已经被确定为诱发并可能加重炎性肌病病情的一个重要因素。最近多项研究表明吸烟及其接触吸入物也与 IIMs 的发病有关。研究发现胎儿发育期间母亲吸烟、职业接触粉尘和汽油蒸气，可能会导致 JDM，且均是 JDM 发生的独立危险因素。

（三）恶性肿瘤是本病的并发因素

尽管各研究报道关于 DM/PM 的恶性肿瘤发生率差别较大（15% ～ 60%），然而对两者的相关性均已达成共识，尤其是 DM 较 PM 更易合并肿瘤，其合并肿瘤的发生率可高达健康人群的 10 倍。因此，有研究者将 DM/PM 分为 5 种类型，即 PM、DM、并发恶性肿瘤、重叠其他结缔组织病和青少年型。有学者发现在 DM/PM 诊断后的第 1 年内，若肿瘤标志物 CA125 和 CAl9-9 检测呈高水平，其并发恶性肿瘤的风险很高，提示 CAl25 和（或）CAl9-9 检测对 DM/PM 伴发恶性肿瘤具有一定的预测价值。

三、从毒辨证

杨仓良主任医师提出对所有风湿病（痹证）辨证，皆要抓住"毒"这个核心，首先进行辨病，用现代医学的诊断标准分辨出所属病种，然后用中医"八毒辨证法"进行辨证，分辨出风、寒、湿、热、燥、痰、瘀、虚等毒证的不同病性特点，为论治打下基础。皮肌炎和多发性肌炎属于狭义毒邪所致毒证，可因病因病机不同产生不同的毒痹证。据临床所见，本病用"八毒辨证法"分辨出早期以"热毒痹阻证"居多，"湿毒痹阻证"次之，"风毒痹阻证"再次之，"寒毒痹阻证""燥毒痹阻证"较少；中期以"痰毒痹阻证"较多，"瘀毒痹阻证"次之；晚期以"阴虚毒痹证"居多，"血虚毒痹证"次之，"气虚毒痹证"再次之，"阳虚毒痹证"较少，而且以合邪致病居多，并会因侵犯脏腑不同，而产生若干兼证。具体如下。

（一）热毒痹阻证

症见高热，眼睑、面颊及上胸背部皮肤迅速出现大片鲜红水肿片或紫红色斑片，触之灼热，四肢近端肌肉酸痛无力、疼痛拒按，严重者吞咽困难，时有呛咳，声音嘶哑，全身软瘫，伴见身热不退，面红目赤，时觉心烦，口渴，喜冷饮，便结溲赤，舌质红绛或紫暗，苔黄燥而干，脉弦滑数或洪数。

（二）湿毒痹阻证

症见局部红斑消退或色淡不鲜，或皮肤溃疡，四肢近端肌肉酸痛重着，甚则肿胀不消，关节酸痛、屈伸不利，四肢抬举、行走乏力，神疲欲寐，少气懒言，头重头痛，时有自汗，食少脘闷，渴不欲饮，大便溏薄不爽，小便短少，舌淡边有齿印，苔白腻，脉细滑。

（三）风毒痹阻证

症见发热恶寒，皮肤痛、肌痛、咽痛，咳嗽，口微渴，少汗，面部红赤，眼睑紫红，肢软无力，胸闷咳嗽，或气短，咽干，舌红，苔薄白，脉浮数无力。

（四）寒毒痹阻证

外感风寒或久坐湿地后，则突发四肢抬举无力，伴酸痛重着，遇冷痛剧，关节周围可见紫红色斑疹伴脱屑，面部、四肢及眼睑也可见暗红色肿胀斑疹，伴见身热不扬、四肢乏力、周身酸楚、关节窜痛、肿胀、吞咽不利。舌淡，苔薄白腻，脉浮紧。

（五）痰毒痹阻证

症见肢体肌肉、关节顽麻肿胀，有结节或包块，关节僵硬变形，难以屈伸，胸闷痰多，舌质胖大，苔厚腻，脉滑。

（六）瘀毒痹阻证

症见肢体肌肉、关节刺痛，固定不移，僵硬变形，难以屈伸，肌肤麻木不仁，萎软无力，面色黧黑，舌质紫暗或有瘀斑，舌苔黄，脉涩。

（七）虚毒痹阻证

症见肢体肌肉、关节困（酸）痛，关节僵硬、变形、强直，并可因气、血、阴、阳诸虚的不同而主症亦有不同。另外，也可因虚损及毒邪浸淫脏腑而表现出不同的证型。

（八）气虚毒痹证

症见关节变形，动则疼痛加剧，肢体麻木萎缩，筋惕肉瞤，气短，乏力，腰膝酸软无力，倦怠懒言，舌淡，苔薄白，脉虚弱无力。

（九）血虚毒痹证

症见关节、肌肉疼痛无力，肢体麻木，肌肉萎缩，关节变形；屈伸受限，头晕目眩，面色无华，女子月经量少，舌淡，苔白，脉细弱。

（十）阴虚毒痹证

症见面部、四肢、躯干遗有红斑色暗或色素沉着，四肢肌肉酸痛隐隐，近端肌肉萎缩；时感乏力，行滞语迟，腰酸腿软，举动软弱，甚或吞咽不利，足不任地，形体偏瘦，面色潮红，皮肤干涩少泽，时有五心烦热，头晕目糊，面部烘热，口干咽燥，耳鸣健忘，失眠盗汗；舌红，少苔或苔剥有裂纹，脉细数。

（十一）阳虚毒痹证

症见平素畏寒肢冷，神疲乏力，面色苍白，大便偏溏，四肢末端遇冷后则见发白或发紫之象，移时缓解，关节冷痛、肿胀，腰膝酸软无力，手足不温，面色㿠白，形寒喜暖，上午尤甚，动则益甚，舌质淡胖嫩，舌苔白腻，脉沉细无力。

（十二）邪毒伤心证

症见发热，心悸、气短，胸闷、胸痛，乏力，下肢浮肿，舌苔薄白，脉数。现代医学检查可发现心肌炎、心律失常、心力衰竭，心包炎等病变，心电图、超声心动图等均有相应的异常改变。

（十三）邪毒伤肺证

症见发热，咳嗽，胸闷，胸痛，气憋、气短，乏力，舌体胖大，苔厚腻，脉滑。可伴有间质性肺炎或胸膜炎，X 线或 CT 检查可有胸腔积液、肺大泡或肺气肿。

（十四）邪毒伤胃证

症见吞咽不畅、吞咽障碍，腹胀，胃脘隐痛，纳差，胸脘憋闷，便溏，舌淡，苔白，脉沉细无力。胃镜检查可有糜烂性胃炎、胃溃疡等。易致反流性食管炎。

（十五）邪毒伤筋证

症见神疲乏力，四肢末端遇冷后发白或发紫，四肢抬举无力、酸痛重着，遇冷痛剧，舌淡，苔白腻，脉浮紧。现代医学检查可有周围神经损伤、混合性损伤，并有感觉障碍，肌肉疼痛，屈伸受限，腱反射减弱，肌电图 ST–T 改变等。

除以上十五证外，皮肌炎和多发性肌炎往往合邪致病，还有风寒、风湿、湿热等合邪，也有寒热错杂、痰瘀互结，以及气阴两虚等杂合致病，临床可分证型而寻找主因以论治。

四、从毒论治

皮肌炎和多发性肌炎属于狭义毒邪所致毒证，临床有“热毒、湿毒、风毒、寒毒、痰毒、瘀毒、虚毒、气虚毒、血虚毒、阴虚毒、阳虚毒、邪毒伤心、邪毒伤肺、邪毒伤胃、邪毒伤筋”等之分。杨仓良主任医师提出对其治疗要在辨证分型基础上进行量毒施治，并根据“毒者攻之”“热者寒之”“寒者热之”“湿者利之”“风者祛之”“痰者化之”“瘀者逐之”“虚者补之”的原则进行有的放矢的治疗，才能获事半功倍之效。本病属于较难治疗的常见风湿病，除辨证使用以下方药外，还要配合中成药以及针灸等中医外治法，必要时还要量情施以“以毒攻毒”的西药“杂合以治”，才能取得最佳疗效。

（一）热毒痹阻证

［**治则**］清热解毒，宣痹通络，止痛除痹，以清热攻毒汤治之。

（二）湿毒痹阻证

［**治则**］利湿消肿，攻毒通络，以利湿攻毒汤治之。

（三）风毒痹阻证

［**治则**］祛毒解表，散风通络，以祛风攻毒汤治之。

（四）寒毒痹阻证

［**治则**］温经散寒，攻毒通络，以散寒攻毒汤加减治之。

（五）痰毒痹阻证

［**治则**］化痰通络，攻毒散结，以化痰攻毒汤加减治之。

（六）瘀毒痹阻证

［**治则**］活血化瘀，制毒通经，以逐瘀攻毒汤治之。

（七）虚毒痹阻证

［**治则**］扶正补虚，攻毒通络，以扶正攻毒汤治之。

（八）气虚毒痹证

［**治则**］补气攻毒，调和营卫，以补气攻毒汤加减治之。

［**加减变化**］由于本病为自身免疫性疾病，其病理机制为邪毒亢盛，免疫功能亢进或免疫功能紊乱，治用补气攻毒汤为主，用雷公藤易青风藤。

（九）血虚毒痹证

［**治则**］补血活血，攻毒通络，以活血攻毒汤治之。

（十）阴虚毒痹证

［**治则**］滋阴攻毒，清热润燥，以滋阴攻毒汤治之。

（十一）阳虚毒痹证

［**治则**］温阳散寒，攻毒通络，止痛除痹，以温阳攻毒汤加减治之。

［**加减变化**］由于本病为自身免疫性疾病，其病理机制为毒邪亢盛，免疫功能亢进或免疫功能紊乱，治用温阳攻毒汤为主，用昆明山海棠易肉桂。

（十二）邪毒伤心证

［**治则**］清心泻火，攻毒通脉，以护心攻毒汤治之。

（十三）邪毒伤肺证

［**治则**］清热润燥，清肺攻毒，以护肺攻毒汤治之。

（十四）邪毒伤胃证

［**治则**］健脾清热，护胃攻毒，以清胃攻毒汤治之。

（十五）邪毒伤筋证

［**治则**］舒筋通络，攻毒止痛，以护筋攻毒汤治之。

五、杂合以治

皮肌炎和多发性肌炎是世界公认的难治病之一，属于自身免疫性疾病，仅用上方显然是不够的，必须使用综合疗法，以便合力取效，且应以以毒攻毒为治则，方能取得最佳疗效。下列方法可以选择使用。

（一）成药攻毒

1. 中成药

（1）雷公藤多苷片或雷公藤片：为大毒中药雷公藤的提取剂，有以毒攻毒之效。20mg/次，或2片/次，3次/日。对急性活动期或难治性RA是必用之品。

（2）盘龙七片：含有铁棒锤、川乌、草乌、竹根七、祖师麻、重楼等六味有毒中药，有以毒攻毒之效。口服，3～4片/日，3次/日。适宜于寒、瘀、痰毒痹阻型皮肌炎及多发性肌炎。

（3）痹祺胶囊：含有马钱子粉、地龙等有毒中药，有以毒攻毒之效。口服，4粒/

次，2 ～ 3 次 / 日。适宜于热、瘀、阴虚及寒热错杂型皮肌炎及多发性肌炎。

（4）抗病毒注射液：可选清开灵注射液、喜炎平注射液、穿琥宁注射液等中成药静脉滴注。

2. 西药

对病情反复及重症患者应及时加用免疫抑制药治疗，它们与中药及外治法联合使用可以提高疗效，避免不良反应。

（1）甲氨蝶呤（MTX）：常用剂量为 10 ～ 15mg/ 周，口服或加生理盐水 20mL 静脉缓慢推注，待病情稳定后逐渐减量至 7.5 ～ 10mg/ 周，维持治疗数月或数年。

（2）硫唑嘌呤（AZP）：常用剂量为 2 ～ 3mg/kg，1 次 / 日或分次口服，成人初始量为 50mg/ 日，逐渐增加至 150mg/ 日，待病情稳定以后逐渐减量维持 50mg/ 日数月。

（3）环磷酰胺（CTX）：对 MTX 不能耐受或疗效不满意的患者可用 CTX 50 ～ 100mg/ 日口服；重症者可用 0.8 ～ 1.0g 加生理盐水静脉冲击治疗，1 次 / 月。不良反应有骨髓抑制、血细胞减少、出血性膀胱炎、卵巢毒性、诱发恶性肿瘤等。用药期间应监测血常规、肝功能、肾功能。

（4）抗病毒：前已述及本病多有病毒感染，可选阿昔洛韦等抗病毒药静脉滴注以达抗病毒之效。这些抗病毒药亦是以毒攻毒为治疗机制。

（二）放血排毒

参见本章“第一节　类风湿关节炎”的放血排毒治疗。

（三）火针泄毒

参见本章“第一节　类风湿关节炎”的火针泄毒治疗。

（四）熏洗排毒

参见本章“第一节　类风湿关节炎”的熏洗排毒治疗。

（五）外敷拔毒

参见本章“第一节　类风湿关节炎”的外敷拔毒治疗。

临床经验证明，以中药汤剂为基础，选择 1 ～ 2 种中成药进行以毒攻毒，选择 1 ～ 2 种外用攻毒法，对早期 PM/DM 即可达到控制病情发展甚至达到临床治愈的目的；而对于晚期或重症 PM/DM 患者，则需要在上法基础上配以静脉滴注 1 种中成药、1 种抗病毒药，口服 1 种中成药，治疗 2 个疗程（半年）以上，即可达到减少药物毒副作用，疗效更加显著的目的。

六、毒疗验案

清热祛风、护肺攻毒法治疗多发性肌炎案

田某某：女，54岁，2021年6月29日初诊。

主诉：双下肢肌肉僵痛7年余，加重1周。

现病史：患者自诉7年前因劳累过度，突感右下肢肌肉僵硬，行走不便，不能弯屈，右侧大腿症状明显，就诊于宁夏某三甲医院，行相关检查示：乳酸脱氢酶320U/L，羟丁酸脱氢酶260U/L，肌酸激酶308U/L，肌酸激酶同工酶32U/L；肌电图示：肌强直放电（右胫前肌）、肌源性损害。诊断为“多发性肌炎”，予以泼尼松10片，1次/日，以及氨甲蝶呤片、碳酸钙、骨化醇胶囊、百灵胶囊等，口服半月后，自觉症状明显减轻。此后每月前往上述医院复查，各项指标均有所下降，继续口服上述药物治疗。2017年患者自觉病情减轻，停药未治疗，病情再次加重，继续前往该院诊治，治疗方案同前，病情稍减轻。2020年7月自觉右上肢麻木，活动后气短，偶有咳嗽，发音障碍，双下肢沉重、僵硬，继续口服泼尼松2片/次，1次/日，甲氨蝶呤片、叶酸片等，病情稍缓解。1周前自觉腰部酸痛，右下肢抽搐痛，双下肢僵硬，右侧更甚，右下肢沉重，右踝绞痛，起立困难，上台阶右腿吃力，须倚扶手上楼，行走步态不稳，活动后胸闷、气短，呼吸费力，语言不清，说话语音震颤，双手紫红。患者为求中医治疗，今日来我院，门诊以“多发性肌炎合并腰椎间盘突出症”收住入院。

体格检查：脊椎侧弯，双手皮肤紫红，第2—3腰椎压痛阳性，双下肢直腿抬高试验阴性，双下肢股神经牵拉试验阳性，右下肢触之皮肤坚硬，右腿略粗于左腿，双上肢肌力5级，右下肢肌力4级，左下肢肌力5级，生理反射存在，病理反射未引出。自发病以来，体力状况差，无明显体重增减，偶有咳嗽，无痰，饮食一般，睡眠可，二便正常。舌红，苔白，脉浮无力。

辅助检查：血常规示PLT 347×10^9/L；肝功能示：ALT 86U/L，AST 86U/L，GGT 114U/L；肾功能示：LDH 335U/L，HBDH 304U/L，CK 849U/L，GLU 3.71mmol/L；血脂示：TG 1.95mmol/L，TC 7.4mmol/L。胸部正侧位X线示：双肺间质改变。腰椎CT示：腰椎退行性改变并骨质疏松，腰5～骶1椎间盘突出伴钙化，腰4—5椎间盘轻度膨出。

从毒辨证分析：患者以“双下肢肌肉僵硬、沉重、疼痛、紫红，实验室检查见乳酸脱氢酶、羟丁酸脱氢酶、肌酸激酶、肌酸激酶同工酶均异常增高，肌电图可见肌强直放电和肌源性损害”为主要临床表现，符合1982年Witaker分类方案原发性PM诊断标准。患者素体虚弱，正气不足，腠理不密，卫外不固，感受风寒之邪，阻滞经络，故肌肉、关节、经络痹阻而成痹病。寒湿之邪日久化热，可见双手紫红，病久耗伤气血，内传脏腑，心脏受损则胸闷气短，肺脏受损则咳嗽；结合舌红、苔白、脉浮无力之舌脉象，特制定诊疗方案如下。

诊断：中医诊断为肌痹（风热毒痹阻证）。

西医诊断为肌炎（多发性）。

中医治疗

［**治则**］祛风清热，护肺攻毒。

［**方名**］护肺攻毒汤加减。

［**处方**］细辛 12.0　升麻 11.0　黄芩 15.0

泽漆 13.0　生甘草 19.0　雷公藤 16.0 先煎 1h

海风藤 14.0　石膏 88.0 先煎 0.5h　板蓝根 17.0

绿豆 55 颗　蜂蜜 55mL

5 剂，混合，纳入蜂蜜水煎，第 1 次煎 15 分钟滤出，第 2 次煎 20 分钟滤出，第 3 次煎 25 分钟滤出，将 3 次滤出液混合分 5 次（2 天）饭后温服。

中成药：雷公藤片、盘龙七片口服。

外治法：放血排毒，火针泄毒，熏洗排毒，外敷拔毒（具体用法见本章“第一节 类风湿关节炎”相关内容）。

二诊（2021–07–05）：患者自诉双下肢僵硬感减轻，仍沉重，右侧更甚，站立及行走时右下肢抽搐痛感减轻，右踝疼痛感减轻，起立困难，上台阶右腿吃力，须倚扶手上楼，行走步态不稳，腰部僵硬疼痛，活动后胸闷、气短，呼吸费力，语言不清，说话语音震颤，双手紫红，偶有咳嗽，饮食可，睡眠，二便正常，舌红，苔白，脉浮无力。配合放血排毒、火针泄毒、熏洗排毒、外敷拔毒及拔罐泄毒以舒经通络；双大腿中药硬膏热帖敷、红外线治疗以祛风散寒；在原方基础上除雷公藤、细辛、泽漆、石膏、绿豆、蜂蜜外，每味药再增加 10g，处方如下。

细辛 12.0　升麻 21.0　黄芩 25.0

泽漆 13.0　生甘草 29.0　雷公藤 16.0 先煎 1h

海风藤 24.0　石膏 88.0 先煎 0.5h　板蓝根 27.0

绿豆 55 颗　蜂蜜 55mL

5 剂，服法不变。

其他治疗方法：中成药、外治法不变。

三诊（2021–07–10）：患者自诉双下肢僵硬、沉重感明显缓解，右下肢抽搐痛及右踝疼痛感改善，腰骶部疼痛明显减轻，胸闷、气短症状缓解，呼吸正常，语言不清，说话语音震颤，偶有咳嗽，舌红，苔白，脉浮。复查肝功能示：ALT 102U/L，AST 122U/L，GGT 81U/L。心肌酶：LDH 517U/L，HBDH 518U/L，CK 2105U/L，CK–MB 85U/L。在原方基础上除雷公藤、细辛、泽漆、石膏、绿豆、蜂蜜外，每味药再增加 10g，处方如下。

细辛 12.0　　升麻 31.0　　黄芩 35.0
泽漆 13.0　　生甘草 39.0　　雷公藤 16.0[先煎 1h]
海风藤 34.0　　石膏 88.0[先煎 0.5h]　　板蓝根 37.0
绿豆 55 颗　　蜂蜜 55mL

5 剂，服法不变。

其他治疗方法：中成药、外治法不变。

出院小结（2021–07–17）：经以上诊疗方案治疗 15 天，实验室检查指标均有所降低，关节疼痛肿胀明显减轻，因医保原因，建议患者出院，同时带（2021–07–05）中药 10 剂以及中成药，并要求其按上述诊疗方案治疗半年以上。

随访 1 年，病情稳定。

按语：多发性肌炎和皮肌炎是一组以骨骼肌慢性、非化脓性炎症性病变为主的自身免疫病。中医认为正气虚弱、禀赋不足、劳逸失度、情志饮食所伤等是本病发病的内在因素；而感受风寒湿热之邪，是本病发病的外在因素。邪气痹阻经络，气血不通，痰浊瘀血内阻，流注关节而发病；疾病日久不愈，邪气内陷脏腑，可导致肝肾不足、气血亏虚等正虚邪恋之候。杨仓良主任医师将本病归为“毒病（证）”范畴，提出了“从毒论治皮肌炎”的学术观点。本例患者病史达 7 年之久，有劳累后感受风寒史，本为毒邪亢盛之毒证，现代医学亦认为与感染因素有关，故抗病毒或抗菌应为治疗本病大法。然他医一直使用泼尼松，致使病情未能得到控制，而热毒之邪逐渐侵及肺脏，损伤肺脏造成咳嗽、呼吸困难、胸闷、气短等症，此属邪毒伤肺证，以邪毒伤肺脏为病因病机，故应以祛风清热，护肺攻毒为大法；以中医天人相应观及中药归经理论为基础，以有毒中药为主，无毒中药为辅，以《周易》先天八卦的数字为剂量，从而形成八卦九宫阵形的护肺攻毒汤加减进行对证治疗。故选雷公藤、细辛、泽漆、升麻为主药、将药，四者皆属有毒之品。雷公藤苦辛凉有大毒，以 6 数居坎位入肾经，行祛风湿、解毒杀虫之效；升麻辛甘微寒有小毒，以 1 数居乾位入大肠经（肺与大肠相表里），行发表升阳之效；细辛为辛温有毒之品，故以 2 数居兑位入肺经，可行解表散寒止痛之功；泽漆寒辛苦有毒，以 3 数居离位入心经，行利水消肿、散痰化结之效。辛苦微温之海风藤，以 4 数居震位入肝经，行祛风湿、通经络、止痹痛之效；苦寒之黄芩，以 5 数居巽位入胆经，行清热燥湿、泻火解毒之效；再以苦寒之板蓝根，以 7 数居艮位入胃经，行清热解毒、凉血之效；甘辛大寒之石膏，以 8 数居坤位入脾经，行清热泻火、敛疮生肌之效；甘平之生甘草，以 9 数居中宫位入十二经，行补中益气、泻火解毒、调和药性之效。以甘凉之绿豆，善清热解毒，又可解药毒，以 55 天地之数为剂量，行解毒之效；再以甘平能解毒、调和诸药之蜂蜜，以 55 天地之数为剂量，行清热、补中、润燥、止痛之效。全方共奏祛风清热、护肺攻毒之功。同时通过剂量变换中的四个步骤，根据病情“制定方案，循序推进”。在初诊时，采用小剂量以“小试锋芒，投石探路”；二诊时，采用适中剂量以“兵戎相见，直捣巢穴”；三诊时，采用大剂量以“奋力搏击，祛邪务尽”，中病即止。出院时，维持大剂量直至达到临床病情控制时，再改变剂型制成丸剂，服药达半年余，诸症全部消失，即停止一切药物。在住院期间同时还配合使用有大毒的雷公藤片和含有毒的铁棒锤、川乌、草乌、竹根七、祖师麻、重楼的盘龙七片，以及火针、刺络拔罐、拔毒排毒等外治法，以辅助上述中药发挥以毒攻毒之效，从而可达到毒去正安之目的。

（贾青龙）

第六节　从毒论治血管炎

血管炎，中医有“脉痹”“皮痹”“青蛇毒”的称谓，由凶猛而顽固的毒邪所致，以损害经脉及内脏为主，故非用峻猛的攻毒之法不可！

——杨仓良

血管炎分为系统性血管炎（systemic vasculitis）及皮肤血管炎（cutaneous vasculitis），前者是一组以血管坏死和炎症为主要病理改变的疾病；后者是一组以皮肤中小血管及其周围组织的原发性炎症变化，以纤维蛋白变性、坏死或单纯的肉芽肿病变为病理改变。两者的临床表现复杂多样，可因受累血管的类型、大小、部位及病理改变而异。系统性血管炎伴有全身性表现，皮肤血管炎仅限于皮肤改变。

一、从毒立论

系统性血管炎在中医文献中无相似病名，相似的证候见于“脉痹”，据其临床特征分属于“痹症”“血痹”“湿毒流注”“青蛇毒”等证；皮肤性血管炎分属于“脉痹”“皮痹”“瓜藤缠”“滋毒流注”“梅核火丹”“脱疽”等证。

杨仓良主任医师以毒邪学说为理论依据，提出从毒论治血管炎的学术观点，认为血管炎的一切生理病理异常反应，均可归于“邪毒”范畴，这种“邪毒”有显著的毒力和损害性。如现代医学检查：胞质型抗中性粒细胞胞质抗体（CANCA）、核周型抗中性粒细胞胞质抗体（P-ANCA）、抗内皮细胞抗体（AECA）阳性，血沉增快，C反应蛋白（+）、结核菌素皮肤实验阳性等生理病理异常反应。同时血管炎又具有病因不清、复杂难辨的“疑难性”；病情反复发作，缠绵难愈的“顽固性”；累及全身大小血管，可累及上下呼吸道及肾、皮肤或浆膜、消化道、肌肉和神经的“广泛性”；时有发热、皮肤红斑或溃疡的“火热性”；临床表现多样，多为合邪致病的“兼夹性”；疼痛剧烈，影响肢体运动的“剧烈性”。以上临床特征符合毒邪致病十条特征之六条，故将其归于“毒病（证）”范畴，提出从毒论治血管炎的学术观点。

二、从毒审因

现代医学对本病的病因尚未完全阐明，可能与某些病毒、细菌、真菌、螺旋体、立克次体、寄生虫感染，或因病原体的代谢产物或某些药物反应，诱发血管壁免疫性反应，导致炎性病理产物在血管壁浸润、聚集和血管内变性、坏死以及相应脏器的病理损害所引起。中医认为本病多为营卫不和、毒热阻络、肝肾阴虚、脾肾不足、肝风内动等所致。杨仓良主任医师根据中医毒邪学说及现代医学研究认为，先天禀赋不足或阳明有余是导致血管炎的内在基础，外感毒邪是血管炎发病的先决条件，病原微生物感染是引起血管炎的重要因素。

（一）先天禀赋不足或阳明有余是导致血管炎的内在基础

中医认为“正气存内，邪不可干”（《素问遗篇·刺法论》），“阳明有余，病脉痹”（《素问·四时刺逆从论》）。《诸病源候论》则说：“此由血气虚弱，受风寒湿毒气，与血并行于肤腠，邪气盛，正气少，故血气涩，涩则痹，虚则弱，故令痹弱也。”另外，湿热积久不通。亦可化生痰浊瘀之毒，而成寒湿流注，阻滞经络，营卫气血运行受阻，瘀阻血脉，亦成“脉痹”。根据血管炎流行病学调查，许多血管炎具有遗传倾向。血管炎所属白塞综合征的地域分布，提示环境和遗传因素是发病的重要因素，并有家庭聚集现象，但可涉及遗传因素、感染、免疫调节和炎症介质等多种病因。此外，少数研究已经证实了韦格纳肉芽肿（WC）具有遗传倾向。某些类型的血管炎患者中遗传因素非常重要，而遗传是多基因和复杂的。现代医学的遗传因素与中医认为禀赋不足是比较吻合的。

（二）外感毒邪是血管炎发病的先决条件

首先，中医将本病归为“痹证”范畴，“风湿寒三气杂至，合而为痹也……”《素问·痹论》曰：“寒气入经稽迟，泣而不行……”《素问·举痛论》曰：“寒气客于经脉之中，与炅气相搏则脉满，满则痛而不可按也。”中医很早就将药物损害或药物过敏归为“药邪致病”范畴。如张从正《儒门事亲》说：“医者不察其脉，不究其原，反作伤寒。反之，桂枝麻黄升麻之属，以汗解之，汗而不解，其转疑惑，反生他证，如此误死者，可胜计哉。”可见美国风湿病协会将服用某些药物史作为过敏性血管炎 5 项诊断标准之一，也是与中医的认识是一致的。此外，中医还认识到风寒湿热邪郁久于体内，亦能化生毒邪而致病。如《金匮翼》说：“脏腑经络，先有蓄热，而复遇风寒湿气客之，热为寒郁，气不得通，久之寒亦化热，则痛痹。”此外，中医又将本病归为五体痹之“脉痹”范畴。如《外科医镜》说：“脉痹初起足跟微肿、木痛，色变紫黑逐渐验之足趼，而踝而胫而膝。”隋代《诸病源候论》又说：“此由风湿毒气与正气相搏，正气与邪气交击，而正气不宜散，故疼痛。”临床常见血管炎多起于足及下肢皮肤，并有感染或服用药物过敏的历史，说明外感毒邪是血管炎发病的外因。

（三）病原微生物感染是引起血管炎的重要因素

近年来报道，许多细菌及病毒感染与白细胞破碎性血管炎相关。常见的细菌包括奈瑟淋球菌和脑膜炎、金黄色葡萄球菌、肺炎链球菌、草绿色链球菌和 β 溶血性链球菌；常见的病毒有巨细胞病毒、乙肝病毒、丙肝病毒、HIV 和细小病毒 B19。寄生虫引起的皮肤血管炎也偶有报道。研究还表明，多种感染因素在白塞综合征发病机制中起一定作用。最新研究证实，感染是相关血管炎（AAV）的重要死亡原因，约占 25%，感染病原体以细菌最多见，其次为真菌和病毒，近年在儿童川崎病、过敏性紫癜等以血管炎为主要特征的疾病中发现伴随肺炎支原体感染，其病情可在抗支原体感染治疗后缓解，提示肺炎支原体与血管炎的发病密切相关。还有研究提示，结节性血管炎、结节性红斑和其他血管炎的发病可能与结核菌感染引起的免疫反应相关。一些人认为韦格纳肉芽肿可能为感染性疾病所致，巨细胞动脉炎和风湿性多肌痛大多数考虑为感染因素，在慢性感染如胆囊纤维化、心内膜炎和人类免疫缺陷病毒感染及其他疾病中，抗中性粒细胞质抗体呈阳性。一些皮肤型结节性多动脉炎可能与链球菌感染、米诺环素、丙肝病毒有关。而皮肤血管炎可能与一些全身感染有关，如亚急性细菌性心内膜炎、HIV 感染。

综上所述，病毒、细菌、真菌、螺旋体、立克次体、寄生虫感染，或因病原体的代谢产物或某些药物反应，均可诱发血管壁产生免疫性反应，导致炎性疾病在血管壁浸润、聚集和血管内变性、坏死以及相应脏器的病理损害。而病原微生物及寄生虫均以毒素或代谢产物或超抗原而致病，这些研究资料均证明血管炎的发病机制和中医毒邪致病的理论是基本一致的。

三、从毒辨证

杨仓良主任医师提出对所有风湿病（痹证）辨证，皆要抓住“毒”这个核心，首先进行辨病，用现代医学的诊断标准分辨出所属病种，然后用中医“八毒辨证法”进行辨证，分辨出风、寒、湿、热、燥、痰、瘀、虚等毒证的不同病性特点，为论治打下基础。血管炎属于狭义毒邪所致毒证，可因病因病机不同产生不同的毒痹证。据临床所见，本病用“八毒辨证法”分辨出早期以“热毒痹阻证”居多，“湿毒痹阻证”次之，“寒毒痹阻证”再次之，“风毒痹阻证”“燥毒痹阻证”较少；中期以“瘀毒痹阻证”较多，“痰毒痹阻证”次之；晚期以“阴虚毒痹证”居多，“血虚毒痹证”次之，“气虚毒痹证”再次之，“阳虚毒痹证”较少，而且以合邪致病居多，并会因侵犯脏腑不同，而产生若干兼证。具体如下。

（一）热毒伤脉证

症见肢体肿胀、疼痛或发热，肢体肿块处发红、灼热、瘀斑色红或紫，心烦失眠，烦躁，口渴喜冷饮，大便干结，小便黄赤，舌红绛，苔薄黄，脉数。

（二）湿毒伤脉证

症见喜冷怕热，肢体沉重，疲软，肿胀剧痛，或肢端溃烂，流黄水，身热口渴不欲饮，胸闷，纳呆，小便黄赤，发热，周身倦怠乏力，关节酸楚，下肢沉重，胃脘痞满，舌苔黄腻，脉滑数。

（三）寒毒伤脉证

症见肢体发凉、麻木，疼痛较甚，日轻夜重，皮肤苍白或潮红，甚至皮肤干燥脱屑、皲裂，汗毛脱落，少汗或无汗，畏寒，喜暖，肢凉，有受寒史，苔白，脉弦紧。

（四）风毒伤脉证

症见肢体肌肉疼痛不固定，恶风，多汗，有受风史，舌质淡白，苔薄白或腻，脉浮。

（五）痰毒伤脉证

症见患处络脉有条索状物或见硬结，按之则痛，肿胀、疼痛、发凉，皮色暗滞，头晕头重，胸闷脘痞，纳呆，泛吐痰涎，久病则形体消瘦，关节僵硬变形、难以屈伸，胸闷痰多，舌质胖大、色暗，苔厚腻，脉沉弦滑。

（六）瘀毒伤脉证

症见肢体麻木，皮色苍白或青紫、潮红，日久肢体肿痛，皮色紫红加重，或午后潮热，女子月经不调，经行腹痛而有血块，两目胀痛，心烦易怒，肢软冷麻，失眠多梦，舌质暗或有瘀斑，脉弦细或无脉。

（七）气虚毒痹证

症见关节变形，动则疼痛加剧，肢体麻木萎缩，筋惕肉瞤，自汗，四肢乏力，气短，倦怠懒言，心悸，舌淡，苔薄白，脉虚弱无力。

（八）血虚毒痹证

症见肢体酸软、顽麻，皮色苍白无泽，肌肉萎缩，肌肤干燥脱屑，或创面色淡红，久不愈合，形体消瘦，关节屈伸受限，头晕目眩，眼花，面色无华，女子月经量少，舌淡，苔白，脉沉细弱。

（九）阴虚毒痹证

症见肢体酸痛，皮肤潮红，低热或午后潮热，盗汗，头晕，耳鸣，失眠，多梦，腰膝酸软，肢冷或间歇跛行，手足心热，口干喜饮，舌红，少苔，脉沉弦细数或无脉。

（十）阳虚毒痹证

症见肢体麻木、发凉、胀痛，局部皮肤温度降低且皮色苍白或青紫，遇冷或冬季加重，得温则减，或行动后肢体胀痛、抽搐，静息后缓解，面色㿠白，腰膝酸软，肢体麻木，纳少脘痞，腹胀便溏，下肢重着或跛行，尿少浮肿，舌淡，苔薄白，脉沉细弱或无脉，趺阳脉或太溪脉搏动微弱。

（十一）邪毒伤心证

症见发热，心悸，气短，胸闷，胸痛，乏力，下肢浮肿，舌苔薄白，脉数。现代医学检查可发现心肌炎、心律失常、心力衰竭、心包炎等病变，心电图、超声心动图等均有相应的异常改变。

（十二）邪毒伤肺证

症见发热，咳嗽，咳血，胸闷，胸痛，气憋、气短，乏力，舌体胖大，苔厚腻，脉滑。可伴有间质性肺炎或胸膜炎。X 线或 CT 检查可见肺内结节、肺浸润病变、胸腔积液、肺大泡或肺气肿。

（十三）邪毒伤肾证

症见畏寒肢冷，腰腿酸软，手足逆冷，皮色晦暗或青紫，肌肤萎缩或皮肤增厚，食少便溏，神疲乏力，耳鸣脱发，小便频，舌胖大偏暗，脉沉无力。尿常规示：蛋白尿、血尿。可缓慢发展为肾炎、高血压和肾梗死。

（十四）邪毒伤胃证

症见吞咽不畅或吞咽障碍，腹胀，胃脘隐痛，纳差，胸脘憋闷，便溏，舌淡，苔白，脉沉细无力。胃镜检查可有糜烂性胃炎、胃溃疡等。易致反流性食管炎。

（十五）邪毒伤肠证

症见腹痛，腹胀，腹泻，黏液便或便血，排便不畅，舌质胖大，苔黄腻，脉滑数。现代医学检查可有溃疡性结肠炎、肠炎。便常规检查示：脓血便。

（十六）邪毒伤筋证

症见神疲乏力，四肢末端遇冷后发白或发紫，四肢抬举无力，酸痛重着，遇冷痛剧，舌淡，苔白腻，脉浮紧。现代医学检查可有周围神经损伤、混合性损伤，并有感觉障碍、肌肉疼痛、屈伸受限等。

（十七）邪毒伤目证

症见眼痛，牵及头痛，视力模糊，畏光流泪，眼睛疲劳，甚至出现“红眼病”。现代医学检查常见巩膜角膜炎、虹膜炎、葡萄膜炎等眼球血管膜病变。

除以上十七证外，血管炎往往合邪致病，还有风寒、风湿、湿热等合邪，也有寒热错杂、痰瘀互结、气阴两虚等杂合致病，临床可分证型而寻找主因以论治。

四、从毒论治

血管炎属于狭义毒邪所致毒证，临床有“热毒伤脉、湿毒伤脉、寒毒伤脉、风毒伤脉、痰毒伤脉、瘀毒伤脉、气虚毒、血虚毒、阴虚毒、阳虚毒、邪毒伤心、邪毒伤肺、邪毒伤肾、邪毒伤胃、邪毒伤肠、邪毒伤筋、邪毒伤目”等之分。杨仓良主任医师提出对其治疗要在辨证分型基础上进行量毒施治，并根据“毒者攻之”“热者寒之”“寒者热之”“湿者利之”“风者祛之”“痰者化之”“瘀者逐之”“虚者补之”的原则进行有的放矢的治疗，才能获事半功倍之效。本病属于较难治疗的常见风湿病，除辨证使用以下方药外，还要配合中成药以及针灸等中医外治法，必要时还要酌情施以“以毒攻毒”的西药“杂合以治”，才能取得最佳疗效。

（一）热毒伤脉证

［**治则**］清热攻毒，宣痹通络，止痛除痹，以清热攻毒汤治之。

（二）湿毒伤脉证

［**治则**］祛湿泄毒，止痛通络，以利湿攻毒汤治之。

（三）寒毒伤脉证

［**治则**］温经散寒，攻毒通络，以散寒攻毒汤治之。

（四）风毒伤脉证

［**治则**］祛毒解表，散风通络，以祛风攻毒汤治之。

（五）痰毒伤脉证

［**治则**］化痰通络，攻毒散结，以化痰攻毒汤治之。

（六）瘀毒伤脉证

［**治则**］活血化瘀，制毒通经，以逐瘀攻毒汤治之。

（七）气虚毒痹证

［**治则**］补气攻毒，调和营卫，以补气攻毒汤加减治之。

［**加减变化**］由于本病为自身免疫性疾病，其病理机制为毒邪亢盛和免疫功能亢进或免疫功能紊乱，治用补气攻毒汤为主，用雷公藤易青风藤。

（八）血虚毒痹证

［**治则**］补血活血，攻毒通络，以活血攻毒汤治之。

（九）阴虚毒痹证

［**治则**］滋阴攻毒，清热润燥，以滋阴攻毒汤治之。

（十）阳虚毒痹证

［**治则**］温阳散寒，攻毒通络，止痛除痹，以温阳攻毒汤加减治之。

［**加减变化**］由于本病为自身免疫性疾病，其病理机制为毒邪亢盛和免疫功能亢进或免疫功能紊乱，治用温阳攻毒汤为主，用昆明山海棠易肉桂。

（十一）邪毒伤心证

［**治则**］清心泻火，攻毒通脉，以护心攻毒汤治之。

（十二）邪毒伤肺证

［**治则**］清热润燥，清肺攻毒，以护肺攻毒汤治之。

（十三）邪毒伤肾证

［**治则**］补肾养阴，利水攻毒，以护肾攻毒汤治之。

（十四）邪毒伤胃证

［**治则**］健脾清热，护胃攻毒，以清胃攻毒汤治之。

（十五）邪毒伤肠证

［**治则**］清热利湿，护肠攻毒，以护肠攻毒汤治之。

（十六）邪毒伤筋证

［**治则**］舒筋通络，攻毒止痛，以护筋攻毒汤治之。

（十七）邪毒伤目证

［**治则**］清肝明目，护眼攻毒，以护目攻毒汤治之。

五、杂合以治

血管炎属于自身免疫性疾病，仅用上方显然是不够的，必须使用综合疗法，以便合力取效，且应以以毒攻毒为治则，方能取得最佳疗效。下列方法可以选择使用。

（一）成药攻毒

1. 中成药

（1）雷公藤多苷片或雷公藤片：为大毒中药雷公藤的提取剂，有以毒攻毒之效。20mg/ 次，或 2 片 / 次，3 次 / 日。对急性活动期或难治性 RA 是必用之品。

（2）盘龙七片：含有铁棒锤、川乌、草乌、竹根七、祖师麻、重楼等六味有毒中药，有以毒攻毒之效。口服，3 ～ 4 片 / 次，3 次 / 日。适宜于寒、瘀、痰毒痹阻型血管炎。

（3）痹祺胶囊：含有马钱子粉、地龙等有毒中药，有以毒攻毒之效。口服，4 粒 / 次，2 ～ 3 次 / 日。适宜于热、瘀、阴虚及寒热错杂型血管炎。

（4）抗病毒注射液：可选清开灵注射液、喜炎平注射液、穿琥宁注射液等中成药静脉滴注。

2. 西药

治疗本病的西药皆有毒副作用，其作用机理亦有以毒攻毒的原理，故应根据病情加以选用。

（1）来氟米特（LEF）：10mg/ 次，前 2 天，每天使用量计 50mg，第 4 天开始，20mg/ 次，1 次 / 日。本品为一新型免疫抑制剂，与雷公藤作用机理相同，皆以抑制免疫为机理。

（2）甲氨蝶呤（MTX）：7.5 ～ 15mg/ 次，顿服，连服 1 ～ 3 年。有明显的不良反应，本为抗癌药，对本病亦有效。主要以抗感染、免疫抑制及抗血管增生效应为作用机制。

（3）抗生素：凡白细胞指征增高，或发热，或关节红肿热痛，或血沉增高者，多有细菌或病毒感染，可选青霉素、阿奇霉素、头孢曲松钠等抗生素静脉滴注以达抗菌之效，或阿昔洛韦等抗病毒药静脉滴注以达抗病毒之效。这些抗生素或抗病毒药亦为以毒攻毒之治疗机制。

（二）放血排毒

参见本章“第一节　类风湿关节炎”的放血排毒治疗。

（三）火针泄毒

参见本章“第一节　类风湿关节炎”的火针泄毒治疗。

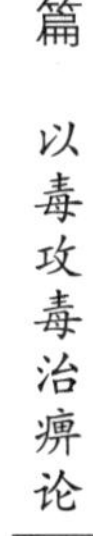

（四）熏洗排毒

参见本章“第一节　类风湿关节炎”的熏洗排毒治疗。

（五）外敷拔毒

参见本章“第一节　类风湿关节炎”的外敷拔毒治疗。

临床经验证明，以中药汤剂为基础，选择 1 ～ 2 种中成药进行以毒攻毒，选择 1 ～ 2 种外用攻毒法，对早期 AAV 即可达到控制病情发展甚至达到临床治愈的目的；而对于难治性 AAV 患者，则需要在上法基础上配以静脉滴注 1 种中成药、1 种抗病毒药，口服 1 种中成药，治疗 2 个疗程以上（半年），即可达到药物毒副作用减少、疗效更加显著的目的。

六、毒疗验案

补气活血、托疮攻毒法治疗血管炎案

杜某某：女，53 岁，2020 年 4 月 5 日初诊。

主诉：左小腿反复肿胀 16 年，伴左下肢溃破疼痛 7 余年。

现病史：患者有服用丙基硫嘧唑、碘剂等抗甲亢药物史。2003 年因甲亢常服抗甲状腺药物 2 年余，自 2004 年起无明显诱因出现左侧小腿肿胀，按之凹陷，不伴皮温升高，无疼痛及感觉障碍，未就医。后病情逐渐加重，出现双侧小腿肿胀、红肿及皮温升高。先后就诊于多家医院，治疗效果一般。2009 年就诊于武汉某医院，检查提示双侧腹股沟淋巴结肿大，行淋巴结活检后提示“淋巴瘤”，遂给予 3 周期化疗。2013 年患者自觉双侧小腿皮肤变硬，出现多发性溃疡，伴疼痛，影响行走，遂就诊于北京某院，考虑“硬皮病”。2016 年就诊于四川某医院，诊断为“血管炎？”，给予中药治疗，症状稍改善。2019 年因上述症状加重，就诊于某大学附属医院，诊断为“1. 血管炎，2. 左侧胫前动脉狭窄，3. 主动脉粥样硬化、双下肢动脉粥样硬化”，予激素、抗炎、中医益气扶正药物等对症治疗，效果欠佳，遵医嘱口服“甲泼尼龙（起初 1 次 8 片，1 日 1 次，后逐渐减至 1 日 1 片，持续口服）”。2020 初不慎将左下肢皮肤划破，一直未愈，溃疡面积日渐增大，遂来我院就诊。症见：左小腿肿胀，创面周围色素沉着、发硬，颜色紫暗，按之无凹陷，胫骨下段内侧可见一大小约 13cm×9cm 溃疡，溃疡周围疼痛，不伴皮温升高；左膝肿胀疼痛，左足脚趾变形，不能弯曲，活动受限。舌淡白，苔薄，舌体瘦；脉细数。

既往史：既往无高血压、糖尿病、冠心病病史。有甲状腺功能亢进病史。

体格检查：胫骨下段内侧可见一大小约 13cm×9cm 溃疡，疮腐不鲜，创面周围色素沉着，左小腿肿胀、发硬，按之无凹陷，溃疡周围疼痛，不伴皮温升高；左膝肿胀疼痛，左足脚趾畸形，不能弯曲，活动受限。

辅助检查：血沉 106mm/h，抗中性粒阳细胞抗体（+）。X 线左胫腓骨正侧位：左下肢皮下软组织表浅动静脉见间断性小斑点及条状钙化影，局部胫腓骨骨膜不规则增厚，皮肤见不规则破溃形成下肢软组织肿胀，检查意见：皮肤变应型脉管炎。病理诊断：表皮角化过度，棘层细胞增生，上皮脚向下轻度延伸，基底细胞色素沉着；真皮胶原纤维增生，小血管周围见一些淋巴、浆细胞及中性粒细胞等浸润；另见少量皮下脂肪组织，脂肪间岛的小血管周围亦见少量淋巴、浆细胞等浸润。

从毒辨证分析：患者以“小腿反复肿胀、溃破疼痛，实验室检查示抗中性粒细胞胞浆抗体（+）、血沉异常增快”为主要临床表现。符合抗中性粒细胞胞质抗体相关小血管炎诊断标准。患者发病前 1 年因甲状腺功能亢进服用丙基硫氧嘧啶、碘剂等，此类药有明显的药物毒性和不良反应，后渐出现下肢小腿肿胀，经化疗、服用激素等方法误治，使机体抵抗力明显降低，毒邪乘虚而入脉络，引起下肢疮疡、溃疡达 16 年之久，辗转全国各地失治误治而造成邪毒内陷经脉之证，结合舌淡白、苔薄、舌体瘦、脉细数之舌脉象，特制定诊疗方案如下。

诊断：中医诊断为脉痹并臁疮（气虚毒盛证）。

西医诊断为抗中性粒细胞胞质抗体相关小血管炎。

中医治疗

［**治则**］补气活血、托毒生肌、去腐敛疮。

［**方名**］托里攻毒汤加减。

［**处方**］升麻 12.0　制商陆 11.0　柴胡 15.0
连翘 13.0　路路通 19.0　雷公藤 16.0[先煎 1h]
重楼 14.0　炙黄芪 68.0　当归 17g
土鳖虫 4.0[研末冲服]　黄酒 55mL　蜂蜜 55mL

5 剂，混合，纳入蜂蜜水煎，第 1 次煎 15 分钟滤出，第 2 次煎 20 分钟滤出，第 3 次煎 25 分钟滤出，将 3 次滤出液与黄酒混合后，分 5 次（2 天）饭后温服。

中成药：雷公藤片、白芍总苷胶囊、昆仙胶囊口服，清开灵注射液、丹红注射液静脉滴注。

外治法：放血排毒，火针泄毒，熏洗排毒，外敷拔毒（具体用法见本章“第一节　类风湿关节炎”相关内容）。

二诊（2020-04-10）：患者经治疗后感左下肢肿胀渐消，左小腿腓骨下段内侧溃疡面积减少，疼痛有所减轻。在原方基础上除雷公藤、制商陆、土鳖虫、黄酒、蜂蜜外，余药每味再增加 10g，处方如下。

升麻 22.0　制商陆 11.0　柴胡 25.0
连翘 23.0　路路通 29.0　雷公藤 16.0[先煎 1h]

重楼 24.0	炙黄芪 78.0	当归 27.0
土鳖虫 4.0 研末冲服	黄酒 55mL	蜂蜜 55mL

5 剂，同上。

其他治疗方法：外治法不变。

三诊（2020-04-16）：服药后无不适，现感左下肢肿胀渐消，皮肤质软，左小腿腓骨下段内侧溃疡面积减少。在原方基础上除雷公藤、制商陆、土鳖虫、黄酒、蜂蜜外，余药每味再增加 10g，处方如下。

升麻 32.0	制商陆 11.0	柴胡 35.0
连翘 33.0	路路通 39.0	雷公藤 16.0 先煎 1h
重楼 34.0	炙黄芪 88.0	当归 37.0
土鳖虫 4.0 研末冲服	黄酒 55mL	蜂蜜 55mL

5 剂，同上。

其他治疗方法：外治法不变。

出院小结（2020-06-21）：经以上诊疗方案治疗 45 天，实验室检查指标均有所降低，关节疼痛肿胀明显减轻，下肢疮疡基本愈合，建议患者出院，同时带中药 20 剂以及中成药出院，并要求其按上述诊疗方案治疗 1 年以上。随访 1 年，病情稳定。

按语：本病多由经久站立或担物负重，以致下肢络脉失畅，局部气血郁滞，复因湿热下注，气血凝滞，腐烂皮肉而成。下肢皮肤受伤、虫咬以及湿疹等，常为诱发因素。其特点是溃疡经久难以收口，或虽经收口，每易因损伤而复发。杨仓良主任医师认为本病初起以脾胃湿热表现为主。脾主四肢、肌肉，脾胃湿热下注，经络阻滞，气血凝涩，则局部焮红漫肿；热盛则痛，热盛则肉腐，湿盛则肉烂，湿热蕴蒸则痒痛腐烂俱见。湿为阴邪，缠绵胶着，故滋水淋漓，疮腐不鲜。本病案患者病程缠绵，经久难愈，有下肢皮肤划破使病情加重的诱因，病程日久达 16 年，气血被耗，脾胃虚弱，以气血两虚为病理基础。气血亏耗，正气不充，滋养乏源，则疮毒内陷。气血虚弱，毒滞难化，则疮周皮色紫暗，疮面肉色秽暗，并伴神疲体倦、面色失华等脾虚、气血虚弱症状。治宜以补气托疮、活血攻毒为大法；以中医天人相应观及中药归经理论为基础，以有毒中药为主，无毒中药为辅，以《周易》先天八卦的数字为剂量，从而形成八卦九宫阵形的托里攻毒汤进行对证治疗。选雷公藤、商陆、升麻、重楼、土鳖虫为主药、将药，五者皆属有毒之品。雷公藤苦辛凉有大毒，以 6 数居坎位入肾经，行祛风湿、解毒杀虫之效；制商陆为辛平有毒之品，以 1 数居乾位入大肠经，行泄下利水、消肿散结之效；升麻辛甘微寒有小毒，以 2 数居兑位入肺经，行升举透发、清热解毒之效；重楼苦寒有小毒，以 4 数居震位入肝经，行清热解毒之效；选咸寒有小毒之土鳖虫，以 4 数居震位入肝经，起逐瘀、破积、通络、理伤之效。再以苦微寒之连翘，以 3 数居离位入心经，行清热解毒、消肿散结之效；甘辛微寒之柴胡，以 5 数居巽位入胆经，行升举阳气、鼓舞胃气之效；甘辛温之当归，选 7 数居艮位入胃经，起补血活血之效；甘温之炙黄芪，以 8 数居坤位入脾经，行益气补中、托疮生肌之效；苦平之路路通，以 9 数居中宫位，行祛风通络、利水除湿之效。以甘苦辛热有毒之黄酒为药引，以 55 天地之数为剂量，行能中能散、宣行药势、祛风、散寒利湿之效；以甘平能解毒、调和诸药之蜂蜜，以 55 天地之数为剂量，行清热、补中、润燥、止痛之效。全方共奏补气托疮、活血攻毒之功。同时通过剂量变换中的四个步骤，根据病情“制定方案，循序推进”。在初诊时，采用小剂量以“小试锋芒，投石探路”；二诊时，采用适中剂量以“兵戎相见，直捣巢穴”；三诊时，采用大剂量以“奋力搏击，祛邪务尽”；出院时，维持大剂量直至达到临床病情控制时，再改变剂型制成丸剂，服药达 1 年余，诸症全部消失时，即停止一切药物。在住院期间同时还配合使用含有毒的铁棒锤、川乌、草乌、竹根七、祖师麻、重楼的盘龙七片，以及火针、刺络拔罐、拔毒排毒等外治法，疮面局部敷以壁虎软坚散结、清热解毒，以辅助上述中药发挥以毒攻毒之效，从而达到毒去正安之目的。

（贾青龙）

第七节　从毒论治白塞综合征

白塞综合征，中医称为“狐惑病”，由湿热毒邪所致，以损害眼目、口咽、二阴、四肢，以及心肺、血管、神经、胃肠等脏器，引起溃疡及炎症等病理损害，一般药物乏效，非用峻猛的攻毒疗法不可！

——杨仓良

白塞综合征（Behcet syndrome，简称 BS），又译作贝赫切特病，是一种以复发性口腔溃疡、生殖器溃疡、皮肤和眼部病变为主，但关节、心血管、胃肠道、神经系统、肾等脏器亦可受累的一种慢性全身性疾病。

一、从毒立论

白塞综合征之病名在中医古文献中无记载，相似的病症见于“狐惑病”。杨仓良主任医师以毒邪学说为理论依据，提出从毒论治白塞综合征的学术观点，认为 BS 的一切生理病理异常反应，均可归于“邪毒”范畴，这种“邪毒”有显著的毒力和损害性。如血沉增快，C 反应蛋白升高，部分患者冷球蛋白阳性，血小板凝集功能增强，HLA-B_5 阳性；肺 X 线示弥漫性渗出或圆形结节状阴影，肺栓塞时可表现为肺门周围密度增高的模糊影，这些生理生化的异常反应和病理改变均可视为中医“邪毒”的客观依据。BS 之邪毒具有以下特征：急性活动期多起病急剧，除口腔、生殖器溃疡，多可累及神经系统及心肺肠系统，甚者引起昏迷乃至危及生命，符合“暴发性”“剧烈性”“危害性”特征；而反复发作缠绵难愈，符合“难治性”和“顽固性”特征。此外其毒邪内陷易攻于心包引起昏迷；攻于肺引起咳嗽、胸痛、呼吸困难；攻于脾胃引起腹痛、腹泻、便血；攻于心则引起心肌梗死、胸闷、心绞痛，符合“传变迅速、易于恶化”的病变特征；其口舌生疮、发热、灼热疼痛、眼红目赤、烦躁等符合“兼火、兼热”的病变特征；其病变部位多有皮肤结节、舌质紫暗的夹瘀夹痰证；侵犯肝经（头痛、头晕、精神异常）、入肾（多尿、蛋白尿）等均为毒证入经入络伤阴伤阳的病理损害。白塞综合征符合毒邪致病特征十条之六条，故归于毒邪致病的“毒证”范畴，杨仓良主任医师于2011年率先提出从毒论治白塞综合征的学术观点。

二、从毒审因

现代医学目前认为本病属于异质性疾病，涉及多种病因，如微生物感染、遗传、环境污染和免疫异常等。中医认为本病的病因有内外之分：内因为素体阴虚内热，肝肾不足，虚火上浮；外因为感受六淫之邪、营卫失和、化热蕴毒、瘀热内盛。杨仓良主任医师根据中医毒邪学说及现代医学研究认为，禀赋不足及虚毒由生是引起BS的内因基础，外感毒邪是BS发病的基本病因，痰瘀毒内生是BS发病的病理基础。

（一）禀赋不足及虚毒由生是引起BS的内因基础

对于BS的病因病机，《诸病源候论·时气阴阳毒候》指出“此谓阴阳二气偏虚，则受于毒”，强调虚受毒而引起了阴阳毒的发生。现代遗传学认为BS是一种多基因病，BS的易感性是多基因决定的，因大多数携带易感基因的人是健康的，且同卵双生子的最高共患率是58%，因而环境因素很有可能也是发病的重要因素，有研究证明白细胞介素-1受体拮抗剂（IL-1ra）基因多态性的基因型2/2型与增加BS葡萄膜炎易感性有关。日本学者报道BS的发生与HLA-B_5相关，日本患者中HLA-BS阳性率达80%以上。有家族倾向的BS患者中HLA-B_5的频率高达92%，后者具有更多的遗传易感性，多表现为完全型，其预后也往往有差异。最近用分子生物学方法已确定HLA-B_{51}有9种等位基因，BS与HLA-B_{51}的1种等位基因B * 5101的相关性最强，但是HLA-B_{s1}（+）的健康组B*5101的频率也非常高，因此不能排除其他基因在BS发病中起作用。目前普遍认为BS是具有遗传背景的移民人群通过丝绸之路传播的。故禀赋不足（即遗传因素）作为虚的内因，环境因素中的外来毒邪如风、寒、湿、热邪以及紫外线（亦属中医之热邪）等乘虚而入，外因通过内因作用于机体从而导致了本病的发生。

（二）外感毒邪是BS发病的基本病因

隋代巢元方指出，狐惑病“此皆由湿毒气所为也”（《诸病源候论·伤寒狐惑候》）。孙思邈亦赞同此说，“毒食于上者，则声暍也，毒食于下部者，则干咽也，此由湿毒气所为”（《千金方·伤寒》）。此外，我们发现BS不仅由毒邪所致，其临床表现亦具有“毒证”的特征。如徐彬《金匮要略论注》说：“毒盛在上侵蚀于喉为惑，谓热淫故惑乱之气生也，毒偏在下侵蚀于阴为狐，谓柔害而幽隐如狐性之阴也。”尤怡《金匮要略心典》亦说：“疮家因为狐惑病者，有因为阴阳毒者，要之亦是湿热蕴毒之病。”中医的毒邪作祟说亦逐渐被现代感染病原学假说所证实，认为病毒与细菌是最常见致病因子之一。如1937年土耳其皮肤病学家Halusi Behcet在独立命名BS的同时提出其与巨细胞病毒及链球菌等感染有关，研究者在血清中分离出抗链球菌抗体，在口腔中发现了链球菌。除了链球菌外，其他细菌如大肠埃希菌、金黄色葡萄球菌等也可能通过激活淋巴细胞而发病。研究者还从患者细胞核及生殖器溃疡的活检标本中发现了单纯疱疹病毒（HSV）。有人则发现我国的BS患者发病与结核杆菌感染密切相关，新近研究发现白塞综合征患者存在明显的异常肠道微生物组特征。亦有研究报道，在外周血发现其他病毒如细小病毒B19、巨细胞病毒、人乳头瘤病毒等抗体滴度阳性。

（三）痰瘀毒内生是BS发病的病理基础

机体在虚弱情况下，邪气容易长驱直入，易内生毒邪，虚与毒互结，造成了邪气入里入脏入腑。另外，风寒湿热毒邪进入人体后，必然导致经络气血运行不畅，毒邪充斥日久，寒凝津为痰，湿停聚为痰，热炼津为痰；气血凝滞，运行不畅，停聚为瘀，久之毒由内生，使痰瘀毒虚互结，而造成经络“不通”的病理结果。而另一种情况则为毒邪导致气血运行失常和脏腑功能失调，体内生理病理产物不能及时排出体外，以致蓄积停滞过多而变生痰瘀之邪。凡此种种皆可称其为内生之毒邪。可见痰浊、瘀血既是病因，也是病理产物，经络血脉中痰凝、血瘀、毒盛、正虚相须为患，胶结难解，着于血脉，闭阻气血，遂致皮肤溃疡、糜烂、渗出，若毒邪循经侵袭脏腑，则造成相应脏腑的生理功能发生异常改变，甚至组织结构发生异常，而变生脏腑疾病，加重BS的恶化程度。

三、从毒辨证

杨仓良主任医师提出对所有风湿病（痹证）辨证，皆要抓住“毒”这个核心，首先进行辨病，用现代医学的诊断标准分辨出所属病种，然后用中医“八毒辨证法”进行辨证，分辨出风、寒、湿、热、燥、痰、瘀、虚等毒证的不同病性特点，为论治打下基础。白塞综合征属于狭义毒邪所致毒证，可因病因病机不同产生不同的毒痹证。据临床所见，本病用“八毒辨证法”分辨出早期以“热毒痹阻证”居多，“湿毒痹阻证”次之，“风毒痹阻证”再次之，“寒毒痹阻证”“燥毒痹阻证”较少；中期以“痰毒痹阻证”较多，“瘀毒痹阻证”次之；晚期以“阴虚毒痹证”居多，“血虚毒痹证”次之，“气虚毒痹证”再次之，“阳虚毒痹证”较少，而且以合邪致病居多，并会因侵犯

脏腑不同，而产生若干兼证。具体如下。

（一）热毒痹阻证

症见高热不退或反复发热，多在夜间加重，恶风，口渴，烦闷不安，皮疹，关节疼痛，局部灼热、红肿，得冷稍舒，痛不可触，可病及一个或多个关节，舌质红，舌苔黄燥，脉滑数。

（二）湿毒痹阻证

症见口腔溃疡，局部红肿热痛，渗出糜烂，缠绵难愈，伴有腹腔闷胀隐痛，心烦口干，胸闷纳呆，干呕食臭，纳差，妇女带下黄稠，小便短赤，大便黏腻不爽，口苦，舌质偏红，苔黄厚腻，脉濡细或弦滑。

（三）风毒痹阻证

症见口腔或外阴蚀烂溃疡，此起彼伏，斑疹时隐时现，起伏无时，部位不定，诸症反复发作；或见毒邪入肝经，症见四肢抽搐，癫痫频作，颈项僵硬，甚至昏迷，舌淡，苔薄白，脉浮。

（四）寒毒痹阻证

症见口腔或外阴溃疡，色淡白，面色苍白虚浮，肌肉关节冷痛，腰膝酸软，疲乏无力，形寒肢冷喜暖，腰以下为甚，舌质淡，苔薄白，脉弦紧或细缓无力。

（五）痰毒痹阻证

症见肢体肿胀、沉重，晨轻晚重，口腔、外阴溃疡久不愈合，色淡而疮形平塌或凹陷状，倦怠无力，低热，面色苍白，便溏，头昏头重，腹胀，胸脘憋闷，舌质胖大或有疱痕，苔厚腻，脉滑。

（六）瘀毒痹阻证

症见口腔、眼、外阴溃疡，反复发作，病程迁延，久不收口，创面色暗，皮肤可见瘀斑或硬结节，肢体肌肉、关节刺痛，固定不移，僵硬变形，难以屈伸，肌肤麻木不仁，面色黧黑，舌质紫暗或有瘀斑，舌苔黄，脉涩。

（七）阴虚毒痹证

病程日久，症见口腔、外阴部溃烂，反复发作，局部灼痛，溃疡色淡，目赤肿痛，畏光羞明，腰膝酸痛，午后低热，五心烦热，便干或秘，口干口渴，舌质红绛或光红，无苔，脉弦细数。

（八）阳虚毒痹证

症见口腔、眼、外阴部溃疡，反复不愈，久不敛口，溃疡色淡，呈平塌凹陷状，创面疼痛，口舌干燥，倦怠纳差，干呕，便溏，面色萎黄或苍白虚浮，腰酸畏寒，舌质淡红，舌苔白，脉濡或弦滑。

（九）邪毒伤目

症见目睛疼痛，畏光羞明，流泪，视力模糊不清等，舌红，苔黄，脉弦。现代医学检查：常见巩膜或角膜的周围深层血管充血，视物模糊。常表现为慢性结膜炎或巩膜炎、虹膜炎、脉络膜炎、角膜结膜炎等。

（十）邪毒伤骨证

症见关节游走性疼痛，多为膝关节，呈一过性、非对称性，亦可见腰、胯部疼痛，腰膝酸软，舌淡白，脉浮。

（十一）邪毒伤心证

症见心悸、气短，胸闷、胸痛，乏力，舌红，苔微黄，脉数。

（十二）邪毒伤脉证

症见头晕、头痛、晕厥，下肢青筋暴露，舌红，苔微黄，脉数或无脉。现代医学检查可发现动静脉阻塞，动脉壁的弹力纤维破坏及动脉管壁内膜纤维增生，造成动脉狭窄、扩张或产生动脉瘤，出现无脉症。

（十三）邪毒伤肺证

症见咳嗽，咳血，胸闷，胸痛，气憋，气短，乏力，舌体胖大，苔厚腻，脉滑。现代医学检查可发现肺内小动脉瘤破裂形成支气管瘘，或肺梗死，多发于男性，肺损害时常伴全身活动性血管炎，是本病预后不佳的指征之一。

（十四）邪毒伤胃证

症见右下腹痛，恶心，呕吐，腹胀，纳差，吐血或便血，舌体胖，苔腻，脉滑数。胃肠镜检查可有消化道损害，消化道任何部位均可受累，但以回盲部多见，其次是升结肠、降结肠、胃等处，为多发性溃疡，可有瘘管形成，甚至穿孔。

（十五）邪毒伤脑证

症见头痛，头晕，嗜睡，烦躁不安，抽搐，下肢僵硬或无力、麻木，舌苔白腻，脉滑或弦数。多见于女性，中枢神经受损较周围神经多见。可分为脑膜脑炎、脑干、器质性精神症状三型，症见颅内压升高，细胞数增多，脑蛋白升高。神经型患者治疗效果差，复发率高，死亡率高。

（十六）邪毒伤肾证

症见睾丸部疼痛、肿胀，持续 1 ～ 2 周，可反复发作；畏寒肢冷，腰腿酸软，手足逆冷，小便频数，舌胖大偏暗，脉沉无力。尿常规可见蛋白尿、血尿。

除以上十六证外，白塞综合征往往合邪致病，还有风寒、风湿、湿热等合证，也有寒热错杂、痰瘀互结、气阴两虚等兼夹致病，临床可分证型而寻找主因以论治。

四、从毒论治

白塞综合征属于狭义毒邪所致毒证，临床有“热毒、湿毒、风毒、寒毒、痰毒、瘀毒、阴虚毒、阳虚毒、邪毒伤目、邪毒伤骨、邪毒伤心、邪毒伤脉、邪毒伤肺、邪毒伤胃、邪毒伤脑、邪毒伤肾”等之分。杨仓良主任医师提出对其治疗要在辨证分型基础上进行量毒施治，并根据“毒者攻之”“热者寒之”“寒者热之”“湿者利之”“风者祛之”“痰者化之”“瘀者逐之”“虚者补之”的原则进行有的放矢的治疗，才能获事半功倍之效。本病属于较难治疗的常见风湿病，除辨证使用以下方药外，还要配合中成药以及针灸等中医外治法，必要时还要量情施以“以毒攻毒”的西药“杂合以治”，才能取得最佳疗效。

（一）热毒痹阻证

［**治则**］清热解毒，宣痹通络，以清热攻毒汤治之。

（二）湿毒痹阻证

［**治则**］利湿消肿，攻毒通络，以利湿攻毒汤治之。

（三）风毒痹阻证

［**治则**］祛毒解表，散风通络，以祛风攻毒汤治之。

（四）寒毒痹阻证

［**治则**］温经散寒，攻毒通络，以散寒攻毒汤治之。

（五）痰毒痹阻证

［**治则**］化痰通络，攻毒散结，以化痰攻毒汤治之。

（六）瘀毒痹阻证

［**治则**］活血化瘀，制毒通经，以逐瘀攻毒汤加减治之。

［**加减变化**］由于本病为毒邪所致疾病，其病理机制为毒邪亢盛或毒菌感染，且与

瘀毒有关，治用祛瘀攻毒汤为主，用竹花易祖师麻。

（七）阴虚毒痹证

［**治则**］滋阴攻毒，清热润燥，以滋阴攻毒汤治之。

（八）阳虚毒痹证

［**治则**］温阳散寒，攻毒通络，止痛除痹，以温阳攻毒汤加减治之。

［**加减变化**］由于本病为毒邪所致疾病，其病理机制为毒邪亢盛或毒菌感染，且与阳虚寒毒有关，治用温阳攻毒汤为主，用昆明山海棠易肉桂。

（九）邪毒伤目证

［**治则**］清肝明目，护目攻毒，以护目攻毒汤治之。

（十）风毒伤骨证

［**治则**］祛毒解表，散风通络，以祛风攻毒汤治之。

（十一）邪毒伤心证

［**治则**］清心泻火，攻毒通脉，以护心攻毒汤治之。

（十二）邪毒伤脉证

［**治则**］清热通脉，活络攻毒，以通脉攻毒汤治之。

（十三）邪毒伤肺证

［**治则**］清热润燥，清肺攻毒，以护肺攻毒汤治之。

（十四）邪毒伤胃证

［**治则**］健脾清热，护胃攻毒，以清胃攻毒汤治之。

（十五）邪毒伤脑证

［**治则**］清心开窍，攻毒通脉，以清脑攻毒汤治之。

（十六）邪毒伤肾证

［**治则**］补肾养阴，利水攻毒，以护肾攻毒汤治之。

五、杂合以治

白塞综合征是世界公认的难治病之一，仅用上方显然是不够的，必须使用综合疗法，以便合力取效，且应以以毒攻毒为治则，方能取得最佳疗效。下列方法可以选择

使用。

（一）成药攻毒

1. 中成药

（1）雷公藤多苷片或雷公藤片：为大毒中药雷公藤的提取剂，有以毒攻毒之效。20mg/次，或2片/次，3次/日，对急性活动期或难治性BS是必用之品。

（2）盘龙七片：含有铁棒锤、川乌、草乌、竹根七、祖师麻、重楼等六味有毒中药，有以毒攻毒之效。口服，3～4片/次，3次/日。适宜于寒、瘀、痰毒痹阻型白塞综合征。

（3）痹祺胶囊：含有马钱子粉、地龙等有毒中药，有以毒攻毒之效。口服，4粒/次，2～3次/日。适宜于热、瘀、阴虚及寒热错杂型白塞综合征。

（4）抗病毒注射液：可选清开灵注射液、喜炎平注射液、穿琥宁注射液等中成药静脉滴注。

2. 西药

（1）以皮肤病变为主者，首选氨苯砜和沙度利胺（反应停）治疗，氨苯砜100mg/日，待症状控制以后减量维持用药；对肝脏和造血系统有毒性，注意定期监测。沙度利胺100～300mg/日，症状控制以后减量至50～100mg/周，维持用药。

（2）肠型白塞综合征者，给予H_2受体拮抗剂和胃黏膜保护剂，PPD皮试强阳性者同时给予抗结核药治疗，疗效不佳者加用环磷酰胺冲击治疗和（或）沙度利胺治疗或柳氮磺吡啶治疗。

（3）以中枢神经系统病变为主者，先用环磷酰胺中等剂量冲击治疗，然后用中药及外治法联合免疫抑制药如甲氨蝶呤或硫唑嘌呤或环孢素等治疗。

（4）干扰素-α：治疗口腔、皮肤、关节损害有一定疗效，也可用于眼病变的急性期治疗。

（5）抗血小板聚集药（阿司匹林、双嘧达莫）和抗纤维蛋白药物（尿激酶、链激酶）：适应于有血栓疾病者。

（6）局部治疗：局部抗生素外擦、涂敷或外洗，对溃疡、眼部炎症病变有效。紫外线照射及其他理疗，对控制溃疡恶化有帮助。

（7）抗生素：凡白细胞指数增高，或发热，多有细菌或病毒感染，细菌感染可选青霉素、阿奇霉素、头孢曲松钠等抗生素静脉滴注以达抗菌之效；病毒感染为主，可选用阿昔洛韦等抗病毒药静脉滴注以达抗病毒之效。这些抗生素或抗病毒药亦是以毒攻毒之治疗机制。

（二）放血排毒

参见本章“第一节　类风湿关节炎”的放血排毒治疗。

（三）火针泄毒

参见本章“第一节　类风湿关节炎”的火针泄毒治疗。

（四）干熏攻毒

雄黄 5.0g，雷公藤、洋金花、紫草、白花蛇舌草、紫花地丁、藿香、蒲公英各 30.0g，艾叶 45.0g。混合捣绒，点燃熏蒸患处，可起以毒攻毒之效。

临床经验证明，以中药汤剂为基础，选择 1 ～ 2 种中成药进行以毒攻毒，选择 1 ～ 2 种外用攻毒法，对早期白塞综合征即可达到控制病情发展甚至达到临床治愈的目的；而对于晚期及重症白塞综合征患者，则需要在上法基础上配以静脉滴注一种中成药、一种抗病毒药，口服一种中成药，治疗两个疗程（半年）以上，即可达到药物毒副作用减少，疗效更加显著的目的。

六、毒疗验案

清热攻毒、宣痹通络法治疗白塞氏综合征案

吕某某：女，47 岁，2018 年 5 月 9 日。

主诉：反复口腔溃疡 3 年，加重 1 天。

现病史：患者自诉 3 年前无明显诱因出现口腔溃疡，反复发作，在当地三甲医院检查诊断为“白塞氏综合征”，并给予泼尼松治疗，因长期服用泼尼松后自感双膝关节酸困，后自行停药，口腔溃疡再次反复，又于某医院门诊服用中草药治疗，但效果欠佳。口腔溃疡症状持续并加重，且全身多处出现皮肤损害（丘疹性脓疱），口唇周围、腹部肚脐、下腹部、会阴部外阴唇、背部多处可见范围（2 ～ 3）cm×（3 ～ 5）cm 大小范围溃烂面，双手指近端指间关节均可见丘疹性脓疱，背部、肚脐、小腹部、头皮部可见脓性分泌物，颜面、下肢肿胀。昨日患者感上述症状加重，遂就诊于我院，门诊以“白塞氏综合征”收住入院。

既往史：无。

体格检查：自主体位，口唇周围、腹部肚脐、下腹部、会阴部外阴唇、背部多处可见范围（2 ～ 3）cm×（3 ～ 5）cm 大小。就诊时症见口唇周围、腹部肚脐、下腹部、会阴部外阴唇、背部多处可见范围（2 ～ 3）cm×（3 ～ 5）cm 大小，双手指近端指间关节均可见破溃，灼热疼痛，背部、肚脐、小腹部、头皮部皮损处可见脓性分泌物，忽冷忽热，烦躁、汗多，小便短赤，大便干燥，颜面、下肢肿胀，舌苔黄腻，脉弦数。

辅助检查：实验室检查均未见明显异常。

从毒辨证分析：患者以“口腔反复溃疡，全身散在皮肤溃疡，以及外阴溃疡”为主要临床表现，符合国际白塞综合征委员会 1989 年制定的国际分类 BS 诊断标准。患者因禀赋不足，毒邪趁虚而入，热毒渐起，损害口、外阴皮肤，他医失治，使用激素，致热毒日盛，虚上加虚，而成缠绵难愈之势，结合舌苔黄腻、脉弦数之舌脉象，特制定诊疗方案如下。

诊断：中医诊断为狐惑病（热毒痹阻证）。

西医诊断为白塞综合征。

中医治疗

［**治则**］清热攻毒，宣痹通络。

［**方名**］清热攻毒汤。

［**处方**］知母 12.0　　制商陆 11.0　　蒲公英 15.0

水牛角 13.0　　生甘草 19.0　　雷公藤 16.0 先煎 1h

重楼 14.0　　白花蛇舌草 18.0　　板蓝根 17.0

绿豆 55 颗　　蜂蜜 55mL

五剂，混合，纳入蜂蜜水煎，第 1 次煎 15 分钟滤出，第 2 次煎 20 分钟滤出，第 3 次煎 25 分钟滤出，将 3 次滤出液分 5 次（2 天）饭后温服。

中成药：雷公藤片、白芍总苷片口服。

外治法：放血排毒，火针泄毒，干熏攻毒（具体用法见本章“第一节　类风湿关节炎”相关内容）。

二诊（2018–5–15）：患者自述口腔溃疡有好转，但双大腿背侧、双上臂多处皮肤出现新发针尖粟粒状散在红色丘疹，背部继续出现 1 ～ 2cm 大小皮疹，皮疹增多，无渗出，肿胀消退。在原方基础上除雷公藤、制商陆、绿豆、蜂蜜外，余药每味再增加 10g，处方如下。

知母 22.0　　制商陆 11.0　　蒲公英 25.0

水牛角 23.0　　生甘草 29.0　　雷公藤 16.0 先煎 1h

重楼 24.0　　白花蛇舌草 28.0　　板蓝根 27.0

绿豆 55 颗　　蜂蜜 55mL

5 剂，用法同上。

其他治疗方法不变。

三诊（2018–5–21）：患者口唇周围、腹部肚脐、下腹部、会阴部外阴唇溃烂面缩小，有皮屑脱落，关节脓疱结痂，二便调。在原方基础上除雷公藤、制商陆、绿豆、蜂蜜外，余药每味再增加 10g，处方如下。

知母 32.0　　制商陆 11.0　　蒲公英 35.0

水牛角 33.0　　生甘草 39.0　　雷公藤 16.0 先煎 1h

重楼 34.0　　白花蛇舌草 38.0　　板蓝根 37.0

绿豆 55 颗　　蜂蜜 55mL

5 剂，用法同上。

其他治疗方法不变。

出院小结:（2018-5-26）住院 17 天，经综合治疗，症状明显好转，稍有疼痛，带上述中药 15 服及中成药出院，回家后服用 3 月余，诸症基本消失。随访 1 年，未反复。

按语：本案为杨仓良主任医师用攻毒疗法辨治白塞综合征的验案。白塞综合征虽属血管炎范畴，然中医可因其表现不同分为若干证型，本例属于毒证之热毒痹阻证，由热毒之邪所致，故应以清热攻毒、通络止痛为大法；以中医天人相应观及中药归经理论为基础，以有毒中药为主，无毒中药为辅，以《周易》先天八卦的数字为剂量，从而形成八卦九宫阵形的清热攻毒汤进行对证治疗。故选雷公藤、制商陆、重楼为主药、将药，三味药皆属有毒之品。雷公藤苦辛凉有大毒，以 6 数居坎位入肾经，行祛风湿、解毒杀虫之效；制商陆辛平有毒，以 1 数居乾位入大肠经，行泄下利水、消肿散结之效；重楼苦寒有小毒，以 4 数居震位入肝经，行清热解毒之毒。再以甘苦寒之知母，选 2 数居兑位入肺经，起清热泻火、滋阴润燥之效；苦酸咸寒之水牛角，以 3 数居离位入心经，行清热凉血、解毒定惊之效；苦甘寒之蒲公英，以 5 数居巽位入胆经（肝与胆相表里），行清热解毒、利湿之效；苦寒之板蓝根，以 7 数居艮位入胃经，行清热解毒、凉血之效；甘苦寒之白花蛇舌草，以 8 数居坤位入脾经，行清热利湿、解毒之效；甘平之生甘草，以 9 数居中宫位入十二经，行补中益气、泻火解毒、调和药性之效。再加甘平之蜂蜜，行调和百药、清热解毒、滋补润燥之效。全方共奏清热解毒、宣痹通络、止痛除痹之功。同时通过剂量变换中的四个步骤，根据病情“制定方案，循序推进”。在初诊时，采用小剂量以“小试锋芒，投石探路”；二诊时，采用适中剂量以“兵戎相见，直捣巢穴”；三诊时，采用大剂量以“奋力搏击，祛邪务尽”；出院时，维持大剂量直至达到临床病情控制时，再改变剂型制成丸剂，服药 3 月余，诸症全部消失时，即停止一切药物。在住院期间同时还配合使用有大毒之雷公藤片，以及火针排毒、放血排毒、干熏攻毒等外治法，以辅助上述中药发挥以毒攻毒之效，从而达到毒去正安之目的。

（王海彬）

第八节　从毒论治过敏性紫癜

过敏性紫癜，有“风血痹”“发斑”“血证”“斑疹”等证的称谓，由凶猛而顽固的毒邪所致，以蚀脉、损筋、伤脏为害，故非用峻猛的攻毒之法不可！

——杨仓良

过敏性紫癜（Henoch-Schonlein purpura，HSP），是一种全身性血管性疾病，又称自限性急性出血症，是一种侵犯皮肤和其他器官细小动脉和毛细血管的过敏性血管炎，以非血小板减少性紫癜、关节炎或关节痛、腹痛、胃肠出血及肾炎为主要临床表现。主要病理变化为全身性小血管炎，除毛细血管外，也可累及微动脉和微静脉。本病是儿童时期最常见的一种血管炎，多发于学龄期儿童，常见发病年龄为 7 ～ 14 岁，1 周岁以内婴儿少见。

一、从毒立论

过敏性紫癜属中医痹证的“风湿痹”的范畴，并有“发斑”“血证”“肌衄”“葡萄疫”“斑疹”“斑毒”等名称。根据本病发病证候不同，又将其分别归属于“腹痛”“便血”“痹证”“尿血”“水肿”等病证范围。杨仓良主任医师以毒邪学说为理论依据，提出从毒论治 HSP 的学术观点，认为 HSP 的一切生理病理异常反应，均可归于“邪毒”范畴，这种“邪毒”有显著的毒力和损害性。如血小板计数正常或升高；白细胞总数正常或增高，部分患者可高达 2 万以上，伴核左移；血沉增快，C 反应蛋白增高；大便潜血阳性，腹部 B 超见肠壁水肿；胃镜下肠黏膜见瘀点、瘀斑，及肠黏膜水肿、糜烂；肾脏受累的可出现血尿、蛋白尿；严重者可出现低蛋白血症以及脑电图异常改变等生理病理异常反应，故将其归于中医“邪毒”范畴。同时过敏性紫癜具有以下特征；缠绵难愈、反复发作、无特效药物治疗的“顽固性”；病因不清、病机不详的“疑难性”；病理损害可累及皮肤、肾脏、消化道、关节、中枢神经、腮腺、心肌、睾丸等全身性小血管炎的病理损害的“广泛性”；病情易于变化及传变的“善变性”；时有发热、皮肤紫癜、红色皮疹的“火热性”；临床表现的多样性、复杂性，合邪致病的“兼夹性”；有些证型病情发展迅速、凶险、危重的“剧烈性”。以上符合毒邪致病特征十条之七条，故归于毒邪致病的范畴，提出从毒论治过敏性紫癜的诊疗思路和学术观点。

二、从毒审因

本病的病因和发病机制尚不清楚，目前认为与感染（主要为细菌、病毒及寄生虫等）、食物（牛奶、鸡蛋、鱼虾等）、药物（抗生素、磺胺类、解热镇痛剂等）、花粉、虫咬及预防接种等有关。中医认为先天不足、外感六淫、饮食不节、瘀血阻滞等均可引起血液不循经脉运行，逸于脉外，导致紫癜发生。杨仓良主任医师根据中医毒邪学说及现代医学研究认为，禀赋不足、肝肾阴虚、毒由内生是本病的内因；风寒湿热毒邪外侵是本病的外因；病菌感染、毒邪损伤是本病的诱发因素；药食毒素损伤血脉是本病的并发因素。

（一）禀赋不足，肝肾阴虚，毒由内生是本病的内因

中医认为许多疾病的发生都有先天禀赋不足或体质因素的存在。如《景岳全书·虚损》云："无论阴阳，凡病至极皆所必致，总由其阴之败耳。然真阴所居，惟肾为主……所以肾为五脏之本。故肾水亏则肝失所养而血燥生……肾水亏则孤阳无主而虚火炽。"现代医学发现 HSP 可能通过包括感染在内的多种环境刺激在遗传易感人群中发生。研究较多的如人类白细胞抗原 HLA–A1、HLA–A2、HLA–A11、HLA–B46、HLA–B50、HLA–B35、HLA–DRB1*01、HLA–DRB1*11、HLA–DRB1*14、HLA–B*41 等；基因多态性与 rs 基因研究表明，rs3743930 变异基因型与 HSP 存在显著关联。有学者发现白细胞介素 –17Ars2275913 的多态性也与 HSP 易感性显著相关。在其他研究中发现，热休克蛋白 70–2（+1267A/G）和肿瘤坏死因子 α（+308G/A）基因多态性与儿童的 HSP 相关；黏附分子 P– 选择素表达增强及基因启动子 21、23 多态性亦可能与 HSP 发病相关。此外，家族性地中海基因、血管紧张素基因、甘露糖结合凝集素基因、血管内皮生长因子基因、全长配对盒基因 2 等也可能与 HSP 的发病相关。

（二）风寒湿热毒邪外侵是本病的外因

本病归于"斑毒"之范畴，中医认为与热、伤寒、时气、温病等毒邪有关。如《诸病源候论·斑毒候》说："斑毒之病是热气入胃，胃主肌肉，其热夹毒，蕴积于胃，毒气熏发于肌肉，状如蚊蚤所啮，赤斑起。周匝遍体。此病或是伤寒，或时气，或温病。皆由热，不时歇，故热入胃，变成毒，乃发斑也。"中医又认为本病属于"葡萄疫"范畴，与热、火、胃虚有关。如《外科正宗》曰："葡萄疫，其患生于小儿，感于四时不正之气，郁于皮肤不散，结成大小青紫斑点，色若葡萄。"《证治汇补》云："热则伤血，血热不散……出于肌肤而为斑。"《景岳全书·血证门》云："动者多由于火，火盛则逼血妄行。"《丹溪心法·斑疹》云："内伤发斑者，胃气极虚，一身火游行于外所致。"可见本病与外来毒邪有关。

（三）病菌感染，毒邪损伤是本病的诱发因素

现代医学研究发现，HSP 的发病与溶血性链球菌关系密切，研究发现 HSP 患者中有约 52.7% 近 1 ～ 4 周有上呼吸道感染的病史，其中溶血性链球菌感染居首位。幽门螺旋杆菌（HP）感染，HP 结构中 CagA 蛋白、VacA 蛋白也与 HSP 的发病相关。脑膜炎奈瑟菌、金黄色葡萄球菌、军团菌、耶尔森菌、结核分枝杆菌、肺炎链球菌、流感嗜血杆菌感染等均有报道也与 HSP 的发病相关。肺炎支原体（MP）发生感染后，引起机体免疫功能紊乱而诱发 HSP。研究发现病毒感染所致的 HSP 中，以 EBV 感染居首位。人类免疫缺陷病毒（HIV）感染会导致多克隆球蛋白血症，并可产生大量免疫复合物，沉积于组织、器官等，诱发血管炎，其中包括 HSP。研究发现乙型肝炎病毒、丙

型肝炎病毒和针对肝炎的疫苗接种可能是HSP的诱因，轮状病毒与HSP发病具相关性。另外微小病毒B19、柯萨奇B组病毒、巨细胞病毒、流行性腮腺炎病毒、腺病毒等均可诱导HSP的发生。细菌、病毒等微生物通过毒素而致害，与中医毒邪致病的机制是一致的，可归于诱发因素范畴。

（四）药食毒素，损伤血脉是本病的并发因素

中医早已注意到了饮食对人体的病理损害，如《金匮要略》说："秽饭、腐肉、臭鱼食之伤人。"《证治要诀・发丹》也明确指出"有人一生不可食鸡肉及獐鱼动风之等物，才食则丹随发，以此见得系是脾风"。食物中某些蛋白片段可成为过敏原，过敏原进入消化道后，使肠道稳态平衡失调，导致免疫细胞产生异常细胞因子，诱发过敏反应。张格妙发现食入性过敏原以海鲜（7.1%）、牛奶（5.3%）、鸡蛋（4.1%）过敏者最多。可见不良食物也可以引起毒害反应。此外，异烟肼、雷尼替丁、水杨酸类制剂、血管紧张素转换酶抑制剂、苯巴比妥类、万古霉素、三磷酸腺苷、流感疫苗、乙肝疫苗、狂犬疫苗、流脑疫苗、卡介苗、麻疹—腮腺炎—风疹疫苗等均可引起或诱发HSP。

三、从毒辨证

杨仓良主任医师提出对所有风湿病（痹证）辨证，皆要抓住"毒"这个核心，首先进行辨病，用现代医学的诊断标准分辨出所属病种，然后用中医"八毒辨证法"进行辨证，分辨出风、寒、湿、热、燥、痰、瘀、虚等毒证的不同病性特点，为论治打下基础。过敏性紫癜属于狭义毒邪所致毒证，可因病因病机不同产生不同的毒痹证。据临床所见，本病用"八毒辨证法"分辨出早期以"热毒痹阻证"居多，"湿毒痹阻证"次之，"风毒痹阻证"再次之，"燥毒痹阻证""寒毒痹阻证"较少；中期以"瘀毒痹阻证"较多；晚期以"气虚毒痹证"居多，"血虚毒痹证"次之，"阴虚毒痹证"再次之，而且以合邪致病居多，并会因侵犯脏腑不同，而产生若干兼证。具体如下。

（一）热毒痹阻证

症见高热不退或反复发热，多在夜间加重，恶风，口渴，烦闷不安，皮疹，关节疼痛，局部灼热，红肿，得冷稍舒，痛不可触，可涉及一个或多个关节，舌质红，舌苔黄燥，脉滑数。

（二）湿毒痹阻证

症见口腔溃疡，局部红肿热痛，渗出、糜烂，缠绵难愈，伴有腹腔闷胀隐痛，心烦口干，胸闷纳呆，干呕食臭，纳差，妇女带下黄稠，小便短赤，大便黏腻不爽，口苦，舌质偏红，苔黄厚腻，脉濡细或弦滑。

（三）瘀毒痹阻证

症见面部或四肢小关节红斑，瘀点累累，两小腿有片状紫癜，双大腿网状青斑，或胁下有癥块，头晕失眠，女性月经不调甚至闭经，舌质紫暗或有瘀点瘀斑，脉涩。

（四）气虚毒痹证

症见紫癜反复，迁延不愈，紫癜隐约散在，色较淡，劳累后加重，神疲倦怠、心悸气短，舌淡红，苔薄白或少苔，脉虚细。尿常规检查可见蛋白尿。

（五）血虚毒痹证

症见关节、肌肉疼痛无力，肢体麻木，肌肉萎缩，关节变形、屈伸受限。头晕目眩，面色无华，女性月经量少，舌淡，苔白，脉细弱。

（六）阴虚毒痹证

症见肢体肌肉、关节疼痛、肿大、变形、僵硬，肌肤酸楚或不仁，筋肉挛缩，虚烦不寐，眼鼻干燥，口干不欲饮，五心烦热，潮热盗汗，下午尤甚，舌红，无苔，脉细数。

（七）邪毒伤骨证

本病早期即可造成邪毒对骨质的伤害，产生骨质疏松、骨质破坏、脱钙或骨折等改变，并产生关节周围肌肉疼痛、压痛及肌肉无力等症状。

（八）邪毒伤肾证

症见腰酸背痛，畏寒肢冷，腰腿酸软，手足逆冷，皮色晦暗或青紫，肌肤萎缩或皮肤增厚，食少便溏，神疲乏力，耳鸣脱发，小便频，舌胖大偏暗，脉沉无力。尿常规可见血尿。

（九）邪毒伤肠证

症见腹部弥漫性疼痛，餐后加剧，有压痛，呕吐，血便、呕血，舌苔黄腻，脉滑数。若肠黏膜水肿，可见机械性肠梗阻、肠套叠、肠穿孔及坏死性小肠炎。便常规检查示：脓血便。

（十）邪毒伤脑证

症见头痛、头晕，抽搐、偏瘫，嗜睡或情绪低落、行为异常，舌苔白腻，脉滑或弦数。严重者出现昏迷、蛛网膜下腔出血、脑部血肿、视神经炎及格林巴利综合征，还可出现肌肉内、结膜下及肺出血，也可引起腮腺炎、心肌炎及睾丸炎。

除以上十证外，过敏性紫癜往往有风寒、风湿、湿热等合邪致病，也有寒热错杂、痰瘀互结、内热外寒等杂合病证，临床可根据病情变化分证型而寻找主因以论治。

四、从毒论治

过敏性紫癜属于狭义毒邪所致毒证，临床有“热毒、湿毒、瘀毒、气虚毒、血虚毒、阴虚毒、邪毒伤骨、邪毒伤肾、邪毒伤肠、邪毒伤脑”等之分。杨仓良主任医师提出对其治疗要在辨证分型基础上进行量毒施治，并根据“毒者攻之”“热者寒之”“寒者热之”“湿者利之”“瘀者逐之”“虚者补之”的原则进行有的放矢的治疗，才能获事半功倍之效。本病属于较难治疗的常见风湿病，除辨证使用以下方药外，还要配合中成药以及针灸等中医外治法，必要时还要量情施以“以毒攻毒”的西药“杂合以治”，才能取得最佳疗效。

（一）热毒痹阻证

［**治则**］清热解毒，宣痹通络，以清热攻毒汤治之。

（二）湿毒痹阻证

［**治则**］利湿消肿，攻毒通络，以利湿攻毒汤治之。

（三）瘀毒痹阻证

［**治则**］逐瘀攻毒，活血通络，以逐瘀攻毒汤治之。

（四）气虚毒痹证

［**治则**］补气攻毒，调和营卫，以补气攻毒汤治之。

（五）血虚毒痹证

［**治则**］活血攻毒，通经活络，以活血攻毒汤治之。

（六）阴虚毒痹证

［**治则**］滋阴攻毒，清热通络，以滋阴攻毒汤治之。

（七）邪毒伤骨证

［**治则**］补肾强筋，以壮骨攻毒汤治之。

（八）邪毒伤肾证

［**治则**］补肾滋阴，通瘀攻毒，以补肾逐瘀攻毒汤治之。

（九）邪毒伤肠证

［**治则**］清热解毒，护肠攻毒，以护肠攻毒汤治之。

（十）邪毒伤脑证

［**治则**］清心开窍，攻毒通脉，以清脑攻毒汤治之。

五、杂合以治

过敏性紫癜是世界公认的难治病之一，仅用上方显然是不够的，必须使用综合疗法，以便合力取效，且应以以毒攻毒为治则，方能取得最佳疗效。下列方法可以选择使用。

（一）放血排毒

参见本章“第一节　类风湿关节炎”的放血排毒治疗。

（二）火针泄毒

参见本章“第一节　类风湿关节炎”的火针泄毒治疗。

（三）熏洗排毒

苦参、雷公藤、升麻、薄荷、浮萍、黄芩、花椒、白鲜皮各30.0g，滑石45.0g。水煎，熏洗患处，可起以毒排毒之效。

六、毒疗验案

滋阴攻毒、清热通络法治疗过敏性紫癜案

李某某：女，20岁，2019年2月7日初诊。

主诉：双下肢可见散在的青紫色斑5年。

现病史：患者于5年前因感冒引起四肢关节疼痛伴四肢青紫色斑疹，以双下肢多见，边界清楚，无融合，无皮屑，无瘙痒。遂就诊于当地医院，化验血小板偏低，即给予输液等对症治疗（具体药物不详）后，四肢疼痛消失，四肢紫斑减少，但化验血小板仍然偏低，建议转上级医院进一步诊治。后就诊于北京某三甲医院，经检查确诊为“抗磷脂综合征”，给予“甲泼尼龙、环孢素软胶囊、他克莫可胶囊、阿法骨化醇软胶囊、碳酸钙片”口服治疗，三个月后患者化验血小板计数正常，双下肢青紫色斑疹减少；但出现“满月脸”，颜面皮肤潮红，身体肥胖。经服我院杨仓良主任医师所处之中药，现甲泼尼龙减至2片，1次/日。门诊以“血小板减少性紫癜”收入院。就诊时见时有头痛、头晕、眼干、双肩酸痛；夜间自感颜面烘热、双侧足心发热；时有胸闷、气短；睡眠差，饮食正常，小便黄，大便干而黏滞。

既往史：无特殊病史。

体格检查：“满月脸”，颜面皮肤潮红，身体肥胖；双下肢有散在青紫色斑，大似钱币状，小似豆状，边界清楚，无瘙痒；舌红，无苔，脉细数。

辅助检查:（1）2019-2-2唐山市某医院血常规示：WBC 14.8×10^9/L，RBC 5.5×10^{12}/L，HGB 148g/L，MCV 0.45，PLT 113×10^9/L，PDW 17.7fL，NEUT% 75.8%，NEUT# 11.23×10^9/L，（2）我院查：血氧饱和度96%。TC 6.2mmol/L，LDL-C 4.05mmol/L，RF 150.0IU/ml，IgA 5.51g/L，WBC 10.1×10^9/L，HCT 46.80%，PLT 161.00 10^9/L，NEUT% 75.20%，PT 15.49 Sec；尿常规示：白细胞（++）；余化验结果未见明显异常。头颅CT示：双颞顶脑沟略宽。

从毒辨证分析：患者以“四肢疼痛，散在青紫色斑，化验检查示血小板减少”为主要临床表现。符合美国1990年风湿病学会制定的过敏性紫癜诊断标准。患者5年前形体未充实，营卫气血失调，外感风寒之邪，痹阻血脉，风寒郁久化热，加之长期服用“激素”，致使肾阴亏虚，阴虚火旺，虚火上浮，故时有夜间自感颜面烘热、双侧足心发热，时有胸闷、气短，睡眠差；阴液干枯，无以润滑肠道，故大便干而黏滞；无以充养血脉，阴虚内热，内损阴津，故尿少、色黄；阴津内耗，不能上充头目，故头晕、头痛、眼干；热毒壅盛，迫血妄行，灼伤络脉，血液外渗，故见皮肤瘀点瘀斑，色泽鲜红；血随火升，上出清窍则鼻衄；胃络受损则齿衄；邪热损伤胃肠脉络则腹痛、呕血、便血；热毒下注膀胱则尿血；结合舌红、无苔、脉细数之舌脉象，特制定诊疗方案如下。

诊断：中医诊断为紫癜病（热毒痹阻证）。

西医诊断为 1. 过敏性紫癜；

2. 类风湿关节炎。

中医治疗

［**治则**］滋阴攻毒，清热通络。

［**方名**］滋阴攻毒汤加减。

［**处方**］地龙 12.0　知母 11.0　青蒿 15.0
牡丹皮 13.0　路路通 19.0　生地黄 16.0
炙鳖甲 14.0　昆明山海棠 18.0 先煎1h　秦艽 17.0
蜂蜜 55mL

5剂，混合，纳入蜂蜜水煎，第1次煎15分钟滤出，第2次煎20分钟滤出，第3次煎25分钟滤出，将3次滤出液分5次（2天）饭后温服。

中成药：白芍总苷胶囊口服，清开灵注射液静脉滴注。

外治法：放血排毒（参见本章“第一节　类风湿关节炎”的放血排毒治疗）。

火针泄毒（参见本章“第一节　类风湿关节炎”的火针泄毒治疗）。

熏洗排毒，苦参、雷公藤、升麻、薄荷、浮萍、黄芩、花椒、白鲜皮各30.0g，滑石45.0g。水煎，熏洗患处，可起以毒排毒之效。

二诊（2019–2–12）：患者头痛、头晕、眼干症状略有改善，颈椎、双肩酸痛减轻；夜间自感颜面烘热、双侧足心发热；睡眠差，饮食正常，小便黄，大便干而黏滞。患者双下肢可见散在的青紫色斑。在原方基础上，除昆明山海棠、蜂蜜外，每味药再增加 10g，处方如下。

地龙 22.0	知母 21.0	青蒿 25.0
牡丹皮 23.0	路路通 29.0	生地黄 26.0
炙鳖甲 24.0	昆明山海棠 18.0 先煎 1h	秦艽 27.0
蜂蜜 55mL		

5 剂，用法同上。

其他治疗方法：中成药、外治法不变。

三诊（2019–2–17）：患者神志清，精神可，时有头痛、头晕，颈椎、双肩酸痛有减轻；夜间自感颜面烘热、双侧足心发热症状无明显减轻；睡眠尚可，饮食正常，小便黄，大便正常。患者双下肢散在的青紫色斑消退，无新发。血常规示：MCHC 317.00g/L，PLT 104×10^9/L，PDW 20.30fL，MPV 14.30fL，P–LCR 59.40%，PCT 0.15%，MONO0.98×10^9/L。根据患者病情变化，予以督脉艾灸治疗；在原方基础上除昆明山海棠、蜂蜜外，每味药再增加 10g，处方如下。

地龙 32.0	知母 31.0	青蒿 35.0
牡丹皮 33.0	路路通 39.0	生地黄 36.0
炙鳖甲 34.0	昆明山海棠 18.0 先煎 1h	秦艽 37.0
蜂蜜 55mL		

5 剂用法同上。

其他治疗方法：中成药、外治法不变。

出院小结（2019–2–22）：住院 15 天，经综合治疗，紫癜全部消失，偶有反复，带上述中药 10 服及白芍总苷胶囊出院，回家后服用 3 月余，诸症悉除。随访 1 年，未反复。

按语：此病为中医“血证 – 紫斑”范畴。患者 5 年前形体未充实，营卫气血失调，外感风寒之邪，痹阻血脉，血脉瘀滞不通所致。阴虚毒痹证，由阴虚毒盛为病机，故应以滋阴攻毒、清热润燥为大法；以中医天人相应观及中药归经理论为基础，以有毒中药为主，无毒中药为辅，以《周易》先天八卦的数字为剂量，从而形成八卦九宫阵形的滋阴攻毒汤加减进行对证治疗。故选昆明山海棠、地龙为主药，二味药皆属有毒之品。昆明山海棠苦辛微温有毒，以 8 数居坤位入脾经，行祛风除湿、舒筋解毒、抑制免疫之效；地龙咸寒有小毒，以 2 数居兑位入肺经，行清热息风、活血通痹之效。再以甘苦寒之知母，以 1 数居乾位入大肠经（肺与大肠相表里），行清热泻火、滋阴润燥之效；甘苦微寒之牡丹皮，以 3 数居离位入心经，行清热凉血、活血散瘀之效；咸寒之炙鳖甲，以4数居震位入肝经，行滋阴潜阳、软坚散结之效；苦寒之青蒿，以5数居巽位入胆经，行退虚热、清热解暑之效；甘苦寒之生地黄，以6数居坎位入肾经，行清热凉血、养阴生津之效；苦微寒之秦艽，以7数居艮位入胃经（脾与胃相表里），行退虚热、祛风湿、舒经活络之效；苦平之路路通，以9数居中宫位入十二经，行祛风活络、利水通经之效。以甘平能解毒、调和诸药之蜂蜜，以55天地之数为剂量，行清热、补中、润燥、止痛之功效。全方共奏滋阴攻毒、清热润燥、止痛除痹之功。同时通过剂量变换中的四个步骤，根据病情“制定方案，循序推进”。在初诊时，采用小剂量以“小试锋芒，投石探路”；二诊时，采用适中剂量以“兵戎相见，直捣巢穴”；三诊时，采用大剂量以“奋力搏击，祛邪务尽”；出院时，维持大剂量直至达到临床病情控制时，再改变剂型制成丸剂，服药3月余，诸症全部消失时，即停止一切药物。在住院期间同时还配合使用有大毒的雷公藤片，以及放血排毒、火针泄毒、熏洗排毒等外治法，以辅助上述中药发挥以毒攻毒之效，从而达到毒去正安之目的。

（王海彬）

第九节　从毒论治干燥综合征

干燥综合征，类似于中医“燥证”“燥毒症”“虚劳”“渴证”等病症，多由凶残而顽强的毒邪所致，以损害腺体及脏腑为主，故非用峻猛的攻毒之法不可！

——杨仓良

干燥综合征（Sjogren syndrome，简称SS）是一种累及全身外分泌腺功能的慢性炎症性自身免疫性疾病，又称自身免疫性外分泌病、舍格伦综合征。以唾液腺及泪腺受损导致眼、口干燥，同时又可累及肝、肾、胃肠道、淋巴等其他器官和组织。该病分为原发性和继发性两种，继发性干燥综合征见于诊断明确的其他结缔组织病，如类风湿关节炎、系统性红斑狼疮、系统性硬皮病等；目前认为与EB病毒感染相关的称原发性干燥综合征。

一、从毒立论

干燥综合征在中医文献中无相似病名的记载，但其复杂的临床表现在许多古代医籍中有类似的描述。中医将其归于“燥证”范畴，也有“燥毒”或“虚劳”之称。杨仓良主任医师以毒邪学说为理论依据，提出从毒论治干燥综合征的学术观点，认为SS的一切生理病理异常反应，均属于“邪毒”，这种“邪毒”有显著的毒力和损害性。实验室检查：抗核抗体（ANA）阳性，以抗干燥综合征A（抗SSA）和抗干燥综合征B（抗SSB）抗体为主，类风湿因子（RF）阳性，高球蛋白血症，循环免疫复合物（CIC）增高，抗甲状腺球蛋白抗体、抗胃壁细胞抗体、抗 α 胞衬蛋白抗体（抗α-fodrin 抗体）、抗胆碱能毒蕈碱受体 E 抗体（抗 M_3 受体抗体）阳性。眼科检查：泪液流率（滤纸试验）5 分钟内湿润长度异常，角膜染色点异常，泪膜破裂时间异常。口腔科检查：唾液流率异常；腮腺碘油造影：腮腺导管不规则狭窄扩张，腺体末端呈葡萄状；腮腺闪烁扫描和放射性核素测定：浓聚和排出 Tc 功能差，对酸性刺激反应低下甚至消失等。根据以上生理病理异常反应，均归于“邪毒”范畴。同时，SS 具有以下特征：病情反复发作，缠绵难愈的“顽固性”；病因不清，复杂难辨的“疑难性”；累及口腔、眼部、皮肤、关节，损害呼吸、消化、肝脏、肾脏、神经、血液、甲状腺等器官的“广泛性”；善行而数变，病变部位不固定的“善变性”；时有低热、乏力、口干、眼干、皮肤干的“火热性”；临床表现多样，多为合邪致病的“兼夹性”。以上符合毒邪致病十条特征之六条，杨仓良主任医师提出从“毒”论治干燥综合征的学术观点。

二、从毒审因

本病的病因和发病机制尚不清楚，现代医学认为与遗传、免疫、病毒感染等因素相关；中医认为本病与禀赋不足、正虚感邪、情志劳倦、痰浊瘀血有关。杨仓良主任医师根据中医毒邪学说及现代医学研究认为，先天禀赋不足、虚毒内生是 SS 发病的内在因素，外感毒邪是引起和诱发 SS 的外在因素，痰瘀毒内生是导致 SS 发病及发展的病理基础。

（一）先天禀赋不足虚毒内生是 SS 发病的内在因素

中医认为本病为“虚证”，为在先天禀赋不足的基础上而内生毒邪所致。“虚劳里急……四肢酸痛，手足烦热，咽干口燥，小建中汤主之”（《金匮要略·血痹虚劳病脉证并治第六》）。隋代巢元方《诸病源候论·口舌干焦证》提出“脏腑虚热，气乘心脾，津液渴燥，故令口舌干焦也”;《诸病源候论·目涩候》又提出“若脏腑劳热，热气乘于肝，而冲发于目，则目热而涩，甚则赤痛”。可见素体虚或过度劳累致虚，均可导致本病的发生。此外，中医还认为燥邪夹毒最终导致本病的发生。“燥胜则干”（《素问·阴阳应象大论》），“太阴在泉，燥毒不生”（《素问·五常政大论》）。有学者认为，“毒寓于燥，毒随燥入，燥由毒生，变由毒起；毒不去，则燥不除，变证丛生”。可见，燥毒亦可从外来，也可内生，是在“虚”的基础上而产生的。现代医学研究发现，通过辨证分析基因芯片 GSE127952 后获得 406 个差异基因，筛选出 STAT1、MX1、IFIT1、IFIT3、ISG15 等 10 个关键基因；差异基因主要富集在正向调节细胞因子产生、淋巴细胞分化、T 细胞活化等生物学过程。上述所得的关键基因和信号通路可能与干燥综合征的疾病过程相关。研究还发现，内质网伴侣蛋白（ERdj5）作为重要的细胞保护性分子参与SS疾病的发生、发展过程。研究亦显示，SS患者存在非编码RNA表达异常，在SS免疫炎症反应过程中发挥着重要作用。以上证实SS的易感性是由多基因构成。此种遗传基因研究似与中医的先天禀赋不足的病机解释基本一致。

（二）外感毒邪是引起和诱发SS的外在因素

燥本为自然界在秋季时所表现的正常气候，然如过度或反常即成淫邪，就可致病，若夹毒即可致燥毒证。《素问·至真要大论》曰："岁阳明在泉，燥淫所胜，则霜雾清暝……甚则咽干面尘，身无膏泽，足外反热……燥淫于内，治于苦温。"隋代巢元方亦认为燥是由风邪或热邪所致，"又风邪内乘其脏腑，外传于液道，亦令泣下，而数见泣竭则目涩……热气乘于肝，而冲发于目，则目热而涩也，甚则赤痛"（《诸病源候论》）。以上观点被现代医家所认同。现代研究证实，SS是一种在易感基因的背景下，外部因素参与，导致的一系列免疫反应性疾病；其细菌感染有口腔菌群、肠道菌群等，其病毒感染有巨细胞病毒（CMV）、EB病毒、人免疫缺陷病毒（ HIV）、人T细胞白血病病毒（ATLV）、A型逆转录病毒和逆转录病毒–5（ATLV）、丙型肝炎病毒等。可见显性病毒感染或隐性病毒感染是导致SS发病或发展的重要外在因素。

（三）痰瘀毒内生是导致SS发病及发展的病理基础

前已述及，SS发病虚为本，燥为标，而虚有阴、阳、气、血之别，若素体气虚或燥邪日久伤气致气虚，使气血运化失职，津液不行，可致湿滞津聚成痰；或因阴虚生热，热邪内侵日久不退，凝津燥结成痰，痰阻经络，聚而成结，或为发颐（腮腺肿大），或为瘿瘰痰核（甲状腺肿大、淋巴结肿大），而成痰毒证。若素体血虚或燥邪日久，伤阴耗血，渐致血虚，加之气虚行血无力形成血瘀，不能营养口、眼、肌肉、脏腑，导致口、眼干燥或肌肤甲错或脾肾阳虚，寒从内生，寒凝血脉，则涩滞不畅成瘀，《灵枢·痈疽》所说的"寒邪客于经脉之中则血不通"也即此意。实验研究证实，人体自身产生的抗体，如抗Ro60抗体和抗Ro52抗体在阳性率和临床相关性等方面存在差异，新型抗体在pSS诊断和分型中有重要作用。白细胞介素17（IL–17）也作为始动因子参与了干燥综合征慢性炎性反应，可加剧组织损伤，促进病情进展。有学者提出，热毒启动因子（炎症因子）可视为干燥综合征发病的启动因子。此外，SS存在微循环障碍、血液流变学异常和血液浓、黏、凝聚的改变，说明血瘀的病理基础是存在的。临床亦可发现SS尤其是中晚期患者可有瘀血的一系列表现。

总之，SS的病因以"虚"为本，"燥"为标，"毒"为本，"热"为标，痰瘀毒互结为患，是本病的基本病因、病机。中医很早将"燥"作为一种邪气列入病因之中，然燥的表象为"干"，而干的实质为热邪耗损阴津，使津液虚少，不能敷布孔窍及全身，故杨仓良主任医师将其归为"热"邪之中。杨仓良主任医师提出六淫之邪，热火同源，热为火之始，火为热之渐，暑邪、燥邪皆可归为热邪，那么实际上六淫可归为“风、寒、湿、热”四淫。

三、从毒辨证

杨仓良主任医师提出对所有风湿病（痹证）辨证，皆要抓住“毒”这个核心，首先进行辨病，用现代医学的诊断标准分辨出所属病种，然后用中医“八毒辨证法”进行辨证，分辨出风、寒、湿、热、燥、痰、瘀、虚等毒证的不同病性特点，为论治打下基础。干燥综合征属于狭义毒邪所致毒证，可因病因病机不同产生不同的毒痹证。据临床所见，本病用“八毒辨证法”分辨出早期以“燥毒伤肺证”居多，“燥毒致痰证”次之；中期以“燥毒致瘀证”较多；晚期以“燥毒伤气证”居多，“燥毒伤阴证”次之，“燥毒伤阳证”再次之，而且以合邪致病居多，并会因侵犯脏腑不同，而产生若干兼证。具体如下。

（一）燥毒伤肺证

症见恶寒，发热，头痛，口鼻干燥，咽干，干咳无痰或痰少黏稠，难以咯出，咯痰带血或咳血，或鼻窍出血，声音嘶哑，胸闷，憋喘，气短，乏力，潮热，颧红，盗汗，关节疼痛，周身不爽，皮毛干燥，大便干结，溲赤灼热，舌质红，舌体胖大，苔薄黄而干，脉细数或浮紧，甚者毒伤胸肺。现代医学检查：有肺泡炎症，肺间质纤维化。肺功能检查：小气道功能减低，有弥散性、限制性功能障碍。可合并慢性支气管炎、复发性间质性肺炎、胸膜炎、肺不张、支气管肺炎等病症。

（二）燥毒伤心证

症见心烦不宁，甚则心中憺憺大动，惊惕不安，不寐多梦，口干，胸中灼热疼痛，舌紫暗或有瘀斑，舌体光剥，脉细数或细涩。

（三）燥毒伤胃证

症见口渴引饮，腹胀，纳差，胃脘灼痛，心烦嘈杂，低热消瘦，大便艰涩，咽痛，咽干，吞咽困难，舌体胖，或舌红、无苔，或苔腻，脉滑数。现代医学检查：胃黏膜活检可见慢性炎症细胞浸润，血中有胃壁细胞抗体，可并发慢性萎缩性胃炎、恶性贫血。

（四）燥毒伤肝证

症见头晕目眩，筋脉失养则四肢麻木，关节不利，筋挛拘急，甚则抽搐，目不明，爪甲枯，面青，善悲恐，或胁肋疼痛，乏力，厌食，低热，黄疸，舌质红，舌苔黄腻，脉弦数。现代医学检查：肝脾肿大，转氨酶升高，碱性磷酸酶（ALP）、转肽酶（GGT）增高，抗线粒体抗体（AMA）阳性。

（五）燥毒伤肾证

症见骨质疏松，腰膝酸软，骨节痛烦、变形，甚或肢体肌削失用，或手足逆冷，食少便溏，神疲乏力，耳鸣，耳聋，小便频数，舌质红，少苔，脉数。现代医学检查：低血钾性麻痹、肾性尿崩症、亚临床型肾小管酸中毒或肾衰竭。

（六）燥毒伤气证

症见气短自汗，动则气急，口眼干燥，唇干皴揭，进食困难，关节酸痛，头晕低热，神疲乏力，胃脘不适，纳差便溏，肢端欠温，易患外感，舌淡胖，舌尖红，舌边有齿痕，少苔，脉虚细无力。

（七）燥毒伤血证

症见面黄少华，关节、肌肉酸痛无力，活动后加剧，或肢体麻木，筋惕肉瞤，肌肉萎缩，心悸，头晕目眩，口唇淡白，舌淡，苔薄白，脉细弱。

（八）燥毒伤阴证

症见长期低热缠绵，头晕且痛，面赤，口燥咽干，频频饮水，口角干裂，或伴反复腮腺肿痛，或发作性口腔溃疡，两眼干涩无泪，皮肤皲裂，粗糙脱屑，毛发枯槁不荣，肌肉瘦削，手足心热，心烦失眠，大便燥结，妇女阴道干涩，舌质红绛，苔干燥少津或干裂无苔，脉细数。

（九）燥毒伤阳证

症见口眼干燥，体倦神疲，少气懒言，手足畏冷，心悸水肿，腰酸膝软，尿清便溏，关节肿痛不温，舌质淡嫩，舌体胖大有齿痕，脉迟缓无力。

（十）燥痰毒证

症见口干咽燥，双手发胀，近端指间关节和掌指红肿，腮腺肿大、疼痛不著，胸闷纳差，渴不多饮，大便干或坚或黏腻不爽，颈项梅核或生瘿瘤，舌质红，舌苔黄腻，脉滑数。

（十一）燥瘀毒证

症见早凉暮热，或外凉内热，口咽干燥，但欲漱水不欲咽，肌肤、关节痛如针刺，痛处不移，夜间痛甚，或麻木不仁，肤色紫暗，肌肤甲错，毛发不荣，皮下结节或红斑触痛，腮腺肿大发硬，日久不消，肝脾肿大，或神呆不语，或妄见如狂，妇女兼见月经量少或闭经，舌质紫暗，或有瘀点瘀斑，苔少或无苔，舌下络脉迂曲，脉细涩。

（十二）燥毒伤目证

症见目睛疼痛，眼干涩少泪，畏光羞明，视力模糊不清，眼有异物感，眼疲劳、畏光等，舌红，苔黄，脉弦。现代医学常见于干燥性角膜结膜炎等。

（十三）燥毒伤肠证

症见大便干结，面红，口干，鼻干，咽干，眼干，小便少，舌红，脉数。

除以上十三证外，干燥综合征往往有风寒、风湿、湿热等合邪致病，也有寒热错杂、痰瘀互结、内热外寒等杂合病证，临床可根据病情变化分证型而寻找主因以论治。

四、从毒论治

干燥综合征属于狭义毒邪所致毒证，临床有燥毒伤肺、燥毒伤心、燥毒伤胃、燥毒伤肝、燥毒伤肾、燥毒伤气、燥毒伤血、燥毒伤阴、燥毒伤阳、燥痰毒、燥瘀毒、燥毒伤目、燥毒伤肠等之分。杨仓良主任医师提出对其治疗要在辨证分型基础上进行量毒施治，并根据“毒者攻之”“热者寒之”“寒者热之”“湿者利之”“风者祛之”“燥者润之”“痰者化之”“瘀者逐之”“虚者补之”的原则进行有的放矢的治疗，才能获事半功倍之效。本病属于难治病，除辨证使用以下方药外，还要配合中成药以及针灸等中医外治法，必要时还要量情施以“以毒攻毒”的西药“杂合以治”，才能取得最佳疗效。

（一）燥毒伤肺证

［**治则**］生津润燥，宣肺攻毒，以清肺润燥攻毒汤治之。

（二）燥毒伤心证

［**治则**］生津润燥，养心攻毒，以养心润燥攻毒汤治之。

（三）燥毒伤胃证

［**治则**］养脾益胃，润燥攻毒，以养胃润燥攻毒汤治之。

（四）燥毒伤肝证

［**治则**］养肝润燥，通络攻毒，以养肝润燥攻毒汤治之。

（五）燥毒伤肾证

［**治则**］滋阴补肾，润燥攻毒，以滋肾润燥攻毒汤治之。

（六）燥毒伤气证

[**治则**] 益气润燥，增液攻毒，以益气润燥攻毒汤治之。

[**加减变化**] 由于本病为毒邪所致疾病，其病理机制为毒邪亢盛，免疫功能亢进或免疫功能紊乱，使用温阳攻毒汤为主，用昆明山海棠易肉桂而成温阳润燥攻毒汤。

（七）燥毒伤血证

[**治则**] 活血润燥，补血攻毒，以活血润燥攻毒汤加减治之。

（八）燥毒伤阴证

[**治则**] 润燥攻毒，滋阴清热，以滋阴润燥攻毒汤治之。

（九）燥毒伤阳证

[**治则**] 潜阳润燥，散寒攻毒，以潜阳润燥攻毒汤治之。

（十）燥痰毒证

[**治则**] 化痰润燥，散结攻毒，以化痰润燥攻毒汤加减治之。

（十一）燥瘀毒证

[**治则**] 逐瘀润燥，通经攻毒，以逐瘀润燥攻毒汤加减治之。

（十二）燥毒伤目证

[**治则**] 护目润燥，清肝攻毒，以护目润燥攻毒汤治之。

（十三）燥毒伤肠证

[**治则**] 润肠通便，增液攻毒，以润肠通便攻毒汤治之

五、杂合以治

干燥综合征是世界公认的难治病之一，属于毒邪所致疾病，仅用上方显然是不够的，必须使用综合疗法，以便合力取效，且应以以毒攻毒为治则，方能取得最佳疗效。下列方法可以选择使用。

（一）成药攻毒

1. 中成药

（1）昆仙胶囊：本品含有毒中药昆明山海棠，有以毒攻毒之效，尤对虚寒性 SS 有明显疗效，2 粒 / 次，3 次 / 日。

（2）雷公藤多苷片或雷公藤片：为大毒中药雷公藤的提取剂，有以毒攻毒之效。

20mg/ 次，或 2 片 / 次，3 次 / 日，对急性活动期或难治性 RA 是必用之品。

（3）盘龙七片：含有铁棒锤、川乌、草乌、竹根七、祖师麻、重楼等六味有毒中药，有以毒攻毒之效。口服，3 ～ 4 片 / 次，3 次 / 日。适宜于寒、瘀、痰毒痹阻型过敏性紫癜。

（4）痹祺胶囊：含有马钱子粉、地龙等有毒中药，有以毒攻毒之效。口服，4 粒 / 次，2 ～ 3 次 / 日。适宜于热、瘀、阴虚及寒热错杂型过敏性紫癜。

（5）抗病毒注射液：可选清开灵注射液、喜炎平注射液、穿琥宁注射液等中成药静脉滴注。

2. 西药

治疗本病的西药皆有毒副作用，其作用机理亦有以毒攻毒的原理，故应根据病情加以选用。

（1）免疫抑制治疗：来氟米特、甲氨蝶呤、硫唑嘌呤、氯喹、环磷酰胺、环孢素可以单用或 2 种联用，视病情而定。用药适应证为有内脏损害、高球蛋白血症、严重的血管炎患者。

（2）对无内脏损害的患者，用免疫调节药，如乌体林斯注射液、卡介菌多糖核酸注射液、胸腺肽注射液等药物治疗，常可使疾病得到缓解。

（3）对症治疗：如人工泪液可以减轻角膜的损伤，可的松眼药水可较快缓解眼部症状；用多贝液漱口可防治口腔继发感染；低血钾时补钾；若有肾小管性酸中毒者可长期口服复方枸橼酸钾液；皮肤干燥者可使用滋润油剂；阴道干燥者可用丙酸凝胶。

（4）有胆管炎者，用熊去氧胆酸、免疫抑制药联合治疗，虽不能使胆汁淤积完全消退，但可阻止病情发展。

（二）放血排毒

参见本章“第一节　类风湿关节炎”的放血排毒治疗。

（三）火针泄毒

参见本章“第一节　类风湿关节炎”的火针泄毒治疗。

（四）熏洗排毒

参见本章“第一节　类风湿关节炎”的熏洗排毒治疗。

（五）外敷拔毒

参见本章“第一节　类风湿关节炎”的外敷拔毒治疗。

临床经验证明，以中药汤剂为基础，选择 1 ～ 2 种中成药进行以毒攻毒，选择 1 ～ 2 种外用攻毒法，对早期 SS 即可达到控制病情发展甚至达到临床治愈的目的；而

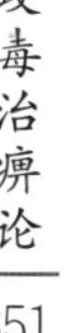

对于晚期或重症SS患者，则需要上法基础上配以静脉滴注一种中成药、一种抗病毒药，口服一种中成药，治疗两个疗程（半年）以上，即可达到药物毒副作用减少、疗效更加显著的目的。

六、毒疗验案

滋阴攻毒、清热润燥法治疗干燥综合征案

罗某某：女，49岁，2020年3月12日初诊。

主诉：口干、咽干伴周身发热1月余，加重1天。

现病史：患者自诉自闭经后1月出现口干、双目干涩、少泪，自觉周身发热，夜间较重，体温最高39.2℃，感全身乏力、手足心发热，食欲减退，2周前门诊予以口服中药汤剂（具体药物不详）及知柏地黄丸治疗，症状无明显改善。今日自觉周身发热症状加重，为进一步诊治，特来我院就医，门诊以“干燥综合征”收入院。现症见：口干、咽干，口腔溃疡，双目干涩、少泪，自觉周身发热、全身乏力、手足心发热，食欲减退，恶寒，纳差，心烦不眠，大便干。舌红，少苔，脉细数。

既往史：无特殊病史，日常易上火，经常便秘。

体格检查：体温36.4℃，表情痛苦，精神欠佳，全身皮肤黏膜光滑完整，未见皮疹、皮下结节及溃疡，皮肤湿度正常，双眼球结膜未见充血，角膜无溃疡，口鼻黏膜干燥，多发龋齿，腮腺无肿胀压痛，双膝关节骨摩擦音阳性，轻度压痛。舌暗，苔薄白，津少而干，脉细。

辅助检查：外院查滤纸试验阳性（左眼1mm、右眼1mm），泪膜破碎试验阳性（＜5s），唾液流率试验阳性（0.6mL/15min），RF 361IU/mL，ANA阳性，SSA阳性，SSB阳性，CRP升高，PPD阴性，ESR 36mm/h，球蛋白IgG升高，WBC下降。WBC 3.47×10^9/L，N 0.41%，L 1.55×10^9/L，PLT 177×10^9/L。

从毒辨证分析：患者以“口干、咽干及周身发热，滤纸试验、泪膜破碎试验、唾液流率试验皆异常，抗核抗体（ANA）、血清淀粉样蛋白A（SSA）、抗核抗体（SSB）阳性，C反应蛋白（CRP）异常升高”为主要临床表现，符合2002年SS国际分类诊断标准。患者49岁，正处于更年期，闭经后出现阴虚内燥之证，全身发热，乏力，夜间重，手足心发热；局部症状如口干、眼干等。阴虚内热易致津耗液少，不能上承敷布孔窍，故口干、眼干；热毒亢盛，故全身发热；阴虚内热，故手足心发热，以夜间为著。结合舌红、少苔、脉细数之舌脉象，特制定诊疗方案如下。

诊断：中医诊断为燥毒痹（阴虚毒痹证）。

西医诊断为干燥综合征。

中医治疗

［**治则**］滋阴攻毒，清热润燥。

［**方名**］清热滋阴攻毒汤。

［**处方**］			
	地龙 12.0	知母 11.0	青蒿 15.0
	牡丹皮 13.0	路路通 19.0	生地黄 16.0
	炙鳖甲 14.0	昆明山海棠 18.0 先煎 1h	秦艽 17.0
	绿豆 55 颗	蜂蜜 55mL	

5 剂，混合，纳入蜂蜜水煎，第 1 次煎 15 分钟滤出，第 2 次煎 20 分钟滤出，第 3 次煎 25 分钟滤出，将 3 次滤出液分 5 次（2 天）饭后温服。

中成药：夏枯草口服液、参脉口服液口服，清开灵注射液静脉滴注。

外治法：放血排毒、火针泄毒、熏洗排毒、外敷拔毒（具体治疗方法参见本章“第一节　类风湿关节炎”的相关内容）。

二诊（ 2020-3-17）：服药治疗五天，发热消失，口干、眼干稍减轻，口腔溃疡及足心发热亦有所减轻，说明已经初见效果，继宗上方，除昆明山海棠、绿豆、蜂蜜外，剂量各增加 10g，处方如下。

地龙 22.0	知母 21.0	青蒿 25.0
牡丹皮 23.0	路路通 29.0	生地黄 26.0
炙鳖甲 24.0	昆明山海棠 18.0 先煎 1h	秦艽 27.0
绿豆 55 颗	蜂蜜 55mL	

5 剂，用法同上。

其他治疗方法：中成药、外治法及输液不变。

三诊（ 2020-03-22）：服药及治疗十余天，未见发热，口干、眼干已见明显减轻，口腔溃疡及足心发热亦明显减轻，说明效果较好，继尊上方不变，除昆明山海棠、绿豆、蜂蜜外，余药剂量再各增加 10g，处方如下。

地龙 32.0	知母 31.0	青蒿 35.0
牡丹皮 33.0	路路通 39.0	生地黄 36.0
炙鳖甲 34.0	昆明山海棠 18.0 先煎 1h	秦艽 37.0
绿豆 55 颗	蜂蜜 55mL	

5 剂，用法同上。

其他治疗方法：中成药、外治法及输液不变。

出院小结（2020-3-27）：住院 15 天，经综合治疗，口舌干燥与口腔溃疡明显缓解，全身乏力亦明显减轻，因医保原因带上述中药 10 剂及夏枯草口服液、参脉口服液两种中成药出院。回家后服用一年余，诸症缓解，随访一年，病情平稳。

按语：对于 SS,《诸病源候论・口舌干燥证》指出“脏腑虚热，气乘心脾，津液渴燥，故令口舌干燥也”。中医还有燥证、燥毒证、虚劳、渴证等之说。但杨仓良主任医师力主“虚、热、燥毒”致病之说，认为燥属标，毒为本，虚为根，内生热毒，耗伤阴津，津液乏少，或痹阻不通，致津液敷布失调，不能充养内外孔窍及肌肤、关节，故见口咽干燥、眼干泪少、手足心发热等症。干燥综合征属阴虚毒痹证，以阴虚毒盛为病机，故应以滋阴攻毒、清热润燥为大法；以中医天人相应观及中药归经理论为基础，以有毒中药为主，无毒中药为辅，以《周易》先天八卦的数字为剂量，从而形成八卦九宫阵形的清热滋阴攻毒汤加减进行对证治疗。选昆明山海棠、地龙为主药、将药。昆明山海棠苦辛微温有毒，为祛风湿、抑制免疫，治自身免疫性疾病之要药，故以 8 数居坤位入脾经，可行清热解毒、祛风除湿、舒筋通络、抑制免疫之效；地龙为咸寒小毒之品，以 2 数居兑位入肺经，可行清热熄风、活血通痹之效。再选甘苦寒之知母，以 1 数居乾位入大肠经（肺与大肠相表里），行清热泻火、滋阴润燥之效；选甘苦微寒之牡丹皮，以 3 数居离位入心经，起清热凉血、活血散瘀之效；选咸寒之炙鳖甲，以 4 数居震位入肝经，行滋阴潜阳、软坚散结之效；选苦寒之青蒿，以 5 数居巽位入胆经，行退虚热、清热解暑之效；选甘苦寒之生地黄，以 6 数居坎位入肾经，行清热凉血、养阴生津之效；选苦微寒之秦艽，以 7 数居艮位入胃经（脾与胃相表里），起退虚热、祛风湿、舒经活络之效；选苦平之路路通，以 9 数居中宫位入十二经，行祛风活络、利水通经之效。再选甘平能解毒、调和诸药之蜂蜜，以 55 天地之数为剂量，行清热、补中、润燥、止痛之功效。全方共奏滋阴攻毒、清热润燥之功。同时通过剂量变换中的四个步骤，根据病情“制定方案，循序推进”。在初诊时，采用小剂量以“小试锋芒，投石探路”；二诊时，采用适中剂量以“兵戎相见，直捣巢穴”；三诊时，采用大剂量以“奋力搏击，祛邪务尽”；出院时，维持大剂量直至达到临床病情控制时，再改变剂型制成丸剂，服药达 1 年多，诸症全部消失时，即停止一切药物。在住院期间同时还配合使用有大毒的雷公藤片，以及放血排毒、火针泄毒、熏洗排毒等外治法，以辅助上述中药发挥以毒攻毒之效，从而达到毒去正安之目的。

（王海彬）

第十节　从毒论治混合性结缔组织病

混合型结缔组织病，指类似于中医“肌痹”“阴阳毒”“脉痹”“皮痹”“历节病”等病证，多由凶猛而顽强的毒邪所致，以蚀骨、损筋、伤脏为毒性损害，可使关节变形及瘫痪，故非用峻猛的以毒攻毒之法不可！

——杨仓良

混合性结缔组织病（mixed connective tissue disease，MCTD）是具有系统性红斑狼疮、硬皮病、多发性肌炎 / 皮肌炎（PM/DM）及类风湿关节炎（RA）等疾病的某些症状的混合表现，但又不符合其中任何一种疾病的诊断，且在血清中有高效价抗核糖核蛋白（RNP）抗体的一种自身免疫性疾病。

现代风湿免疫学将临床上具有 SLE、SSc、PM/DM 等重叠症状，血清学检查有高滴度斑点型 ANA 及高滴度抗 U_1RNP 抗体，但又不能诊断为某一明确的结缔组织病患者，归属于混合性结缔组织病（MCTD）。主要临床表现有发热、皮肤黏膜损伤、多关节炎、雷诺现象、食管功能障碍、肺肾病变等多系统损伤症状。

一、从毒立论

混合性结缔组织病在中医文献中无相似的病名，与“皮痹”“肌痹”“周痹”“脉痹”“阴阳毒”“历节病”等病症均有相似之处。有急性心内膜炎、心肌损害者属“心痹”“心悸”范畴；有肺功能异常、呼吸困难者属“肺痹”“喘证”范畴；胸腔积液者属“悬饮”范畴；食管功能障碍而出现吞咽困难、恶心、呕吐、腹泻者，属“脾痹”范畴；有肾炎、肾功能损害者属“肾痹”“水肿”范畴；有肝脏损害者属“肝痹”“黄疸”“胁痛”范畴；有雷诺现象者为“脉痹”范畴。杨仓良主任医师根据本病实验室检查：有贫血、白细胞减少及血小板减少，高球蛋白血症，CPK、醛缩酶、乳酸脱氢酶及转氨酶显著升高，斑点型抗核抗体（ANA）、抗 U RNP（70kD）抗体阳性；类风湿因子阳性，血沉增快，蛋白尿、镜下血尿及管型尿；肌电图异常；X 光检查：双肺呈间质性改变，心脏阴影普遍性增大；心电图检查：心律失常，窦性心动过速，室性早搏，心房纤颤，游走性心律等生理病理异常反应，将其归于“邪毒”范畴。同时 MCTD 又具有缠绵难愈，反复发作，无特效药物治疗的“顽固性”；病因不清，病机不详的“疑难性”，病理损害可累及关节、肌肉、皮肤，并有心、肺、肾、胃肠道及血液、神经系统的炎症病理损害的“广泛性”；病情易于变化及传变的“善变性”；时有高热、雷诺现象、颧部红斑和盘状红斑眼睑处紫罗兰色的向阳疹、颊部溃疡、口干燥症、口腔溃疡、鼻中隔穿孔等的“火热性”；临床表现的多样性，复杂性，合邪致病的“兼夹性”；有些证型病情发展迅速、凶险、危重的“剧烈性”。以上符合毒邪致病特征十条之七条，故将其归于毒邪致病的范畴，提出从毒论治 MCTD 的诊疗思路和学术观点。

二、从毒审因

混合性结缔组织病的病因和发病机制现代医学至今尚不清楚。目前认为是一种免疫功能紊乱的疾病。中医认为本病为先天禀赋不足、肾阳衰微、六淫外感、瘀血痰阻所致。杨仓良主任医师根据中医毒邪学说及现代医学研究认为，MCTD 虽然病机复杂多变，但不外乎“正虚毒盛”之理，无论正虚无力，虚毒内生，或是外感六淫毒邪，皆为毒邪侵犯肌肤、经络、骨节，致营卫不和，气血凝滞，痰瘀互结，痹阻不通，病变逐渐由表入里，损及脏腑而发病。故提出禀赋不足，虚毒由生是引起 MCTD 的内因；外感毒邪是引起 MCTD 发病的外因。

（一）禀赋不足，虚毒由生是引起 MCTD 的内因

中医将“肌痹”的病因责之荣卫虚，卫气实。《素问・逆调论》曰：“人之肉苛者，虽近衣絮，尤尚苛也，是谓何疾？岐伯曰：荣气虚，卫气实也，荣气虚则不仁，卫气虚则不用，荣卫俱虚则不仁且不用，肉如故也。”“肉苛”即肌肉麻木不仁，是肌痹主要症状之一。《诸病源候论・风病诸候・风湿痹手足不遂候》详细辨证分析了肌痹主要症状产生的机制：“人腠理虚者，则由风湿气伤之，搏于血气，血气不行，则不宣，真邪相击，在于肌肉之间，故其肌肤尽痛，然诸阳之经，宣行阳气，通于身体，风湿之气，客在肌肤，初始为痹，若伤诸阳之经，阳气则迟缓，而机关弛纵，筋脉不收摄，故风湿痹而复身体手足不随也”。从而证实人体患病是“虚邪风湿气”所致。现代遗传学认为，MCTD 发病的基本条件与 HLA 抗原有相关性，有肌炎表现 MCTD 患者中 HLA-DR4、DR- 抗原频率增高（$P < 0.05$）。患者血清免疫球蛋白 IgG、IgA，补体 C3、C4，肌酶 AIT、IDH 的含量与病情有关。血清中赖氨酰氧化酶样蛋白 2（LOXL-2）在 SSc 和 MCTD 活动期患者的血清中高表达，可能与 LOXL-2 促进组织纤维化及血管炎的发生相关。有抗 Ro52 抗体（又称抗 TRIM21 抗体）的普遍存在。此外，滤泡辅助性 T（Tfh）细胞发育和功能障碍可导致免疫系统紊乱，引起多种结缔组织病发生。有学者认为，卫强营弱是结缔组织病相关间质性肺病的病机之一，卫气强盛可造成自身免疫应答过度活化，攻击自身正常结缔组织；营气羸弱可导致人体滋养濡润作用减弱，肺叶津枯，形成以肺痿为代表的肺部慢性虚损性疾患。当卫强营弱病机存在时，自身免疫机制激活，表现为结缔组织相关间质性肺病，从而证明本病与基因相关。

（二）外感毒邪是引起 MCTD 发病的外因

肌痹的形成，中医将外因责之于风寒湿。如《素问・长刺节论》曰：“病在肌肤，肌肤尽痛，名曰肌痹，伤于寒湿。”此外，中医还认识到“阴阳毒”是由毒邪所致。唐代王焘《外台秘要・温病论病源》指出，“其冬月温暖之时，人感乖候之气，未即发病，全春或被积寒所折，毒气不得泄，至天气暄热，温毒始发，则肌肉斑烂也”。指出毒气是引起本病的始发因素，且为伏毒所致。有研究表明结缔组织相关肺动脉高压（CTD-PAH）患者相关肠道菌群分布变化与外周血 T 淋巴细胞亚群和细胞因子有明显的相关性。通过血清 KL-6 水平可观察到结缔组织病相关肺间质病变的严重程度，从影像学角度来看，其在 UIP 型患者以及Ⅲ级患者中具有较高的表达水平，其对于本病的病情指导具有重要意义。说明本病与病原微生物感染有一定相关性。

三、从毒辨证

杨仓良主任医师提出对所有风湿病（痹证）辨证，皆要抓住“毒”这个核心，首先进行辨病，用现代医学的诊断标准分辨出所属病种，然后用中医“八毒辨证法”进行辨证，分辨出风、寒、湿、热、燥、痰、瘀、虚等毒证的不同病性特点，为论治打下基础。混合性结缔组织病属于狭义毒邪所致毒证，可因病因病机不同产生不同的毒痹证。据临床所见，本病用“八毒辨证法”分辨出早期以“热毒痹阻证”居多，“湿毒痹阻证”次之，“风毒痹阻证”“燥毒痹阻证”再次之；中期以“瘀毒痹阻证”较多，“痰毒痹阻证”次之；晚期以“虚毒痹阻证”居多，“阴虚毒痹证”次之，“阳虚毒痹证”再次之，而且以合邪致病居多，并会因侵犯脏腑不同，而产生若干兼证。具体如下。

（一）热毒痹阻证

症见高热不恶寒或稍恶寒，颜面红赤，红斑红疹，咽干口燥，渴喜冷饮，尿赤短少，口舌生疮，关节酸痛，手浮肿呈腊肠样肿胀，肢端皮肤变化明显或白或青紫，掌指瘀点，眼睑紫蓝，舌红，苔黄或舌红绛少苔，脉滑数或洪数。

（二）湿毒痹阻证

症见身热不畅，肢体肌肉、关节酸痛、肿胀，痛有定处，晨僵，乏力，胸脘痞闷，小便黄赤，舌体胖，苔微黄腻，脉濡或缓。

（三）风毒痹阻证

症见发热恶风，肢体肌肉、关节酸痛，咽痛咳嗽，眼睑浮肿，面部及全身皮肤肿胀，或多样红斑皮疹，手指浮肿，肢端发白或青紫，舌淡红，苔白，脉数。

（四）燥毒痹阻证

症见肌肉、关节疼痛，低热，面红，口干，鼻干，咽干，眼干，肌肤干燥，小便少，大便干结，舌红，脉数。

（五）瘀毒痹阻证

症见手足瘀点累累，斑疹斑块暗红，手浮肿呈腊肠样肿胀，双手白紫相继，双腿青斑如网，脱发，舌烂。现代医学检查可见骨糜烂和皮下硬结，眼睑紫蓝，小便短赤，有蛋白血尿却无水肿，低热或自觉烘热，淋巴结肿大，烦躁不安，舌红苔薄或舌光红，边有刺或有瘀斑或舌烂，脉细弦数。

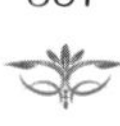

（六）痰毒痹阻证

症见手指肿胀，皮肤发硬或有瘀斑，关节疼痛或伴肿胀，皮下结节，咽中如有物梗阻，吞咽困难，或有胁下癥瘕，或惊悸怔忡，或有头痛，舌质暗，舌苔白腻，脉弦滑。

（七）虚毒痹阻证

症见面色无华，但时有潮红，指甲亦无华，神疲乏力，畏寒肢冷，但时而午后烘热，口干舌燥，斑疹暗红，面浮肿，眼睑紫蓝，手浮肿呈腊肠样肿胀，指尖皮肤变硬，甚至溃疡和坏死，肢端或白或青紫，两腿浮肿如泥，进而腰股俱肿，关节、肌肉酸痛、麻木无力，纳呆食少，脘腹胀满，小便短少，舌体胖，舌质偏红或偏淡，苔薄白或薄腻，脉弦细或细数或细弱。现代医学检查有蛋白尿、血尿。

（八）阴虚毒痹证

症见肢体关节、肌肉疼痛，手指肌肉变薄，皮肤发硬，皮肤斑疹，或有口渴咽干，目睛干涩，口干不欲饮，五心烦热，潮热盗汗，下午尤甚，舌红，无苔，脉细数。

（九）阳虚毒痹证

症见关节、肌肉酸痛无力，手指肿胀发亮或变硬，或有指端溃破、创面暗红，皮肤可见暗红色疹，畏寒肢冷，腰膝酸软无力，面色㿠白，或见周身浮肿，或腹胀腹痛，纳呆便溏，小便清长。舌质淡，舌苔薄白，脉沉弱。

（十）邪毒伤肾证

症见畏冷，面色萎白，或产后有烘热感，神疲乏力，腰酸腿软，高热不退，烦躁不安，甚至神昏乱语，面部红斑，关节疼痛，双下肢浮肿，或血尿或小便不利，腰痛，血压偏高，舌红淡或紫暗，苔黄，脉洪大或弦数。现代医学检查可见肾脏损害。可见于膜性肾小球肾炎、肾病综合征、肾血管高血压危象。

（十一）邪毒伤肺证

症见咳喘气短，发热，胸痛，气喘，呼吸困难，咳嗽，乏力，呼吸急促，舌质淡，苔白或微黄，脉浮数。现代医学检查可见肺胸膜受累。胸部放射线检查示：间质性改变，胸膜渗出，肺浸润，胸膜增厚，肺动脉高压。

（十二）邪毒伤心证

症见发热，胸痛，胸闷，心悸，心前区疼痛，心动过速，或惊悸怔忡，或见头痛，抽搐，或伴形消颧红，舌苔薄白，脉数。现代医学检查可有心包炎、心膜炎、心包积液、充血性心力衰竭、束支传导阻滞。超声心动图结果异常，可见右室肥厚、右房增大和心室间传导障碍。

（十三）邪毒伤脑证

又称弥漫性狼疮性脑炎，症见昏迷，抽搐，牙关紧闭，头痛，恶心呕吐，二便失禁，舌苔白腻，脉多轻滑、弦数。现代医学检查可有三叉神经病变、偏头痛、发热和肌痛、脑膜刺激征、癫痫样发作、器质性精神综合征、多发性周围神经病变、脑栓塞和脑出血。脑脊液检查提示：无菌性脑膜炎。

（十四）邪毒伤胃证

症见胃脘疼痛，腹痛，食欲减退，胸脘懑闷，恶心呕吐，大便不调，舌淡，苔白，脉弦紧或滑或细数或沉细。

（十五）邪毒伤血证

症见头晕，乏力，心悸，气短，自汗，皮疹，舌淡，苔白，脉沉细无力。或见四肢发斑，鼻及牙龈出血，便血，舌红，少苔或光苔，脉细数或弦细数。现代医学检查发现：贫血，Coombs 实验阳性，白细胞减少，血小板减少，血栓性血小板减少性紫癜，ANA 和抗 U1–RNP 抗体均为阳性，高丙种球蛋白血症。

（十六）邪毒伤脉证

症见头晕、头痛、晕厥，下肢青筋暴露，舌红，苔微黄，脉数或无脉。现代医学检查：抗内皮细胞抗体阳性。

除以上十六证外，混合性结缔组织病往往还有风湿、湿热等合邪致病，也有寒热错杂、痰瘀互结、内热外寒等杂合病证，临床可根据病情变化分证型而寻找主因以论治。

四、从毒论治

混合性结缔组织病属于狭义毒邪所致毒证，临床有“热毒、湿毒、风毒、燥毒、瘀毒、痰毒、虚毒、阴虚毒、阳虚毒、邪毒伤肾、邪毒伤肺、邪毒伤心、邪毒伤脑、邪毒伤胃、邪毒伤血、邪毒伤脉”等之分。杨仓良主任医师提出对其治疗要在辨证分型基础上进行量毒施治，并根据“毒者攻之”“热者寒之”“湿者利之”“风者祛之”“燥者润之”“痰者化之”“瘀者逐之”“虚者补之”的原则进行有的放矢的治疗，才能获事半功倍之效。本病属于较难治疗的常见风湿病，除辨证使用以下方药外，还要配合中成药以及针灸等中医外治法，必要时还要量情施以“以毒攻毒”的西药“杂合以治”，才能取得最佳疗效。

（一）热毒痹阻证

［**治则**］清热解毒，宣痹通络，止痛除痹，以清热攻毒汤治之。

（二）湿毒痹阻证

［**治则**］祛湿泄毒，止痛通络，以利湿攻毒汤治之。

（三）风毒痹阻证

［**治则**］祛毒解表，散风通络，以祛风攻毒汤治之。

（四）燥毒痹阻证

［**治则**］润燥攻毒，清热养阴，以润燥攻毒汤治之。

（五）瘀毒痹阻证

［**治则**］活血化瘀，制毒通经，以逐瘀攻毒汤治之。

（六）痰毒痹阻证

［**治则**］化痰通络，攻毒散结，以化痰攻毒汤治之。

（七）虚毒痹阻证

［**治则**］扶正攻毒，强筋健骨，以补气攻毒汤治之。

（八）阴虚毒痹证

［**治则**］滋阴攻毒，清热润燥，以滋阴攻毒汤治之。

（九）阳虚毒痹证

［**治则**］温阳散寒，攻毒通络，止痛除痹，以温阳攻毒汤加减治之。

［**加减变化**］由于本病为毒邪所致疾病，其病理机制为毒邪亢盛，免疫功能亢进或免疫功能紊乱，治用温阳攻毒汤为主，用昆明山海棠易肉桂。

（十）邪毒伤肾证

［**治则**］补肾养阴，利水攻毒，以护肾攻毒汤治之。

（十一）邪毒伤肺证

［**治则**］清热润燥，清肺攻毒，以护肺攻毒汤治之。

（十二）邪毒伤心证

［**治则**］清心泻火，攻毒通脉，以护心攻毒汤治之。

（十三）邪毒伤脑证

［**治则**］清心开窍，攻毒通脉，以清脑攻毒汤治之。

（十四）邪毒伤胃证

［**治则**］健脾清热，护胃攻毒，以清胃攻毒汤治之。

（十五）邪毒伤血证

［**治则**］养阴清热，凉血止血，以凉血攻毒汤加减治之。

［**处方**］生地黄 12.0　玄参 11.0　赤芍 15.0
羊蹄根 13.0　生甘草 19.0　牡丹皮 16.0
水牛角 14.0　寒水石 18.0　白花蛇舌草 17.0
制马钱子 0.4 分次冲服　全蝎 4.0 冲服　蜂蜜 55mL　水煎服

［**加减变化**］由于本病为自身免疫性疾病，其病理机制为毒邪亢盛，免疫功能亢进或免疫功能紊乱，治用凉血攻毒汤为主，用生地黄易葎草，水牛角易生地。

（十六）邪毒伤脉证

［**治则**］清热通脉，活络攻毒，以通脉攻毒汤治之。

五、杂合以治

参照本章“第一节　类风湿关节炎”及“第三节　系统性红斑狼疮”的相关内容。

六、毒疗验案

清热利湿、攻毒通络法治疗混合性结缔组织病案

王某某：女，39 岁，2018 年 5 月 5 日初诊。

主诉：双膝疼痛伴双下肢无力 2 年，高热伴关节疼痛加重 6 天。

现病史：患者于 2 年前无明显诱因出现双膝疼痛伴双下肢无力，就诊于宁夏某三甲医院，诊断为“结缔组织病”，给予对症止痛、免疫抑制、改善循环、调节骨盐代谢、醋酸泼尼松龙等药物治疗 14 天后关节疼痛缓解，双下肢无力症状减轻。因长期口服醋酸泼尼松龙，上述症状未再反复，遂自行将醋酸泼尼松龙慢慢递减至 1/4 片后，即出现高热症状，体温最高时 40.1℃，且关节疼痛，双下肢无力。后就诊于我院，门诊以“混合性结缔组织病”收入院。现症见：双膝疼痛，双下肢沉重无力，发热 37.5 ～ 38.7℃，晨僵＞ 2 小时，持续时间超过 2 年，身重疲乏，怕冷，眠差，纳差，二便调，舌红体胖，苔薄，脉细数。

辅助检查：WBC 4.37×10^9/L，Hb 81g/L，CRP 184.82mg/L，ESR 112mm/h，Fe 0.85μmol/L。

从毒辨证分析：患者以“膝关节疼痛、僵硬，沉重、高热，化验检查示血沉（ESR）、C 反应蛋白（CRP）皆异常升高”为主要临床表现。符合 Sharp MCTD 诊断标准。患者以高热、关节疼痛为主要临床表现，属中医“湿热毒痹”范畴。杨仓良主任医师认为 MCTD 属重叠或混合性自身免疫性疾病，以毒为病因，以邪毒伤骨（免疫功能亢进）为基本病机。本为毒邪亢盛之体，复用激素治疗，使毒邪更加猖獗，阴阳格拒，故高热不退；毒损筋骨关节，故关节疼痛；所兼湿邪重着，故下肢无力；毒邪痹阻关节，故晨僵。舌红、苔黄腻、脉濡数皆为湿热毒盛，痹阻关节舌脉之象，特制定诊疗方案如下。

诊断：中医诊断为痹证（湿热毒痹证重症）。

西医诊断为混合性结缔组织病。

中医治疗

［**治则**］清热利湿，攻毒通络。

［**方名**］清热利湿攻毒汤加减。

［**处方**］半边莲 12.0　　制商陆 11.0　　蒲公英 15.0

水牛角 13.0　　生甘草 19.0　　汉防己 16.0

蚕沙 14.0　　白花蛇舌草 18.0　　昆明山海棠 17.0 先煎1h

蜂蜜 55mL

5 剂，混合，纳入蜂蜜水煎，第 1 次煎 15 分钟滤出，第 2 次煎 20 分钟滤出，第 3 次煎 25 分钟滤出，将 3 次滤出液分 5 次（2 天）饭后温服。

中成药：雷公藤片口服，清开灵注射液静脉滴注。

外治法：放血排毒，火针泄毒，熏洗排毒，外敷拔毒（具体用法见本章“第一节 类风湿关节炎”相关内容）。

二诊（2018-5-11）：服用 5 剂后，患者肢体关节疼痛明显减轻，活动功能改善，发热症状较昨日减轻，无特殊不适。在原方基础上，除昆明山海棠、制商陆、蜂蜜外，余各味药再增加 10g，处方如下。

半边莲 22.0　　制商陆 11.0　　蒲公英 25.0

水牛角 23.0　　生甘草 29.0　　汉防己 26.0

蚕沙 24.0　　白花蛇舌草 28.0　　昆明山海棠 17.0 先煎1h

蜂蜜 55mL

5 剂，用法同上。

其他治疗方法：中成药、外治法及输液不变。

三诊（2018-05-22）：患者服用上方后，体温正常，关节偶有疼痛，双下肢无力减轻，复查血常规：CRP 80.52mg/L，ESR 82mm/h，Hb 95g/L，说明病情有明显改善，诊疗方法不变，在原方基础上，除昆明山海棠、制商陆、蜂蜜外，余各味药再增加 10g，处方如下。

半边莲 32.0	制商陆 11.0	蒲公英 35.0
水牛角 33.0	生甘草 39.0	汉防己 36.0
蚕沙 34.0	白花蛇舌草 38.0	昆明山海棠 17.0 先煎 1h
蜂蜜 55mL		

5 剂，用法同上。

其他治疗方法：中成药、外治法及输液不变。

出院小结（2018-5-27）：体温正常，关节时有痛，为巩固病情，出院时带上方 10 剂，继续服用，后再服上方加减 40 剂，2 月后随访，病情稳定。

按语：本病案属混合性结缔组织病之热毒与湿毒合邪致病，以毒为病因，以邪毒伤骨（免疫功能亢进）为病机。热毒、湿毒合邪传入气分，或外邪由表入里化热的湿热毒痹证。因热邪传入气分，遏阻气分，引发壮热；或兼湿毒之邪郁阻于肌表、关节、肌肉、经络所致肢体肌肉、关节酸痛、肿胀，晨僵，舌红，舌体胖，苔白腻，脉濡数。本为毒邪亢盛之体，复用激素治疗，使毒邪更加猖獗，阴阳格拒，故高热不退；毒损筋骨关节，故关节疼痛；所兼湿邪重着，故下肢无力；毒邪痹阻关节，故晨僵。湿热毒痹证，由热毒与湿毒合邪致病，故应以清热利湿、攻毒通络为大法；以中医天人相应观及中药归经理论为基础，以有毒中药为主，无毒中药为辅，以《周易》先天八卦的数字为剂量，从而形成八卦九宫阵形的清热利湿攻毒汤加减进行对证治疗。选昆明山海棠、制商陆、半边莲、汉防己为主药、将药，四味药皆为有毒之品。昆明山海棠为苦辛微温有毒之品，以 7 数居艮位入胃经（脾与胃相表里），可行祛风除湿、舒筋解毒、抑制免疫之效；制商陆辛平有毒，以 1 数居乾位入大肠经，行泄下利水、消肿散结之效；再以辛微寒有毒之半边莲，以 2 数居兑位入肺经，行利水消肿、清热解毒之效；汉防己为辛甘微温有小毒之品，以 6 数居坎位入肾经，可行解表祛风散湿之效。再以甘辛温之蚕沙，以 4 数居震位入肝经，行祛风除湿、和胃化浊之效；苦甘寒之蒲公英，以 5 数居巽位入胆经（肝与胆相表里），行清热解毒、利湿之效；甘苦寒之白花蛇舌草，以 8 数居坤位入脾经，行清热利湿、解毒之效；甘平之生甘草，以 9 数居中宫位入十二经，行补中益气、泻火解毒、调和药性之效。以甘平能解毒、调和诸药之蜂蜜，以 55 天地之数为剂量，行清热、补中、润燥、止痛之效。全方共奏清热利湿、攻毒通络之功。同时通过剂量变换中的四个步骤，根据病情“制定方案，循序推进”。在初诊时，采用小剂量以“小试锋芒，投石探路”；二诊时，采用适中剂量以“兵戎相见，直捣巢穴”；三诊时，采用大剂量以“奋力搏击，祛邪务尽，中病即止”；出院时，维持大剂量直至达到临床病情控制，诸症全部消失，即停止一切药物。在住院期间同时还配合使用有大毒的雷公藤片，以及放血排毒、火针泄毒、熏洗排毒等外治法，以辅助上述中药发挥以毒攻毒之效，从而达到毒去正安之目的。

（高应兵）

第十一节　从毒论治雷诺综合征

雷诺综合征，类似于中医“脉痹”“寒痹”等病证，由凶猛而顽强的毒邪所致，以蚀骨、损筋、伤脏为害，终使关节变形及瘫痪，非用峻猛而显著的攻毒疗法不可！

——杨仓良

雷诺综合征（Raynaud’s syndrome），又称肢端动脉痉挛症，是肢体动脉特别是小动脉在受冷或情绪波动后，所出现的阵发性痉挛。多发于手或手指，其次是脚趾及面颊和耳部，呈现苍白色，发作缓解后依次转变为青紫和潮红等症状的疾病。雷诺现象（Raynaud phenomenon）系指由于可逆性动脉痉挛所致，以双侧对称肢端为主的发作性缺血，具有麻木、疼痛及皮肤苍白、发绀与潮红三相色泽改变的临床现象。常由受冷或精神打击促发。此病原因不明，有专家认为，属原发性者称为雷诺病（Raynaud disease）；部分可继发于多种系统疾病，以风湿病尤其硬皮病最多见。近年来众多研究资料显示，大多数雷诺病病人在发作后不同的时间内会出现其他相关疾病的临床表现，如系统性红斑狼疮、血栓闭塞性脉管炎等。因此多数权威学者认为，区分雷诺病和雷诺现象并不合理，随着时间的推移和诊断方法的改进，原发疾病迟早会被诊断出来，因而现在一般统称为雷诺综合征。

一、从毒立论

中医没有雷诺综合征的病名，相似的症状见于“脉痹”“寒痹”“四肢逆冷”“手足厥寒”“手足厥逆”“手足寒”等，《伤寒论》将此病归于“阴证”的范畴。杨仓良主任医师以毒邪学说为理论依据，认为雷诺综合征的一切生理病理异常反应，都属于“邪毒”，这种“邪毒”有显著的毒力和损害性。检查发现毛细血管外形扭曲、缠绕、管袢减少；重型病例可见毛细血管大多扩张，呈环状或不规则卷曲状，管袢内血流缓慢淤滞。发作期可见与指端苍白 – 发绀 – 潮红相应的血管功能性改变；血液检查示抗核抗体、类风湿因子、免疫球蛋白、电泳、补体、抗 DNA 抗体、冷球蛋白及 Coombs 试验检查等一系列生理病理异常反应，皆可视为狭义之毒邪范畴，而自身抗体及免疫复合物因具有显著的损伤性，可视为“邪毒”范畴。同时本病具有以下特征：缠绵难愈，反复发作，无特效药物治疗的“顽固性”；病因不清，病机不详的“疑难性”；手指皮肤时而变白，时而发绀，病情易于变化及传变的“善变性”；临床表现的多样性，复杂性，合邪致病的“兼夹性”；有些证型疼痛剧烈，指尖溃疡、皮肤硬化、坏疽的“剧烈性”。以上符合毒邪致病十条临床特征之六条，故归于毒病（证）范畴，提出从毒论治雷诺综合征的诊疗思路和学术观点。

二、从毒审因

现代医学对本病的病因未完全明确，可能与中枢神经系统功能失调、血循环中肾上腺素和去甲肾上腺素含量增高有关；也可能与弥漫性结缔组织病如硬皮病、混合性结缔组织病、皮肌炎、系统性红斑狼疮、干燥综合征、结节性多动脉炎、乙型肝炎抗原所致的血管炎、药物所致的血管炎等有关；还有可能与影响神经血管机制的因素及内分泌或遗传等有关。中医认为本病多为气虚血瘀、素体阳虚、情志失调、寒邪乘袭所致。杨仓良主任医师根据中医毒邪学说及现代医学研究认为，阳气不足，虚毒内生是雷诺综合征的内因；寒湿毒邪入侵是引起雷诺综合征的外因；瘀毒内生，经络阻滞是雷诺综合征发病的病理基础。

（一）禀赋阳虚，虚毒内生是雷诺综合征的内因

本病患者多为禀赋不足的阳虚体质，故容易感受外邪。《素问·厥论》中提到手足寒的病机为：“春夏则阳气多而阴气少，秋冬则阴气盛而阳气衰。此人者质壮，以秋冬夺于所用，下气上争不能复，精气溢下，邪气因从之而上也，气因于中，阳气衰，不能渗营其经络，阳气日损，阴气独在，故手足为之寒也。”又说：“阳气衰于下，则为寒厥……”故本病病因为脾肾阳虚，外受寒毒之邪侵袭而发。《素问·调经论》又说：“阳虚则外寒……阳受气于上焦，以温皮肤分肉之间，今寒气在外，则上焦不通，上焦不通，则寒气独留于外，故寒栗。”《伤寒论·厥阴篇》说：“凡厥者，阴阳气不相顺接，便为厥。厥者，手足逆冷者是也。”各种原因导致的阴阳气不相顺接，阴阳离决，阳气不达于四末，也可以导致手足失于温养而逆冷。说明“厥”的关键病机为阴阳离决或阳衰阴盛导致阳气不通或阳气不足；手足为手足阴经和阳经的交汇处，阴阳经气不相顺接，或者阳气衰，阴气盛，手足经络无以温煦，就会产生逆冷现象。有人发现雷诺综合征患者存在异常的肾上腺受体、血小板上受体明显增高，血小板聚集试验血浆纤维结合蛋白测定全部增高。说明雷诺综合征患者发病有先天因素和微循环障碍。

（二）寒湿毒邪入侵是引起雷诺综合征的外因

本病临床常有久居潮湿、寒冷之地的经历，或长期使用冷水的经历，所以寒湿阻络，毒损经脉，引起不通则痛之证。《素问·举痛论》说：“寒气客于厥阴之脉……寒气客于脉中，则血涩脉急，故胁肋与少腹相引痛矣”“寒气入经而稽迟，泣而不行，客于脉外则血少，客于脉中则气不通，故卒然而痛。”《医宗金鉴》也说：“脉痹，脉中血不和而色变也。”

（三）瘀毒内生，经络阻滞是雷诺综合征发病的病理基础

本病在阳虚体质基础上感受寒湿之邪导致血脉痹阻，则引起疼痛、忽冷忽热、忽白忽紫的血脉不通、血脉损伤之证。《素问·举痛论》认为“脉寒则缩踡，缩踡则脉绌急，急则外引小络，故卒然而痛”，提出血涩、血瘀是引起血脉不畅，瘀血疼痛的重要病机。有研究发现，雷诺现象存在血管痉挛，血液黏度增高，血流速度减慢，红细胞变形能力减低，聚集性增强，组织缺氧，血管内皮细胞损伤，微血管通透性、脆性增加等病理现象。因此认为甲襞微循环可为雷诺综合征的诊断提供必要的病理依据。

三、从毒辨证

杨仓良主任医师提出对所有风湿病（痹证）辨证，皆要抓住“毒”这个核心，首先进行辨病，用现代医学的诊断标准分辨出所属病种，然后用中医“八毒辨证法”进行辨证，分辨出风、寒、湿、热、燥、痰、瘀、虚等毒证的不同病性特点，为论治打下基础。雷诺综合征属于狭义毒邪所致毒证，可因病因病机不同产生不同的毒痹证。据临床所见，本病用“八毒辨证法”分辨出早期以“寒毒痹阻证”居多，“热毒痹阻证”次之，“湿毒痹阻证”再次之，“风毒痹阻证”“燥毒痹阻证”较少；中期以“瘀毒痹阻证”较多，“痰毒痹阻证”次之；晚期以“阳虚毒痹证”居多，“气虚毒痹证”次之，“阴虚毒痹证”再次之，“血虚毒痹证”较少，而且以合邪致病居多，并会因侵犯脏腑不同，而产生若干兼证。具体如下。

（一）寒毒痹阻证

症见肢端发凉、冰冷，呈苍白或淡红色，受寒或情绪刺激即刻发病，冬季明显加重，夏季缓解，舌质淡，舌苔薄白，脉微细。

（二）热毒痹阻证

血瘀日久化热，热聚生毒而致手指或足趾局部发生轻浅溃疡，甚或发生局部坏疽，其指（趾）发热、发红、肿胀、疼痛，舌质红，苔黄腻、脉弦涩。

（三）湿毒痹阻证

症见肢端酸痛、微肿胀，痛有定处，晨僵，舌体胖，苔白腻，脉濡或缓。

（四）风毒痹阻证

症见肢端游走性窜痛，恶风，病情忽轻忽重，舌质淡白，苔薄白或腻，脉浮。

（五）瘀毒痹阻证

症见间歇性发作，手足指（趾）苍白发冷，渐转青紫，伴有麻木、刺痛感，得温

缓解，舌暗紫而淡，舌边有瘀斑，脉涩而沉。

（六）虚毒痹阻证

症见肢体肌肉、关节困（酸）痛，关节僵硬、变形、强直，并可因气、血、阴、阳诸虚的不同而主证亦有不同。另外，也可因虚损及毒邪浸渍脏腑而表现出不同的证型。

（七）阳虚毒痹证

症见关节冷痛、肿胀，畏寒肢冷，腰膝酸软无力，手足不温，面色㿠白，形寒喜暖，上午尤甚，动则益甚，舌质淡胖嫩，舌苔白腻，脉沉细无力。

（八）气虚毒痹证

症见关节变形，动则疼痛加剧，肢体麻木萎缩，筋惕肉瞤，自汗，气短，乏力，腰膝酸软无力，倦怠懒言，舌淡，苔薄白，脉虚弱无力。

（九）阴虚毒痹证

症见肢体肌肉、关节疼痛、肿大、变形、僵硬，肌肤酸楚或不仁，筋肉挛缩，虚烦不寐，眼鼻干燥，口干不欲饮，五心烦热，潮热盗汗，下午尤甚，舌红，无苔，脉细数。

（十）血虚毒痹证

症见关节、肌肉疼痛无力，肢体麻木，肌肉萎缩，关节变形、屈伸受限，头晕目眩，面色无华，女子月经量少，舌淡，苔白，脉细弱。

除以上十证外，雷诺综合征往往还有风寒、风湿、湿热等合邪致病，也有寒热错杂、痰瘀互结、气阴两虚等杂合病症，临床可分证型而寻找主因以论治。

四、从毒论治

雷诺综合征属于狭义毒邪所致毒证，临床有“寒毒、热毒、湿毒、风毒、瘀毒、虚毒、气虚毒、血虚毒、阴虚毒、阳虚毒”等之分。杨仓良主任医师提出对其治疗要在辨证分型基础上进行量毒施治，并根据“毒者攻之”“热者寒之”“寒者热之”“湿者利之”“风者祛之”“瘀者逐之”“虚者补之”的原则进行有的放矢的治疗，才能获事半功倍之效。本病属于较难治疗的常见风湿病，除辨证使用以下方药外，还要配合中成药以及针灸等中医外治法“杂合以治”，才能取得最佳疗效。

（一）寒毒痹阻证

［**治则**］温经散寒，攻毒通络，以散寒攻毒汤治之。

（二）热毒痹阻证

[**治则**] 清热解毒，宣痹通络，以清热攻毒汤治之。

（三）湿毒痹阻证

[**治则**] 祛湿泄毒，止痛通络，以利湿攻毒汤治之。

（四）风毒痹阻证

[**治则**] 祛毒解表，散风通络，以祛风攻毒汤治之。

（五）瘀毒痹阻证

[**治则**] 活血化瘀，制毒通经，以逐瘀攻毒汤治之。

（六）虚毒痹阻证

[**治则**] 扶正攻毒，强筋健骨，以扶正攻毒汤加减治之。

（七）气虚毒痹证

[**治则**] 补气攻毒，调和营卫，以补气攻毒汤治之。

（八）血虚毒痹证

[**治则**] 活血攻毒，通经活络，以活血攻毒汤治之。

（九）阴虚毒痹证

[**治则**] 滋阴攻毒，清热润燥，以滋阴攻毒汤加减治之。

（十）阳虚毒痹证

[**治则**] 温阳攻毒，散寒通经，以温阳攻毒汤治之。

五、杂合以治

参照本章“第一节　类风湿关节炎”相关内容。

六、毒疗验案

散寒攻毒、祛风解表法治疗雷诺综合征案

孙某：女，34 岁，2018 年 10 月 27 日初诊。

主诉：多关节疼痛 1 年余，加重伴双手指尖变白、变紫 20 天。

现病史：患者于 1 年前生第 2 胎后调养不慎，出现全身多关节游走性疼痛，以双手指远端指间关节、双肩、颈项、双腕、双肘、双膝、双踝关节为主，未曾重视。入院前 20 天，上述症状加重，双手指尖遇冷变白变紫，麻木疼痛、抚之冰凉，双足彻夜难温，易疲劳，遂来本院，门诊以“雷诺综合征”收住入院。病程中患者恶风寒，思睡，睡眠差、多梦，月经量少，面色萎白无华，纳可，二便调，舌淡红，苔薄白，脉细涩。

体格检查：神志清，精神差，咽部无充血，扁桃体不大，双肩、颈项、双腕、双肘、双手指远端指间关节、双膝、双踝关节压痛阳性，活动痛阳性，双手指遇冷变白变紫，抚之冰凉，双下肢无水肿。

辅助检查：风湿四项未见异常，血常规未见异常，胸部 X 线未见异常，双手 X 线未见异常。

从毒辨证分析：患者以“多关节疼痛伴双手指尖关节变白、变紫”为主要临床表现，符合雷诺综合征诊断标准。全身多关节游走性疼痛，双手指尖遇冷变白变紫，麻木疼痛，抚之冰凉，双足彻夜难温，中医辨病为“脉痹”。患者为青年女性，产后多虚多瘀，复感风寒湿之邪，痹阻经脉，经脉不通，故见多关节疼痛；风为百病之长，易夹杂他邪，善行数变，故见疼痛呈游走性；气血不通，寒瘀互结，故见双手指变白变紫、麻木；卫表不固，阳气被遏，故见双手冰凉，易疲劳，双足彻夜难温，恶风寒；结合舌淡红、苔薄白、脉细涩之脉象，特制定诊疗方案如下。

诊断：中医诊断为脉痹（风寒毒痹证）。

西医诊断为雷诺综合征。

中医治疗

［**治则**］扶正祛风，散寒攻毒。

［**方名**］扶正祛风散寒攻毒汤。

［**处方**］

细辛 12.0	透骨草 11.0	仙茅 15.0
制川乌 13.0 先煎 2h	炙甘草 19.0	羌活 16.0
海风藤 14.0	青风藤 18.0	昆明山海棠 17.0 先煎 1h
黑豆 55 颗	黄酒 55mL	蜂蜜 55mL

5 剂，混合，纳入蜂蜜水煎，第 1 次煎 15 分钟滤出，第 2 次煎 20 分钟滤出，第 3 次煎 25 分钟滤出，将 3 次滤出液与黄酒混合后，分 5 次（2 天）饭后温服

［**注意事项**］昆明山海棠见祛风攻毒汤，制川乌见散寒攻毒汤。

外治法：放血排毒、火针泄毒、熏洗排毒、外敷拔毒（具体治疗方法参见本章“第一节　类风湿关节炎”的相关内容）。

二诊（2018-10-6）：神志清，精神差，多关节游走性疼痛略减轻，麻木减轻，易疲劳、思睡好转，睡眠多梦，月经量少，面色萎白无华。治疗已有效果，为增强疗效，中药处方在原基础上除制川乌、昆明山海棠、细辛、黑豆、黄酒、蜂蜜外，每味药再增加 10g，处方如下。

细辛 12.0	透骨草 21.0	仙茅 25.0
制川乌 13.0 先煎 2h	炙甘草 29.0	羌活 26.0
海风藤 24.0	青风藤 28.0	昆明山海棠 17.0 先煎 1h
黑豆 55 颗	黄酒 55mL	蜂蜜 55mL

5 剂，用法同上。

其他治疗方法：中成药、外治法不变。

三诊（2018-10-15）：双手指冷痛减轻，四肢关节疼痛减轻，痛呈阵发性、游走性。在原方基础上，除制川乌、昆明山海棠、细辛、黑豆、黄酒、蜂蜜外，每味药再增加 10g，处方如下。

细辛 12.0	透骨草 31.0	仙茅 35.0
制川乌 13.0 先煎 2h	炙甘草 39.0	羌活 36.0
海风藤 34.0	青风藤 38.0	昆明山海棠 17.0 先煎 1h
黑豆 55 颗	黄酒 55mL	蜂蜜 55mL

5 剂，用法同上。

其他治疗方法：中成药、外治法不变。

出院小结（2018-10-20）：住院 15 天，经综合治疗，手足发白发紫之频率减少，程度减轻，因医保原因带上述中药 10 剂出院，回家后服用半年余，诸症悉除。随访 1 年，病情平稳未反复。

按语：妇人分娩，气血亏耗，气血互存互生，不足则卫外不固，腠理疏松，如调养不慎，风寒毒邪侵袭，气凝则血滞不通，留滞关节四肢而成本病。杨仓良主任医师认为该病因为血虚、阳虚，复感风寒毒邪，痹阻经络，经脉不通，症见关节疼痛，呈游走性；双手指变白变紫、麻木；双手冰凉，易疲劳，双足彻夜难温，恶风寒；舌淡红，苔薄白，脉细涩，皆属风寒毒痹证。以体虚感寒为病机，故应以扶正祛风、散寒攻毒为大法；以中医天人相应观及中药归经理论为基础，以有毒中药为主，无毒中药为辅，以《周易》先天八卦的数字为剂量，从而形成八卦九宫阵形的扶正祛风散寒攻毒汤进行对证治疗。选昆明山海棠、制川乌、细辛、仙茅、青风藤为主药、将药，五味药皆属有毒之品。昆明山海棠苦辛微温有毒，以 7 数居艮位入胃经（脾与胃相表里），行祛风除湿、舒筋解毒、抑制免疫之效；制川乌辛苦热有毒，以 3 数居离位入心经，行祛风除湿、温经止痛之效；细辛为辛温有毒之品，故以 2 数居兑位入肺经，可行解表散寒止痛之功；仙茅辛甘温有小毒，以 5 数居巽位入胆经（肝与胆相表里），行补肾壮阳、驱寒除湿之效；选辛苦平有小毒之青风藤，故以 8 数居坤位入脾经（脾与胃相表里），行祛风湿、通经络之效；再以辛温之透骨草，以 1 数居乾位入肺经，肺与大肠相表里，行祛风除湿、舒筋活血、治风湿痹痛之效；辛苦微温之海风藤，以 4 数居震位入肝经，以行祛风湿、通经络之效；辛苦温之羌活，以 6 数居坎位入肾经，行解表、解热、祛风湿之效；甘平之炙甘草，以9数居中宫位入十二经，行补中益气、调和药性之效。以甘平之黑豆以55天地之数为剂量，行解乌头毒、药毒之效；因本病主要为风寒之毒所致且以疼痛为主，故以甘苦辛热之黄酒为药引，以55天地之数，行能中能散、宣行药势、祛风、散寒利湿之效；再以甘平能解毒、调和诸药之蜂蜜，以55天地之数，行清热、补中、润燥、止痛之功效。全方共奏温经散寒、祛毒通络之功。同时通过剂量变换中的四个步骤，根据病情“制定方案，循序推进”。在初诊时，采用小剂量以“小试锋芒，投石探路”；二诊时，采用适中剂量以“兵戎相见，直捣巢穴”；三诊时，采用大剂量以“奋力搏击，祛邪务尽”；四诊时，维持三诊时的大剂量以“巩固疗效，中病即止”；出院时，维持大剂量直至达到临床病情控制服药达半年余，诸症全部消失时，即停止一切药物。在住院期间同时还配合使用有大毒的雷公藤片，以及放血排毒、火针泄毒、熏洗排毒、外敷拔毒等外治法，以辅助上述中药发挥以毒攻毒之效，从而达到毒去正安之目的。

（高应兵）

第十二节　从毒论治风湿性多肌痛

风湿性多肌痛，类似于中医“骨痹”“白虎历节”等证，由凶猛而顽固的毒邪所致，以蚀骨损筋伤脏为害，可使关节变形及瘫痪，故非用峻猛的以毒攻毒之法进行治疗！

——杨仓良

风湿性多肌痛（polymyalgia rheumatica，PMR）是一种以四肢近端肌肉的疼痛和僵硬为主要特征，伴血沉显著增快和非特异性全身症状的临床综合征。本病多发生于老年女性，有家族聚集性，并呈明显区域性分布。

一、从毒立论

风湿性多肌痛在中医文献中无相似的病名，与中医“痛痹”“肌痹”“历节”的症状极为相似。杨仓良主任医师以毒邪学说为理论依据，提出从毒论治PMR的学术观点，认为PMR的一切生理病理异常反应，均属于“邪毒”，这种“邪毒”有显著的毒力和损害性。如血红蛋白降低，血小板计数升高，血沉（ESR）显著增快，C反应蛋白（CRP）增高；肝功能异常；肩膝或髋关节有少量滑膜腔积液等生理病理异常反应，故将其归于“邪毒”范畴。同时风湿性多肌痛（PMR）具有以下特征：缠绵难愈，反复发作，无特效药物治疗的“顽固性”；病因不清，病机不详的“疑难性”；病理损害可累及颈、肩胛、骨盆肌肉病理损害的“广泛性”；病情易于变化及传变的“善变性”；临床表现多样性、复杂性，合邪致病的“兼夹性”；有些证型病情发展迅速、凶险、危重的“剧烈性”。以上符合毒邪致病十条临床特征之六条，故应归于毒病（证）范畴，提出从毒论治风湿多肌痛的学术观点。

二、从毒审因

风湿性多肌痛病因与发病机制尚不清楚，多数学者认为可能与遗传因素、环境因素、免疫因素、年龄及内分泌因素有关。中医认为本病为素体正虚、感受外邪、痰凝血瘀所致。杨仓良主任医师根据中医毒邪学说及现代医学研究认为，脾肾两虚、虚毒内生是 PMR 发病内因，湿热毒邪浸肌为 PMP 发病的外因，遗传及内分泌失调为 PMR 的病理基础，衰老及外伤是 PMR 的诱发因素。

（一）脾肾两虚，虚毒内生是 PMR 发病内因

《素问・长刺节论》载：“病在肌肤，肌肤尽痛，名曰肌痹。”《杂病源流犀烛》言：“湿喜归，流于关节，四肢疼痛而烦。”脾主运化水湿，脾土受困，运化失权，则湿毒内生；复感外邪，内外相引，湿热流注于肌肉关节而见疼痛。肾为“封藏之本，精之处也”，病久及肾，“精气夺则虚”，外邪乘虚而入，邪气滞留关节、肌肉，不通则痛，此即“皆因体虚……而成痹也”（《严氏济生方・五痹论治》），肾虚开阖失司，津液代谢不利，则腰膝酸软、尿少浮肿。所以脾肾两虚，气血不足，而诸毒内生，犯于肌肉肢节，而发为肌痛。现代研究结果显示，PMR 患者 CRP、IL-6 水平明显升高，ESR 速度明显加快，故 CRP、IL-6、ESR 也可视为机体产生的内毒物质。

（二）湿热毒邪浸肌为 PMR 的外因

《诸病源候论》中论述了湿热可致肌痹的病机：“人腠理虚者，则由风湿气伤之，搏于血气，血气不行，则不宣，真邪相击，在于肌肉之间，故其肌肤尽痛”。PMR 急性期肌肉常痛不可触，恶寒高热，关节肿痛，此时多为湿热之邪或风寒湿邪乘虚外侵，日久化生湿热凝涩筋脉而致。邪客肌肤，郁久化热，湿热凝滞肌肉而发病，若湿热蕴久不去亦将加重病情，病变迭出。有研究表明肺炎支原体、细小病毒 B19、腺病毒、呼吸道合胞病毒等病原体可能通过诱导单核细胞 / 树突状细胞活化，产生促炎细胞因子，进而诱发 PMR 发生发展。有临床提示感染或流感疫苗接种后触发的 PMR/GCA 与特定的人类白细胞抗原 HLA-DRB1 和 HLA-DQB1 有关，尤其是 HLA-DRB1* 04 和 HLA- DRB1* 1301。PMR 患者上肢受累时，全身炎症反应明显，伴随 PMR 相关的肌肉、骨骼不适症状。研究表明 PMR 患者血清 IL-6 水平明显升高，并与血沉和 CRP 正相关，提示 IL-6 在 PMR 发病机制中至关重要。

（三）遗传及内分泌失调为 PMR 的病理基础

研究认为 PMR 与 HLA-DR4 相关，提示遗传易感可能是本病的发病原因之一。另

外本病几乎均在50岁以上发病，提示与年龄有关。女性发病率明显高于男性，提示本病与内分泌激素变化可能也有一定相关性。PMR发病具有家族聚集性和地域种族差异。HLA-DRB1等位基因变异构成了PMR的基因危险因素。PMR患者中HLA-DRB1*0101/0102和HLA- DRB1* 0401等位基因显著增加，且HLA-DRB1 * 0101/0401等位基因可能影响PMR预后。细胞因子基因如IL-1RN* 2等位基因、IL-6基因 -174 G/C位置启动子多态性等均在一定程度上影响PMR发病。

（四）衰老及外伤是PMR病的诱发因素

研究发现下丘脑 - 垂体 - 肾上腺（HPA）轴的抑制可能与PMR发病有关。衰老导致抗炎激素如性腺和肾上腺激素（睾酮、脱氢表雄酮、雄烯二酮）的水平下降是HPA轴改变的重要原因，故PMR常发生于老年人群。免疫系统的衰老也与PMR发病相关，PMR患者中自然杀伤族2D受体（nature killer group 2D，NKG2D）优先在衰老的CD4CD28 —、CD8CD28 —以及CD8CD28 T细胞上表达，并上调炎症因子IFN-γ和TNF-α，参与PMR发病过程。有学者认为固有免疫系统功能异常可能是PMR的发病机制之一。

三、从毒辨证

杨仓良主任医师提出对所有风湿病（痹证）辨证，皆要抓住“毒”这个核心，首先进行辨病，用现代医学的诊断标准分辨出所属病种，然后用中医“八毒辨证法”进行辨证，分辨出风、寒、湿、热、燥、痰、瘀、虚等毒证的不同病性特点，为论治打下基础。风湿性多肌痛属于狭义毒邪所致毒证，可因病因病机不同产生不同的毒痹证。据临床所见，本病用“八毒辨证法”分辨出早期以“风毒痹阻证”居多，“寒毒痹阻证”次之，“湿毒痹阻证”再次之，“热毒痹阻证”“燥毒痹阻证”较少；中期以“瘀毒痹阻证”较多，“痰毒痹阻证”次之；晚期以“虚毒痹阻证”居多，“气虚毒痹证”次之，“血虚毒痹证”再次之，“阴虚毒痹证”较少，而且以合邪致病居多，并会因侵犯脏腑不同，而产生出若干兼证。具体如下。

（一）风毒痹阻证

症见肢体肌肉、关节游走性窜痛，恶风，舌质淡白，苔薄白或腻，脉浮。

（二）寒毒痹阻证

症见肢体肌肉、关节冷痛，畏寒，喜暖，肢凉，苔白，脉弦紧。

（三）湿毒痹阻证

症见肢体肌肉、关节酸痛，肿胀，痛有定处，晨僵，舌体胖，苔白腻，脉濡或缓。

（四）热毒痹阻证

症见肢体肌肉、关节热痛或烧痛，局部红肿、拒按，发热，喜冷，口渴，便干，舌质红，苔黄厚，脉数或滑数。

（五）瘀毒痹阻证

症见肢体肌肉、关节刺痛，固定不移，皮色暗，肌肤甲错、麻木不仁，面色黧黑，舌质紫暗或有瘀斑，舌苔黄，脉涩。

（六）痰毒痹阻证

症见肢体肌肉、关节顽麻肿胀，有结节或包块，关节僵硬变形、难以屈伸，胸闷痰多，舌质胖大，苔厚腻，脉滑。

（七）虚毒痹阻证

症见肢体肌肉、关节困（酸）痛，关节僵硬、变形、强直，并可因气、血、阴、阳诸虚的不同而主证亦有不同。另外，也可因虚损及毒邪浸渍脏腑而表现出不同的证型。

（八）气虚毒痹证

症见关节变形，动则疼痛加剧，肢体麻木萎缩，筋惕肉瞤，自汗，气短，乏力，腰膝酸软无力，倦怠懒言，舌淡，苔薄白，脉虚弱无力。

（九）血虚毒痹证

症见关节、肌肉疼痛无力，肢体麻木，肌肉萎缩，关节变形、屈伸受限，头晕目眩，面色无华，女子月经量少，舌淡，苔白，脉细弱。

（十）阴虚毒痹证

症见肢体肌肉、关节疼痛、肿大、僵硬，肌肤酸楚或不仁，筋肉挛缩，虚烦不寐，眼鼻干燥，耳鸣耳聋，口干不欲饮，五心烦热，潮热盗汗，下午尤甚，舌红，无苔，脉细数。

（十一）阳虚毒痹证

症见关节冷痛、肿胀，畏寒肢冷，手足不温，面色㿠白，形寒喜暖，上午尤甚，动则益甚，舌质淡胖嫩，舌苔白腻，脉沉细无力。

（十二）邪毒伤脉证

症见头晕、头痛、晕厥，运动失调，谵妄，听力丧失，抑郁，记忆减退，上肢间歇性运动障碍，下肢间歇性跛行，间歇性运动停顿，眠差，舌红，苔微黄，脉数或无脉。现代医学检查可有神经血管病变引致的继发性神经病变，如单神经炎、周围多神经炎、上下肢末梢神经炎、巨细胞动脉炎、无脉症。

（十三）邪毒伤脑证

症见头痛、头晕，运动失调，谵妄，听力丧失，复视，眼睑下垂，视力障碍，一侧或双侧失明，一过性视力障碍，黑蒙，舌苔白腻，脉滑或弦数。现代医学检查：脑缺血、中风、偏瘫、脑血栓等。

除以上十三证外，风湿性多肌痛往往还有风寒、风湿、湿热等合邪致病，也有寒热错杂、痰瘀互结、内热外寒等杂合病症，临床可根据病情变化分证型而寻找主因以论治。

四、从毒论治

风湿性多肌痛属于毒邪所致毒证，临床有“风毒、寒毒、湿毒、热毒、瘀毒、痰毒、虚毒、气虚毒、血虚毒、阴虚毒、阳虚毒、邪毒伤脉、邪毒伤脑”等之分。杨仓良主任医师提出对其治疗要在辨证分型基础上进行量毒施治，并根据“毒者攻之”“热者寒之”“寒者热之”“湿者利之”“风者祛之”“痰者化之”“瘀者逐之”“虚者补之”的原则进行有的放矢的治疗，才能获事半功倍之效。本病属于较难治疗的常见风湿病，除辨证使用以下方药外，还要配合中成药以及针灸等中医外治法“杂合以治”，才能取得最佳疗效。

（一）风毒痹阻证

［**治则**］祛风攻毒，解表通络，以祛风攻毒汤治之。

（二）寒毒痹阻证

［**治则**］散寒攻毒，温经止痛，以散寒攻毒汤治之。

（三）湿毒痹阻证

［**治则**］泄湿攻毒，通经攻毒，以利湿攻毒汤治之。

（四）热毒痹阻证

［**治则**］清热解毒，宣痹通络，以清热攻毒汤治之。

（五）瘀毒痹阻证

［**治则**］活血化瘀，制毒通经，以逐瘀攻毒汤治之。

（六）痰毒痹阻证

［**治则**］化痰攻毒，通络散结，以化痰攻毒汤治之。

（七）虚毒痹阻证

［治则］扶正攻毒，强筋健骨，以扶正攻毒汤治之。

（八）气虚毒痹证

［治则］补气攻毒，调和营卫，以补气攻毒汤治之。

（九）血虚毒痹证

［治则］活血攻毒，清热燥湿，以活血攻毒汤治之。

（十）阴虚毒痹证

［治则］滋阴攻毒，清热润燥，以滋阴攻毒汤治之。

（十一）阳虚毒痹证

［治则］温阳散寒，攻毒通络，止痛除痹，以温阳攻毒汤治之。

（十二）邪毒伤脉型

［治则］清热通脉，活络攻毒，以通脉攻毒汤治之。

（十三）邪毒伤脑型

［治则］清心开窍，攻毒通脉，以清脑攻毒汤治之。

五、杂合以治

参见本章“第一节　类风湿关节炎”。

六、毒疗验案

散寒攻毒、除湿通经法治疗风湿性多肌痛案

纪某某，女，55岁，2022年1月12日初诊。

主诉：颈部、肩胛部、腰骶部、骨盆部及四肢肌肉、关节酸困疼痛、晨僵7年，加重1月。

现病史：患者因10年前在月经期间下水田劳作，后出现四肢肌肉、关节酸困疼痛，怕风怕冷，易出汗，汗后全身冰凉，并逐渐出现颈部、肩胛部、腰骶部、骨盆部及四肢肌肉、关节酸困疼痛、晨僵，曾在我院住院治疗，症状缓解。1个月前因劳累及感冒后上述症状加重。为求进一步治疗，遂复来我院就诊，以“纤维肌痛综合征”收住入院。

既往史：平素体质尚可，无特殊病史，否认有传染病史，否认高血压、糖尿病、心脏病等病史；无手术史、外伤史、输血史；有青霉素药物过敏史。

专科情况：脊柱生理曲度存在，颈椎、肩胛部、腰骶部及肩、肘、膝踝关节均有压痛，行走活动受限。生理反射存在，病理反射未引出。舌淡，苔薄白，脉沉濡。

辅助检查：实验室检查示血沉 54mm/h，余正常。腰椎 X 片示：腰椎诸脊椎皆呈退行性改变。

从毒辨证分析：患者以“颈部、肩胛部、腰骶部、骨盆部及四肢肌肉、关节酸困疼痛、晨僵，血沉 54mm/h”为主要临床表现，符合风湿性多肌痛诊断标准。患者因月经期气血两虚，感受寒湿之邪，寒湿之邪痹阻经脉，血脉不通，不通则痛，故见全身多关节酸痛不适；寒为阴邪，主收引、主痛，湿性黏滞，故见关节酸痛，遇冷疼痛加剧；气虚不能固摄汗液，故见汗出，白天为阳，故见活动后较多；结合舌淡、苔薄白、脉沉濡之舌脉象，特制定诊疗方案如下。

诊断：中医诊断为产后风湿病（寒湿阻络证）。

西医诊断为风湿性多肌痛。

中医治疗

［**治则**］散寒攻毒，除湿通络。

［**方名**］散寒除湿攻毒汤加减。

［**处方**］

紫苏叶 12.0	白芷 11.0	仙茅 15.0
附子 13.0 先煎 2h	生甘草 19.0	羌活 16.0
当归 14.0	苍术 18.0	藿香 17.0
黄酒 55mL	蜂蜜 55mL	

5 剂，混合，纳入蜂蜜水煎，第 1 次煎 15 分钟滤出，第 2 次煎 20 分钟滤出，第 3 次煎 25 分钟滤出，将 3 次滤出液与黄酒混合后，分 5 次（2 天）饭后温服。

中成药：盘龙七片口服。

外治法：放血排毒、火针泄毒、熏洗排毒、外敷拔毒（具体治疗方法参见本章“第一节 类风湿关节炎”的相关内容）。

二诊（2018-11-16）：患者双肩、双肘、双腕、双踝等关节及腰背部冷痛较前减轻，双手麻木略有改善，纳可，睡眠可，二便调。考虑产后受凉，目前经调理卫阳渐升，寒邪外排，肢体冷痛渐改善，证明治疗有效，效不更方，但为增强疗效，除附子、白芷、黄酒、蜂蜜外，每味药各增加 10g，处方如下。

紫苏叶 22.0	白芷 11.0	仙茅 25.0
附子 13.0 先煎 2h	生甘草 29.0	羌活 26.0
当归 24.0	苍术 28.0	藿香 27.0
黄酒 55mL	蜂蜜 55mL	

5 剂，用法同上。

其他治疗方法：中成药及外治法不变。

三诊（2018-11-21）：患者双肩、双肘、双腕、双踝等关节及腰背部冷痛明显减轻，双手麻木缓解，肢体冷痛明显好转，继续给予中药汤剂口服，上方除附子、白芷、黄酒、蜂蜜外，每味药再增加10g，以增强疗效，配合灸法、火针、拔罐治疗以温经通脉。方药如下。

紫苏叶 32.0	白芷 11.0	仙茅 35.0
附子 13.0 先煎2h	生甘草 39.0	羌活 36.0
当归 34.0	苍术 38.0	藿香 37.0
黄酒 55mL	蜂蜜 55mL	

5剂，用法同上。

其他治疗方法：中成药及外治法不变。

出院小结（2018-11-26）：经综合治疗后，全身疼痛明显减轻，带上述中药10剂及盘龙七片出院，服用3月余，诸症悉除。随访半年，病情平稳未反复。

按语：产后多虚多瘀，毛窍开放，腠理空疏，卫阳不固，迎风贪凉，风寒之邪乘虚侵袭，寒随风入，汗被寒阻而为湿，郁于肌表经络，气血痹阻，故肢体关节冷痛；患者因月经期气血两虚，感受寒湿之邪，寒湿之邪痹阻经脉，血脉不通，不通则痛，故见全身多关节酸痛不适；寒为阴邪，主收引、主痛，湿性黏滞，故见关节酸痛，遇冷疼痛加剧；气虚不能固摄汗液，故见汗出，白天为阳，故活动后较多；结合舌淡、苔薄白、脉沉濡之舌脉象，辨证为寒湿阻络证，以寒湿之邪痹阻经脉为病机，故应以散寒除湿、攻毒通络为大法；以中医天人相应观及中药归经理论为基础，以有毒中药为主，无毒中药为辅，以《周易》先天八卦的数字为剂量，从而形成八卦九宫阵形的散寒除湿攻毒汤加减进行对证治疗。选附子、白芷、仙茅为主药、将药，三味药皆属有毒之品。附子大辛大热有毒，以3数居离位入心经，行散寒止痛之效；白芷辛温有小毒，以1数居乾位入大肠经（肺与大肠相表里），行解表散寒、燥湿、祛风止痛、消肿之效；仙茅辛温有小毒，以5数居巽位入胆经（肝与胆相表里），行祛除寒湿、强筋健骨之效。再以辛温之紫苏叶，以2数居兑位入肺经，行解表散寒之效；辛甘温之当归，以4数居震位入肝经，行活血补血止痛之效；辛苦温之羌活，以6数居坎位入肾经，行解表散寒、祛风除湿、止痛之效；辛温之藿香，以7数居艮位入胃经，行芳香化湿、解表和中之效；辛苦温之苍术，以8数居坤位入脾经，行祛风散寒、除湿之效；甘平之生甘草，以9数居中宫位入十二经，行补中益气、泻火解毒、调和药性之效。以甘苦辛热之黄酒为药引，以55天地之数为剂量，行能中能散、宣行药势、祛风、散寒利湿之效；再加甘平之蜂蜜，行调和百药、清热解毒、滋补润燥之效。全方共奏散寒祛湿、攻毒通络之功。同时通过剂量变换中的四个步骤，根据病情“制定方案，循序推进”。在初诊时，采用小剂量以“小试锋芒，投石探路”；二诊时，采用适中剂量以“兵戎相见，直捣巢穴”；三诊时，采用大剂量以“奋力搏击，祛邪务尽”；出院时，维持大剂量直至达到临床病情控制服药达 3 月余，诸症全部消失时，即停止一切药物。在住院期间同时还配合使用含有毒的铁棒锤、川乌、草乌、竹根七、祖师麻、重楼等六味有毒中药的盘龙七片，配合放血排毒、火针泄毒、熏洗排毒、外敷拔毒等外治法，从而发挥以毒攻毒之效。

（高应兵）

第十三节　从毒论治成人斯蒂尔病

成人斯蒂尔病，中医有“热痹”“热病”的称谓，由凶猛而顽固的毒邪所致，以蚀骨、损筋、伤脏为毒害，可使机体发生高热、皮疹、关节病变，故非用峻猛的以毒攻毒之法进行治疗不可！

——杨仓良

成人斯蒂尔病（adult onset Still’s disease，AOSD）是一组以发热、关节痛和关节炎、皮疹、肌痛、淋巴结肿大、白细胞增多、血清铁蛋白增高为主要临床表现的综合征。本病过去又称为变应性亚败血症或亚急性败血症，1971 年 By-watere 首次发现相似疾病也可发生于成人，故自 1987 年以后统一称为成人斯蒂尔病（AOSD）。

一、从毒立论

成人斯蒂尔病在中医文献中无相似病名，相似的证候见于“热病”“热痹”“湿温”“暑温”等病症。杨仓良主任医师以毒邪学说为理论依据，提出从毒论治 AOSD 的学术观点，认为 AOSD 的一切生理病理异常反应均属于“邪毒”，这种“邪毒”有显著的毒力和损害性。如现代医学检查：血常规中性粒细胞增高，白细胞计数升高，血小板计数升高；血沉增快，C 反应蛋白升高，血清铁蛋白（serum ferritin，SF）水平显著升高；关节滑液和浆膜腔积液白细胞升高；骨髓检查：骨髓粒细胞增生活跃，核左移，易见中毒颗粒等生理病理异常反应，故将其归于“邪毒”范畴。同时 AOSD 具有以下特征：反复高热、咽喉肿痛、舌质红、苔少、脉细数的“火热性”；目前无特效药治疗，且反复发作，呈进行性发展的“顽固性”；病因不清，缠绵难愈的“疑难性”；累及全身及局部，并有心、肺、肝、肾以及消化、血液、神经系统病理损害的“广泛性”；善行而数变，关节疼痛游走不定的“善变性”；临床表现多样性、复杂性，多合邪致病的“兼夹性”；病情发展迅速、凶险、危重的“剧烈性”。以上符合毒邪致病临床特征十条之七条，故归于“毒病（证）”范畴，杨仓良主任医师于 2011 年率先提出“从毒论治成人斯蒂尔病”的学术观点。

二、从毒审因

成人斯蒂尔病的发病机制未明，一般认为与感染、遗传和免疫异常有关。中医认为本病缘由素体阳盛，脏腑积热；外感邪气，从阳化热；湿热蕴结，流注全身；阴血耗伤，瘀血阻滞所致。杨仓良主任医师根据中医毒邪学说及现代医学研究认为，禀赋不足、虚毒由生是引起 AOSD 的内因；外感毒邪是引起 AOSD 的外因，痰瘀毒虚互结是 AOSD 发生的病理基础。

（一）禀赋不足，虚毒由生是引起 AOSD 的内因

中医学认为，机体患病都是在禀赋不足，正气不足的基础上，在致病因素诱发下而发病。“此必因虚邪之风，与其身形，两虚相得，乃客其形”（《灵枢・百病始生》）。现代研究发现，AOSD 患病的易感性与遗传因素密切相关，尤其是与特定的人白细胞相关抗原基因型的关联性密切。HLA–B17、HLA–B18、HLA–B35、HLA–DR2、HLA–DR2、HLA–DR5 和 HLA–DQ1 与 AOSD 有关。炎性因子基因多态性也与 AOSD 患病的易感性相关。巨噬细胞移动抑制因子（MIF）基因的多态性能够影响 AOSD 患者血清 MIF 水平，且可能会导致疾病易感性增加。引起人体免疫反应的 B 细胞超抗原物质不仅来自细菌和病毒产物，也来自人体内自己合成，如人肝脏合成的 FV 蛋白，人体自生内生性 RBC、内生性 T 细胞 CD4 等，这些物质亦产生 B 细胞样抗原对人体造成免疫损害。Efthimiou P 等则认为，AOSD 是在遗传易感的基础上由感染触发的。可见遗传因素和内生毒邪都是不可忽视的致病因素。

（二）外感毒邪是引起 AOSD 的外因

中医学中之痹病、风湿、热病、热痹及白虎历节风等病证似与 AOSD 相近，其发病多与感受风寒湿热毒邪有关。如《素问・热论》说“人之伤于寒也，则为病相”“今夫热病者，皆伤寒之类也”，认为热病是被寒邪冒犯所致。另外，《灵枢・寒热》还说：“寒热瘰疬在于颈腋者……此皆鼠瘘寒热之毒气也。”临床所见 AOSD 主要以发热、恶寒及颈腋淋巴结肿大为主，此与《黄帝内经》认为是由寒热毒气所引起相类似。东汉张仲景则认为：“病者一身尽疼，发热，日晡所剧者，名风湿，此病伤出汗当风，或久伤取冷所致也。”这里的日晡发热特点亦与 AOSD 相似，是风邪和寒邪所致。临床常见 AOSD 发病前多有上呼吸道感染或咽痛、劳累后上火等病史，或有感受潮湿寒冷之邪后数日骤然发病的特点。可见，古人对本病的病因病机认识是符合客观实际的。AOSD 感受“毒邪”所致病证在现代化研究中亦得到证实，早在 20 世纪 80 年代即有人观察到接种乙脑、破伤风、白喉疫苗后可诱发本病，并在 AOSD 患者的心脏中找到相应的血清标志物，并随病情好转而转阴。也有学者认为本病的发病与肺炎支原体、EB 病毒、丙型肝炎病毒、腺病毒、风疹病毒的感染有关。较早资料提示在 AOSD 患者齿槽中发

现链球菌，从血清中检测到葡萄球菌A复合物、链球菌溶血素O抗体以及副流感病毒、腮腺炎病毒、风疹病毒、原细胞病毒、微小病毒B19、丙型肝炎病毒等病毒抗体，提示AOSD可能与微生物感染有关，但遗憾的是不能取得一致的结果。超抗原学说发现细菌、病毒等致病微生物的分泌物、代谢物、分解物至3～6个氨基酸残基或5～6个糖基的短肽均能产生抗原性，这种小分子蛋白质（20-30KD）所产生的T细胞超抗原和B细胞超抗原主要为细菌的毒素和病毒基因产物。这种极微量的超抗原就能诱导强烈的免疫应答，强烈的免疫反应是AOSD的主要病理机制似乎已成定论，因而推测认为AOSD可能是由致病微生物超抗原引起的全身性免疫炎症性疾病。本病患者外周血白细胞及中性粒细胞增高并见核左移现象，骨髓象粒细胞增生活跃，细胞内见中毒颗粒，均提示本病的发生与细菌感染有密切关系。这种认识正与中医所谓“毒邪”学说不谋而合。

（三）痰瘀毒虚互结是AOSD发生的病理基础

中医学认为，风湿病的发生多有痰浊与瘀血的因素存在。如《类证治裁·痹证》所说：“痹者必有湿痰败血瘀滞经络。”《诸病源候论》更进一步指出：“热毒气从脏腑出，攻于手足，手足则焮热赤肿疼痛也。人五脏六腑井荥腧，皆出于手足者，故此毒从内而出也。”毒邪在内虚的基础上乘虚而入，在对机体产生毒害的同时，导致了阴阳失调、气血津液及代谢失调或障碍，引起瘀血、痰浊内生，并与毒邪混杂一起导致了疾病的发生和发展。临床发现病情活动期，γ－球蛋白、IgG、IgA、IgM、IgE升高，均反映了患者体液免疫异常。而血液中$CD4^+$辅助性T细胞减少，$CD8^+$抑制性T细胞增多，T细胞总数减少，中性粒细胞、单核细胞增多，血清、滑液中肿瘤坏死因子（TNF）、lL-1、IL-6增多，提示了患者细胞免疫异常。Jeon等发现AOSD患者淋巴结损害为一动态的组织学谱，包括非典型的副皮质增生、成免疫细胞反应过度及滤泡增生，从而推测淋巴结反应变化和B细胞、T细胞的混合作用与发病有关。

三、从毒辨证

杨仓良主任医师提出对所有风湿病（痹证）辨证，皆要抓住“毒”这个核心，首先进行辨病，用现代医学的诊断标准分辨出所属病种，然后用中医“八毒辨证法”进行辨证，分辨出风、寒、湿、热、燥、痰、瘀、虚等毒证的不同病性特点，为论治打下基础。成人斯蒂尔病属于狭义毒邪所致毒证，可因病因病机不同产生不同的毒痹证。据临床所见，本病用“八毒辨证法”分辨出早期以“热毒痹阻证”居多，“湿毒痹阻证”次之，“风毒痹阻证”“燥毒痹阻证”再次之；中期以“痰毒痹阻证”较多；晚期以“阴虚毒痹证”居多，而且以合邪致病居多，并会因侵犯脏腑不同，而产生若干兼证。具体如下。

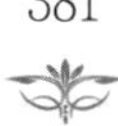

（一）热毒痹阻证

症见高热持续不退，关节疼痛较剧，口干渴较甚，咽痛甚，吞咽困难，汗出，烦躁不安，肌体多发红色皮疹，溲黄，便干，舌质红或绛，苔黄燥少津，脉洪数。

（二）湿毒痹阻证

症见肢体肌肉、关节酸痛、肿胀，痛有定处，晨僵，舌体胖，苔白腻，脉濡或缓。

（三）风毒痹阻证

症见肢体肌肉、关节游走性窜痛，恶风，舌质淡白，苔薄白或腻，脉浮。

（四）瘀毒痹阻证

症见低热、昼轻夜重，盗汗，口干咽燥，五心烦热，身疲乏力，皮疹隐隐未净，面色潮红，瘰疬肿痛，腰痛酸软，关节灼痛，腿足消瘦，筋骨痿软，或有肌肉萎缩，胸痛心悸，小便赤涩，大便干秘，舌质嫩红或兼瘀斑，苔薄白或薄黄而干，脉细微数。

（五）痰毒痹阻证

症见肢体肌肉、关节顽麻肿胀，有结节或包块，关节僵硬变形、难以屈伸，胸闷痰多，舌质胖大，苔厚腻，脉滑。

（六）阴虚毒痹证

症见肢体肌肉、关节疼痛、肿大、僵硬，肌肤酸楚或不仁，筋肉挛缩，虚烦不寐，眼鼻干燥，耳鸣耳聋，口干不欲饮，五心烦热，潮热盗汗，下午尤甚，舌红，无苔，脉细数。

除以上六证外，成人斯蒂尔病往往还有风寒、风湿、湿热等合邪致病，也有寒热错杂、痰瘀互结、气阴两虚等杂合病证，临床可分证型而寻找主因以论治。

四、从毒论治

成人斯蒂尔病属于狭义毒邪所致毒证，临床有“热毒、湿毒、风毒、痰毒、瘀毒、阴虚毒”等之分。杨仓良主任医师提出对其治疗要在辨证分型基础上进行量毒施治，并根据“毒者攻之”“热者寒之”“湿者利之”“风者祛之”“痰者化之”“瘀者逐之”“虚者补之”的原则进行有的放矢的治疗，才能获事半功倍之效。本病属于较难治疗的常见风湿病，除辨证使用以下方药外，还要配合中成药以及针灸等中医外治法“杂合以治”，才能取得最佳疗效。

（一）热毒痹阻证

［**治则**］清热解毒，宣痹通络，止痛除痹，以清热攻毒汤治之。

（二）湿毒痹阻证

［**治则**］泄湿攻毒，通经攻毒，以利湿攻毒汤治之。

（三）风毒痹阻证

［**治则**］祛风攻毒，解表通络，以祛风攻毒汤治之。

（四）痰毒痹阻证

［**治则**］化痰攻毒，通络散结，以化痰攻毒汤治之。

（五）瘀毒痹阻证

［**治则**］活血化瘀，制毒通经，以逐瘀攻毒汤治之。

（六）阴虚毒痹证

［**治则**］滋阴攻毒，清热润燥，以滋阴攻毒汤治之。

五、杂合以治

参见本章“第二节　幼年特发性关节炎”。

六、毒疗验案

清热攻毒、凉血养阴法治疗成人斯蒂尔病并股骨头坏死案

周某某，男，55岁，2017年7月26日初诊。

主诉：间歇性多关节疼痛伴发热30年，加重4个月。

现病史：患者30年前因感冒后出现双腕、肘、膝、踝关节对称性疼痛，伴反复发热，遂就诊于宁夏某三甲医院，以“风湿热”给予对症治疗（具体用药不详），症状缓解。1996年秋季，患者症状加重，仍以关节疼痛伴发热为主，遂来我院就诊，以“成人斯蒂尔病”收住入院，给予中药汤剂口服。经中药治疗后11年病情平稳，未曾出现发热及关节疼痛。2008年病情加重，就诊于宁夏多家医院，给予“地塞米松片、阿司匹林片”服用，但患者停服后症状反复加重并伴发热；多年来服药甚多，上述症状时轻时重，发热（最高时40℃）时只有服上述药物才能控制体温及疼痛。今年4月份又间断性出现发热及全身关节疼痛，仍服用地塞米松0.75mg、复方阿司匹林、双氯芬酸钠缓释胶囊等，出现颜面、双手肿胀，双侧小腿及双足肿胀。为求进一步治疗，来我院就诊，即收入院。现症见：左肩、左肘、右髋关节疼痛，尤以右髋关节疼痛较剧，

双侧小腿及双足肿胀，活动严重受限，伴低热、睡眠尚可、纳可、大便调，舌红，苔黄腻，脉细数。

既往史：高血压病史5年余，现口服硝苯地平缓释片10mg，1次/日。

体格检查：脊柱生理曲度存在，无畸形。颜面肿胀。双手背及手腕皮肤呈青紫潮红色斑；左肩按压痛（+），左肘动则痛，左上肢抬举受限；双肘弯曲畸形，伸展受限；双下肢皮肤皖白发亮，双侧小腿及双足肿胀，压之凹陷。右髋疼痛，右下肢屈膝屈髋受限，蹲起、翻身右髋活动受限，需半躺位，行走活动受限。

辅助检查：血常规示白细胞计数18.35×10^9/L，血红蛋白98g/L，HCT 32.0%，HCV 87.2fL，MCH 26.7pg，MCHC 306.0g/L，PLT 395×10^9/L，RDW-SD 54.7fL，RDW-CV 17.90%，PDW 9.60fL，MPV 9.10fL，PLCR 17.90%，PCT 0.36%，NEUT 15.87×10^9/L，NEUT% 86.50%。胸部X线片：两肺胸廓对称，所见骨质未见异常；两侧肺野透过度正常；两肺纹理略增粗、增多；左肺门结节状增大，结构不清。X线示双髋关节间隙变窄，右侧髋关节显著，并见右髋关节部分融合，关节面粗凹不平整；关节面下囊性破坏；股骨头变形，右侧股骨头承重面塌陷，双髋关节缘骨质增生并见骨性突起。

从毒辨证分析：患者以“双腕、肘、膝、踝关节对称性疼痛、发热、肿胀，实验室检查示白细胞异常升高，X线检查示双髋关节间隙变窄、右髋关节部分融合，关节面粗凹不平整、关节面下囊性破坏、股骨头变形、右侧股骨头承重面塌陷，及髋关节缘骨质增生并见骨性突起”为主要临床表现，符合1987年美国风湿病协会成人斯蒂尔病及股骨头坏死诊断标准。患者患病日久，久病多虚多瘀，且长期服用激素，致使阴虚内热，故反复低热、高热交替；风湿热毒瘀阻经脉关节，故关节反复疼痛，尤以左肩、左肘、右髋关节疼痛为著；热与毒互结，痹阻关节经络，致血脉不通，故双侧小腿及双足肿胀，活动严重受限；结合舌红、苔少、脉细数之舌脉象，特制定诊疗方案如下。

诊断：中医诊断为痹病（热毒痹阻合阴虚内热证）。

西医诊断为成人斯蒂尔病、股骨头坏死。

中医治疗

［**治则**］清热攻毒，凉血养阴。

［**方名**］清热攻毒汤。

［**处方**］知母12.0　制商陆11.0　蒲公英15.0

水牛角13.0　生甘草19.0　雷公藤16.0 先煎1h

重楼14.0　白花蛇舌草18.0　板蓝根17.0

绿豆55颗　蜂蜜55mL

5剂，混合，纳入蜂蜜水煎，第1次煎15分钟滤出，第2次煎20分钟滤出，第3

次煎 25 分钟滤出，将 3 次滤出液分 5 次（2 天）饭后温服。

中成药：雷公藤片、抗病毒颗粒、板蓝根冲剂口服，清开灵注射液、喜炎平注射液静脉滴注。

外治法：放血排毒、火针泄毒、熏洗排毒、外敷拔毒（具体治疗方法见本章“第一节　类风湿关节炎”的相关内容）。

西药治疗

红霉素或阿奇霉素静脉滴注。

二诊（2017–8–1）：患者感胃脘不适，不思饮食，因红霉素副作用所致，仍以右髋关节疼痛较剧，活动严重受限。颜面、双手、双下肢、双足肿胀已消失。血清铁蛋白 4710.72μg/mL。鉴于红霉素不良反应较大，故停输。患者青霉素钠皮试阳性，改为注射用克林霉素磷酸酯 1.2g，静脉滴注，1 次 / 日。针对疼痛给予双氯酚酸钠缓释胶囊 50mg（1 粒）/ 次，1 次 / 日。除制商陆、雷公藤、重楼、绿豆、蜂蜜外，在原方基础上每味药再增加 10g，处方如下。

知母 22.0	制商陆 11.0	蒲公英 25.0
水牛角 23.0	生甘草 29.0	雷公藤 16.0 先煎 1h
重楼 14.0	白花蛇舌草 28.0	板蓝根 27.0
绿豆 55 颗	蜂蜜 55mL	

5 剂，用法同上。

其他治疗方法：中成药及外治法不变。

三诊（2017–8–6）：患者神清，前胸、后背出现散在性红色丘疹伴瘙痒，右髋关节疼痛减轻，活动严重受限，体温 38.5℃，患者颜面、双手、双下肢、双足肿胀减轻。即给予柴胡注射液 4mL，肌内注射。半小时后患者有少量汗出。肌肉注射 WBC 11.29×10^9/L、HGB 96g/L，给予喜炎平注射液 375mg 静脉滴注，1 次 / 日以清热解毒。除制商陆、雷公藤、重楼、绿豆、蜂蜜外，在原方基础上每味药再增加 10g，加洋金花 0.3g，其余不变，处方如下。

知母 32.0	制商陆 11.0	蒲公英 35.0
水牛角 33.0	生甘草 39.0	雷公藤 16.0 先煎 1h
重楼 14.0	白花蛇舌草 38.0	板蓝根 37.0
洋金花 0.3	绿豆 55 颗	蜂蜜 55mL

5 剂，用法同上。

其他治疗方法：中成药及外治法不变。

四诊（2017–8–11）：患者近五天病情平稳，观患者神清，精神可，右髋关节疼痛减轻，活动严重受限，体温 36.6℃，脉搏 96 次 / 分，呼吸 20 次 / 分，血压 100/66mmHg。继续守原方调整用量服用，处方如下。

知母 32.0	制商陆 11.0	蒲公英 35.0
水牛角 33.0	炙甘草 39.0	雷公藤 16.0 先煎1h
重楼 14.0	白花蛇舌草 38.0	板蓝根 37.0
蜂蜜 55mL		

5剂，用法同上。

其他治疗方法：中成药及外治法不变。

出院小结（2017-8-16）：经综合治疗20多天后，全身发热已经消失，全身疼痛减轻，股骨头坏死有好转，因医保原因带上述中药10剂及雷公藤片、抗病毒颗粒、板蓝根冲剂三种中成药出院。服用一年余，诸症明显好转，未再服激素。随访一年，病情平稳。

按语：成人斯蒂尔病属于自身免疫病中起病急、变化快的疾病之一，在中医文献中无相似的病名，据其临床特征，可参照“热痹”“热病”“湿温”等病论治。本病有素体阳盛，脏腑积热，复感时疫毒邪、风湿热邪，或感受风寒湿邪，从阳化热，病邪或循卫气营血内传，或侵犯经络、关节、皮肤、血脉，重者累及脏腑。初期以邪实为主，邪实多为风、湿、热、毒、瘀；后期伤及正气，可致本虚表实，也可见气阴两伤，正如《诸病源候论》所言：“热毒气从脏腑出，攻于手足，手足则焮热、赤、肿、痛也。”热毒痹阻证，由热毒之邪所致，故应以清热攻毒、凉血养阴为大法；以中医天人相应观及中药归经理论为基础，以有毒中药为主，无毒中药为辅，以《周易》先天八卦的数字为剂量，从而形成八卦九宫阵形的清热攻毒汤进行对证治疗。选雷公藤、制商陆、重楼为主，三味药皆属有毒之品。雷公藤苦辛凉有大毒，以6数居坎位入肾经，行祛风湿、解毒杀虫之效；制商陆辛平有毒，以1数居乾位入大肠经，行泄下利水、消肿散结之效；重楼苦寒有小毒，以4数居震位入肝经，行清热解毒之毒；再以甘苦寒之知母，以2数居兑位入肺经，行清热泻火、滋阴润燥之效；苦酸咸寒之水牛角，以3数居离位入心经，行清热凉血、解毒定惊之效；苦甘寒之蒲公英，以5数居巽位入胆经（肝与胆相表里），行清热解毒、利湿之效；苦寒之板蓝根，以7数居艮位入胃经，行清热解毒、凉血之效；甘苦寒之白花蛇舌草，以8数居坤位入脾经，行清热利湿、解毒之效；甘平之生甘草，以9数居中宫位入十二经，行补中益气，泻火解毒、调和药性之效。以甘凉之绿豆，善清热解毒，又可解药毒，以55天地之数为剂量，行解毒之效；再以甘平能解毒调和诸药之蜂蜜，以55天地之数为剂量，行清热、补中、润燥、止痛之功效。全方共奏清热攻毒、凉血养阴之功。同时通过剂量变换中的五个步骤，根据病情“制定方案，循序推进”。在初诊时，采用小剂量以“小试锋芒，投石探路”；二诊时，采用适中剂量以“兵戎相见，直捣巢穴”；三诊时，采用大剂量以“奋力搏击，祛邪务尽”；四诊时，维持三诊时大剂量以“巩固疗效，中病即止”；出院时，维持大剂量直至达到临床病情控制时，再改变剂型制成丸剂，服药达1年余，诸症全部消失时，即停止一切药物。在住院期间同时还配合使用有大毒的雷公藤多苷片以及具有抗病毒、清热解毒之效的抗病毒颗粒、板蓝根冲剂口服，清开灵注射液、喜炎平注射液静脉滴注，再辅以抗菌消炎的红霉素或阿奇霉素等西药静脉滴注，配合放血排毒、火针泄毒、熏洗排毒、外敷拔毒等外治法，以便共同发挥以毒攻毒之效，从而达到毒去正安之目的。

（魏齐）

第十四节　从毒论治结节性红斑

结节性红斑，相似的病症见于中医“瓜藤缠”“湿毒流注”“梅核火丹”等，由凶猛而顽强的毒邪所致，以蚀骨、损筋、伤脏为害，故非用峻猛的以毒攻毒之法不可！

——杨仓良

结节性红斑（Erthema nodosum，EN）是一种主要累及皮下脂肪组织的急性炎症性疾病，多见于中青年女性。一般认为该病与多种因素有关。结节性红斑常见于小腿伸侧，临床表现为红色或紫红色疼痛性炎性结节，病程有局限性，易于复发。

一、从毒立论

结节性红斑在中医文献中无相似的病名，但其临床表现与“三里发”“瓜藤缠”“湿毒流注”“肾气游风”“梅核丹”“梅核火丹”“室火丹”等相似。杨仓良主任医师以毒邪学说为理论依据，提出从毒论治 EN 的学术观点，认为 EN 的一切生理病理异常反应，均属于“邪毒”，这种“邪毒”有显著的毒力和损害性。如白细胞计数升高，淋巴细胞增多，抗链“O”增高，血沉中度增快，结核菌素试验阳性等生理病理异常反应，将其归于“邪毒”范畴。同时结节性红斑具有以下特征：缠绵难愈，反复发作，无特效药物治疗的“顽固性”；病因不清，病机不详的“疑难性”；病理损害可累及皮肤，引起大腿、小腿及臀部的炎症病理损害的“广泛性”；病情易于变化及传变的“善变性”；时有低热、结节性红斑的“火热性”；临床表现的多样性、复杂性，合邪致病的“兼夹性”。这符合毒邪致病特征十条之六条，属于毒邪致病的范畴。提出从毒论治结节性红斑的诊疗思路和学术观点。

二、从毒审因

结节性红斑的病因目前尚未完全明了，一般认为系多种因素如病毒、链球菌、真菌及结核感染或药物（溴化物、碘化物、磺胺药）等引起的血管反应，亦可作为某些疾病如肉样瘤、麻风、淋巴瘤、结缔组织病等病的一种表现，但也有不少患者找不出病因。中医认为外感邪气，内有湿热；湿毒下注，郁于肌肤；血热内蕴，发为红斑；痰瘀互结，气血郁滞；阳气虚弱，寒湿凝聚等，可引起本病的发生。杨仓良主任医师根据中医毒邪学说及现代医学研究认为，风寒湿热及外伤瘀毒是引起结节性红斑的外因；肝脾肾受损，湿毒内生是结节性红斑的内因；劳力伤筋，热毒凝结是结节性红斑的诱因；病原微生物感染是结节性红斑发生的启动因素；药毒可能是结节性红斑的相关因素。结节性红斑是风湿类疾病、肠病及恶性肿瘤的并发症。

（一）风寒湿热及外伤瘀毒是引起结节性红斑的外因

《彤园医书·外科病证》认为“湿毒流注是由暴风疾雨、寒暑湿火侵袭腠理而肌肉为病”。《外科大成·分治部上》认为“由风湿外侵”导致。《外科心法·流注》曰：“寒搏腠理，荣气不行，郁而为也。”《证治准绳·疡医》亦云：“寒湿暑气侵入腠理而成也。”现代研究发现结节性红斑有瘀毒的病理机制存在。例如，发病后血管病变轻微，动脉不受累，有间隔脂膜炎出现，严重者有干酪样坏死出现；且血管壁增厚，内皮细胞增长、肿胀，血管壁上有明显的炎症细胞浸润，易因管腔变窄导致血栓形成。并发现血清总 IgE 和单胺氧化酶（MAO）含量可能参与了结节性红斑的发病过程。免疫球蛋白和抗原形成的免疫复合物的形成和在血管壁的沉积对发病起重要作用。

（二）肝脾肾受损，湿毒内生是结节性红斑的内因

明代王肯堂认为“瓜藤缠”发病的部位“属足太阳经，由脏腑之湿热流注下部所致”。《医宗金鉴》也认为是湿热下注所引起。《医宗金鉴·外科心法要诀》认为是一种“肾气游风”，是“由肾虚之人相火内蕴，外受风邪及膀胱气滞而成”。《医门补要·肾气游风》认为是“脾肾两虚，气血错乱，湿邪内扰，每临暑湿之令，外湿激动内湿”所致。目前大多数观点认为，机体感染病原菌（细菌、真菌、病毒）后或者在原发病的活动期，可溶性致病菌抗原与致敏淋巴细胞相互作用，刺激机体产生特异性抗体，形成免疫复合物，该复合物随血流沉淀在皮下脂肪小叶间隔血管壁上，激活补体系统，产生局部炎症，从而在病理上呈现典型间隔性脂膜炎的表现。研究还提示着儿童结节性红斑存在细胞免疫功能紊乱，说明细胞免疫紊乱可能在儿童 EN 发病过程中发挥着重要作用。这种现象可视为中医湿毒之邪内生的结果。

（三）劳力伤筋，热毒凝结是结节性红斑的诱因

《医宗金鉴·外科心法要诀·胫部》认为“三里发”发生的原因是“由劳力伤筋，胃热凝结而成”，《鬼遗方》云“此因伤筋气劳力所成”。可见“三里发”的发生由劳力伤筋，肝气受损，木不抑土，脾胃内生热邪，沿足阳明胃经下注于足胫而成。结节性红斑患者皮损处存在 T 细胞亚群的失衡，考虑 $CD4^{+}T$ 细胞介导的细胞免疫在结节性红斑的发病中具有重要作用。

（四）病菌感染，毒素损伤是结节性红斑发生的启动因素

现代医学研究资料显示结节性红斑与细菌（结核杆菌、溶血性链球菌、沙门氏菌属以及麻风杆菌、嗜肺军团菌、耶鲁菌等）、真菌（癣菌）、病毒（人类免疫缺陷病毒）等病原微生物感染密切相关。

（五）药毒是结节性红斑的相关因素

临床发现有 3% ～ 10% 结节性红斑病例与口服溴化物、碘化物、避孕药、磺胺类、青霉素、抗生素等药物有关。

（六）结节性红斑是风湿类疾病、肠病及恶性肿瘤的并发症

结节性红斑可与白塞综合征、风湿性关节炎、结节病、结缔组织病等系统性炎症疾病伴发，也可以伴发克罗恩病等炎症性肠病，也可能是恶性肿瘤如淋巴瘤、肠道胰腺肿瘤、白血病的并发症。

三、从毒辨证

杨仓良主任医师提出对所有风湿病（痹证）辨证，皆要抓住“毒”这个核心，首先进行辨病，用现代医学的诊断标准分辨出所属病种，然后用中医“八毒辨证法”进行辨证，分辨出风、寒、湿、热、燥、痰、瘀、虚等毒证的不同病性特点，为论治打下基础。结节性红斑属于狭义毒邪所致毒证，可因病因病机不同产生不同的毒痹证。据临床所见，本病用“八毒辨证法”分辨出早期以“风毒痹阻证”居多，“热毒痹阻证”次之，“湿毒痹阻证”再次之，“寒毒痹阻证”“燥毒痹阻证”较少；中期以“瘀毒痹阻证”较多，“痰毒痹阻证”次之；晚期以“阴虚毒痹证”居多，“血虚毒痹证”次之，“气虚毒痹证”再次之，“阳虚毒痹证”较少，而且以合邪致病居多，并会因侵犯脏腑不同，而产生若干兼证。具体如下。

（一）风毒痹阻证

症见肢体肌肉、关节游走性窜痛，恶风，舌质淡白，苔薄白或腻，脉浮。

（二）热毒痹阻证

症见高热持续不退，关节疼痛较剧，口干渴较甚，咽痛甚，吞咽困难，汗出，烦躁不安，肌体多发红色皮疹，溲黄，便干，舌质红或绛，苔黄燥少津，脉洪数。

（三）湿毒痹阻证

症见肢体肌肉、关节酸痛、肿胀，痛有定处，胸闷脘痞，困倦嗜卧，晨僵，舌体胖，苔白腻，脉濡或缓。

（四）寒毒痹阻证

症见肢端发凉，冰冷，呈苍白或淡红色，受寒冷或情绪刺激即刻引起发病，冬季明显加重，夏季缓解，舌质淡，苔薄白，脉微细。

（五）瘀毒痹阻证

症见病情缓慢，反复发作，皮损略红，稍高出皮面，疼痛拒按，舌质暗或有瘀斑，脉沉涩。

（六）痰毒痹阻证

症见肢体肌肉肿胀，有结节或包块，肌肉僵硬，胸闷痰多，舌质胖大，苔厚腻，脉滑。

除以上六证以外，结节性红斑往往合邪致病，还有风寒、风湿、湿热等合邪致病，也有寒热错杂、痰瘀互结等杂合病证，临床可分证型而寻找主因以论治。

四、从毒论治

结节性红斑属于毒邪所致毒证，临床有“风毒、寒毒、湿毒、热毒、瘀毒、痰毒”等之分。杨仓良主任医师提出对其治疗要在辨证分型基础上进行量毒施治，并根据“毒者攻之”“热者寒之”“寒者热之”“湿者利之”“风者祛之”“痰者化之”“瘀者逐之”的原则进行有的放矢的治疗，才能获事半功倍之效。本病属于较难治疗的常见风湿病，除辨证使用以下方药外，还要配合中成药以及针灸等中医外治法“杂合以治”，才能取得最佳疗效。

（一）风毒痹阻证

［**治则**］祛风攻毒，解表通络，以祛风攻毒汤治之。

（二）寒毒痹阻证

［**治则**］温经散寒，攻毒通络，以散寒攻毒汤治之。

（三）湿毒痹阻证

［**治则**］泄湿攻毒，通经攻毒，以利湿攻毒汤治之。

（四）热毒痹阻证

［**治则**］清热解毒，宣痹通络，止痛除痹，以清热攻毒汤治之。

（五）瘀毒痹阻证

［**治则**］活血化瘀，制毒通经，以逐瘀攻毒汤治之。

（六）痰毒痹阻证

［**治则**］化痰攻毒，通络散结，以化痰攻毒汤治之。

五、杂合以治

结节性红斑属于自身免疫性疾病之一，临床比较难治，仅用上方显然是不够的，必须使用综合疗法，以便合力取效，且应以以毒攻毒为治则，方能取得最佳疗效。下列方法可以选择使用。

（一）成药攻毒

1. 中成药

（1）雷公藤片：为大毒中药雷公藤的提取剂，有以毒攻毒之效。口服，20mg/ 次，或 2 片 / 次，3 次 / 日。适用于急性期或热毒痹阻型的结节性红斑。

（2）盘龙七片：含有铁棒锤、川乌、草乌、竹根七、祖师麻、重楼等六味有毒中药。口服，3 ～ 4 片 / 次，3 次 / 日。适宜于寒、瘀、痰毒痹阻型结节性红斑。

（3）痹祺胶囊：含有马钱子粉、地龙等有毒中药。口服，4 粒 / 次，2 ～ 3 次 / 日。适宜于热、瘀、阴虚及寒热错杂型结节性红斑。

2. 西药抗毒

抗生素：有上呼吸道感染史，或白细胞指数增高，或发热，多有细菌感染，可选青霉素、阿奇霉素、头孢曲松钠等抗生素静脉滴注，以达抗菌之效。

（二）放血排毒

参见本章“第一节　类风湿关节炎”的放血排毒治疗。

（三）火针泄毒

参见本章“第一节　类风湿关节炎”的火针泄毒治疗。

（四）熏洗排毒

参见本章“第一节　类风湿关节炎”的熏洗排毒治疗。

（五）外敷拔毒

参见本章“第一节　类风湿关节炎”的外敷拔毒治疗。

临床经验证明，以中药汤剂为基础，选择 1 ～ 2 种中成药进行以毒攻毒，选择

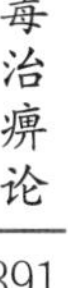

1～2种外用攻毒法，对早期EN即可达到控制病情发展甚至达到临床治愈的目的；而对于严重性EN患者，则需要在上法基础上配以静脉滴注一种中成药、一种抗病毒药，口服一种中成药，治疗两个疗程以上（半年），即可达到药物毒副作用减少、疗效更加显著的目的。

六、毒疗验案

清热攻毒、化瘀利湿法治疗结节性红斑案

郭某某：女，52岁，2020年8月12日初诊。

主诉：双下肢皮肤红斑伴疼痛1月余。

现病史：患者于1月前因扁桃体发炎没有规范治疗，逐渐出现双下肢皮肤红斑伴疼痛难忍，曾就诊于宁夏某三甲医院皮肤科，诊为“结节性红斑”。给予口服及外用药物（具体药名不详）治疗1周，效果不佳。遂来我院，门诊以“结节性红斑”收住入院。

既往史：无特殊病史。

体格检查：四肢无畸形，双下肢无水肿，各关节活动自如。生理反射存在，病理反射未引出。舌体胖，苔黄腻，脉濡数。

辅助检查：血常规示白细胞12.3×10^9/L，血沉46mm/h，结核菌素试验（阴性），抗核抗体（阴性），抗“O”类风湿因子（阴性）；胸片正常。

从毒辨证分析：患者以“双下肢皮肤红斑、疼痛，实验室检查示白细胞（WBC）、血沉（ESR）皆异常增高”为主要临床表现，符合结节性红斑的诊断标准。本患者发病前有扁桃体发炎的病史，而扁桃体炎多为链球菌感染所致，病菌的毒素作为一种抗原（中医称为“邪毒”）与机体产生免疫性反应，出现了微循环障碍，导致了本病的发生。邪毒损伤脉络，不通则瘀，不通则痛，故下肢红肿疼痛；结合舌体胖、苔黄腻、脉濡数之舌脉象，特制定诊疗方案如下。

诊断：中医诊断为瓜藤缠（瘀热毒痹证）。

西医诊断为结节性红斑。

中医治疗

［**治则**］清热攻毒，化瘀通经。

［**方名**］清热逐瘀攻毒汤。

［**处方**］黄芩12.0　桃仁11.0　山慈菇15.0
土茯苓13.0　生甘草19.0　牡丹皮16.0
紫花地丁14.0　地龙18.0　威灵仙17.0
绿豆55颗　蜂蜜50mL

5剂，混合，纳入蜂蜜水煎，第1次煎15分钟滤出，第2次煎20分钟滤出，第3

次煎25分钟滤出，将3次滤出液分5次（2天）饭后温服。

中成药：蒲地蓝片、清开灵胶囊、雷公藤片口服。

外治法：放血排毒、火针泄毒、熏洗排毒、外敷拔毒（具体方法见本章“第一节 类风湿关节炎”相关内容）。

西医治疗

青霉素或阿奇霉素静脉滴注。

二诊（2020-8-16）：患者自诉疼痛明显减轻，双下肢足踝处皮下结节缩小，颜色变浅，压痛减轻。舌红，苔黄腻，便秘，睡眠欠佳。在原方基础上除桃仁、山慈菇、绿豆、蜂蜜外，余药每味增加10g，处方如下。

黄芩 22.0	桃仁 21.0	山慈菇 15.0
土茯苓 23.0	生甘草 29.0	牡丹皮 26.0
紫花地丁 24.0	地龙 28.0	威灵仙 27.0
绿豆 55 颗	蜂蜜 55mL	

5剂，用法同上。

其他治疗方法：输液不变。

三诊（2020-8-21）：患者自诉患处疼痛减轻，结节缩小，红斑消退，二便调，睡眠可。效不更方，继续服用上方10剂，在原方基础上除桃仁、山慈菇、绿豆、蜂蜜外，余药每味增加10g，处方如下。

黄芩 32.0	桃仁 31.0	山慈菇 15.0
土茯苓 33.0	生甘草 39.0	牡丹皮 36.0
紫花地丁 34.0	地龙 38.0	威灵仙 37.0
绿豆 55 颗	蜂蜜 55mL	

5剂，用法同上。

其他治疗方法：输液不变，中成药、外治法及西药不变。

出院小结（2018-8-26）：经综合治疗15天，下肢结节及红斑基本消失，疼痛减轻，带上述中药10剂及蒲地蓝片、清开灵胶囊2种中成药出院。服用3月余，诸症消失。随访1年，病情平稳未复发。

按语：结节性红斑是一种主要累及皮下脂肪组织的急性炎症性疾病。一般认为该病与多种因素有关。临床表现为红色或紫红色疼痛性炎性结节。杨仓良主任医师根据本病白细胞计数轻度升高、淋巴细胞增多、抗链“O”增高、血沉中度增快、结核菌素试验阳性等生理病理异常反应，将其归于“邪毒”范畴。本案属中医瘀热毒痹证，由热毒之邪所致，故应以清热攻毒、化瘀通经为大法；以中医天人相应观及中药归经理论为基础，以有毒中药为主，无毒中药为辅，以《周易》先天八卦的数字为剂量，从而形成八卦九宫阵形的清热逐瘀攻毒汤进行对证治疗。选桃仁、威灵仙、山慈菇、地龙为主药、将药，四味药皆属有毒之品。桃仁苦甘平有小毒，以1数居乾位入大肠经，行活血化瘀之效；再加辛咸温有毒之威灵仙，以7数居艮位入胃经，行祛风湿、通经络之效；山慈菇甘辛凉有小毒，以5数居巽位入胆经（肝与胆相表里），行清热解毒、消肿散结之效；地龙咸寒有小毒，以8数居坤位入脾经，行清热息风、活络通痹之效。再以苦寒之黄芩，以2数居兑位入肺经，行清热燥湿、泻火解毒之效；再以甘淡平之土茯苓，以3数居离位入心经，行解毒除湿、通利关节之效；以苦辛寒之紫花地丁，以4数居震位归肝经，行清热解毒、凉血消肿之效；甘苦微寒牡之丹皮，以6数居坎位入肾经，行清热凉血、活血散瘀之效；甘平之生甘草，以9数居中宫位入十二经，行补中益气、泻火解毒、调和药性之效。以甘凉之绿豆，善清热解毒，又可解药毒，以55天地之数为剂量，行解毒之效；再以甘平能解毒、调和诸药之蜂蜜，以55天地之数为剂量，行清热、补中、润燥、止痛之效。全方共奏清热攻毒、逐瘀通络之功。同时通过剂量变换中的四个步骤，根据病情“制定方案，循序推进”。在初诊时，采用小剂量以“小试锋芒，投石探路”；二诊时，采用适中剂量以“兵戎相见，直捣巢穴”；三诊时，采用大剂量以“奋力搏击，祛邪务尽”；出院时，维持大剂量直至达到临床病情控制，服药3月余，诸症全部消失时，即停止一切药物。在住院期间同时还配合使用雷公藤片、蒲地蓝片、清开灵胶囊等中成药，同时配合放血排毒、火针泄毒、熏洗排毒、外敷拔毒等外治法，从而发挥以毒攻毒之效，达到了毒去正安之目的。

（魏齐）

第十五节　从毒论治强直性脊柱炎

强直性脊柱炎，相似的病症见于中医“腰痛”“骨痹”“肾痹”“竹节风”“龟背风”“大偻”等，由顽强而凶险的毒邪所致，以侵害脊柱、骶髂及大骨节等为主，使之骨蚀、筋伤、畸形甚至瘫痪，一般药物乏效，故归为难治病范畴，非用峻猛强劲的攻毒疗法不可。

——杨仓良

强直性脊柱炎（ankylosing spondylitis，AS）是一种以中轴关节和肌腱韧带骨附着点的慢性炎症为主的全身性疾病，以炎性腰痛、肌腱端炎和不对称外周大关节炎为特点。主要侵犯骶髂关节、中轴骨骼以及其他四肢关节，也可有关节外表现，如急性前葡萄膜炎、主动脉瓣关闭不全、心脏传导障碍、肺上叶纤维化、神经系统受累及继发性肾脏淀粉样变性等，常在椎间盘纤维环及其附近发生韧带钙化和骨性强直。

一、从毒立论

强直性脊柱炎是一种非常古老的脊柱关节病。中医对其治疗研究历史悠久，经验丰富，多以“肾着”“痹证”“风证”立论，有“肾痹”“骨痹”“龟背风”“竹节风”“督脉病”以及“大偻”等称谓。杨仓良主任医师以毒邪学说为理论依据，提出从毒论治 AS 的学术观点，认为 AS 的一切生理病理异常反应均属于“邪毒”，这种“邪毒”有显著的毒力和损害性。如 HLA-B27 阳性，血沉（ESR）增高，C 反应蛋白（CRP）升高，免疫球蛋白（Ig）增高；X 线检查可见骶髂关节面模糊，关节面下轻度骨质疏松，软骨下可有局限性毛糙和小囊变毛刷状或锯齿状骨质硬化；晚期关节间隙狭窄、消失，骨性融合，骨质侵蚀，椎旁软组织钙化；前韧带、后纵韧带、黄韧带、棘上韧带、棘间韧带和肋椎韧带均可出现“竹节状”钙化，脊柱“铁轨”状阴影等生理病理异常反应，故将其归于“邪毒”范畴。同时 AS 又具有病情缠绵难愈，进行性发展的“顽固性”；病因不清，复杂难辨的“疑难性”；病变累及整个脊柱及骶髂、膝、踝、肘、肩等大关节并延及眼、心血管、呼吸、泌尿等系统等损害的“广泛性”；关节疼痛有游走性、多变性、进行性、发展性的“善变性”；或有全身发热，关节局部红、肿、热、痛，眼睛红肿，大便干结，小便黄等的“火热性”；疼痛剧烈难忍，腰、骶髂关节活动受限的“剧烈性”；风寒湿热毒邪合邪致病，且临床表现多样性、复杂性的“兼夹性”。以上符合毒邪致病十条特征之七条，符合毒证的诊断标准，故杨仓良主任医师于 2007 年提出从毒论治强直性脊柱炎的学术观点，并总结出攻毒疗法治疗本病，受到广泛关注。

二、从毒审因

现代医学对强直性脊柱炎的病因病机研究尚不清楚，一般认为与遗传及泌尿生殖系统及肠道感染等有关。中医认为本病多由先天不足、肾督亏虚、感受外邪、瘀血阻络等所致。杨仓良主任医师根据中医毒邪学说及现代医学研究认为，先天禀赋不足，后天失养，虚毒内生，是 AS 发病的内在基础；寒湿热毒邪入侵是 AS 的外来因素；创伤瘀毒为部分 AS 的诱发因素。

（一）先天禀赋不足及后天失养、虚毒内生是 AS 发病的内在基础

古人曾将强直性脊柱炎归于“腰痛”的范畴，《景岳全书》认为“腰痛之虚证，十居八九，但察其既无毒邪，又无湿热，或以劳苦，或以酒色斩丧，或七情忧虑所致，则悉属真阴虚证”。可见古人认为本病虚为本，邪为标，邪在虚的基础上入侵。这里的虚除了邪毒趁虚而入外，虚本身即为不平衡，易产生气血阴阳诸虚和五脏六腑的不平衡，而致虚邪内生，此观点被现代医学所证实。强直性脊柱炎具有高度遗传性，人类白细胞

抗原B27抗原与强直性脊柱炎密切相关。强直性脊柱炎的发病，HLA-B27直接参与，HLA-B27是强直性脊柱炎的原发关联成分。随着分子遗传学技术的发展，证实强直性脊柱炎仍是多基因遗传病，主要易感基因为HLA-B27。而HLA-B27的表达随着病程的进展有着显著的增加，而以B2704和B2705为主要亚型，其中B2705亚型是导致强直性脊柱炎患者早发髋关节强直的易感基因。B2705亚型可作为强直性脊柱炎早发髋关节强直早期诊断的重要参考指标。这个HLA-B27可视为中医“邪毒”的病理依据。

（二）寒湿热毒邪入侵是AS的外来因素

前已述及，机体在虚的基础上外邪乘虚而入，这种外邪包括了风、寒、湿、热之毒邪，此类毒邪易侵犯人之腰、髂、胯、颈、膝等关节滑膜，引起局部气血运行失常，瘀滞痹阻的病理变化。毒邪的毒力可损伤关节滑膜引起炎症，损伤骨质导致骨质破坏、退化、硬化、异位骨化，甚至伤目引起虹膜炎，伤害心、肺、肾等引起诸脏腑的病理损伤。故《素问·痹论》指出：“所谓痹者，各以其时重感于风寒湿之气也。”《济生方·痹篇》曰：“皆因体虚腠理空疏，受风寒湿气而成痹也。”以上主要言及风寒湿毒邪的损害。而热邪为病，或阳气偏盛，或阴虚阳亢之体，感受外邪，入里化热，或风寒湿邪日久缠绵不愈，邪留经脉关节，瘀而化热转毒，痹阻气血经络，亦可发病。故《黄帝内经》提出“其热者，阳气多，阴气少，病气胜，阳遭阴故为热痹”“厥阴有余，病阴痹，不足并生热痹”。《临证指南医案·卷七·痹》说：“从来痹症，每以风寒湿三气杂感主治，召恙之不同，由乎暑暍，外加之湿热，水谷内蕴之湿热。外来之邪，著于经络，内受之邪，著于腑络。”可见热毒之邪既可外来，也可内生。现代医学发现AS发病多与微生物感染有关。AS的咽部菌群出现紊乱，以普雷沃杆菌属、放线菌属、韦荣球菌属、消化球菌属和弯曲菌属等显著降低，丙酸杆菌属、棒状杆菌属、链球菌属和弧菌属等显著增加为主要特征。AS患者的血清中抗肺炎克雷伯菌多糖的IgG和IgA抗体水平高于健康对照人群，同时在炎性肠病患者中也是增高的，因此认为AS的发病不完全是由基因决定的，可能受环境因素（如特异性微生物感染，类似ReA）或随机事件（如特异性免疫细胞出现）的影响。只有少量的随机事件（如感染、毒物接触、基因突变）可导致易感人群患风湿性疾病。而感染的病机即为细菌通过毒素而损伤骶髂、骨骼、经络而发病，此现象正与中医“毒邪”毒力损伤十分相似。

（三）创伤瘀毒为部分AS的诱发因素

杨仓良主任医师临床发现有部分AS患者发病前没有其他病因，只有外伤（如扭伤、挫伤、骨折）等或手术的病史，故而将创伤致瘀列为AS的诱发因素。中医认为离经叛道之血为外邪，外伤或挫伤使血液外溢于血管外成为广义之毒邪，加之血瘀成毒或病原体直接从伤口入内，引起了瘀毒致病而形成AS。故《灵枢·贼风》曰：“若有所堕坠，恶血在内而不去……则血气凝结。”《素问·刺腰痛》曰：“得之举重伤腰，衡络绝，恶血归之。”外伤致瘀可损伤血脉，使血溢脉外，或脉络受伤，血脉运行失常而致瘀，如《圣济总录·伤折门》说：“脉者，血之府，血行脉中，惯于肉理，环周一身……若因伤折，内动经络，血行之道不得宣通。瘀积不散，则为肿为痛，治宜除去恶瘀。”外伤致络破血溢亦为瘀血，如《古今医鉴》说：“大凡打损坠堕，或刀斧所伤，皮未破而内损者，必有瘀血停积。”此外还有用力过度，闪挫扭伤等，可使血脉气血逆乱，或阻滞不行，经脉之气受阻，则血行艰涩而致瘀。

三、从毒辨证

杨仓良主任医师提出对所有风湿病（痹证）辨证，皆要抓住“毒”这个核心，首先进行辨病，用现代医学的诊断标准分辨出所属病种，然后用中医“八毒辨证法”进行辨证，分辨出风、寒、湿、热、燥、痰、瘀、虚等毒证的不同病性特点，为论治打下基础。强直性脊柱炎属于狭义毒邪所致毒证，可因病因病机不同产生不同的毒痹证。据临床所见，本病用“八毒辨证法”分辨出早期以“热毒痹阻证”居多，“寒毒痹阻证”次之，“湿毒痹阻证”再次之，“风毒痹阻证”“燥毒痹阻证”较少；中期以“瘀毒痹阻证”较多，“痰毒痹阻证”次之；晚期以“阳虚毒痹证”居多，“阴虚毒痹证”次之，“血虚毒痹证”再次之，“气虚毒痹证”较少，而且以合邪致病居多，并会因侵犯脏腑不同，而产生若干兼证，具体如下。

（一）热毒痹阻证

症见高热持续不退，腰骶背颈胯膝关节疼痛较剧，口干渴较甚，咽痛甚，吞咽困难，汗出，烦躁不安，肌体多发红色皮疹，溲黄，便干，舌质红或绛，苔黄燥少津，脉洪数。

（二）寒毒痹阻证

症见腰骶背颈胯膝发凉、冰冷，呈苍白或淡红色，受寒冷或情绪刺激即刻发病，冬季明显加重，夏季缓解，舌质淡，苔薄白，脉微细。

（三）湿毒痹阻证

症见腰骶背颈胯膝肌肉关节酸痛、肿胀，痛有定处，晨僵，舌体胖，苔白腻，脉濡或缓。

（四）风毒痹阻证

症见腰骶背颈胯膝关节游走性疼痛，屈伸不利，发热，恶风，汗出，舌淡，苔薄白，脉浮紧。

（五）瘀毒痹阻证

症见低热，昼轻夜重，盗汗，口干咽燥，五心烦热，身疲乏力，皮疹隐隐未净，面色潮红，瘰疬肿痛，腰痛酸软，关节灼痛，腿足消瘦，筋骨痿软，或有肌肉萎缩，胸痛心悸，小便赤涩，大便干秘，舌质嫩红或兼瘀斑，苔薄白或薄黄而干，脉细微数。

（六）痰毒痹阻证

症见腰骶背颈胯膝关节顽麻肿胀，有结节或包块，关节僵硬变形、难以屈伸，胸闷痰多，舌质胖大，苔厚腻，脉滑。

（七）阳虚毒痹证

症见腰骶背颈胯膝关节冷痛、肿胀，畏寒肢冷，腰膝酸软无力，手足不温，面色㿠白，形寒喜暖，上午尤甚，动则益甚，舌质淡胖嫩，苔白腻，脉沉细无力。

（八）阴虚毒痹证

症见腰骶背颈胯膝关节疼痛、肿大、变形、僵硬，肌肤酸楚或不仁，筋肉挛缩，虚烦不寐，眼鼻干燥，口干不欲饮，五心烦热，潮热盗汗，下午尤甚，舌红，无苔，脉细数。

（九）血虚毒痹证

症见腰骶背颈胯膝关节疼痛无力，肢体麻木，肌肉萎缩，关节变形、屈伸受限。头晕目眩，面色无华，女子月经量少，舌淡，苔白，脉细弱。

（十）气虚毒痹证

症见腰骶背颈胯膝关节变形，动则疼痛加剧，肢体麻木萎缩，筋惕肉瞤，自汗，气短，乏力，腰膝酸软无力，倦怠懒言，舌淡，苔薄白，脉虚弱无力。

（十一）邪毒伤目证

症见目睛疼痛，睛仁红肿，畏光羞明，流泪，视力模糊不清，舌红，苔黄，脉弦。现代医学可见于急性前葡萄膜炎、急性虹膜炎、急性结膜炎。

（十二）邪毒伤心证

症见发热，胸闷，心悸，心前区疼痛，心动过速，心律失常，舌苔薄白，脉数。心电图、超声心动图有心包病变、心肌病等心瓣膜异常，心律失常，冠状动脉病变，高血压，系统性心力衰竭等病理改变。

（十三）邪毒伤肺证

症见发热，胸痛，气喘，呼吸困难，咳嗽，乏力，呼吸急促，舌体胖大，苔厚腻，脉滑。也可伴有间质性肺炎或胸膜炎，X 线或 CT 检查有胸腔积液。

（十四）邪毒伤肾证

症见畏冷，面色萎白，或妇人产后有烘热感，神疲乏力，腰酸腿软，高热不退，烦躁不安，甚至神昏乱语，面部红斑，关节疼痛，双下肢浮肿，或血尿或小便不利，腰痛，血压偏高，舌红淡或紫暗，苔黄，脉洪大或弦数。尿常规检查：蛋白尿，血尿，管型尿，白细胞尿，低比重尿，血尿素氮及肌酐增高等。肾脏病理检查可见狼疮性肾炎或肾病综合征，甚至肾衰竭及死亡。

除以上十四证外，强直性脊柱炎往往还有风寒、风湿、湿热等合邪致病，也有寒热错杂、痰瘀互结、气阴两虚等杂合病证，临床可分证型而寻找主因以论治。

四、从毒论治

强直性脊柱炎属于狭义毒邪所致毒证，临床有“热毒、寒毒、湿毒、风毒、瘀毒、痰毒、阳虚毒、阴虚毒、血虚毒、气虚毒、邪毒伤目、邪毒伤心、邪毒伤肺、邪毒伤肾”等之分。杨仓良主任医师提出对其治疗要在辨证分型基础上进行量毒施治，并根据“毒者攻之”“热者寒之”“寒者热之”“湿者利之”“风者祛之”“痰者化之”“瘀者逐之”“虚者补之”的原则进行有的放矢的治疗，才能获事半功倍之效。本病属于较难治疗的常见风湿病，除辨证使用以下方药外，还要配合中成药以及针灸等中医外治法“杂合以治”，才能取得最佳疗效。

（一）热毒痹阻证

［**治则**］清热解毒，强脊通络，止痛除痹，以清热强脊攻毒汤治之。

（二）寒毒痹阻证

［**治则**］散寒强脊，攻毒通络，以散寒强脊攻毒汤治之。

［**处方**］僵蚕 12.0　紫苏梗 11.0　狗脊 15.0
制川乌 13.0 先煎 2h　炙甘草 19.0　制草乌 16.0 先煎 2h
鹿角 14.0　青风藤 18.0　昆明山海棠 17.0 先煎 1h
黑豆 55 颗　黄酒 55mL　蜂蜜 55mL

［**加减变化**］由于本病为毒邪所致疾病，其病理机制为毒邪亢盛，免疫功能亢进或免疫功能紊乱，宜使用散寒攻毒汤加减进行治疗，以僵蚕易桂枝，紫苏梗易透骨草，青风藤易藿香，去羌活，加鹿角，狗脊易松节，而成散寒强脊攻毒汤。

（三）湿毒痹阻证

［**治则**］泄湿攻毒，通经攻毒，以利湿强脊攻毒汤治之。

[处方] 藿香 12.0　制商陆 11.0　桑枝 15.0
茯苓 13.0　生甘草 19.0　绵萆薢 16.0
狗脊 14.0　汉防己 18.0　昆明山海棠 17.0[先煎 1h]
黄酒 55mL　蜂蜜 55mL　水煎服

[加减变化] 由于本病为毒邪所致疾病，其病理机制为毒邪亢盛，免疫功能亢进或免疫功能紊乱，宜用利湿攻毒汤加减为主进行治疗，用藿香易半边莲，以狗脊易蚕沙，去佩兰而加汉防己，而成利湿强脊攻毒汤。

（四）风毒痹阻证

[治则] 攻毒解表，强脊通络，以祛风强脊攻毒汤治之。

（五）瘀毒痹阻证

[治则] 活血化瘀，强脊攻毒，以逐瘀强脊攻毒汤治之。

（六）痰毒痹阻证

[治则] 化痰攻毒，强脊通络，以化痰强脊攻毒汤治之。

[处方] 僵蚕 12.0　半夏 11.0　狗脊 15.0
半边莲 13.0　远志 19.0　雷公藤 16.0[先煎 1h]
姜黄 14.0　天南星 18.0　干姜 17.0
黄酒 55mL　蜂蜜 55mL　水煎服

[加减变化] 由于本病为毒邪所致疾病，其病理机制为毒邪亢盛，免疫功能亢进或免疫功能紊乱，宜使用化痰攻毒汤为主进行治疗，用狗脊易赤芍，而成化痰强脊攻毒汤。

（七）阳虚毒痹证

[治则] 温阳散寒，强脊攻毒，以温阳强脊攻毒汤加减治之。

（八）阴虚毒痹证

[治则] 滋补肝肾，攻毒强脊，以滋阴强脊攻毒汤治之。

（九）血虚毒痹证

[治则] 活血攻毒，强脊通络，以活血强脊攻毒汤治之。

（十）气虚毒痹证

[治则] 强脊补气，攻毒通络，以补气强脊攻毒汤治之。

（十一）邪毒伤目证

［**治则**］清肝明目，攻毒护目，以护目攻毒汤治之。

（十二）邪毒伤心证

［**治则**］清心泻火，攻毒通脉，以护心攻毒汤治之。

（十三）邪毒伤肺证

［**治则**］清热润燥，清肺攻毒，以护肺攻毒汤治之。

（十四）邪毒伤肾证

［**治则**］补肾养阴，利水攻毒，以护肾攻毒汤治之。

五、杂合以治

强直性脊柱炎是世界公认的难治病之一，临床缠绵难愈，单纯依靠以上汤药岂可达速效。毒邪宜急攻，宿邪宜缓图，故宜杂合以治，以收全功。下列方法可以选择配合使用。

（一）成药攻毒

1. 中成药

（1）雷公藤片：为大毒中药雷公藤的提取剂，有以毒攻毒之效。口服，20mg/ 次，或 2 片 / 次，3 次 / 日。对急性活动期或难治性 AS 是必用之品。

（2）盘龙七片：含有铁棒锤、川乌、草乌、竹根七、祖师麻、重楼等六味有毒中药，有以毒攻毒之效。口服，3 ～ 4 片 / 次，3 次 / 日。适宜于寒、瘀、痰毒痹阻型强直性脊柱炎。

（3）痹祺胶囊：含有马钱子粉、地龙等有毒中药，有以毒攻毒之效。口服，4 粒 / 次，2 ～ 3 次 / 日。适宜于热、瘀、阴虚及寒热错杂型强直性脊柱炎。

（4）抗病毒注射液：可选清开灵注射液、喜炎平注射液、穿琥宁注射液等中成药静脉滴注。

2. 西药

治疗本病的西药皆有毒副作用，其作用机理亦有以毒攻毒的原理，故应根据病情加以选用。

（1）柳氮磺吡啶：成人常用量，口服，初量为 1 ～ 1.5g/ 次，6 ～ 8 小时 /1 次，维持量为 0.5g/ 次，6 小时 /1 次。小儿常用量口服，2 岁以上，初量按体重 5 ～ 10mg/kg，4 小时 /1 次，或按体重 10 ～ 15mg/kg，6 小时 /1 次，维持量为按体重 7.5 ～ 10mg/kg，

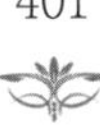

6 小时 /1 次。遇有胃肠道刺激症状，除强调餐后服药外，也可分成小量多次服用，甚至可每小时一次，使症状减轻；2 岁以下小儿禁用；肾功能不全患者剂量要减少。

（2）来氟米特（LEF）：10mg/ 次，前 2 天每天使用量计 50mg，第 4 天开始，20mg/ 次。本品为一新型免疫抑制剂，与雷公藤作用机理相同，皆以抑制免疫为机理。

（3）甲氨蝶呤（MTX）：7.5 ～ 15mg/ 次，顿服，连服 1 ～ 3 年。有明显的不良反应。本为抗癌药，对本病亦有效。主要以抗感染、免疫抑制及抗血管增生效应为作用机制。

可根据作用靶点不同，选用 2 ～ 3 种药联合应用，待病情控制以后，再保留其中之一维持使用，或交替使用。

（4）抗生素：凡白细胞指数增高，或发热，或关节红肿热痛，或血沉增快者，多有细菌或病毒感染，可选青霉素、阿奇霉素、头孢曲松钠等抗生素静脉滴注以达抗菌之效；或阿昔洛韦等抗病毒药静脉滴注以达抗病毒之效。应用这些抗生素或抗病毒药亦是以毒攻毒之治疗机制。

（二）放血排毒

参见本章“第一节　类风湿关节炎”的放血排毒治疗。

（三）火针泄毒

参见本章“第一节　类风湿关节炎”的火针泄毒治疗。

（四）熏洗排毒

参见本章“第一节　类风湿关节炎”的熏洗排毒治疗。

（五）外敷拔毒

参见本章“第一节　类风湿关节炎”的外敷拔毒治疗。

临床经验证明，以中药汤剂为基础，选择 1 ～ 2 种中成药进行以毒攻毒，选择 1 ～ 2 种外用攻毒法，对早期 AS 即可达到控制病情发展甚至达到临床治愈的目的；而对于严重性 AS 患者，则需要在上法基础上配以静脉滴注一种中成药、一种抗病毒药，口服一种中成药，治疗 2 个疗程以上（半年），即可达到药物毒副作用减少、疗效更加显著的目的。

六、毒疗验案

温阳攻毒、散寒通经法治疗强直性脊柱炎（晚期）案

赵某，男，45 岁，宁夏银川人，2018 年 8 月 27 日初诊。

主诉：腰背部间断性疼痛 12 年，加重 1 月。

现病史：患者于12年前无明显诱因出现腰背部疼痛，足跟酸痛，腰背活动受限，如厕后不能擦拭肛门，伴畏寒肢冷、腰膝酸软无力，未予重视。10年前出现双髋、双肩、双膝、双踝关节游走性疼痛，有触电感，晨僵＞1小时，活动后缓解。8年前发现胸椎曲度改变，3年前出现颈部僵硬，头晕，间断腹泻，仍未予重视。2个月前，患者症状加重，颈腰背部强直，活动受限，伴头晕、腰膝酸软无力，不能体力劳动，就诊于某市中医院。查颈椎CT、腰椎X线示：颈椎、腰椎均呈竹节样改变，腰椎体呈方形，颈椎异常密度区。诊断为“强直性脊柱炎”，予灯盏花注射液静脉滴注活血化瘀，以及针灸康复治疗，症状好转。患者1月前无明显原因腰背部疼痛加重，就诊于我院，门诊以“强直性脊柱炎”收治入院。现症见：颈腰骶部强直，活动受限，腰背部冷痛，夜间可疼醒，晨僵＞1小时，活动后缓解，偶有咳嗽咳痰，痰白量少，无头晕，偶有心慌胸闷，无腹痛，纳可，眠差，大便溏，小便多，色白。舌淡胖，苔白腻，脉沉细。

既往史：既往有脂肪肝病史10年，曾出现转氨酶升高（具体数值不详），未具体治疗。

体格检查：左侧骨摩擦感（+），左侧“4”字试验（+），左髋关节外旋、外展受限，左髋关节内旋受限。双坐骨结节压痛（+），左大转子压痛（+），胸肋1—2关节压痛（+），右足跟压痛（+），左侧腹股沟中点压痛（+）。枕－墙距18cm，指－地距82cm，Schober试验0cm，胸廓活动度2cm，腰椎前屈10°、后伸10°、左右侧弯5°。

辅助检查：HLA–B27阳性，血沉72mm/h，C反应蛋白22mg/L，CT示：骶髂关节呈锯齿样改变。X光颈椎、腰椎正侧位片：异常密度区。

从毒辨证分析：患者以“腰背部疼痛、僵硬、活动受限，HLA–B27阳性，血沉、C反应蛋白异常，CT检查骶髂关节呈锯齿样改变”为主要临床表现，符合强直性脊柱炎诊断标准。患者病变日久，肝肾亏虚，肾虚无以荣养腰府，故见腰背部疼痛；久病致瘀，瘀毒痹阻筋骨关节，故见颈腰骶部疼痛强直，活动受限，夜间痛甚；结合舌淡、苔白腻、脉沉细，特制定诊疗方案如下。

诊断：中医诊断为大偻（肾虚瘀毒证）。

西医诊断为强直性脊柱炎。

中医治疗

［**治则**］补肾强脊、逐瘀攻毒。

［**方名**］逐瘀强脊攻毒汤加减。

［**处方**］

祖师麻 12.0	肉苁蓉 11.0	雷公藤 15.0 先煎1h
红花 13.0	路路通 19.0	川牛膝 16.0
姜黄 14.0	鸡血藤 18.0	地龙 17.0
土鳖虫 4.0 研末冲服	黄酒 55mL	蜂蜜 55mL

5剂，混合，纳入蜂蜜水煎，第1次煎15分钟滤出，第2次煎20分钟滤出，第3

次煎 25 分钟滤出，将 3 次滤出液与黄酒混合后，分 5 次（2 天）饭后温服。

中成药：盘龙七片口服，清开灵注射液静脉滴注。

外治法：放血排毒、火针泄毒、熏洗排毒、外敷拔毒（具体方法见本章“第一节 从毒论治类风湿关节炎”相关内容）。

西医治疗

来氟米特。

二诊（2018-09-03）：患者自觉颈腰骶部酸痛、强直好转，活动较前灵活，咳嗽咳痰好转，未见不良反应。在原方基础上除雷公藤、土鳖虫、黄酒、蜂蜜外，余药每味均增加 10g，处方如下。

祖师麻 22.0	肉苁蓉 21.0	雷公藤 15.0 先煎 1h
红花 23.0	路路通 29.0	川牛膝 26.0
姜黄 24.0	鸡血藤 28.0	地龙 27.0
土鳖虫 4.0 研末冲服	黄酒 55mL	蜂蜜 55mL

5 剂，用法同上。

其他治疗方法：中成药、西药及外治法不变。

三诊（2018-09-10）：患者病情平稳，颈腰骶部强直明显好转，活动灵活，夜间可入睡，食纳可，二便调。在原方基础上除雷公藤、土鳖虫、黄酒、蜂蜜外，余药每味均增加 10g，处方如下。

祖师麻 32.0	肉苁蓉 31.0	雷公藤 15.0 先煎 1h
红花 33.0	路路通 39.0	川牛膝 36.0
姜黄 34.0	鸡血藤 38.0	地龙 37.0
土鳖虫 4.0 研末冲服	黄酒 55mL	蜂蜜 55mL

5 剂，用法同上。

其他治疗方法：中成药、西药及外治法不变。

出院小结（2018-09-15）：经综合治疗 20 天后，腰背部疼痛减轻，僵硬好转，血沉降至 38mm/h，说明疗效比较显著，带上述中药 10 剂、盘龙七片和来氟米特出院。服用 1 年余，诸症基本控制。随访 1 年，病情基本平稳。

按语：AS 属于风湿类疾病中较常见的病种之一。本例患者发病时间较长，长达十几年，属于晚期 AS 虚毒兼瘀毒痹阻之证。此时，毒邪入里踞筋盘骨，胶结顽固难愈，且具抗药性特征。本案属肾虚瘀毒证，由热毒及虚毒之邪所致，故治应以清热攻毒、通络止痛为大法；以中医天人相应观及中药归经理论为基础，以有毒中药为主，无毒中药为辅，以《周易》先天八卦的数字为剂量，从而形成八卦九宫阵形的逐瘀强脊攻毒汤进行对证治疗。选雷公藤、祖师麻、地龙、土鳖虫为主药、将药，四味药皆为有毒之品。雷公藤苦辛凉有大毒，以 5 数居巽位入胆经，行祛风湿、解毒杀虫之效；辛温有小毒之祖师麻，以2数居兑位入肺经，行祛风通络、散瘀止痛之效；咸寒有小毒之地龙，以7数居艮位入胃经（脾与胃相表里），行清热息风、活络通痹之效；土鳖虫咸寒有小毒，以4数居震位入肝经，行破血逐瘀之效。甘咸温肉苁蓉，以1数居乾位入大肠经（肺与大肠相表里），行补肾壮阳、益精补血之效；辛温之红花，以3数居离位入心经，起活血通络、散瘀止痛之效；再选辛苦温之姜黄，以4数居震位归肝，行通经止痛、破血行气之效；甘平微苦之川牛膝，以6数居坎位入肾经，行逐瘀通经、通利关节之效；苦微甘温之鸡血藤，以8数居坤位入脾经，起行气补血、舒经活络之效；以苦平之路路通，以9数居中宫位，意在祛风通络、利水除湿。以甘苦辛热之黄酒为药引，以55天地之数为剂量，行能中能散、宣行药势、祛风、散寒利湿之效；以甘平能解毒、调和诸药之蜂蜜，以55天地之数为剂量，行清热、补中、润燥、止痛之效。全方共奏补肾强脊、逐瘀攻毒之效。同时通过剂量变换中的四个步骤，根据病情“制定方案，循序推进”。在初诊时，采用小剂量以“小试锋芒，投石探路”；二诊时，采用适中剂量以“兵戎相见，直捣巢穴”；三诊时，采用大剂量以“奋力搏击，祛邪务尽”；出院时，维持大剂量直至达到临床病情控制时，再改变剂型制成丸剂，服药达1年多，诸症全部消失时，即停止一切药物。在住院期间同时还配合使用含有毒的铁棒锤、川乌、草乌、竹根七、祖师麻、重楼的盘龙七片口服，清开灵注射液静脉滴注等中成药，口服来氟米特等西药，并给予放血排毒、火针泄毒、熏洗排毒、外敷拔毒等外治法进行治疗，从而达到了以毒攻毒之效。使失治长达12年之久、骨节已变形、属肾虚瘀毒合邪致病的AS患者，达到了临床控制之目的。

（施俊豪）

第十六节　从毒论治银屑病关节炎

银屑病关节炎，有“尪痹”“骨痹”“历节病”“肾痹”“白疕”等称谓，由凶猛而顽固的毒邪所致，以蚀骨、损筋、伤脏为害，可使关节变形及瘫痪，故非用峻猛的以毒攻毒之法不可！

——杨仓良

银屑病关节炎（Psoriatic arthritis，PA）是一种与银屑病相关的炎性关节病，有银屑病皮疹并伴有关节和周围软组织疼痛、肿胀、压痛、僵硬和运动障碍。部分患者可有骶髂关节炎和（或）脊柱炎，病程迁延，易复发。晚期可有关节强直。约75%的患者皮疹出现在关节炎之前，同时出现者约15%，皮疹出现在关节炎后的患者约为10%。该病可发生于任何年龄，高峰年龄为30岁～50岁，无性别差异，但脊柱受累以男性较多。

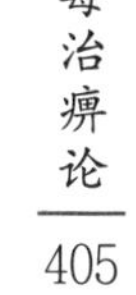

一、从毒立论

银屑病关节炎在中医文献中无确切记载，与中医学痹病中的尪痹、历节病、骨痹和肾痹较为相似。其皮肤损害则相当于“白疕”“蛇虱”“疕风”“干癣”“风癣”等病证，而关节炎属于祖国医学“痹证”的范畴。杨仓良主任医师以毒邪学说为理论依据，提出从毒论治PA的学术观点，认为PA的一切生理病理异常反应，均属于“邪毒”，这种“邪毒”有显著的毒力和损害性。如血沉增快，球蛋白升高，IgG和IgA增高，HLA –B27阳性；X线骨质破坏和骨质增生同时存在；指（趾）“笔帽样”改变，指（趾）末节骨远端骨质溶解后变细、变尖，状如笔头，同时末节骨近端骨质增生、膨大，形如笔帽；小关节的X光片类似类风湿关节炎，可见骨侵蚀、椎间隙变窄、强直、韧带钙化、形成骨桥、关节间隙变窄、关节面有侵蚀及硬化、关节面边缘不清，严重时可有关节融合等。根据以上生理病理异常反应，故将其归于“邪毒”范畴。同时银屑病关节炎又具有缠绵难愈，反复发作，无特效药物治疗的“顽固性”；病因不清，病机不详的“疑难性”；病理损害可累及手、足远近端指（趾）关节以及膝、踝、髋、腕关节、脊柱，皮肤损害累及头皮、四肢伸侧、会阴、臀、脐等；炎症损害可累及眼部、主动脉瓣、肺的“广泛性”；病情易于变化及传变的“善变性”；临床表现的多样性、复杂性，合邪致病的“兼夹性”。以上符合毒邪致病特征十条之六条，归于毒邪致病的范畴，提出从毒论治银屑病关节炎的诊疗思路和学术观点。

二、从毒审因

银屑病关节炎的病因和发病机制现代医学尚不清楚，皮肤和关节病变可能由相同的机制发生作用，一般认为遗传、免疫和环境因素是参与发病的重要因素。中医认为本病多为肝气郁结，感受风寒、风热、热毒所致。杨仓良主任医师根据中医毒邪学说及现代医学研究认为，先天禀赋不足、遗传因素是PA发病的病理基础；风寒湿热毒邪是PA发病的外因；血瘀为PA发病的内因；病菌感染，毒素损伤是PA发病的启动因素。

（一）禀赋不足，遗传是PA发病的病理基础

有研究筛选出与PA发病高度相关的基因为CXCL10、LYN、JAK1、CARD11、ANXA1，这些致病基因参与免疫反应、炎症反应、固有免疫反应、信号转导、对脂多糖的应答等生物过程。PA可能和银屑病共有易感因素，可能是遗传的或环境的或两者兼而有之。绝大部分PA发生于银屑病患者或具有银屑病家族史者，因此认为银屑病易感因素为PA所必需，但并不足以导致PA。PA可能具有与银屑病不同的病因。这些病因可能是遗传的和（或）环境的因素。PA与遗传相关联远远超出预期的银屑病与

IA 的组合效应。目前已经证实多种基因与 PA 相关。在银屑病关节炎的患者中，人类白细胞抗原 HLA-Cw06 阳性率明显高于正常人群，皮肤症状出现的时间也更早。近年来 HLA-B27 在银屑病关节炎患者中的阳性率在文献中的报道有 20% ～ 35% 不等，其他如 HLA-B38、HLA-B39、HLA-E8、HLA-Cw* 12、HLA-DR7、HLA-DRB1* 0402 与银屑病关节炎相关的 HLA 等位基因亦得到证实。

（二）风寒湿热毒邪是 PA 发病的外因

《诸病源候论》认为“风湿邪气，客于腠理，复值寒湿与气血相搏所生。若其风毒气多、湿气少，则风沉入深，为干癣也”。严用和《医学全书》云“肺毒热邪……生疮癣”，认为热邪外侵可导致银屑病的发生。而久居炎热潮湿之地，外感风湿热邪，滞留于肢体、经络、关节，痹阻气血筋脉，则发为热痹。《医学入门》认为“疥癣皆血分热燥，以致风毒克于皮肤，浮浅者为疥，深沉者为癣”。即银屑病的发病是由于人体的血分变化（血燥、血热）从而使外邪风毒入侵所致；或者嗜食肥甘厚味，日久酿生湿热，或者情志内伤，气机郁滞化火，日久均向血瘀方向转化，最终发展为血瘀型银屑病。而在痹证的发病中热邪也起着重要的作用，如久居炎热潮湿之地，外感风湿热邪，滞留于肢体、经络、关节，痹阻气血经脉，而发为热痹。因此，可以看出风、寒、湿、热四邪在银屑病的发生发展中起着重要的作用。

（三）瘀毒为 PA 发病的内因

《圣济总录》认为“其病得之风湿客于腠理，搏于气血，气血否涩……”《外科正宗》曰：“此等总皆血燥风毒克于脾、肺二经。”二者都认为癣的发病是由于人体的血分变化（血燥、血热）从而使外邪风毒入侵所致，而血燥、血热日久都会向血瘀的方向转化，最终发展成为瘀毒痹阻之型银屑病。《医林改错》说“痹证有瘀血”，认识到瘀血在痹证中的致病作用。因痹证的发生是由于邪气痹阻经络，气血运行受阻所致，因此血瘀成为致病的关键因素。多项研究发现，物理性创伤可导致关节出现深在性同形反应（Koebner 现象），进而诱发 PA。新近研究证实，脂肪细胞、巨噬细胞、T 细胞异常及其分泌的脂肪因子、促炎因子引起的全身炎症，是 PA 合并 CVD 的重要风险因素及发病机制。

（四）病菌感染，毒素损伤是 PA 发病的启动因素

有人曾对伴有病毒感染的病人进行抗病毒治疗，银屑病关节炎病情也随之缓解。约 6% 的病人有咽部感染史及上呼吸道症状，而且其抗“O”滴定度亦增高。正常状态下，微生物菌群与宿主机体间处于一种共生且互惠互利的动态平衡关系，一旦该平衡关系被打破，可导致机体错误地攻击自身组织和细胞，诱使自身免疫病发生。PA 作为一类疾病谱具有以下特点：遗传倾向（如 HLA-B27），免疫效应细胞发病

机制（如 Th17 细胞），周围和中轴型关节炎，银屑病及肠道炎症相关。肠道菌群失调与 SCFAs 的改变均可能参与银屑病的发生发展，微生物菌群有利于机体抵御病原菌入侵，促进宿主免疫系统发育成熟。肠道黏膜的防御功能受其通透性的调节，可影响机体的免疫平衡。一旦该平衡关系被打破，可导致机体错误地攻击自身组织和细胞，诱使自身免疫病发生，该过程是类风湿性关节（rheumatoidarthritis，RA）、脊柱关节炎（spondyloarthritis，SpA）和银屑病关节炎（Psoriatic arthritis，PA）等多种炎症性关节炎的始动和持续刺激因素。

三、从毒辨证

杨仓良主任医师提出对所有风湿病（痹证）辨证，皆要抓住“毒”这个核心，首先进行辨病，用现代医学的诊断标准分辨出所属病种，然后用中医“八毒辨证法”进行辨证，分辨出风、寒、湿、热、燥、痰、瘀、虚等毒证的不同病性特点，为论治打下基础。银屑病关节炎属于狭义毒邪所致毒证，可因病因病机不同产生不同的毒痹证。据临床所见，本病用“八毒辨证法”分辨出早期以“热毒痹阻证”居多，“湿毒痹阻证”次之，“风毒痹阻证”再次之，“寒毒痹阻证”“燥毒痹阻证”较少；中期以“痰毒痹阻证”较多，“瘀毒痹阻证”次之；晚期以“阴虚毒痹证”居多，“阳虚毒痹证”次之，而且以合邪致病居多，并会因侵犯脏腑不同，而产生若干兼证。具体如下。

（一）热毒痹阻证

症见全身皮肤鲜红或呈暗红色，或有表皮剥脱，或有密集小脓点，皮肤发热，或有高热，口渴喜冷饮，便干，尿黄赤，四肢大小关节疼痛剧烈、屈伸困难，舌质红绛，苔少，脉象洪大而数。

（二）湿毒痹阻证

症见皮损多发于掌跖及关节屈侧和皮肤皱褶处，皮损发红，表皮湿烂或起脓疱，低热，下肢浮肿或有关节积液，阴雨天症状加重，神疲乏力，纳呆，下肢酸胀沉重，舌质暗红，苔黄腻，脉滑数。

（三）风毒痹阻证

多见于儿童或初发病例。症见皮损红斑不显，鳞屑色白而厚，皮损多散见于头皮或四肢，春季易加重或复发，夏季多减轻或消退，关节疼痛游走不定，遇风则加重，得热则舒，舌淡，苔薄白，脉浮。

（四）寒毒痹阻证

多见于儿童或初发病例。症见皮损红斑不显，鳞屑色白而厚，皮损多散见于头皮或四肢，冬季易加重或复发，夏季多减轻或消退，关节冷痛，遇寒冷则加重，得热则舒，舌质白，脉弦紧。

（五）燥毒痹阻证

症见皮损遍及躯干四肢，且不断有新的皮损出现，皮损基底部皮色鲜红，鳞屑增厚、瘙痒，夏季加重，常有低热，关节红肿发热，疼痛较为固定，得热痛增，大便干结，小便黄赤，舌质红，苔黄，脉弦细而数。

（六）阴虚毒痹证

症见病程迁延不愈，皮损红斑色淡，大多融合成片，鳞屑不厚，关节疼痛、强直变形，腰酸肢软，头晕耳鸣，舌质暗红，苔白，脉象沉缓，两尺脉弱。男子多有遗精阳痿，妇女月经量少色淡或经期错后。

除以上六证外，银屑病关节炎往往还有风寒、风湿、湿热等合邪致病，也有寒热错杂、痰瘀互结、气阴两虚等杂合病证，临床可分证型而寻找主因以论治。

四、从毒论治

银屑病关节炎属于狭义毒邪所致毒证，临床有“热毒、湿毒、风毒、寒毒、燥毒、阴虚毒”等之分。杨仓良主任医师提出对其治疗要在辨证分型基础上进行量毒施治，并根据“毒者攻之”“热者寒之”“寒者热之”“湿者利之”“风者祛之”“燥者润之”“虚者补之”的原则进行有的放矢的治疗，才能获事半功倍之效。本病属于较难治疗的常见风湿病，除辨证使用以下方药外，还要配合中成药以及针灸等中医外治法“杂合以治”，才能取得最佳疗效。

（一）热毒痹阻证

[**治则**] 清热解毒，宣痹通络，止痛除痹，以清热攻毒汤治之。

（二）湿毒痹阻证

[**治则**] 泄湿攻毒，通经攻毒，以利湿攻毒汤治之。

（三）风毒痹阻证

[**治则**] 强脊祛风，攻毒通络，以强脊祛风攻毒汤治之。

（四）寒毒痹阻证

[**治则**] 温经散寒、攻毒通络，以散寒攻毒汤治之。

（五）燥毒痹阻证

[**治则**] 润燥攻毒，清热养阴，以润燥攻毒汤治之。

（六）阴虚毒痹证

［**治则**］滋阴攻毒，清热通络，以滋阴攻毒汤治之。

五、杂合以治

参见本章“第十五节　从毒论治强直性脊柱炎”相关内容。

六、毒疗验案

清热攻毒、祛风润燥法治疗银屑病关节炎案

张某某，男，56岁，2020年6月23日初诊。

主诉：全身散在性红斑、瘙痒、脱屑伴关节疼痛10余年，加重3天。

现病史：患者10年前无明显诱因头部出现散在豆状大小红斑，搔挠后皮肤破损，流淡黄色液体；干燥后局部留暗红色斑，上覆鳞屑。于药店自购药物（具体药物不详）治疗，瘙痒逐渐减轻，颈部、双下肢逐渐出现红斑，周围炎性红晕明显，自行购买甘草锌片、阿奇霉素分散片、维生素 B_6 片等口服，病情时好时坏。2020年2月进食辛辣刺激食物后病情加重，皮损逐渐扩大，渐窜至前胸、后背、四肢，红斑皮损小至米粒、大到手掌大小，散在分布，瘙痒明显，同时伴有左膝、踝关节肿痛，活动受限，双手指远端指节关节肿胀疼痛，就诊于当地社区卫生站，给予中药汤剂口服，病情无缓解。遂来我院就诊，门诊以“银屑病性关节炎”收住入院。现症见四肢伸侧皮损、红斑明显，瘙痒明显，左膝、踝关节有压痛、肿胀、活动受限，指甲凹陷，伴口干、口苦，喜饮，小便黄，大便干，舌脉，舌红，苔微黄，脉弦数。

既往史：既往有高血压病史2月余，现服苯磺酸氨氯地平片（1片口服，每日1次）、氯沙坦钾片（1片口服，每日1次）。

体格检查：四肢脊柱发育正常，前胸、后背、四肢红斑皮损小至米粒、大到手掌大小，散在分布，以双手、腰骶、下腹、双小腿为著，较大者连接成片，双手皮损最严重。红斑边界清楚，周围炎性红晕明显，稍有浸润增厚，表面覆盖多层银白色鳞屑；鳞屑易于刮脱，刮净后现淡红发亮的半透明薄膜，刮破薄膜可见小出血点。双手指关节中间肿胀，皮温较高，皮肤颜色较红，弹响声（+），指甲呈顶针样凹陷。

辅助检查：血常规示白细胞 10.49×10^9/L，血小板数 369.00×10^9/L，血沉44mmol/L，C反应蛋白18mg/L。尿常规示：蛋白质（+）。

从毒辨证分析：患者以“周身关节红肿，散在红斑、瘙痒、脱屑，血沉、C反应蛋白增高”为主要临床表现，符合银屑病性关节炎诊断标准。属于中医“白疕”范畴。患者久患皮损红疹及关节痛10余年，未得到有效治疗，因4个月前进食辛辣刺激食物而致病情加重，属湿热毒邪再发，血热毒燥，故周身散在红疹；血热生风，故感皮肤瘙痒，脱屑色白；湿热之毒痹阻关节，故见关节肿痛；蕴久发热，热毒炽盛，故关节发热，血沉、C 反应蛋白、抗链“O”增高；结合舌红、苔微黄、脉弦数之舌脉，特制定诊疗方案如下。

诊断：中医诊断为白疕，痹证（热毒风盛证）。

西医诊断为银屑病关节炎。

中医治疗

［**治则**］清热攻毒，祛风润燥。

［**方名**］祛风清热攻毒汤。

［**处方**］细辛 12.0　荆芥 11.0　桑枝 15.0

重楼 13.0　生甘草 19.0　汉防己 16.0

海风藤 14.0　昆明山海棠 18.0 先煎 1h　板蓝根 17.0

绿豆 55 颗　蜂蜜 55mL

中成药：雷公藤片、湿毒清胶囊、苦参片，口服。

外治法：放血排毒、火针泄毒、熏洗排毒、外敷拔毒（雄黄、滑石、炉甘石、冰片研磨，外敷皮肤瘙痒、破损处）。

二诊（2020-06-29）：患者自诉头部、四肢散在豆状大小淡红斑减少，上覆白色鳞屑，伴轻微瘙痒，搔挠后皮肤破损，流淡黄色液体；干燥后局部留暗红色斑，上覆鳞屑，抓挠后皮肤干裂疼痛。四肢伸侧皮损减少，四肢关节疼痛减轻，红斑颜色变淡，周围炎性红晕明显。颈部、前胸、后背红斑已经消退，未见不良反应。在原方基础上除细辛、昆明山海棠、绿豆、蜂蜜外，每味药再增加 10g，处方如下。

细辛 12.0　荆芥 21.0　桑枝 25.0

重楼 23.0　生甘草 29.0　汉防己 26.0

海风藤 24.0　昆明山海棠 18.0 先煎 1h　板蓝根 27.0

绿豆 55 颗　蜂蜜 55mL

5 剂，用法同上。

其他治疗方法：中成药、外治法不变。

三诊（2020-07-04）：患者头部、四肢红斑明显减少，颜色变淡，轻微瘙痒；搔挠后皮肤破损减轻，四肢伸侧皮损减少，四肢关节疼痛减轻，颈部、前胸、后背红斑已经全部消退，未再发，未发现不良反应。故调整诊疗方案如下：在原方基础上除细辛、昆明山海棠、绿豆、蜂蜜外，每味药再增加 10g，处方如下。

细辛 12.0　荆芥 31.0　桑枝 35.0

重楼 33.0　生甘草 39.0　汉防己 36.0

海风藤 34.0　昆明山海棠 18.0 先煎 1h　板蓝根 37.0

绿豆 55 颗　蜂蜜 55mL

5 剂，用法同上。

其他治疗方法：中成药、外治法不变。

出院小结（2020-07-09）：患者皮疹、皮损、瘙痒、关节疼痛等症明显减轻，自带上述中药方（7 月 4 日）10 剂出院。并坚持服用中成药半年，以巩固疗效，随访半年，病情未反复。

按语：杨仓良主任医师认为银屑病关节炎整个病程以“邪毒”为病因病机，本患者病史长达 10 年以上，且失治误治，久病多瘀，复因食辛辣刺激性食物，使之急性发作，引起热毒风盛证。由热毒之邪所致，应以清热攻毒、祛风润燥为治疗大法；以中医天人相应观及中药归经理论为基础，以有毒中药为主，无毒中药为辅，以《周易》先天八卦的数字为剂量，从而形成八卦九宫阵形的祛风清热攻毒汤进行对证治疗。故选昆明山海棠、细辛、重楼、汉防己为主，四味药皆属有毒之品。昆明山海棠为苦辛微温有毒之品，故以 8 数居坤位入脾经，可行祛风除湿、舒筋解毒、抑制免疫之效；细辛为辛温有毒之品，故以 2 数居兑位入肺经，可行解表散寒止痛之功；选苦辛寒有小毒之重楼，以 3 数居离位入心经，起清热解毒之效；汉防己辛甘微温有小毒，以 6 数居坎位入肾经，行祛风散湿、利尿消肿、行气止痛之效。辛苦微温之海风藤，以 4 数居震位入肝经，以行祛风湿、通经络之效；选微苦平之桑枝，以 5 数居巽位入胆经（肝与胆相表里），行祛风除湿、通经活络之效；苦寒之板蓝根，以 7 数居艮位入胃经，行清热解毒、凉血之效；甘平之生甘草，以 9 数居中宫位入十二经，行补中益气、泻火解毒、调和药性之效。以甘凉之绿豆，善清热解毒，又可解药毒，以 55 天地之数为剂量，行解毒之效；再以甘平能解毒、调和诸药之蜂蜜，以 55 天地之数为剂量，行清热、补中、润燥、止痛之功效。全方共奏清热解毒、宣痹通络、止痛除痹之功。同时通过剂量变换中的四个步骤，根据病情“制定方案，循序推进”。在初诊时，采用小剂量以“小试锋芒，投石探路”；二诊时，采用适中剂量以“兵戎相见，直捣巢穴”；三诊时，采用大剂量以“奋力搏击，祛邪务尽”；出院时，维持大剂量直至达到临床病情控制时，再改变剂型制成丸剂，服药半年余，诸症全部消失时，即停止一切药物。在住院期间同时还配合使用有大毒之雷公藤片、有小毒之苦参片，外敷有毒之雄黄，配合放血排毒、火针泄毒、熏洗排毒、外敷拔毒等外治法进行治疗，从而达到以毒攻毒之效。

（魏齐）

第十七节　从毒论治反应性关节炎

反应性关节炎，相似的病症中医见于“痹病”“肠痹”等，由风寒热毒邪所致，以蚀骨、损筋、伤脏为害，可使关节变形及瘫痪，故非用峻猛的以毒攻毒之法不可！

——杨仓良

反应性关节炎（reactive arthritis，ReA）系指继身体其他部位发生感染后，在远处关节出现的一种无菌性炎性关节病，除关节表现外还伴有一种或多种关节外表现，也可累及内脏。因此广义的 ReA 范围极广，是临床上常见的关节炎之一，但经典的 ReA 仅指某些特定的泌尿生殖系或胃肠道感染后短期内发生的一类外周关节炎，而赖特（Reiter）综合征为经典 ReA 中的经典。

一、从毒立论

反应性关节炎在中医文献中无相似病名记载，根据其临床表现应归属“痹病”“肠痹”“痢后风”的范畴。杨仓良主任医师以毒邪学说为理论依据，提出从毒论治 ReA 的学术观点，认为 ReA 的一切生理病理异常反应均属于“邪毒”，这种“邪毒”有一定的毒力和损害性。如急性期可见白细胞总数增高，血沉（ESR）增快，C 反应蛋白（CRP）升高，咽拭子培养链球菌生长阳性，ASO 阳性。急性期患者的尿、大便或其他排泄物衣原体培养可呈阳性，关节沉淀物或滑膜可检出活动度极低的衣原体或其菌体成分 DNA 或其抗原，衣原体抗体滴度升高，HLA-B27 阳性。X 线检查示骨皮质糜烂，骨膜炎和新生骨形成，跟腱、足底部腱膜钙化，非对称性骶髂关节炎，以及关节破坏、关节腔狭窄等，脊柱可见非对称性骨化性韧带（韧带骨赘）。MRI 检查显示较早期的损害，皮质下骨可见炎症性改变等。以上一系列生理病理异常反应，故将之归于邪毒范畴。同时 ReA 又具有缠绵难愈、反复发作，无特效药物治疗的“顽固性”；病因不清、病机不详的“疑难性”；病理损害可累及骶髂关节、腰、胯及外周关节，亦可累及眼、心、肺、肾、神经系统等关节外的“广泛性”；关节疼痛有游走性，病情易于变化及传变的“善变性”；时有发热，关节红肿热痛，大便干结，小便黄的“火热性”；临床表现的多样性，复杂性，合邪致病的“兼夹性”；有些证型疼痛剧烈，关节活动受限的“剧烈性”。以上符合毒邪致病特征十条之七条，故归于毒邪致病的范畴，杨仓良主任医师提出从毒论治 ReA 的诊疗思路和学术观点。

二、从毒审因

现代医学认为，反应性关节炎是一种继发于身体其他部位感染后出现的急性非化脓性关节炎，除关节表现外，常伴一种或多种关节外表现。近年发现，包括细菌、病毒、衣原体、支原体、螺旋体等在内的绝大多数微生物感染后均可引起 ReA。绝大多数微生物感染后，均可引起 ReA，主要分为非淋病性尿道炎后发病型、细菌性腹泻后发病型、链球菌感染后发病型三类。中医认为本病多为先天不足，正虚邪伤，痰瘀阻滞所致。杨仓良主任医师根据中医毒邪学说及现代医学研究认为，正气虚弱，虚毒内生是 ReA 发病的内因；外感风寒湿热毒邪是导致 ReA 发病的外因；痰瘀毒互结是导致 ReA 发病的病理基础；病菌感染，毒性损害是导致 ReA 诱发及发展的启动因素。

（一）正气虚弱，虚毒内生是 ReA 发病的内因

本病属于中医痹证的范畴，而引起痹证的前提是禀赋不足，正气虚弱。如《类证治裁·痹症》说："诸痹……良由营卫先虚，腠理不密，风寒湿乘虚内袭，正气为邪气所阻，不能宣行，因而留滞。气血凝涩，久而成痹。"可见虚毒内生是本病的内在因素。现代遗传学认为，遗传因素是本病的基本病因，与 HLA-B27 基因有较强的相关性，曾称为"与 HLA-B27 有关的关节炎"。有报道肠源性感染后 ReA 病例 HLA-B27 阳性率达 72% ～ 84%。HLA-B27 的作用在转基因动物研究中的实验表明，当老鼠携带 HLA-B27 转基因时，将患上关节炎。其发病机制可能通过影响肠道细菌的存活及转运，进而影响疾病的发生、发展。可见遗传因素（先天禀赋）作为内在的虚毒，导致机体阴阳失和及气血运行不畅，从而引起本病的发生。

（二）外感风寒湿热毒邪是导致 ReA 发病的外因

历代医家对于痹病病因的认识均由"正气不足，外邪侵袭"这一理论进行阐发，以风、寒、湿、热邪为痹病常见的病因。如《素问·痹论》曰："其风气胜者为行痹，寒气胜者为痛痹，湿气胜者为着痹。"《中藏经·论痹》说："痹者，风寒暑湿之气中于人脏腑之为也。"同时古人认为热毒也是本病的病因之一。如《备急千金要方》说："热毒流于四肢，历节肿痛。"说明六淫邪盛，化为毒邪，方致骨节肿痛。这些观点与现代医学的认识也是一致的，目前已经明确与本病密切相关的致病菌包括福氏志贺氏痢疾杆菌、耶尔森氏菌属、沙门氏菌属、空肠幽门弯曲菌等肠道革兰氏阴性菌，以及奈瑟氏淋病双球菌、沙眼衣原体等泌尿生殖系病原菌。总之，这些包括许多病菌在内的外来毒邪侵袭，是导致 ReA 发病的外因。

（三）痰瘀毒互结是导致 ReA 发病的病理基础

风寒湿热之毒邪侵袭机体，致气血津液失运，流注骨节经络，或寒毒凝结为痰，或湿毒停聚为痰，或热毒灼津为痰；气血凝滞，运行不畅，停聚为瘀，久之毒由内生，产生瘀毒，因而痰瘀毒虚互结，导致了本病的发生。可见痰浊瘀血邪毒既是病因，也是病理产物。现代医学研究发现外来的抗原（中医称外邪）与内源性抗原（中医称痰瘀）结合后产生免疫应答（中医称为邪毒，西医为抗体及抗原抗体复合物等），引起免疫损伤或毒性损害，导致疾病的发生。现代研究还发现，链球菌感染后 IL － 6 可在链球菌刺激下由中性粒细胞、单核细胞等多种细胞释放，是介导急性时相反应的主要炎症因子，其表达水平往往与感染程度密切相关。ReA 患者体内细胞免疫功能下降，体液免疫功能增强，存在炎症反应和肾功能损害。患者出现体内细胞和体液免疫功能

紊乱。

（四）病菌感染，毒性损害是导致 ReA 诱发及发展的启动因素

目前公认的是细菌在 ReA 发病中起关键作用，病原体的存在可能是作为一种持续的刺激因素诱导免疫激活和细菌抗原的播散。引起 ReA 的常见微生物为志贺菌属、沙门菌属、小肠结肠炎耶尔森菌、衣原体、幽门螺旋杆菌，此外，还有报告称假结核耶尔森菌、艰难梭菌、解脲脲原体、布鲁杆菌、包柔螺旋体、肺炎衣原体、支原体等数种微生物均可引发本病。目前的研究已经证实，ReA 患者的滑膜组织、滑膜液及其沉淀物中存在致病微生物，如衣原体及其他菌体成分或其他抗原部分。用电镜可以看到滑膜组织中的整个衣原体结构、衣原体 RNA。这些细菌及其他病原体均可产生毒素，并能造成毒性损害，引起一系列生理病理异常反应，从而支持这些细菌、衣原体等在 ReA 相关的肠道和关节机制中起重要作用，此研究结论与中医毒邪学说认识较为吻合。

三、从毒辨证

杨仓良主任医师提出对所有风湿病（痹证）辨证，皆要抓住“毒”这个核心，首先进行辨病，用现代医学的诊断标准分辨出所属病种，然后用中医“八毒辨证法”进行辨证，分辨出风、寒、湿、热、燥、痰、瘀、虚等毒证的不同病性特点，为论治打下基础。反应性关节炎属于狭义毒邪所致毒证，可因病因病机不同产生不同的毒痹证。据临床所见，本病用“八毒辨证法”分辨出早期以“风毒痹阻证”居多，“寒毒痹阻证”次之，“湿毒痹阻证”再次之，“热毒痹阻证”“燥毒痹阻证”较少；中期以“痰毒痹阻证”较多，“瘀毒痹阻证”次之；晚期以“气虚毒痹证”居多，“血虚毒痹证”次之，“阴虚毒痹证”再次之，“阳虚毒痹证”较少，而且以合邪致病居多，并会因侵犯脏腑不同，而产生若干兼证。具体如下。

（一）风毒痹阻证

症见腰骶背颈胯膝关节游走性疼痛、屈伸不利，发热，恶风，汗出，舌淡，苔薄白，脉浮紧。

（二）寒毒痹阻证

症见肢端发凉，冰冷，呈苍白或淡红色，受寒冷或情绪刺激即刻引起发病，冬季明显加重，夏季缓解，舌质淡，苔薄白，脉微细。

（三）湿毒痹阻证

症见肢体肌肉关节酸痛，肿胀，痛有定处，晨僵，舌体胖，苔白腻，脉濡或缓。

（四）热毒痹阻证

症见高热持续不退，关节疼痛较剧，口干渴较甚，咽痛甚，吞咽困难，汗出，烦躁不安，肌体多发红色皮疹，溲黄，便干，舌质红或绛，苔黄燥少津，脉洪数。

（五）痰毒痹阻证

症见肢体肌肉关节顽麻肿胀，有结节或包块，关节僵硬变形，难以屈伸，胸闷痰多，舌质胖大，苔厚腻，脉滑。

（六）瘀毒痹阻证

症见肢体肌肉关节刺痛，固定不移，僵硬变形，难以屈伸，肌肤麻木不仁，面色黧黑，舌质紫暗或有瘀斑，苔黄，脉涩。

（七）气虚毒痹证

症见关节变形，动则疼痛加剧，肢体麻木萎缩，筋惕肉瞤，自汗，气短，乏力，腰膝酸软无力，倦怠懒言，舌淡，苔薄白，脉虚弱无力。

（八）血虚毒痹证

症见关节肌肉疼痛无力，肢体麻木，肌肉萎缩，关节变形、屈伸受限，头晕目眩，面色无华，月经量少，舌淡，苔白，脉细弱。

（九）阴虚毒痹证

症见肢体肌肉关节疼痛、肿大、变形、僵硬，肌肤酸楚或不仁，筋肉挛缩，虚烦不寐，眼鼻干燥，口干不欲饮，五心烦热，潮热盗汗，下午尤甚，舌红，无苔，脉细数。

（十）阳虚毒痹证

症见关节冷痛、肿胀，畏寒肢冷，腰膝酸软无力，手足不温，面色皖白，形寒喜暖，上午尤甚，动则益甚，舌质淡胖嫩，苔白腻，脉沉细无力。

除以上十证外，反应性关节炎往往还有风寒、风湿、湿热等合邪致病，也有寒热错杂、痰瘀互结、气阴两虚等杂合病证，临床可分证型而寻找主因以论治。

四、从毒论治

反应性关节炎属于狭义毒邪所致毒证，临床有“风毒、寒毒、湿毒、热毒、痰毒、瘀毒、气虚毒、血虚毒、阴虚毒、阳虚毒”等之分。杨仓良主任医师提出对其治疗要在辨证分型基础上进行量毒施治，并根据“毒者攻之”“热者寒之”“寒者热之”“湿者利之”“风者祛之”“痰者化之”“瘀者逐之”“虚者补之”的原则进行有的放矢的治疗，才能获事半功倍之效。本病属于较难治疗的常见风湿病，除辨证使用以下方药外，还要配合中成药以及针灸等中医外治法，必要时还要量情施以“以毒攻毒”的西药“杂合以治”，才能取得最佳疗效。

（一）风毒痹阻证

［**治则**］攻毒解表，散风通络，以祛风攻毒汤治之。

（二）寒毒痹阻证

［**治则**］温经散寒、攻毒通络，以散寒攻毒汤治之。

（三）湿毒痹阻证

［**治则**］泄湿攻毒，通经攻毒，以利湿攻毒汤治之。

［**加减变化**］由于本病为毒邪所致与病菌感染有关的病证，本证型的病理机制为湿毒偏胜，宜用利湿攻毒汤加减治疗，用白花蛇舌草易昆明山海棠，蒲公英易绵萆薢。

（四）热毒痹阻证

［**治则**］清热解毒，宣痹通络，止痛除痹，以清热攻毒汤治之。

（五）痰毒痹阻证

［**治则**］化痰攻毒，通络散结，以化痰攻毒汤加减治之。

［**加减变化**］由于本病为毒邪所致与病菌感染有关的病症，本证型的病理机制为痰毒偏胜，宜用化痰攻毒汤加减，白花蛇舌草易干姜，蒲公英易赤芍。

（六）瘀毒痹阻证

［**治则**］逐瘀攻毒，活血通络，以逐瘀攻毒汤加减治之。

［**处方**］祖师麻 12.0　　桃仁 11.0　　蒲公英 15.0

红花 13.0　　路路通 19.0　　川牛膝 16.0

姜黄 14.0　　鸡血藤 18.0　　白花蛇舌草 17.0

土鳖虫 4.0（研末冲服）　　黄酒 55mL　　蜂蜜 55mL　水煎服

［**加减变化**］由于本病为毒邪所致与病菌感染有关的病证，本证型的病理机制为瘀毒偏胜，宜用逐瘀攻毒汤加减，用川牛膝易雷公藤，白花蛇舌草易鸡血藤，蒲公英易川芎，剂量不变。

（七）气虚毒痹证

［**治则**］补气攻毒，调和营卫，以用补气攻毒汤加减治之。

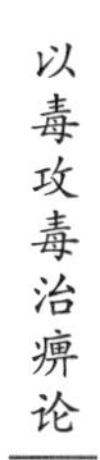

［处方］党参 12.0　　炙黄芪 61.0　　蒲公英 15.0
茯苓 13.0　　炙甘草 19.0　　制川乌 16.0 先煎2h
升麻 14.0　　当归 18.0　　白花蛇舌草 17.0
蜂蜜 55mL　水煎服

［加减变化］由于本病为毒邪所致与病菌感染有关的病症，本证型的病理机制为气虚毒痹，宜用补气攻毒汤加减治疗，白花蛇舌草易青风藤，蒲公英易柴胡，去黄酒，余剂量不变。

（八）血虚毒痹证

［治则］活血攻毒，通经活络，以用活血攻毒汤加减治之。

［处方］地龙 12.0　　祖师麻 11.0　　蒲公英 15.0
当归 13.0　　大枣 19 枚　　桑寄生 16.0
益母草 14.0　　炙黄芪 68.0　　白花蛇舌草 17.0
土鳖虫 4.0 研末冲服　　黄酒 55mL　　蜂蜜 55mL　水煎服

［加减变化］由于本病为毒邪所致与病菌感染有关的病证，本证型的病理机制为血虚毒痹，宜用活血攻毒汤加减治疗，桑寄生易雷公藤，白花蛇舌草易鸡血藤，蒲公英易川芎。

（九）阴虚毒痹证

［治则］滋阴攻毒，清热通络，以滋阴攻毒汤治之。

［处方］地龙 12.0　　知母 11.0　　蒲公英 15.0
丹皮 13.0　　路路通 19.0　　生地 16.0
炙鳖甲 14.0　　白花蛇舌草 18.0 先煎1h　　秦艽 17.0
蜂蜜 55mL　水煎服

［加减变化］由于本病为毒邪所致与病菌感染有关的病症，本证型的病理机制为阴虚毒痹，宜用滋阴攻毒汤加减治疗，蒲公英易青蒿，白花蛇舌草易昆明山海棠。

（十）阳虚毒痹证

［治则］温阳攻毒，散寒通经，以用温阳攻毒汤加减治之。

［处方］干姜 12.0　　升麻 11.0　　蒲公英 15.0
附子 13.0 先煎2h　　大枣 19 枚　　淫羊藿 16.0
五加皮 14.0　　肉桂 18.0 后下　　白花蛇舌草 17.0
黄酒 55mL　　蜂蜜 55mL　水煎服

［加减变化］由于本病为毒邪所致与病菌感染有关的病证，本证型的病理机制为阳虚毒痹，宜用温阳攻毒汤加减，白花蛇舌草易雪莲，蒲公英易仙茅。

五、杂合以治

反应性关节炎是世界公认的难治病之一，仅用上方显然是不够的，必须使用综合疗法，以便合力取效，且应以以毒攻毒为治则，方能取得最佳疗效。下列方法可以选择使用。

（一）成药攻毒

1. 中成药

（1）雷公藤多苷片或雷公藤片：为大毒中药雷公藤的提取剂，有以毒攻毒之效，口服，20mg/ 次，或 2 片 / 次，3 次 / 日。对急性活动期、难治性 ReA 属热毒痹阻型宜用之。

（2）盘龙七片：含有铁棒锤、川乌、草乌、竹根七、祖师麻、重楼等六味有毒中药，有以毒攻毒之效。口服，3 ～ 4 片 / 次，3 次 / 日。适宜于寒、瘀、痰毒痹阻型反应性关节炎。

（3）痹祺胶囊：含有马钱子粉、地龙等有毒中药，有以毒攻毒之效。口服，4 粒 / 次，2 ～ 3 次 / 日。适宜于热、瘀、阴虚及寒热错杂型反应性关节炎。

2. 西药

抗生素：凡白细胞指征增高，或发热，或关节红肿热痛，或血沉增高者，多有细菌或病毒感染，可选青霉素、阿奇霉素、头孢曲松钠等抗生素静脉滴注或给予四环素以达抗菌之效；或阿昔洛韦等抗病毒药静脉滴注以达抗病毒之效。这些抗生素或抗病毒药亦是以毒攻毒之治疗机制。

（二）放血排毒

参见本章“第一节　从毒论治类风湿关节炎”相关内容。

（三）火针泄毒

参见本章“第一节　从毒论治类风湿关节炎”相关内容。

（四）熏洗排毒

参见本章“第一节　从毒论治类风湿关节炎”相关内容。

（五）外敷拔毒

参见本章“第一节　从毒论治类风湿关节炎”相关内容。

六、毒疗验案

逐瘀攻毒、通经散结法治疗 ReA 案

潘某某：男，59 岁。2018 年 10 月 15 日初诊。

主诉：右膝关节反复肿胀疼痛 5 月，加重 1 周。

现病史：患者 5 个月前因腹泻 3 周后出现踝部肿胀，遂就诊于银川某医院行放射检查，自诉当时未发现骨质异常，给予消炎止痛药（具体不详），肿胀略有消退，但时有反复；又就诊于银川某三甲医院，仍给予口服止痛药物（具体不详），并外用消肿药物涂擦，肿胀反复，时肿时消，并见肿胀发展至双足、双踝、右膝关节；又复诊于某正骨医院住院 7 天给予中药汤剂口服，肿胀略消，疼痛未见明显缓解；又于某中医堂口服中药，仍未见明显效果。为求进一步治疗，遂来我院就诊。就诊时右下肢肿胀明显，按之凹陷，右膝关节肿大，右膝、右踝关节疼痛，夜间疼痛尤甚，活动受限，行走不利，蹲起困难，右踝肿大，疼痛固定，痛如锥刺，昼轻夜重，皮温正常，感双肩僵痛，上举不利，颈部酸困，口干不欲饮，食纳可，眠欠差，二便调。

既往史：1998 年确诊“肝炎”，长期口服保肝护肝药物，未定期复查肝功能。

体格检查：四肢脊柱无畸形。双膝、双踝压痛（+），抽屉试验（+），右侧浮髌试验（+），双下肢明显凹陷性水肿，皮温正常，皮色紫暗，皮肤弹性正常，双下肢生理反射存在，病理反射未引出。

辅助检查：胸部、颈椎、双膝、右足 DR 示：1. 两肺透亮度增高，不排除肺气肿；2. 颈椎退行性病变；3. 右足踇外翻并足骨质疏松；4. 双侧膝关节退行性病变。心电图示：窦性心动过速。双膝关节彩超示：右膝关节髌上囊积液。实验室检查示：血常规示，血小板数目 389×10^9/L，中性粒细胞百分比 71.50%。血生化示：Fe 7.80mmol/L，同型半胱氨酸 24.12mmol/L。风湿四项示：ESR 100mm/h，CRP 125.39mg/L，ASO 456.0IU/mL，CCP 7.53RU/mL，补体 C4 0.482g/L，载脂蛋白 A1 0.86g/L。免疫五项示：IgA 4.91g/L，IgG 21.04g/L，BNP 229.93pg/mL。凝血常规示：APTT 39.98s，D– 二聚体 0.87ug/mL。乙肝表面抗原（+）；HLA–B27（+）。

从毒辨证分析：患者以右膝、踝关节红肿热痛、血沉（ESR）增快、C 反应蛋白（CRP）升高、抗链“O”（ASO）升高、HLA–B27（+）。为主要临床表现，符合 ReA 的诊断标准。患者 3 周前有肠道感染病史，肠道之湿热毒邪乘机侵入机体，在损害肠道的同时痹阻经络气机，致关节痹阻不通，而发红肿热痛之湿热邪毒亢盛之证。痹阻日久，则内生瘀毒痹阻证，而见关节疼痛固定，痛如锥刺；瘀为阴邪，故昼轻夜重，口干不饮，皆为瘀毒痹阻之象。结合血液化验的邪毒亢盛之象，特制订诊疗方案如下。

诊断：中医诊断为痹证（瘀毒痹阻证）。

西医诊断为反应性关节炎、强直性脊柱炎。

中医治疗

［**治则**］活血逐瘀，攻毒通经。

［**方名**］逐瘀攻毒汤。

［**处方**］祖师麻 12.0　　桃仁 11.0　　川芎 15.0

红花 13.0	路路通 19.0	雷公藤 16.0 先煎1h
姜黄 14.0	鸡血藤 18.0	地龙 17.0
土鳖虫 4.0 研末冲服	黄酒 55mL	蜂蜜 55mL

5 剂，混合，纳入蜂蜜水煎，第 1 次煎 15 分钟滤出，第 2 次煎 20 分钟滤出，第 3 次煎 25 分钟滤出，将 3 次滤出液与黄酒混合后，分 5 次（2 天）饭后温服。

中成药：雷公藤片、盘龙七片、云南白药，口服。

外治法：放血排毒、火针泄毒、熏洗排毒、外敷拔毒疗法给予酌情使用。

西医治疗

环丙沙星片口服，青霉素或氧氟沙星静脉滴注。

二诊（2018–10–20）：患者自述今日双下肢肿胀略有消退，双下肢疼痛略有减轻，双踝关节活动受限，行走仍不利，蹲起困难，双踝肿大，皮色紫暗，皮温正常，饮食及睡眠尚可，二便调。除雷公藤、土鳖虫、黄酒、蜂蜜不变，在原方基础上每味药各增加 10g，处方如下。

祖师麻 22.0	桃仁 21.0	蒲公英 25.0
红花 23.0	路路通 29.0	川牛膝 26.0
姜黄 24.0	鸡血藤 28.0	白花蛇舌草 27.0
土鳖虫 4.0 研末冲服	黄酒 55mL	蜂蜜 55mL

5 剂，用法同上。

其他治疗方法：中成药、西药和外治法不变。

三诊（2018–10–25）：患者双下肢略肿胀，双下肢疼痛明显减轻，双踝关节活动轻度受限，行走活动可，皮色略紫暗，饮食及睡眠尚可，二便调。复查血常规示：血红蛋白 125g/L，红细胞比容 39.30%，血小板数目 393.00×10^9/L。风湿四项示：ESR 59mm/h，CRP 72.71mg/L，ASO 433.1IU/ml。生化检查示：胆碱酯酶 3034U/L。除雷公藤、土鳖虫、黄酒、蜂蜜不变，在原方基础上每味药各增加 10g，处方如下。

祖师麻 32.0	桃仁 31.0	川芎 35.0
红花 33.0	路路通 39.0	雷公藤 16.0 先煎1h
姜黄 24.0	鸡血藤 38.0	地龙 37.0
土鳖虫 4.0 研末冲服	黄酒 55mL	蜂蜜 55mL

5 剂，用法同上。

其他治疗方法：中成药、西药和外治法不变。

出院小结（2018–10–30）：住院 15 天，经用上述治疗方案以后，膝踝关节疼痛肿胀明显减轻，出院带上述中药 10 剂及雷公藤片、盘龙七片 、云南白药三种中成药。回家后服用四月余，诸症悉除，已达临床治愈的标准，随访 3 月未复发。

按语：ReA，相似的病症见于中医“痹病”“肠痹”等范畴，本病发病前有感染史，与链球菌感染有关的风湿热相似，发病时 HLA–B27（+）又与强直性脊柱炎、脊柱关节病等病较为相似，故西医鉴别诊断十分重要，因与感染病体的菌种及针对性抗菌治疗有关。而中医诊治此病，主要辨证其所感染的毒邪的病性所产生的邪毒特点。杨仓良主任医师治疗本病主要强调两点。第一，采用中西医结合的诊疗方案，即从病原体感染来分析，若为非淋病尿道炎后发病，治疗以抗衣原体为主；若为细菌性腹泻后发病，则主要为抗肠道感染；若为扁桃体炎后发病，则主要以抗链球菌感染，即首选抗菌、抗微生物进行抗生素清扫，以消除病菌之隐患。第二，采用辨毒施治的以毒攻毒治疗方案，才能取得针对性治疗。本案例为患肠道感染 3 周后发病，应为肠道细菌感染，病史长达 5 个月之久，病情迁延不愈，久病多瘀，出现瘀毒痹阻证。瘀毒痹阻证，由瘀毒之邪所致，故治应以逐瘀攻毒、活血通络为大法；以中医天人相应观及中药归经理论为基础，以有毒中药为主，无毒中药为辅，以《周易》先天八卦的数字为剂量，从而形成八卦九宫阵形的逐瘀攻毒汤进行对证治疗。选雷公藤、桃仁、地龙、祖师麻、土鳖虫为主药、将药，五味药皆属有毒之品。雷公藤苦辛凉有大毒，以 6 数居坎位入肾经，行祛风湿、解毒杀虫之效；桃仁苦甘平有小毒，以 1 数居乾位入大肠经，行活血化瘀之效；地龙咸寒有小毒，以 7 数居艮位入胃经，行清热息风、活络通痹之效；祖师麻辛苦温有小毒，以 2 数居兑位入肺经，行祛风通络、散瘀止痛之效；土鳖虫咸寒有小毒，以 4 数居震位入肝经，行破血逐瘀之效。辛温之红花，以 3 数居离位入心经，行活血通络、散瘀止痛之效；辛温之川芎，以 5 数居巽位入胆经（肝与胆相表里），行活血行气、祛风止痛之效；苦微甘温之鸡血藤，以 8 数居坤位入脾经，行行气补血、舒经活络之效；苦平之路路通，以 9 数居中宫位入十二经，行祛风通络、利水除湿之效。再加甘平之蜂蜜，行调和百药、清热解毒、滋补润燥之效；苦辛温之黄酒，行经络而通痹塞，温血脉而散凝瘀。全方共奏逐瘀攻毒、活血通络之功。同时通过剂量变换中的四个步骤，根据病情“制定方案，循序推进”。在初诊时，采用小剂量以“小试锋芒，投石探路”；二诊时，采用适中剂量以“兵戎相见，直捣巢穴”；三诊时，采用大剂量以“奋力搏击，祛邪务尽”；出院时，维持大剂量直至达到临床病情控制服药达 4 月余，诸症全部消失时，即停止一切药物。在住院期间同时还配合使用有毒的雷公藤多苷或雷公藤片，含有毒的铁棒锤、川乌、草乌、竹根七、祖师麻、重楼的盘龙七片，含有制草乌等有毒中药的云南白药粉等中成药口服；口服环丙沙星片等西药，以及放血排毒、火针泄毒、熏洗排毒、贴敷拔毒等外治法而达到以毒攻毒、毒去正安之功效。

（曹艳玲）

第十八节　从毒论治风湿热

风湿热，相似的病症见于中医“湿热痹”“热痹”“怔忡”“心痹”等证，由风寒湿热毒邪所致，以蚀骨、损筋、伤脏为害，故非用峻猛的以毒攻毒之法不可！

——杨仓良

风湿热（rheumatic fever，RF）是一种与A组乙型溶血性链球菌感染有关的全身性结缔组织的非化脓性疾病，曾经是危害学龄儿童及青少年生命和健康的主要疾病之一，可累及心脏、关节、中枢神经系统和皮下组织，但以心脏和关节最为明显。临床表现为心肌炎、环形红斑、关节炎、Sydenham 舞蹈病和皮下结节。病变可呈急性或慢性反复发作，可遗留心脏瓣膜病变形成慢性风湿性心瓣膜病。

一、从毒立论

中医虽无风湿热的病名，但其证候在历代医著中有相似的描述。以关节炎症状为主者，属于中医“风湿”“历节”“风湿热痹”“湿热痹”“热痹”范畴；以心肌炎症状为主者，有“怔忡”“心悸”“心痹”等病症的中医称谓。杨仓良主任医师以毒邪学说为理论依据，提出从毒论治RF的学术观点，认为RF的一切生理病理异常反应均属于“邪毒”，这种“邪毒”有显著的毒力和损害性。如白细胞计数增高；溶血性链球菌咽部拭子培养阳性，血清溶血性链球菌抗体＞500U，抗链球菌DNA酶B抗体（ADNase B）增高，链激酶＞80U，抗透明质酸酶＞128U，红细胞沉降率（血沉）加速，C反应蛋白（CRP）＞10mg/L；蛋白电泳示白蛋白降低，γ－球蛋白、α_2－球蛋白升高。RF急性期IgA升高，亚急性期IgG升高，抗心肌抗体阳性，抗头状核抗体或抗下丘脑抗体阳性，A组溶血性链球菌胞壁多糖抗体（ASP）或胞壁M蛋白抗体阳性；心电图：P–R间期延长；超声心动图：心脏增大、心瓣膜水肿和增厚、闭锁不全或狭窄，以及心包积液等。根据以上一系列生理病理异常反应，故将其归于“邪毒”范畴。同时RF又具有缠绵难愈、反复发作，无特效药物治疗的“顽固性”；病因不清、病机不详的“疑难性”；病理损害可累及关节、心脏、血管、中枢神经系统和皮下结节的炎症病理损害的“广泛性”；病情易于变化及传变的“善变性”；时有发热、鼻衄、大量出汗的“火热性”；临床表现的多样性、复杂性，合邪致病的“兼夹性”；有些证型病情发展迅速、凶险、危重的“剧烈性”。以上符合毒邪致病特征十条之七条，属于毒邪致病的范畴，故杨仓良主任医师提出从毒论治风湿热的诊疗思路和学术观点。

二、从毒审因

风湿热是一种与链球菌感染有关的疾病，但至今有关本病的确切病因与发病机制尚未完全明了。目前认为发病与A组乙型溶血性链球菌感染有密切关系，是人体对链球菌感染后的一种自身免疫反应。中医认为本病多为风热侵袭，湿热蕴结，风湿化热，痰瘀热结，阴虚热盛，正虚邪伤所致。杨仓良主任医师根据中医毒邪学说及现代医学研究认为，禀赋不足，虚毒内生是RF发病的内因；外感风寒湿热毒邪是导致RF发病的外因；痰瘀毒互结是导致RF发病的病理基础；细菌感染，毒性损害是导致RF诱发及发展的启动因素。

（一）禀赋不足，虚毒内生是RF发病的内因

本病属于中医痹证的范畴，而引起痹证的前提是禀赋不足，正气虚弱。如《素问·刺法论》所云："正气存内，邪不可干""邪之所凑，其气必虚。"《类证治裁·痹症》亦说："诸痹……良由营卫先虚，腠理不密，风寒湿乘虚内袭，正气为邪所阻，不能宣行，因而留滞。气血凝涩，久而成痹。"可见虚毒内生是本病的内在因素。现代医学发现，风湿热的发病存在遗传易感性（中医称为禀赋不足）。同一家族成员发病率较无风湿热的家庭为高，单卵双胎同时患风湿热者较双卵双胎者为高。但是，即使严重链球菌感染，也只有1%～3%的患者出现风湿热，这就强烈提示遗传易感性的存在。对大量风湿热患者的研究表明，B细胞标志D817抗原为风湿热的易感标志之一。一个多世纪以来，人们对于ARF可能是遗传倾向性所引起的疾病这一说法一直有着浓厚的兴趣。有的认为疾病基因是常染色体显性遗传，有的认为是外显率不足的常染色体隐性遗传，还有的认为可能与携带血型功能的基因有关，说明遗传因素在本病的发病中起着基础作用。

（二）外感风寒湿热毒邪是导致RF发病的外因

风湿热多发生于早春及秋冬之际，风邪盛行，乘虚外袭人体，或由于久居潮湿、涉水淋雨，邪气注于经络，留于关节，使气血痹阻而成。感受热邪，或郁久化热，感受风热之邪，与湿相并，而致风湿热合邪为患。素体阳盛或阴虚有热，感邪后易从热化，或因风寒湿痹日久不愈，邪留经络关节，郁而化热，以致出现关节红肿疼痛、发热等症，而形成热痹。《诸病源候论》说："夫热病毒攻手足，及人五脏六腑井荥腧，皆出于手足指。今毒气从腑脏而出，循于经络，攻于手足，故手足指皆肿赤焮痛也。"《备急千金要方》亦说："热毒流于四肢，历节肿痛。"本病既可见于热毒之邪引起的热痹，也可见于因寒邪引起风湿热痹，说明风寒湿热邪盛，化为毒邪，导致骨节肿痛。这些观点与现代医学的认识也是一致的，目前已经明确的致病菌为A组乙型溶血性链球菌，其分泌的毒素是导致风湿热发病的外因。

（三）痰瘀毒互结是导致 RF 发病的病理基础

风寒湿热之毒邪侵袭机体，致气血津液失运，流注骨节经络，或寒毒凝结为痰，或湿毒停聚为痰，或热毒灼津为痰，导致气血凝滞，运行不畅，停聚为瘀，久之毒由内生，产生瘀毒，因而痰瘀毒虚互结，导致了本病的发生。现代医学研究发现，外来的链球菌感染作为抗原（中医称外邪）侵入人体与组织相容性复合体（MHC）的基因产物，产生三种抗链球菌抗体（链球菌溶血素“O”、透明质酸和链激酶）。A 组链球菌细胞壁上 M 蛋白最为重要，被认为是与其致病性及毒力关系最密切的物质，是公认典型的超抗原，可激活大量 T 细胞，产生多种细胞因子，并使巨噬细胞和其他免疫细胞被激活。此外，ARF 时免疫调节存在缺陷，表现为 B 细胞数和辅助性 T 细胞数增高，而抑制 T 细胞数相对下降，导致体液免疫和细胞免疫增强。另外，还与个体的遗传易患性有关。对大量风湿热患者的研究表明，B 细胞标志 D8/17 抗原为风湿热的易患标志之一。这些均可视为中医的痰毒或瘀毒，可产生自身免疫反应即（免疫应答）引起免疫损伤或毒性损害，导致风湿热的发生。

（四）细菌感染，毒性损害是 RF 诱发及发展的启动因素

溶血性链球菌是一种条件性致病菌，能引起多种人畜共患病。其广泛存在于水、空气、尘埃、粪便及健康人和动物的口腔、鼻腔、咽喉中，可通过直接接触、空气飞沫传播或皮肤、黏膜伤口感染，被污染的食品如奶、肉、蛋及其制品也会对人类造成感染。链球菌可产生多种细胞外毒素，在其致病性中也起重要作用，可导致皮肤、皮下组织化脓性炎症、呼吸道感染、流行性咽炎以及新生儿败血症、细菌性心内膜炎、猩红热和风湿热、肾小球肾炎等变态免疫反应。一般认为，风湿热发病机制与三个方面有关：①链球菌及其产物的直接毒性作用，②免疫反应机制，③个体的遗传易感性。感染细菌后，人体产生了大量的自身抗体及活化的自身反应 T 细胞，通过内皮细胞渗透进入无血管结构的心瓣膜，形成阿绍夫小体，或内皮下形成包含巨噬细胞和 T 细胞的肉芽肿病灶。最终由于新生血管的形成及病情的进展，心瓣膜变成瘢痕样的慢性病变，形成风湿性心脏病。

三、从毒辨证

杨仓良主任医师提出对所有风湿病（痹证）辨证，皆要抓住“毒”这个核心，首先进行辨病，用现代医学的诊断标准分辨出所属病种，然后用中医“八毒辨证法”进行辨证，分辨出风、寒、湿、热、燥、痰、瘀、虚等毒证的不同病性特点，为论治打下基础。风湿热属于狭义毒邪所致毒证，可因病因病机不同产生不同的毒痹证。据临床所见，本病用“八毒辨证法”分辨出早期以“风毒痹阻证”居多，“寒毒痹阻证”次

之，“湿毒痹阻证”再次之，“热毒痹阻证”“燥毒痹阻证”较少；中期以“痰毒痹阻证”较多，“瘀毒痹阻证”次之；晚期以“血虚毒痹证”居多，“阴虚毒痹证”次之，“邪毒伤心证”再次之，而且以合邪致病居多，并会因侵犯脏腑不同，而产生若干兼证。具体如下。

（一）风毒痹阻证

症见肩颈胯膝腕关节游走性疼痛，屈伸不利，发热，恶风，汗出，舌淡，苔薄白，脉浮紧。

（二）寒毒痹阻证

症见肩颈胯膝腕关节发凉，冰冷，呈苍白或淡红色，受寒冷或情绪刺激即刻引起发病，冬季明显加重，夏季缓解，舌质淡，苔薄白，脉微细。

（三）湿毒痹阻证

症见肩颈胯膝腕关节酸痛，肿胀，痛有定处，晨僵，舌体胖，苔白腻，脉濡或缓。

（四）热毒痹阻证

症见高热持续不退，肩颈胯膝腕关节疼痛较剧，口干渴较甚，咽痛甚，吞咽困难，汗出，烦躁不安，肌体多发红色皮疹，溲黄，便干，舌质红或绛，舌苔黄燥少津，脉洪数。

（五）痰毒痹阻证

症见肩颈胯膝腕关节顽麻肿胀，有结节或包块，关节僵硬变形，难以屈伸，胸闷痰多，舌质胖大，苔厚腻，脉滑。

（六）瘀毒痹阻证

症见肩颈胯膝腕关节刺痛，固定不移，僵硬变形，难以屈伸，肌肤麻木不仁，面色黧黑，舌质紫暗或有瘀斑，苔黄，脉涩。瘀毒日久，可痹阻于脉，见脉痹，则肢体刺痛，局部皮色紫暗，脉搏减弱或无脉之证；瘀毒痹阻于心，见心痹，则心下鼓动，心前区疼痛，脉细弱或结代等。

（七）血虚毒痹证

症见肩颈胯膝腕关节疼痛无力，肢体麻木，肌肉萎缩，关节变形、屈伸受限。头晕目眩，面色无华，月经量少，舌淡，苔白，脉细弱。

（八）阴虚毒痹证

症见肩颈胯膝腕关节疼痛、肿大、变形、僵硬，肌肤酸楚或不仁，筋肉挛缩，虚烦不寐，眼鼻干燥，口干不欲饮，五心烦热，潮热盗汗，下午尤甚，舌红，无苔，脉细数。

（九）邪毒伤心证

症见胸闷，胸痛，心悸，舌苔薄白，脉数或结代。心电图、超声心动图等检查：有心肌炎、心包炎、心内膜炎、心律失常、心包积液等改变。尸检可发现：心脏类风湿性肉芽肿、主动脉狭窄、主动脉瓣关闭不全、二尖瓣关闭不全或狭窄、心包炎及心包积液等病理改变。

除以上九证外，风湿热往往合邪致病，还有风寒、风湿、湿热等合邪，也有寒热错杂、痰瘀互结、气阴两虚等合邪致病，临床可分证型而寻找主因以论治。

四、从毒论治

风湿热属于狭义毒邪所致毒证，临床有“风毒、寒毒、湿毒、热毒、痰毒、瘀毒、血虚毒、阴虚毒、邪毒伤心”等之分。杨仓良主任医师提出对其治疗要在辨证分型基础上进行量毒施治，并根据“毒者攻之”“热者寒之”“寒者热之”“湿者利之”“风者祛之”“痰者化之”“瘀者逐之”“虚者补之”的原则进行有的放矢的治疗，才能获事半功倍之效。本病属于较难治疗的常见风湿病，除辨证使用以下方药外，还要配合中成药以及针灸等中医外治法“杂合以治”，才能取得最佳疗效。

（一）风毒痹阻证

［**治则**］攻毒解表，散风通络，以祛风攻毒汤治之。

（二）寒毒痹阻证

［**治则**］温经散寒、攻毒通络，以散寒攻毒汤治之。

（三）湿毒痹阻证

［**治则**］泄湿攻毒，通经攻毒，以利湿攻毒汤加减治之。

［**处方**］半边莲 12.0　制商陆 11.0　绵萆薢 15.0
连翘 13.0　大枣 10 枚　汉防己 16.0
蚕沙 14.0　佩兰 18.0　金银花 17.0
蜂蜜 55mL　水煎服

［**加减变化**］由于本病为毒邪所致与病菌感染有关的病症，本证型的病理机制为湿毒偏胜，宜用利湿攻毒汤加减治疗，用金银花易昆明山海棠，连翘易茯苓。

（四）热毒痹阻证

［**治则**］清热解毒，宣痹通络，止痛除痹，以清热攻毒汤加减治之。

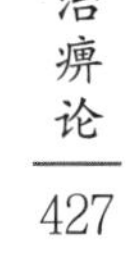

［处方］知母 12.0　制商陆 11.0　蒲公英 15.0
连翘 13.0　炙甘草 19.0　雷公藤 16.0 先煎 1h
重楼 14.0　白花蛇舌草 18.0　金银花 17.0
绿豆 55 颗　蜂蜜 55mL　水煎服

［加减变化］由于本病为毒邪所致与病菌感染有关的病症，本证型的病理机制为热毒偏胜，宜用热毒攻毒汤加减治疗，用金银花易板蓝根，连翘易水牛角。

（五）痰毒痹阻证

［治则］化痰攻毒，通络散结，以化痰攻毒汤加减治之。

［处方］僵蚕 12.0　清半夏 11.0　赤芍 15.0
连翘 13.0　远志 19.0　雷公藤 16.0 先煎 1h
白附子 14.0　胆南星 18.0　金银花 17.0
黄酒 55mL　蜂蜜 55mL　水煎服

［加减变化］由于本病为毒邪所致与病菌感染有关的病症，本证型的病理机制为痰毒偏胜，宜用化痰攻毒汤加减治疗，用金银花易干姜，连翘易半边莲。

（六）瘀毒痹阻证

［治则］逐瘀攻毒，活血通络，以逐瘀攻毒汤加减治之。

［处方］祖师麻 12.0　桃仁 11.0　川芎 15.0
红花 13.0　路路通 19.0　雷公藤 16.0 先煎 1h
姜黄 14.0　鸡血藤 18.0　金银花 17.0
土鳖虫 4.0 研末冲服　黄酒 55mL　蜂蜜 55mL　水煎服

［加减变化］由于本病为毒邪所致与病菌感染有关的病症，本证型的病理机制为瘀毒偏胜，宜用逐瘀攻毒汤加减治疗，金银花易地龙。

（七）血虚毒痹证

［治则］活血攻毒，通经活络，以活血攻毒汤加减治之。

［处方］地龙 12.0　祖师麻 11.0　川芎 15.0
连翘 13.0　大枣 19 枚　雷公藤 16.0 先煎 1h
白芍 14.0　金银花 18.0　鸡血藤 17.0
土鳖虫 4.0 研末冲服　黄酒 55mL　蜂蜜 55mL　水煎服

［加减变化］由于本病为毒邪所致与病菌感染有关的病症，本证型的病理机制为血虚毒痹，宜用活血攻毒汤加减治疗，用连翘易当归，白芍易益母草，金银花易炙黄芪。

（八）阴虚毒痹证

［**治则**］滋阴攻毒，清热通络，以滋阴攻毒汤加减治之。

［**处方**］地龙 12.0　　知母 11.0　　青蒿 15.0
连翘 13.0　　路路通 19.0　　生地黄 16.0
炙鳖甲 14.0　　金银花 18.0　　秦艽 17.0
蜂蜜 55mL　水煎服

［**加减变化**］由于本病为毒邪所致与病菌感染有关的病症，本证型的病理机制为阴虚毒痹，宜用滋阴攻毒汤加减治疗，用金银花易昆明山海棠，连翘易牡丹皮。

（九）邪毒伤心证

［**治则**］清心泻火，攻毒通脉，以护心攻毒汤加减治之。

［**处方**］连翘 12.0　　麦冬 11.0　　生地黄 15.0
水牛角 13.0　　竹叶 19.0　　五味子 16.0
丹参 14.0　　昆明山海棠 18.0 先煎1h　　金银花 17.0
绿豆 55 颗　　蜂蜜 55mL　水煎服

［**加减变化**］由于本病为毒邪所致与病菌感染有关的病症，本证型的病理机制为热毒损伤心脏，宜用护心攻毒汤加减治疗，用连翘易天冬，水牛角易羊蹄跟，金银花易板蓝根。

五、杂合以治

参见本章“第十八节　从毒论治反应性关节炎”相关内容。

六、毒疗验案

清热利湿、逐瘀攻毒法治疗风湿热案

丁某某，男，51 岁，2019 年 12 月 23 日初诊。

主诉：反复双膝关节疼痛 3 月余，伴发热加重 7 天。

现病史：患者于 3 个月前因受凉后感咽喉肿痛，治疗半个月后出现双膝关节无力，无明显疼痛，活动可，未曾重视。2 个月前逐渐出现左膝关节疼痛，略肿胀，活动略受限，仍未做检查及治疗。2019 年 12 月 12 日因上述症状加重，就诊于某三甲医院，查左膝核磁共振提示：1. 左膝关节周围软组织肿胀，髌骨下脂肪垫水肿；股四头肌肌腱损伤。2. 左膝关节退行性改变。于 7 天前患者自觉双膝关节疼痛、肿胀加重，并出现发热，关节呈灼热样疼痛，下蹲、坐起活动受限，皮温较高，就诊于银川市某医院，查左膝 X 线提示左膝关节轻度退行性改变，未行治疗。为进一步诊治，来我院就医，

门诊诊断为“风湿性关节炎”，收入院。患者自患病以来，体力情况一般，恶风寒，发热，食纳可，夜寐安，二便调，舌暗红，苔薄黄，脉滑数。

既往史：平素体质良好，有“风湿性关节炎”反复发作病史20余年。

体格检查：脊柱生理曲度存在；左膝压痛（+），肿胀，皮温较高，浮髌试验（+），挤压试验（+），骨擦音（+），左侧屈髋屈膝（+），下蹲、坐起活动受限。

辅助检查：入院查血常规未见异常。凝血常规未见明显异常。乙肝表面抗体（–），余抗原、抗体均为阴性。梅毒、艾滋病、甲肝、丙肝均为阴性。肝功能、心肌酶、电解质、血脂、血糖未见异常。肾功能：UA 368.2umol/L，余项未见异常。风湿四项示：ESR 80mm/h，ASO 482.4IU/mL，CRP 20.45mg/L，RF 19.0IU/mL；免疫五项示：C4 0.553g/L，余项正常。左膝彩超提示：左膝关节周围积液。心电图提示：1. 窦性心律 2. 偶发室性早搏。

从毒辨证分析：患者以“反复膝关节红肿热痛、发热，血沉（ESR）增快，抗链“O”、C反应蛋白增高”为主要临床表现，符合风湿热诊断标准。发病前有上呼吸道感染、咽喉肿痛的病史，风寒毒邪侵犯患者血脉，痹阻气血、经络、骨节而致关节红肿热痛；邪毒与正气相争，故发热、恶寒。结合舌红、苔黄、脉弦数的舌脉之象，特制定诊疗方案如下。

诊断：中医诊断为痹证（湿热毒痹证）。

西医诊断为风湿热、左膝关节退行性病变。

中医治疗

［**治则**］清热利湿，攻毒通络。

［**方名**］清热利湿攻毒汤加减。

［**处方**］半边莲 12.0　制商陆 11.0　蒲公英 15.0
水牛角 13.0　生甘草 19.0　汉防己 16.0
蚕沙 14.0　白花蛇舌草 18.0　昆明山海棠 17.0（先煎1h）
绿豆 55颗　蜂蜜 55mL

5剂，混合，纳入蜂蜜水煎，第1次煎15分钟滤出，第2次煎20分钟滤出，第3次煎25分钟滤出，将3次滤出液分5次（2天）饭后温服。

中成药：四妙丸口服、清开灵注射液静脉滴注。

外治法：放血排毒、火针泄毒、熏洗排毒、外敷拔毒（参见本章“第一节　从毒论治类风湿关节炎”相关内容）。

西医治疗

青霉素静脉滴注。

二诊（2019–12–28）：患者感左膝关节疼痛减轻，肿胀减轻，舌暗红，苔薄黄，脉滑。继续用外治法治疗，中药处方在原方基础上除制商陆、昆明山海棠、绿豆、蜂蜜外，余药每味再增加 10g，处方如下。

半边莲 22.0	制商陆 11.0	蒲公英 25.0
水牛角 23.0	生甘草 29.0	汉防己 26.0
蚕沙 24.0	白花蛇舌草 28.0	昆明山海棠 17.0 先煎 1h
绿豆 55 颗	蜂蜜 55mL	

5 剂，用法同上。

其他治疗方法：中成药、外治法及西药不变。

三诊（2020-01-02）：患者感左膝关节疼痛明显减轻，肿胀消退，下蹲、坐起活动可，皮温不高，恶风寒无发热，食纳可，夜寐安，二便调，舌尖红，苔薄黄，脉滑。复查肾功能示：UA 419umol/L，余项正常。风湿四项示：ESR 40mm/h，CRP 95.21mg/L，ASO 330.3IU/mL，RF 21.0IU/mL。为增强疗效，除制商陆、昆明山海棠、绿豆、蜂蜜外，余每味中药各增加 10g，处方如下。

半边莲 32.0	制商陆 11.0	蒲公英 35.0
水牛角 33.0	生甘草 39.0	汉防己 36.0
蚕沙 34.0	白花蛇舌草 38.0	昆明山海棠 17.0 先煎 1h
绿豆 55 颗	蜂蜜 55mL	

5 剂，用法同上。

其他治疗方法：中成药、外治法及西药不变。

出院小结（2020-01-07）：住院 10 天，经用上述治疗方案以后，右膝关节肿痛明显减轻，血沉降至 40mm/h，因家庭原因要求出院，故带上述中药 10 剂及四妙丸、清开灵注射液两种中成药出院。回家后服用 3 月余，诸症悉除，已达临床治愈的标准，随访 1 年未复发。

按语：风湿热是一种与链球菌感染有关的风湿病，以游走性、多发性、对称性关节痛或反复发作为特征，可引起关节（关节炎），心脏（心肌炎、心瓣膜病变），环形红斑，舞蹈病和皮下结节。本病的病因主要为风湿热毒邪（链球菌感染），在机体虚弱或出汗后乘虚而入，邪侵咽喉及关节而发病。本案属湿热毒痹证，由湿毒及热毒之邪所致，故应以清热攻毒、利湿通经为治疗大法，以中医天人相应观及中药归经理论为基础，以有毒中药为主，无毒中药为辅，以《周易》先天八卦的数字为剂量，从而形成八卦九宫阵形的清热利湿攻毒汤进行对证治疗。故选昆明山海棠、制商陆、半边莲、汉防己为主药、将药，四味药皆为有毒之品，昆明山海棠苦辛微温有毒，以 7 数居艮位入胃经（脾与胃相表里），可行祛风除湿、舒筋解毒、抑制免疫之效；制商陆辛平有毒，以 1 数居乾位入大肠经，行泄下利水、消肿散结之效；辛微寒有小毒之半边莲，以 2 数居兑位入肺经，行利水消肿、清热解毒之效；辛甘微温有小毒之汉防己，以 6 数居坎位入肾经，起解表祛风散湿之效。再以苦酸咸寒之水牛角，以 3 数居离位归心经，有行清热凉血、解毒定惊之效；甘辛温之蚕沙，以4数居震位入肝经，行祛风除湿、和胃化浊之效；苦甘寒之蒲公英，以5数居巽位入胆经（肝与胆相表里），行清热解毒、利湿之效；甘苦寒之白花蛇舌草，以8数居坤位入脾经，行清热利湿、解毒之效；甘平之生甘草，以9数居中宫位入十二经，行清热解毒、调和诸药之效。选甘凉之绿豆，善清热解毒，又可解药毒，以55天地之数为剂量，起清热解毒之效；再以甘平能解毒、调和诸药之蜂蜜，以55天地之数为剂量，行清热、补中、润燥、止痛之效。全方共奏清热利湿、攻毒通络之功。同时通过剂量变换中的四个步骤，根据病情“制定方案，循序推进”。在初诊时，采用小剂量以“小试锋芒，投石探路”；二诊时，采用适中剂量以“兵戎相见，直捣巢穴”；三诊时，采用大剂量以“奋力搏击，祛邪务尽”；出院时，维持大剂量直至达到临床病情控制服药3月余，诸症全部消失时，即停止一切药物。在住院期间同时还配合口服四妙丸，静脉滴注清开灵注射液等中成药，静脉滴注青霉素等西药，以及放血排毒、火针泄毒、熏洗排毒、外敷拔毒等外治法，而达到以毒攻毒、毒去正安之目的。

（曹艳玲）

第十九节　从毒论治痛风

痛风，相似的病症中医见于“痛痹”“行痹”“痛风”“历节风”等，由外来或内生毒邪所致，以蚀骨、损筋、伤脏为害，可使关节变形及瘫痪，故非用峻猛的以毒攻毒之法不可！

——杨仓良

痛风（gout）是长期嘌呤代谢障碍，血清尿酸增高引起的反复发作性炎性异质性疾病。以高尿酸血症伴痛风性关节炎反复发作，尿酸盐结晶沉积和关节畸形为主要临床特征。常累及肾脏，引起肾小管等实质性病变和尿酸结石形成，后期常并发肾功能衰竭、动脉硬化、冠心病、脑血管意外等。痛风分为原发性痛风和继发性痛风两大类。原发性痛风是由于先天性嘌呤代谢紊乱所致，常伴有肥胖、高脂血症、高血压、冠心病、动脉硬化、糖尿病及甲状腺功能亢进等。继发性痛风是由于其他疾病、药物等引起尿酸生成增多或排出减少，形成高尿酸血症所致。

一、从毒立论

中医古籍也有“痛风”的病名，金元时期以前所称的痛风多类似于现代医学的类风湿关节炎，金元时期以后所称的痛风则为现代医学所谓的“痛风”。金元时期以前多将本病称为“脚气”“白虎历节”等。杨仓良主任医师以毒邪学说为理论依据，提出从毒论治痛风的学术观点，认为痛风的一切生理病理异常反应，均属于“邪毒”，这种

“邪毒”有显著的毒力和损害性。如血尿酸含量升高，关节腔内可有尿酸盐结晶，白细胞数增高；X线摄片检查可见关节面或骨端皮质有透光性缺损阴影，呈穿凿样、虫蚀样、蜂窝状或囊状，严重者出现脱位、骨折等。根据以上一系列生理病理异常反应，故将其归于“邪毒”范畴。同时痛风具有以下特征：目前无特效药物治疗，且反复发作，呈进行性发展的“顽固性”；病因不清，缠绵难愈的“疑难性”；累及全身及局部，并有肾脏病理损害的“广泛性”；关节疼痛有游走性，病情易于变化及传变的“善变性”；时有关节红肿热痛、发热、舌质红、苔黄、脉弦滑数等证候的“火热性”；临床表现多样性、复杂性，多合邪致病的“兼夹性”；关节疼痛剧烈难忍、病情发展较快的“剧烈性”。以上符合毒邪致病临床特征十条之七条，故将其归于“毒病（证）”范畴。再结合现代病因病机研究，血尿酸明显增高和尿酸盐结晶的毒性损害的邪毒病理依据，故杨仓良主任医师于2009年率先提出从毒论治痛风的学术观点，受到广泛关注。

二、从毒审因

现代医学研究证实，原发性痛风是由于先天性嘌呤代谢紊乱所致；继发性痛风由于其他疾病、药物等引起尿酸生成增多或排出减少，形成高尿酸血症而所致。中医认为，痛风的发病是正邪相争，脾肾功能失调的结果。杨仓良主任医师根据中医毒邪学说及现代医学研究认为，先天禀赋不足及内生毒邪是导致或诱发痛风的内在因素，外感毒邪是引起痛风的先决条件，痰瘀虚毒内生是痛风发病的病理基础。

（一）先天禀赋不足及内生毒邪是导致或诱发痛风的内在因素

现代医学认为，痛风是由遗传性和（或）获得性原因导致尿酸排泄障碍和（或）嘌呤代谢紊乱的异质性疾病。中医很早就认识到此病当以虚（包括先天禀赋不足）为本。如《诸病源候论》曰：“此由血气虚弱，受风寒湿毒气，与血并行于肤腠，邪气盛，正气少，故血气涩，涩则痹，虚则弱，故令痹弱也。”唐代《外台秘要》亦赞同此说：“白虎病者，大都是风寒暑湿之毒，因虚所致，将摄失理，受此风邪，经脉结滞，血气不行，蓄于骨节之间，或在四肢，肉色不变，其疾昼静而夜发，发即彻髓酸疼，乍歇，其病如虎之啮。”认为外来之毒在虚及“将摄失理”基础上而发病。此外，中医还认识到痛风是在内生之毒的基础上而发病。如《金匮翼》说：“脏腑经络先有蓄热，而复感风寒湿之气客之，热为寒郁，气不得通，久之寒亦化热，则痛痹。”在此，强调外邪是在内生热邪的基础上而诱发本病。现代中医学家亦认为本病多由内生浊毒所致。国医大师朱良春说：“痛风乃浊毒瘀滞使然……此浊毒之邪非受自于外，而生于内”“多先有先天禀赋不足，或年迈脏气日衰，若加不节饮食……浊毒随之而生，滞留血中，终则瘀结为患。”可见先天遗传因素及后天失养导致虚、痰、瘀、湿毒互致为患，导致了本病的发生。现代研究证实，痛风为遗传性疾病，TLR4基因启动子区

rs10759932、rs2737190 可能与痛风发病机制相关；TLR4 蛋白表达水平与痛风炎症反应相关；NLRP3 基因 rs3806268 位点多态性与汉族人群痛风发病有关，rs35829419 位点基因多态性与维吾尔族痛风发病相关，SLC17A1 基因多态性与西北地区人群痛风的遗传易感性相关。ABCG2 基因的 rs2231142 位点是男性痛风患者发生肾功能损害的危险因素，该基因位点 G → T 的突变可以增加痛风患者肾功能损害，AG 单倍体型可能与痛风发生有关。ABCG2 rs2231142 和 rs72552713 与高尿酸血症和痛风相关，是两者的易感基因，且 rs2231142 在痛风和高尿酸血症中基因分布存在差异，位于 4q25 区域的 EGF 是痛风的一个新的易感基因。

（二）外感毒邪是引起痛风的先决条件

中医认为痛风患者多在居处潮湿或冒雨涉水，或阴雨连绵，或汗出当风，或长久水中作业，或久用电扇、空调等因素下，在先天禀赋不足及正气虚损、卫外不固之时，风热与毒邪相合，互致为患；或湿热、风湿、寒湿之邪夹毒，毒随邪侵犯人体经络，留着于肢体、筋骨、关节之间，闭阻不通发为本病。隋代《诸病源候论》指出“此由风湿毒气，与血气相搏，正气与邪气交击，而正气不宣散，故疼痛”。唐代《外台秘要》则说:“夫风毒之气，皆起于地，地之寒、暑、风、湿，皆作蒸气，足常履之，所以风毒之中人也，必先中脚，久而不瘥，遍及四肢、腹、背、头项也。”《张氏医通》亦说:“痛风而痛有常处，其痛上赤肿灼热或浑身壮热，此欲成风毒。”可见风寒湿热毒邪的入侵，在本病发生发展过程中起着决定性作用。现代研究证实，痛风的发病与代谢综合征各组分密切相关，单因素 Logistic 回归模型进行辨证分析显示，吸烟、高血糖、高尿酸能够增加痛风发病的风险（$P < 0.05$），并有一定民族特点，如饮酒、吸烟、高血糖是汉族痛风的危险因素，高胆固醇血症是新疆维吾尔族痛风的危险因素。

（三）痰瘀虚毒内生是痛风发病的病理基础

风寒湿热之邪夹杂毒气侵犯肢体的关节、经络、骨骼后，导致痛风的发生，又必有两种因素的存在及参与，即正气虚损和内毒由生。中医学认为，所有疾病的发生，均是正与邪相争的结果，“正气存内，邪不可干”，“邪之所凑，其气必虚”，痛风的发生亦不例外。《济生方 · 痹》亦提出“皆因体虚，腠理空疏，受风寒湿气而成痹也”。一方面，正气本虚，疾病始发前已因禀赋不足（先天遗传），或劳逸过度、汗后、病后、产后体虚等，导致机体正气不足。另一方面，毒邪侵犯人体后，正气虽尚能与邪毒奋起抗争，但在正邪相争的过程中，又加重了正气耗损。本虚后邪气容易长驱直入，也易内生毒邪，虚与毒互结，造成了邪气入里入脏入腑。而且，邪毒导致气血运行失常和脏腑功能失调，体内生理病理产物不能及时排出体外，以致蓄积停滞过多而变生痰瘀之邪。若腐蚀筋骨，败坏形体，则引起骨质破坏，肌肉萎缩、挛缩；如循经侵袭脏腑，则造成相应脏腑的生理功能发生异常改变，甚至组织结构发生异常，而变生脏腑疾病，加重痛风恶化程度。现代研究发现，调节性 T 细胞在急性痛风中升高，在慢性痛风中降低，在急、慢性痛风转换中起重要调控作用。随着代谢综合征加重，痛风患者容易合并尿量不足、尿路结石发生风险增加；FEUA、CUA 和 24hUUA 受年龄、病程、血脂异常、脂肪肝、肾功能、尿量等因素影响；增加了痛风尿路结石的风险。研究还发现，γδT 细胞由外周血向炎症关节聚集，并通过大量分泌炎性细胞因子 IL–17 的方式参与痛风的发病。在 MSU 介导的痛风细胞模型中，EGF 通过抑制 IL–1β 和 pro–IL–1β 蛋白水平发挥抗炎作用。这些发现增加了目前对痛风易感基因的理解，说明这些都是痛风发病的内在机制。

三、从毒辨证

杨仓良主任医师提出对所有风湿病（痹证）辨证，皆要抓住“毒”这个核心，首先进行辨病，用现代医学的诊断标准分辨出所属病种，然后用中医“八毒辨证法”进行辨证，分辨出风、寒、湿、热、燥、痰、瘀、虚等毒证的不同病性特点，为论治打下基础。痛风属于狭义毒邪所致毒证，可因病因病机不同产生不同的毒痹证。据临床所见，本病用“八毒辨证法”分辨出早期以“热毒痹阻证”居多，“湿毒痹阻证”次之，“风毒痹阻证”再次之，“寒毒痹阻证”“燥毒痹阻证”较少；中期以“痰毒痹阻证”较多，“瘀毒痹阻证”次之，晚期以“气虚毒痹证”居多，“血虚毒痹证”次之，“阴虚毒痹证”再次之；“阳虚毒痹证”较少，而且以合邪致病居多，并会因侵犯脏腑不同，而产生若干兼证。具体如下。

（一）热毒痹阻证

症见发病急骤，突发性趾关节疼痛，昼轻夜重，疼痛剧烈，趾不能覆地，局部红肿热，24 小时达高峰后疼痛逐渐缓解，多兼有发热、恶风、口渴、舌质红、苔黄腻、脉滑数。

（二）湿毒痹阻证

症见关节肿胀明显，下肢有凹陷性水肿，下肢重着、屈伸不利，有饮食不节史，舌体胖，苔白厚腻，脉濡滑。

（三）风毒痹阻证

症见肢体关节疼痛呈游走性，畏风，舌淡，脉浮，有感受风邪史。

（四）寒毒痹阻证

症见肢体肌肉、关节冷痛，痛有定处，畏寒，喜暖，肢凉，苔白，脉弦紧。

（五）痰毒痹阻证

症见肢体疼痛反复发作，日久不愈，时轻时重，关节顽麻肿胀，有皮下结节或包块，关节僵硬变形、难以屈伸，胸闷痰多，舌质胖大，苔白厚腻，脉滑。

（六）瘀毒痹阻证

症见肢体肌肉、关节刺痛，固定不移，僵硬变形、难以屈伸，肌肤麻木不仁，面色黧黑，舌质紫暗或有瘀斑，舌苔黄，脉涩。

（七）气虚毒痹证

症见关节疼痛，反复发作，日久不愈，时轻时重或痛处游走不定，甚或关节变形、屈伸不利，神疲乏力，心悸气短，面色少华，脉沉细弦、无力，舌淡，苔白。

（八）血虚毒痹证

症见关节变形，动则疼痛加剧，肢体麻木萎缩，筋惕肉瞤，气短，乏力，腰膝酸软无力，倦怠懒言，舌淡，苔薄白，脉虚弱无力。

（九）阴虚毒痹证

症见腰膝酸痛或足跟疼痛，反复发作，日久不愈，时轻时重，五心烦热，两颧潮红，盗汗，身疲乏力，舌质嫩红或兼瘀斑，苔薄白或薄黄而干，脉细微数。

（十）阳虚毒痹证

症见关节冷痛、肿胀，腰膝酸软无力，或足跟疼痛，反复发作，日久不愈，时轻时重，畏寒肢冷，手足不温，面色㿠白，形寒喜暖，上午尤甚，动则益甚，舌质淡胖嫩，苔白腻，脉沉细无力。

（十一）邪毒伤肾证

症见腰痛，或足跟疼痛，下肢水肿，反复发作，日久不愈，时轻时重，神疲乏力，或关节变形，屈伸不利，并出现肾结石以及尿急、尿频、血尿等症状，舌淡，苔白，脉沉细弦。

除以上十一证外，痛风往往还有风寒、风湿、湿热等复合邪致病，也有寒热错杂、痰瘀互结、气阴两虚等杂合病证，临床可分证型而寻找主因以论治。

四、从毒论治

痛风属于狭义毒邪所致毒证，临床有“热毒、湿毒、风毒、寒毒、痰毒、瘀毒、气虚毒、血虚毒、阴虚毒、阳虚毒、邪毒伤肾”等之分。杨仓良主任医师提出对其治疗要在辨证分型基础上进行量毒施治，并根据“毒者攻之”“热者寒之”“寒者热之”“湿者利之”“风者祛之”“痰者化之”“瘀者逐之”“虚者补之”的原则进行有的放矢的治疗，才能获事半功倍之效。本病属于难治病，除辨证使用以下方药外，还要配合中成药以及针灸等中医外治法，必要时还要量情施以“以毒攻毒”的西药“杂合以治”，才能取得最佳疗效。

（一）热毒痹阻证

［**治则**］清热解毒，通络散结，以清热攻毒加菇汤治之。

（二）湿毒痹阻证

［**治则**］消肿去浊，泄毒去湿，以利湿攻毒加菇汤治之。

（三）风毒痹阻证

［**治则**］祛风散毒，通络止痛，以祛风攻毒加菇汤治之。

（四）寒毒痹阻证

［**治则**］散寒攻毒，温经止痛，以散寒攻毒加菇汤治之。

（五）痰毒痹阻证

［**治则**］化痰攻毒，通络散结，以化痰攻毒加菇汤治之。

（六）瘀毒痹阻证

［**治则**］逐瘀攻毒，活血通络，以逐瘀攻毒加菇汤治之。

（七）气虚毒痹证

［**治则**］补气攻毒，调和营卫，以补气攻毒加仙汤治之。

（八）血虚毒痹型

［**治则**］活血攻毒，通经活络，以活血攻毒加蛇汤加减治之。

（九）阴虚毒痹证

［**治则**］滋阴攻毒，清热通络，以滋阴攻毒加菇汤治之。

（十）阳虚毒痹证

［**治则**］温补肾阳，攻毒通经，以补阳攻毒加蛇汤治之。

（十一）邪毒伤肾证

［**治则**］温补肾阳，攻毒通经，以补肾攻毒加蛇汤治之。

五、杂合以治

（一）成药攻毒

1. 中成药

（1）痛风舒：含有大黄、汉防己两味有毒中药。口服，2～4片/次，3次/日，饭后服用。适宜于热毒痹阻、阴虚毒痹等型痛风。

（2）益肾蠲痹丸：含有土鳖虫、蜈蚣、全蝎、蜂房（清炒）、广地龙（酒制）、延胡索六味有毒中药。口服，8～12g/次，3次/日。适宜于寒毒痹阻、瘀毒痹阻、痰毒痹阻、阳虚毒痹等型痛风。

2. 西药

目前临床上对本病治疗尚缺乏病因治疗和根治措施，主要要求达到以下4个目的：①尽快终止急性关节炎发作；②防止关节炎复发；③控制高尿酸血症，防止尿酸盐沉积于肾脏、关节等引起各种并发症；④防止尿酸结石形成。具体分为急性期和间歇期及慢性期治疗。

（1）急性期治疗

①秋水仙碱：口服，0.5mg/次，1次/2小时，最大量6mg。注意有骨髓抑制、肝损害、脱发、精神抑郁、呼吸抑制等副作用。可服用1～2天，若出现毒副作用即停止使用。

②非甾体消炎药：本类药物注意开始治疗时给予接近最大剂量，待症状缓解后逐渐减量。

（2）间歇期和慢性期治疗

主要用排尿酸或抑制尿酸合成药以控制高尿酸血症。

①排尿酸药：适用于血清尿酸增高，尿酸不高，肾功能尚好者。注意与碱性药合用。

A. 丙磺舒：0.25～0.5g/次，2次/日，口服，1周后可增至0.5～1.0g/次，2次/日，最大剂量＜2g/日。

B. 磺吡酮：初服50mg/次，2次/日，口服，1周后增至100mg/次，3次/日，最大剂量600mg/日。

C. 苯溴马隆（痛风利仙）：25～100mg，1次/日，口服。

②抑制尿酸合成药：适用于尿酸合成过多，血尿酸过高，对排尿酸药物过敏或无效者。别嘌醇：0.1g/次，2～4次/日，口服最大剂量600mg/日，待血尿酸降至正常后减至维持量。有肾功能不全者剂量减半。与排尿酸药合用可增加疗效，尤适宜痛风石严重而肾功能良好者。注意有胃肠道不适、皮疹、发热、肝损害和骨髓损害等不良反应。

（二）放血排毒

参见本章“第一节　从毒论治类风湿关节炎”相关内容。

（三）火针泄毒

参见本章“第一节　从毒论治类风湿关节炎”相关内容。

（四）熏洗排毒

参见本章“第一节　从毒论治类风湿关节炎”相关内容。

（五）外敷拔毒

参见本章“第一节　从毒论治类风湿关节炎”相关内容。

六、毒疗验案

清热解毒、通络散结法治疗痛风案

李某某，男，58岁。2019年11月25日初诊。

主诉：右足红肿疼痛10月余，加重伴左膝疼痛3天。

现病史：患者于10个月前因饮酒后出现右踝红肿疼痛，行走时疼痛加重，就诊于宁夏某三甲医院，以“痛风”给予“秋水仙碱片（每次2片，每日3次）”口服治疗，病情缓解。随后间隔1～2月复发一次，每次服秋水仙碱片后可缓解。3天前进食辛辣刺激食物后病情反复，左膝、右踝关节及右足趾红肿热痛明显，左膝关节屈伸不利，活动受限，自服秋水仙碱片3片病情无缓解，时感胸闷，腹痛腹泻，遂慕名来我院，门诊以“痛风”收入住院治疗。症见右踝、右足皮肤颜色发红，肿胀，触之皮温较左侧高，有压痛，左侧皮肤颜色、皮温均正常。舌质胖大，苔白厚腻，脉滑。

既往史：患高血压10余年，既往最高血压180/110mmHg，未服降压药，自行监测血压在130～140/80～90mmHg之间。

体格检查：双膝关节轻度肿胀，右膝皮温不高，皮肤颜色正常；左膝关节皮肤颜色发红、肿胀，触之皮温较右侧高；双膝骨摩擦音（+），弹响声（+）；左膝浮髌试验（+）。

辅助检查：TBIL 23.82μmol/L，GGT 126U/L，UA 580.2μmol/L，ESR 62mm/h，HCY 18.30μmol/L，CRP 75.79mg/L，C4 0.513g/L，URO（+），PRO（+）；余化验结果未见明显异常。X线示：左膝关节退行性改变，不排除腓骨头陈旧性骨折。

从毒辨证分析：患者以“右足、左膝关节红肿疼痛，化验检查尿酸增高”为主要临床表现，符合痛风诊断标准。患者因饮酒后酒毒浸入血脉，蕴化为酸毒，伤害气血经络，邪毒痹阻关节，引起不通则痛而致踝关节红肿热痛，活动受限；因控制不力，延及膝关节而又引起膝关节的邪毒亢盛，出现红肿热痛。结合舌质胖大、苔白厚腻、脉滑，制定诊疗方案如下。

诊断：中医诊断为痛风（热毒痹阻证）。

西医诊断为痛风。

中医治疗

［**治则**］清热解毒，通络散结。

［**方名**］清热攻毒加菇汤加减。

［**处方**］

光慈菇 12.0	大黄 11.0	山慈菇 15.0
土茯苓 13.0	生甘草 19.0	汉防己 16.0
桑枝 14.0	威灵仙 18.0	石膏 77.0 先煎 0.5h
绿豆 55 颗	蜂蜜 55mL	

5 剂，混合，纳入蜂蜜水煎，第 1 次煎 15 分钟滤出，第 2 次煎 20 分钟滤出，第 3 次煎 25 分钟滤出，将 3 次滤出液分 5 次（2 天）饭后温服。

中成药：二妙丸、痛风舒，口服。

外治法：肿胀部位用火针加拔罐，外敷“中药拔毒方”（处方：生制商陆、滑石、生草乌、半夏、重楼、仙人掌各 30g，研磨，用鸡蛋清调和），每日换药 1 次，再加放血排毒、火针泄毒、熏洗排毒等外治法。

二诊（2019-11-30）：现感左膝、右踝、右足热痛减轻，肿胀仍然明显，下肢沉重，左膝关节屈伸活动受限，说明热毒已减，湿毒仍在，故调整方药为利湿攻毒加菇汤，并除制商陆、蜂蜜外，在原方基础上每味药增加 10g，处方如下。

光慈姑 22.0	制商陆 11.0	山慈菇 25.0
土茯苓 33.0	路路通 29.0	滑石 26.0
桑枝 24.0	薏苡仁 28.0	半夏 27.0
绿豆 55 颗	蜂蜜 55mL	

5 剂，用法同上。

其他治疗方法：中成药、外治法不变。

三诊（2019-12-05）：经治疗后感左膝、右踝、右足红肿热痛明显减轻，但左膝关节仍有肿块结节，且屈伸活动受限，说明热毒湿毒均有减轻，仍有痰毒，为祛除痰毒，巩固疗效，改方药为化痰攻毒加菇汤，并除蜂蜜外，在原方基础上每味药增加 20g，处方如下。

僵蚕 32.0	半夏 31.0	山慈菇 35.0
茯苓 33.0	远志 39.0	知母 36.0
夏枯草 34.0	陈皮 38.0	枳壳 37.0
绿豆 55 颗	蜂蜜 55mL	

5剂，用法同上。

其他治疗方法：中成药、外治法不变。

出院小结（2019-12-10）：经上述中药治疗15天，患者主证消失，活动自如，将上诊中药混合研磨蜜制为丸口服，并嘱饮食禁忌，忌食高嘌呤食物，带药出院，再服3个月以巩固疗效。随访1年，病情未见反复。

按语：痛风之名，中医、西医皆有其名，然宋代以前多将本病称为“脚气”，而将历节风、风湿等痛症称为痛风，宋代以后才将本病称为“痛风”，认为与先天禀赋不足及后天失养、嗜食肥甘厚味酒酪有关。杨仓良主任医师认为，本病病机主要是先天不足，湿浊之毒摄入过多，初化热毒，继变酸毒，毒伤脾肾，致酸毒排泄过少，留滞经脉，损伤关节、筋骨、肌肉所致，属于自身酸中毒之证，其治疗关键主要在于辨证准确，剂量足够，祛毒务尽，注意饮食，故主张早期以“清热攻毒为主，中期以利湿攻毒为主，晚期以化痰或逐瘀攻毒为主”，同时还要结合气血阴阳诸虚的不同而予以扶正祛毒，才能达到毒去正安之目的。此外，他还认为痛风之病，病在全身，内损脾肾，外累关节，毒壅经络，故局部拔毒，以使邪毒外出亦很重要。所以在治疗过程中，外治法亦有十分重要的作用。本案病例，症见发病急骤，突发性趾关节疼痛，昼轻夜重，疼痛剧烈，趾不能覆地，局部红肿热，24小时达高峰后疼痛逐渐缓解，多兼有发热、恶风、口渴，舌质红、苔黄腻，脉滑数。宜以清热解毒、通络散结为大法；以中医天人相应观及中药归经理论为基础，以有毒中药为主，无毒中药为辅，以《周易》先天八卦的数字为剂量，从而形成八卦九宫阵形的清热攻毒加菇汤进行对证治疗。选威灵仙、汉防己、山慈菇、光慈姑、大黄为主药，五味药皆属有毒之品。威灵仙辛咸温有毒，以8数居坤位入脾经，行祛风湿、通经络之效；大黄苦寒有小毒，以1数居乾位入大肠经，行泻下攻积、清热泻火、凉血解毒、活血祛瘀之效；汉防己辛甘微温有小毒，以6数居坎位入肾经，行解表祛风散湿之效；山慈菇甘辛凉有小毒，以5数居巽位入胆经（肝与胆相表里），行清热解毒、消肿散结之效；光慈姑甘辛寒有小毒，以2数居兑位入肺经，行清热解毒、散结消肿之效。再以微苦平之桑枝，以4数居震位入肝经，行通经络、行津液之效；甘辛大寒之石膏，以7数居艮位入胃经，行清热泻火、敛疮生肌之效；甘淡平之土茯苓，以3数居离位入心经，行解毒、除湿、通利关节之效；甘平之生甘草，以9数居中宫位入十二经，行补中益气、泻火解毒、调和药性之效。以甘凉之绿豆，善清热解毒，又可解药毒，以55天地之数为剂量，行解毒之效；甘平之蜂蜜，行调和百药、清热解毒、滋补润燥之效。全方共奏清热解毒、宣痹通络、止痛除痹之功。同时通过剂量变换中的四个步骤，根据病情“制定方案，循序推进”。在初诊时，采用小剂量以“小试锋芒，投石探路”；二诊时，采用适中剂量以“兵戎相见，直捣巢穴”；三诊时，采用大剂量以“奋力搏击，祛邪务尽”；出院时，维持大剂量直至达到临床病情控制时，再改变剂型制成丸剂，服药3月余，诸症全部消失时，即停服一切药物。病情发展变化如风，损害如毒，故初诊以清热解毒为主，二诊以利湿攻毒为主，三诊以化痰攻毒或逐瘀攻毒为主，再佐以扶正攻毒及外治拔毒，才使“痛如风”的毒症得到彻底治疗，取得了近期和远期疗效俱佳的最终目的。

（蔡晶晶）

第二十节　从毒论治骨性关节炎

骨性关节炎，相似的中医证候见于“骨痹”“白虎历节风”等病症，与凶猛而顽强的风寒湿毒邪有关，以骨损伤为害，可使关节变形及瘫痪，须用以毒攻毒之法治疗，方能取得好的疗效！

——杨仓良

骨性关节炎（Osterthritis，OA）又称增生性关节炎、肥大性关节炎、退行性关节炎或骨关节病，是一种关节软骨的非炎症性退行性变，并在关节边缘有骨赘形成。临床以关节疼痛、活动受限和关节畸形为主要表现。根据其病因可分为原发性骨性关节炎和继发性骨性关节炎。

一、从毒立论

骨性关节炎在中医文献中无相似病名，相似的证候见于“骨痹”“腰腿痛”等病症。杨仓良主任医师以毒邪学说为理论依据，提出从毒论治 OA 的学术观点，认为 OA 的一切生理病理异常反应均属于“邪毒”，这种“邪毒”有一定的毒力和损害性。如 C 反应蛋白和血沉轻度升高；X 线检查后期主要有关节面不规则，非对称性关节间隙狭窄，软骨下骨质硬化和囊性改变，关节边缘唇样变及骨赘形成，关节内游离体，关节变形及半脱位等。根据以上生理病理异常反应，将其归于“邪毒”范畴。同时本病具有病情反复发作，缠绵难愈的“顽固性”；病因不清，复杂难辨的“疑难性”；累及手、膝、脊柱、髋、足等关节的“广泛性”；善行而数变，关节疼痛、僵硬，游走不定的“善变性”；临床表现多样，多为风、寒、湿合邪致病的“兼夹性”。以上符合毒邪致病十条临床特征之五条，故将本病归于“毒病（证）”范畴，提出了“从毒论治骨性关节炎”的学术观点。

二、从毒审因

本病的病因和发病机制现代医学尚不清楚，一般认为与遗传、年龄、肥胖、职业、体力劳动、外伤及雌激素水平下降等因素有关。中医认为本病为年老肝肾不足，长期慢性劳损，外感风寒湿邪所致。杨仓良主任医师根据中医毒邪学说及现代医学研究认为，外感风寒湿热毒为 OA 发生的外因；筋骨失养，虚毒内生是 OA 发生的内因；痰瘀毒结为 OA 的病理基础。

（一）外感风寒湿热毒为 OA 发生的外因

《说文解字》说："痹，湿病也。"说明湿邪与痹证的形成有着密切的关系。《症因脉治·卷三》说："痹者闭也，经络闭塞，麻痹不仁，或攻注作痛，或凝结关节，或重著难移……故名曰痹。"《素问·痹论》描述骨性关节炎的主要症状为："痹在于骨则重，在于脉则血涩而不流，在于筋则屈不伸，在于肉则不仁，在于皮则寒""病在骨，骨重不可举，骨髓酸痛，寒气至，名曰骨痹。"《温病条辨·中焦篇》有"暑湿痹"之称谓，指出暑湿热之邪侵袭，有肢体酸痛重着、面赤、小溲黄少等表现，"暑""火"两者实属同一"热"邪，暑湿痹实为湿热痹。《证治要诀》曰："伤湿为病，发热恶寒，身重自汗，骨节疼痛……腰脚痹冷，皆因坐卧卑湿，或冒雨露，或着湿衣所致。"虽然目前对于骨性关节炎的病理机制研究已经比较深入，同时也明确了一些与骨性关节炎发病相关的高危因素，如衰老、肥胖、遗传和肠道微生物群及其代谢产物的失调等，随着研究的深入，发现肠道菌群及其代谢产物的紊乱与多系统疾病的发生发展密切相关。

（二）禀赋不足，筋骨失养，虚毒内生是 OA 发生的内因

肾虚会导致骨骼退化，并更容易受风寒湿邪的侵袭。如《素问·痹论》说："五脏皆有合，病久而不去者，内舍于其合也。故骨痹不已，复感于邪，内舍于肾。"清代吴澄《不居集》曰："虚劳之人，精不化气，气不化精。先天之真元不足，则周身之道路不通，阻碍气血，不能荣养经络而为痛。是故水不养木而胁痛，精血衰少而腰痛，真阴竭绝而骨痛，机关不利而颈痛，骨髓空虚而脊背痛，三阴亏损而腿膝痛。此皆非外邪有余，实由肝肾不足所致也。"经络气血虚弱，筋骨失充不养，是 OA 发生的条件。风寒湿热等邪乘虚而入，使本已气血虚弱，脏腑功能失调之患，无力抵御外邪，邪气留着关节，闭阻筋骨，阻滞血脉，肌肉筋骨失于濡养，导致 OA 发生。现代医学发现，遗传因素是骨性关节炎重要的病因和危险因素之一，其发病机制与复杂的基因调控网络密切相关，多种致病因子介导的炎症信号通路激活在软骨降解中发挥重要作用，发现 lncPILA 和 miR-214-3p 可能是治疗 OA 新的潜在靶点。软骨细胞的衰老是骨性关节炎发病的重要机制之一，提示在骨性关节炎进展中，软骨细胞中 PDZK1 的表达是降低的；PDZK1 缺失可促进软骨细胞衰老，加重骨性关节炎。所以 PDZK1 可能是骨性关节炎发病过程中调节软骨细胞衰老的重要基因。

（三）痰瘀毒结为 OA 的病理基础

痰瘀毒结，阻滞经络是痹证的病理基础之一。《灵枢·贼风》曰："若有所堕坠，恶血在内而不去，卒然喜怒不节，饮食不适，寒温不时，腠理闭而不通。其开而遇风

寒，则血气凝结。”《寿世保元》曰：“瘀血湿痰，蓄于肢节之间，筋骨之会，空窍之所而作痛也。肢节沉重者是湿痰，晚间病重者是瘀血也。”因外感湿邪，久久不化，聚湿生痰；或外伤损气，气血损伤，经络不通；或血虚寒凝，涩停不行，不行则卫气壅遏而不得行，瘀毒而生。总之，痰瘀之毒，无论外感，亦或内生，都始终贯穿于OA发生的始终。现代研究发现骨性关节炎的发病机制与软骨退变、创伤、代谢等因素有关，其中氧化应激是骨性关节炎发生发展的关键因素之一。在软骨细胞中活性氧类的过量积累可引起氧化应激，并通过诱导软骨细胞凋亡、自噬调节失衡、转录后调控等导致软骨细胞损伤和基质降解，促进骨性关节炎的进展。ReA患者血清IL-6水平明显高于健康对照组，而IL-1β却低于健康对照组，关节液中各单核因子水平明显高于血清水平，证实单核因子作为致炎因素参与了ReA的病理过程，对这些因子进行测定有助于临床对该疾病的诊断、治疗。

三、从毒辨证

杨仓良主任医师提出对所有风湿病（痹证）辨证，皆要抓住“毒”这个核心，首先进行辨病，用现代医学的诊断标准分辨出所属病种，然后用中医“八毒辨证法”进行辨证，分辨出风、寒、湿、热、燥、痰、瘀、虚等毒证的不同病性特点，为论治打下基础。骨性关节炎属于狭义毒邪所致毒证，可因病因病机不同产生不同的毒痹证。据临床所见，本病用“八毒辨证法”分辨出早期以“风毒痹阻证”居多，“寒毒痹阻证”次之，“湿毒痹阻证”再次之，“热毒痹阻证”“燥毒痹阻证”较少；中期以“痰毒痹阻证”较多，“瘀毒痹阻证”次之；晚期以“气虚毒痹证”居多，“血虚毒痹证”次之，“阴虚毒痹证”再次之，“阳虚毒痹证”较少，而且以合邪致病居多，并会因侵犯脏腑不同，而产生若干兼证。具体如下。

（一）风毒痹阻证

症见腰骶背颈胯膝关节游走性疼痛，屈伸不利，发热，恶风，汗出，舌淡，苔薄白，脉浮紧。

（二）寒毒痹阻证

症见肢端发凉，冰冷，呈苍白或淡红色，受寒冷或情绪刺激即刻发病，冬季明显加重，夏季缓解，舌质淡，苔薄白，脉微细。

（三）湿毒痹阻证

症见肢体肌肉、关节酸痛、肿胀，痛有定处，晨僵，舌体胖，苔白腻，脉濡或缓。

（四）热毒痹阻证

症见高热持续不退，关节疼痛较剧，口干渴较甚，咽痛甚，吞咽困难，汗出，烦躁不安，肌体多发红色皮疹，溲黄，便干，舌质红或绛，苔黄燥少津，脉洪数。

（五）痰毒痹阻证

症见肢体肌肉、关节顽麻肿胀，有结节或包块，关节僵硬变形、难以屈伸，胸闷痰多，舌质胖大，苔厚腻，脉滑。

（六）瘀毒痹阻证

症见肢体肌肉、关节刺痛，固定不移，僵硬变形，难以屈伸，肌肤麻木不仁，面色黧黑，舌质紫暗或有瘀斑，苔黄，脉涩。

（七）气虚毒痹证

症见关节变形，动则疼痛加剧，肢体麻木萎缩，筋惕肉瞤，自汗，气短，乏力，腰膝酸软无力，倦怠懒言，舌淡，苔薄白，脉虚弱无力。

（八）血虚毒痹证

症见关节肌肉、疼痛无力，肢体麻木，肌肉萎缩，关节变形、屈伸受限，头晕目眩，面色无华，月经量少，舌淡，苔白，脉细弱。

（九）阴虚毒痹证

症见肢体肌肉、关节疼痛、肿大、变形、僵硬，肌肤酸楚或不仁，筋肉挛缩，虚烦不寐，眼鼻干燥，口干不欲饮，五心烦热，潮热盗汗，下午尤甚，舌红，无苔，脉细数。

（十）阳虚毒痹证

症见关节冷痛、肿胀，畏寒肢冷，腰膝酸软无力，手足不温，面色㿠白，形寒喜暖，上午尤甚，动则益甚，舌质淡胖嫩，苔白腻，脉沉细无力。

除以上十证外，骨性关节炎往往还有风寒、风湿、湿热等合邪致病，也有寒热错杂、痰瘀互结、气阴两虚等杂合病证，临床可分证型而寻找主因以论治。

四、从毒论治

骨性关节炎属于广义毒邪所致毒证，临床有“风毒、寒毒、湿毒、痰毒、瘀毒、气虚毒、血虚毒、阴虚毒、阳虚毒”等之分。杨仓良主任医师提出对其治疗要在辨证分型基础上量毒施治，并根据“毒者攻之”“热者寒之”“寒者热之”“湿者利之”“风者祛之”“痰者化之”“瘀者逐之”“虚者补之”的原则进行有的放矢的治疗，才能获事半功倍之效。本病属于较难治疗的常见风湿病，除辨证使用以下方药外，还要配合中成药以及针灸等中医外治法“杂合以治”，才能取得最佳疗效。

（一）风毒痹阻证

［**治则**］祛风解表，攻毒通络，强筋健骨，以祛风强骨攻毒汤加减治之。

［**处方**］细辛 12.0　荆芥 11.0　桑枝 15.o
威灵仙 13.0　生甘草 19.0　追地风 16.0
海风藤 14.0　防风 18.0　青风藤 17.0
蜂蜜 55mL　水煎服

［**加减变化**］本病非自身免疫性疾病，故用祛风攻毒汤加减，防风易昆明山海棠，而成祛风强骨攻毒汤。

（二）寒毒痹阻证

［**治则**］温经散寒，攻毒通络，强筋健骨，以散寒强骨攻毒汤加减治之。

［**处方**］桂枝 12.0　透骨草 11.0　松节 15.0
制川乌 13.0 先煎 2h　生甘草 19.0　羌活 16.0
制草乌 14.0 先煎 2h　藿香 18.0　苍术 17.0
蜂蜜 55mL

［**加减变化**］本病非自身免疫性疾病，故用散寒攻毒汤加减，苍术易昆明山海棠，而成散寒强骨攻毒汤。

（三）湿毒痹阻证

［**治则**］泄湿攻毒，通经攻毒，强筋健骨，以利湿强骨攻毒汤加减治之。

［**处方**］半边莲 12.0　商陆 11.0　绵萆薢 15.0
茯苓 13.0　路路通 19.0　汉防己 16.0
蚕沙 14.0　佩兰 18.0　昆明山海棠 17.0 先煎 1h
蜂蜜 55mL

［**加减变化**］本病非自身免疫性疾病，故用利湿攻毒汤加减，路路通易大枣，去黄酒，而成利湿强骨攻毒汤。

（四）热毒痹阻证

［**治则**］清热解毒，宣痹通络，强筋健骨，以清热强骨攻毒汤加减治之。

［**处方**］石膏 62.0 先煎 0.5h　制商陆 11.0　蒲公英 15.0
水牛角 13.0　炙甘草 19.0　汉防己 16.0
重楼 14.0　白花蛇舌草 18.0　板蓝根 17.0
蜂蜜 55mL

［**加减变化**］本病非自身免疫性疾病，故用清热攻毒汤加减，石膏易知母，汉防己

易雷公藤，去绿豆，而成清热强骨攻毒汤。

（五）痰毒痹阻证

［**治则**］化痰攻毒，通络散结，强筋健骨，以化痰强骨攻毒汤加减治之。

［**处方**］僵蚕 12.0　　清半夏 11.0　　赤芍 15.0
半边莲 13.0　　远志 19.0　　汉防己 16.0
白附子 14.0　　胆南星 18.0　　干姜 17.0
蜂蜜 55mL

［**加减变化**］本病非自身免疫性疾病，故用化痰攻毒汤加减，以汉防己易雷公藤，去黄酒，而成化痰强骨攻毒汤。

（六）瘀毒痹阻证

［**治则**］逐瘀攻毒，活血通络，强筋健骨，以逐瘀强骨攻毒汤加减治之。

（七）气虚毒痹证

［**治则**］补气攻毒，调和营卫，强筋健骨，以补气强骨攻毒汤加减治之。

（八）血虚毒痹证

［**治则**］活血攻毒，通经活络，强筋健骨，以活血强骨攻毒汤加减治之。

（九）阴虚毒痹证

［**治则**］滋阴攻毒，清热通络，强筋健骨，以滋阴强骨攻毒汤治之。

（十）阳虚毒痹证

［**治则**］温阳攻毒，散寒通经，强筋健骨，以温阳强骨攻毒汤治之。

五、杂合以治

（一）成药攻毒

盘龙七片：含有铁棒锤、川乌、草乌、竹根七、祖师麻、重楼六味有毒中药，有以毒攻毒之效。口服，一次 3 ～ 4 片，一日 3 次。适宜于寒、瘀、痰毒痹阻型骨性关节炎。

（二）火针泄毒

参见本章“第一节　从毒论治类风湿关节炎”的放血排毒治疗。

（三）熏洗排毒

洋金花 5.0g，透骨草、追地风、羌活、独活各 30.0g，生川乌、生草乌、细辛、花椒各 10.0g，水煎，熏洗患处及手足。

（四）贴敷拔毒

蓖麻子、生川乌、生草乌、生天南星、半夏、生白附子各 30.0g，细辛、花椒、白芷研末，用 75% 酒精搅匀、混合，外敷于患处。1 日 1 换，10 次为 1 个疗程，可起拔毒之效。

六、毒疗验案

散寒攻毒、温经止痛法治疗骨性关节炎案

李某某：女，59 岁，2020 年 4 月 30 日初诊。

主诉：多关节疼痛伴晨僵 1 月，加重 3 天。

现病史：患者于 1 个月前无明显诱因出现双手、左足等部位疼痛，晨起僵硬，全身怕冷。自行口服“云南白药”病情无缓解，遂就诊于我院门诊，以“骨性关节炎”予中药汤剂口服，病情减轻。3 天前因受凉后自感全身多关节僵硬，双手各关节及左足肿胀、疼痛明显，伴晨僵。今日来我院，症见全身多关节僵硬，双手各关节及左足肿胀、疼痛明显，右手拇指掌指关节、右腕尺侧及左足足跟、第一跖趾关节处疼痛明显，双手、双腕、双足关节对称性疼痛，食纳可，口干，欲饮，眠安，左鼻孔流清涕，小便调，大便正常。舌淡胖，苔白腻，脉沉迟。

既往史：无特殊病史。

体格检查：双腕关节活动轻度受限，双手指各指间关节压痛（+），手指关节僵硬，拳握受限，双手末节指间关节变形，“鹅颈样”改变。双侧上肢皮肤感觉正常。双上肢针刺觉对等无减弱，双侧下肢皮肤温度正常，双下肢无水肿。双踝皮肤颜色正常，皮温较其他部位高，按之无凹陷；右足感觉、运动正常，双足背动脉搏动良好，末梢血运良好。左足足跟及踇趾跖趾关节处疼痛明显。四肢肌力及肌张力无明显增强及减弱，生理反射存在，病理反射未引出。

辅助检查：HBDH 213U/L，CK 194U/L，WBC 2.82×10^9/L，NEUT# 1.20×10^9/L，MONO# 0.17×10^9/L，NEUT% 42.60%，LYMPH% 49.60%，D–D 0.72μg/ml。双手、左足 X 线：1. 双手关节退行性骨关节病，不排除类风湿关节炎；2. 左足骨质关节轻度退行性改变，并见骨质疏松。

从毒辨证分析：患者以“全身多关节肿痛伴晨僵、活动受限。实验室检查多正常，X 线检查示多处骨质增生”为主要临床表现，符合骨性关节炎诊断标准。患者久居宁夏西海固阴暗潮湿之地，多受风餐露宿之苦，加之年已近六旬，肝肾本虚，而寒湿之邪乘虚而入，寒毒痹阻经络关节，致关节疼痛；湿邪阻滞，痹阻关节，致手足关节肿胀、僵硬，关节异常骨性增生；结合舌淡胖、苔白腻、脉沉迟之舌脉象，特制定诊疗方案如下。

诊断：中医诊断为骨痹（寒湿毒痹证）。

西医诊断为多发性骨性关节炎。

中医治疗

［**治则**］解表散寒，除湿止痛，攻毒除痹。

［**方名**］散寒除湿攻毒汤。

［**处方**］紫苏叶 12.0　白芷 11.0　仙茅 15.0

附子 13.0 先煎 2h　炙甘草 19.0　羌活 16.0

当归 14.0　苍术 18.0　藿香 17.0

黑豆 55 颗　黄酒 55mL　蜂蜜 55mL

5 剂，混合，纳入蜂蜜水煎，第 1 次煎 15 分钟滤出，第 2 次煎 20 分钟滤出，第 3 次煎 25 分钟滤出，将 3 次滤出液与黄酒混合后，分 5 次（2 天）饭后温服。

中成药：盘龙七片，口服。

外治法：火针泄毒、熏洗排毒、贴敷拔毒。

二诊（2020-05-05）：关节疼痛稍缓解，夜间疼痛较重。原方除附子、白芷、黑豆、黄酒、蜂蜜外，余味剂量各增加 10g，处方如下。

紫苏叶 22.0　白芷 11.0　仙茅 25.0

附子 13.0 先煎 2h　炙甘草 29.0　羌活 26.0

当归 24.0　苍术 28.0　藿香 27.0

黑豆 55 颗　黄酒 55mL　蜂蜜 55mL

5 剂，用法同上。

其他治疗方法：中成药、外治法不变。

三诊（2020-05-10）：关节疼痛减轻，左足肿胀、疼痛减轻，夜寐安，纳食可，二便调。原方除附子、白芷、黑豆、黄酒、蜂蜜外，余味剂量各增加 10g，处方如下。

紫苏叶 32.0　白芷 11.0　仙茅 35.0

附子 13.0 先煎 2h　炙甘草 39.0　羌活 36.0

当归 34.0　苍术 38.0　藿香 37.0

黑豆 55 颗　黄酒 55mL　蜂蜜 55mL

5 剂，用法同上。

其他治疗方法：中成药、外治法不变。

出院小结（2020-05-14）：住院 15 天，经综合治疗，关节疼痛明显减轻，僵硬好转，带上述中药 10 剂及盘龙七片出院，回家后服用半年余，诸症悉除。随访 1 年，病情平稳未反复。

按语：OA之病，临床最为常见，可单独发病，亦可继发于多种风湿病，但多见于更年期后中老年患者。治疗此病首当治疗原发疾病，其次才可针对病因病机治疗。杨仓良主任医师治疗本病重在三要素：其一，是滋补肝肾治其本；其二，祛风除湿治其标；其三，舒筋壮骨缓图功。本案患者无原发疾病，但久居寒湿之地，寒湿毒侵，侵犯了年近六旬肝肾虚损的本虚患者，属寒湿痹阻证，由寒毒及湿毒之邪所致，故应以解表散寒、除湿止痛、攻毒除痹为大法；以中医天人相应观及中药归经理论为基础，以有毒中药为主，无毒中药为辅，以《周易》先天八卦的数字为剂量，从而形成八卦九宫阵形的散寒除湿攻毒汤进行对证治疗。故选附子、白芷、仙茅为主药、将药，三味药皆属有毒之品，附子大辛大热有毒，以3数居离位入心经，行散寒止痛之效；白芷辛温有小毒，以1数居乾位入大肠经（肺与大肠相表里），行解表散寒、燥湿、祛风止痛、消肿之效；仙茅辛温有小毒，以5数居巽位入胆经（肝与胆相表里），行祛除寒湿、强筋健骨之效。再以辛温之紫苏叶，以2数居兑位入肝经，行解表散寒之效；辛甘温之当归，以4数居震位入脾经，行活血补血止痛之效；辛苦温之羌活，以6数居坎位入肾经，行解表散寒、祛风除湿、止痛之效；辛温之藿香，以7数居艮位入胃经，行芳香化湿、解表和中之效；辛苦温之苍术，以8数居坤位入脾经，行祛风散寒、除湿之效；甘平之炙甘草，以9数居中宫位入十二经，行诸和诸药、补中益气之效。以甘平之黑豆以55天地之数为剂量，行解乌头毒、药毒之效；以甘苦辛热之黄酒为药引，以55天地之数为剂量，行能中能散、宣行药势、祛风、散寒利湿之效；再以甘平能解毒、调和诸药之蜂蜜，以55天地之数为剂量，行清热、补中、润燥、止痛之效。全方共奏解表散寒、除湿止痛、攻毒除痹之功。同时通过剂量变换中的四个步骤，根据病情“制定方案，循序推进”。在初诊时，采用小剂量以“小试锋芒，投石探路”；二诊时，采用适中剂量以“兵戎相见，直捣巢穴”；三诊时，采用大剂量以“奋力搏击，祛邪务尽”；出院时，维持大剂量直至达到临床病情控制服药半年余，诸症全部消失时，即停止一切药物。在住院期间同时还配合使用含有毒的铁棒锤、川乌、草乌、竹根七、祖师麻、重楼的盘龙七片口服，以及火针泄毒、熏洗排毒、贴敷拔毒等外治法，从而达到了以毒攻毒、毒去正安之目的。

（蔡晶晶）

第二十一节　从毒论治腰椎管狭窄症

腰椎管狭窄症，相似的病症中医见于“腰痛”“腰腿痛”等证，以蚀骨、损筋、伤脏为害，可使关节变形及瘫痪，病因复杂而难治，故非用峻猛的以毒攻毒之法不可！

——杨仓良

腰椎管狭窄症（lumbar spinal canal stenosis，LSS）是由于腰椎管、神经根管或椎间孔因骨性或纤维性增生、移位，导致1个或多个平面管腔狭窄，致使压迫马尾神经或神经根遭受刺激或压迫，并出现临床症状的慢性疾病，是引起腰腿痛的常见疾病之一，中老年人多见。一般将本病分为原发性和继发性两大类。根据发病部位的不同又具体分为中央椎管型狭窄、侧隐窝型狭窄、神经根管型和混合型狭窄。

一、从毒立论

中医没有腰椎管狭窄症的病名，相似的症状见于“腰腿痛”“腰痛”等病症。杨仓良主任医师以毒邪学说为理论依据，认为LSS的一切生理病理异常反应，都可归于“邪毒”范畴，这种“邪毒”有一定的毒力和损害性。如X光检查，椎管以及侧隐窝、椎间孔的横断面及椎管造影正位片碘柱呈节段性腰椎椎管狭窄，甚至部分或全部受阻；完全梗阻时，断面呈梳齿状。同时，LSS还具有缠绵难愈，反复发作，无特效药物治疗的“顽固性”；病因不清，病机不详的“疑难性”；病理损害可累及腰部并伴尿急、排尿困难，下肢肌肉萎缩，甚至下肢不完全性截瘫的“广泛性”；病情易于变化及传变的“善变性”；临床表现多样性、复杂性，合邪致病的“兼夹性”；下腰痛剧烈，放射痛，酸痛，刺痛，甚至间歇性跛行的“剧烈性”。符合毒邪致病十条临床特征之六条，故将其归于毒病证范畴，提出从毒论治LSS的诊疗思路和学术观点。

二、从毒审因

国外学者按病因学将腰椎管狭窄症分为先天性、发育性、获得性及退变性狭窄。中医认为先天禀赋不足，后天肾气亏衰，腰府失充是本病发生的主要内因；外伤劳损、风寒湿邪侵袭是其发病常见外因。杨仓良主任医师则认为：肾气亏虚、虚毒内生是腰椎管狭窄症的内因；风寒侵袭及外伤毒邪是腰椎管狭窄症的外因；痰毒（突出髓核或骨刺）压迫、毒性损伤为本病的病理基础；瘀毒阻塞、经络不通为腰椎管狭窄症的病理机制。

（一）肾气亏虚、虚毒内生是腰椎管狭窄症的内因

有学者认为腰椎管狭窄症主要是由构成椎管的骨性与纤维结缔组织的退行性改变引起。病变的开始可以是反复轻微的损伤，退变性脊柱炎是这一病理变化的最终结果，腰椎退行性改变是腰椎管狭窄症的病理基础，骨质退变和损伤是本病发生的病理机制。而中医认为腰为肾之府，督脉循经于腰脊，易虚不易实，所以容易出现肾虚之腰痛。如《灵枢·本脏》曰：“肾大则善病腰痛…肾偏倾则苦尻痛也。”《灵枢·五癃津液别》曰：“五谷之津液……下过度则虚，虚故腰背痛而胫酸。”说明肾虚是腰腿疼痛的重要内因。《医学心悟》曰：“大抵腰痛悉属肾虚……”说明肾气亏虚、虚毒内生是导致本病的

内因基础。

（二）风寒外伤毒邪侵袭是腰椎管狭窄症的外因

肾虚之人，督脉空虚，外邪易入，也易外伤、闪腰岔气。如《素问·六元正纪大论》指出："感于寒，则病人关节禁固，腰椎痛，寒湿持于气交而为疾也。"《素问·气交变大论》说："岁火不及，寒乃大行……胁下与腰背相引而痛……" 认为外感寒邪亦可导致此病的发生，并指出其症状为腰痛牵引下肢不能活动自如。《诸病源候论·腰脚疼痛候》中则明确指出腰腿疼痛的病因病机在于肾气亏虚，外感风寒。"肾气不足，受风邪之所为也，劳伤则肾虚，虚则受于风冷，风冷与正气交争，故腰脚痛。"《医宗必读·腰痛》曰："有寒湿、有风、有热、有闪挫、有瘀血、有滞气、有痰积，皆标也。肾虚其本也。" 沈金鳌在《杂病源流犀烛》中又说："年老伛偻者甚多，皆督脉虚而精髓不充之故。" 可见，督脉亏虚也是导致老年人退行性脊柱疾病发病的重要病机。

（三）痰毒（髓核突出或骨质增生）压迫、毒性损伤为腰椎管狭窄症的病理基础

本病的基本病理因素为关节的反复旋转损害和椎体轻微压缩性骨折所致。《丹溪心法·腰痛》曰："腰痛主湿热、肾虚、瘀血、有痰积。"《七岩松集·腰痛》曰："腰内空腹之中为湿痰瘀血凝滞，不通则为病。" 此外，以水肿为主的髓核突出物，中医可视为痰毒压迫神经根及硬膜囊，引起相应的神经痛，即由于津液代谢失常所形成的痰核有形之邪，阻滞经脉，产生相应的腰肢麻木疼痛。所以临床治疗，要把痰核阻络作为腰痛病的病机之一。调查发现，白细胞介素 6、转化生长因子 β1、肿瘤坏死因子 α 在腰椎管狭窄症患者肥厚黄韧带中的表达水平均高于腰椎间盘突出症患者。由此推断：黄韧带变性、增殖、肥厚，与无菌性炎性因子作用有关。

（四）瘀毒（增生、增厚）阻塞、经络不通为腰椎管狭窄症的病理机制

有人对腰椎管狭窄症的病因学进行评估，发现因椎间盘和小关节的退行性改变或在发育性椎管狭窄的基础上，因急慢性退变而导致的腰椎管容积减小的结构性变化，是导致马尾神经及相应神经根症状的病理解剖学基础。CT 检查显示上下关节突增生、椎间盘突出、椎板增厚（包括椎板叠瓦状改变所致的椎板假性增厚）、椎板间黄韧带和关节囊黄韧带增厚。运动节段的退变以及椎间隙的变窄，引起腰椎管相对变小，减少了马尾神经可占据的相对空间。另外，椎间盘膨出和黄韧带的皱褶，同样可减少腰椎管的容积。中医认为 "腰痛" 病的发病与经络的病变关系密切。如《灵枢·经脉》指出："膀胱足太阳之脉……脊痛，腰似折，髀不可以曲，腘如结，踹如裂……"《素问·刺腰痛》指出："太阳脉令人腰痛，引项脊尻背如重状……少阳令人腰痛……不可以顾……" 此外，一些医家也认识到外伤瘀毒也可导致本病的发生。如尤怡《金匮

翼》云："瘀血腰痛者，闪挫及强立举重得之。盖腰者一身之要，屈伸俯仰，无不由之。若一有损伤，则血脉凝涩，经络壅滞，令人卒痛，不能转侧，其脉涩，日轻夜重者是也。"以血肿为主的突出物，因痰饮有形之邪阻碍气机，气血不畅，久之成瘀毒，此时作为病理产物的瘀毒又成为新的致病因素，致使腰部经络阻滞，遂变生诸症。现代研究表明，椎管内 60% ～ 70% 的血供来自随神经根进入椎管的动脉，椎管镜观察也表明平卧时椎管内的血管较细，随活动增加，血管扩张，血流量增加。当椎间盘突出时，突出物机械压迫、刺激，使神经组织缺血、缺氧，且使周围小血管血行不畅，瘀塞不通，而出现一系列神经压迫缺血症状，所以瘀毒成为腰腿痛的主要病机。

三、从毒辨证

杨仓良主任医师提出对所有风湿病（痹证）辨证，皆要抓住"毒"这个核心，首先进行辨病，用现代医学的诊断标准分辨出所属病种，然后用中医"八毒辨证法"进行辨证，分辨出风、寒、湿、热、燥、痰、瘀、虚等毒证的不同病性特点，为论治打下基础。腰椎管狭窄征属于广义毒邪所致毒证，可因病因病机不同产生不同的毒痹证。据临床所见，本病用"八毒辨证法"分辨出早期以"风毒痹阻证"居多，"寒毒痹阻证"次之，"热毒痹阻证""燥毒痹阻证"再次之；中期以"痰毒痹阻证"较多，"瘀毒痹阻证"次之；晚期以"虚毒痹阻证"居多，"阴虚毒痹证"次之，"阳虚毒痹证"再次之，而且以合邪致病居多，并会因侵犯脏腑不同，而产生若干兼证。具体如下。

（一）风毒痹阻证

症见慢性腰痛，疼痛部位不固定，间歇性跛行，下肢感觉麻木，有时感觉如蚁行，舌淡，苔薄白，脉沉细

（二）寒毒痹阻证

症见慢性腰腿疼痛，畏寒，喜暖，肢凉，苔白，脉弦紧。

（三）热毒痹阻证

症见腰部烧痛，拒按，痛有定处，口干、口苦，大便干，小便黄，舌红，苔黄，脉数或洪大。

（四）痰毒痹阻证

症见腰痛日久，久坐久立加重，畏寒，两足趾不温，下肢浮肿，沉重无力，筋脉拘挛，不能行走，面色㿠白，舌淡胖，脉沉迟。

（五）瘀毒痹阻证

症见慢性腰腿痛，间歇性跛行，突然腰痛剧烈，拒按，活动受限，舌紫暗，脉弦。

（六）气虚毒痹证

症见腰痛，动则疼痛加剧，肢体麻木萎缩，筋惕肉瞤，气短，乏力，腰膝酸软无力，倦怠懒言，舌淡，苔薄白，脉虚弱无力。

（七）阴虚毒痹证

症见腰痛夜重，形体消瘦，肌肤酸楚或不仁，筋肉挛缩，咽干口燥，面红，失眠健忘，手足盗汗，男子遗精，女子月经量少，舌红、少苔，脉弦细数。

（八）阳虚毒痹证

症见腰痛昼重夜轻，畏寒喜暖，遇冷加重，得温则舒，面色皖白，四肢不温，男子阳痿，女子月经衍期、量少，舌质淡胖，脉沉细无力。

除以上八证外，腰椎管狭窄症往往有风寒、风湿、湿热等合邪致病，也有寒热错杂、痰瘀互结、气阴两虚等复合病证，临床可分证型而寻找主因以论治。

四、从毒论治

腰椎管狭窄症属于广义毒邪所致毒证，临床有“风毒、寒毒、热毒、痰毒、瘀毒、气虚毒、阴虚毒、阳虚毒”等之分。杨仓良主任医师提出对其治疗要在辨证分型基础上量毒施治，并根据“毒者攻之”“热者寒之”“寒者热之”“风者祛之”“痰者化之”“瘀者逐之”“虚者补之”的原则进行有的放矢的治疗，才能获事半功倍之效。本病属于较难治疗的常见风湿病，除辨证使用以下方药外，还要配合中成药以及针灸等中医外治法“杂合以治”，才能取得最佳疗效。

（一）风毒痹阻证

[**治则**] 祛风解表，攻毒通络，健腰强骨，以祛风健腰攻毒汤治之。

[**处方**] 细辛 12.0　　荆芥 11.0　　桑枝 15.0
威灵仙 13.0　　生甘草 19.0　　川牛膝 16.0
五加皮 14.0　　防风 18.0　　青风藤 17.0
土鳖虫 4.0 研末冲服　　蜂蜜 55mL　水煎服

[**加减变化**] 由于本病为毒邪所致疾病，病理　机制为邪毒亢盛，病位在腰脊，故宜用祛风健腰攻毒汤，将川牛膝易追地风，土鳖虫易海风藤，五加皮易海风藤。

（二）寒毒痹阻证

[**治则**] 温经散寒，攻毒通络，健腰强骨，以散寒健腰攻毒汤治之。

[**处方**] 桂枝 12.0　　透骨草 11.0　　五加皮 15.0
制川乌 13.0 先煎 2h　　炙甘草 19.0　　川牛膝 16.0

制草乌 14.0 先煎 2h　　藿香 18.0　　昆明山海棠 17.0 先煎 1h
黑豆 55 颗　　黄酒 55mL　　蜂蜜 55mL　水煎服

［**加减变化**］由于本病为毒邪所致疾病，病理机制为邪毒亢盛，病位在腰脊，故宜用散寒攻毒汤加减进行治疗，并用五加皮易松节，川牛膝易羌活，而成散寒健腰攻毒汤。

（三）热毒痹阻证

［**治则**］清热攻毒，宣痹通络，健腰强骨，以清热健腰攻毒汤治之。

［**处方**］知母 12.0　　制商陆 11.0　　五加皮 15.0
水牛角 13.0　　生甘草 19.0　　黄柏 16.0
老鹳草 14.0　　白花蛇舌草 18.0　　板蓝根 17.0
土鳖虫 4.0 研末冲服　　蜂蜜 55mL　水煎服

［**加减变化**］由于本病为毒邪所致疾病，病理机制为邪毒亢盛，病位在腰脊，故宜用清热攻毒汤加减进行治疗，并用五加皮易蒲公英，黄柏易雷公藤，老鹳草易重楼，去绿豆，而成清热健腰攻毒汤。

（四）痰毒痹阻证

［**治则**］化痰通络，攻毒散结，健腰强骨，以化痰健腰攻毒汤治之。

［**处方**］僵蚕 12.0　　清半夏 11.0　　五加皮 15.0
半边莲 13.0　　远志 19.0　　川牛膝 16.0
白附子 14.0　　胆南星 18.0　　干姜 17.0
土鳖虫 4.0 研末冲服　　蜂蜜 55mL　水煎服

［**加减变化**］由于本病为毒邪所致疾病，病理机制为邪毒亢盛，病位在腰脊，故宜用化痰攻毒汤加减进行治疗，并用五加皮易赤芍，川牛膝易雷公藤，加以土鳖虫，去黄酒，而成化痰健腰攻毒汤。

（五）瘀毒痹阻证

［**治则**］活血化瘀，攻毒通经，健腰强骨，以逐瘀健腰攻毒汤治之。

［**处方**］祖师麻 12.0　　桃仁 11.0　　五加皮 15.0
红花 13.0　　路路通 19.0　　川牛膝 16.0
姜黄 14.0　　鸡血藤 18.0　　地龙 17.0
土鳖虫 4.0 研末冲服　　黄酒 20mL　　蜂蜜 55mL　水煎服

［**加减变化**］由于本病为毒邪所致疾病，病理机制为邪毒亢盛，病位在腰脊，故宜用逐瘀攻毒汤加减进行治疗，并用五加皮易川芎，川牛膝易雷公藤，加以土鳖虫，而成逐瘀健腰攻毒汤。

（六）气虚毒痹证

［治则］扶正益气，攻毒通络，健腰强骨，以补气健腰攻毒汤治之。

［处方］党参 12.0　　肉苁蓉 11.0　　五加皮 15.0
苏木 13.0　　炙甘草 19.0　　制川乌 16.0 先煎 2h
怀牛膝 14.0　　炙黄芪 68.0　　青风藤 17.0
土鳖虫 4.0 研末冲服　　黄酒 55mL　　蜂蜜 55mL　水煎服

［加减变化］由于本病为毒邪所致疾病，病理机制为邪毒亢盛，病位在腰脊，故宜用补气攻毒汤加减进行治疗，用五加皮易柴胡，怀牛膝易升麻，加土鳖虫，而成补气健腰攻毒汤。

（七）阴虚毒痹证

［治则］滋阴攻毒，清热润燥，健腰强骨，以滋阴健腰攻毒汤治之。

［处方］地龙 12.0　　知母 11.0　　五加皮 15.0
牡丹皮 13.0　　路路通 19.0　　怀牛膝 16.0
炙鳖甲 14.0　　昆明山海棠 18.0 先煎 1h　　秦艽 17.0
土鳖虫 4.0 研末冲服　　黄酒 55mL　　蜂蜜 55mL　水煎服

［加减变化］由于本病为毒邪所致疾病，病理机制为邪毒亢盛，病位在腰脊，故宜用滋阴攻毒汤加减进行治疗，用怀牛膝易生地黄，五加皮易青蒿，加土鳖虫，而成滋阴健腰攻毒汤。

（八）阳虚毒痹证

［治则］温阳散寒，攻毒通络，健腰强骨，以温阳健腰攻毒汤治之。

［处方］干姜 12.0　　升麻 11.0　　仙茅 15.0
附子 13.0 先煎 2h　　炙甘草 19.0　　牛膝 16.0
五加皮 14.0　　肉桂 18.0 后下　　当归 17.0
土鳖虫 4.0 研末冲服　　黄酒 55mL　　蜂蜜 55mL　水煎服

［加减变化］由于本病为毒邪所致疾病，病理机制为邪毒亢盛，病位在腰脊，故宜用温阳攻毒汤加减进行治疗，用怀牛膝易淫羊藿，当归易雪莲，加土鳖虫，而成温阳健腰攻毒汤。

五、杂合以治

腰椎管狭窄症是难治病之一，仅用上方显然是不够的，必须使用综合疗法，以便合力取效，且应以以毒攻毒为治则，方能取得最佳疗效。下列方法可以选择使用。

（一）成药攻毒

1. 盘龙七片： 含有铁棒锤、川乌、草乌、竹根七、祖师麻、重楼等六味有毒中药，有以毒攻毒之效。口服，1 次 3 ～ 4 片，3 次 / 日。适宜于寒、瘀、痰毒痹阻型腰椎管狭窄症。

2. 痹祺胶囊： 含有马钱子粉、地龙等有毒中药，有以毒攻毒之效。口服，4 粒 / 次，每日 2 ～ 3 次。适宜于热、瘀、阴虚及寒热错杂型腰椎管狭窄症。

（二）放血排毒

参见本章“第一节　从毒论治类风湿关节炎”相关内容。

（三）火针泄毒

参见本章“第一节　从毒论治类风湿关节炎”相关内容。

（四）熏洗排毒

参见本章“第一节　从毒论治类风湿关节炎”相关内容。

（五）外敷拔毒

参见本章“第一节　从毒论治类风湿关节炎”相关内容。

六、毒疗验案

滋阴攻毒、通经活络法治疗腰椎管狭窄征案

马某某，男，71 岁，2021 年 07 月 17 日初诊。

主诉：腰部疼痛 2 年余，伴右下肢麻木 3 月。

现病史：患者于 2 年前因劳累后间断性出现腰部疼痛、酸困，弯腰拾物困难，休息片刻后症状缓解。3 个月前，上述症状加重，转侧不利，活动受限，前往宁夏某三甲医院住院治疗，查腰椎 CT 显示腰椎椎管狭窄。给予口服药物（具体药物不详），症状缓解。入院前几天，腰部疼痛、酸困加重，弯腰拾物困难，转侧不利，活动受限，双腿麻木，夜间更甚，严重影响日常作息，期间症状反反复复，为进一步诊治，来我院就医，门诊拟诊断为“腰椎椎管狭窄”收入院。症见患者由家属扶入病区，痛苦面容，行走时觉右下肢沉重、乏力，不能较长距离行走，腰部酸痛，夜间上述症状加重，入睡困难，活动后可缓解，头晕明显，无恶心、呕吐，盗汗、乏力明显，无心慌，未诉胸闷，偶有干咳，食欲欠佳，纳食差，二便调。

体格检查：腰部皮肤颜色正常，皮温正常，触之无包块，腰 3–5 及腰 5– 骶 1 椎体棘突压痛（+），叩击痛（+）；右侧髋屈膝试验（+），右侧下肢直腿抬高试验（+）；右侧股神经牵拉试验（+），右侧“4”字征（+）；双下肢肌力正常，肌张力无明显增强及减弱。生理反射存在，病理反射未引出。神志清楚，两目有神，呼吸平稳，语言清晰，面色正常，肌肉不削，动作欠灵活，反应灵敏，头颅无畸形，头发黑白相间，耳郭色泽红润，鼻色红黄隐隐，含蓄明润，唇色红润，口唇随意开合，动作协调，咽喉色淡红润泽，呼吸通畅，发音正常。舌暗淡，苔薄，脉沉涩。

辅助检查：尿常规、便常规无明显异常。心电图示：窦房游走性心律。胸部正侧位 X 线示：双肺未见明显活动性病变。

从毒辨证分析：患者以“腰部疼痛、酸困、麻木、弯腰困难、CT 检查腰椎管狭窄”为主要临床表现，符合腰椎管狭窄症的诊断。患者年过七旬，因劳累过度所致，以肾虚为本，复感风寒湿邪，久病多瘀，瘀毒由生，痹阻经络，故感沉重无力，不能行走；因瘀毒阻络，故下肢麻木、无力；结合舌暗淡、苔薄、脉沉涩之舌脉象，特制定诊疗方案如下。

诊断：中医诊断为腰痛病（肾虚瘀毒证）。

西医诊断为 1. 腰椎管狭窄；

2. 高血压病 1 级（低危）。

中医治疗

［**治则**］补肾攻毒，逐瘀通经。

［**方名**］逐瘀补肾攻毒汤加减。

［**处方**］

祖师麻 12.0	肉苁蓉 11.0	川芎 15.0
红花 13.0	路路通 19.0	川牛膝 16.0
姜黄 14.0	鸡血藤 18.0	地龙 17.0
土鳖虫 4.0 研末冲服	黄酒 55mL	蜂蜜 55mL

5 剂，混合，纳入蜂蜜水煎，第 1 次煎 15 分钟滤出，第 2 次煎 20 分钟滤出，第 3 次煎 25 分钟滤出，将 3 次滤出液与黄酒混合后，分 5 次（2 天）饭后温服。

中成药：盘龙七片，口服。

外治法：放排毒、火针泄毒、熏洗排毒、外敷拔毒。

二诊（2021–07–28）：患者腰部疼痛有所减轻，功能活动较前有所改善，右下肢偶感放射痛。效不更方，除土鳖虫、黄酒、蜂蜜外，余药味各增加 10g，具体方药如下。

祖师麻 22.0	肉苁蓉 21.0	川芎 25.0
红花 23.0	路路通 29.0	川牛膝 26.0
祖师麻 22.0	鸡血藤 28.0	地龙 27.0
土鳖虫 4.0 研末冲服	黄酒 55mL	蜂蜜 55mL

5 剂，服法不变。

其他治疗方法：中成药及外治法不变。

三诊（2021–08–03）：患者腰部疼痛明显减轻，功能活动较前有明显改善。效不更方，为增强疗效，除土鳖虫、黄酒、蜂蜜外，余药味再增加10g，具体方药如下。

祖师麻32.0	肉苁蓉31.0	川芎35.0
红花33.0	路路通39.0	川牛膝36.0
姜黄34.0	鸡血藤38.0	地龙37.0
土鳖虫4.0研末冲服	黄酒55mL	蜂蜜55mL

5剂，服法不变。

其他治疗方法：中成药及外治法不变。

出院小结（2020-08-08）：住院20多天，经用上述治疗方案以后，腰痛、腿麻明显减轻，因医保原因出院，带上述中药10剂及盘龙七片出院，回家后服用半年余，病情稳定。随访一年未复发。

按语：现代医学认为，凡腰椎管、神经根管或椎间孔的骨性纤维结构异常产生狭窄，而引起马尾神经刺激或神经根压迫，出现症状者，皆称为腰椎管狭窄症。一般分为原发性和继发性两种，原发性由先天性或发育因素所致，此类型临床较为多见；继发性多为退行性变所致，多在先天发育不良、椎管较为狭窄，年老体弱、负重过大、久坐久站而劳损等因素下发生椎管退变所引起。根据发病部位的不同，又分为中央椎管型狭窄、侧隐窝型狭窄、神经根管型狭窄和混合型狭窄四种类型。本病属中医“腰腿痛”范畴，先天禀赋不足，后天肾气虚衰，及外伤劳损、风寒湿邪侵袭是常见外因。其主要病机为肝肾亏虚，腰府失充，邪阻经络，气滞血瘀，痹阻腰腿筋脉，而产生疼痛等症。症见慢性下腰腿痛，间歇性跛行，突然腰痛剧烈，拒按，活动受限，舌紫暗，脉弦。杨仓良主任医师则认为本病的病机虚为本，邪为因，瘀为果，毒为根，属肾虚瘀毒证，以肾虚瘀毒之邪致病，故应以补肾攻毒、逐瘀通经为大法；以中医天人相应观及中药归经理论为基础，以有毒中药为主，无毒中药为辅，以《周易》先天八卦的数字为剂量，从而形成八卦九宫阵形的补肾逐瘀攻毒汤加减进行对证治疗。故选祖师麻、地龙、土鳖虫为主药、将药，三味药皆属有毒之品，祖师麻辛苦温有小毒，以2数居兑位入肺经，行祛风通络、散瘀止痛之效；地龙咸寒有小毒，以7数居艮位入胃经（脾与胃相表里），行清热息风、活络通痹之效；土鳖虫咸寒有小毒，以4数居震位入肝经，行破血逐瘀之效。甘咸温之肉苁蓉，以1数居乾位入大肠经，行补肾壮阳、益精补血之效；辛温之红花，以3数居离位入心经，行活血通络、散瘀止痛之效；辛苦温之姜黄，以4数居震位归肝，起行通经止痛、破血行气之效；辛温之川芎，以5数居巽位入胆经（肝与胆相表里），行活血行气、祛风止痛之效；甘平微苦之川牛膝，以6数居坎位入肾经，行逐瘀通经、通利关节之效；苦微甘温之鸡血藤，以8数居坤位入脾经，起行气补血、舒经活络之效；选苦平之路路通，以9数居中宫位入十二经，行祛风通络、利水除湿之效。以甘苦辛热之黄酒为药引，以55天地之数为剂量，行能中能散、宣行药势、祛风、散寒利湿之效；再以甘平能解毒、调和诸药之蜂蜜，以55天地之数为剂量，行清热、补中、润燥、止痛之效。全方共奏滋补肝肾、逐瘀攻毒之功。同时通过剂量变换中的四个步骤，根据病情“制定方案，循序推进”。在初诊时，采用小剂量以“小试锋芒，投石探路”；二诊时，采用适中剂量以“兵戎相见，直捣巢穴”；三诊时，采用大剂量以“奋力搏击，祛邪务尽”；出院时，维持大剂量直至达到临床病情控制服药半年余，诸症全部消失时，即停止一切药物。在住院期间同时还配合使用含有毒的铁棒锤、川乌、草乌、竹根七、祖师麻、重楼的盘龙七片口服及放血排毒、火针泄毒、熏洗排毒、外敷拔毒等外治法，从而达到以毒攻毒、毒去正安之目的。

（蔡晶晶）

第二十二节　从毒论治骨质疏松症

骨质疏松症，相似的病症见于中医“骨痿”“骨痹”“骨极”等证，由肝肾虚损及毒邪所致，病因复杂而难治，可用以毒攻毒之法进行治疗！

——杨仓良

骨质疏松症（primary osteoporosis，PO）是以骨量降低、骨结构失常、骨骼脆性增加，易于发生骨折为临床特征的全身骨骼疾病，分为原发性骨质疏松症、继发性骨质疏松症及特发性骨质疏松症，临床常见的OP为原发性骨质疏松症。原发性骨质疏松症主要包括绝经后骨质疏松症、老年性或退行性骨质疏松症和特发性骨质疏松症。

一、从毒立论

骨质疏松症在中医文献中无相似病名，相似的症候见于“骨枯”“骨极”“骨痿”“骨痹”和“骨蚀”等证。杨仓良主任医师以毒邪学说为理论依据，认为PO的一切生理病理异常反应都可归于“邪毒”范畴，这种“邪毒”具有毒力和损害性。现代医学检查发现：碱性磷酸酶增高，尿羟脯氨酸增高，X光检查示后期纵行骨小梁被吸收，椎体上下缘相对明显如同炭画轮廓，经常出现压缩骨折，胸椎可见楔形变，腰椎呈双凹形，骨密度的减低等一系列生理病理变化，可被视为“邪毒”致病。此外，PO还具有缠绵难愈，反复发作，无特效药物治疗的“顽固性”；病因不清，病机不详的“疑难性”；病理损害可累及身高、腰背、骨骼的“广泛性”；腰背疼痛，易于骨折的“善变性”；临床表现多样性、复杂性，多合邪致病的“兼夹性”。以上符合毒邪致病特征十条之五条，故属于“毒病”的范畴，提出从毒论治骨质疏松症的诊疗思路和学术观点。

二、从毒审因

现代医学认为，原发性骨质疏松症的发生与激素调控、营养状态、物理因素、免疫状况及遗传等因素有关。中医认为本病多为肾虚精亏，骨失所养；肝肾亏虚，髓枯筋痿；脾肾两虚，骨质失养；肾虚血瘀，肾精不充；外伤骨折，气滞血瘀所致。杨仓良主任医师根据中医毒邪学说及现代医学研究认为：禀赋不足，五脏亏损，虚毒内生是骨质疏松症的发病主因；瘀毒阻络是骨质疏松症的病理产物和加重因素；外来毒物损伤是骨质疏松症的外因。

（一）禀赋不足，五脏亏损，虚毒内生是骨质疏松症的发病主因

现代医学研究发现，原发性骨质疏松有较强的遗传易感性维生素 D 受体基因、雌激素受体基因、降钙素受体基因、Ⅰ型胶原 α1 基因以及 TCF-81 基因多态性，均与骨质疏松症相关。迄今已发现近 100 种 OP 相关基因，其中研究较多的是：维生素 D 受体（VDR）、雌激素受体（ER）、型胶原（COL1）、载脂蛋白 E（ApoE）基因等。Zeng.Y 等通过对 1070 膜蛋白识别和量化，发现 P4HBITGB1、CD36、ACTN1 等是 OP 的重要基因。峰值骨量（ peak bone mass，PBM），性激素缺乏，衰老导致的器官、细胞功能衰退，钙、维生素 D 缺乏或不足，肌量减少。中医认为 PO 的发生发展首先与肾精亏损密切相关。如《素问・痿论》云："肾气热，则腰脊不举，骨枯而髓减，发为骨痿""肾者水藏也，今水不胜火，则骨枯而髓虚，故足不任身，发为骨痿。"如此看来，无论骨痿、骨痹还是骨极，均以肾精亏损、虚毒内生为发病关键。此外，PO 还与肝有明显的关系，《诸病源候论・卷三・虚劳病诸候・虚劳伤筋骨候》曰："肝主筋而藏血，肾主骨而生髓。虚劳损血耗髓，故伤筋骨也。"表明中医早已认识到肝与骨骼生长发育的密切关系。而脾主运化，是气血津液生化之源，为后天之本，也与 PO 有很大的关系。如《医宗必读・痿》曰："阳明虚则血气少，不能润养宗筋，故弛纵，宗筋纵则带脉不能收引，故足痿不用。"而外来毒邪在内虚的基础上乘虚而入，在对机体产生毒害的同时，导致了阴阳失调，气血津液运行障碍，或代谢失调或障碍，引起瘀血、痰浊内生，并与毒邪混杂一起，导致了疾病的发生和发展。

（二）瘀毒阻络是骨质疏松症的病理产物和加重因素

大多数学者认为，肾亏是其发病的主要病因，肝虚则是其发生的关键因素，脾虚是其发病的重要病因，血瘀是其发生的主要促进因素。血的运行必须依赖气的推动，气旺则血行，气虚则血瘀。PO 的血瘀是在肾气虚和脾气虚的基础上产生的病理产物。王清任《医林改错》指出："元气既虚，必不能达于血管，血管无气，必停留而瘀。"血液的运行有赖于元气的推动，元气为肾精所化，肾精不足，无源化气，血行无力，必

致血瘀。脾主气，脾虚则气的生化乏源而致气虚，气虚不足以推血则血必有瘀，故瘀毒阻络是骨质疏松症的加重因素。瘀毒不去，新血不生，脏腑经络失养，不仅在局部产生疼痛症状，而且骨骼失去营养来源，发生骨质疏松。研究发现，雌激素水平下降，患者的血液流变学出现黏、浓、凝聚状态，血浆内皮素水平明显上升，而雌激素水平和Ⅰ型原发性骨质疏松症的发生关系密切。瘀毒闭阻经络造成机体微循环障碍，不利于细胞进行物质交换，导致钙吸收不良，骨形成抑制，引发骨质疏松。所以瘀毒是造成骨痿加重的重要因素。

（三）外来毒物损伤是骨质疏松症的外因

吸烟、饮酒等不良生活习惯以及高剂量咖啡因均已被证实与骨密度降低有关。目前认为酒精对OC及OB都有作用，酒精在促进骨重建不平衡方面具有毒性作用。吸烟是骨质疏松性骨折的高度危险因素之一，因为吸烟时烟草中的毒性产物及烟碱可直接或间接刺激OC活性。长时间的饮酒和吸烟可使体内多种激素（其中包含了雌性激素、维生素D）的代谢和分泌紊乱及异常，从而影响了钙吸收与代谢。研究认为咖啡、碳酸饮料也可导致OP。此外，糖皮质激素类等药物的使用也会因药毒因素加重原发性骨质疏松的发生。

三、从毒辨证

杨仓良主任医师提出对所有风湿病（痹证）辨证，皆要抓住“毒”这个核心，首先进行辨病，用现代医学的诊断标准分辨出所属病种，然后用中医“八毒辨证法”进行辨证，分辨出风、寒、湿、热、燥、痰、瘀、虚等毒证的不同病性特点，为论治打下基础。骨质疏松症属于广义毒邪所致毒证，可因病因病机不同产生不同的毒痹证。据临床所见，本病用“八毒辨证法”分辨出早期以“风毒痹阻证”居多，“寒毒痹阻证”次之，“湿毒痹阻证”“燥毒痹阻证”再次之；中期以“瘀毒痹阻证”较多；晚期以“虚毒痹阻证”居多，“血虚毒痹证”次之，“阴虚毒痹证”再次之，“阳虚毒痹证”较少，而且以合邪致病居多，并会因侵犯脏腑不同，而产生若干兼证。具体如下。

（一）风毒痹阻证

症见肢体肌肉、关节游走性窜痛，病情时发时止，肌肤如蚁走，恶风，舌质淡白，苔薄白或腻，脉浮。

（二）寒毒痹阻证

症见时有骨痛肢冷或腰背部疼痛，或足跟痛，腰膝酸软，畏寒喜暖，面色少华或灰滞，纳差或便溏，舌质淡，苔白，脉紧。

（三）湿毒痹阻证

症见肢体肌肉、关节酸痛，痛有定处，晨僵，沉重，天气变化时加重，四肢倦怠乏力，舌体胖，苔白腻，脉濡或缓。

（四）瘀毒痹阻证

有骨折或胃切除病史，或劳损过度所致。症见腰背酸胀，伴有骨节疼痛如针刺，肢体麻木，舌质紫喑或有瘀斑，脉细涩。

（五）虚毒痹阻证

症见腰膝酸软，身寒肢凉，步履艰难，潮热盗汗，头晕目眩，面色不华，舌红，苔少，脉细数无力。

（六）血虚毒痹证

症见关节、肌肉疼痛无力，肢体麻木，肌肉萎缩，屈伸受限，头晕目眩，面色无华，女子月经量少，舌淡，苔白，脉细弱。

（七）阴虚毒痹证

症见腰膝酸软，虚热盗汗，头晕耳鸣，舌红，苔少，脉细数。

（八）阳虚毒痹证

症见腰膝酸软，动则气怯，神衰自汗，畏寒肢冷，腹部冷痛或五更泄泻，舌淡胖、苔白，脉沉细。

除以上八证外，骨质疏松症往往有风寒、风湿、湿热等合邪致病，也有寒热错杂、痰瘀互结、气阴两虚等复合病证，临床可分证型而寻找主因以论治。

四、从毒论治

骨质疏松症属于广义毒邪所致毒证，临床有“风毒、寒毒、湿毒、瘀毒、虚毒、血虚毒、阴虚毒、阳虚毒”等之分。杨仓良主任医师提出对其治疗要在辨证分型基础上进行量毒施治，并根据“毒者攻之”“寒者热之”“湿者利之”“风者祛之”“瘀者逐之”“虚者补之”的原则进行有的放矢的治疗，才能获事半功倍之效。本病属于较难治疗的常见风湿病，除辨证使用以下方药外，还要配合中成药以及针灸等中医外治法“杂合以治”，才能取得最佳疗效。

（一）风毒痹阻证

［**治则**］祛毒解表，散风通络，以祛风壮骨攻毒汤治之。

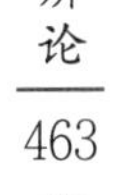

[**处方**] 细辛 12.0　荆芥 11.0　桑枝 15.o
威灵仙 13.0　生甘草 19.0　补骨脂 16.0
骨碎补 14.0　防风 18.0　青风藤 17.0
蜂蜜 55mL　水煎服

[**加减变化**] 由于本病为毒邪所致疾病，病理机制为邪毒亢盛，病位在骨，故宜用祛风攻毒汤加减进行治疗，用补骨脂易追地风，骨碎补易青风藤，而成祛风壮骨攻毒汤。

（二）寒毒痹阻证

[**治则**] 温经散寒、攻毒通络，以散寒壮骨攻毒汤治之。

[**处方**] 桂枝 12.0　透骨草 11.0　怀牛膝 15.0
制川乌 13.0 先煎 2h　炙甘草 19.0　淫羊藿 16.0
制草乌 14.0 先煎 2h　藿香 18.0　苍术 17.0
黑豆 55 颗　黄酒 55mL　蜂蜜 55mL　水煎服

[**加减变化**] 由于本病为毒邪所致疾病，病理机制为邪毒亢盛，病位在骨，故宜用散寒攻毒汤加减进行治疗，用淫羊藿易羌活，怀牛膝易松节，而成散寒壮骨攻毒汤。

（三）湿毒痹阻证

[**治则**] 祛湿泄毒，止痛通络，以利湿壮骨攻毒汤治之。

[**处方**] 半边莲 12.0　制商陆 11.0　绵萆薢 15.0
茯苓 13.0　大枣 19 枚　川牛膝 16.0
骨碎补 14.0　补骨脂 18.0　薏苡仁 17.0
蜂蜜 55mL　水煎服

[**加减变化**] 由于本病为毒邪所致疾病，病理机制为邪毒亢盛，病位在骨，故宜用利湿攻毒汤加减进行治疗，用川牛膝易汉防己，骨碎补易蚕沙，补骨脂易佩兰，而成利湿壮骨攻毒汤。

（四）瘀毒痹阻证

[**治则**] 活血化瘀，制毒通经，以逐瘀壮骨攻毒汤治之。

[**处方**] 祖师麻 12.0　桃仁 11.0　川芎 15.0
红花 13.0　路路通 19.0　川牛膝 16.0
骨碎补 14.0　补骨脂 18.0　地龙 17.0
土鳖虫 4.0 研末冲服　黄酒 55mL　蜂蜜 55mL　水煎服

[**加减变化**] 由于本病为毒邪所致疾病，病理机制为邪毒亢盛，病位在骨，宜用逐瘀攻毒汤加减，用骨碎补易姜黄，补骨脂易鸡血藤，而成逐瘀壮骨攻毒汤。

（五）虚毒痹阻证

［**治则**］扶正补虚，攻毒通络，以扶正壮骨攻毒汤治之。

［**处方**］党参 12.0　肉苁蓉 11.0　仙茅 15.0
五加皮 13.0　大枣 19 枚　鹿角胶 16.0
骨碎补 14.0　炙黄芪 68.0　补骨脂 17.0
马钱子 0.4 研末冲服　全蝎 4.0 研末冲服　黄酒 55mL
蜂蜜 55mL　水煎服

［**加减变化**］由于本病为毒邪所致疾病，病理机制为邪毒亢盛，病位在骨，宜用扶正壮骨攻毒汤加减进行治疗，用骨碎补易当归，补骨脂易露蜂房。

（六）血虚毒痹证

［**治则**］壮骨活血，攻毒通络，以活血壮骨攻毒汤治之。

［**处方**］地龙 12.0　祖师麻 11.0　狗脊 15.0
当归 13.0　大枣 19 枚　桑寄生 16.0
骨碎补 14.0　补骨脂 18.0　姜黄 17.0
土鳖虫 4.0 研末冲服　黄酒 55mL　蜂蜜 55mL　水煎服

［**加减变化**］由于本病为毒邪所致疾病，病理机制为邪毒亢盛，病位在骨，宜用活血攻毒汤加减进行治疗，用补骨脂易鸡血藤，骨碎补易赤芍，而成活血壮骨攻毒汤。

［**用法**］同祛风攻毒汤。

（七）阴虚毒痹证

［**治则**］滋阴攻毒，清热润燥，以滋阴壮骨攻毒汤治之。

［**处方**］地龙 12.0　知母 11.0　青蒿 15.0
牡丹皮 13.0　路路通 19.0　老鹳草 16.0
炙鳖甲 14.0　补骨脂 18.0　秦艽 17.0
蜂蜜 55mL　水煎服

［**加减变化**］由于本病为毒邪所致疾病，病理机制为邪毒亢盛，病位在骨，宜用滋阴攻毒汤加减进行治疗，用老鹳草易生地黄，补骨脂易昆明山海棠，而成滋阴壮骨攻毒汤。

［**用法**］同祛风攻毒汤。

（八）阳虚毒痹型

［**治则**］温阳散寒，攻毒通络，止痛除痹，以温阳壮骨攻毒汤治之。

［**处方**］干姜 12.0　升麻 11.0　仙茅 15.0

附子 13.0 先煎 1h	大枣 19 枚	淫羊藿 16.0
五加皮 14.0	补骨脂 18.0	雪莲 7.0
黄酒 55mL	蜂蜜 55mL　水煎服	

［**加减变化**］由于本病为毒邪所致疾病，病理机制为邪毒亢盛，病位在骨，宜用温阳攻毒汤加减进行治疗，用补骨脂易肉桂，而成温阳壮骨攻毒汤。

五、杂合以治

骨质疏松症是比较常见的难治病之一，仅用上方显然是不够的，必须使用综合疗法，以便合力取效，且应以以毒攻毒为治则，方能取得最佳疗效。下列方法可以选择使用。

（一）成药攻毒

1. 盘龙七片：含有铁棒锤、川乌、草乌、竹根七、祖师麻、重楼等六味有毒中药，有以毒攻毒之效。口服，3 ～ 4 片 / 次，3 次 / 日。适宜于寒、瘀、痰毒痹阻型骨质疏松症。

2. 痹祺胶囊：含有马钱子粉、地龙等有毒中药，有以毒攻毒之效。口服，4 粒 / 次，2 ～ 3 次 / 日。适宜于热、瘀、阴虚及寒热错杂型骨质疏松症。

（二）火针泄毒

参见本章“第一节　从毒论治类风湿关节炎”相关内容。

（三）熏洗排毒

参见本章“第一节　从毒论治类风湿关节炎”相关内容。

（四）外敷拔毒

参见本章“第一节　从毒论治类风湿关节炎”相关内容。

2. 西药

（1）钙剂：服用钙剂时应同时补充一定量的维生素 D_3，以促进肠道对钙、磷的吸收和肾小管对钙、磷的重吸收。摄钙量 1000 ～ 1500mg/ 日，维生素 $D_3$400 ～ 800U/ 日。

（2）骨吸收抑制剂

①雌激素：可每月按月经周期使用妊马雌酮 0.625mg/ 日，共 25 日，最后 7 日加用醋酚甲羟孕酮 10mg/ 日，7– 甲基异炔诺酮（利维爱）1.25 ～ 2.50mg/ 日。

②降钙素：常用的有鲜鱼降钙素和鳗鱼降钙素。

③二磷酸盐：阿伦腾酸盐（固邦）。

（3）骨形成促进剂

①氟化物。

②雄激素和蛋白同化激素：睾酮、司坦唑醇、诺龙。

六、毒疗验案

温阳散寒、攻毒逐瘀法治疗骨质疏松症案

苏某，男，54岁，2020年4月20日初诊。

主诉：反复腰背部、四肢关节疼痛1年。

现病史：患者近1年反复出现腰背部、四肢关节弥散性疼痛，夜间疼痛加重，在当地医院给予"仙灵骨葆胶囊"口服后症状稍减轻。1周前劳累后上述症状加重，疲乏无力，时有骨痛肢冷，足跟痛，腰膝酸软，四肢倦怠，面色少华，纳差，便溏。舌质淡，体胖，脉沉无力。

既往史：无特殊病史。

体格检查：体温36.6℃，脉搏76次/分，血压120/78mmg。发育正常，肌肉消瘦，慢性病容，表情痛苦，自动体位。脊柱及四肢无畸形，关节无红肿，双下肢无可凹陷性水肿，无杵状指（趾）。

辅助检查：骨密度测定T值1.0（骨质疏松）。腰椎正侧位X线示：腰4椎体压缩性骨折，腰椎退行性病变。

从毒辨证分析：患者以"腰背部及四肢关节痛、骨矿物质含量检测T值较低，腰椎压缩性骨折及退行性改变"为主要临床表现，符合骨质疏松症的诊断标准。腰为肾之府，肾虚不能濡养筋骨，故腰痛、腰膝酸软无力；阳虚生外寒，故骨痛肢冷；肾精不足，不能温煦四肢及面目，故四肢倦怠、面色少华；纳差、便溏、舌质淡、体胖、脉沉无力皆为肾阳虚之象，特制定诊疗方案如下。

诊断：中医诊断为骨痹（阳虚毒痹证）。

西医诊断为骨质疏松症。

中医治疗

［**治则**］温阳散寒，攻毒逐瘀。

［**方名**］温阳壮骨攻毒汤加减。

［**处方**］

干姜 12.0	锁阳 11.0	仙茅 15.0
制附子 13.0 先煎2h	大枣 19枚	花椒 16.0
五加皮 14.0	肉桂 18.0 后下	升麻 17.0
黄酒 55mL	蜂蜜 55mL	

5剂，混合，纳入蜂蜜水煎，第1次煎15分钟滤出，第2次煎20分钟滤出，第3次煎25分钟滤出，将3次滤出液与黄酒混合后，分5次（2天）饭后温服。

中成药：盘龙七片、痹祺胶囊，口服。

外治法：火针泄毒、熏洗排毒、外敷拔毒。

饮食调理：多食牛肉、豆制品，常用猪、牛、羊排骨炖汤饮。

二诊（2020–05–27）：患者自诉腰背部及四肢关节疼痛稍有减轻，久行或变换体位时疼痛加重，腰膝酸软，倦息乏力，舌淡，脉沉。在原方基础上除制附子、花椒、大枣、黄酒、蜂蜜外，每味药增加10g，处方如下。

干姜 22.0	锁阳 21.0	仙茅 25.0
制附子 13.0 先煎2h	大枣 19.0	花椒 16.0
五加皮 24.0	肉桂 28.0 后下	升麻 27.0
黄酒 55mL	蜂蜜 55mL	

5剂，服法不变。

其他治疗方法：中成药、外治法及食疗不变。

三诊（2020–05–04）：患者自诉膝关节疼痛消失，腰部偶有疼痛，夜间疼痛减轻，倦息乏力缓解，面色淡红，在原方基础上除制附子、花椒、大枣、黄酒、蜂蜜外，每味药增加10g，处方如下。

干姜 32.0	锁阳 31.0	仙茅 35.0
制附子 13.0 先煎2h	大枣 19.0	花椒 16.0
五加皮 34.0	肉桂 38.0 后下	升麻 37.0
黄酒 55mL	蜂蜜 55mL	

5剂，服法不变。

其他治疗方法：中成药、外治法及食疗不变。

出院小结（2020–05–10）：住院20天，经用上述治疗方案以后，骨痛肢冷，足跟痛，腰膝酸软等症状明显减轻，出院带上述中药10剂及盘龙七片、痹祺胶囊，回家后服用半年余，诸症明显缓解。随访一年未复发。

按语：骨质疏松症是以骨矿物质含量（BMC）减少、骨量减少、显微结构退行性改变为特征的一种自身代谢性骨病。西医治疗本病，服药时间长，费用高，不良反应多，故不被患者优先选用。本病属于中医“骨痹”范畴，中医认为，肾为先天之本，主肾生髓，骨的生长和发育、强劲与否与肾有密切的关系。现代研究认为，骨密度的降低与肾阳虚密切相关，肾阳虚型骨质疏松除了有腰背疼痛、骨折、身长缩短、驼背外，还可出现腰膝酸软、性欲减退、畏寒肢冷，尤以下肢为著，并有小便清长、大便溏、舌淡、苔白腻、脉沉无力等表现。本案患者均符合肾阳虚型骨质疏松特点，属阳虚毒痹证，此证以虚毒之邪致病，故应以温阳散寒、攻毒逐瘀为大法；以中医天人相应观及中药归经理论为基础，以有毒中药为主，无毒中药为辅，以《周易》先天八卦的数字为剂量，从而形成八卦九宫阵形的温阳壮骨攻毒汤进行对证治疗。故选制附子、花椒、仙茅、升麻为主药、将药，四味药皆属有毒之品，制附子辛甘大热有毒，以3

数居离位入心经，行散寒止痛之效；花椒辛温有毒，以 6 数居坎位入肾经，行温中止痛之效；仙茅辛甘温有小毒，以 5 数居巽位入胆经（肝与胆相表里），行治疗阳虚寒痹之效；升麻甘辛微寒有小毒，以 7 数居艮位入胃经，行疏风解表、升举阳气之效。甘温之锁阳，以 1 数居坎位入大肠经（肺与大肠相表里），行补肾阳、益精血之效；再以辛热之干姜，以 2 数居兑位入肺经，行温中回阳之效；辛苦温之五加皮，以 4 数居震位入肝经，行祛风湿、强筋骨之效；辛甘大热之肉桂，以 8 数居坤位入脾经，行温中补阳、散寒止痛之效；甘平之大枣，以 9 数居中宫位入十二经，行补脾益胃、缓和药性之效。再以甘苦辛热之黄酒为药引，以 55 天地之数，行能中能散、宣行药势、祛风、散寒利湿之效；再以甘平能解毒、调和诸药之蜂蜜，以 55 天地之数，行清热、补中、润燥、止痛之功效。全方共奏温阳散寒、攻毒逐瘀之功。同时通过剂量变换中的四个步骤，根据病情“制定方案，循序推进”。在初诊时，采用小剂量以“小试锋芒，投石探路”；二诊时，采用适中剂量以“兵戎相见，直捣巢穴”；三诊时，采用大剂量以“奋力搏击，祛邪务尽”；出院时，维持大剂量直至达到临床病情控制服药半年余，诸症明显缓解时，即停止一切药物。在住院期间同时还配合使用含有毒的铁棒锤、川乌、草乌、竹根七、祖师麻、重楼的盘龙七片，含有马钱子粉、地龙等有毒中药的痹祺胶囊口服，以及火针泄毒、熏洗排毒、外敷拔毒等外治法，从而达到以毒攻毒、毒去正安之目的。

（杨涛硕）

第二十三节　从毒论治骨坏死

骨坏死，相似的病症中医见于“骨痹”“髋骨痹”“骨痿”“骨蚀”等证，可使关节变形及瘫痪，多为毒邪所致，顽固而难治，故非用峻猛的以毒攻毒之法不可！

——杨仓良

骨坏死（Osteonecrosis）又称骨无菌性坏死或缺血性坏死，是指骨作为一个器官，因血供缺乏后细胞死亡并有继发性修复的病理状态。人体在任何部位都可能发生骨坏死，仅缺血性骨坏死的好发部位就有 40 余处，而股骨头坏死发生率最高，病损最严重，后遗症多，也是最为难治的一种骨坏死。

一、从毒立论

骨坏死在中医文献中无相似病名，相似的证候见于“骨痹”“髋骨痹”“骨痿”或“骨蚀”等病症。杨仓良主任医师以毒邪学说为理论依据，认为骨坏死的一切生理病理异常反应，都可归于“邪毒”范畴，这种“邪毒”有显著的毒力和损害性。如现代医学检查可有血沉增快，血液黏稠度显著增高，全血比黏度血浆比黏度、纤维蛋白原增多，血小板黏附率升高；X 线检查早期可有正常星状结构变形，负重骨小梁增粗紊乱，或局限性囊样变疏松区及散在的斑点状钙化区；中晚期，骨轮廓变形、碎裂及髓腔硬化等；B 超检查可见关节软骨增厚、宽窄不一或毛糙不平。此外，骨坏死还具有缠绵难愈，反复发作，无特效药物治疗的“顽固性”；病因不清，病机不详的“疑难性”；股骨头坏死可累及臀部、大腿内侧、膝盖近端的功能损害的“广泛性”；病情易于变化及传变的“善变性”；临床表现的多样性、复杂性，合邪致病的“兼夹性”。以上符合毒邪致病特征十条之五条，属于毒邪致病的范畴，故提出从毒论治骨坏死的诊疗思路和学术观点。

二、从毒审因

现代医学认为能引起骨坏死的因素很多，但创伤、应用肾上腺皮质激素类药物、过量摄入酒精、减压病和血红蛋白病等为常见因素，部分病人病因不详，故又称为特发性骨坏死。中医认为本病多为肝肾亏虚，脾肾阳虚，寒湿痹阻，各种损伤所致。杨仓良主任医师根据中医毒邪学说及现代医学研究认为：先天禀赋不足或后天肾虚是骨坏死发病的根本；缺血是引起股骨头坏死的关键因素；毒邪外袭，经络痹阻为股骨头坏死的诱因；外伤侵袭，瘀毒阻络是骨坏死的偶发因素；药毒侵袭，痹阻经络是骨坏死的多发因素；烟酒毒伤，经络痹阻是骨坏死的人为因素。

（一）禀赋不足或后天肾虚是骨坏死发病的根本

先天禀赋不足，后天肾虚，不能滋养骨骼，加之感受六淫邪毒侵袭；或因为劳伤过度，遭受暴力打击；或由于七情失调、饮食失调等诱因，均可致使瘀血凝滞，经脉受阻，气血不通，不通则痛，从而产生骨痛、跛行、肌肉萎缩，并有患肢功能障碍，久病则成骨痿乃至骨蚀。研究显示，有些基因可能导致骨坏死的发生，如高凝低纤溶倾向的基因与骨坏死密切相关。骨坏死存在高危人群，这些人群可能具有易感基因，在受到继发因素（如激素、酒精等）的影响时，容易患骨坏死，这也解释了为何同样使用激素或者酗酒，有些人就不会得骨坏死的现象。说明基因对本病的发生起到根本作用。还有学者从基因多态性的角度辨证分析，认为血管内皮活性、凝血异常、脂类代谢异常、细胞因子和膜联蛋白家族相关热点基因的多态性可能是非创伤性股骨头坏死的发生机制。

（二）缺血是引起股骨头坏死的关键因素

《宣明方论》曰：“夫痛者，经脉流行不止，环周不休，寒气人经而稽迟，血泣凝而不行……或猝然骨痛，死不知人，而少间复生。”说明缺血是导致股骨头坏死的直接因素，并存在于股骨头坏死各发病阶段的始终，各种原因导致的股骨头坏死的病理特点都是因为气血不通，瘀滞而产生“瘀血”，因而在临床实践中，我们深刻地体会到气血对骨的滋养是骨骼能保持正常形态和功能的关键，一旦瘀血阻滞，脉络不通，失去气血滋养，骨必然会枯朽、塌陷、坏死。股骨头缺血性坏死辨证分型中，痰瘀阻络为主要证型，根据性别、年龄段不同，主要证型及其构成比不同。创伤性股骨头坏死多见气滞血瘀证，酒精性股骨头坏死多见痰瘀阻络证，激素性股骨头坏死多见肝肾亏虚证。

（三）毒邪外袭，经络痹阻为股骨头坏死的诱因

感受风寒湿外邪是引起股骨头坏死的诱因。《素问·举痛论》说：“寒气入经而稽迟，泣而不行，客于脉外则血少，客于脉中则气不通，故卒然而痛。”髋部损伤日久，久病伤阳，寒湿之邪乘虚内侵，留滞关节；或汗出冒雨涉水、坐卧湿地，致使卫阳不固，寒湿内侵，寒湿凝结为痰，痰湿阻滞筋膜，经络气血阻滞不通，致股骨头失养，均可发为本病。风、寒、湿邪侵袭人体，久则郁而化热，故热邪也为本病又一致病因素。临床股骨头坏死常有感受风寒湿的经历，寒为阴邪，易伤阳气，阳气既伤，则气血失于鼓动而运行迟滞，而致痹阻不通。同时，阳虚生外寒，寒气易伤人阳气，阳气一虚，筋脉也失去温煦而拘挛，阳虚阴无以化生，骨失所养，而渐骨枯髓减，发为本病。有学者指出，一些潜伏性的感染性疾病、非感染性疾病和先天性因素的疾病，都是中医所谓的伏邪，可引起本病的发生。

（四）外伤侵袭，瘀毒阻络是股骨头坏死的偶发因素

瘀既为病理产物也是致病因素，如跌仆扭挫、骨断筋伤、手术创伤都可产生瘀血阻经，使关节、筋骨局部气血运行失畅而致缺血、瘀血。部分骨坏死多有外伤史，外伤则瘀毒滋生，痹阻经络，经脉不通，骨失所养而为患。临床研究发现，股骨颈骨折后股骨头坏死的发病率为 12.5%～40%，主要原因是股骨头血液循环障碍，青少年、青壮年股骨颈骨折后股骨头坏死发生率最高。骨折移位越明显，血管损伤越严重，越容易发生股骨头坏死。坏死多发生在骨折后 3 年以内，定期复查随访是早期发现股骨头坏死的关键。

（五）药毒侵袭，痹阻经络是股骨头坏死的多发因素

现代医学滥用激素是本病的主要源头。其他如非甾体抗炎药、止痛药、吗啡类等西药均能引起药物毒副作用的损害，使之内分泌紊乱、代谢失常而导致气血瘀滞，伤阴伤阳或脾肾阳虚，导致筋骨失养，气血不通，痹阻经络，发为本病。目前激素性股骨头坏死（SANFH）已位居非创伤性股骨头坏死之首。多数学者认为，类固醇药物不是引起股骨头坏死的直接因素，其作用机制是大量应用激素后，肝脏代谢障碍，继而出现血脂升高、骨髓内高压、血管内凝血等病理变化，股骨头的骨质在这些病理改变的影响下变得疏松，最终在机械压力的作用下发生股骨头坏死。大量使用激素可导致

脂质代谢紊乱，会导致肝细胞脂肪变性、骨髓内高压、血管内凝血、细胞凋亡等，故认为激素性股骨头坏死是多种机制共同作用的结果。有研究表明，长期使用、短时间内大量使用或者滥用 GC 均会诱导成骨细胞（osteoblast，OB）和骨细胞凋亡，这与 SANFH 有很大的关联性。长期或大剂量使用 GC 导致 OPG mRNA 和相关蛋白表达下降，从而下调 OPG 与 RANKL 的结合，进而上调 RANKL/RANK 的结合，激活了控制 OC 活性的信号级联反应来促进 OC 形成，促进骨吸收，导致 SANFH 的发生。

（六）烟酒毒伤，经络痹阻是本病的人为因素

一些人久嗜烟酒，毒蓄经脉，损伤气血，痹阻经络，使之缺血、瘀血，毒瘀滋生，而发本病。现代医学对吸烟与 ONFH 是否存在因果关系，虽然存在争议，但有研究证明吸烟可以导致股骨头内血管通透性的改变，且与烟龄密切相关；吸烟是 ONFH 的危险因素，并且该危险可能与吸烟量有关；吸烟会导致细胞氧化还原状态改变，导致血管上皮受损，这是导致血栓形成和血纤蛋白溶解的最重要因素之一。研究表明，骨坏死和血栓形成之间存在关联。另一项研究表明，吸烟时吸入的尼古丁可以通过交感神经末梢释放肾上腺能传递素，从而引起周围血管收缩和动脉痉挛，这可能导致股骨头微循环受阻；吸烟者罹患 ONFH 的风险更高，这种风险在戒烟后仍然存在；重度吸烟比轻度吸烟具有更高的 ONFH 风险。此外，酗酒也被认为是引起 ONFH 的重要原因之一，研究表明酒精可使脂质代谢紊乱，局部血管内凝血，氧自由基代谢异常，内皮素（ET）、一氧化氮（NO）代谢异常，骨内压增高，骨质疏松，骨细胞脂肪变性，内源性糖皮质激素（EGC）分泌增高，基因水平改变，细胞凋亡，内皮细胞损伤。可见烟酒均可视为邪毒，可损伤或痹阻经络而引发本病。

三、从毒辨证

杨仓良主任医师提出对所有风湿病（痹证）辨证，皆要抓住“毒”这个核心，首先进行辨病，用现代医学的诊断标准分辨出所属病种，然后用中医“八毒辨证法”进行辨证，分辨出风、寒、湿、热、燥、痰、瘀、虚等毒证的不同病性特点，为论治打下基础。骨坏死属于广义毒邪所致毒证，可因病因病机不同产生不同的毒痹证。据临床所见，本病用“八毒辨证法”分辨出早期以“风毒痹阻证”居多，“寒毒痹阻证”次之，“湿毒痹阻证”再次之，“热毒痹阻证”“燥毒痹阻证”较少；中期以“痰毒痹阻证”较多，“瘀毒痹阻证”次之；晚期以“虚毒痹阻证”居多，而且以合邪致病居多，并会因侵犯脏腑不同，而产生若干兼证。具体如下。

（一）风毒痹阻证

症见髋部游走性窜痛，时轻时重，恶风，舌质淡白，苔薄白或腻，脉浮。

（二）寒毒痹阻证

症见髋部冷痛，重着钝痛，痛处不移，肢体发冷，得热痛减，入夜痛甚，舌淡，苔薄白，脉沉弦。

（三）湿毒痹阻证

症见髋部关节酸痛，肢体困重，肿胀，痛有定处，晨僵，舌体胖，苔白腻，脉濡或缓。

（四）热毒痹阻证

症见髋部关节热痛或烧痛，局部红肿，拒按，发热，喜冷，口渴，便干，舌质红，苔黄厚，脉数或滑数。

（五）痰毒痹阻证

症见髋部关节顽麻肿胀，有结节或包块，关节僵硬变形、难以屈伸，胸闷痰多，舌质胖大，苔厚腻，脉滑。

（六）瘀毒痹阻证

髋部有外伤史。症见髋部疼痛，或有肿胀瘀斑，夜间尤甚，痛有定处，痛处拒按，或有跛行及髋关节功能障碍，舌质紫暗，脉沉涩。

（七）虚毒痹阻证

症见髋部疼痛持续绵绵，腰酸腿软，畏寒怕冷，面色㿠白，身倦乏力，动则汗出，纳少，腹胀，便溏，溺怯，足胫浮肿或全身水肿，舌质淡，苔白滑，脉沉细迟弱。

除以上七证外，骨坏死往往合邪致病，可有风寒、风湿、湿热等合邪致病，也有寒热错杂、痰瘀互结、气阴两虚等复合病证，临床可分证型而寻找主因以论治。

四、从毒论治

骨坏死属于广义毒邪所致毒证，临床有“风毒、寒毒、湿毒、热毒、痰毒、瘀毒、虚毒”等之分。杨仓良主任医师提出对其治疗要在辨证分型基础上进行量毒施治，并根据“毒者攻之”“热者寒之”“寒者热之”“湿者利之”“风者祛之”“痰者化之”“瘀者逐之”“虚者补之”的原则进行有的放矢的治疗，才能获事半功倍之效。本病属于较难治疗的常见风湿病，除辨证使用以下方药外，还要配合中成药以及针灸等中医外治法“杂合以治”，才能取得最佳疗效。

（一）风毒痹阻证

［**治则**］解表散风，振痿攻毒，以祛风振痿攻毒汤治之。

［**处方**］细辛 12.0　肉苁蓉 11.0　狗脊 15.0
威灵仙 13.0　生甘草 19.0　熟地黄 16.0
海风藤 14.0　制乳香 18.0　制没药 17.0
土鳖虫 4.0 研末冲服　黄酒 55mL　蜂蜜 55mL　水煎服

［**加减变化**］由于本病为毒邪所致疾病，病理机制为邪毒亢盛，宜用祛风攻毒汤，加土鳖虫、黄酒，用制乳香易昆明山海棠，制没药易青风藤，而成祛风振痿攻毒汤。

（二）寒毒痹阻证

［**治则**］振痿散寒，攻毒通络，以散寒振痿攻毒汤治之。

［**处方**］桂枝 12.0　透骨草 11.0　松节 15.0
制川乌 13.0 先煎 2h　炙甘草 19.0　独活 16.0
制草乌 14.0 先煎 2h　乳香 18.0　没药 17.0
土鳖虫 4.0 研末冲服　黑豆 55 颗　黄酒 55mL
蜂蜜 55mL　水煎服

［**加减变化**］由于本病为毒邪所致疾病，病理机制为邪毒亢盛，宜用散寒攻毒汤，加土鳖虫、黑豆、黄酒，用乳香易藿香，没药易昆明山海棠，独活易羌活，而成散寒振痿攻毒汤。

（三）湿毒痹阻证

［**治则**］振痿利湿，攻毒通络，以利湿振痿攻毒汤治之。

［**处方**］半边莲 12.0　制商陆 11.0　木瓜 15.0
当归 13.0　生甘草 19.0　川牛膝 16.0
丹参 14.0　汉防己 18.0　薏苡仁 17.0
土鳖虫 4.0 研末冲服　黄酒 55mL　蜂蜜 55mL　水煎服

［**加减变化**］由于本病为毒邪所致疾病，病理机制为邪毒亢盛，宜用利湿攻毒汤，加土鳖虫、黄酒、蜂蜜，用川牛膝易绵萆薢，丹参易蚕沙，薏苡仁易昆明山海棠，当归易茯苓，而成利湿振痿攻毒汤。

（四）热毒痹阻证

［**治则**］清热振痿，攻毒通络，以清热振痿攻毒汤治之。

［**处方**］僵蚕 12.0　忍冬藤 11.0　姜黄 15.0
水牛角 13.0　生甘草 19.0　汉防己 16.0

豨莶草 14.0　　白花蛇舌草 18.0　　地龙 17.0
绿豆 55 颗　　蜂蜜 55mL　水煎服

[加减变化] 由于本病为毒邪所致疾病，病理机制为邪毒亢盛，宜用清热攻毒汤为基础方，用僵蚕易知母，忍冬藤易制商陆，姜黄易蒲公英，豨莶草易重楼，汉防己易雷公藤，地龙易板蓝根，而成清热振痿攻毒汤。

（五）痰毒痹阻证

[治则] 振痿化痰，攻毒散结，以化痰振痿攻毒汤治之。

[处方] 僵蚕 12.0　　半夏 11.0　　赤芍 15.0
半边莲 13.0　　远志 19.0　　汉防己 16.0
白附子 14.0　　天南星 18.0　　干姜 17.0
土鳖虫 4.0 研末冲服　　黄酒 55mL　　蜂蜜 55mL　水煎服

[加减变化] 由于本病为毒邪所致疾病，病理机制为邪毒亢盛，宜以化痰攻毒汤，加黄酒、土鳖虫，而成化痰振痿攻毒汤。

（六）瘀毒痹阻证

[治则] 振痿逐瘀，攻毒通络，以逐瘀振痿攻毒汤治之。

[处方] 祖师麻 12.0　　桃仁 11.0　　蒲黄 15.0
红花 13.0　　路路通 19.0　　川牛膝 16.0
赤芍 14.0　　鸡血藤 18.0　　地龙 17.0
水蛭 4.0 研末冲服　　土鳖虫 4.0 研末冲服　　黄酒 55mL
蜂蜜 55mL　水煎服

[加减变化] 由于本病为毒邪所致疾病，病理机制为邪毒亢盛，宜以逐瘀攻毒汤，加水蛭，用川牛膝易雷公藤，蒲黄易川芎，而成逐瘀振痿攻毒汤。

（七）虚毒痹阻证

[治则] 扶正振痿，强筋攻毒，以扶正振痿攻毒汤治之。

五、杂合以治

（一）成药攻毒

1. 盘龙七片： 含有铁棒锤、川乌、草乌、竹根七、祖师麻、重楼六味有毒中药，有以毒攻毒之效。口服，3 ～ 4 片 / 次，3 次 / 日。适宜于寒、瘀、痰毒痹阻型骨坏死。

2. 痹祺胶囊： 含有马钱子粉、地龙等有毒中药，有以毒攻毒之效。口服，4 粒 / 次，2 ～ 3 次 / 日。适宜于热、瘀、阴虚及寒热错杂型骨坏死。

3. 丹参注射液：静脉注射，一次 4mL（用 50% 葡萄糖注射液 20mL 稀释后使用），1～2 次 / 日。

4. 丹红注射液：静脉注射，一次 4mL，加入 50% 葡萄糖注射液 20mL 稀释后缓慢注射，1～2 次 / 日。

（二）放血排毒

参见本章“第一节　从毒论治类风湿关节炎”相关内容。

（三）火针泄毒

参见本章“第一节　从毒论治类风湿关节炎”相关内容。

（四）熏洗排毒

参见本章“第一节　从毒论治类风湿关节炎”相关内容。

（五）外敷拔毒

参见本章“第一节　从毒论治类风湿关节炎”相关内容。

六、毒疗验案

滋补肝肾、逐瘀攻毒法治疗股骨头坏死案

苏某某，男，65 岁，2020 年 2 月 13 日初诊。

主诉：双髋疼痛 6 年余，加重伴活动受限 1 周。

现病史：患者于 6 年前无明显诱因出现左髋疼痛，行走活动受限，遂至西安某三甲医院就诊，行相关检查后，诊断为“左侧股骨头坏死”，建议行手术治疗，但患者拒绝治疗。随后出现左髋疼痛加重，并伴有右髋疼痛，至宁夏某三甲医院就诊，行相关检查后，诊断为“双侧股骨头坏死”，给予“血府逐瘀胶囊、阿法骨化醇软胶囊、钙片、双氯酚酸缓释胶囊”等药物口服，并间断于当地私人诊所口服中药治疗，经治疗后行走活动受限较前好转，双髋仍感疼痛。随后多次复诊，并于当地诊所口服中药汤剂治疗，病情控制平稳。1 周前患者自感双侧髋部疼痛加重，左侧显著，并伴有腰部疼痛，双下肢僵硬，行走活动严重受限，自行热敷后病情无缓解，遂于今日来我院就诊，以“股骨头坏死”收入院。患者起病以来，神清，精神差，乏力，进食后感上腹部胀痛，无气短，无头痛、头晕，无恶心呕吐、腹痛，眠可，纳可，二便调，舌红，苔薄，脉细弱。

体格检查：脊柱发育正常无畸形。腰椎 4—5 椎间盘棘突旁压痛阳性，双下肢直腿抬高试验阳性，双侧屈髋屈膝试验（+），双侧“4”字试验（+）；双膝关节无肿胀，皮温不高，皮肤颜色正常，骨摩擦音（+），弹响声（+）；双膝研磨挤压试验（+）。双下肢无水肿。四肢肌力正常，肌张力无明显增强及减弱。生理反射存在，病理反射未引出。

辅助检查：骨盆CT显示双侧股骨头缺血性坏死；TG 2.29mmol/L；风湿四项：血沉21mm/h，C反应蛋白8.69mg/L；免疫五项：免疫球蛋白G 17.90g/L，免疫球蛋白A 4.58g/L。血常规、肝功、肾功、血糖、心肌酶、凝血四项、CCP、传染病五项、尿常规、便常规等未见明显异常。

从毒辨证分析：患者“以双髋关节疼痛、行走受限、化验血沉增快、CT检查示双侧股骨头缺血性坏死”为主要临床表现，符合“股骨头坏死”的诊断标准，又根据患者有长期酗酒的习惯，为酒毒伤害日久，病史达6年之久，髋关节疼痛显著，间断反复加重，腰酸腿软，乏力，跛行，舌暗红，脉涩，符合中医“骨痹病”“瘀毒痹阻”“虚毒痹阻”之证。患者年过六旬，病史6年，久病多虚，久病多瘀，且酒毒伤害日久，耗损肝阴肾精，致肝肾虚损，故疼痛反复、绵绵不断，腰为肾府，肾主骨，肾精不足，故失濡养，而致骨缺血；痹阻日久，气血不通则困痛，跛行，活动受限；腰膝酸软、乏力，舌暗红，脉涩，皆为肝肾阴亏，瘀毒阻经之象，特制诊疗方案如下。

诊断：中医诊断为骨痹（肝肾阴虚、瘀毒痹阻证）。

西医诊断为股骨头缺血性坏死。

中医治疗

［**治则**］滋补肝肾、逐瘀攻毒。

［**方名**］逐瘀振痿攻毒汤加减。

［**处方**］祖师麻 12.0　　桃仁 11.0　　蒲黄 15.0

红花 13.0　　路路通 19.0　　川牛膝 16.0

赤芍 14.0　　鸡血藤 18.0　　地龙 17.0

水蛭 4.0[研末冲服]　　土鳖虫 4.0[研末冲服]　　黄酒 55mL

蜂蜜 55mL

5剂，混合，纳入蜂蜜水煎，第1次煎15分钟滤出，第2次煎20分钟滤出，第3次煎25分钟滤出，将3次滤出液与黄酒混合后，分5次（2天）饭后温服。

中成药：盘龙七片、痹祺胶囊口服，丹红注射液静脉滴注。

外治法：火针泄毒、熏洗排毒、外敷拔毒。

二诊（2020-02-18）：双膝关节疼痛较前减轻，双髋、腰骶仍感疼痛，行走活动严重受限，纳可，寐安，二便调，舌红，苔薄，脉细弱。效不更方，除土鳖虫、水蛭、黄酒、蜂蜜不变，在上方的基础上每味药各增加10g，具体方药如下。

祖师麻 22.0　　桃仁 21.0　　蒲黄 25.0

红花 23.0　　路路通 29.0　　川牛膝 26.0

赤芍 24.0　　鸡血藤 28.0　　地龙 27.0

水蛭 4.0 研末冲服　　土鳖虫 4.0 研末冲服　　黄酒 55mL
蜂蜜 55mL

5 剂，服法不变。

其他治疗方法：中成药、外治法不变。

三诊（2020-02-23）：双膝肿痛减轻，双髋、腰骶疼痛缓解不明显，行走活动仍受限，纳可，寐安，二便调，舌红，苔薄，脉细弱。效不更方，水蛭、土鳖虫、黄酒、蜂蜜不变，在上方的基础上每味药增加 10g，具体方药如下。

祖师麻 32.0　　桃仁 31.0　　蒲黄 35.0
红花 33.0　　路路通 39.0　　川牛膝 36.0
赤芍 34.0　　鸡血藤 38.0　　地龙 37.0
水蛭 4.0 研末冲服　　土鳖虫 4.0 研末冲服　　黄酒 55mL
蜂蜜 55mL

5 剂，服法不变。

其他治疗方法：中成药、外治法不变。

四诊（2020-03-05）：患者自诉现双膝疼痛缓解，晨起双髋感僵痛，活动后缓解，双髋疼痛减轻，腰骶酸困不适好转，左膝肿胀缓解，右膝肿痛缓解，可适当行走，不能久行。复查血沉、CRP、ASO 均未见异常。证明治疗有效，效不更方，再用 5 剂，方药如下。

祖师麻 32.0　　桃仁 31.0　　蒲黄 35.0
红花 33.0　　路路通 39.0　　川牛膝 36.0
赤芍 34.0　　鸡血藤 38.0　　地龙 37.0
水蛭 4.0 研末冲服　　土鳖虫 4.0 研末冲服　　黄酒 55mL
蜂蜜 55mL

5 剂，服法不变。

其他治疗方法：中成药、外治法不变。

出院小结（2020-03-10）：住院 20 多天，经用上述治疗方案以后，双髋关节疼痛明显减轻、行走受限症状明显缓解，血沉降至正常，出院带上述中药 10 剂及盘龙七片、痹祺胶囊，回家后服用半年余，诸症明显缓解。随访一年病情控制未发展。

按语：股骨头缺血性坏死属中医“骨蚀”范畴，与肝肾不足、气血阻滞、毒邪损伤密切相关。肝肾亏虚，气血不足，筋骨失养，毒损骨节，血瘀阻络，痹阻不通，骨髓失充，筋骨缺血，生长无力，毒邪乘之而发病，属瘀毒痹阻证。患者症见髋部有外伤史，髋部疼痛，或有肿胀瘀斑，夜间尤甚，痛有定处，痛处拒按，或有跛行及髋关节功能障碍，舌质紫暗，脉沉涩。应以逐瘀攻毒、活血通络为大法；以中医天人相应观及中药归经理论为基础，以有毒中药为主，无毒中药为辅，《周易》先天八卦的数字为剂量，从而形成八卦九宫阵形的逐瘀振痿攻毒汤加减进行对证治疗。选桃仁、祖师麻、地龙、水蛭、土鳖虫为主药、将药，五味药皆属有毒之品。桃仁苦甘平有小毒，以 1 数居乾位入大肠经（肺与大肠相表里），行活血化瘀之效；祖师麻辛温有小毒，以 2 数居兑位入肺经，行祛风通络、散瘀止痛之效；地龙咸寒有小毒，以 7 数居艮位入胃经，行清热息风、活络通痹之效；水蛭咸寒有小毒，以 4 数居震位归肝经，行活血化瘀、破血通经之效；土鳖虫咸寒有小毒，以 4 数居震位入肝经，起破血逐瘀之效。红花辛温，以 3 数居离位入心经，行活血通络、散瘀止痛之效；苦微寒之赤芍，以 4 数居震位入肝经，清血分实热，散瘀血之留滞；甘辛平之蒲黄，以 5 数居巽位入胆经（肝与胆相表里），行化瘀、通淋之效；甘平微苦之川牛膝，以 6 数居坎位入肾经，行逐瘀通经、通利关节之效；苦微甘温之鸡血藤，以 8 数居坤位入脾经，行行气补血、舒经活络之效；苦平之路路通，以 9 数居中宫位入十二经，意在祛风通络、利水除湿；以甘苦辛热之黄酒为药引，以 55 天地之数为剂量，行能中能散、宣行药势、祛风、散寒利湿之效；再以甘平能解毒、调和诸药之蜂蜜，以 55 天地之数为剂量，行清热、补中、润燥、止痛之效。全方共奏滋补肝肾、逐瘀攻毒之功。同时通过剂量变换中的五个步骤，根据病情“制定方案，循序推进”。在初诊时，采用小剂量以“小试锋芒，投石探路”；二诊时，采用适中剂量以“兵戎相见，直捣巢穴”；三诊时，采用大剂量以“奋力搏击，祛邪务尽”；四诊时，维持三诊时大剂量以“巩固疗效，中病即止”；出院时，维持大剂量直至达到临床病情控制，服药达半年余，诸症全部消失时，即停止一切药物。在住院期间同时还配合使用含有毒的铁棒锤、川乌、草乌、竹根七、祖师麻、重楼的盘龙七片，含有马钱子粉、地龙等有毒中药的痹祺胶囊口服，丹红注射液静脉滴注，以及火针泄毒、熏洗排毒、外敷拔毒等外治法，以便促使气血足、精髓充、瘀毒去、新血生、骨节愈，从而达到以毒攻毒、毒去正安之目的。

（王英）

第二十四节　从毒论治肩关节周围炎

肩关节周围炎，相似的病症见于中医“冻结肩”“漏肩风”“肩凝证”等证，由风寒湿瘀毒之邪在虚的基础上而损害肩关节，使关节疼痛、活动受限，顽固而难治，故须用峻猛的以毒攻毒之法进行治疗！

——杨仓良

肩关节周围炎（scapulohumeral periarthritis）简称肩周炎，是由肩周的韧带、肌腱、滑囊或关节囊等软组织的退行性变或慢性非特异性炎症所引起的疾病。主要症状是肩部疼痛，涉及上臂及前臂，活动时加剧，重者不敢摆动患肢。急性期疼痛剧烈，患者多夜间痛醒，难以入睡。早期因肩关节周围疼痛会引起局部肌肉痉挛，使肩关节活动受限；后期肩关节周围软组织广泛粘连，导致上肢活动受限。病程较久者，可出现肩部肌肉萎缩，部分患者留有不同程度的肩关节功能障碍。

一、从毒立论

肩关节周围炎在中医文献中无相似病名，相似的证候见于“肩背痛”“肩痛”“冻结肩”“漏肩风”“锁肩风”等病症，是中老年的常见病、多发病，多发于50岁左右，故也称“五十肩”。杨仓良主任医师以毒邪学说为理论依据，认为肩关节周围炎是在老年肝肾亏损，骨质老化的基础上感受风寒湿毒邪或外伤瘀毒而引起，并认为肩关节周围炎的一系列病理变化，都是毒邪所致。

X光检查可见肩峰、肱骨头骨质疏松，肩关节囊缩小，关节囊下部皱褶消失；关节镜检查可见盂肱关节囊纤维化，囊壁增厚，关节腔内粘连，肩盂下滑囊皱襞间隙闭锁，关节容积缩小，腔内可见纤维条索及漂浮碎屑等。同时，肩关节周围炎还具有以下特征：缠绵难愈，反复发作，无特效药物治疗的“顽固性”；病因不清，病机不详的“疑难性”；肩关节疼痛有放射性、游走性及怕风，病情易于变化及传变的“善变性”；临床表现的多样性、复杂性，合邪致病的“兼夹性”；有些证型疼痛剧烈，常呈持续性胀痛、刀割样痛或撕裂样疼痛的“剧烈性”。以下符合毒邪致病特征十条之五条，故提出从毒论治肩关节周围炎的诊疗思路和学术观点。

二、从毒审因

根据肩关节周围炎形成的原因不同，可分为原发性和继发性两种。随着年龄的增长，肩部组织发生退行性变和慢性劳损，逐渐形成原发性肩周炎。而继发性肩周炎，最常见的是肩部或上肢急性创伤后较长时间的固定，造成肩关节囊粘连或挛缩而发生肩周炎。中医认为，本病多为肝肾亏损，气血虚衰，感受外邪所致。杨仓良主任医师根据中医毒邪学说及现代医学研究认为，肝肾亏虚，虚毒内生为肩关节周围炎发病内因；风寒湿毒侵袭是肩关节周围炎发病的外因，慢性损伤，痰瘀毒伤是肩关节周围炎发病的诱发因素；痰毒内生，痹阻经络是肩关节周围炎发病的病理基础。

（一）肝肾亏虚，虚毒内生为肩关节周围炎发病内因

本病常见于50岁以上的中老年人，其病因与骨质退变、老化、颈椎病、骨赘形成等有关。本病多与肝肾亏虚密切相关。肾藏精，主骨生髓，为先天之本。《医经精义》明确提出“肾藏精，精生髓，髓生骨，故骨者肾之所合也。髓者，肾精所生，精足则髓足，髓在骨内，髓足则骨强”，反映了肾－精－髓－骨之间存在密切联系。此外，肩关节周围炎还与肝有明显的关系，《诸病源候论·虚劳病诸候·虚劳伤筋骨候》曰：“肝

主筋而藏血，肾主骨而生髓。虚劳损血耗髓，故伤筋骨也。”而毒邪在内虚的基础上乘虚而入，在对机体产生毒害的同时，导致了阴阳失调、气血津液运行障碍或及代谢失调或障碍，引起瘀血、痰浊内生并与毒邪混杂，导致了疾病的发生和发展。可见虚毒内生为肩关节周围炎的病理基础。现代研究发现，引起颈源性肩周炎的因素包括骨质增生、黄韧带退变、椎间盘突出、椎间孔狭窄、神经根粘连和肌肉痉挛等。

（二）风寒湿毒侵袭是肩关节周围炎发病的外因

因肩居上位，易受风寒湿侵袭，痹阻气血，致肩关节疼痛和屈伸受限。如《灵枢·经脉》曰：“气盛有余，则肩背痛，风寒汗出中风。”《诸病源候论》曰：“邪客于足太阳之络，令人肩背拘急也。”王肯堂《证治准绳》曰：“湿伤肾，肾不养肝，肝自生风，遂成风湿，流注四肢筋骨，或入左肩髃，肌肉疼痛。”《疡科心得集》曰：“漏肩风，肩骱酸楚，或疼痛漫肿。亦因风寒湿阻络而发。”说明外感风寒湿毒邪是其发病的外因。现代医学认为，肩周炎是由肿瘤坏死因子、白细胞介素-1、转化生长因子等介导的炎性充血、渗出和成纤维细胞向肌成纤维细胞转变，纤维组织发生增生、黏连，从而引起关节间隙变小、狭窄的过程。炎性物质和炎细胞浸润，颈神经根受刺激后敏感性增强，引起肩部放射性疼痛；肩周肌肉与血管因疼痛而痉挛，局部血液循环障碍，组织代谢失常，产生炎症反应，炎症反过来刺激该神经末梢则引起剧烈疼痛，形成“疼痛-炎症-疼痛加重-炎症加重”的恶性循环；加上肩关节因疼痛而不运动，日久肩关节囊挛缩粘连，则形成颈源性肩周炎。这些炎性介质和细胞因子皆可由外邪侵袭而转化。

（三）慢性损伤，痰瘀毒伤是肩关节周围炎的诱发因素

本病多见于排球和体操运动员、厨师、教师、司机和低头作业人员，这些职业易致肩部劳损，劳损后易出现韧带肥厚、炎症、创伤出血和瘢痕形成等病理改变，影响了局部组织的代谢，并释放致痛物质，造成肩部疼痛。当发生肩部急慢性损伤时，会造成肩关节周围组织纤维不同程度的断裂，毛细血管破裂，局部出血和水肿，使局部血液和淋巴循环受阻，可引起肩痛。如《针灸甲乙经》曰：“肩背痹不举，血瘀肩中，不能动摇。”《针灸资生经》曰：“因折伤，手腕捉物不得，肩臂痛不举。”慢性拉伤或急性外伤均可致经脉气血阻滞，瘀痹经络而引起肩痛。有学者认为，肩周炎是慢性损伤导致的炎症。甚至有学者认为，肩周炎的病因为交感神经营养不良，是一种由于外伤导致的反射性交感神经营养不良综合征。某些特定炎性介质和纤维化相关细胞因子表达改变可能参与肩周炎发病机制，引起肩关节结构改变，最终导致肩关节活动受限。炎症及相关细胞因子IL－1α、IL－1β和肿瘤坏死因子（TNF）较正常组表达升高。有学者认为肩峰下滑囊中的炎性介质可能与肩周炎发病有关。分子生物学表现，

COX－1、COX－2、IL－1、IL－6、TNF－α 等细胞因子可引起组织粘连、水肿，导致肩关节活动度下降，与肩周炎诱发、调节与转归密切相关。有研究认为，肩周炎关节囊的增厚和挛缩是纤维增生性紊乱综合征，可能由细胞外基质过度堆积或基质降解受抑制引起。研究发现，在包括肩周炎在内的纤维化疾病中，基质金属蛋白酶（MMP）、基质金属蛋白酶抑制剂（TIMP）和转化生长因子（TGF）－β 等起重要作用。

（四）痰毒内生，痹阻经络是本病的病理基础

明代戴思恭《证治要诀》曰："痰饮流入四肢，令人肩背酸疼""其人素有痰饮，流注肩背作痛。"程国彭《医学心悟》曰："风邪痰气，互相鼓煽，痰饮随风走入经络，而肩臂肿痛。"可见痰瘀毒虚互结，痹阻经络，均可引起肩痛的发生。国外学者对肩周炎挛缩的关节囊进行活检，发现其呈炎性病变。通过关节镜发现，肩周炎患者关节囊和腋下褶皱出现挛缩，并有轻度或中度滑膜炎，但没有发现粘连。肩周炎、滑膜炎其产生的Ⅰ型和Ⅲ型胶原细胞、成纤维细胞、肌成纤维细胞在关节囊的大量异常增生及致密排列，导致关节囊挛缩，进而形成肩周炎。还有研究发现，基质金属蛋白酶缺乏可能与肩周炎或掌腱膜挛缩症有关。这些病理因素皆可视为中医内生痰瘀毒成分。

三、从毒辨证

杨仓良主任医师提出对所有风湿病（痹证）辨证，皆要抓住"毒"这个核心，首先进行辨病，用现代医学的诊断标准分辨出所属病种，然后用中医"八毒辨证法"进行辨证，分辨出风、寒、湿、热、燥、痰、瘀、虚等毒证的不同病性特点，为论治打下基础。肩关节周围炎属于广义毒邪所致毒证，可因病因病机不同产生不同的毒痹证。据临床所见，本病用"八毒辨证法"分辨出早期以"风毒痹阻证"居多，"寒毒痹阻证"次之，"湿毒痹阻证"再次之，"热毒痹阻证""燥毒痹阻证"较少；中期以"痰毒痹阻证"较多，"瘀毒痹阻证"次之；晚期以"虚毒痹阻证"居多，而且以合邪致病居多，并会因侵犯脏腑不同，而产生若干兼证。具体如下。

（一）风毒痹阻证

症见肢体肌肉、关节游走性窜痛，恶风，舌质淡白，苔薄白或腻，脉浮。

（二）寒毒痹阻证

症见肢体肌肉、关节冷痛，畏寒，喜暖，肢凉，舌苔白，脉弦紧。

（三）湿毒痹阻证

症见肢体肌肉、关节酸痛、肿胀，痛有定处，晨僵，舌体胖，苔白腻，脉濡或缓。

（四）热毒痹阻证

症见肢体肌肉、关节热痛或烧痛，局部红肿，拒按，发热，喜冷，口渴，便干，舌质红，苔黄厚，脉数或滑数。

（五）痰毒痹阻证

症见肢体肌肉、关节顽麻肿胀，有结节或包块，关节僵硬变形、难以屈伸，胸闷痰多，舌质胖大，苔厚腻，脉滑。

（六）瘀毒痹阻证

症见肢体肌肉、关节刺痛、固定不移，皮色暗，肌肤甲错、麻木不仁，面色黧黑，舌质紫暗或有瘀斑，苔黄，脉涩。

（七）虚毒痹阻证

症见肢体肌肉、关节困（酸）痛，关节僵硬、变形、强直，并可因气、血、阴、阳诸虚的不同而主症亦有不同。另外，也可因虚损及毒邪浸渍脏腑而表现出不同的证型。

除以上七证外，肩周炎往往有风寒、风湿、湿热等合邪致病，也有寒热错杂、痰瘀互结、气阴两虚等复合病证，临床可分证型而寻找主因以论治。

四、从毒论治

肩关节周围炎属于广义毒邪所致毒证，临床有“风毒、寒毒、湿毒、痰毒、瘀毒、虚毒”等之分。杨仓良主任医师提出对其治疗要在辨证分型基础上进行量毒施治，并根据“毒者攻之”“热者寒之”“寒者热之”“湿者利之”“风者祛之”“痰者化之”“瘀者逐之”“虚者补之”的原则进行有的放矢的治疗，才能获事半功倍之效。本病属于较难治疗的常见风湿病，除辨证使用以下方药外，还要配合中成药以及针灸等中医外治法“杂合以治”，才能取得最佳疗效。

（一）风毒痹阻证

［**治则**］祛风攻毒，解表通络，以祛风攻毒汤加减治之。

［**处方**］细辛 12.0　荆芥 11.0　桑枝 15.0
威灵仙 13.0　生甘草 19.0　追地风 16.0
海风藤 14.0　防风 18.0　青风藤 17.0
蜂蜜 55mL　水煎服

［**加减变化**］本病非自身免疫性疾病，以祛风攻毒汤加减，用防风易昆明山海棠，

去黄酒，其他不变。

（二）寒毒痹阻证

［**治则**］散寒攻毒，温经止痛，以散寒攻毒汤治之。

（三）湿毒痹阻证

［**治则**］泄湿攻毒，通经攻毒，以利湿攻毒汤加减治之。

［**处方**］半边莲 12.0　制商陆 11.0　绵萆薢 15.0
茯苓 13.0　大枣 19 枚　汉防己 16.0
蚕沙 14.0　佩兰 18.0　薏苡仁 17.0
蜂蜜 55mL　水煎服

［**加减变化**］本病非自身免疫性疾病，选用利湿攻毒汤，故用薏苡仁易昆明山海棠，其他不变。

（四）热毒痹阻证

［**治则**］清热解毒，宣痹通络，以清热攻毒汤治之。

（五）痰毒痹阻证

［**治则**］化痰攻毒，通络散结，以化痰攻毒汤加减治之。

［**处方**］僵蚕 12.0　清半夏 11.0　赤芍 15.0
半边莲 13.0　远志 19.0　汉防己 16.0
白附子 14.0　胆南星 18.0　干姜 17.0
黄酒 55mL　蜂蜜 55mL

［**加减变化**］本病非自身免疫性疾病，故用汉防己易雷公藤，其他不变。

（六）瘀毒痹阻证

［**治则**］活血化瘀，制毒通经，以逐瘀攻毒汤加减治之。

［**处方**］祖师麻 12.0　桃仁 11.0　川芎 15.0
红花 13.0　路路通 19.0　川牛膝 16.0
姜黄 14.0　鸡血藤 18.0　地龙 17.0
土鳖虫 4.0 研末冲服　黄酒 55mL　蜂蜜 55mL

［**加减变化**］本病非自身免疫性疾病，故用川牛膝易雷公藤，其他不变。

（七）虚毒痹阻证

［**治则**］扶正攻毒，强筋健骨，以扶正攻毒汤治之。

五、杂合以治

（一）成药攻毒

1. 盘龙七片： 含有铁棒锤、川乌、草乌、竹根七、祖师麻、重楼六味有毒中药，有以毒攻毒之效。口服，3～4 片 / 次，3 次 / 日。适宜于寒、瘀、痰毒痹阻型肩周炎。

2. 痹祺胶囊： 含有马钱子粉、地龙等有毒中药，有以毒攻毒之效。口服，4 粒 / 次，2～3 次 / 日。适宜于热、瘀、阴虚及寒热错杂型肩周炎。

（二）火针泄毒

参见本章“第一节　从毒论治类风湿关节炎”相关内容。

（三）熏洗排毒

参见本章“第一节　从毒论治类风湿关节炎”相关内容。

（四）外敷拔毒

参见本章“第一节　从毒论治类风湿关节炎”相关内容。

（五）针灸

平衡针：足三里下两寸偏外一寸（中平穴）左病右取，右病左取。

六、毒疗验案

散寒除湿、攻毒通络法治疗肩关节周围炎案

班某某：女，57 岁，2019 年 5 月 5 日初诊。

主诉：右肩肿痛伴右手麻木 2 月余，加重 2 周。

现病史：患者自诉于 2 个月前干农活时不慎拉伤，致右肩疼痛、肿胀明显，功能活动受限，就诊于宁夏某中医院，以“右肩软组织损伤”给予药物（具体药物及剂量不详）口服治疗 1 周，疼痛缓解。2 周前受凉后再次出现右肩疼痛明显，功能活动受限，夜间疼痛明显，冷痛，难以入眠，晨起右手麻木，手指各关节僵硬握拳困难，再次就诊于该院，以“右肩肩周炎”建议住院治疗，患者拒绝。后前往某卫生院就诊，行针刺、红外线、拔罐等治疗后上述症状无缓解，且出现右上肢抬举、背伸等功能活动受限，遂于今日来我院就诊。症见右肩关节冷痛，活动受限，畏寒肢冷，舌淡，苔薄白，脉沉紧。

既往史：无特殊病史。

体格检查：颈部肌肉僵硬，触之，颈椎 4—7 棘突压痛，椎旁 1.5cm 压痛，且向右

上肢放射，右侧臂丛神经牵拉（＋），右侧椎间孔挤压试验（+），叩顶试验（+），右肩关节肿胀，压痛（+），抬举背伸功能活动受限；双侧肱二头肌反射、肱头肌反射、桡骨膜反射存在，上肢肌力可。双侧上肢皮肤感觉正常。双上肢针刺觉对等无减弱，双膝腱反射存在，双跟腱反射存在，双侧巴宾斯基征阴性。

辅助检查：右肩关节 X 线示右肩关节周围炎；颈椎 CT 示：颈椎病（椎间孔型）。

从毒辨证分析：患者以“右肩肿痛伴右手麻木，X 线检查右肩关节周围炎”为主要临床表现，符合肩关节周围炎诊断标准。中年女性患者因不慎感受寒湿毒邪，侵犯筋骨肌肉，寒邪凝滞，湿邪黏滞，易阻滞气血，气血运行不畅，不通则痛，故发病。结合舌淡、苔薄白、脉沉紧之舌脉象，特制定诊疗方案如下。

诊断：中医诊断为肩凝证（寒湿阻络证）。

西医诊断为肩周炎。

中医治疗

［**治则**］散寒除湿，攻毒通络。

［**方名**］散寒除湿攻毒汤加减。

［**处方**］紫苏叶 12.0　白芷 11.0　仙茅 15.0
附子 13.0 先煎 2h　炙甘草 19.0　羌活 16.0
当归 14.0　苍术 18.0　藿香 17.0
土鳖虫 4.0 研末冲服　黑豆 55 颗　黄酒 55mL
蜂蜜 55mL

5 剂，混合，纳入蜂蜜水煎，第 1 次煎 15 分钟滤出，第 2 次煎 20 分钟滤出，第 3 次煎 25 分钟滤出，将 3 次滤出液与黄酒混合后，分 5 次（2 天）饭后温服。

中成药：盘龙七片、痹祺胶囊口服。

二诊（2019-05-10）：自诉右肩疼痛较前缓解，右手手指仍感麻木，舌质暗，苔白，脉细涩。在上方基础上，桃仁易白芷，除附子、土鳖虫、黑豆、黄酒、蜂蜜不变外，余药每味增加 10g，处方如下。

紫苏叶 22.0　桃仁 21.0　仙茅 25.0
附子 13.0 先煎 2h　炙甘草 29.0　羌活 26.0
当归 24.0　苍术 28.0　藿香 27.0
土鳖虫 4.0 研末冲服　黑豆 55 颗　黄酒 55mL
蜂蜜 55mL

5 剂，服法不变。

其他治疗方法：中成药及外治法不变。

三诊（2019-05-15）：右手指麻木缓解，活动可，右肩肿痛减轻，活动轻度受限。

以上方为基础。除附子、土鳖虫、黑豆、黄酒、蜂蜜不变外，余药每味增加 10g，处方如下。

紫苏叶 32.0	桃仁 31.0	仙茅 35.0
附子 13.0 先煎 2h	炙甘草 39.0	羌活 36.0
当归 34.0	苍术 38.0	藿香 37.0
土鳖虫 4.0 研末冲服	黑豆 55 颗	黄酒 55mL
蜂蜜 55mL		

5 剂，服法不变。

其他治疗方法：中成药及外治法不变。

出院小结（2019-05-20）：住院 10 天，经用上述治疗方案以后，肩关节疼痛明显减轻，出院带上述中药 10 剂及盘龙七片、痹祺胶囊，回家后服用 2 月余，诸症消失。随访半年病情未反复。

按语：患者因劳累致使颈部筋肉劳损，加之寒湿毒邪夹杂侵袭颈部筋肉，颈肩部筋脉气血凝滞，经络闭阻，使筋肉拘急而痛。辨证属寒湿阻络证，由寒毒及湿毒之邪所致，故应以散寒除湿、通络止痛为大法；以中医天人相应观及中药归经理论为基础，以有毒中药为主，无毒中药为辅，以《周易》先天八卦的数字为剂量，从而形成八卦九宫阵形的散寒除湿攻毒汤进行对证治疗。故选附子、白芷、仙茅、土鳖虫为主药、将药，四味药皆属有毒之品。附子大辛大热有毒，以 3 数居离位入心经，行散寒止痛之效；白芷辛温有小毒，以 1 数居乾位入大肠经（肺与大肠相表里），行解表散寒、燥湿、祛风止痛、消肿之效；仙茅辛温有小毒，以 5 数居巽位入胆经（肝与胆相表里），行祛除寒湿，强筋健骨之效；故再加咸寒有小毒之土鳖虫，以 4 数居震位入肝经，以增强破血逐瘀之效。再以辛温之紫苏叶，以 2 数居兑位入肺经，行解表散寒之效；辛甘温之当归，以 4 数居震位入肝经，行活血补血止痛之效；选辛苦温之羌活，以 6 数居坎位入肾经，起解表散寒、祛风除湿、止痛之效；辛温之藿香，以 7 数居艮位入胃经，行芳香化湿、解表和中之效；辛苦温之苍术，以 8 数居坤位入脾经，行祛风散寒、除湿之效；甘平之炙甘草，以 9 数居中宫位入十二经，行诸和诸药、补中益气之效。以甘平之黑豆，以 55 天地之数为剂量，行解乌头毒、药毒之效；以甘苦辛热之黄酒为药引，以 55 天地之数为剂量，行能中能散、宣行药势、祛风、散寒利湿之效；再以甘平能解毒、调和诸药之蜂蜜，以 55 天地之数为剂量，行清热、补中、润燥、止痛之效。全方共散寒除湿、攻毒通络之功。同时通过剂量变换中的四个步骤，根据病情“制定方案，循序推进”。在初诊时，采用小剂量以“小试锋芒，投石探路”；二诊时，采用适中剂量以“兵戎相见，直捣巢穴”；三诊时，采用大剂量以“奋力搏击，祛邪务尽”；出院时，维持大剂量直至达到临床病情控制服药达 2 月余，诸症全部消失时，即停止一切药物。在住院期间同时还配合使用含有毒的铁棒锤、川乌、草乌、竹根七、祖师麻、重楼的盘龙七片，含有马钱子粉、地龙等有毒中药的痹祺胶囊口服，以及火针泄毒、熏洗排毒、外敷拔毒、针灸等外治法治疗 1 月余，就达到了主症缓解，逐渐痊愈之目的。

（李程）

第二十五节　从毒论治颈椎病

颈椎病，相似的病症见于中医“颈肩痛”“颈肩风”“颈痛”等证，因肾虚及劳损而感受毒邪所致，病因复杂而难治，故需用峻猛的以毒攻毒之法进行治疗！

——杨仓良

颈椎病（cervical spondylosis，CS）是指颈椎间盘退行性改变及继发性椎间关节退行性变所致邻近组织（脊髓、神经根、椎动脉、交感神经）受累而引起的一种症状复杂的症候群，故又称颈椎综合征。临床上常表现为颈、肩臂、肩胛上背及胸前区疼痛，手臂麻木，肌肉萎缩，下肢酸软无力，甚则四肢瘫痪，有人可表现为眩晕、猝倒等。发病率较高，多见于 40 岁以上的中老年人。

一、从毒立论

颈椎病，在中医文献中无相似病名，相似的症候见于“痹证”“头痛”“眩晕”“项强”“项筋急”和“项肩痛”等病证。杨仓良主任医师以毒邪学说为理论依据，认为 CS 是在老年肝肾亏损，骨质老化，以及劳损的基础上感受风寒湿毒邪或扭挫伤瘀毒所引起。根据 X 线检查可见钩椎关节增生、颈椎曲度变直，或反张，或椎节不稳，出现双边、双突影，项韧带钙化，椎间隙变窄，椎体后缘骨质增生，椎间孔变窄、变形，关节突关节增生；CT 检查可见颈椎椎管和神经根管狭窄、椎间盘突出及脊神经受压等骨骼结构异常，可视为“邪毒”损害。同时，本病还具有以下特征：有外伤、劳损及感受风寒湿毒邪的经历，病因及病机目前尚未完全清楚的“疑难性”；颈部结构异常，瘀血阻络，压迫血管神经，病情反复发作，缠绵难愈，无特效治疗方法治疗的“顽固性”；颈椎病多类型，临床表现多样，证候多变的“善变性”；病变累及颈椎，可引起颈型、神经根型、脊髓型、颈动脉型四个类型，引起头、颈、肩臂、下肢疼痛，并可引起眩晕及前胸、后背疼痛等一系列症状的“广泛性”；颈部或上肢疼痛剧烈难忍，坐卧不宁的“剧烈性”。以上符合毒邪致病特征十条之五条，故将其归入“毒邪致病”的范畴，提出从毒立论、从毒审因，从毒辨证、从毒论治颈椎病的学术观点。

二、从毒审因

现代医学认为，颈椎间盘、颈椎椎体、关节突关节及韧带退行性变化、创伤和劳损、颈椎发育性椎管狭窄、咽喉壁炎症等是导致颈椎病发生的病因病理。中医认为，本病多为风寒湿邪侵袭，气滞血瘀，脾肾虚寒，肝阳上亢，痰浊中阻，气血虚弱，肝肾亏虚所致。杨仓良主任医师根据中医毒邪学说及现代医学研究认为，肝肾亏虚，虚毒内生为颈椎病发病的内因，风寒湿毒侵袭是颈椎病发病的外因；咽喉感染，毒邪累及是颈椎病的并发因素；慢性劳损，痰瘀毒伤是颈椎病的诱发因素。

（一）肝肾亏虚，虚毒内生为颈椎病发病内因

本病常见于中老年人，故其病因与骨质退变、老化、骨赘形成等有关。年老体衰，肝肾亏虚，筋骨失养，使颈椎发育不良或先天畸形可导致本病。如《灵枢·经筋》说："手太阳之筋……绕肩胛引颈而痛……颈筋急则为筋瘘颈肿。"明代张璐在《张氏医通》中说："肾气不循故道，气逆夹脊而上，致肩背痛……或观书对弈久坐致脊背痛。"中医认为，本病与肾密切相关，肾藏精，主骨生髓，为先天之本。如《医经精义》说："肾藏精，精生髓，髓生骨，故骨者肾之所合也，髓者，肾精所生，精足则髓足，髓在骨内，髓足则骨强。"此外，颈椎病还与肝有密切的关系。如《诸病源候论·虚劳病诸候虚劳伤筋骨候》曰："肝主筋而藏血，肾主骨而生髓。虚劳损血耗髓，故伤筋骨也。"以往研究认为，神经根型颈椎病的临床发病机制是突出的椎间盘或椎间关节退行性变累及相应颈神经根受到压迫、刺激，进而引发肢体疼痛、麻木等症状。颈椎神经根位于颈椎间孔内，颈椎间孔的前壁主要由钩椎关节、椎间盘围成，后壁由关节突关节、关节囊围成，侧壁由椎弓根及黄韧带围成。通过对两组受试者进行对比研究发现，神经根型颈椎病患者组颈椎关节突关节骨错缝发生率和颈椎间盘突出发生率均明显高于健康受试者组，这与石氏伤科既往临床研究结果"引起神经根型颈椎病患者的相应颈神经根受压的主要骨性压迫刺激因素以关节突骨错缝为主"的临床认识具有一致性。

（二）风寒湿毒侵袭是颈椎病发病的外因

因颈居上位，易受风寒湿侵袭，痹阻气血，致颈部疼痛和活动受限。如《诸病源候论》曰："邪客于足太阳之络，令人肩背拘急也。"《证治准绳》曰："湿伤肾，肾不养肝，肝自生风，遂成风湿，流注四肢筋骨，或入左肩髃肌肉疼痛。"《医碥·项强痛》亦说："多由风寒邪客三阳，亦有痰滞、湿停、血虚、闪挫、久坐、失枕所致。"说明外感风寒湿毒邪是其发病外因。临床常发现，颈椎病发病或复发前多有感受风寒湿邪的经历，说明颈椎病与外邪侵犯有关。

（三）慢性劳损，痰瘀毒伤是颈椎病的诱发因素

本病多见于低头作业人员及经常玩手机、看电脑人士，易致颈部劳损。劳损后易出现颈椎韧带肥厚、炎症等病理改变，影响了局部血液循环，释放致痛物质，造成颈部疼痛，此易致经脉气血损伤，瘀痹经络而引起肩痛。如明代戴元礼《证治要诀》说："颈痛，非是风邪，即是气挫，亦有落枕，而成痛者。"笔者认为颈椎的退变是椎动脉颈椎病发病的前提，交感神经型、血管源性、体液学说及血流动力学说都是在颈椎退变的基础上，刺激局部的神经、血管等，最终引起椎－基底动脉供血不足，脑组织低灌注而引发临床症状。

（四）咽喉感染，毒邪累及是颈椎病的并发因素

咽喉部和颈椎有解剖的相邻关系，通过丰富的淋巴组织、淋巴管及血管、神经相连。如咽喉部发生感染，细菌、病毒、炎性物质及毒素可以通过颈淋巴扩散到咽后淋巴结，通过咽后淋巴结和血管、神经等枢纽组织进一步扩散到颈部肌肉、关节囊、韧带等动力系统，导致颈部肌张力下降，韧带松弛，破坏了局部的稳定性和完整性，出现动力系统失衡，并进一步引起椎体、椎间盘等静力系统失衡，最终导致颈椎病的发生。

三、从毒辨证

杨仓良主任医师提出对所有风湿病（痹证）辨证，皆要抓住"毒"这个核心，首先进行辨病，用现代医学的诊断标准分辨出所属病种，然后用中医"八毒辨证法"进行辨证，分辨出风、寒、湿、热、燥、痰、瘀、虚等毒证的不同病性特点，为论治打下基础。颈椎病属于广义毒邪所致毒证，可因病因病机不同产生不同的毒痹证。据临床所见，本病用"八毒辨证法"分辨出早期以"风毒痹阻证"居多，"寒毒痹阻证"次之，"湿毒痹阻证""燥毒痹阻证"再次之；中期以"痰毒痹阻证"较多，"瘀毒痹阻证"次之；晚期以"气虚毒痹证"居多，"血虚毒痹证"次之，"阴虚毒痹证"再次之，"阳虚毒痹证"较少，而且以合邪致病居多，并会因侵犯脏腑不同，而产生若干兼证。具体如下。

（一）风毒痹阻证

症见颈肩臂疼痛，颈部活动不利、僵硬，恶风寒，无汗，全身发紧，口不渴，舌质淡红，苔薄白，脉弦紧。

（二）寒毒痹阻证

症见头痛或重，汗出或无汗，恶风或恶寒，颈项僵硬，转侧不利或拘挛，后颈可

触及条索状物，有压痛，并见肩背四肢疼痛，上肢沉重，无力麻木或有肌肉萎缩，手指屈伸不利，指端麻木，不知痛痒，全身发紧或肌肤麻木，舌质正常，苔薄白或白腻，脉浮紧或浮缓。

（三）湿毒痹阻证

症见肌体肌肉、关节酸痛、肿胀，痛有定处，晨僵，舌体胖，苔白腻，脉濡或缓。

（四）痰毒痹阻证

症见头重头晕，恶心、泛泛欲呕，肢倦乏力，胸脘痞闷，纳呆，甚则昏厥猝倒，舌淡，苔白厚腻、脉濡滑。

（五）瘀毒痹阻证

症见头颈、肩背、上肢麻木、疼痛，多为刺痛，痛有定处，夜间加重，或有手部大、小鱼际肌萎缩，可兼有面色不华、倦怠少气，舌质紫暗，或有瘀点瘀斑，脉弦涩或细涩。

（六）气虚毒痹证

症见头晕、目眩、面色苍白，身疲乏力，四肢倦怠，心悸气短，舌质淡，苔薄白，脉细无力。

（七）血虚毒痹证

症见颈肩臂疼痛、麻木，可向臂、手部出现放射痛，颈部活动不利，可因劳累或寒冷后而加重，可同时兼有腰酸腿软、头晕眼花、耳鸣、耳聋、倦怠乏力等症状，舌质暗红，脉沉细弱。

（八）阴虚毒痹证

症见眩晕，耳鸣，头痛，听力下降，失眠多梦，面红，目赤，性情急躁易怒，腰膝酸软，肢麻震颤，舌红少津，脉弦细。

（九）阳虚毒痹证

症见颈部冷痛，肩臂麻木，窜痛，颈部僵硬，四肢不温，畏寒喜暖，疲乏无力，舌质胖，苔薄白、脉弦细弱。

除以上九证外，颈椎病往往合邪致病，还有风寒、风湿、湿热等合证，也有寒热错杂、痰瘀互结，以及气阴两虚等合邪致病，临床可分证型而寻找主因以论治。

四、从毒论治

颈椎病属于广义毒邪所致毒证，临床有“风毒、寒毒、湿毒、痰毒、瘀毒、气虚毒、血虚毒、阴虚毒、阳虚毒”等之分。杨仓良主任医师提出对其治疗要在辨证分型基础上进行量毒施治，并根据“毒者攻之”“寒者热之”“湿者利之”“风者祛之”“痰者化之”“瘀者逐之”“虚者补之”的原则进行有的放矢的治疗，才能获事半功倍之效。本病属于较难治疗的常见风湿病，除辨证使用以下方药外，还要配合中成药以及针灸等中医外治法“杂合以治”，才能取得最佳疗效。

（一）风毒痹阻证

［**治则**］祛毒解表，散风通络，以祛风攻毒汤加减治之。

［**处方**］细辛 12.0　荆芥 11.0　桑枝 15.0
威灵仙 13.0　生甘草 19.0　追地风 16.0
海风藤 14.0　葛根 18.0　青风藤 17.0
黄酒 55mL　蜂蜜 55mL

［**加减变化**］由于本病为毒邪所致疾病，病理机制为邪毒亢盛，宜以祛风攻毒汤为基础进行加减治疗，因本病非自身免疫性疾病，故用葛根易昆明山海棠。

（二）寒毒痹阻证

［**治则**］温经散寒、攻毒通络，以散寒攻毒汤加减治之。

［**处方**］桂枝 12.0　透骨草 11.0　松节 15.0
制川乌 13.0先煎 2h　炙甘草 19.0　羌活 16.0
制草乌 14.0先煎 2h　葛根 18.0　苍术 17.0
黑豆 55 颗　黄酒 55mL　蜂蜜 55mL　水煎服

［**加减变化**］由于本病为毒邪所致疾病，病理机制为邪毒亢盛，宜用散寒攻毒汤加减进行治疗。因本病非自身免疫性疾病，故用苍术易昆明山海棠；葛根有升阳解肌，治项背强痛之效，故用葛根易藿香。

（三）湿毒痹阻证

［**治则**］泄湿攻毒，通经攻毒，以利湿攻毒汤加减治之。

［**处方**］半边莲 12.0　制商陆 11.0　绵萆薢 15.0
茯苓 13.0　大枣 19 枚　汉防己 16.0
蚕沙 14.0　葛根 18.0　薏苡仁 17.0
黄酒 55mL　蜂蜜 55mL　水煎服

［**加减变化**］由于本病为毒邪所致疾病，病理机制为邪毒亢盛，宜用利湿攻毒汤加

减进行治疗。因本病非自身免疫性疾病，用薏苡仁易昆明山海棠；因葛根有升阳解肌，治项背强痛之效，故用葛根易佩兰。

（四）痰毒痹阻证

［**治则**］化痰通络，攻毒散结，以化痰攻毒汤加减治之。

［**处方**］僵蚕 12.0　清半夏 11.0　赤芍 15.0
半边莲 13.0　远志 19.0　汉防己 16.0
白附子 14.0　葛根 18.0　干姜 17.0
黄酒 55mL　蜂蜜 55mL　水煎服

［**加减变化**］由于本病为毒邪所致疾病，病理机制为邪毒亢盛，宜用化痰攻毒汤加减进行治疗。因本病非自身免疫性疾病，故用汉防己易雷公藤；因葛根有升阳解肌，治项背强痛之效，故用葛根易胆南星。

（五）瘀毒痹阻证

［**治则**］活血化瘀，制毒通经，以逐瘀攻毒汤加减治之。

［**处方**］祖师麻 12.0　桃仁 11.0　川芎 15.0
红花 13.0　路路通 19.0　川牛膝 16.0
土鳖虫 4.0 研末冲服　葛根 18.0　地龙 17.0
黄酒 55mL　蜂蜜 55mL　水煎服

［**加减变化**］由于本病为毒邪所致疾病，病理机制为邪毒亢盛。因本病非自身免疫性疾病，宜用逐瘀攻毒汤加减进行治疗，川牛膝易雷公藤；因葛根有升阳解肌，治项背强痛之效，故用葛根易鸡血藤。

（六）气虚毒痹证

［**治则**］扶正益气，攻毒通络，以补气攻毒汤加减治之。

［**处方**］党参 12.0　升麻 11.0　柴胡 15.0
茯苓 13.0　炙甘草 19.0　制川乌 16.0 先煎 2h
当归 14.0　葛根 18.0　青风藤 17.0
黄酒 55mL　蜂蜜 55mL　水煎服

［**加减变化**］由于本病为毒邪所致疾病，病理机制为邪毒亢盛，宜用补气攻毒汤加减进行治疗，因葛根有升阳解肌，治项背强痛之效，故用葛根易黄芪。

（七）血虚毒痹证

［**治则**］补血活血，攻毒通络，以活血攻毒汤加减治之。

［**处方**］地龙 12.0　祖师麻 11.0　川芎 15.0

当归 13.0　大枣 19 枚　桑寄生 16.0
白芍 14.0　葛根 18.0　鸡血藤 17.0
土鳖虫 4.0 研末冲服　黄酒 55mL　蜂蜜 55mL　水煎服

［**加减变化**］由于本病为毒邪所致疾病，病理机制为邪毒亢盛，用活血攻毒汤加减进行治疗，用白芍易益母草，葛根易黄芪。

（八）阴虚毒痹证

［**治则**］滋阴攻毒，清热润燥，以滋阴攻毒汤加减治之。

［**处方**］地龙 12.0　知母 11.0　青蒿 15.0
牡丹皮 13.0　路路通 19.0　生地黄 16.0
炙鳖甲 14.0　葛根 18.0　秦艽 17.0
蜂蜜 55mL　水煎服

［**加减变化**］由于本病为毒邪所致疾病，病理机制为邪毒亢盛，宜以滋阴攻毒汤加减进行治疗，因葛根有升阳解肌，治项背强痛之效，故用葛根易昆明山海棠。

（九）阳虚毒痹证

［**治则**］温阳散寒，攻毒通络，止痛除痹，以温阳攻毒汤加减治之。

［**处方**］干姜 12.0　升麻 11.0　仙茅 15.0
附子 13.0 先煎 2h　大枣 19 枚　淫羊藿 16.0
五加皮 14.0　葛根 18.0　雪莲 7.0
黄酒 55mL　蜂蜜 55mL　水煎服

［**加减变化**］由于本病为毒邪所致疾病，病理机制为邪毒亢盛，宜用温阳攻毒汤加减进行治疗，因葛根有升阳解肌，治项背强痛之效，故用葛根易肉桂。

五、杂合以治

（一）成药攻毒

1. 盘龙七片：含有铁棒锤、川乌、草乌、竹根七、祖师麻、重楼六味有毒中药，有以毒攻毒之效。口服，3 ～ 4 片 / 次，3 次 / 日。适宜于寒、瘀、痰毒痹阻型颈椎病。

2. 云南白药粉：含有制草乌等有毒中药，有化瘀止血、活血止痛之功效。用温黄酒送服，每次 0.25 ～ 0.5g，每日 4 次。

（二）火针泄毒

参见本章“第一节　从毒论治类风湿关节炎”相关内容。

（三）熏洗排毒

参见本章“第一节　从毒论治类风湿关节炎”相关内容。

（四）外敷拔毒

参见本章“第一节　从毒论治类风湿关节炎”相关内容。

（五）针灸

平衡针：足三里下两寸偏外一寸（中平穴），双侧取穴。

六、毒疗验案

利湿攻毒、通经活络法治疗颈椎病案

刘某某：女，61岁，2018年4月30日初诊。

主诉：头晕头痛6年，加重伴颈部活动受限半年。

现病史：患者于6年前无明显诱因出现头晕，头痛伴头部闷胀不适，无眩晕，无恶心、呕吐，偶有双上肢麻木，无晕厥，无黑矇，未予重视，自服银杏叶提取物片、六味地黄丸，症状无明显好转。半年前，患者自觉头晕、头痛症状加重，并伴有颈部肌肉酸痛、僵硬，活动不利，在某医院行颈椎拍片结果提示颈椎病，未进行正规治疗。患者自患病以来，头晕、头痛伴头部闷胀不适，偶有眩晕，双上肢麻木，颈部肌肉僵硬、酸痛，活动不利，遇风遇冷加重，口干、多饮，食欲旺盛，纳可，夜寐安，小便频多，大便干燥，舌质淡，苔薄白，脉细涩。

既往史：平素体质较差，糖尿病病史10年。

体格检查：血压140/90mmHg。颈部肌肉僵硬，颈部转动不利，臂丛牵拉试验阳性，双上肢不能外展，穿衣活动受限，双肩关节无红肿，压颈试验阳性，曲颈、伸颈试验阴性。

辅助检查：2018年2月17日某人民医院行颈椎正侧位片提示颈椎病。

从毒辨证分析：患者以“头晕头痛，颈部活动不利，臂丛牵拉试验、压颈试验阳性，X线检查提示颈椎病”为主要临床表现，符合颈椎病诊断标准。患者患消渴多年，久病伤及脾肾，脾肾气虚，风寒湿邪毒乘虚而入，由肌表深入筋骨，发为痹症，而见头晕、头痛伴头部闷胀不适，偶有眩晕，双上肢麻木。风为百病之长，易袭阳位，故头晕头部闷胀；湿邪黏滞，湿性如裹，故肢体酸困沉重。脾肾气虚，卫外不固，故每遇风吹或阴雨劳倦则病情加重。纳差，夜寐欠安，小便频多，大便干燥。结合舌质淡，苔薄白，脉细涩之舌脉象，特制定诊疗方案如下。

诊断：中医诊断为项痹（脾气虚弱，湿毒痹阻证）。

　　西医诊断为颈椎病，2型糖尿病，高血压病1级。

中医治疗

［**治则**］补脾益气，利湿攻毒。

［**方名**］补气利湿攻毒汤。

［**处方**］党参 12.0　制商陆 11.0　桑枝 15.0
茯苓 13.0　炙甘草 19.0　制川乌 16.0 先煎 2h
青风藤 14.0　生黄芪 68.0　汉防己 17.0
黄酒 55mL　蜂蜜 55mL

5 剂，混合，纳入蜂蜜水煎，第 1 次煎 15 分钟滤出，第 2 次煎 20 分钟滤出，第 3 次煎 25 分钟滤出，将 3 次滤出液与黄酒混合后，分 5 次（2 天）饭后温服。

中成药：盘龙七片口服。

外治法：火针泄毒、熏洗排毒、外敷拔毒、针灸、刺络放血拔罐。

二诊（2018-05-05）：患者服药后，自觉颈椎关节疼痛减轻，颈部转动较灵活，仍有头晕伴双上肢窜麻。患者虽病久，但已初见成效，方在原方基础上除制川乌、制商陆、黄酒、蜂蜜外，每味药再增加 10g，处方如下。

党参 22.0　制商陆 11.0　桑枝 25.0
茯苓 23.0　炙甘草 29.0　制川乌 16.0 先煎 2h
青风藤 24.0　生黄芪 68.0　汉防己 27.0
黄酒 55mL　蜂蜜 55mL

5 剂，服法不变。

其他治疗方法：中成药、外治法不变。

三诊（2018-05-10）：患者服药后，自觉颈椎关节疼痛减轻，颈部转动较灵活。在上方基础上除制川乌、制商陆、黄酒、蜂蜜外，每味药再增加 10g，处方如下。

党参 32.0　制商陆 11.0　桑枝 35.0
茯苓 33.0　炙甘草 39.0　制川乌 16.0 先煎 2h
青风藤 34.0　生黄芪 68.0　汉防己 37.0
黄酒 55mL　蜂蜜 55mL

5 剂，服法不变。

其他治疗方法：中成药、外治法不变。

出院小结（2018-5-15）：住院 20 天，经用上述治疗方案以后，头晕头痛、颈部活动不利明显减轻，出院带上述中药 10 剂及盘龙七片，回家后服用 3 月余，诸症消失。随访 1 年病情未反复。

按语：颈椎病又名颈椎综合征，属于严重的颈椎退行性疾病，是由于颈椎间盘和相邻椎节的退化及继发性改变，刺激或压迫神经根、脊髓或血管及相关组织，并引起与之相关的临床症状和体征，轻者头、颈、肩臂麻痛，重者可致肢体酸软无力，甚至瘫痪。杨仓良主任医师认为颈椎病是由于正气不足，感受风寒湿等毒邪，痹阻经络，气血不能贯通，出现筋屈不伸、肢体麻木、疼痛及活动障碍；或长期低头伏案导致局部气血不畅，筋骨失去滋养，久而久之，气滞血瘀，毒邪凝于项背，关节发生退变而成本病。临证中常标本兼治，祛邪扶正。本患者证属脾肾两虚，湿毒痹阻之证，故应以补脾益气、利湿攻毒为大法；以中医天人相应观及中药归经理论为基础，以有毒中药为主，无毒中药为辅，以《周易》先天八卦的数字为剂量，从而形成八卦九宫阵形的补气利湿攻毒汤进行对证治疗。方中以制川乌、制商陆、汉防己、青风藤为主药、将药，四味药皆为有毒之品。制川乌辛苦热有毒，以 6 数居坎位入肾经，行祛风除湿、温经止痛之效；制商陆为辛平有毒之品，以 1 数居乾位入大肠经（肺与大肠相表里），可行泄下利水、消肿散结之效；汉防己为辛甘微温有小毒之品，以 7 数居艮位入肾经，可行解表祛风散湿之效；青风藤苦辛平有小毒，以 4 数居震位入肝经，行祛风湿、通经络之效；甘平之党参，以 2 数居兑位入肺经，行补脾益肺，养血生津之效；甘淡平之茯苓，以 3 数居离位入心经，行利水渗湿、健脾补中之效；选微苦平之桑枝，以 5 数居巽位入胆经（肝与胆相表里），行祛风除湿、通经活络之效；再以甘微温之生黄芪，以 8 数居坤位入脾经，起补中益气、升举清阳之效；以甘平之炙甘草，以 9 数居中宫位入十二经，行调和诸药、补中益气之效；以甘苦辛热有毒之黄酒为药引，以 55 天地之数为剂量，行能中能散、宣行药势、祛风、散寒利湿之效；再以甘平能解毒、调和诸药之蜂蜜，以 55 天地之数，行清热、补中、润燥、止痛之功效。全方共奏补脾益气、利湿攻毒之功。同时通过剂量变换中的四个步骤，根据病情“制定方案，循序推进”。在初诊时，采用小剂量以“小试锋芒，投石探路”；二诊时，采用适中剂量以“兵戎相见，直捣巢穴”；三诊时，采用大剂量以“奋力搏击，祛邪务尽”；出院时，维持大剂量直至达到临床病情控制，服药 3 月余，诸症全部消失时，即停止一切药物。在住院期间同时还配合使用含有毒的铁棒锤、川乌、草乌、竹根七、祖师麻、重楼的盘龙七片及含有马钱子粉、地龙等有毒中药的痹祺胶囊口服，以及火针泄毒、熏洗排毒、外敷拔毒、针灸等外治法治疗 2 月余，即达到了主症明显缓解效果，经继续服药逐渐达到痊愈之目的。

（马曦若）

第二十六节　从毒论治颈椎间盘突出症

颈椎间盘突出症，中医有“颈肩痛”“颈痛”“颈项痛”“颈肩风”等称谓，多因在肾虚基础上或劳损致瘀或感受风寒湿热毒邪所致，可引起颈项疼痛、手臂麻木，甚至

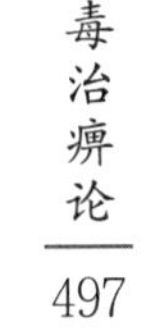

瘫痪，顽固而难治，需用峻猛的以毒攻毒之法进行治疗！

——杨仓良

颈椎间盘突出症（Cervical disc herniation CDH），多由于颈椎间盘急性损伤或慢性劳损，导致纤维环破裂，中间部分髓核突出，刺激或压迫脊神经根、脊髓、颈椎神经及周围血管，进而诱发周围组织炎性反应的临床症候群。CDH 是骨科常见疾病，是一种脊椎退行性变疾病，以男性为主要发病群体，40 ～ 50 岁中老年人多见。临床以头痛、眩晕，胸闷、心悸，颈项部酸胀僵痛，上肢疼痛，运动障碍，颈部不适，行走失稳，双手麻木等为主要表现，严重时可发生高位截瘫进而危及生命。现代医学对本病无特效办法，多主张采取手术治疗，然后遗症较多。

一、从毒立论

中医没有颈椎间盘突出症的病名，相似的证候见于中医“颈肩痛”“颈痛”“颈项痛”“颈肩风”等病症。杨仓良主任医师以毒邪学说为理论依据，认为颈椎间盘突出症现代医学检查所发现的一切生理病理异常反应，都可属于“邪毒”范畴，这种“邪毒”有显著的毒力和损害性。如 CT 检查可见颈椎椎管和神经根管狭窄，椎间盘突出及脊神经受压。CDH 具有缠绵难愈、反复发作、无特效药物治疗的“顽固性”；病因不清，病机不详的“疑难性”；病理损害可累及颈部，并有颈神经根及脊髓分布区域的压迫症状，如颈部、上肢、后背、头部、前胸甚至引起步态不稳或下肢瘫痪等病理损害的“广泛性”；病情易于变化的“善变性”；临床表现的多样性、复杂性（侧方型、旁中央型、中央型等），以及合邪致病的“兼夹性”；有些证型病情发展迅速，疼痛明显的“剧烈性”等。这些特征符合毒邪致病十条特征之六条，故将其归入毒证的范畴，提出从毒论治 CDH 的诊疗思路和学术观点。

二、从毒审因

颈椎由于负重较大，活动较多，又与相对固定的胸椎相连，故易于劳损而发生退行性改变。当纤维环发生退变后，纤维肿胀变粗、变性，最后断裂。当受到肌肉牵拉以及外伤时，纤维环向外膨出，髓核经由破裂的纤维环裂隙向后突出，因颈神经根受齿状韧带的限制，活动度小，轻微压迫即出现一系列症状。中医认为本病多为跌仆闪挫，气滞血瘀；劳伤肾气，风寒侵袭；肝肾不足，气血虚弱所致。杨仓良主任医师根据中医毒邪学说及现代医学研究认为，肝肾亏虚，虚毒内生为颈椎间盘突出症发病内因；劳损外伤，痰瘀毒伤是颈椎间盘突出症发病的外因；风寒湿毒侵袭是颈椎间盘突出症的诱发因素。

（一）肝肾亏虚，虚毒内生为颈椎间盘突出症发病内因

本病常见于中老年人，其病因与骨质退变、老化、骨赘形成等有关。年老体衰，肝肾亏虚，气血虚弱，不耐劳力，易使筋骨失养，易致颈椎结构异常改变，从而导致本病的发生。如《灵枢·经筋》说："手太阳之筋……绕肩胛引颈而痛……颈筋急则为筋瘘颈肿。"明代张璐在《张氏医通》中说："肾气不循故道，气逆夹脊而上，致肩背痛……或观书对弈久坐致脊背痛。"此外，颈椎间盘突出还与肝有密切的关系。如《诸病源候论·虚劳病诸候·虚劳伤筋骨候》曰："肝主筋而藏血，肾主骨而生髓。虚劳损血耗髓，故伤筋骨也。"而劳损外伤在内虚的基础上发生生理病理改变，痹阻经络气血，导致了颈椎间盘突出症的发生。现代医学发现本病与遗传因素和颈椎先天性形态异常有关。

（二）劳损外伤，痰瘀毒伤是本病的外因

明代戴元礼《证治要诀》说："颈痛，非是风邪，即是气挫，亦有落枕，而成痛者。"临床发现本病多见于低头作业人员及经常玩手机或看电脑人士，致使颈部劳损。本病不一定有明显的外伤原因，多呈缓慢发病过程，但多有颈椎病及慢性劳损的历史，而且发展比较快，病情比颈椎病严重。目前认为，颈椎退变仍然是颈椎间盘突出的发病基础之一，劳损后易出现颈椎韧带肥厚、炎症等病理改变，影响了局部血液循环，释放致痛物质，造成颈部疼痛、上肢麻木、活动受限、头晕等症状。有研究认为，头颈部外伤既是颈椎间盘突出症的主要诱因，又是加速颈椎病患者病情恶化的重要因素。轻度颅脑外伤则可伴发严重的颈椎间盘突出。此外，某些少见的可使颈椎过度屈伸的方式（如引体向上练习、非正规操作的拔牙）亦可导致严重的CDH，值得引起重视。

（三）风寒湿毒侵袭是颈椎间盘突出的诱发因素

因颈居上位，位置特殊，功能独特，故易致劳损，易受风寒湿侵袭，痹阻经络气血，致颈部疼痛和活动受限。如隋代巢元方《诸病源候论》曰："邪客于足太阳之络，令人肩背拘急也。"王肯堂《证治准绳》曰："湿伤肾，肾不养肝，肝自生风，遂成风湿，流注四肢筋骨，或入左肩髃肌肉疼痛。"说明外感风寒湿毒邪是其诱发因素。有人提出本病的发生与寒冷刺激、妊娠及突然负重等因素有关。还有人发现，突出颈椎间盘组织具有炎症反应特性，炎症反应可能在颈椎间盘退变和颈椎病的发生发展中起重要作用，而炎症的实质是邪毒在作祟，因而说明本病与邪毒有一定关系。

三、从毒辨证

杨仓良主任医师提出对所有风湿病（痹证）辨证，皆要抓住"毒"这个核心，首先进行辨病，用现代医学的诊断标准分辨出所属病种，然后用中医"八毒辨证法"进

行辨证，分辨出风、寒、湿、热、燥、痰、瘀、虚等毒证的不同病性特点，为论治打下基础。颈椎间盘突出症属于广义毒邪所致毒证，可因病因病机不同产生不同的毒痹证。据临床所见，本病用“八毒辨证法”分辨出早期以“风毒痹阻证”居多，“寒毒痹阻证”次之，“湿毒痹阻证”再次之，“热毒痹阻证”“燥毒痹阻证”较少；中期以“痰毒痹阻证”较多，“瘀毒痹阻证”次之；晚期以“虚毒痹阻证”居多，“气虚毒痹证”次之，“血虚毒痹证”再次之，“阴虚毒痹证”次之，“阳虚毒痹证”较少，而且以合邪致病居多，并会因侵犯脏腑不同，而产生若干兼证。具体如下。

（一）风毒痹阻证

症见颈肩及上肢肌肉、关节游走性窜痛，恶风，舌质淡白，苔薄白或腻，脉浮。

（二）寒毒痹阻证

症见颈肩及上肢肌肉、关节冷痛，畏寒，喜暖，肢凉，苔白，脉弦紧。

（三）湿毒痹阻证

症见颈肩及上肢肌肉、关节酸痛、肿胀，痛有定处，晨僵，舌体胖，苔白腻，脉濡或缓。

（四）热毒痹阻证

症见颈肩及上肢肌肉、关节热痛或烧痛，局部红肿、拒按，发热，喜冷，口渴，便干，舌质红，苔黄厚，脉数或滑数。

（五）痰毒痹阻证

症见颈肩及上肢肌肉、关节顽麻肿胀，有结节或包块，关节僵硬变形、难以屈伸，胸闷痰多，舌质胖大，苔厚腻，脉滑。

（六）瘀毒痹阻证

症见颈肩及上肢肌肉、关节刺痛，固定不移，皮色暗，肌肤甲错、麻木不仁，面色黧黑，舌质紫暗或有瘀斑，苔黄，脉涩。

（七）虚毒痹阻证

症见颈肩及上肢肌肉、关节困（酸）痛，关节僵硬、变形、强直，并可因气、血、阴、阳诸虚的不同而主症亦有不同。另外，也可因虚损及毒邪浸溃脏腑而表现出不同的证型。

（八）气虚毒痹证

症见颈肩及上肢关节变形，动则疼痛加剧，肢体麻木萎缩，筋惕肉瞤，自汗，气短，乏力，腰膝酸软无力，倦怠懒言，舌淡，苔薄白，脉虚弱无力。

（九）血虚毒痹证

症见颈肩及上肢关节、肌肉疼痛无力，肢体麻木，肌肉萎缩，关节变形、屈伸受限，头晕目眩，面色无华，女子月经量少，舌淡，苔白，脉细弱。

（十）阴虚毒痹证

症见颈肩及上肢肌肉、关节疼痛、肿大、僵硬，肌肤酸楚或不仁，筋肉挛缩；虚烦不寐，眼鼻干燥，耳鸣耳聋，口干不欲饮，五心烦热，潮热盗汗，下午尤甚，舌红，无苔，脉细数。

（十一）阳虚毒痹证

症见颈肩及上肢、关节冷痛、肿胀，畏寒肢冷，手足不温，面色皖白，形寒喜暖，上午尤甚，动则益甚，舌质淡胖嫩、苔白腻，脉沉细无力。

除以上十一证外，颈椎间盘突出症往往还有风寒、风湿、湿热等合邪致病，也有寒热错杂、痰瘀互结、气阴两虚等复合病证，临床可分证型而寻找主因以论治。

四、从毒论治

颈椎间盘突出症属于广义毒邪所致毒证，临床有“风毒、寒毒、湿毒、热毒、痰毒、瘀毒、虚毒、气虚毒、血虚毒、阴虚毒、阳虚毒”等之分。杨仓良主任医师提出对其治疗要在辨证分型基础上进行量毒施治，并根据“毒者攻之”“热者寒之”“寒者热之”“湿者利之”“风者祛之”“痰者化之”“瘀者逐之”“虚者补之”的原则进行有的放矢的治疗，才能获事半功倍之效。本病属于较难治疗的常见风湿病，除辨证使用以下方药外，还要配合中成药以及针灸等中医外治法“杂合以治”，才能取得最佳疗效。

（一）风毒痹阻证

［**治则**］祛风攻毒，解表通络，以祛风攻毒汤加减治之。

［**处方**］细辛 12.0　桃仁 11.0　桑枝 15.o
威灵仙 13.0　生甘草 19.0　追地风 16.0
海风藤 14.0　葛根 18.0　青风藤 17.0
土鳖虫 4.0研末冲服　黄酒 55mL　蜂蜜 55mL　水煎服

［加减变化］由于本病为毒邪所致疾病，病理机制为风毒亢盛，颈椎生理结构异常改变，宜用祛风攻毒汤，加土鳖虫，并以葛根、桃仁易昆明山海棠、荆芥。

（二）寒毒痹阻证

［治则］散寒攻毒，温经止痛，以散寒攻毒汤加减治之。

［处方］桂枝 12.0　葛根 11.0　松节 15.0
制川乌 13.0 先煎 2h　炙甘草 19.0　羌活 16.0
制草乌 14.0 先煎 2h　藿香 18.0　桃仁 17.0
土鳖虫 4g 研末冲服　黑豆 55 颗　黄酒 55mL
蜂蜜 55mL　水煎服

［加减变化］由于本病为毒邪所致疾病，病理机制为寒毒亢盛，颈椎生理结构异常改变，宜用散寒攻毒汤，加土鳖虫，并用葛根、桃仁易透骨草、昆明山海棠，剂量不变。

（三）湿毒痹阻证

［治则］泄湿攻毒，通经攻毒，以利湿攻毒汤加减治之。

［处方］半边莲 12.0　桃仁 11.0　绵萆薢 15.0
红花 13.0　大枣 19 枚　汉防己 16.0
蚕沙 14.0　佩兰 18.0　葛根 17.0
土鳖虫 研末冲服　黄酒 55mL　蜂蜜 55mL　水煎服

［加减变化］由于本病为毒邪所致疾病，病理机制为湿毒亢盛，颈椎生理结构异常改变，宜用利湿攻毒汤，加土鳖虫，并用桃仁、葛根易制商陆、昆明山海棠。

（四）热毒痹阻证

［治则］清热解毒，宣痹通络，以清热攻毒汤加减治之。

［处方］知母 12.0　桃仁 11.0　蒲公英 15.0
水牛角 13.0　炙甘草 19.0　雷公藤 16.0 先煎 1h
重楼 14.0　白花蛇舌草 18.0　板蓝根 17.0
土鳖虫 研末冲服　绿豆 55 颗　蜂蜜 55mL　水煎服

［加减变化］由于本病为毒邪所致疾病，病理机制为热毒亢盛，颈椎生理结构异常改变，宜用清热攻毒汤加土鳖虫，并用桃仁易制商陆。

（五）痰毒痹阻证

［治则］化痰攻毒，通络散结，以化痰攻毒汤加减治之。

［处方］僵蚕 12.0　清半夏 11.0　赤芍 15.0

半边莲 13.0　远志 19.0　汉防己 16.0
白附子 14.0　胆南星 18.0　干姜 17.0
土鳖虫研末冲服　黄酒 55mL　蜂蜜 55mL　水煎服

［**加减变化**］由于本病为毒邪所致疾病，病理机制为痰毒阻滞，颈椎生理结构异常改变，宜用化痰攻毒汤，用汉防己易雷公藤，其他不变。

（六）瘀毒痹阻证

［**治则**］活血化瘀，制毒通经，以逐瘀攻毒汤加减治之。

［**处方**］祖师麻 12.0　桃仁 11.0　川芎 15.0
红花 13.0　路路通 19.0　川牛膝 16.0
姜黄 14.0　鸡血藤 18.0　地龙 17.0
土鳖虫 4.0研末冲服　黄酒 55mL　蜂蜜 55mL　水煎服

［**加减变化**］由于本病为毒邪所致疾病，病理机制为瘀毒阻滞，颈椎生理结构异常改变，宜用逐瘀攻毒汤。本病非自身免疫性疾病，故用川牛膝易雷公藤，其他不变。

（七）虚毒痹阻证

［**治则**］扶正攻毒，强筋健骨，以扶正攻毒汤治之。

（八）气虚毒痹证

［**治则**］补气攻毒，调和营卫，以补气攻毒汤加减治之。

［**处方**］党参 12.0　炙黄芪 61.0　蒲黄 15.0
茯苓 13.0　炙甘草 19.0　制川乌 16.0先煎 2h
赤芍 14.0　当归 18.0　青风藤 17.0
土鳖虫 4.0研末冲服　黄酒 55mL　蜂蜜 55mL　水煎服

［**加减变化**］由于本病为毒邪所致疾病，病理机制为气虚邪毒亢盛，颈椎生理结构异常改变，故用补气攻毒汤加减，蒲黄易柴胡，赤芍易升麻，加土鳖虫。

（九）血虚毒痹证

［**治则**］活血攻毒，通经活络，以活血攻毒汤加减治之。

［**处方**］地龙 12.0　祖师麻 11.0　川芎 15.0
当归 13.0　大枣 19 枚　桑寄生 16.0
益母草 14.0　炙黄芪 68.0　鸡血藤 17.0
土鳖虫 4.0研末冲服　黄酒 55mL　蜂蜜 55mL　水煎服

［**加减变化**］由于本病为毒邪所致疾病，病理机制为血虚邪毒亢盛，颈椎生理结构异常改变，故用活血攻毒汤加减。本病非自身免疫性疾病，故用桑寄生易雷公藤，

加土鳖虫，其他不变。

（十）阴虚毒痹证

［**治则**］滋阴攻毒，清热润燥，以滋阴攻毒汤加减治之。

［**处方**］地龙 12.0　桃仁 11.0　青蒿 15.0
红花 13.0　路路通 19.0　生地 16.0
炙鳖甲 14.0　葛根 18.0　秦艽 17.0
土鳖虫 4.0 研末冲服　蜂蜜 55mL　水煎服

［**加减变化**］由于本病为毒邪所致疾病，病理机制为阴虚热毒亢盛，颈椎生理结构异常改变，故用滋阴攻毒汤加减。本病非自身免疫性疾病，故用葛根易昆明山海棠，桃仁易知母，红花易牡丹皮，加土鳖虫，其他不变。

（十一）阳虚毒痹证

［**治则**］温阳散寒，攻毒通络，止痛除痹，以温阳攻毒汤加减治之。

［**处方**］干姜 12.0　升麻 11.0　仙茅 15.0
附子 13.0 先煎 2h　大枣 19 枚　淫羊藿 16.0
五加皮 14.0　肉桂 18.0 后下　雪莲 7.0
土鳖虫 4.0 研末冲服　黄酒 55mL　蜂蜜 55mL　水煎服

［**加减变化**］由于本病为毒邪所致疾病，病理机制为阳虚邪毒亢盛，颈椎生理结构异常改变，故用温阳攻毒汤加土鳖虫。

五、杂合以治

（一）成药攻毒

1. 盘龙七片：含有铁棒锤、川乌、草乌、竹根七、祖师麻、重楼六味有毒中药，有以毒攻毒之效。口服，3 ～ 4 片 / 次，3 次 / 日。适宜于寒、瘀、痰毒痹阻型颈椎间盘突出症。

2. 云南白药粉：含有制草乌等有毒中药，有化瘀止血、活血止痛之功效。用温黄酒送服，每次 0.25 ～ 0.5g，每日 4 次。

（二）放血排毒

参见本章“第一节　从毒论治类风湿关节炎”相关内容。

（三）火针泄毒

参见本章“第一节　从毒论治类风湿关节炎”相关内容。

（四）熏洗排毒

参见本章“第一节　从毒论治类风湿关节炎”相关内容。

（五）外敷拔毒

参见本章“第一节　从毒论治类风湿关节炎”相关内容。

（六）针灸

平衡针：足三里下两寸偏外一寸（中平穴），双侧取穴。

（七）推拿

颈肩局部推拿按摩。

六、毒疗验案

散寒除湿、攻毒通络法治疗颈椎间盘突出症案

班某某：女，57 岁，2019 年 5 月 5 日初诊。

主诉：颈部疼痛 2 月，加重伴右手、右肩麻木疼痛 2 周。

现病史：患者自诉于 2 个月前干农活劳累受凉后出现颈部疼痛，功能活动受限，就诊于宁夏某医院，以“颈椎病”给予药物（具体药物及剂量不详）口服治疗 1 周，疼痛缓解。2 周前受凉后再次出现颈部疼痛明显，功能活动受限，夜间伴右肩疼痛明显，冷痛，难以入眠，晨起右手麻木，手指各关节僵硬握拳困难，再次就诊于该院，以“颈椎病”建议住院治疗，患者拒绝。后前往某卫生院就诊，行普通针刺、红外线、拔罐等治疗后上述症状无缓解，且出现右上肢抬举、背伸等功能活动受限，遂于今日来我院就诊，行 CT 检查后，门诊以“颈椎间盘突症”收入院，症见肩关节肿胀、疼痛，有明显压痛，右肩抬举、背伸明显受限，右手麻木，舌淡，苔薄白，脉沉紧。

既往史：既往无特殊病史。

体格检查：颈部肌肉僵硬，触之，颈 4—7 棘突压痛，椎旁 1.5cm 压痛，且向右上肢放射，右侧臂丛神经牵拉（＋），右侧椎间孔挤压试验（+），叩顶试验（+），右肩关节压痛（+）；双侧肱二头肌反射、肱头肌反射、桡骨膜反射存在，上肢肌力可。双侧上肢皮肤感觉正常。双上肢针刺觉对等无减弱，双跟腱反射存在。双侧髌、踝阵挛（–），双侧巴宾斯基征阴性。

辅助检查：颈椎 CT 显示，1. 颈椎病（椎间孔型），2. 颈 4—5、颈 5—6、颈 6—7 椎间盘突出。

从毒辨证分析：患者以“颈部疼痛，右手、右肩麻木疼痛，CT 检查颈椎病、颈椎间盘突出”为主要临床表现，符合颈椎间盘突出症的诊断。该女性患者长期遭受风寒

湿邪的侵袭，使毒邪痹阻关节，致关节疼痛，活动受限；寒为阴邪，故关节冰凉，寒邪侵袭四肢，邪毒使全身多关节骨质异常增生；寒伤阳气，痹阻心胸，故胸闷、气短、乏力；结合舌淡、苔白滑、脉弦紧之舌脉象，特制定诊疗方案如下。

诊断：中医诊断为项痹（寒湿痹阻证）。

西医诊断为颈椎间盘突出症。

中医治疗

［**治则**］散寒除湿，攻毒通络。

［**方名**］散寒除湿攻毒汤加减。

［**处方**］

紫苏叶 12.0	白芷 11.0	仙茅 15.0
附子 13.0 先煎2h	炙甘草 19.0	羌活 16.0
当归 14.0	苍术 18.0	藿香 17.0
土鳖虫 4.0 研末冲服	黄酒 55mL	蜂蜜 55mL

5 剂，混合，纳入蜂蜜水煎，第 1 次煎 15 分钟滤出，第 2 次煎 20 分钟滤出，第 3 次煎 25 分钟滤出，将 3 次滤出液与黄酒混合后，分 5 次（2 天）饭后温服。

中成药：盘龙七片、云南白药片口服。

外治法：放血排毒、火针泄毒、熏洗排毒、外敷拔毒、针灸、推拿。

二诊（2019–05–10）：自诉右肩疼痛较前缓解，右手手指仍感麻木，舌质暗，苔白，脉细涩。在原方基础上每味药各增加 10g，去白芷，易桃仁，附子、土鳖虫、黄酒、蜂蜜剂量不变，处方如下。

紫苏叶 22.0	桃仁 21.0	仙茅 25.0
附子 13.0 先煎2h	炙甘草 29.0	羌活 26.0
当归 24.0	苍术 28.0	藿香 27.0
土鳖虫 4.0 研末冲服	黄酒 55mL	蜂蜜 55mL

5 剂，用法同上。

其他治疗方法：中成药、外治法不变。

三诊（2019–05–15）：右手指麻木缓解，活动可，右肩肿痛减轻，活动轻度受限。在原方基础上每味药再增加 10g，附子、土鳖虫、黄酒、蜂蜜不变，处方如下。

紫苏叶 32.0	桃仁 31.0	仙茅 35.0
附子 13.0 先煎2h	炙甘草 39.0	羌活 36.0
当归 34.0	苍术 38.0	藿香 37.0
土鳖虫 4.0 研末冲服	黄酒 55mL	蜂蜜 55mL

5 剂，用法同上。

其他治疗方法：中成药、外治法不变。

出院小结（2019–05–20）：经 15 天治疗，主症明显减轻，自带中药（05–15 日方）

10剂及中成药1个月量出院。嘱其出院后再服汤药及中成药2个月以巩固疗效。1年后随访症状消失，活动自如，未复发。

按语：颈椎间盘突出症，是一类发病率相似或低于腰椎间盘突出症的脊柱关节病，多由现代生活压力过大、颈椎使用过度或不良习惯所造成，既往多称其为颈椎病，实际上两者的病因病机及临床表现有明显的不同。杨仓良主任医师认为颈椎间盘突出症虚为本，劳损及邪毒为标，治疗宜标本兼治，扶正与祛邪并举。本案患者年近六旬，因两次劳损及受凉，致寒湿之邪乘虚而入，而致发病。此证由寒毒及湿毒合邪所致，属寒湿痹阻证，故应以散寒除湿、通络攻毒为大法；以中医天人相应观及中药归经理论为基础，以有毒中药为主，无毒中药为辅，以《周易》先天八卦的数字为剂量，从而形成八卦九宫阵形的散寒除湿攻毒汤进行对证治疗。故选附子、白芷、仙茅、土鳖虫为主药、将药，四味药皆属有毒之品。附子大辛大热有毒，以3数居离位入心经，行散寒止痛之效；白芷辛温有小毒，以1数居乾位入大肠经（肺与大肠相表里），行解表散寒、燥湿、祛风止痛、消肿之效；仙茅辛温有小毒，以5数居巽位入胆经（肝与胆相表里），行祛除寒湿、强筋健骨之效；由于以寒湿痹阻证为主证，故再加咸寒有小毒之土鳖虫，以4数居震位入肝经，以增强破血逐瘀之效。以辛温之紫苏叶，以2数居兑位入肺经，行解表散寒之效；辛甘温之当归，以4数居震位入肝经，行活血补血止痛之效；辛苦温之羌活，以6数居坎位入肾经，行解表散寒、祛风除湿、止痛之效；辛温之藿香，以7数居艮位入胃经（脾与胃相表里），行芳香化湿、解表和中之效；辛苦温之苍术，以8数居坤位入脾经，行祛风散寒、除湿之效；甘平之炙甘草，以9数居中宫位入十二经，行调和诸药、补中益气之效。以甘苦辛热之黄酒为药引，以55天地之数为剂量，行能中能散、宣行药势、祛风、散寒利湿之效；再以甘平能解毒、调和诸药之蜂蜜，以55天地之数为剂量，行清热、补中、润燥、止痛之效。全方共奏散寒祛湿、攻毒通络之功。同时通过剂量变换中的四个步骤，即根据病情“制定方案，循序推进”。在初诊时，采用小剂量以“小试锋芒，投石探路”；二诊时，采用适中剂量以“兵戎相见，直捣巢穴”；三诊时，采用大剂量以“奋力搏击，祛邪务尽”；出院时，维持大剂量直至达到临床病情控制时，再改变剂型制成丸剂，服药2月余，诸症全部消失时，即停止一切药物。在住院期间同时还配合使用含有毒中药的铁棒锤、川乌、草乌、竹根七、祖师麻、重楼的盘龙七片，含有制草乌等有毒中药的云南白药粉口服，以及放血排毒、火针泄毒、熏洗排毒、外敷拔毒、针灸、推拿等外治法，治疗3月余，症状消失。可见以毒攻毒之法为主治疗本病疗效神奇。

（郑鹤阳）

第二十七节　从毒论治腰椎间盘突出症

腰椎间盘突出症，中医有“腰痛”“腰腿痛”“痹病”等称谓，多因在肾虚基础上感受风寒湿热毒邪，或外伤瘀毒所致，可引起腰腿疼痛甚至瘫痪，顽固而难治，需用峻猛的以毒攻毒之法进行治疗！

——杨仓良

腰椎间盘突出症（Lumber disc herniation，LDH）是在腰椎间盘发生退行性改变的基础上，出现已变性、薄化的纤维环破裂，髓核突出或脱出于后方或椎管内，导致相邻组织遭受刺激或压迫，而出现腰痛、下肢放射痛、肢体麻木及冷感、马尾神经综合征等一系列临床症状的疾病。

一、从毒立论

中医古代文献没有腰椎间盘突出症的病名，对此病的记载主要集中在关于“腰痛”“腰腿痛”“痹病”等病症的认识中。杨仓良主任医师以毒邪学说为理论依据，认为LDH现代医学检查的一切生理病理异常反应，以及CT检查腰椎间盘突出、硬膜囊和脊髓受压等异常变化都可归于“邪毒”范畴，这种“邪毒”有显著的毒力和损害性。同时，LDH具有以下特征：缠绵难愈，反复发作，无特效药物治疗的“顽固性”；病因不清，病机不详的“疑难性”；病理损害可累及腰、下肢，以及神经系统的病理损害的“广泛性”；下肢疼痛呈放射性，病情易于变化及传变的“善变性”；临床表现的多样性、复杂性，合邪致病的“兼夹性”；有些证型疼痛剧烈，病情发展快的“剧烈性”。以上符合毒邪致病特征十条之六条，故提出从毒论治腰椎间盘突出症的诊疗思路和学术观点。

二、从毒审因

腰椎间盘突出症的发生多在椎间盘自身退行性变、纤维环变脆的基础上，可因一次急性腰部外伤或长期慢性劳损所致，造成椎间盘纤维环破裂，髓核突出，压迫脊神经根引起腰腿痛。杨仓良主任医师根据中医毒邪学说及现代医学研究认为，肾精不足、虚毒内生为LDH发病的内因；外伤瘀毒，损伤腰脊为LDH发病的外因；风寒湿毒侵袭是腰椎间盘突出的诱发因素，气滞血瘀、痰结毒伤为腰椎间盘突出的病理基础。

（一）肾精不足，虚毒内生为LDH发病的内因

《黄帝内经》将腰痛的病因归为虚。如《灵枢·五癃津液别论》曰：“虚，故腰背

痛而胫酸。”唐代孙思邈《备急千金要方》又称“肾经腰痛”因“房室不节，劳倦过度损伤肾脏精气”所致。清代尤怡《金匮翼·腰痛》亦认为:“肾虚腰痛者，精气不足，足少阴气衰也……其症形瘦气少，行立不支，而卧息少可，无甚大痛，而悠悠戚戚，屡发不已”“风虚腰痛者，肾虚而风冷乘之也。其尺脉虚浮，而痛多抽掣，或拘急且酸，而上连脊背。”明代戴元礼《证治要诀·诸病门》中载:“妇人失血过多，及素患血虚致腰痛者，当益其血。”《诸病原候论·腰痛侯》指出，腰痛病的产生原因有5种，即少阴、风痹、肾虚、坠堕伤腰、寝卧湿地。《杂病源流犀烛·腰膝病源流》则表示，腰痛的根本性原因为肾虚，其标为风寒湿热痰饮、气滞血瘀闪挫。总之，素体肾虚或年长肾虚，以及过劳、跌闪等病因，均可致腰部经络受阻，气血运行不畅引起腰痛。

（二）外伤瘀毒，损伤腰脊为 LDH 发病的外因

尤怡《金匮翼》云:“瘀血腰痛者，闪挫及强立举重得之。盖腰者一身之要，屈伸俯仰，无不由之。若一有损伤，则血脉凝涩，经络壅滞，令人卒痛，不能转侧，其脉涩，日轻夜重者是也。”《玉机微义·腰痛门》中载:“丹溪有曰：腰痛脉大者，肾虚。脉涩者，瘀血。缓者，寒湿。或滑或伏为痰，不可不辨。”现代研究表明，椎管内60%～70%的血供来自随神经根进椎管的动脉，椎管镜观察也表明平卧时椎管内的血管较细，随活动增加血管扩张，血流量增加。当椎间盘突出时，突出物机械压迫、刺激，使神经组织缺血、缺氧，且使周围小血管血行不畅，瘀塞不通，而出现一系列神经压迫缺血症状。所以瘀毒作为腰腿痛的病机之一，从古至今都有认识和阐述。

（三）风寒湿毒侵袭是腰椎间盘突出的诱发因素

《素问·五常政大论》曰:“湿气下临，肾气上从。”《素问·六元正纪大论》曰:“感于寒，则病人关节禁固，腰椎痛。”隋代巢元方《诸病源候论·腰背病诸候》曰:“凡腰痛病有五……曰风痹，风寒着腰是以痛。”《证治准绳》则称腰痛“有风，有湿，有寒，有热，有挫闪重，有瘀血，有滞气，有痰积，皆标也；肾虚其本也。”《丹溪心法·腰痛》曰:“腰痛为湿热、肾虚、瘀血、有痰积。”《七岩松集·腰痛》曰:“腰内空腹之中为湿痰瘀血凝滞，不通则为病。”说明风寒湿热毒邪是其诱发因素。

（四）气滞血瘀，痰结毒伤为 LDH 的病理基础

明代秦景明《症因脉治·腰痛总论》曰:“内伤腰痛之症，日轻夜重，痛定一处，不能转侧，此瘀血停蓄之症。胁肋气胀，遇怒愈甚，此怒气布结之症。腰间重滞一片如冰，得热则减，得寒愈甚，此痰注作痛之症。时常怕冷，手足不暖，凡遇寒气，腰背即痛，此真火不足，阳虚之症也。五心烦热，足心如火，痛如锥刺，此阴虚火旺之症也。内伤腰痛之因：挫闪跌扑，劳动损伤，则腰腹作痛；七情恼怒，忧思郁结，则腰胁疼痛；脾湿不运，水饮凝结，则为痰注腰痛；先天不足，真阳亏损，则为阳虚腰

痛；真水不足，复损阴精，则肾虚火旺而腰痛。”可见中医将突出的髓核视为一种病理产物，认为是在肾虚基础上，感受外来毒邪或外伤后，而产生了气滞血瘀，痰结毒盛，伤害或压迫神经根及硬膜囊，引起的相应神经痛及一系列症状。

总之，肾虚为腰椎间盘突出症的最基本病因，而诱发原因为风寒湿邪，具有重要推动作用的病因为血瘀。

三、从毒辨证

杨仓良主任医师提出对所有风湿病（痹证）辨证，皆要抓住“毒”这个核心，首先进行辨病，用现代医学的诊断标准分辨出所属病种，然后用中医“八毒辨证法”进行辨证，分辨出风、寒、湿、热、燥、痰、瘀、虚等毒证的不同病性特点，为论治打下基础。腰椎间盘突出症属于广义毒邪所致毒证，可因病因病机不同产生不同的毒痹证。据临床所见，本病用“八毒辨证法”分辨出早期以“风毒痹阻证”居多，“寒毒痹阻证”次之，“湿毒痹阻证”再次之，“热毒痹阻证”“燥毒痹阻证”较少；中期以“痰毒痹阻证”较多，“瘀毒痹阻证”次之；晚期以“气虚毒痹证”居多，“血虚毒痹证”次之，“阴虚毒痹证”再次之，“阳虚毒痹证”较少，而且以合邪致病居多，并会因侵犯脏腑不同，而产生若干兼证。具体如下。

（一）风毒痹阻证

症见腰痛如掣，沉重麻木，放射性疼痛，游走不定，足部凹肿，舌淡，苔白或腻，脉浮紧或弦。

（二）寒毒痹阻证

症见腰部冷痛，阴雨寒冷疼痛加重，得温痛轻，按之则舒，舌淡，苔白厚或白腻，脉沉紧。

（三）湿毒痹阻证

症见腰部酸痛，沉重如坠重物，下肢肿胀无力，按之凹陷，痛有定处，晨僵，舌体胖，苔白腻，脉濡或缓。

（四）热毒痹阻证

症见腰部烧痛，拒按，痛有定处，口干、口苦，大便干，小便黄，舌红，苔黄，脉数或洪大。

（五）痰毒痹阻证

症见腰痛日久，久坐久立加重，畏寒，两足趾不温，下肢浮肿，沉重无力，筋脉拘挛，不能行走，面色䀮白，舌淡胖，脉沉迟。

（六）瘀毒痹阻证

症见腰痛如刺，不能行走，痛点固定，下肢胀痛难忍，急躁失眠，腹胀便秘，女子经少腹痛，舌质暗或有瘀斑，舌苔薄，脉弦涩。

（七）气虚毒痹证

症见腰痛，动则疼痛加剧，肢体麻木萎缩，筋惕肉瞤，气短，乏力，腰膝酸软无力，倦怠懒言，舌淡，苔薄白，脉虚弱无力。

（八）血虚毒痹证

症见腰痛，下肢无力，肢体麻木，肌肉萎缩，屈伸受限，头晕目眩，面色无华，女子月经量少，舌淡，苔白，脉细弱。

（九）阴虚毒痹证

症见腰痛夜重，形体消瘦，肌肤酸楚或不仁，筋肉挛缩，咽干口燥，面红，失眠健忘，手足盗汗，男子遗精，女子月经量少，舌红，少苔，脉弦细数。

（十）阳虚毒痹证

症见腰痛昼重夜轻，畏寒喜暖，遇冷加重，得温则舒，面色㿠白，四肢不温，男子阳痿，女子月经衍期、量少，舌质淡胖，脉沉细无力。

除以上十证外，腰椎间盘突出症往往合邪致病，还有风寒、风湿、湿热等合邪，也有寒热错杂、痰瘀互结，以及气阴两虚等合邪致病，临床可分证型而寻找主因以论治。

四、从毒论治

腰椎间盘突出症属于广义毒邪所致毒证，临床有“风毒、寒毒、湿毒、热毒、痰毒、瘀毒、气虚毒、血虚毒、阴虚毒、阳虚毒”等之分。杨仓良主任医师提出对其治疗要在辨证分型基础上进行量毒施治，并根据“毒者攻之”“热者寒之”“寒者热之”“湿者利之”“风者祛之”“痰者化之”“瘀者逐之”“虚者补之”的原则进行有的放矢的治疗，才能获事半功倍之效。本病属于较难治疗的常见风湿病，除辨证使用以下方药外，还要配合中成药以及针灸等中医外治法“杂合以治”，才能取得最佳疗效。

（一）风毒痹阻证

［**治则**］祛毒解表，散风通络，以祛风健腰攻毒汤加减治之。

［**处方**］细辛 12.0　　荆芥 11.0　　桑枝 15.0

苏木 13.0　生甘草 19.0　川牛膝 16.0
五加皮 14.0　防风 18.0　青风藤 17.0
土鳖虫 4.0 研末冲服　黄酒 55mL　蜂蜜 55mL　水煎服

［**加减变化**］由于本病为毒邪所致疾病，病理机制为风毒兼有瘀毒，病位在腰，宜用祛风攻毒汤，加土鳖虫、黄酒，将川牛膝易追地风，五加皮易海风藤，苏木易威灵仙，防风易昆明山海棠，而成祛风健腰攻毒汤。

（二）寒毒痹阻证

［**治则**］温经散寒、攻毒通络，以散寒健腰攻毒汤加减治之。

［**处方**］桂枝 12.0　桃仁 11.0　松节 15.0
制川乌 13.0 先煎 2h　炙甘草 19.0　独活 16.0
制草乌 14.0 先煎 2h　葛根 18.0　苍术 17.0
黑豆 55 颗　黄酒 55mL　蜂蜜 55mL　水煎服

［**加减变化**］由于本病为毒邪所致疾病，病理机制为寒毒兼有瘀毒，病位在腰，宜用散寒攻毒汤，加土鳖虫、黄酒，再用独活易羌活，桃仁易透骨草，而成散寒健腰攻毒汤。

（三）湿毒痹阻证

［**治则**］利湿消肿，攻毒通络，以利湿健腰攻毒汤加减治之。

［**处方**］半边莲 12.0　制商陆 11.0　川牛膝 15.0
茯苓 13.0　大枣 19 枚　独活 16.0
鹿衔草 14.0　补骨脂 18.0　薏苡仁 17.0
土鳖虫 4.0 研末冲服　黄酒 55mL　蜂蜜 55mL　水煎服

［**加减变化**］由于本病为毒邪所致疾病，病理机制为湿毒兼有瘀毒，病位在腰，宜用利湿攻毒汤，加土鳖虫、黄酒，再用川牛膝易绵萆薢，鹿衔草易蚕沙，补骨脂易佩兰，薏苡仁易昆明山海棠，独活易汉防己，而成利湿健腰攻毒汤。

（四）热毒痹阻证

［**治则**］清热攻毒，宣痹通络，止痛除痹，以清热健腰攻毒汤加减治之。

［**处方**］知母 12.0　制商陆 11.0　五加皮 15.0
苏木 13.0　生甘草 19.0　川牛膝 16.0
独活 14.0　白花蛇舌草 18.0　板蓝根 17.0
土鳖虫 4.0 研末冲服　绿豆 55 颗　蜂蜜 55mL　水煎服

［**加减变化**］由于本病为毒邪所致疾病，病理机制为热毒兼有瘀毒，病位在腰，宜用清热攻毒汤加土鳖虫，用川牛膝易雷公藤，五加皮易蒲公英，独活易重楼，苏木易水牛角，而成清热健腰攻毒汤。

（五）痰毒痹阻证

［**治则**］化痰通络，攻毒散结，以化痰健腰攻毒汤加减治之。

［**处方**］僵蚕 12.0　　清半夏 11.0　　赤芍 15.0
半边莲 13.0　　远志 19.0　　川牛膝 16.0
独活 14.0　　胆南星 18.0　　干姜 17.0
土鳖虫 4.0 研末冲服　　黄酒 55mL　　蜂蜜 55mL　水煎服

［**加减变化**］由于本病为毒邪所致疾病，病理机制为痰毒兼有瘀毒，病位在腰，宜用化痰攻毒汤，加土鳖虫、黄酒，将川牛膝易雷公藤，独活易白附子，而成化痰健腰攻毒汤。

（六）瘀毒痹阻证

［**治则**］活血化瘀，制毒通经，以逐瘀健腰攻毒汤加减治之。

［**处方**］祖师麻 12.0　　桃仁 11.0　　川芎 15.0
红花 13.0　　路路通 19.0　　川牛膝 16.0
川续断 14.0　　乳香 18.0　　地龙 17.0
土鳖虫 4.0 研末冲服　　黄酒 55mL　　蜂蜜 55mL　水煎服

［**加减变化**］由于本病为毒邪所致疾病，病理机制为瘀毒亢盛，病位在腰，本证宜用逐瘀攻毒汤加土鳖虫，用乳香易鸡血藤，川牛膝易雷公藤，川续断易姜黄，而成逐瘀健腰攻毒汤。

（七）气虚毒痹证

［**治则**］扶正益气，攻毒通络。以补气健腰攻毒汤加减治之。

（八）血虚毒痹证

［**治则**］补血活血，攻毒通络，以活血健腰攻毒汤治之。

［**处方**］地龙 12.0　　祖师麻 11.0　　川芎 15.0
苏木 13.0　　大枣 19 枚　　桑寄生 16.0
姜黄 14.0　　补骨脂 18.0　　鸡血藤 17.0
土鳖虫 4.0 研末冲服　　黄酒 55mL　　蜂蜜 55mL　水煎服

［**加减变化**］由于本病为毒邪所致疾病，病理机制为虚毒兼有瘀毒，病位在腰，宜以活血攻毒汤，用补骨脂易黄芪，苏木易当归，桑寄生易雷公藤，而成活血健腰攻毒汤。

（九）阴虚毒痹证

［**治则**］滋阴攻毒，清热润燥，以滋阴健腰攻毒汤治之。

［**处方**］地龙 12.0　知母 11.0　赤芍 15.0
牡丹皮 13.0　路路通 19.0　怀牛膝 16.0
炙鳖甲 14.0　补骨脂 18.0　秦艽 17.0
土鳖虫 4.0[研末冲服]　蜂蜜 55mL　水煎服

［**加减变化**］由于本病为毒邪所致疾病，病理机制为阴虚兼有瘀毒，病位在腰，宜用滋阴攻毒汤加土鳖虫，以怀牛膝易生地黄，赤芍易青蒿，补骨脂易昆明山海棠，而成滋阴健腰攻毒汤。

（十）阳虚毒痹证

［**治则**］温阳散寒，攻毒通络，止痛除痹，以温阳健腰攻毒汤加减治之。

［**处方**］干姜 12.0　升麻 11.0　仙茅 15.0
附子 13.0[先煎 2h]　大枣 19 枚　怀牛膝 16.0
五加皮 14.0　补骨脂 18.0　当归 17.0
土鳖虫 4.0[研末冲服]　黄酒 55mL　蜂蜜 55mL　水煎服

［**加减变化**］由于本病为毒邪所致疾病，病理机制为阳虚兼有瘀毒，病位在腰，宜用温阳攻毒汤加土鳖虫，用怀牛膝易淫羊藿，补骨脂易肉桂，当归易雪莲，而成温阳健腰攻毒汤。

五、杂合以治

（一）成药攻毒

1. 盘龙七片：含有铁棒锤、川乌、草乌、竹根七、祖师麻、重楼等六味有毒中药，有以毒攻毒之效。口服，3 ～ 4 片 / 次，3 次 / 日。适宜于寒、瘀、痰毒痹阻型腰椎间盘突出症。

2. 云南白药粉：含有制草乌等有毒中药，有化瘀止血、活血止痛之功效。用温黄酒送服，每次 0.25 ～ 0.5g，每日 4 次。

（二）放血排毒

双委中穴放血。

（三）火针泄毒

参见本章“第一节　从毒论治类风湿关节炎”相关内容。

（四）熏洗排毒

参见本章“第一节　从毒论治类风湿关节炎”相关内容。

（五）外敷拔毒

参见本章“第一节　从毒论治类风湿关节炎”相关内容。

（六）针灸

平衡针：印堂穴上半寸（腰腿疼穴）取穴。

（七）推拿

腰部推拿按摩。

六、毒疗验案

散寒攻毒、逐瘀止痛法治疗腰椎间盘突出症案

曹某某：女，39 岁，2020 年 12 月 22 日初诊。

主诉：腰部冷痛伴活动受限 1 周。

现病史：患者自诉 1 周前因劳累后出现腰部冷痛，未进行治疗，后疼痛加重，2018-12-20 于我院门诊行腰椎 CT 检查示，腰 5—骶 1 椎间盘突出，予“腰痛宁（一天 1 次）”口服治疗 2 天后，症状无缓解，且出现左侧臀部放射痛。为求系统治疗，今来我院，门诊以“腰 5—骶 1 椎间盘突出”收住入院。入院时症见患者腰部冷痛，活动受限，疼痛放射至左侧臀部，偶有麻木，怕风怕冷，久坐后腰部酸痛，卧床休息后稍缓解，遇冷疼痛加重，得热痛减。患者自患病以来无发热、盗汗，无心慌、胸闷、气短，无恶心、呕吐，饮食可，睡眠差，二便正常，近期体重无明显变化。

既往史：既往无特殊病史。

体格检查：腰 5—骶 1 椎体棘突压痛（+），叩击痛（+）；双髋屈膝试验（+），左侧下肢直腿抬高试验（+）；左侧股神经牵拉试验（+），双下肢肌力正常，肌张力无明显增强及减弱，生理反射存在。

辅助检查：腰椎 CT 检查示腰 5—骶 1 椎间盘突出。

从毒辨证分析：患者以“腰部冷痛、活动受限、臀部放射痛，CT 检查示腰 5—骶 1 椎间盘突出”为主要临床表现，符合腰椎间盘突出症的诊断。青年女性患者，因工作劳累，加之素体虚弱，气血不足，风寒湿邪乘虚而入，痹阻血脉，血脉受阻不通，不通则痛，故见患者腰部冷痛、活动受限；瘀毒阻络，故左侧臀部放射痛明显；寒为阴邪，客于气血经脉，故见怕风怕冷，遇寒加重，得热痛减；结合舌苔白、舌体胖、脉弦紧的舌脉之象，特制定诊疗方案如下。

诊断：中医诊断为腰痛证（寒毒痹阻证）。

　　西医诊断为腰椎间盘突出症。

中医治疗

［**治则**］散寒攻毒，逐瘀止痛。

［**方名**］散寒逐瘀攻毒汤加减。

［**处方**］桂枝 12.0　桃仁 11.0　川芎 15.0
制川乌 13.0 先煎 2h　炙甘草 19.0　川牛膝 16.0
制草乌 14.0 先煎 2h　藿香 18.0　鸡血藤 17.0
土鳖虫 4.0 研末冲服　黑豆 55 颗　黄酒 55mL
蜂蜜 55mL

5 剂，混合，纳入蜂蜜水煎，第 1 次煎 15 分钟滤出，第 2 次煎 20 分钟滤出，第 3 次煎 25 分钟滤出，将 3 次滤出液与黄酒混合后，分 5 次（2 天）饭后温服。

中成药：盘龙七片、云南白药片口服。

外治法：放血排毒、火针泄毒、熏洗排毒、外敷拔毒、针灸、推拿。

二诊（2020–12–27）：患者诉腰部症状稍缓解，夜间腰部疼痛较重，喜热，恶寒，左下肢麻木稍减轻。在上方基础上，除制川乌、制草乌、土鳖虫、黑豆、黄酒、蜂蜜外，每味药再增加 10g，处方如下。

桂枝 22.0　桃仁 21.0　川芎 25.0
制川乌 13.0 先煎 2h　炙甘草 29.0　川牛膝 26.0
制草乌 14.0 先煎 2h　藿香 28.0　鸡血藤 27.0
土鳖虫 4.0 研末冲服　黑豆 55 颗　黄酒 55mL
蜂蜜 55mL

5 剂，用法同上。

其他治疗方法：中成药、外治法不变。

三诊（2021–01–01）：患者腰部冷痛明显减轻，夜间无冷痛不适，下肢麻木、怕风怕冷症状减轻。在上方基础上，除制川乌、制草乌、土鳖虫、黄酒、蜂蜜外，每味药再增加 10g，处方如下。

桂枝 32.0　桃仁 31.0　川芎 35.0
制川乌 13.0 先煎 2h　炙甘草 39.0　川牛膝 36.0
制草乌 14.0 先煎 2h　藿香 38.0　鸡血藤 37.0
土鳖虫 4.0 研末冲服　黑豆 55 颗　黄酒 55mL
蜂蜜 55mL

5 剂，用法同上。

其他治疗方法：中成药、外治法不变。

出院小结（2021–01–06）：经 10 余天治疗，主症明显减轻，自带上述中药（2021–01–01 方）10 剂，盘龙七片、云南白药片等中成药 1 个月量出院。嘱其出院后再服汤药 20 剂及中成药 2 个月巩固疗效。半年后随访，症状消失，活动自如未复发。

按语：LDH 发病率较高，多见于壮年男性体力劳动者，对本病的诊断，自 CT 等放射检查引入后，已不困难，唯其治疗颇为棘手，故民间有“病人的腰痛，医生的头痛”之俗语，可见本病较为难治。现代医学主要靠手术治疗，但后遗症多，费用较大，故中医保守治疗显得十分重要和迫切。本案患者因工作劳累，加之素体虚弱，风寒湿邪乘虚而入，痹阻血脉，血脉受阻不通，不通则痛，故发病。杨仓良主任医师将本病归为毒邪致病范畴。该患者属于急性发病，属寒毒痹阻证，以寒邪和瘀血阻络为病机，故应以散寒攻毒、逐瘀止痛为大法；以中医天人相应观及中药归经理论为基础，以有毒中药为主，无毒中药为辅，以《周易》先天八卦的数字为剂量，从而形成八卦九宫阵形的散寒逐瘀攻毒汤进行对证治疗。故方中选制川乌、制草乌、桃仁、土鳖虫为主药、将药，四味药皆为有毒祛风湿之主药。其中制草乌为辛甘温有毒之品，故以 4 数居震位入肝经，可行祛寒湿、通经络之效；制川乌为辛苦热有毒之品，故以 3 数居离位入心经，可行祛风除湿，温经止痛之效；桃仁苦甘平有小毒，以 1 数居乾位入大肠经，行活血化瘀之效；由于本证见瘀毒痹阻，瘀者多责之于肝，故再加咸寒有小毒之土鳖虫，以 4 数居震位入肝经，以增强破血逐瘀之效。选辛甘温之桂枝，以 2 数居兑位入肺经，行温阳散寒、发汗解表之效；以辛温之川芎，以 5 数居巽位入胆经（肝与胆相表里），行活血行气、祛风止痛之效；甘平微苦之川牛膝，以 6 数居坎位入肾经，行逐瘀通经、通利关节之效；以苦微甘温之鸡血藤，以 7 数居艮位入胃经（脾与胃相表里），行行气补血、舒经活络之效；选辛微温之藿香，故以 8 数居坤位入脾经，行芳香化湿、解表和中之效；甘平之炙甘草，以 9 数居中宫位入十二经，行调和诸药、补中益气之效。以甘平之黑豆以 55 天地之数为剂量，行解乌头毒、药毒之效；以甘苦辛热之黄酒为药引，以 55 天地之数为剂量，行能中能散、宣行药势、祛风、散寒利湿之效；再以甘平能解毒、调和诸药之蜂蜜，以 55 天地之数为剂量，行清热、补中、润燥、止痛之效。全方共奏散寒攻毒、逐瘀止痛、抑制免疫、通络除痹之功。同时通过剂量变换中的四个步骤，根据病情“制定方案，循序推进”。在初诊时，采用小剂量以“小试锋芒，投石探路”；二诊时，采用适中剂量以“兵戎相见，直捣巢穴”；三诊时，采用大剂量以“奋力搏击，祛邪务尽”；出院时，维持大剂量直至达到临床病情控制时，再改变剂型制成丸剂，服药 2 月余，诸症全部消失时，即停止一切药物。在住院期间同时还配合使用含有有毒中药的铁棒锤、川乌、草乌、竹根七、祖师麻、重楼的盘龙七片，含有制草乌等毒中药的云南白药粉口服，以及放血排毒、火针泄毒、熏洗排毒、外敷拔毒、针灸、推拿等外治法治疗 3 月余，就达到了临床痊愈之目的，可见攻毒疗法之神奇。

（于娟）

第二十八节　从毒论治纤维肌痛综合征

纤维肌痛综合征，相似的病症见于中医“周痹”“肌痹”“行痹”等证，由风寒湿热毒邪所致，以蚀骨、损筋、伤脏为害，可使关节变形及瘫痪，病因复杂而难治，故非用峻猛的以毒攻毒之法不可！

——杨仓良

纤维肌痛综合征（Fibromyalgia syndrome，FS）是一种病因不明的非关节性风湿病，以慢性广泛性肌肉骨骼疼痛、僵硬，伴有疲劳、焦虑、睡眠障碍、头痛、肠道刺激等症状为特征。特殊部位有压痛、胀痛和麻木感，主要在颈、背、胸、腰、臀、膝等部位出现明显压痛。但由于对其认识不足，常被误诊为神经官能症。纤维肌痛综合征可继发于外伤、各种风湿病（如骨性关节炎、类风湿关节炎等）及各种非风湿病（如甲状腺功能低下、恶性肿瘤）等。该病过去曾被称为纤维织炎，但因其本身并无炎症存在，故 1990 年美国风湿病协会（ACR）将其正式命名为纤维肌痛综合征。有人认为纤维肌痛综合征应属于免疫系统疾病。

一、从毒立论

纤维肌痛综合征在中医文献中无相似病名，相似的症候见于“痹证”“周痹”“行痹”“肌痹”等病证。杨仓良主任医师根据临床发现本病的发病率较高，且多为风湿病的症状或由风寒湿毒邪所致，同时又根据现代医学检查，如轻度贫血、血沉轻度升高和甲状腺功能异常，且全身多部位压痛明显，将其归于“邪毒”范畴。同时，FS 又具有以下特征：缠绵难愈，反复发作，无特效药物治疗的“顽固性”；病因不清，病机不详的“疑难性”；病理损害可累及全身各处，尤以中轴骨骼（颈、胸椎、下背部）及肩胛带、骨盆带等处合并特征性症状（睡眠障碍、疲劳、晨僵、易醒、多梦、头痛、精神不振）及肠激惹综合征的病理改变的“广泛性”；病情易于变化及传变的“善变性”；临床表现的多样性、复杂性，合邪致病的“兼夹性”。以上符合毒邪致病特征十条之五条，将其归于毒邪致病的范畴，故提出从毒论治 FS 的诊疗思路和学术观点。

二、从毒审因

纤维肌痛综合征的病因和发病机制现代医学尚不清楚。目前认为与多种因素，如遗传因素、环境因素、病毒感染、物理创伤、情感伤害、睡眠障碍、神经递质分泌异常及免疫紊乱有关。中医认为，本病多为肝郁脾虚，阴血亏虚，风寒湿邪所致。杨仓良主任医师根据中医毒邪学说及现代医学研究认为，禀赋不足，正气虚弱是引起FS的内因，风寒湿毒邪入侵是引起FS的外因，痰瘀虚毒内生是FS发病的病理基础。

（一）禀赋不足，正气虚弱是引起FS的内因

FS以慢性广泛性肌肉骨骼疼痛、僵硬为特征，关节区胀痛和麻木感，在颈、背、胸、腰、臀、膝等部位出现明显压痛，类似中医“周痹”的范畴。如《灵枢·周痹》曰：“周痹者，在于血脉之中，随脉以上，随脉以下，不能左右，各当其所。”说明周痹疼痛的部位随血脉分布，其广泛性可涉及全身，与FS的疼痛表现相符。《灵枢·周痹》曰：“此内不在脏，而外未发于皮，独居分肉之间，真气不能周，故命曰周痹。”周痹的疼痛不在内不在外，而在于半表半里之间。《灵枢·百病始生》认为人体患病是“虚邪贼风”所致，禀赋不足作为虚的内因，风寒湿邪乘虚而入，外因通过内因作用于机体，从而导致了本病的发生。临床我们常发现许多患者发病前多有久病体虚，或汗后受风，或手术后失养，或产后保养不当等的病史，证明FS是在机体虚弱的基础上而发病。国外对其遗传学的研究普遍认为本病是多基因遗传病。

（二）风寒湿毒邪入侵是引起FS的外因

杨仓良主任医师临床发现，FS多发于产龄期的中青年女性，多有经、孕、胎、产期感受风寒湿邪的经历，类似于“产后风湿病”的病因，中医称为“产后痹”，临床有“痹证”的症状，故认为本病与风寒湿毒邪外侵有关。如《素问·痹论》云：“所谓痹者，各从其时重感于风寒湿之气也”“不与风寒湿气合，故不为痹。”《灵枢》言：“百病之始生也，皆于风雨寒暑，清湿喜怒。”可见《黄帝内经》将风寒湿邪及七情刺激作为痹证的外因加以阐述。有人认为本病与感染有关，尤其是EB病毒、伯氏疏螺旋体感染。

（三）痰瘀虚毒内生是FS发病的病理基础

中医在分析痹证病因时，认为虚为本，邪为标。如《济生方·痹》说：“皆因体虚，腠理空疏，受风寒湿气而成痹也。”清代喻昌《医门法律·中风》说：“风寒湿三气之邪，每借人胸中痰为相援。”疾病始发前已因禀赋不足（先天遗传），或劳逸过度，或汗后、病后、产后体虚等，导致机体正气不足，毒邪乘虚侵犯人体，加重了正气耗损。如风为阳邪，其性开泄，易汗出而耗气伤津；寒为阴邪，易伤阳气；湿胜伤脾遏阳，易致气血乏源，阳气难展；病后失治、误治也易致正虚，使虚上加虚。本虚后邪气更容易长驱直入，也易内生毒邪，虚与毒互结，造成了邪气入里入脏入腑，对机体造成损害，导致经络气血运行不畅，毒邪充斥日久，寒凝津为痰，湿停聚为痰，气血凝滞，运行不畅，停聚为瘀，久之毒由内生，使痰瘀毒虚互结，而造成经络“不通”，产生“不通则痛”的病理结果；气血运行失常和脏腑功能失调，体内生理病理产物不

能及时排出体外，以致蓄积停滞过多而变生痰瘀之邪。可见痰浊瘀血、毒盛、正虚相须为患，胶结难解，着于骨骼，闭阻经络，遂致关节疼痛、肢体僵硬、麻木不仁。现代医学研究发现，细胞因子与痛觉过敏密切相关，肿瘤坏死因子－α（TNF－α）、白细胞介素－1β（IL－1β）、IL－6、IL－8 等过度表达可以诱导及加速致痛因子产生，这些细胞因子通过级联反应能产生强大的疼痛效应，这种细胞因子可视为中医邪毒。

三、从毒辨证

杨仓良主任医师提出对所有风湿病（痹证）辨证，皆要抓住“毒”这个核心，首先进行辨病，用现代医学的诊断标准分辨出所属病种，然后用中医“八毒辨证法”进行辨证，分辨出风、寒、湿、热、燥、痰、瘀、虚等毒证的不同病性特点，为论治打下基础。纤维肌痛综合征属于广义毒邪所致毒证，可因病因病机不同产生不同的毒痹证。据临床所见，本病用“八毒辨证法”分辨出早期以“风毒痹阻证”居多，“湿毒痹阻证”次之，“寒毒痹阻证”再次之，“热毒痹阻证”较少；中期以“痰毒痹阻证”较多，“瘀毒痹阻证”次之；晚期以“虚毒痹阻证”居多，“气虚毒痹证”次之，“血虚毒痹证”再次之，“阴虚毒痹证”“燥毒痹阻证”较少，而且以合邪致病居多，并会因侵犯脏腑不同，而产生出若干兼证。具体如下。

（一）风毒痹阻证

症见肌肉、骨骼游走性窜痛，恶风，舌质淡白，苔薄白或腻，脉浮。

（二）湿毒痹阻证

症见肌肉、骨骼疼痛，四肢沉重，抬举无力，身热不扬，汗出黏滞，食欲不振，胸脘痞闷，困倦思睡，舌红，苔白腻或黄腻，脉濡数或滑数。

（三）寒毒痹阻证

症见肌肉、骨骼酸胀、疼痛，躯干僵硬，四肢萎弱无力，每遇寒则肢端发凉、变色、疼痛，舌淡，苔白腻，或舌有齿痕，脉沉细或濡缓。

（四）热毒痹阻证

症见肌肉、骨骼热痛或烧痛，局部红肿、拒按，发热，喜冷，口渴，便干，舌质红，苔黄厚，脉数或滑数。

（五）痰毒痹阻证

症见肌肉、骨骼顽麻疼痛，有结节或包块，关节僵硬、难以屈伸，胸闷痰多，舌质胖大，苔厚腻，脉滑。

（六）瘀毒痹阻证

症见肌肉、骨骼疼痛，头痛，焦虑易怒，寐差多梦，疲乏无力，舌质红，苔薄黄，脉弦细。

（七）虚毒痹阻证

症见肌肉、骨骼酸软、掣痛，皮色苍白无泽，肌肤干燥脱屑，面色萎黄，形体消瘦，自汗，四肢乏力，头昏、气短，舌淡，苔薄白，脉沉细无力。

（八）气虚毒痹证

症见关节变形，多为骨质增生，动则疼痛加剧，肢体麻木萎缩，筋惕肉瞤，气短，乏力，腰膝酸软无力，倦怠懒言，舌淡，苔薄白，脉虚弱无力。

（九）血虚毒痹证

症见关节、肌肉疼痛无力，肢体麻木，肌肉萎缩，关节变形、屈伸受限，头晕目眩，面色无华，女子月经量少，舌淡，苔白，脉细弱。

（十）阴虚毒痹证

症见肌肉、关节疼痛、肿大、变形、僵硬，肌肤酸楚或不仁，筋肉挛缩，虚烦不寐，眼鼻干燥，口干不欲饮，五心烦热，潮热盗汗，下午尤甚，舌红，无苔，脉细数。

（十一）阳虚毒痹证

症见关节冷痛、肿胀，畏寒肢冷，腰膝酸软无力，手足不温，面色㿠白，形寒喜暖，上午尤甚，动则益甚，舌质淡胖嫩，苔白腻，脉沉细无力。

除以上十一证外，纤维肌痛综合征往往合邪致病，还有风寒、风湿、湿热等合邪致病，也有寒热错杂、痰瘀互结、气阴两虚等复合病证，临床可分证型而寻找主因以论治。

四、从毒论治

纤维肌痛综合征属于广义毒邪所致毒证，临床有“风毒、寒毒、湿毒、热毒、痰毒、瘀毒、虚毒、气虚毒、血虚毒、阴虚毒、阳虚毒”等之分。杨仓良主任医师提出对其治疗要在辨证分型基础上进行量毒施治，并根据“毒者攻之”“热者寒之”“寒者热之”“湿者利之”“风者祛之”“痰者化之”“瘀者逐之”“虚者补之”的原则进行有的放矢的治疗，才能获事半功倍之效。本病属于较难治疗的常见风湿病，除辨证使用以下方药外，还要配合中成药以及针灸等中医外治法“杂合以治”，才能取得最佳疗效。

（一）风毒痹阻证

［**治则**］祛毒解表，散风通络，以祛风止痛攻毒汤加减治之。

［**处方**］细辛 12.0　荆芥 111.0　桑枝 15.0
威灵仙 13.0　生甘草 19.0　追地风 16.0
海风藤 14.0　当归 18.0　青风藤 17.0
蜈蚣 4.0 研末冲服　黄酒 55mL　蜂蜜 55mL　水煎服

［**加减变化**］由于本病为毒邪所致疾病，病理机制为邪毒亢盛及经络痹阻不通，不通则痛，且非免疫功能亢进型疾病，故宜用祛风止痛攻毒汤为主，以当归易昆明山海棠，另加蜈蚣，而成祛风止痛攻毒汤。

（二）寒毒痹阻证

［**治则**］温经散寒，攻毒通络，以散寒止痛攻毒汤加减治之。

［**处方**］桂枝 12.0　透骨草 11.0　松节 15.0
制川乌 13.0 先煎 2h　炙甘草 19.0　羌活 16.0
制草乌 14.0 先煎 2h　葛根 18.0　苍术 17.0
蜈蚣 4.0 研末冲服　黑豆 55 颗　黄酒 55mL
蜂蜜 55mL　水煎服

［**加减变化**］由于本病为毒邪所致疾病，病理机制为邪毒亢盛及经络痹阻不通，不通则痛，且非免疫功能亢进型疾病，宜用散寒攻毒汤为主，以苍术易昆明山海棠，另加蜈蚣，而成散寒止痛攻毒汤。

（三）湿毒痹阻证

［**治则**］祛湿泄毒，止痛通络，以利湿止痛攻毒汤加减治之。

［**处方**］半边莲 12.0　制商陆 11.0　绵萆薢 15.0
茯苓 13.0　大枣 19 枚　汉防己 16.0
蚕沙 14.0　佩兰 18.0　薏苡仁 17.0
蜈蚣 4.0 研末冲服　黄酒 55mL　蜂蜜 55mL　水煎服

［**加减变化**］由于本病为毒邪所致疾病，病理机制为邪毒亢盛及经络痹阻不通，不通则痛，且非免疫功能亢进型疾病，宜用利湿攻毒汤为主，以薏苡仁易昆明山海棠，另加蜈蚣，而成利湿止痛攻毒汤。

（四）热毒痹阻证

［**治则**］清热解毒，宣痹通络，止痛除痹，以清热止痛攻毒汤加减治之。

［**处方**］石膏 52.0 先煎 0.5h　制商陆 11.0　蒲公英 15.0

水牛角 13.0　炙甘草 19.0　汉防己 16.0
重楼 14.0　白花蛇舌草 18.0　板蓝根 17.0
全蝎 4.0 研末冲服　蜈蚣 4.0 研末冲服　绿豆 55 颗
蜂蜜 55mL　水煎服

[**加减变化**] 由于本病为毒邪所致疾病，病理机制为邪毒亢盛及经络痹阻不通，不通则痛，且非免疫功能亢进型疾病，宜用清热攻毒汤为主，以汉防己易雷公藤，以石膏易知母，另加全蝎、蜈蚣，而成清热止痛攻毒汤。

（五）痰毒痹阻证

[**治则**] 化痰通络，攻毒散结，以化痰止痛攻毒汤加减治之。

[**处方**] 僵蚕 12.0　清半夏 11.0　赤芍 15.0
半边莲 13.0　远志 19.0　汉防己 16.0
白附子 14.0　胆南星 18.0　干姜 17.0
蜈蚣 4.0 研末冲服　黄酒 55mL　蜂蜜 55mL　水煎服

[**加减变化**] 由于本病为毒邪所致疾病，病理机制为邪毒亢盛及经络痹阻不通，不通则痛，且非免疫功能亢进型疾病，宜用化痰攻毒汤为主，以汉防己易雷公藤，并加蜈蚣，而成化痰止痛攻毒汤。

（六）瘀毒痹阻证

[**治则**] 活血化瘀，制毒通经，以逐瘀止痛攻毒汤加减治之。

[**处方**] 祖师麻 12.0　桃仁 11.0　川芎 15.0
红花 13.0　路路通 19.0　川牛膝 16.0
姜黄 14.0　鸡血藤 18.0　地龙 17.0
土鳖虫 4.0 研末冲服　蜈蚣 4.0 研末冲服　黄酒 55mL
蜂蜜 55mL　水煎服

[**加减变化**] 由于本病为毒邪所致疾病，病理机制为邪毒亢盛及经络痹阻不通，不通则痛，且非免疫功能亢进型疾病，宜用逐瘀攻毒汤为主，以川牛膝易雷公藤，加蜈蚣，而成逐瘀止痛攻毒汤。

（七）虚毒痹阻证

[**治则**] 扶正攻毒，强筋健骨，以扶正止痛攻毒汤加减治之。

[**处方**] 红参 12.0　肉苁蓉 11.0　露蜂房 15.0
云芝 13.0　大枣 19 枚　雪莲 16.0
五加皮 14.0　鸡血藤 18.0　芍药 17.0
全蝎 4.0 研末冲服　黄酒 55mL　蜂蜜 55mL　水煎服

［**加减变化**］由于本病为毒邪所致疾病，病理机制为邪毒亢盛及经络痹阻不通，不通则痛，且非免疫功能亢进型疾病，宜用扶正止痛攻毒汤加减，以肉苁蓉易细辛，大枣易路路通，露蜂房易姜黄，以雪莲易姜活。

（八）气虚毒痹证

［**治则**］补气攻毒，调和营卫，以补气止痛攻毒汤加减治之。

［**处方**］党参 12.0　　黄芪 61.0　　柴胡 15.0
茯苓 13.0　　炙甘草 19.0　　制川乌 16.0 先煎 2h
升麻 14.0　　当归 18.0　　青风藤 17.0
全蝎 4.0 研末冲服　　黄酒 55mL　　蜂蜜 55mL　水煎服

［**加减变化**］由于本病为毒邪所致疾病，病理机制为邪毒亢盛及经络痹阻不通，不通则痛，且非免疫功能亢进型疾病，宜用补气攻毒汤为主，加全蝎，而成补气止痛攻毒汤。

（九）血虚毒痹证

［**治则**］补血活血，攻毒通络，以活血止痛攻毒汤治之。

［**处方**］地龙 12.0　　丝瓜络 11.0　　川芎 15.0
当归 13.0　　大枣 19 枚　　桑寄生 16.0
白芍 14.0　　炙黄芪 68.0　　鸡血藤 17.0
全蝎 4.0 研末冲服　　黄酒 55mL　　蜂蜜 55mL　水煎服

［**加减变化**］由于本病为毒邪所致疾病，病理机制为邪毒亢盛及经络痹阻不通，不通则痛，且非免疫功能亢进型疾病，宜用活血攻毒汤为主，以丝瓜络易祖师麻，桑寄生易雷公藤，白芍易益母草，去土鳖虫加全蝎，而成活血止痛攻毒汤。

（十）阴虚毒痹证

［**治则**］滋阴攻毒，清热润燥，以滋阴止痛攻毒汤治之。

［**处方**］地龙 12.0　　知母 11.0　　青蒿 15.0
丹皮 13.0　　路路通 19.0　　生地 16.0
炙鳖甲 14.0　　白花蛇舌草 18.0　　秦艽 17.0
全蝎 4.0 研末冲服　　黄酒 55mL　　蜂蜜 55mL　水煎服

［**加减变化**］由于本病为毒邪所致疾病，病理机制为邪毒亢盛及经络痹阻不通，不通则痛，且非免疫功能亢进型疾病，宜用滋阴攻毒汤为主，以白花蛇舌草易昆明山海棠，另加全蝎、黄酒，而成滋阴止痛攻毒汤。

（十一）阳虚毒痹证

［治则］ 温阳散寒，攻毒通络，止痛除痹，以温阳止痛攻毒汤治之。

［处方］ 干姜 12.0　　升麻 11.0　　仙茅 15.0

附子 13.0 先煎 2h　　大枣 19 枚　　淫羊藿 16.0

五加皮 14.0　　肉桂 18.0 后下　　雪莲 7.0

全蝎 4.0 研末冲服　　黄酒 55mL　　蜂蜜 55mL　水煎服

［加减变化］ 由于本病为毒邪所致疾病，病理机制为邪毒亢盛及经络痹阻不通，不通则痛，且非免疫功能亢进型疾病，宜用温阳攻毒汤为主，以升麻易花椒，雪莲易补骨脂，加全蝎，而成温阳止痛攻毒汤。

五、杂合以治

（一）成药攻毒

1. 盘龙七片： 含有铁棒锤、川乌、草乌、竹根七、祖师麻、重楼六味有毒中药，有以毒攻毒之效。口服，3 ～ 4 片 / 次，3 次 / 日。适宜于寒、瘀、痰毒痹阻型纤维肌痛综合征。

2. 痹祺胶囊： 含有马钱子粉、地龙等有毒中药，有以毒攻毒之效。口服，4 粒 / 次，2 ～ 3 次 / 日。适宜于热、瘀、阴虚及寒热错杂型纤维肌痛综合征。

（二）放血排毒

参见本章“第一节　从毒论治类风湿关节炎”相关内容。

（三）火针泄毒

参见本章“第一节　从毒论治类风湿关节炎”相关内容。

（四）熏洗排毒

参见本章“第一节　从毒论治类风湿关节炎”相关内容。

（五）外敷拔毒

参见本章“第一节　从毒论治类风湿关节炎”相关内容。

（六）推拿按摩

对痛点可采用按、揉、滚、点压、提拿等手法，进行推拿按摩。

（七）刮痧拔罐

痛点刮痧和拔罐。

（八）痛点注射（定点介入）

正清风痛宁 35mg/1.4mL，2% 利多卡因 0.5mL，0.9% 生理盐水 0.5mL，药总量 2.4mL，利多卡因有效浓度 0.42%。

六、毒疗验案

祛风攻毒、散寒通经法治疗纤维肌痛综合征案

李某某：女，54 岁，2017 年 10 月 24 日初诊。

主诉：颈肩腰胯部酸痛伴肢体冷痛 2 年，加重 1 周。

现病史：患者于 2 年前受凉出现颈肩腰胯酸痛不适，怕风怕冷明显，多次于外院以“纤维肌痛综合征”治疗，症状未见明显改善，遇冷、受凉、劳累后易反复出现上述症状，伴头重如裹。1 周前因天气变化上述症状反复并加重，颈肩腰胯酸痛不适，并见双手、双膝关节冰凉，怕风怕冷明显，于今日来院就诊，门诊以“纤维肌痛综合征”收住入院治疗。症见颈肩腰胯酸痛不适，舌质淡白，苔薄白，脉浮。

体格检查：脊柱生理曲度存在，枕骨下肌肉附着点处两侧压痛阳性；两侧斜方肌上缘中点压痛阳性；第 3—7 颈椎横突间隙前面的两侧压痛阳性；颈部肌肉僵硬，叩顶实验（+），双侧侧臂丛神经牵拉实验（+），双手、双肩压痛（+），双肩抬举受限，两侧肩胛棘上方近内侧缘的起始部压痛阳性；两侧肱骨外上髁远端 2cm 处压痛阳性；两侧膝内脂肪垫关节皱褶线的内侧压痛（+）。双膝压痛（+），无肿胀，活动不受限，行走活动步态正常。

辅助检查：风湿四项示 ESR 11mm/h，CRP 25.30mg/L。血常规显示：血小板 482.0×10^{9}/L。颈椎 DR 显示：颈椎病，部分钩椎小关节肥大增生。

从毒辨证分析：患者以“颈肩腰胯冷痛、实验室检查基本正常”为临床表现，符合纤维肌痛综合征的诊断标准。患者因年过五旬，本已肾虚，复感受风寒之邪，毒邪乘虚而入，蕴结于经络，致使颈部、四肢经脉受损，气血不通，故见颈部酸困、四肢冰凉不适；气血运行不畅，不能温养经脉，故见四肢怕风畏寒；结合舌淡、苔薄白，脉濡的舌脉之象，特制定诊疗方案如下。

诊断：中医诊断为痹病（风寒毒痹证）。

西医诊断为纤维肌痛综合征。

中医治疗

［**治则**］祛风攻毒，散寒通经。

［**方名**］祛风散寒攻毒汤加减。

［**处方**］紫苏叶 12.0　桂枝 11.0　制草乌 15.0 先煎2h
肉桂 13.0 后下　炙甘草 19.0　独活 16.0

海风藤 14.0　　苍术 18.0　　制川乌 17.0 先煎 2h

黑豆 55 颗　　黄酒 55mL　　蜂蜜 55mL

5 剂，混合，纳入蜂蜜水煎，第 1 次煎 15 分钟滤出，第 2 次煎 20 分钟滤出，第 3 次煎 25 分钟滤出，将 3 次滤出液与黄酒混合后，分 5 次（2 天）饭后温服。

中成药：盘龙七片，口服。

外治法：放血排毒、火针泄毒、熏洗排毒、外敷拔毒、推拿按摩、刮痧拔罐、痛点注射。

二诊（2017–10–29）：患者颈部肌肉酸痛减轻，双手、双肩、双膝关节冰凉、疼痛略有改善，纳可，眠差，大小便正常。在上方基础上，在上方基础上，除制川乌、制草乌、黑豆、黄酒、蜂蜜外，每味药再增加 10g，处方如下。

紫苏叶 22.0　　桂枝 21.0　　制草乌 15.0 先煎 2h

肉桂 23.0 后下　　炙甘草 29.0　　独活 26.0

海风藤 24.0　　苍术 28.0　　制川乌 17.0 先煎 2h

黑豆 55 颗　　黄酒 55mL　　蜂蜜 55mL

5 剂，用法同上。

其他治疗方法：中成药、外治法不变。

三诊（2017–11–04）：目前患者诉颈部活动较前灵活，颈部、双手、双肩、双膝关节冰凉、疼痛有所缓解，食纳、睡眠可，大小便正常。效不更方，除制川乌、制草乌、黑豆、黄酒、蜂蜜外，每味药再增加 10g，处方如下。

紫苏叶 32.0　　桂枝 31.0　　制草乌 15.0 先煎 2h

肉桂 33.0 后下　　炙甘草 39.0　　独活 36.0

海风藤 34.0　　苍术 38.0　　制川乌 17.0 先煎 2h

黑豆 55 颗　　黄酒 55mL　　蜂蜜 55mL

5 剂，用法同上。

其他治疗方法：中成药、外治法不变。

出院小结（2017–11–09）：住院 15 天，经用上述治疗方案以后，颈肩腰胯冷痛明显减轻，出院带上述中药 10 剂及盘龙七片，回家后服用 3 月余，诸症消失。随访 1 年病情未反复。

按语：FS 临床以中老年女性居多，更年期时期多发。据病因调查，女性多为气虚而受外邪所致，以产后保养不慎，感受风寒湿毒居多；而男性以汗后、酒后或久居潮湿寒冷之地，或较长时间骑摩托车、电动车感受风寒所致。故中医多将其归为“痹病”范畴。杨仓良主任医师认为本病虚为本，邪为标。本案患者年过五旬，已过更年期，肝肾亏虚，气血阴阳不平衡在所难免，风寒毒痹证由风毒及寒毒之邪所致，故治疗重在祛风散寒攻毒，佐以扶正。故应以祛风攻毒、散寒通经为大法；以中医天人相应观及中药归经理论为基础，以有毒中药为主，无毒中药为辅，以《周易》先天八卦的数字为剂量，从而形成八卦九宫阵形的祛风散寒攻毒汤加减进行对证治疗。故选制川乌、制草乌为主药、将药，两者皆属有毒之品。制草乌辛苦热有毒，以 5 数居巽位入胆经（肝与胆相表里），行祛风除湿、温经止痛之效；制川乌辛苦热有毒，以 7 数居艮位入胃经（脾与胃相表里），行祛风除湿、温经止痛之效。再选辛甘温之桂枝，以 1 数居乾位入大肠经（肺与大肠相表里），行发汗解肌、温通经脉、助阳化气之效；辛温之紫苏叶，以 2 数居兑位入肺经，行解表散寒、利气滞之效；辛甘热之肉桂，以 3 数居离位入心经，起补火助阳、引火归元、散寒止痛、温通经脉之效；辛苦微温之海风藤，以 4 数居震位入肝经，行祛风湿、通经络、止痹痛之效；辛苦微温之独活，以 6 数居坎位入肾经，行祛风除湿、通痹止痛之效；辛苦温之苍术，以 8 数居坤位入脾经，行燥湿健脾、祛风散寒之效；甘平之炙甘草，以 9 数居中宫位入十二经，行调和诸药、补中益气、补火温通经脉之效。以甘平之黑豆以 55 天地之数为剂量，行解乌头毒、药毒之效；以甘苦辛热有毒之黄酒为药引，以 55 天地之数为剂量，行能中能散、宣行药势、祛风、散寒利湿之效；再以甘平能解毒、调和诸药之蜂蜜，以 55 天地之数为剂量，行清热、补中、润燥、止痛之效。全方共奏祛风攻毒、散寒通经之功。同时通过剂量变换中的四个步骤，根据病情“制定方案，循序推进”。在初诊时，采用小剂量以“小试锋芒，投石探路”；二诊时，采用适中剂量以“兵戎相见，直捣巢穴”；三诊时，采用大剂量以“奋力搏击，祛邪务尽”；出院时，维持大剂量直至达到临床病情控制，服药达 3 月余，诸症全部消失时，即停止一切药物。在住院期间同时还配合使用含有毒中药的铁棒锤、川乌、草乌、竹根七、祖师麻、重楼的盘龙七片口服，以及放血排毒、火针泄毒、熏洗排毒、外敷拔毒、推拿按摩、刮痧拔罐、痛点注射等外治法治疗 2 月余，就达到了主症悉除，就达到了痊愈之目的。可见以毒攻毒为主的特色疗法对本病有确切的疗效。

（郑鹤阳）

第二十九节　从毒论治产后风湿病

产后风湿病，相似的病症见于中医古籍“产后中风”“产后身痛”“产后鸡爪风”等证，由风寒湿热毒邪所致，以肌肉关节疼痛、畏风、畏寒等症状为主，可引起关节骨质增生及骨性关节炎等病理损害，病因复杂，症状多变，顽固而难治，应以以毒攻毒为主的方法进行综合治疗才可收良功！

——杨仓良

产后风湿病（postpartum rheumastism，PR），又称产后痹，是指妇女分娩或人工流产后，因保养不当，感受风寒湿邪或七情刺激等，导致畏寒、肢冷、惧风，关节肌肉疼痛、酸楚，伴自汗或盗汗、精神抑郁或烦躁、失眠或多梦等症状的一种风湿性疾病。本病特点为临床症状重但实验室检查多正常，用镇痛消炎药多无效，中晚期多合并有严重骨质增生、骨性关节炎等病症，部分患者可以合并类风湿关节炎、强直性脊柱炎、系统性红斑狼疮等自身免疫性疾病。

一、从毒立论

中医古籍有“产后中风”“产后腰痛”“产后遍身疼痛”“产后鸡爪风”“蓐风”“蓐劳”“产后风”“产后风虚劳冷”“产后伤风”“产后伤寒”“产后痛风”“产后中风筋脉四肢挛急”的病名。现代医学无“产后风湿病”病名记载，然本病临床十分常见，中国老百姓常将妇女分娩后 1 个月的绝对禁忌保养期称为“坐月子”，将一百天的相对禁忌期称为“过百天”，此期间若保养不当，会留下“月子病”，其中主要为“产后风湿病”。杨仓良主任医师认为，本病主要临床症状是风湿病或综合征，但其病因主要为产后保养不当，故于 1995 年提出了“产后风湿病”的病名。根据 PR 由产后或人流术后，在百日内经历了大伤、大血、大汗、大劳后感受风寒湿热之毒邪，引起了诸症的发生，其病因病机皆为毒邪所致。且月子病具有无法医治，病情反复发作，缠绵难愈的“顽固性”；病因不清，复杂难辨的“疑难性”；累及全身及局部的“广泛性”；善行而数变，关节疼痛游走不定的“善变性”；临床表现多样，多为合邪致病的“兼夹性”。以上符合毒邪致病十条特征之五条，故将其归于“毒证”范畴，结合现代病因病机研究，提出了从毒论治产后风湿病的学术观点。

二、从毒审因

产后风湿病的病因和发病机制尚不清楚，由于西方无“坐月子”之说。中医很早就认为，本病与禀赋不足及风寒湿热毒邪侵入有关。杨仓良主任医师根据中医毒邪学说及现代医学研究认为，禀赋不足及气血亏虚是引起 RP 的内因，肾气损伤、瘀血内生是 RP 的病理基础，外感风寒湿热毒邪是 PR 发病的外因。

（一）禀赋不足及气血亏虚是引起 PR 的内因

西方人喜食肉食，没有“坐月子”的风俗习惯，具有体毛粗壮、骨节皮肤粗糙、毛孔粗大的身体特征，这是禀赋使然。而中国老百姓由于体质因素，妇女分娩后普遍需要“坐月子”。若在禀赋不足的基础上，经过分娩以后的劳伤，使体质虚上加虚，稍不注意即可引起产后风湿病。中医十分重视先天“禀赋”及后天“失养”在发病中的作用，如“风雨寒热不得虚，邪不能独伤人，卒染风暴雨而不病者，盖无虚，故邪不能独伤人”（《灵枢·百病始生》）。《妇科玉尺》亦曰：“产后真元损，气血空虚，故产后之

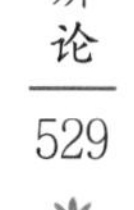

疾，必以大补气血为主，纵有他疾，亦以末治之；或欲去邪，必兼补益。”《妇人大全良方》曰：“夫产后中风、筋脉挛急者，是气血不足及脏腑俱虚，日月未满而早劳役，动伤腑脏；虚损未复，为风邪冷气初客于皮肤经络。”可见禀赋不足及气血亏虚是引起 PR 的内因。

（二）肾气损伤、瘀血内生是本病的病理基础

中医认为，冲为血海，任主胞胎，冲任二脉皆起于胞中，属于肾，女性的经、带、胎、产、乳均与肾有密切的关系。妇女分娩劳伤肾气，可引起肾虚，腰为肾之府，故易引起腰痛，说明肾气损伤亦为本病发病的病理基础。《傅青主女科》论产后腰痛：“由女人肾位系胞，腰为肾府，产后劳伤肾气，损动胞络，或虚未复而风乘之也。”《诸病源候论》论产后腰痛：“产后劳伤，肾气损动，胞络虚；未平复，而风冷客之，冷气乘腰者，则令腰痛也。”中医认为，气为血之帅，血为气之母。妇女产后血虚则气血乏源，气虚则推动无力，或因风寒所客，或因气滞而血行不畅，或因产后创伤，恶露不尽，血瘀遂成，瘀滞在经，阻塞不通，故瘀血当为本病的病理产物，若日久阻滞气血，亦成为致病因素。故《妇科玉尺》曰：“产后若瘀血不尽，流于遍身，则肢节作痛。”

（三）外感风寒湿热毒邪是引起 PR 发病的外因

育龄妇女在产后或人流术后百日内，由于机体在经历了大汗、大血、大劳、大伤之后，极度虚弱，气血不足，营卫空虚，外邪乘虚而入与体内瘀血痰浊互结，阻滞经络而发病。产妇感受潮湿、寒冷、风邪或暑热，致风、寒、湿、热外邪侵扰；或产后过早下地劳作，劳累过度；或产后过早行房室生活；或产后七情刺激，情志抑郁；或产后贪凉饮冷，内伤饮食；或产后复感他病，致外邪侵扰机体肌肉、关节及五脏六腑，若治疗不及时，百日一过，产伤愈合，胞宫复位，血脉闭合，瘀血痰浊互结，使邪气内闭，留于血脉之中，邪毒流注全身不能外泄，阻滞经络而成缠绵难愈之势，从而导致一系列 PR 病症的发生。如《妇人大全良方・产后门》曰：“产妇不避风寒，脱衣洗浴，或冷水洗濯。当时虽未觉大伤，盈月之后即成蓐劳。手脚及腰腿酸重冷痛，骨髓间飕飕如冷风吹，继有名医亦不能疗。”妇女分娩后因气血亏虚，肌表失固，易受外邪侵袭；或产后当风取凉，身劳多汗，风寒之邪趁虚入侵，影响气血的正常运行，说明风寒湿热外侵为本病发病的重要致病因素。

总之，外感毒邪在先天禀赋不足、气血亏虚、肾气损伤及瘀血内生的基础上而造成了本病的发生，许多学者以此理论为依据治疗本病取得了明显的临床疗效，证明从毒论治本病有一定实践基础。

三、从毒辨证

杨仓良主任医师提出对所有风湿病（痹证）辨证，皆要抓住“毒”这个核心，首先进行辨病，用现代医学的诊断标准分辨出所属病种，然后用中医“八毒辨证法”进行辨证，分辨出风、寒、湿、热、燥、痰、瘀、虚等毒证的不同病性特点，为论治打下基础。产后风湿病属于广义毒邪所致毒证，可因病因病机不同产生不同的毒痹证。据临床所见，本病用“八毒辨证法”分辨出早期以“风毒痹阻证”居多，“寒毒痹阻证”次之，“湿毒痹阻证”再次之，“热毒痹阻证”“燥毒痹阻证”较少；中期以“痰毒痹阻证”较多，“瘀毒痹阻证”次之；晚期以“气虚毒痹证”居多，“血虚毒痹证”次之，“阴虚毒痹证”再次之，“阳虚毒痹证”较少，而且以合邪致病居多，并会因侵犯脏腑不同，而产生若干兼证。具体如下。

（一）风毒痹阻证

症见肢体肌肉、关节游走性窜痛，恶风，多汗，舌质淡白，苔薄白或腻，脉浮。

（二）寒毒痹阻证

症见肢体肌肉、关节冷痛，畏寒，喜暖，肢凉，无汗，苔白，脉弦紧。

（三）湿毒痹阻证

症见肢体肌肉、关节酸痛，痛有定处，晨僵，或有汗，身上潮湿，肢体沉重，舌体胖，苔白腻，脉濡或缓。

（四）热毒痹阻证或内热外寒型（寒包火）

症见肢体肌肉、关节热痛或烧痛，或肌肤发热，或肌肤发凉，喜热，失眠，多梦，心烦易怒，口渴，便干，舌质红，苔黄厚，脉数或滑数。

（五）痰毒痹阻证

症见肢体肌肉、关节顽麻疼痛，有结节或包块，或骨赘形成，关节僵硬变形、难以屈伸，胸闷痰多，舌质胖大，苔厚腻，脉滑。

（六）瘀毒痹阻证

症见肢体肌肉、关节刺痛，固定不移，骨赘形成，难以屈伸，肌肤麻木不仁，面色黧黑，舌质紫暗或有瘀斑，苔黄，脉涩。

（七）气虚毒痹证

症见头晕乏力，心悸，自汗，四肢或腰膝酸软无力，倦怠懒言，舌淡，苔薄白，

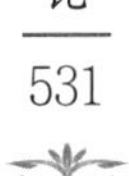

脉虚弱无力。

（八）血虚毒痹证

症见关节肌肉、疼痛无力，劳累后加重，肢体麻木，肌肉萎缩，骨质增生，屈伸受限，头晕目眩，面色无华，女子月经量少，舌淡，苔白，脉细弱。

（九）阴虚毒痹证

症见肢体肌肉、关节疼痛、僵硬，肌肤酸楚或不仁，虚烦不寐，眼鼻干燥，口干不欲饮，五心烦热，潮热盗汗，下午尤甚，舌红，无苔，脉细数。

（十）阳虚毒痹证

症见关节冷痛，畏寒肢冷，腰膝酸软无力，手足不温，面色皖白，形寒喜暖，上午尤甚，动则益甚，舌质淡胖嫩，苔白腻，脉沉细无力。

除以上十证外，产后风湿病往往合邪致病，还有风寒、风湿、湿热等复合病证，也有寒热错杂、痰瘀互结，以及气阴两虚等复杂病证，临床可分证型而寻找主因以论治。

四、从毒论治

产后风湿病属于广义毒邪所致毒证，临床有“风毒、寒毒、湿毒、热毒（寒包火）、痰毒、瘀毒、气虚毒、血虚毒、阴虚毒、阳虚毒”等之分。杨仓良主任医师提出对其治疗要在辨证分型基础上进行量毒施治，并根据“毒者攻之”“热者寒之”“寒者热之”“湿者利之”“风者祛之”“痰者化之”“瘀者逐之”“虚者补之”的原则进行有的放矢的治疗，才能获事半功倍之效。本病属于较难治疗的常见风湿病，除辨证使用以下方药外，还要配合中成药，以及针灸等中医外治法“杂合以治”，才能取得最佳疗效。

（一）风毒痹阻证

［**治则**］祛毒解表，散风通络，以产后祛风排毒汤治之。

（二）寒毒痹阻证

［**治则**］温经散寒、攻毒通络，以产后散寒排毒汤加减治之。

（三）湿毒痹阻盛

［**治则**］利湿消肿，攻毒通络，以产后利湿排毒汤加减治之。

（四）热毒痹阻证或内热外寒型（寒包火）

［**治则**］清热解毒，宣痹通络，止痛除痹，以产后清热排毒汤加减治之。

（五）痰毒痹阻证

［**治则**］化痰通络，攻毒散结，以产后化痰排毒汤治之。

（六）瘀毒痹阻证

［**治则**］活血化瘀，制毒通经，以产后逐瘀排攻毒汤治之。

（七）气虚毒痹证

［**治则**］补气攻毒，调和营卫，以产后补气排毒汤治之。

（八）血虚毒痹证

［**治则**］补血活血，攻毒通络，以产后活血排毒汤治之。

（九）阴虚毒痹证

［**治则**］滋阴攻毒，清热润燥，以产后滋阴排毒汤治之。

（十）阳虚毒痹证

［**治则**］温阳散寒，攻毒通络，止痛除痹，以产后温阳排毒汤加减治之。

五、杂合以治

（一）成药攻毒

1. 盘龙七片： 含有铁棒锤、川乌、草乌、竹根七、祖师麻、重楼六味有毒中药，有以毒攻毒之效。口服，3 ～ 4 片 / 次，3 次 / 日。适宜于寒、瘀、痰毒痹阻型产后风湿病。

2. 痹祺胶囊： 含有马钱子粉、地龙等有毒中药，有以毒攻毒之效。口服，4 粒 / 次，2 ～ 3 次 / 日。适宜于热、瘀、阴虚及寒热错杂型产后风湿病。

（二）火针泄毒

参见本章“第一节　从毒论治类风湿关节炎”相关内容。

（三）熏洗排毒

细辛 10.0g，升麻、柴胡、当归各 15.0g，路路通 30.0g，花椒 12.0g，透骨草、藿香、青风藤各 21.0g，水煎，外洗患处。

（四）熏蒸排毒

处方同上，水煎后熏蒸全身，蒸后避风一日，自汗者忌用。

（五）刮痧拔罐

沿脊柱及膀胱经、痛点刮痧拔罐。

（六）穴位埋线

足三里（双）、三阴交（双）、外关（双）、风市（双）、肺腧（双）进行穴位埋线。20 ～ 25 日进行 1 次，5 次为 1 个疗程。

六、毒疗验案

利湿攻毒、通经泄水法治疗产后风湿病案

黄某某：女，32 岁，2020 年 5 月 18 日初诊。

主诉：产后关节、肌肉疼痛 2 个月。

现病史：患者于 2020 年 3 月引产后受风、受凉出现全身肌肉酸痛，双手、双肩、双肘、双膝冰凉，遇风、遇冷水及天气变化时加重，遂至贺兰县某医院就诊，诊断为“产后风湿病”，给予中药汤剂调服，但症状未见改善，怕冷症状加重，遂于今日就诊于我院。患者自发病以来，双下肢沉重无力，纳差，夜寐欠安，大小便正常。

既往史：无特殊病史。

体格检查：双上肢、后背、双下肢肌肉压痛，双手僵硬，双膝下蹲略受限。舌体胖，苔白腻，脉濡。

辅助检查：风湿四项示 ASO 304.5IU/mL。

从毒辨证分析：患者以“产后关节、肌肉疼痛、实验室检查多正常”为主要临床表现，符合产后风湿病诊断。患者引产后正气虚弱，气血不足，营卫空虚，加之引产损伤胞宫，致五脏六腑虚损，外邪乘虚而入，阻滞经络，痹阻关节、肌肉，引起全身肌肉酸痛、关节僵硬；因邪侵肌表及关节，未入血脉，未引起免疫功能改变，故实验室检查多正常。结合舌体胖、苔白腻、脉濡舌脉之象，特制定诊疗方案如下。

诊断：中医诊断为产后痹（湿毒痹阻型）。

西医诊断为产后风湿病。

中医治疗

［**治则**］利湿消肿，攻毒通络。

［**方名**］产后利湿排毒汤加减。

［**处方**］半边莲 12.0　威灵仙 11.0　桑枝 15.0
茯苓 13.0　生甘草 19.0　绵萆薢 16.0
蚕沙 14.0　汉防己 18.0　青风藤 17.0
黄酒 55mL　蜂蜜 55mL

5 剂，混合，纳入蜂蜜水煎，第 1 次煎 15 分钟滤出，第 2 次煎 20 分钟滤出，第 3

次煎25分钟滤出，将3次滤出液与黄酒混合后，分5次（2天）饭后温服。

中成药：盘龙七片口服。

外治法：火针泄毒、熏洗排毒、熏蒸排毒、刮痧拔罐、穴位埋线。

二诊（2020-05-24）：患者病情好转，仍有肌肉冷痛，手指关节疼痛，双肘、双膝冰凉。在上方基础上，黄酒、蜂蜜不变，余药每味各增加10g，处方如下。

半边莲22.0	威灵仙21.0	桑枝25.0
茯苓23.0	生甘草29.0	绵萆薢26.0
蚕沙24.0	汉防己28.0	青风藤27.0
黄酒55mL	蜂蜜55mL	

5剂，用法同上。

其他治疗方法：中成药及外治法不变。

三诊（2020-05-30）：患者全身肌肉疼痛较前好转，寐安，情绪好转。在上方基础上，黄酒、蜂蜜不变，余药每味再各增加10g，处方如下。

半边莲32.0	威灵仙31.0	桑枝35.0
茯苓33.0	生甘草39.0	绵萆薢36.0
蚕沙34.0	汉防己38.0	青风藤37.0
黄酒55mL	蜂蜜55mL	

5剂，用法同上。

其他治疗方法：中成药及外治法不变。

出院小结（2020-06-04）：住院17天，经用上述治疗方案后，关节，肌肉疼痛明显减轻，出院带上述中药10剂及盘龙七片，回家后服用3月余，诸症消失。随访1年病情未反复。

按语：本病症中医早有记载，现代中医对本病的命名比较混乱，经统计有29种之多，门诊亦十分常见，而现代医学无此病名，可见现代医学对其未予重视。中医诊疗无定方，多以辨证治疗为主，但疗效很不稳定。杨仓良主任医师自20世纪90年代即已从事本病的研究，研制出四种院内制剂，证明有一定疗效。在临床治疗上，其主张以辨证施治为基础，辅以其他疗法杂合以治，疗效较好。本案以湿毒邪偏盛，由湿毒之邪所致，属湿毒痹阻证，故应以祛湿排毒、止痛通络为大法；以中医天人相应观及中药归经理论为基础，以有毒中药为主，无毒中药为辅，以《周易》先天八卦的数字为剂量，从而形成八卦九宫阵形的产后利湿排毒汤进行对证治疗。故选半边莲、威灵仙、汉防己、青风藤为主药、将药，四者皆属有毒之品，半边莲辛微寒有毒，以2数居兑位入肺经，行利水消肿、清热解毒之效；威灵仙辛咸温有毒，以1数居离位入大肠经（肺与大肠相表里），行祛风湿、通经络之效；汉防己辛甘微温有小毒，以8数居坤位入脾经，行祛风散湿、利尿消肿、行气止痛之效；青风藤苦辛平有小毒，以7数居艮位入胃经（脾与胃相表里），行祛风湿、通经络之效。甘淡平之茯苓，以3数居离位入心经，行健脾补中、利水渗湿之效；甘辛温之蚕沙，以4数居震位入肝经，行祛风除湿、和胃化浊之效；选微苦平之桑枝，以5数居巽位入胆经（肝与胆相表里），行祛风除湿、通经活络之效；苦平之绵萆薢，以6数居坎位入肾经，起利湿去浊、祛风除痹之效；甘平之生甘草，以9数居中宫位入十二经，行补中益气、泻火解毒、调和药性之效。以甘苦辛热之黄酒为药引，以55天地之数为剂量，行能中能散、宣行药势、祛风、散寒利湿之效；再以甘平能解毒、调和诸药之蜂蜜，以55天地之数为剂量，行清热、补中、润燥、止痛之效。全方共奏祛湿排毒、止痛通络之功。同时通过剂量变换中的四个步骤，根据病情“制定方案，循序推进”。在初诊时，采用小剂量以“小试锋芒，投石探路”；二诊时，采用适中剂量以“兵戎相见，直捣巢穴”；三诊时，采用大剂量以“奋力搏击，祛邪务尽”；出院时，维持大剂量直至达到临床病情控制服药达3月余，诸症全部消失时，即停止一切药物。在住院期间同时还配合使用含有毒中药的铁棒锤、川乌、草乌、竹根七、祖师麻、重楼的盘龙七片口服，以及火针泄毒、熏洗排毒、熏蒸排毒、刮痧拔罐、穴位埋线等外治法，治疗3月余，就达到了主症悉除、逐渐痊愈之目的。

（杨佳睿）

第三十节　从毒论治风湿寒性关节痛

风湿寒性关节痛，相似的病症中医见于“痹证”“风湿”“老寒腿”等病证，由风寒湿毒邪所致，可使关节疼痛、活动受限和骨赘生成，病因复杂而难治，需用攻毒疗法为主的方法进行治疗，才可收良功。

——杨仓良

风湿寒性关节痛（arthralgia wind-damp-cold，AWDC）是指感受风湿寒邪引起的以肌肉、关节疼痛为主要表现的疾病。现代医学中无此病名，但本病的患病率很高，是临床很常见的风湿病。据流行病学调查，本病的患病率占13.19%～53%，故中国中西医结合学会风湿类疾病专家委员会于1989年首先提出此病名，并于1997年首次收载于《中国中西医结合实用风湿病学》一书中，得到中西医结合风湿病学者的广泛认可。根据其发病特点及表现，似与产后风湿病、纤维肌痛综合征、良性关节痛、慢性腰肌劳损等病症相近。

一、从毒立论

风湿寒性关节痛在中医文献中无相似病名，相似的证候见于“痹证”“腰腿痛”“老寒腿”“产后风”等病症。杨仓良主任医师以毒邪学说为理论依据，提出从毒论治 AWDC 的学术观点，认为 AWDC 的一切生理病理异常反应均属于“邪毒”，这种“邪毒”有一定的毒力和损害性。现代医学检查：血沉多数正常，少数稍快；X 线检查可有骨质增生等生理病理变化。同时，本病具有以下特征：缠绵难愈，反复发作，无特效药物治疗的“顽固性”；病因不清，病机不详的“疑难性”；病理损害可累及全身肌肉及大小关节的“广泛性”；关节疼痛有游走性，病情易于变化及传变的“善变性”；临床表现的多样性、复杂性，多为合邪致病的“兼夹性”；有些证型疼痛比较剧烈，发展较快的“剧烈性”。以上符合毒邪致病特征十条之六条，属于毒证的范畴。故杨仓良主任医师将本病归于毒邪致病范畴，提出从毒论治风湿寒性关节痛的学术观点。

二、从毒审因

风湿寒性关节痛的病因和发病机制尚不清楚，目前认为主要与环境因素有关，中医很早将本病归于“痹证”“风湿”的范畴。本病是在人体虚弱，阳气卫外不固的基础上，风寒湿毒邪乘虚而入，流于经络、肌肉、关节，导致气血阻滞，痹阻血脉，引起疼痛、酸麻、沉重、屈伸不利等症。杨仓良主任医师根据中医毒邪学说及现代医学研究认为，禀赋不足是引起 AWDC 的内在因素，风寒湿毒邪入侵是引起 AWDC 的先决条件，痰瘀虚毒内生是 AWDC 发病的病理基础。

（一）禀赋不足是引起 AWDC 的内在因素

禀赋即先天之正气，“正气”不足可以引起所有疾病，而风湿痹证亦不例外。如《素问·刺法论》说：“黄帝曰：余闻五疫之至，皆相染易，无问大小，病状相似，不施救疗，如何可得不相移者？岐伯曰：正气存内，邪不可干，避其毒气”“邪之所凑，其气必虚。”《灵枢·百病始生》说：“风雨寒热不得虚，邪不能独伤人，卒染风暴雨而不病者，盖无虚，故邪不能独伤人。”人体患病是“虚邪贼风”所致，禀赋不足作为虚的内因，环境因素中的外来毒邪如风寒湿邪乘虚而入，外因通过内因作用于机体从而导致了本病的发生。临床我们常发现许多患者发病前多有久病体虚，或汗后受风，或手术后失养，或产后保养不当等的病史，证明风湿寒性关节痛是在机体虚弱的基础上而发病。

（二）风寒湿毒邪入侵是引起 AWDC 的先决条件

中医很早将本病归于痹证范畴，认为与风寒湿外邪入侵有关。如《素问·痹论》云：“所谓痹者，各从其时重感于风寒湿之气也”“不与风寒湿气合，故不为痹。”可见《黄帝内经》将风寒湿邪的外侵当作唯一病因加以阐述。汉代张仲景《金匮要略》则将痹证分为历节、血痹、风湿。唐代孙思邈则认为历节是由热毒、风毒所致，“热毒流于四肢，历节肿痛”，“夫历节风着人……此是风之毒害者也”。唐代王焘在《外台秘要》

中更明确地指出“白虎病者，大都是风寒暑湿之毒，因虚所致”。说明中医前辈早就认识到毒邪在本病发病中起重要作用，现代流行病学调查也证明此病与风寒湿之邪有关。如国外学者调查本病的病因，认为主要是气候因素，其中比寒更有影响的是湿度。我国有人调查200例风湿寒性关节痛，证明外感风寒及潮湿诱发本病占47%。风寒湿之邪乘虚犯于机体，或风寒湿邪郁于机体日久化热，均可致血脉痹阻，或血脉挛缩，或煎灼津血，使关节经络血行不畅，成毒成瘀，致气血不通，不通则痛。故谓风寒湿之毒邪是引起风湿寒性关节痛的先决条件。有学者将风湿寒性关节痛的病因、病机总结为：居住环境潮湿或高寒地区、夜间露宿；夏日冷饮汗闭、发热下水、高热冰敷；过劳贪凉，劳累、劳伤，电扇空调纳凉，汗出受风；酒后受风受寒、寒冬薄衣、冬天户外销售等因素。机体感受风寒湿刺激后引起微循环障碍，并出现渗出性炎症，血液黏度增加，纤维蛋白原含量增多，红细胞电泳时间延长等，进而导致血流阻力增大，血流速度缓慢；还伴有组织非特异性炎症，如炎性细胞浸润，局部的炎性反应，血小板凝集释放炎症趋化因子等。

（三）痰瘀虚毒内生是AWDC发病的病理基础

风寒湿邪夹毒气侵犯肢体的关节、经络、骨骼后，导致风湿寒性关节痛的发生，又必有两种因素的存在及参与，即正气虚损和内毒由生。中医学认为，所有疾病的发生，均是正与邪相争的结果，“正气存内，邪不可干”，“邪之所凑，其气必虚”，风湿寒性关节痛的发生亦不例外。《灵枢·百病始生》提出：“风雨寒热不得虚，邪不能独伤人，卒逢疾风暴雨而不病者，盖无虚，故邪不能独伤人。”《济生方·痹》亦提出：“皆因体虚，腠理空疏，受风寒湿气而成痹也。”清代喻昌《医门法律·中风》曰：“风寒湿三气之邪，每借人胸中痰为相援。”正气本虚，疾病始发前已因禀赋不足（先天遗传），或劳逸过度，或汗后、病后、产后体虚等，导致机体正气不足。一种情况，风寒湿毒邪乘虚进入人体后，必然对机体相关系统造成损害，毒邪首先进入经络系统，导致经络气血运行不畅，毒邪充斥日久，寒凝津为痰，湿停聚为痰，气血凝滞，运行不畅，停聚为瘀，久之毒由内生，使痰瘀毒虚互结，而造成经络“不通”，产生“不通则痛”的病理结果。而另一种情况，则因为毒邪导致气血运行失常和脏腑功能失调，体内生理病理产物不能及时排出体外，以致蓄积停滞过多而变生痰瘀之邪。凡此种种皆可称之为内生之毒邪。可见痰浊瘀血既是病因，也是病理产物。经络血脉骨骼中痰凝、血瘀、毒盛、正虚相须为患，胶结难解，着于骨骼，闭阻经络，遂致关节疼痛、肢体僵硬、麻木不仁，甚至组织结构发生增生异常，加重风湿寒性关节痛的程度。此现象已得到动物实验证实，寒冷刺激可使动物的细动脉暂时出现收缩，局部血流产生Sigma效应；随着风寒湿的继续刺激，局部血液循环出现逆转现象，使局部微血管扩张，产生一时的限制性散热和复温反应；随即组织cAMP下降，微循环障碍，从而局部血液微观流变性能改变，使致痛物质、炎性介质释放，组织发生炎症、水肿、缺血等病理变化，导致组织的代谢障碍、功能减弱，并通过血液流变性能和微量元素的变化影响全身。有学者临床证实，本类患者有 81% 出现Ⅱ或Ⅰ度障碍，给予动物以风、寒、湿刺激，另加体力负荷，也发现血中冷凝蛋白（CIP）增多，继而谷胱甘肽过氧化物酶减少，脂质过氧化物增多，蛋白多糖的代谢物——单糖：a- 甘露糖、β－乙酰氨基半乳糖、β 半乳糖增多，推测风、寒、湿、体力负荷已经引起了蛋白多糖的降解与释放。引起关节疼痛的可能机理为：风、寒、湿、体力负荷协同作用，能引起血浆 CIP 增多，影响血液流变性能并能刺激外周血管收缩、舒张，导致外周组织类似缺血再灌注损伤形成；缺血再灌注损伤形成将产生自由基，抑制自由基清除系统，使机体发生脂质过氧化反应；自由基能促进关节滑膜、软骨基质中蛋白多糖的降解和释放，从而导致关节疼痛及功能障碍。

总之，风寒湿邪在禀赋不足的基础上，机体发生了微循环障碍，致痛物质、炎性介质释放，组织发生炎症、水肿、缺血等病理变化，从而造成了本病的发生。这些内部产生的病理变化或代谢产物可视为中医邪毒因素。

三、从毒辨证

杨仓良主任医师提出对所有风湿病（痹证）辨证，皆要抓住“毒”这个核心，首先进行辨病，用现代医学的诊断标准分辨出所属病种，然后用中医“八毒辨证法”进行辨证，分辨出风、寒、湿、热、燥、痰、瘀、虚等毒证的不同病性特点，为论治打下基础。风湿寒性关节痛属于广义毒邪所致毒证，可因病因病机不同产生不同的毒痹证。据临床所见，本病用“八毒辨证法”分辨出早期以“湿毒痹阻证”居多，“风毒痹阻证”次之，“寒毒痹阻证”再次之，“风湿毒痹证“燥毒痹阻证”较少；中期以“痰毒痹阻证”较多，“瘀毒痹阻证”次之；晚期以“阳虚毒痹证”居多，而且以合邪致病居多，并会因侵犯脏腑不同，而产生若干兼证。具体如下。

（一）湿毒痹阻证

症见肢体肌肉、关节酸痛，肿胀，痛有定处，晨僵，舌体胖，苔白腻，脉濡或缓。

（二）风毒痹阻证

症见肢体肌肉、关节游走性窜痛，恶风，舌质淡白，苔薄白或腻，脉浮。

（三）寒毒痹阻证

症见肢体肌肉、关节冷痛，畏寒，喜暖，肢凉，苔白，脉弦紧。

（四）风湿毒痹证

症见肌肉、关节游走窜痛、沉重，遇刮风下雨及接触冷水病情加重，舌质淡红，

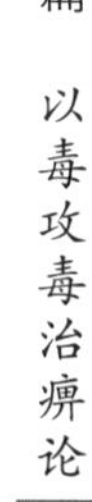

苔微黄腻，脉浮缓。

（五）寒湿毒痹证

症见肌肉、关节发凉、疼痛固定、沉重、僵硬，活动困难，遇冷或阴雨天加重，甚至瘫痪，舌质淡，苔滑或白腻，脉沉缓或沉紧。

（六）痰毒痹阻证

症见肢体肌肉、关节顽麻肿胀，有结节或包块，关节僵硬变形、难以屈伸，胸闷痰多，舌质胖大，苔厚腻，脉滑。

（七）瘀毒痹阻证

症见肌肉、关节麻木刺痛，固定不移，关节并发骨质增生，僵硬变形、难以屈伸，肌肤麻木不仁，皮肤青黑，活动后加重，关节有摩擦音，舌质紫暗或有瘀斑，脉细弱或结代。

（八）阳虚毒痹证

症见关节冷痛、肿胀，畏寒肢冷，腰膝酸软无力，关节并发骨质增生，手足不温，面色皖白，形寒喜暖，上午尤甚，动则益甚，舌质淡胖嫩，苔白腻，脉沉细无力。

除以上八证外，风湿寒性关节痛往往合邪致病，还有风寒、风湿、湿热等合证，也有寒热错杂、痰瘀互结、气阴两虚等复合病证，临床可分证型而寻找主因以论治。

四、从毒论治

风湿寒性关节痛属于广义毒邪所致毒证，临床有“风毒、寒毒、湿毒、风湿毒、寒湿毒、痰毒、瘀毒、阳虚毒”等之分。杨仓良主任医师提出对其治疗要在辨证分型基础上进行量毒施治，并根据“毒者攻之”“热者寒之”“寒者热之”“湿者利之”“风者祛之”“痰者化之”“瘀者逐之”“虚者补之”的原则进行有的放矢的治疗，才能获事半功倍之效。本病属于较难治疗的常见风湿病，除辨证使用以下方药外，还要配合中成药以及针灸等中医外治法“杂合以治”，才能取得最佳疗效。

（一）风毒痹阻证

［**治则**］祛风攻毒，解表通络，以祛风攻毒汤加减治之。

［**处方**］细辛 12.0　荆芥 11.0　桑枝 15.o
威灵仙 13.0　生甘草 19.0　追地风 16.0
海风藤 14.0　防风 18.0　青风藤 17.0
黄酒 55mL　蜂蜜 55mL　水煎服

［**加减变化**］由于本病为毒邪所致疾病，病理机制为风毒亢盛，经络痹阻，以祛风

攻毒汤为主，且本病非自身免疫性疾病，故用防风易昆明山海棠，其他不变。

（二）寒毒痹阻证

［**治则**］温经散寒，攻毒通络，以散寒攻毒汤加减治之。

［**处方**］桂枝 12.0　　透骨草 11.0　　松节 15.0
制川乌 13.0 先煎 2h　　炙甘草 19.0　　羌活 16.0
制草乌 14.0 先煎 2h　　葛根 18.0　　苍术 17.0
黑豆 55 颗　　黄酒 55mL　　蜂蜜 55mL　水煎服

［**加减变化**］由于本病为毒邪所致疾病，病理机制为寒毒亢盛，经络痹阻，故使用散寒攻毒汤，且并非免疫性疾病，故用苍术易昆明山海棠，他药不变。

（三）湿毒痹阻证

［**治则**］利湿消肿，攻毒通络，以利湿攻毒汤加减治之。

［**处方**］半边莲 12.0　　制商陆 11.0　　绵萆薢 15.0
茯苓 13.0　　大枣 19 枚　　汉防己 16.0
蚕沙 14.0　　佩兰 18.0　　薏苡仁 17.0
黄酒 55mL　　蜂蜜 55mL　水煎服

［**加减变化**］由于本病为毒邪所致疾病，病理机制为湿毒亢盛，经络痹阻，以利湿攻毒汤为主，且并非免疫性疾病，故用薏苡仁易昆明山海棠，其他不变。

（四）风湿毒痹证

［**治则**］祛风除湿，泄毒通络，以祛风除湿攻毒汤加减治之。

（五）寒湿毒痹证

［**治则**］解表散寒，除湿止痛，攻毒除痹，以散寒除湿攻毒汤加减治之。

（六）痰毒痹阻证

［**治则**］化痰攻毒，通络散结，以化痰攻毒汤加减治之。

［**处方**］僵蚕 12.0　　清半夏 11.0　　赤芍 15.0
半边莲 13.0　　远志 19.0　　汉防己 16.0
白附子 14.0　　胆南星 18.0　　干姜 17.0
黄酒 55mL　　蜂蜜 55mL　水煎服

［**加减变化**］由于本病为毒邪所致疾病，病理机制为痰毒亢盛，经络痹阻，以化痰攻毒汤为主，因本病非自身免疫性疾病，故用汉防己易雷公藤，他药不变。

（七）瘀毒痹阻证

［**治则**］活血化瘀，制毒通经，以逐瘀攻毒汤加减治之。

［**处方**］祖师麻 12.0　桃仁 11.0　川芎 15.0
红花 13.0　路路通 19.0　川牛膝 16.0
姜黄 14.0　鸡血藤 18.0　地龙 17.0
土鳖虫 4.0 研末冲服　黄酒 55mL　蜂蜜 55mL　水煎服

［**加减变化**］由于本病为毒邪所致疾病，病理机制为瘀毒亢盛，经络痹阻，以逐瘀攻毒汤为主，因本病非自身免疫性疾病，故用川牛膝易雷公藤，其他不变。

（八）阳虚毒证

［**治则**］温阳散寒，攻毒通络，止痛除痹，以温阳攻毒汤治之。

除以上六毒八证外，热毒证、阴虚证、气虚证临床比较少见，故不再赘述。临床可根据情况分证型而寻找主因以论治。

五、杂合以治

（一）成药攻毒

1. 盘龙七片：含有铁棒锤、川乌、草乌、竹根七、祖师麻、重楼六味有毒中药，有以毒攻毒之效。口服，3 ～ 4 片 / 次，3 次 / 日。适宜于寒、瘀、痰毒痹阻型风湿寒性关节痛。

2. 痹祺胶囊：含有马钱子粉、地龙等有毒中药，有以毒攻毒之效。口服，4 粒 / 次，2 ～ 3 次 / 日。适宜于瘀毒痹阻型及寒热错杂型风湿寒性关节痛。

3. 正清风痛宁片：含有小毒之青风藤，2 ～ 3 片 / 次，3 次 / 日。

（二）火针泄毒

参见本章“第一节　从毒论治类风湿关节炎”相关内容。

（三）熏洗排毒

细辛 10.0g，升麻、柴胡、当归各 15.0g，路路通 30.0g，花椒 12.0g，透骨草、藿香、青风藤各 21.0g，水煎，外洗患处。

（四）熏蒸排毒

处方同上，水煎后熏蒸全身，蒸后避风一日，自汗者忌用。

（五）刮痧拔罐

沿脊柱及膀胱经、痛点刮痧拔罐。

（六）穴位埋线

足三里（双）、三阴交（双）、外关（双）、风市（双）、肺腧（双）进行穴位埋线。20～25日进行1次，5次为1个疗程。

六、毒疗验案

散寒攻毒、祛风除湿法治疗风湿寒性关节痛案

赵某：女，49岁，2017年5月22日初诊。

主诉：多关节疼痛冰凉1年余，加重1周。

现病史：患者1年前因工作长期在潮湿阴冷地方工作，感受风寒侵袭后逐渐出现颈部、双肩、腰背部、双膝等多关节酸困疼痛不适，自行在药店购买麝香壮骨膏、双氯芬酸及附近推拿店按摩，症状稍有缓解。近期因工作繁忙劳累致使上述症状加重，就诊时患者感颈部、双肩、腰背部、左胯、双膝关节冷痛，双肩冰凉不适、活动受限，弯腰、翻身困难，蹲起欠灵活，遇热痛减，四肢末端冰凉，怕冷，胸闷，心慌，气短，乏力，纳可，眠欠安，舌淡，苔白滑，脉弦紧。

既往史：既往体健。

体格检查：脊柱生理弯曲度存在，无畸形。双肩压痛（+），外展、上举轻度受限；颈部棘突及棘旁压痛（+），颈肌紧张，臂丛牵拉试验（+）；腰部棘突及棘旁压痛（+），腰肌紧张，左侧直腿抬高试验（+）；左胯压痛（+），双侧“4”字试验（–）；双膝髌骨两侧压痛（+），抽屉试验（–），浮髌试验（–）。

辅助检查：肝功能示ALT 43U/L，AST 43U/L；血脂TG 2.07mmol/L；风湿四项未见异常。腰椎CT显示腰椎骨质增生，以腰2—3及腰5—骶1椎体边缘增生明显，并“唇样”变，腰4—5及腰5—骶1椎间隙层面软组织突出于相邻椎体后缘，硬膜囊受压，双侧椎间孔变小，骶1椎体右侧缘形成横突与骶2椎体右侧缘形成假关节，椎后小关节未见明显异常。颈椎DR示：颈椎生理曲线稍直，椎列连续；颈椎4—5椎体缘见轻度唇状骨质增生影，后缘较显著，部分突入椎间孔；侧位：颈5—6及颈6—7椎间隙变窄，双侧钩突关节肥大，各附件形态、大小正常，软组织未见明显异常。心电图示：窦性心动过缓，T波改变（V_2～V_4低平）。

从毒辨证分析：患者以“关节疼痛、冰凉、活动受限，实验室检查多正常，X线检查示多处骨质增生”为主要临床表现，符合风湿寒性关节痛诊断。女性患者长期遭受风寒湿邪的侵袭，使毒邪痹阻关节经络气血，而致关节疼痛，活动受限；寒为阴邪，故关节冰凉；寒邪侵袭日久，毒邪刺激使全身多关节骨质异常增生；寒易伤阳气，痹阻心胸，故胸闷、气短、乏力。结合中医四诊特制定诊疗方案如下。

诊断：中医诊断为痹病（寒毒痹阻证）。

西医诊断为风湿寒性关节痛。

中医治疗

［**治则**］散寒攻毒，祛风除湿。

［**方名**］祛风散寒攻毒汤加减。

［**处方**］紫苏叶 12.0　桂枝 11.0　制草乌 15.0 先煎2h

肉桂 13.0 后下　炙甘草 19.0　独活 16.0

海风藤 14.0　苍术 18.0　制川乌 17.0 先煎2h

黑豆 55 颗　黄酒 55mL　蜂蜜 55mL

5 剂，混合，纳入蜂蜜水煎，第 1 次煎 15 分钟滤出，第 2 次煎 20 分钟滤出，第 3 次煎 25 分钟滤出，将 3 次滤出液与黄酒混合后，分 5 次（2 天）饭后温服，覆衣被微出汗。

中成药：盘龙七片口服。

外治法：火针泄毒、熏洗排毒、熏蒸排毒、刮痧拔罐、穴位埋线。

二诊（2017–05–27）：患者自诉颈部、双肩、腰背部、左胯、双膝关节冷痛减轻，仍感四肢末端冰凉，怕冷，胸闷、心慌、气短、乏力减轻，纳可，眠欠安，二便调。中药处方在上方基础上除制川乌、制草乌、黑豆、黄酒、蜂蜜外，余药每味再增加 10g，处方如下。

紫苏叶 22.0　桂枝 21.0　制草乌 15.0 先煎2h

肉桂 23.0 后下　炙甘草 29.0　独活 26.0

海风藤 24.0　苍术 28.0　制川乌 17.0 先煎2h

黑豆 55 颗　黄酒 55mL　蜂蜜 55mL

5 剂，用法同上。

其他治疗方法：中成药、外治法不变。

三诊（2017–06–01）：患者感颈部、双肩、腰背部、左胯、双膝关节冷痛减轻，活动较前灵活，四肢末端渐感温热，纳可，眠欠安，二便调。效不更方，中药处方在上方基础上除制川乌、制草乌、黑豆、黄酒、蜂蜜外，余药每味再增加 10g，处方如下。

紫苏叶 32.0　桂枝 31.0　制草乌 15.0 先煎2h

肉桂 33.0 后下　炙甘草 39.0　独活 36.0

海风藤 34.0　苍术 38.0　制川乌 17.0 先煎2h

黑豆 55 颗　黄酒 55mL　蜂蜜 55mL

5 剂，用法同上。

其他治疗方法：中成药、外治法不变。

出院小结（2017–06–06）：住院 14 天，经用上述治疗方案后，关节疼痛、冰凉、活动受限明显减轻，出院带上述中药 10 剂及盘龙七片，回家后服用 3 月余，诸症消失。随访 1 年病情未反复。

按语：风湿寒性关节痛在现代医学中无此病名，根据其病因及临床特征，符合中医“痹证”范畴。如《素问·痹论》说“所谓痹者，各从其时重感于风寒湿之气也”，这里的“从其时”，即风气通于春，寒气通于冬，湿气通于长夏，若春、长夏、冬重感了风寒湿气，即可引起“痹证”;《素问·痹论》同时还明确指出:“不与风寒湿气合，故不为痹。”风湿寒性关节痛正是感受了风寒湿邪引起关节疼痛、冰凉等异常感觉，但未引起关节肿胀及血液异常和生化反应，未形成免疫亢进性炎症，属于一种毒邪所致的良性关节疼痛，晚期可合并骨质增生的一种疾病。此案由寒毒之邪所致，属寒毒痹阻证，故应以散寒攻毒、祛风除湿为大法；以中医天人相应观及中药归经理论为基础，以有毒中药为主，无毒中药为辅，以《周易》先天八卦的数字为剂量，从而形成八卦九宫阵形的祛风散寒攻毒汤进行对证治疗。故选制川乌、制草乌为主药、将药，两者皆属有毒之品，制川乌辛苦热有毒，以 7 数居艮位入胃经（脾与胃相表里），行祛风除湿、温经止痛之效；制草乌辛苦热有毒，以 5 数居巽位入胆经（肝与胆相表里），行祛风除湿、温经止痛之效。再选辛甘温之桂枝，以 1 数居乾位入大肠经（肺与大肠相表里），行发汗解肌、温通经脉、助阳化气之效；辛温之紫苏叶，以 2 数居兑位入肺经，行解表散寒、利气滞之效；辛甘热之肉桂，以 3 数居离位入心经，起补火助阳、引火归元、散寒止痛、温通经脉之效；辛苦微温之海风藤，以 4 数居震位入肝经，行祛风湿、通经络、止痹痛之效；辛苦微温之独活，以 6 数居坎位入肾经，行祛风除湿、通痹止痛之效；辛苦温之苍术，以 8 数居坤位入脾经，行燥湿健脾、祛风散寒之效；甘平之炙甘草，以 9 数居中宫位入十二经，行调和诸药、补中益气、补火温通经脉之效。以甘平之黑豆以 55 天地之数为剂量，行解乌头毒、药毒之效；以甘苦辛热之黄酒，为药引，以 55 天地之数，行能中能散、宣行药势、祛风、散寒利湿之效；再以甘平能解毒、调和诸药之蜂蜜，以 55 天地之数，行清热、补中、润燥、止痛之效。全方共奏祛风散寒、祛毒通络、止痛除痹之功。同时通过剂量变换中的四个步骤，根据病情“制定方案，循序推进”。在初诊时，采用小剂量以“小试锋芒，投石探路”；二诊时，采用适中剂量以“兵戎相见，直捣巢穴”；三诊时，采用大剂量以“奋力搏击，祛邪务尽”；出院时，维持大剂量直至达到临床病情控制服药达 3 月余，诸症全部消失时，即停止一切药物。在住院期间同时还配合使用含有毒中药铁棒锤、川乌、草乌、竹根七、祖师麻、重楼的盘龙七片口服，以及火针泄毒、熏洗排毒、熏蒸排毒、刮痧拔罐、穴位埋线等外治法，治疗 3 月余，就达到了主症悉除，逐渐痊愈之目的。

（*石磊*）

参考文献

［1］杨仓良，杨佳睿，杨涛硕．中医毒邪学说的形成与发展［J］．新中医，2020，52（10）：9–13.

［2］杨仓良，杨涛硕，杨佳睿．中医攻毒疗法的形成与发展［J］．新中医，2020，52（13）：24–29.

［3］杨仓良，程方，高渌纹，等．毒剧中药古今用［M］．北京：中国医药科技出版社，1991，25–32.

［4］杨仓良．毒药本草［M］．北京：中国中医药出版社，1992，183–186.

［5］中华人民共和国卫生部药典委员会．中华人民共和国药典（2020 版）：一部［M］．北京：中国医药科技出版社，2020，240–242.

［6］王鹏程，王秋红，赵珊，等．商陆化学成分及药理作用和临床应用研究进展［J］．中草药，2014，45（18）：2722–2731.

［7］李一飞，姚广涛．商陆药理作用及毒性研究进展［J］．中国实验方剂学杂志，2011，17（13）：248–251.

［8］刘莉，闫君，舒积成．等．雷公藤生物碱类成分及其药理活性研究进展［J］．天然产物研究与开发，2019，31（12）：2170–2181.

［9］李瑞琳，舒达夫．雷公藤的研究与临床应用［M］．北京：中国科学技术出版社，1989，47–164.

［10］吴紫君，冯碧川，沈志滨，等．天南星科有毒中药及其炮制品的急性毒性试验研究［J］．广东药科大学学报，2018，34（3）：312–315.

［11］王鹏，刘金平，詹妮，等．祖师麻叶化学成分的研究［J］．特产研究，2011，33（2）：34–36.

［12］王宇华，许惠琴，狄留庆．祖师麻提取物的镇痛与抗炎作用研究［J］．中草药，2007，38（11）：1697–1700.

［13］邢世瑞．宁夏中药志［M］．银川：宁夏人民出版社，2006.

［14］张文亮，王淑美，贾萍，等．祖师麻对巨噬细胞分泌 VEGF 和表达 HIF–1a 的影响［J］．中药药理与临床，2007，23（2）：39–40.

［15］Wellems，Thomas E.Transporter of a Malaria catastrophe［J］.Nature Medicine，

2004，10（11）：1104–1169.

［16］宝乐尔，毕力格，孟香花，等.马钱子研究进展［J］.中国民族医药杂志，2021，27（8）：41–45.

［17］王丽，张洪亮，朱耀东，等.浅谈马钱子在新疆的临床应用及其研究现状［J］.新疆中医药，2021，39（1）：64–68.

［18］黄倩倩，王涛，康琪，等.马钱子中药复方制剂治疗类风湿关节炎的效益风险评价研究［J］.中草药，2021，52（2）：495–506.

［19］李艳红.马钱子加量联合补阳还五汤加减治疗脑血管后遗症临床观察［J］.实用中医内科杂志，2021，35（1）：80–81.

［20］罗跃，彭延古，易小明.全蝎的化学成分及其作用的研究进展［J］.湖南中医药大学学报，2008，28（3）：78–80.

［21］吴福林，董庆海，王涵，等.中药全蝎研究进展［J］.辽宁中医药大学学报，2018，20（12）：108–111.

［22］孙萌.中药蜈蚣化学成分、药理作用及临床应用研究进展［J］.基础医学，2016，（1）：209.

［23］汲丽丽，吕邵娃，杨志欣.蜈蚣化学成分与药理作用研究进展［J］.特产研究，2020，42（4）：75–84.

［24］田莎，田雪飞，黄晓蒂，等.蜈蚣药理作用、临床用量及毒性研究概况［J］.湖南中医杂志，2018，34（5）：212–214.

［25］强桂芬，方莲花，杜冠华.中药蜈蚣毒的历史认识与研究现状［J］.中药药理与临床，2019，35（2）：151–154.

［26］张坤，魏金荣，关一夫.蜂房提取物中抗肿瘤成分的活性研究［J］.中医杂志，2010，51（S2）：246–248.

［27］黄正蔚，肖悦，刘天佳，等.蜂房粗提物对致龋菌影响的实验研究［J］.上海口腔医学，2002，11（1）：50–52.

［28］Adianti M，Aoki C，Komoto M，et al. Anti–hepatitis C viruscompounds obtained from Glycyrrhiza uralensis and other Glycyrrhiza species［J］，Microbiol Immunol，2014，58（3）：180–187.

［29］WANG，J.，CHEN，X.，WANG，W.，et al. Glycyrrhizic acid as the antiviral component of Glycyrrhiza uralensis Fisch. against coxsackievirus A16 and enterovirus 71 of hand foot and mouth disease［J］. Journal of Ethnopharmacology：An Interdisciplinary Journal Devoted to Bioscientific Research on Indigenous Drugs，2013，147（1）：114–121.

［30］Soufy H，Yassein S，Ahmed A R，et al. Antiviral and immune stimulant activities of glycyrrhizin against duck hepatitis virus［J］.Affr J Tradit Complement Altern Med，

2012，9（3）：389–395.

［31］杨明，刘小彬，黄庆德．附子甘草配伍减毒增效机理探析［J］．时珍国医国药，2003，14（4）：197–198.

［32］马鸿雁，刘小彬，李楠．乌头碱和甘草酸作用的研究［J］．时珍国医国药，2006，17（2）：208–209.

［33］徐姗，陈长勋，高建平．甘草与附子配伍减毒的有效成分及作用环节研究［J］．中成药，2006，28（4）：526–530.

［34］陈长勋，徐姗．甘草、干姜与附子配伍减毒的物质基础与作用环节研究进展［J］．中药新药与临床药理，2006，17（6）：472–476.

［35］陈海燕，程仕群，胡腾鑫，等．蜂蜜中果糖、葡萄糖、蔗糖的稳定性［J］．食品工业，2021，42（11）：237–242.

［36］张清建．埃米尔·费歇尔：一代化学巨匠［J］．自然辩证法通讯，2000，22（5）：81.

［37］刘文娟，崔瑛，纪彬，等．生姜止呕功效的物质基础研究［J］．中医学报，2013，28（3）：388–389.

［38］田程飘，朱伟伟，宋雅玲，等．生姜和醋泡生姜抗菌、抗氧化和抗肿瘤活性比较研究［J］．食品工业科技，2019，40（14）：18–23.

［39］姜少娟，刘晓莉．生姜黄酮超声提取及其抑菌活性研究［J］．北方园艺，2014（4）：120–123.

［40］宋力，何永，张雪兵，等．生姜中多酚的提取及其抑菌性研究［J］．信阳师范学院学报（自然科学版），2017，30（3）：445–448.

［41］叶刚飒，余书洪，杨卫芳，等．生姜的有效成分与药理作用研究进展［J］．浙江树人大学学报（自然科学版），2011，11（3）：24–27.

［42］王贵林，朱路．生姜油的抗炎作用［J］．中药药理与临床，2006，22（5）：26–28.

［43］张旭，赵芬琴．生姜提取液抗炎镇痛作用研究［J］．河南大学学报（医学版），2015，34（1）：26–28.

［44］王小飞，吴国泰，任远，等．生姜的化学、药理及应用［J］．中国果菜，2016，36（6）：23–26.

［45］张志毅．再论风湿寒性关节痛［J］．内科急危重症杂志，2008，（2）：59–61.

［46］粟君，马萍，罗建勋，等．生姜提取物抗氧化应激的实验研究［J］．西南国防医药，2018，28（12）：1145–1148.

［47］李小梅，张爱军，熊雄．生姜醇提取物对肝脏缺血再灌注大鼠氧化应激损伤的保护作用［J］．江苏中医药，2016，48（12）：81–84.

[48] 刘鑫，张宏伟，傅若秋，等. 生姜中姜酚类活性成分的抗肿瘤作用及其机制[J]. 第三军医大学学报，2017，39（9）：884–890.

[49] 秦燕弟，魏晓梅，王晓丽，等. 生姜醇提物对糖尿病小鼠肾损害保护作用的研究[J]. 大理学院学报，2013，12（6）：34–37.

[50] 张庆. 生姜有效部位对高脂血症大鼠肝脏脂肪变性影响的研究[D]. 济南：山东大学，2005.

[51] 李胜文，佟振华，巩沅鑫. 风湿寒性关节痛的诊断及治疗[J]. 中国保健营养，2013，23（4）：694.

[52] 孙凤娇，李振麟，钱士辉，等. 干姜化学成分和药理作用研究进展[J]. 中国野生植物资源，2015，34（3）：34–37.

[53] 王哲. 干姜化学成分的研究[D]. 长春：吉林大学，2013：1–70.

[54] 汪晓辉，卫莹芳，李龙云，等. 干姜与生姜挥发油成分的比较研究[J]. 成都中医药大学学报，2006，29（3）：54–56.

[55] 营大礼. 干姜化学成分及药理作用研究进展[J]. 中国药房，2008，19（18）：1435.

[56] 陈长勋，徐姗. 甘草、干姜与附子配伍减毒的物质基础与作用环节研究进展[J]. 中药新药与临床药理，2006，17（6）：472–476.

[57] 张庆，雷林声，杨淑琴，等. 大枣中性多糖对小鼠腹腔巨噬细胞胞浆游离 Ca^{2+} 浓度的影响[J]. 中药药理与临床，2001，17（3）：14–17.

[58] 张庆、雷林声，杨淑琴，等. 大枣中性多糖对小鼠腹腔巨噬细胞分泌肿瘤坏死因子及其 mRNA 表达的影响[J]. 中药药理与临床，2001，21（8）：592–594.

[59] 张庆，雷林生，许军. 大枣中性多糖对小鼠腹腔巨噬细胞内 pH 值的影响[J]. 中药药理与临床，2002，（1）：8–9.

[60] 苗明三，苗艳艳，方晓艳，等. 大枣中性多糖对大鼠气血双虚模型胸腺、脾脏中组织形态及骨髓象的影响[J]. 中药药理与临床，2010，26（2）：42–44.

[61] 张庆，雷林生，杨淑琴，等. 大枣中性多糖对小鼠腹腔巨噬细胞分泌肿瘤坏死因子及其 mRNA 表达的影响[J]. 第一军医大学学报，2001，21（8）：592.

[62] 张仙土，付承林，陈灵斌，等. 大枣中性多糖对 S–180 瘤细胞杀伤性实验研究[J]. 中国现代医生，2012，50（12）：20–21.

[63] 苗明三，盛家河. 大枣多糖对衰老模型小鼠胸腺、脾脏和脑组织影响的形态计量学观察[J]. 中药药理与临床，2001，17（5）：18.

[64] 张钟，吴茂东. 大枣多糖对小鼠化学性肝损伤的保护作用和抗疲劳作用[J]. 南京农业大学学报，2006，29（1）：94–97.

[65] 王维有，曹晨晨，大枣中环磷酸腺苷的提取及体外抗过敏活性研究[J]. 食

品工业科技，2013，34（11）：49–52.

［66］张国辉，李硕，王晶，等.大枣发酵液对小鼠抗缺氧能力的影响［J］.武警医学院学报，2012，21（5）：344–345.

［67］罗莉，玉崧成，王金水，等.大枣多糖结构及药理活性的研究进展［J］.安徽农业科学，2010，38（30）：16860–16861.

［68］高翔，牟琼，李娟.绿豆的研究进展［J］.农技服务，2019：36（6），51–52，55.

［69］林文泉.绿豆癀护肝解毒作用及其机制研究［D］.广州：广州中医药大学，2007.

［70］李福厚.夏令时节话绿豆［J］.医药世界.2005（7）：62.

［71］辛琳.绿豆解毒排毒汤为主治疗有机磷农药中毒［J］.湖北中医杂志，1999，21（4）：42.

［72］王亚芳，李福元，图门巴雅尔.绿豆的解毒作用及其机理研究进展［J］.当代畜禽养殖业，2014，（6）：6–7 .

［73］杨志豪，张钊，刘乃波，等.绿豆食品对肾移植患者血环孢素 A 谷浓度的影响［J］.中国药学杂志，2002，37（3）：229–230.

［74］王寅，张坤，赵晋.黑豆的营养价值及在食品中的开发应用［J］.中国食品添加剂，2007（6）：132–135.

［75］夏秀芳，李芳菲，潘男，等.大豆糖蛋白的抗氧化特性及其机理［J］.中国食品学报，2019，19（2）：47–54.

［76］刘秀玉，王利丽，左瑞庭，等.药用黑豆的研究进展［J］.亚太传统医药，2017，13（20）：82–85.

［77］赵丽娟.东北黄豆和黑豆脂肪酸成分的比较研究［J］.食品科技，2013，38（2）：155–158.

［78］程丽雪，程淑锋，张英.限局性慢性湿疹的四种疗法观察［J］.中国中西医结合皮肤性病学杂志，2009，8（3）：172–173.

［79］王凯，向翠英，张琼.黑豆馏油凝胶抗炎作用及抗炎特点研究［J］.云南中医中药杂志，2009，30（12）：56–56.

［80］严晓峰.5% 黑豆馏油治疗 30 例婴儿湿疹疗效观察［J］.中国民族民间医药杂志，2012，21（19）：73–73.

［81］翟硕.黑豆皮有效成分的提取及其对肾损伤修复的研究［D］.长春：长春工业大学，2018.

［82］杨仓良.从毒邪论治类风湿关节炎［J］.中医杂志，2007，48（12）：1141.

［83］杨仓良.类风湿关节炎从毒论治［J］.新中医，2008，40（9）：3–5.

［84］黄林芳，肖欣悦，张恒．微生物在炎性关节炎及人类风湿性疾病中的作用［J］．中华临床免疫和变态反应杂志，2016，10（2）：154–158.

［85］李晓莹，宋亚丽，陈腊梅，等．支原体感染与类风湿关节炎发病相关性研究［J］．中国麻风皮肤病杂志，2019，35（7）：419–421.

［86］杨孝兵，邵丰，蔡慧，等．阴道支原体感染与女性类风湿关节炎相关性研究［J］．浙江中西医结合杂志，2020，30（10）：830–832.

［87］徐燕娟，杨孝兵．女性类风湿关节炎患者阴道衣原体及支原体感染情况分析［J］．中国妇幼保健，2019，34（10）：2208–2210.

［88］张智斌，杨洁，于娟，杨仓良教授从毒辨治全身型幼年特发性关节炎临床经验［J］．风湿病与关节炎，2014，3（11）：50–54.

［89］赵瑜，曹兰芳．幼年型类风湿关节炎诊治进展［J］．中国当代儿科杂志，2003，5（2）：180–183.

［90］王兆铭．中国中西医结合实用风湿病学［M］．北京：中医古籍出版社，1997.

［91］杨仓良，王英．从毒论治系统性红斑狼疮［J］．新中医，2009，41（11）:9–10.

［92］曹艳玲，杨仓良．系统性红斑狼疮近 5 年中医治疗研究进展［J］．北京中医药大学学报，2009，16（5）：44–45.

［93］张智斌，杨仓良．系统性红斑狼疮中医辨证与实验检查相关性研究进展［J］．中国医药与临床研究，2009，15（8）：27–28.

［94］许敏玲，陈桃，蔡琪．内源性逆转录病毒基因 HRES1/p28 的表达与系统性红斑狼疮临床特征的相关性［J］．华中科技大学学报，2021，50（6）：771–777.

［95］赵迪，邓丹琪．系统性红斑狼疮与结核病的相关性［J］．中国麻风皮肤病杂志，2021，37（08）：549–552.

［96］赵志芳，赵玉，杨淑瑛．系统性红斑狼疮与肠道菌群关系研究进展［J］．中国微生态学杂志，2021，33（11）：1350–1353.

［97］王芳，张建中，杜娟．固有免疫应答在系统性硬皮病发病机制中的研究进展［J］．中国麻风皮肤病杂志，2021，37（7）：466–470.

［98］李娟．系统性硬化症患者中 TGFβ1 基因多态性及其 mRNA 水平与 lncRNA 的相关性研究［D］．合肥：安徽医科大学，2021.

［99］刘合会，袁李梅，杨滨宾，等．抗 Scl–70 抗体与系统性硬化病临床特征的相关性研究［J］．临床皮肤科杂志，2021，50（2）：71–75.

［100］高文琴，张改连，杨艳丽，等．系统性硬化病甲襞微循环特点及其临床意义［J］．中华风湿病学杂志，2021，25（11）：739–746.

［101］于尧，韩毓梅，周金哲，等．肠道菌群失调与皮肤科常见结缔组织病相关性概述［J］．中华皮肤科杂志，2020，53（04）：308–311.

[102] 冯新．小肠细菌过度生长与系统性硬化症关系的系统评价和meta分析[D]．重庆：重庆医科大学，2021.

[103] 谭艳平，刘志刚．皮肌炎/多发性肌炎病因及发病机制的研究进展[J]．中国皮肤性病学杂志，2016，30（6）：634-636，649.

[104] 杨仓良，杨佳睿，杨涛硕，等．从毒论治血管炎[J]．风湿病与关节炎，2021，10（1）：51-53.

[105] 刘洋，刘瀚旻．肺炎支原体感染与血管炎[J]．中华实用儿科临床杂志，2021，36（16）：1218-1221.

[106] 陈圣安．结节性红斑、结节性血管炎与结核菌感染的相关性研究[D]．上海：复旦大学，2012.

[107] 张娟，杨程德，抗中性粒细胞胞质抗体相关性血管炎肺部感染的危险分析[J]．中华风湿病学杂志，2014，18（5）：321-323.

[108] 杨仓良．从毒论治白塞病[J]．新中医，2011，43（12）：4-5.

[109] 刘相东．白细胞介素I受体拮抗剂基因型2/2与白塞病葡萄膜炎易感性的相关研究[J]．山东大学学报（医学版），2007，45（50）：399-401.

[110] 刘盛秀．白塞病发病机制研究进展[J]．皮肤性病诊疗学杂志，2018，25（05）：310-313.

[111] 陈瑜佳，管剑龙．白塞病相关致病因素研究进展[J]．中国临床医学，2020，27（2）：327-330.

[112] 周云霞，吕昭萍．白塞病与结核感染的关系[J]．临床荟萃，2009，24（19）：1742-1743.

[113] 刘月，杨艳，苏芮．肠道菌群调控白塞病中辅助性T细胞17/调节性T细胞免疫平衡的研究进展[J]．中华风湿病学杂志，2019，23（8）：558-561.

[114] 孙鹿希，郑文洁．肠道菌群与白塞病发病的关联[J]．中华临床免疫和变态反应杂志，2019，13（5）：411-417.

[115] 李丽．过敏性紫癜的病因及发病机制研究进展[J]．中国医药指南，2013，11（27）：67-68.

[116] 杨绪娟，胡瑜霞，农祥，等．过敏性紫癜的研究进展[J]．皮肤病与性病，2017，39（2）：105-108.

[117] 张格妙．过敏性紫癜患儿的病因分析[J]．实用医技杂志，2017，24（6）：651-652.

[118] 罗春，罗平．幽门螺旋杆菌与腹型过敏性紫癜关系的探讨[J]．贵州医药，2011，35（10）：922-923.

[119] 张阳辉．过敏性紫癜的首次发作和多次发作与肺炎支原体感染的相关性探

析［J］. 当代医药论丛，2016，14（1）：137–138.

［120］丁艳，刘凡，曾小燕，等 . 儿童过敏性紫癜病因探讨及意义［J］. 实用医学杂志，2013，29（18）：3043–3045.

［121］唐雪梅 . 过敏性紫癜病因及免疫发病机制［J］. 实用儿科临床杂志，2012，27（21）：1634–1636.

［122］钱宇，王桂兰，吴小波 . 肺炎支原体感染与过敏性紫癜患儿免疫功能的关系研究［J］. 临床肺科杂志，2020，25（5）：715–718.

［123］李瑞芳 . 肺炎支原体感染和过敏性紫癜［J］. 临床医药文献杂志，2020，7（30）：44.

［124］杨仓良 . 从毒论治干燥综合征探析［J］. 世界中医药，2013，8（4）：388–389.

［125］蔡鑫，唐芳，马武开 . 干燥综合征基因差异谱的生物信息学分析［J］. 风湿病与关节炎，2020，9（9）：13–16，21.

［126］樊家梅，李文倩，李金徽 .ERdj5 与干燥综合征关系的研究进展［J］. 江苏医药，2021，47（12）：1282–1285.

［127］刘丽，吴斌，曹文富 . 抗 M3R 抗体在干燥综合征发病机制及治疗中的研究进展［J］. 医学综述，2021，27（23）：4708–4712.

［128］宋陈惠，王海瑜，钱塘亮 . 非编码 RNA 在干燥综合征中的研究进展［J］. 中国免疫学杂志，2020，36（21）：2681–2685.

［129］林治国，纪伟 . 风湿免疫病与口腔菌群相关性的研究进展［J］. 临床医学研究与实践，2021，6（34）：192–194，198.

［130］樊家梅，李金徽，李文倩 . 肠道微生态与干燥综合征相关性研究进展［J］. 山东医药，2021，61（26）：108–111.

［131］孙雯颖，于琦，刘银辉 . 原发性与继发性干燥综合征患者的肠道菌群差异［J］. 山东医药，2021，61（26）：1108–111.

［132］李金徽，李文倩，樊家 . 肠道微生态与干燥综合征相关性研究进展［J］. 中国微生态学杂志，2021，33（12）：1406–1412.

［133］毛晓娟，王佳，张明星 . 干燥综合征患者肠道微生物菌落的分析［J］. 中国微生态学杂志，2020，32（09）：1012–1017.

［134］王晶，李成荫，王莎莎 .EB 病毒与干燥综合征发病机制的关系研究进展［J］. 重庆医学，2021，50（16）：2835–2838.

［135］蔡鑫，周雅馨，李红霞 . 自身抗体与原发性干燥综合征的研究进展［J］. 细胞与分子免疫学杂志，2021，37（6）：563–568.

［136］黄钊炜，黄芳琴，曾苹 . 白细胞介素 17 在干燥综合征发病机制中的作用

[J]. 中国实用医刊，2020，47（24）：121-124.

[137] 陈向华，耿学利，丁萌，等. 混合性结缔组织病患者血清免疫球蛋白和补体C3、C4及肌酶的临床意义[C]. 中国中药杂志2015/专集：基层医疗机构从业人员科技论文写作培训会议论文集，2016，4（21）：192.

[138] 李楠. 混合性结缔组织病患者免疫球蛋白和补体及肌酶的相关性研究[J]. 岭南皮肤性病科杂志，2008，15（3）：140-141.

[139] 程瑶，王晓非，张晓莉，等. 系统性硬化症和混合性结缔组织病活动期血清中LOXL-2的比较[J]. 中国医科大学学报，2016，45（5）：414-416+421.

[140] 严婷婷，薛静. 抗Ro52/TRIM21抗体在结缔组织病中临床作用的研究进展[J]. 基础医学与临床，2021，41（9）：1360-1365.

[141] 惠晓艳，朱克强，王晨，等. 滤泡辅助性T细胞参与结缔组织病的发病机制[J]. 临床与病理杂志，2021，41（1）：179-184.

[142] 范锐，王雅芸，张伟. 从"卫强营弱"探讨结缔组织病相关间质性肺病之自身免疫机制[J]. 环球中医药，2020，13（12）：2054-2057.

[143] 辛晓红，茹美华，张升校，等. 结缔组织病相关肺动脉高压患者肠道菌群分布变化与外周血T淋巴细胞亚群和细胞因子的相关性分析[J]. 中国分子心脏病学杂志，2021，21（3）：4010-4016.

[144] 江涛. KL-6在结缔组织病相关肺间质病变疾病中作用研究[J]. 中外医疗，2021，40（24）：18-21.

[145] 丁荣，雷一凡，符光华，等. 血液稀释对雷诺氏病患者微循环和血液流变性的影响[J]. 中国血液流变学杂志，1997，7（1）：52.

[146] 蒋国成，陈唤青，周佩文，等. 雷诺氏综合征患者血液高凝状态的研究[J]. 天津医药，1996，24（11）：661.

[147] 戴燕芳，李斌，夏银燕，等. 甲襞微循环变化对雷诺综合征诊断价值探讨[J]. 苏州医学院学报，1999，（1）：24.

[148] 杨仓良，贝新法. 从毒论治成人斯蒂尔病[J]. 新中医，2011，43（2）：153-154.

[149] 王润，沈惠良，徐新美，等. 结节性红斑患者白细胞计数、C-反应蛋白、血沉及抗链球菌溶血素O的测定及临床意义[J]. 中国卫生检验杂志，2019，29（24）：3032-3034.

[150] 崔琴，高春林. 结节性红斑的病理学特点分析[J]. 延安大学学报（医学科学版），2020，18（3）：68-70.

[151] 黄建国，龚启英，黄朝頔，等. 结节性红斑患者血清总IgE和MAO水平测定[J]. 中国麻风皮肤病杂志，2014，30（3）：151-153.

［152］杨宪鲁，王海燕，汤华晓，等. 结节性红斑患者外周血单核细胞 Toll 样受体 9 和 NF-κB 的表达和意义［J］. 中国医药导报，2018，15（26）：106-108.

［153］李保强，于立勤，胡晓梅，等. 结节性红斑血循环及皮损免疫球蛋白和补体的检测［J］. 中国麻风皮肤病杂志，2009，25（6）：416-417.

［154］张琛，高炳爱，陈玉欣，等. 结节性红斑的病因及发病机制［J］. 中国麻风皮肤病杂志，2015，31（7）：408 ～ 409.

［155］陈丽莉，韩晨珠，王艳心，等. 结节性红斑患者皮损处 CD4、CD8 表达的变化及意义［J］. 承德医学院学报，2018，35（2）：93-96.

［156］杨仓良. 从毒论治强直性脊柱炎［J］. 新中医，2007，39（8）：1-3.

［157］杨仓良. 攻毒疗法为主治疗强直性脊柱炎 100 例临床观察［J］. 新中医，2007，39（12）：26-28.

［158］张智斌，高应兵，于娟，等. 杨仓良从毒辨治强直性脊柱炎经验［J］. 新中医，2015，47（3）：8-9.

［159］何少娟，蔡昭炜. HLA-B27 基因表达变化对强直性脊柱炎发生的影响［J］. 四川医学，2019，40（8）：807-810.

［160］熊春翔，卫小春，尹东，等. 强直性脊柱炎早发髋关节强直与 HLA-B27 基因亚型的易感性研究［J］. 中国组织工程研究，2019，23（23）：3710-3715.

［161］刘毅，蔡醒华. 肠道炎症及细菌感染在强直性脊柱炎发病中的作用［J］. 中华内科杂志，1995，34（5）：337-338.

［162］刘彤，衣薪燕，赵清菊，等. 强直性脊柱炎患者咽部菌群变化［J］. 中国微生态学杂志，2019，31（3）：265-268.

［163］何剑戈，夏群，吴凯楠，等. 银屑病性关节炎的致病基因筛选及生物信息学分析［J］. 山东医药，2019，59（8）：17-20.

［164］王萍，王姿月，黄琨，等. 银屑病关节炎发病的风险因素及其分子细胞机制研究进展［J］. 中国皮肤性病学杂志，2021，35（1）：96-100.

［165］李葆宸，郭巧玲，王焱焱，等. 银屑病关节炎患者心血管损害的风险因素及炎症机制进展［J］. 中华风湿病学杂志，2020，24（9）：638-642.

［166］李楠，王红梅，冯剑，等. 肠道菌群及其代谢产物 SCFAs 对银屑病发病机制的影响［J］. 医学综述，2021，27（20）：3977-3983.

［167］张丽，石磊. 微生物菌群与银屑病关节炎相关性研究进展［J］. 中国药物与临床，2019，19（16）：2764-2765.

［168］周海康. 基于 mTOR 信号通路探究肠道菌群代谢产物丁酸钠对骨关节炎的作用及机制［D］. 乌鲁木齐：新疆医科大学，2021.

［169］容伟明，袁长深，段戡，等. 多芯片联合分析骨关节炎的分子机制［J］. 中

国组织工程研究，2021，25（26）：4223-4229.

［170］汤苏安．炎症相关非编码 RNA 在骨关节炎软骨退变中的作用研究［D］. 广州：南方医科大学，2021.

［171］关鸿，张宏博，邵焱，等．PDZ 结构域蛋白 1 缺失促进骨关节炎软骨细胞衰老［J］. 中国组织工程研究，2022，26（2）：182-189.

［172］曹燕，李雪萍．氧化应激在骨关节炎中的研究进展［J］. 医学综述，2021，27（19）：3779-3784.

［173］王伟康，刘晓冬，周长林，等．MiRNAs 在骨关节炎发生发展中的调控作用［J］. 中国组织工程研究，2021，25（35）：5709-5715.

［174］李路，王进海，时志斌，等．肠源 ReA 中 HLA-B27 表达情况及其与肠道细菌相互作用机制研究［J］. 胃肠病学和肝病学杂志，2021，30（1）：102-108.

［175］Jeffrey H Ringrose，苏鹏霄．完全由 HLA-B27 表达的肽在 ReA（ReA）受细菌感染的影响［J］. 第四军医大学学报，2002（S1）：117-119.

［176］王亚丽，陈香娟，赵岩，等．链球菌感染后 ReA 患者免疫和肾功能指标的变化及临床意义［J］. 中华医院感染学杂志，2016，26（24）：5622-5624.

［177］葛亚东 .ReA 患者淋巴细胞亚群和免疫球蛋白检测的临床意义［J］. 中外医学研究，2015，13（23）：34-35.

［178］冯树行．幽门螺旋杆菌根除后反应性关节炎［J］. 医学信息，2000（11）：606.

［179］胡惠静，吴晓岩．抗链球菌 DNA 酶 B 抗体检测的临床应用价值［J］. 中国医药科学，2014，4（2）：102-104.

［180］张婷．风湿热的病因与防治［J］. 中国民间疗法，2014，22（2）：62-63.

［181］齐海宇，段婷．常见感染与风湿病表现［J］. 医学综述，2013，19（1）：89-93.

［182］金道龙，陈俊．链球菌与风湿热［J］. 医学综述，2008，14（4）：611-612.

［183］方檬丹，李海昌，温成平．风邪与溶血性链球菌致病的关系［J］. 中华中医药学刊，2016，34（11）：2656-2658.

［184］杨仓良．痛风中医病名及探究［J］. 风湿病与关节炎，2013，2（9）：50-53.

［185］杨仓良．从毒邪论治痛风［J］. 辽宁中医药大学学报，2009，3：1-2.

［186］刘怀，高应兵，张智斌．杨仓良从毒辨治痛风临床经验［J］. 新中医，2013，45（10）：160-161.

［187］王宇婷．TLRs 基因启动子区 SNP 位点功能在乌鲁木齐市汉族男性痛风中的研究［D］. 乌鲁木齐：新疆医科大学，2021.

［188］迪丽拜尔・阿吉木．新疆汉、维男性痛风与 NLRP3 基因单核苷酸多态性研

究［D］. 乌鲁木齐：新疆医科大学，2021.

［189］侯延龙 . 痛风相关基因 SNP 位点分子诊断方法的建立与比较评价［D］. 兰州：兰州大学，2020.

［190］宋睿睿 . ABCG2 基因多态性及 AIP 与男性痛风患者肾功能损害的关联性研究［D］. 乌鲁木齐：新疆医科大学，2020.

［191］刘培英 . ABCG2 单核苷酸多态性与痛风及高尿酸血症的相关研究［D］. 石家庄：河北医科大学，2019.

［192］原菁蔓 . 急性痛风性关节炎患者外周血 CD4+T 细胞亚群的临床研究［D］. 太原：山西医科大学，2018.

［193］韩欣欣 . 痛风性关节炎临床及发病机制研究［D］. 北京：北京协和医学院，2021.

［194］诸国庆，陈妙青 . 老年腰椎管狭窄的病因分析及不同治疗方法选择［J］. 浙江中西医结合杂志，2011，21（3）：174–175.

［195］阚敏慧，才素分，武英蕾 . 腰椎管狭窄及肥厚黄韧带中细胞因子的表达［J］. 中国组织工程研究与临床康复，2010，14（46）：8699–8702.

［196］张海波，张培勋，白美玲，等 . 腰椎管狭窄症的病因学评估与椎管环切术［J］. 骨与关节损伤杂志，2004，（6）：405–406.

［197］鞠传广，马庆军，谭远超，等 . 腰椎管狭窄症的病因与解剖学的现代概念［J］. 中国骨伤，2002，（07）：35–36.

［198］赵航，马慧娟，王超，骨质疏松症相关基因研究进展［J］. 实用老年医学，2019，33（6）：9–13.

［199］马秋华，周晓辉 . 骨质疏松相关基因研究进展［J］. 中国老年学杂志，2014，34（20）：5929–5931.

［200］罗湘杭，周若玙 . 骨质疏松的病因及发病机制研究进展［J］. 山东大学学报（医学版），2021，59（6）：10–15.

［201］胡细连 . 酒精性骨质疏松的研究现况分析［J］. 中外医学研究 2017,15(17)：162–164.

［202］屈永周，何绍烜，赵刚 . 原发性骨质疏松症的病因学研究进展［J］. 世界最新医学信息文摘，2018，18（35）：36–37，41.

［203］柳海平，李盛华，周明旺，等 . 从伏邪理论探讨酒精性股骨头坏死发病的病因病机［J］. 中国中医骨伤科杂志，2016，24（9）：68–71.

［204］曹长征，侯德才 . 从痰瘀理论探讨激素性股骨头坏死病因病机［J］. 辽宁中医药大学学报，2017，19（9）：168–170.

［205］郑志永 . 股骨头缺血性坏死病因病机及证候研究进展［J］. 山东中医杂志，

2012，31（6）：456–458.

［206］谢忠辉，傅瑞阳．颈源性肩周炎发病与推拿治疗机制研究概况［J］．新中医，2019，51（9）：250–252.

［207］何勇，熊建义，崔家鸣，等．肩周炎肩关节活动受限的分子生物学研究［J］．国际骨科学杂志，2016，37（3）：187–189.

［208］李伟，詹红生，陆念祖．肩周炎国内外研究进展［J］．亚太传统医药，2015，11（22）：44–46.

［209］张明才，石印玉，陈东煜，等．神经根型颈椎病患者颈神经根压迫性刺激因素的研究［J］．上海中医药杂志，2021，55（1）：52–56.

［210］温玉琴．研究发现纤维肌痛综合征应属于免疫系统疾病［J］．广东药科大学学报，2021，37（4）：27.

［211］焦娟，韩曼，付静思，等．从血虚肝郁论纤维肌痛综合征的病因病机［J］．中医杂志，2020，61（23）：2107–2108，2112.

［212］师国洋，孙焱，于慧敏．纤维肌痛综合征发病机制的研究进展［J］．临床荟萃，2016，31（4）：439–442.

［213］刘颖，张华东，李晶，等．纤维肌痛综合征的中医学病因病机探讨［J］．北京中医药，2014，33（11）：834–835.

［214］宋敏，刘宗权，宋志靖，等．纤维肌痛综合征中医临床研究进展［J］．中国中医药信息杂志，2013，20（12）：106–108.

方剂索引（按笔画排序）

八画

九画

十画

十一画

十二画

十五画

（杨佳睿　贾青龙）

跋

望着五易其稿，历经坎坷和磨难，浓缩了50多年临床经验和心血的学术著作即将付梓，心中的感慨自不必说，今打开心扉，主要谈一些创作历程和体会，以飨读者。

20世纪60年代，在孩童时期，笔者以初生牛犊不怕虎的精神，以民间流传的秘方为基础，怀着一颗孝心和冲动，用秦岭的生草药“火焰子”为舅姥爷治疗风湿腰腿痛，使其中毒昏死，但又奇迹般生还，风湿腰腿疼竟奇迹般治愈。因此得到启发：第一，有毒中药可以治病，且疗效神奇；第二，使用有毒中药风险特别大，稍有不慎可致人一死；第三，有毒中药要严格地遵守剂量和用法，以确保安全。

风湿病，病因复杂，证型多样，其辨证有规律可循。

20世纪70年代，作者成为正式军医时，方知风湿病并非易治之症。初次遇到类风湿关节炎患者时，先用无毒的中药羌活、独活、防风、荆芥等治疗1个月没有一点效果，才想起民间流传的“以毒攻毒”俗语，故大胆使用川乌、草乌为主的有毒中药泡药酒，患者服用3个月初获治愈。随着患者口口相传，又来了4位类风湿关节炎患者，均取得显著的疗效，由此所撰写的论文在宁夏首届内科学术会议交流并受到广泛关注，媒体给予报道，吸引来了大量的风湿病患者。随着风湿病治疗范围的扩大，方发现风湿痹证有寒热之分、风湿之别，治疗要因证而用；治疗中期痹证，发现有痰瘀之异，其治疗又有化痰和逐瘀之分；治疗晚期痹证，其病机病理基本以虚为主兼有邪毒留恋，而虚证又有气虚、血虚、阴虚、阳虚之分，故以风毒、寒毒、湿毒、热毒、燥毒、痰毒、瘀毒、虚毒为内涵的“八毒辨证法”因之产生；又因八毒之证多合邪致病且错综复杂，故形成八毒二十二证。

风湿病，以毒为因，以毒为证，其治疗有法可依。

20世纪80年代初，笔者在军队医院开设中医门诊，主要从事中医杂病及风湿病的治疗研究，以八毒二十二证为依据，积极寻找治疗风湿病的方法。在此期间，笔者曾在第一军医大学学习，利用业余时间搜集了大量的毒药资料，在夜以继日撰写《毒剧中药古今用》《毒药本草》《动物本草》的同时，对攻毒疗法逐渐进行了深入研究。风湿痹证有八毒二十二证，要因证而施治，而且中医早有“寒者热之”“热者寒之”“虚者补之”“实者泻之”之说，从而产生出以毒攻毒的治疗大法，撰写出《中医毒邪学说的形成和发展》和《中医攻毒疗法的形成和发展》两篇论文。在整理资料时即发现，自《周礼·天官》提出“以毒攻之”之后，虽有张仲景、华佗、张从正等医家善于用有毒中药治病，但自近代的张锡纯才正式提出“以毒攻毒”的治法，他介绍了几首方剂，但没有系统的理论体系。故笔者自20世纪90年代，提出了攻毒二十二法，并在多年的临床实践中反复使用，逐步形成了系统的理法方药体系。

毒药应用，剂量是关键，《周易》学说的融入，解决了这一难题。

中医不传之秘在用量，并有“药弗瞑眩，厥疾弗瘳”之说，且中药存在量效毒的关系，故攻毒疗法的关键是剂量。以马钱子为例，服用0.3g以内可能有效，也可能无效，若超过0.6g，虽然疗效好，但可引起毒副反应，此时才可产生显著的疗效，因其有效量与中毒量十分接近，故恰如其分的剂量是使用本药的关键。21世纪初，笔者得到两本奇书，即杨力撰写的《周易与中医学》及吴奇撰写的《中医太极观》，学习后思路豁然开朗，经深入研读，才发现《周易》是中医理论的源头，是《内经》的理论基础，而数术又是《周易》的核心。书中提出宇宙是大八卦，人是小八卦，人的一切生理病理反应皆与太极阴阳八卦相应，故中医所提出的“天人相应观”有一定理论根据。笔者根据中药归经学说以对应太极八卦，进行点对点用药，再结合八卦数术而确定中药的剂量，从而形成了以八卦九宫为格局的方剂，提高了中药药效的准确性，使疗效明显提高；又根据风湿病的病因复杂多变，结合《周易》的易理，进行方剂剂量的变换，以适应疾病病情的变化，从而更具客观性。

疑难病，是中医研治的重点，而疗效才是中医生存之本。

理法方药体系的逐渐完成，攻毒疗法对几十种风湿病的神奇疗效，使我对中医药从兴趣，到相信，再到信赖，最后产生创业的冲动，故于1992年毅然辞去了20年军龄、已到副团级主治军医公职，创办民营医疗实体。创业30多年来，在各级政府的支持下，我带领团队继续沿着充满猎奇、坎坷和希望的道路上拼搏，也有教训也有经验，我虽然失去了很多，但也得到了许多，我在治疗风湿病方面独树一帜，疗效显著，使多少个坐着轮椅拄着拐杖来的患者走着出去；使多少个躺在担架昏迷不醒，插着管子的濒临绝望的重症患者挺胸抬头走出医院，如此等等，解除危难、造福患者的成就感，使我对中医产生了浓厚的兴趣和期待。21世纪初，我在成功治疗风湿病的基础上，欲将攻毒疗法扩展至更多的疑难病，但我发现现代医学所谓难治病已达到200多种，这些世界公认的不治之症，仅用一药、一方、一法多难取效，需用包括中西医结合在内的多种疗法进行综合治疗，才能达到预期的目的。经多年努力，我们已经证实攻毒疗法对六十多种疑难病有确切的疗效。我们深知疗效是中医生存之本，尽管前进的道路上充满着曲折和艰难，但我们有信心会取得更大的成绩。

总之，笔者在中医的道路上艰苦探索50余年，自60岁以来，学术思路逐渐明朗清晰，临床经验逐渐成熟，本着“生不带来，死不带去”的原则，在有生之年将一生经验结晶在弟子们的帮助下系统整理，并及时贡献给社会及中医事业，以便造福人类健康事业。

杨仓良

2022 年 8 月

附：杨仓良年谱

1954 年 5 月 1 日，出生于陕西眉县；

1970 年 10 月，初中毕业，参加公社举办的“赤脚医生培训班”，后任本村合作医疗站赤脚医生；

1972 年 11 月，入伍，为宁夏军区独立师二团三营九连战士；

1973 年 3 月，参加全团卫生员培训班，结业后任连队卫生员；

1973 年 12 月，在连队任卫生员期间，因工作成绩突出，光荣入党；

1975 年 12 月，在连队任卫生员期间，卫生防治工作成绩突出，荣立独立师二团三等功；

1976 年 3 月，随连队调往宁夏石嘴山军分区独立营任营部卫生员；

1976 年 8 月，被选送至兰州军区军医学校军医班学习；

1979 年 5 月，毕业后任宁夏军区石嘴山军分区卫生科实习军医（干部级别 23 级）；

1980 年 12 月，被调至宁夏军区门诊部任助理军医（技术 13 级）；

1981 年 3 月，任宁夏军区门诊部军医（技术 12 级）；

1984 年 9 月，撰写的论文《类风湿关节炎的治疗观察》入编《宁夏回族自治区第一届内科学术会议资料汇编》；

1986 年 12 月，荣立宁夏军区后勤部三等功；

1987 年 8 月，被选送至中国人民解放军第一军医大学中医班学习；

1987 年 12 月，撰写的论文《耳穴压药丸治近视眼 1040 例临床观察》，在《中医杂志（英文版）》发表；

1988 年 6 月，被聘为宁夏军区门诊部主治医师（技术 10 级）；

1988 年 7 月，撰写的论文《耳穴压药丸治疗近视眼 1040 例临床观察》获中国人民解放军科技进步四等奖；

1989 年 3 月，撰写的论文《胃癌的中医及中西医结合治疗进展》在《新中医》发表；

1989 年 11 月，撰写的论文《中医的地理医学理论与寿命》在《康复与疗养杂志》发表；

1990 年 4 月，撰写的论文《中医药治疗大肠癌研究现状和展望》在《新中医》杂志发表；

1990 年 11 月，被中国中医研究院聘为中医药预测课题组咨询专家；

1991 年 9 月，获宁夏科学技术协会第二届宁夏青年科技奖；

1991 年 12 月，荣立解放军宁夏军区三等功；

1991 年 12 月，《毒剧中药古今用》（主编）一书由中国医药科技出版社出版；

1992 年 3 月，退伍后创办宁夏秦杨抗风湿研究所及银川市红十字会风湿病医院；

1992 年 6 月，“耳穴压药丸临床应用研究（附 2039 例临床疗效观察）”（主持研究）获中国人民解放军科技进步四等奖；

1992 年 8 月，《耳穴压迫复方王不留行治疗近视眼 1369 例疗效观察》（第一作者）获得宁夏科协优秀学术论文三等奖；

1992 年 9 月，自主研发的“祛风湿产品”荣获中国专利新技术新产品博览会银奖；

1992 年 10 月，“祛风湿产品”通过宁夏医药管理局主持的省级技术鉴定；

1992 年 11 月，自主研发的“祛风湿产品”获国际中医药工程“金陵杯优秀奖”；

1992 年 12 月，自主研发的“祛风湿产品”荣获第 38 届世界发明博览会 (法国巴黎) 发明特别奖；

1992 年 12 月，参加中国中医药出版社专门为《毒药本草》一书召开的学术座谈会（参加人员有陈可冀、李今庸、谢海州、王雪苔、周超凡、于文明、李占永等 30 余人）；

1993 年 7 月，获宁夏回族自治区科委宁夏优秀民办科技实业奖荣誉称号；

1993 年 8 月，被聘为第四届全国中西医结合防治风湿类疾病协作组领导成员；

1993 年 12 月，主编的《毒药本草》由中国中医药出版社出版；

1994 年 8 月，创办的银川市红十字会风湿病医院更名为宁夏秦杨风湿病医院；

1994 年 9 月，自主研发的“祛风湿产品”荣获西部新产品博览会 (宝鸡) 银奖；

1994 年 10 月，自主研发的“祛风湿产品”获得宁夏回族自治区医药管理局 12 个批准文号；

1995 年 3 月，自主研发的“祛风湿药物的制造方法及其产品”获得国家发明专利；

1995 年 4 月，自主研发的“祛风湿产品”荣获宁夏发明暨成果博览会金奖；

1996 年 2 月，《现代中医内科临床疗效评价与进展》（主编）由陕西科学技术出版社出版；

1996 年 3 月，先后获得宁夏回族自治区卫生厅 16 种院内制剂文号；

1996 年 6 月，获宁夏回族自治区人民政府宁夏优秀民营科技实业家荣誉称号；

1997 年 10 月，获国家民政部、复退军人办公室“优秀科技创业转业退伍军人新闻人物”荣誉称号；

1997 年 12 月，被评为科技部“第二届跨世纪人才十大新闻人物”；

1998 年 5 月，获第四届世界传统医学大会优秀科技成果国际金像一等奖；

1998 年 7 月，《毒药本草》（主编）获宁夏回族自治区科技进步三等奖；

1998 年 9 月，获第四届世界传统医学大会中国赛区“百名民族医药之星”荣誉称号；

1998 年 10 月，《毒药本草》（主编）获银川市政府科学技术进步三等奖；

1999 年 1 月，当选第九届宁夏银川市政协委员；

1999 年 8 月，被聘为第五届全国中西医结合防治风湿类疾病协作组领导成员；

1998 年 7 月，《毒药本草》（主编）获银川市科学技术进步三等奖；

1998 年 9 月，《毒药本草》（主编）获宁夏回族自治区科学技术进步奖三等奖；

1999 年 5 月，晋升为中医副主任医师；

1999 年 10 月，《毒剧中药古今用》（主编）获宁夏回族自治区科技进步三等奖；

2000 年 12 月，《毒药本草》（主编）在第五届世界传统医学大会（美国洛杉机）获“金像特等”；

2001 年 1 月，《动物本草》（主编）由中医古籍出版社出版；

2001 年 7 月，被中共银川市直属机关党工委评为优秀共产党员；

2001 年 10 月，宁夏秦杨风湿病医院被中国医院管理协会评为“百姓放心医院”；

2005 年 1 月，《风湿类风湿关节炎》（主编）由中国中医药出版社出版；

2005 年 5 月，撰写的论文《产后风湿康胶囊治疗产后风湿病 310 例观察》在《新中医》发表；

2005 年 9 月，宁夏秦杨风湿病医院被中国经济调查中心评为“公众最满意的民营医院，收费最合理的医院”；

2006 年 2 月，获中国医药卫生研究会“全国卫生系统 1000 名杰出院长”称号；

2006 年 9 月，被推选为第一届中国中西医结合防治风湿病联盟副主席兼秘书长；

2006 年 9 月，被推选为中国中西医结合学会风湿类疾病专业委员会常务委员；

2006 年 9 月，被推选为宁夏中西医结合学会风湿病专业委员会主任委员；

2007 年 8 月，破格晋升为中医主任医师；

2007 年 12 月，撰写的论文《毒攻疗法为主治疗强直性脊柱炎 100 例临床观察》在《新中医》发表；

2007 年 12 月，撰写的论文《从毒邪论治类风湿性关节炎》在《中医杂志》发表；

2008 年 9 月，撰写的论文《类风湿关节炎从毒论治》被《新中医》杂志评为优秀论文；

2008 年 10 月，获得中国中西医结合学会风湿病专业委员会“推动风湿病学术发展

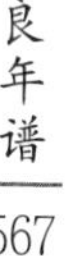

贡献奖”；

2009年2月，获中华中医药学会“基层优秀名中医”荣誉称号；

2009年5月，被推选为中国特色医疗学术研究会常务理事；

2009年7月，被推选为宁夏中医药学会第五届理事会常务理事；

2009年9月，撰写的论文《动物药研究的现状及展望》在《中国中医药报》发表；

2009年10月，被推选为宁夏中西医结合学会常务理事；

2009年10月，《从毒论治系统性红斑狼疮》获中华名中医论坛“优秀论文奖”；

2010年3月，被评为银川市卫生系统第三批深入学习实践科学发展观活动先进个人；

2010年8月，撰写的论文《从毒论治成人斯蒂尔病》获得中华中医药学会优秀学术论文特等奖；

2010年8月，被推选为中华中医药学会风湿病分会常务委员；

2010年8月，当选为世界中联风湿病专业委员会第一届理事会常务理事；

2010年10月，宁夏秦杨风湿病医院风湿病专科入选第二批自治区级“中医重点专科”；

2011年2月，《从毒论治成人斯蒂尔病》被《新中医》杂志评为“优秀论文”；

2011年3月，被推选为宁夏医院管理协会第二届理事；

2011年9月，被推选为《新中医》编辑部理事会理事；

2011年9月，参加第十三次全国特色医疗名医学术交流暨风湿骨病论坛，被授予“突出贡献奖”；

2011年10月，被推选为中国中西医结合学会第五届风湿类疾病专业委员会秘书长；

2011年10月，被推选为第二届中国中西医结合防治风湿病联盟副主席兼秘书长；

2011年12月，《从毒论治白塞病》获得中华中医药学会优秀学术论文特等奖；

2012年1月，被推选为中国特色医疗学术研究会副会长；

2012年1月，《华佗神医秘方》（整理）由中国中医药出版社出版；

2012年4月，撰写的论文《浅论中医难治病的概念及范围》在《新中医》发表并获“优秀论文奖”；

2012年8月，撰写的论文《论毒邪学说与攻毒疗法在恶性肿瘤中运用》荣获中华中医药学会优秀论文奖；

2012年8月，被推选为中国中西医结合学会风湿类疾病西北协作委员会主任委员；

2012年9月，被推选为中华中医药学会风湿病分会常务委员；

2013年6月，被推选为《风湿病与关节炎》杂志社编委；

2013年8月，被中国中西医结合学会风湿病专业委员会评为2012年度先进工作者；

2013年11月，主持的“中国动物药的文献整理与资源调查研究”通过省级技术鉴定；

2014年4月，被推选为中华中医药学会风湿病专业委员会第四届常务委员，同月，宁夏秦杨风湿病医院变更为宁夏秦杨中医医院；

2014年8月，遴选为第二批自治区老中医药专家学术经验继承工作指导老师；

2014年8月，被推选为第一届宁夏中医药学会风湿病专业委员会主任委员；

2014年8月，被推选为宁夏中西医结合学会风湿病专业委员会名誉主任委员；

2014年9月，荣获中国特色医疗学术研究会“中华德艺双馨名中医”荣誉称号；

2014年10月，宁夏秦杨中医院通过评审，获“二级甲等中医院”称号；

2015年1月，被推选为中国民族医药学会风湿病分会常务理事；

2015年6月，入编《中华中医疑难病名医榜》一书；

2015年8月，荣获宁夏回族自治区政府“第二届自治区名中医”荣誉称号；

2015年11月，当选为世界中联风湿病专业委员会第二届理事会常务理事兼副秘书长；

2016年7月，被评为银川市卫生计生系统优秀共产党员；

2016年12月，获54届世界传统医学大会世界传统医学杰出贡献奖；

2016年12月，获54届世界传统医学大会世界传统医学杰出名医奖；

2017年9月，被推选为中国民族医药学会科普分会副会长；

2017年10月，被评为2017年度中华中医药学会风湿病分会优秀工作者；

2017年12月，遴选为第六批全国中医药专家学术经验继承工作指导老师；

2018年7月，撰写的论文《以毒攻毒疗法为主治疗类风湿关节炎480例临床观察》在《新中医》发表；

2018年8月，被推选为第二届宁夏中医药学会风湿病专业委员会主任委员；

2019年7月，获57届世界传统医学大会世界传统医学终身贡献奖；

2019年7月，获57届世界传统医学大会终身成就奖；

2019年9月，被推选为世界中联风湿病专业委员会第三届理事会副会长；

2019年10月，撰写的论文《论中医毒邪学说的形成与发展》获中国民族医药学会风湿病分会优秀论文三等奖；

2019年10月，被推选为中国民族医药学会风湿病分会荣誉副会长；

2019年11月，承担国家中医药管理局全国基层名老中医专家杨仓良工作室项目；

2020年5月，撰写的论文《中医毒邪学说的形成与发展》在《新中医》发表；

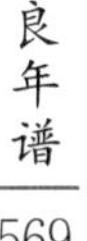

2020 年 7 月，撰写的论文《中医攻毒疗法的形成与发展》在《新中医》发表；

2020 年 11 月，主编出版的《动物本草》获中国民族医药学会学术著作一等奖；

2021 年 1 月，《杨仓良运用原量经方治疗风湿关节炎经验介绍》一文被《中国中医药年鉴（学术卷）》引用；

2021 年 1 月，撰写的论文《从毒论治血管炎》在《风湿病与关节炎》杂志发表；

2021 年 4 月，被推选为中国民族医药协会健康科普分会常务理事；

2022 年 4 月，遴选为国家劳动人事部等第七批全国中医药师承专家指导老师；

2022 年 5 月，被银川市委组织部评为基层优秀党支部书记

2022 年 7 月，“毒攻疗法减毒增效及强直性脊柱炎临床应用研究”获中国民族医药学会科学技术奖二等奖；

2022 年 7 月，“秦杨七药治风湿骨病疗法”获批银川市金凤区第六批“非物质文化遗产项目名录”；

2022 年 7 月，被宁夏回族自治区提名为第二届全国名中医；

2022 年 8 月，被推选为宁夏中医风湿病联盟理事长 ；

2022 年 10 月，“中国动物药品种调查及文献整理研究”获中国民族医药学会科学技术奖 • 药物创新二等奖；

2022 年 10 月，撰写的论文《从毒论治结缔组织病相关肺间质病变》在《风湿病与关节炎》杂志发表；

2023 年 7 月，被银川市卫健委党工委授予“全市卫生健康系统优秀党务工作者”荣誉称号；

2023 年 8 月，“攻毒疗法减毒增效类风湿关节炎的临床应用研究”获中国民族医药协会科学技术进步奖二等奖；

2023 年 10 月，“产后风湿康治疗产后风湿病临床研究”获中国民族医药学会科技进步二等奖；

2023 年 12 月，“秦杨七药治风湿骨病疗法”入选银川市第六批“非物质文化遗产项目名录”；

2023 年 12 月，撰写的论文《产后风湿病中医治疗研究进展》论文在《风湿病与关节炎》杂志发表；

2023 年 12 月，撰写的论文《杨仓良从毒论治外感热病经验介绍》在《新中医》杂志发表；

2024 年 6 月，撰写的论文《伤寒温病一毒论及攻毒疗法在外感热病诊疗中的运用》论文在《新中医》杂志发表。